常见胃肠疾病诊疗

主编 聂　淼　高　娜　朱香玲　王　珏
高兴艳　居建华　李慧敏　韩翠燕

中国海洋大学出版社
·青岛·

图书在版编目(CIP)数据

常见胃肠疾病诊疗 / 聂淼等主编. —青岛:中国
海洋大学出版社,2024.8. —ISBN 978-7-5670-3911-7

Ⅰ. R573

中国国家版本馆 CIP 数据核字第 2024CB5597 号

Diagnosis and Treatment of Common Gastrointestinal Diseases

出版发行	中国海洋大学出版社		
社　　址	青岛市香港东路 23 号	邮政编码	266071
出 版 人	刘文菁		
网　　址	http://pub.ouc.edu.cn		
电子信箱	369839221@qq.com		
订购电话	0532—82032573(传真)		
责任编辑	韩玉堂　王　慧	电　　话	0532—85902349
印　　制	日照报业印刷有限公司		
版　　次	2024 年 8 月第 1 版		
印　　次	2024 年 8 月第 1 次印刷		
成品尺寸	185 mm×260 mm		
印　　张	35.75		
字　　数	826 千		
印　　数	1~1000		
定　　价	168.00 元		

《常见胃肠疾病诊疗》编委会

主　编：聂　淼　同济大学附属东方医院胶州医院

高　娜　同济大学附属东方医院胶州医院

朱香玲　山东省胶州市胶东街道中心卫生院

王　珏　同济大学附属东方医院胶州医院

高兴艳　同济大学附属东方医院胶州医院

居建华　同济大学附属东方医院胶州医院

李慧敏　同济大学附属东方医院胶州医院

韩翠燕　同济大学附属东方医院胶州医院

副主编：綦淑杰　同济大学附属东方医院胶州医院

韩　瑜　同济大学附属东方医院胶州医院

秦妍妍　同济大学附属东方医院胶州医院

李　超　山东省胶州市胶东街道中心卫生院

赵文文　山东省胶州市胶东街道中心卫生院

杨　青　同济大学附属东方医院胶州医院

李雪华　同济大学附属东方医院胶州医院

匡少金　同济大学附属东方医院胶州医院

周瑞琼　同济大学附属东方医院胶州医院

贾玉华　同济大学附属东方医院胶州医院

崔瑛蕾　同济大学附属东方医院胶州医院

宋立梅　同济大学附属东方医院胶州医院

刘炳利　山东省胶州市洋河镇中心卫生院

赵钧生　山东省青岛市西海岸新区人民医院

朱先玲　青岛心血管病医院

王清刚　同济大学附属东方医院胶州医院

李欣芳　同济大学附属东方医院胶州医院

徐　倩　同济大学附属东方医院胶州医院

李晓燕　同济大学附属东方医院胶州医院

李　娟　同济大学附属东方医院胶州医院

刘旭阳　同济大学附属东方医院胶州医院

高　俊　同济大学附属东方医院胶州医院

蒋佳佳　同济大学附属东方医院胶州医院

孙玉萍　同济大学附属东方医院胶州医院

战　俊　同济大学附属东方医院胶州医院

栾照敏　同济大学附属东方医院胶州医院

赵　云　同济大学附属东方医院胶州医院

李　洋　同济大学附属东方医院胶州医院

前言／Preface

　　胃肠疾病是一类涉及消化系统的常见疾病，包括食管、胃及十二指肠、小肠、结肠病变及相关肿瘤性疾病。随着现代社会生活节奏的加快，人们的饮食结构和生活习惯发生了很大变化，导致胃肠疾病的发病率逐年上升。胃肠疾病不仅影响患者的身体健康，还对其心理健康和生活质量产生严重影响。因此，加强胃肠疾病的预防和治疗具有重要的现实意义。

　　本书的编写目的在于为广大医学专业人士提供一本较为系统、全面、实用的胃肠疾病诊疗指南。在编写过程中，我们充分考虑了临床医护人员的实际需求，不但考虑到基础、临床方面，而且考虑到检查检验及护理方面，在参考国内外有关书籍及论文文献的基础上，力求将理论知识与临床实践相结合，详细总结，深入思索，并加以汇总、提炼，力求为医护人员提供较为有效的诊断思路和治疗方案。

　　本书共分三部分：胃肠疾病诊疗、胃肠道症状学及体征、消化系统常见症状的护理。第一部分主要介绍了常见胃肠疾病的病因、病理生理、临床表现、诊断、鉴别诊断及治疗等方面的基本知识。第二部分主要回顾了胃肠疾病的常见症状及诊断方法，并且对于多器官累及疾病的胃肠的特殊表现及其治疗做了深入阐述。第三部分重点介绍了消化系统常见症状的护理，包括随访及健康教育。

　　最后，我们希望本书能为胃肠疾病的诊疗提供有益的帮助。由于医学知识不断更新和发展以及编者的水平和经验有限，本书可能存在一些疏漏和不足之处，敬请广大读者批评指正。

《常见胃肠疾病诊疗》编委会

2024 年 6 月

目录/Contents

第一章 食管疾病的诊断技术

第一节 食管镜检查

食管镜检查也称食管内窥镜检查,是一种将镜头通过口腔、咽喉、食管送入体内,观察食管内壁的检查方法。

一、食管镜的种类

(一)金属硬管镜

常用的金属硬管镜有圆形的和扁圆形的。圆形食管镜的尖端无侧孔。扁圆形食管镜易通过食管入口,视野大,目前已较少使用。

(二)纤维光导食管镜

纤维食管镜由顶端部、弯曲部、柔软部及操作部组成。顶端部装有物镜、光导体、送气口、送水口、吸引口及活检口等。操作部装有角度控制、送气、送水、吸引和活检等装置,还可连接教学镜、摄影机和电视系统。

(三)电子食管镜

电子食管镜是用以检查和治疗食管疾病的一种电子内镜,插入长度为 70 cm 左右,除电子超声食管镜外,目前已无专用食管镜出售,因前视胃镜均能完成对食管的全部检查,无须再购置较短的食管镜。

(四)电子胃镜

(1)普通型:插入部外径 10 mm 左右,活检钳道孔径为 2.8 mm,有效工作长度为 1 000 mm 左右。弯曲部弯曲角度:向上 180°～210°,向下 90°,左、右各 90°～100°,视野角 140°,镜深 3～100 mm。

(2)超细型:插入部外径 5～6 mm,活检钳道孔径为 2 mm,其余类数据与普通型电子胃镜的相应数据相同。该类内镜由于镜身细小,适合老人、儿童及有食管狭窄的患者检查。

(3)手术电子胃镜:其特点是活检钳道孔径较大,便于通过各种治疗器械。其钳道孔径有 3.2 mm、4.2 mm 及 5.2 mm 等数种,并有单孔道、双孔道两类。由于钳道孔径较大,其镜身也较粗,操作时患者有不适感。

二、食管镜检查的适应证

(1)患者吞咽困难或有食管梗阻。

(2)X线钡餐检查怀疑食管癌。

(3)X线钡餐检查发现食管有局部外压现象。

(4)对食管癌放射治疗或手术切除后,怀疑有复发时,可以通过镜检确定。

三、食管镜检查的禁忌证

(1)患者有严重心肺疾病,如严重心律失常、心力衰竭,处于心肌梗死急性期、严重呼吸衰竭及支气管哮喘发作期。轻症心肺功能不全不属于禁忌,必要时在监护条件下进行食管镜检查。

(2)患者处于休克、昏迷等危重状态。

(3)患者神志不清、精神失常,不能合作。

(4)患者处于食管、胃、十二指肠穿孔急性期。

(5)患者有严重咽喉疾病、腐蚀性食管炎和胃炎、巨大食管憩室、主动脉瘤及严重颈胸段脊柱畸形。

(6)对急性病毒性肝炎或胃肠道传染病一般暂缓检查。对慢性乙、丙型肝炎或病原携带者以及艾滋病患者应具备特殊的消毒措施。

四、操作步骤

(一)术前准备

(1)检查前首先核对患者姓名、性别、年龄及送检科室是否与申请单一致,电脑管理的胃镜室应核对上述相关项目。

(2)术前6 h禁食,以防术时呕吐,引起吸入性肺炎。上午检查者,前一天晚餐后禁食,免早餐;下午检查者,清晨可吃清淡半流质,中午禁食。重症及体质虚弱者,术前应输液。术前24 h禁做钡剂消化道造影。

(3)取下义齿,如有易脱落义齿,应妥善处理。食管高度梗阻有食物滞留者,应做灌注冲洗。

(4)术前1 h给苯巴比妥(鲁米那)或其他巴比妥类镇静药,术前0.5 h给阿托品以减少分泌物(青光眼、前列腺肥大者禁用)。检查前应向患者做说服解释工作,消除其顾虑,取得合作,以利于操作。

(5)应先了解病史,阅读有关X线片,对危重患者应亲自做体格检查。

检查前应向患者作简要介绍,包括以下几个方面:①检查的大致过程,消除患者的紧张情绪;②教会患者在插镜时配合做吞咽动作,如遇强烈恶心、呕吐可做深呼吸;③对有高血压、冠心病以及心律失常的患者,术前应测量血压,并做心电图检查;④若发现有禁忌证,则应暂缓检查。

（二）术前用药

（1）祛泡剂：减少胃液分泌及胃肠蠕动，祛除胃内的泡沫。常用方法是检查前 20～30 min 口服 Gascon 2～3 mL，或口服甲基硅油 2 mL（每 100 mL 甲基硅油内加 2.5 g 二氧化硅粉末）。

（2）镇静药和解痉药：目前国内在行胃镜检查前多不给予镇静药，但对精神过度紧张者、有心血管和脑血管疾病患者，术前 15 min 内肌内注射或静脉注射地西泮（安定）5～10 mg。同时合用丁溴东莨菪碱（解痉灵）20 mg，或山莨菪碱（654-2）10 mg，肌内注射，必要时也可用哌替啶（度冷丁）50 mg，肌内注射。

（3）麻醉：良好的咽喉部麻醉可减少咽喉部受刺激而引起的恶心、呕吐，对完成插镜与观察是十分重要的。事先应询问患者有无麻醉药过敏史，如对麻醉药过敏或对多种药物过敏，可不麻醉。国内常用的表面麻醉药有 2% 的丁卡因（地卡因）、2%～4% 的利多卡因或 0.5%～1% 的达克罗宁等，可在术前 15～20 min 咽部喷药 2～3 次，每次间隔 3～5 min。也可采用口含法，即每次含麻醉液 10 mL（麻醉液配方：甘油 1 000 mL 内加利多卡因 10 mL），在咽喉部含漱，缓慢吞下。对婴幼儿或不合作的患者（非婴幼儿），可行麻醉胃镜检查。

（三）操作顺序

操作时一般取"高低位"，患者头部位置与直接喉镜法相同。头部应高出台面 15 cm，先将食管镜沿口腔右侧插入喉咽部右侧的梨状窝，然后将食管镜的远端逐渐移向中线，于杓状软骨之后将镜管口向前下推进即达食管口，此时可见环咽肌在后壁隆起（如门槛），应等待食管口自动张开，或嘱患者做吞咽动作，看清食管入口空隙后，立即顺势将管端导入食管内。因该处后壁最薄，切忌不待食管口张开，盲目强行推入，以免发生食管穿孔。食管镜进入中段食管后，应将头部逐渐放低，并向右稍偏，以适合食管偏右的方向。胸段食管较颈段宽阔，在食管与主动脉交叉处的食管左前方可见搏动，检查时应予以注意。检查食管下段时，患者头位常低于手术台 2～5 cm。食管镜检查时，应始终保持镜管与管腔的方向一致，在能清晰地看到前、后、左、右壁的情况下深入前进，不得偏向一侧，以免增加食管壁损伤机会。

（四）正常食管的内镜图像

食管黏膜为浅粉色，光滑柔润，镜下可见到毛细血管网，血管排列有一定的规律。一般食管中上段呈树枝状，下段呈栅栏状。食管与胃连接部可看到齿状线，此即色泽较淡的食管黏膜及色泽较深的胃黏膜互相交叉构成。

（五）食管病变的内镜图像

（1）食管炎：食管炎有急、慢性之分，一般以慢性食管炎多见。日本食管研究会将食管炎分为三型：色调变化型，黏膜红白相间，以色调变化为主；糜烂溃疡型，以黏膜糜烂为主；隆起肥厚型，黏膜呈多发性隆起，此型少见。根据我国情况，综合文献，慢性食管炎内镜表现如下：①轻度，黏膜轻度充血，可见小血管扩张，血管纹理模糊，血管密集，为红色充血斑或稀疏分布。黏膜略粗糙,可伴有 2～3 个散在白斑,0.1～0.2 cm 大小,白斑多呈圆形或椭圆形,少数呈不规则形,稍高出黏膜表面。②中度,黏膜呈红色充血斑,血管走行紊乱,黏膜粗糙、增厚。可见多个黏膜白斑或条状白色黏膜。③重度,食管黏膜发白、增厚、粗糙、呈颗粒状,黏膜白斑互相融合,表面血管纹理消失。

　　近年来报道反流性食管炎的较多,引起胃食管反流的因素较多,检查时需结合病史。上腹有烧灼感,反酸或吐苦水,镜下见黄色胆汁或胃液反流入食管,食管下段黏膜水肿或有浅表糜烂,可取活体组织做病理检查。如结合 24 h 动态食管 pH 监测更有意义。胃大部切除术后,由于食管下段括约肌压力降低,可以并发碱性反流性食管炎。内镜下可见黏膜肿胀,血管纹理模糊及斑片状充血或片状糜烂。

　　(2)食管糜烂及溃疡:①食管糜烂,多见于食管下段,大多数是由反流性食管炎所致,散在斑点状、片状或形状不规则的糜烂,此时注意周边黏膜是否凹凸不平,要取活检,排除早期癌。②食管溃疡,有的表现为多发的浅表溃疡,有的为单发较大溃疡,对后者要与溃疡型食管癌区别。

　　(3)食管癌:食管癌是常见的食管疾患,食管肿瘤中的 90% 是食管癌,发病部位以食管中下段居多。食管下部占 55%,中部占 35%,上部占 10%。关键是发现早期食管癌。①早期食管癌内镜下分为四型:充血型;糜烂型,呈白色的片状或地图状糜烂,部位多在食管中下段;斑块型;乳头状隆起型。病变处黏膜稍脆,糜烂处黏膜被触碰时易出血。部分食管癌呈白斑样改变,略高于正常黏膜,其周围黏膜颜色较深,食管壁较僵硬。②晚期食管癌的诊断较容易,镜下表现明显,周围黏膜有浸润,食管壁僵硬,严重时癌细胞浸润管壁造成管腔狭窄,以致食管镜不能通过病变处。晚期食管癌分四型,即浅表型、隆起型、凹陷型及全周狭窄型,也有人分为肿块型、溃疡型、肿块浸润型、溃疡浸润型。另外,通过食管镜可作癌组织的碘染色,以确定癌组织范围,有利于手术切除。

　　(4)食管良性肿瘤:以平滑肌瘤为最常见,内镜可见黏膜隆起,黏膜表面光滑完整,色泽正常,应取活检组织证实,但常不能取到黏膜下的肿瘤组织。应运用超声内镜进一步鉴别是黏膜下肿瘤还是壁外压迫。

　　(5)食管其他非癌性恶性肿瘤:包括平滑肌肉瘤、淋巴肉瘤和纤维肉瘤等,因其内镜下形态和临床表现不易与食管癌区别,尚需活组织检查,以确定其性质。

　　(6)食管静脉曲张:在使用硬式食管镜时,食管静脉曲张是禁忌证之一,但在上消化道出血的病例中,应用纤维食管镜(尤其是细径的食管镜)对确定有无食管静脉曲张破裂出血是有用的。内镜下见食管中下段粗大或弯曲的静脉呈蓝白色、青灰色,静脉曲张严重时,呈串珠状、瘤状,沿食管长轴分布,由于在食管与胃连接部压力最高,此处静脉曲张最显著。参照日本门静脉高压研究会提出的食管静脉曲张内镜记录标准,将食管静脉曲张分为三度四型。①轻度Ⅰ型:食管静脉曲张呈直线形、蛇形,表面无红色征,宽度<3 mm,呈白色,位于食管下段。②中度Ⅱ型:串珠状或结节状曲张,无红色征,3 mm<宽度<6 mm,呈蓝色,位于食管中下段。③重度Ⅲ型:静脉曲张呈蛇形、串珠状及结节状,有红色征,宽度>6 mm,呈紫色,在上、中、下段。④重度Ⅳ型:镜下表现与Ⅲ型相同,除有红色征外,还有樱桃红,伴食管糜烂,曲张的静脉呈紫红色。此型极易发生破裂出血。据报道食管静脉曲张的压力与部位无明显关系,而与静脉曲张的程度、形态及颜色有明显关系,与静脉曲张的宽度成正相关,与静脉的厚度呈负相关。值得注意的是,红色征及樱桃红与门静脉压的关系极为密切。

(7)食管憩室:可发生在食管的任何部位,其常见部位有两处,一处在食管上部后壁,另一处在中部。在镜下诊断典型的憩室并不困难,憩室开口大小不等,小的不易察觉,大而平坦的憩室口在镜检时注气稍多,食管壁扩大,易误诊为食管壁的一部分。如果发现憩室口周围黏膜有明显的炎症,或高低不平,应取活检以排除早期癌。

(8)贲门失弛缓症:在内镜检查时重者可见到管壁扩张,腔内常有多量淤积的食物,清除食物后见食管黏膜肥厚、充血水肿,有时形成溃疡,在食管下段及贲门部管腔逐渐缩窄且黏膜形成辐射状收缩,内镜不能通过。结合 X 线诊断当无困难。注意对贲门失弛缓症的诊断须慎重,要排除食管贲门部肿物造成的贲门狭窄。

(9)食管裂孔疝:国外常见食管裂孔疝,自开展纤维内镜以来,国内也有不少报道。其分型方法较多,目前多分三型:①滑脱型,此型多见,可无症状,也可有胃酸反流而引起食管炎症状,胸骨后有烧灼感,镜下见食管与胃连接部齿状线上移,距门齿不足 38 cm,食管下端持续不关闭,可见胃液反流至食管。②食管旁型,此型食管与胃连接部正常,故只能用反转法观察。纤维内镜进入胃内后,作高位 U 型反转,尽量接近贲门,大弯侧可见一轮状凹陷,此即疝囊开口。③混合型,是指滑脱型和食管旁型同时存在,常是膈食管裂孔过大的结果。

(10)食管贲门黏膜撕裂症:自从纤维内镜应用以来,在上消化道出血中此症的发现率逐年增多。镜下可见食管贲门连接部有纵行撕裂,一般有血凝块覆盖,出血期间还可见新鲜渗血,撕裂周围黏膜充血、水肿,如果撕裂处病变较轻,仅可见到一条出血的裂痕,周围黏膜炎症反应不显著。恢复期时撕裂处几乎闭锁,仅可见到线状白苔覆盖,此时与贲门纵行溃疡难以区别,要借助病史来鉴别。

食管镜不但用于食管疾病的诊断,而且已广泛应用于治疗。

(聂　淼　綦淑杰　李　超)

第二节　食管 X 线诊断

一、X 线检查方法

(一)透视

全面的食管 X 线检查应包括透视、照片及对特殊部位的 X 线点片摄影。对下咽功能检查可用 X 线电影或电视记录观察。常规 X 线透视检查的顺序如下:

(1)先进行常规胸部透视。

（2）腹部透视。

（3）食管透视：透视时采用后前立位及左、右前斜位。先让患者口服稀钡剂，再进行观察，钡剂浓度以每 100 mL 溶液含 70～100 g 钡剂为宜。

（4）患者口服稠钡剂，观察其黏膜皱襞像，钡剂浓度为每 100 mL 溶液含 100～150 g 钡剂。

（5）患者取卧位观察，于左、右后斜位进行观察。可用憋气加压法（Valsalva 试验）以观察是否有食管逆流或裂孔疝。

（6）当怀疑有裂孔疝时，可采用头低位（Trendelenburg 位，使床面抬高）并用憋气加压，或术者用手加压进行检查。尤其是于俯卧右前斜位（抬高左侧）对食管胃接合部的检查较为满意。

（二）气钡双重对比造影检查

常规食管双对比造影方法比较简单。让患者服一口钡剂，同时吞空气，一齐下咽，这样反复连续吞服含有空气的钡剂即可达到双对比要求。在透视下再随时拍摄点片，包括立位正位、左及右斜位。这种方法由于操作简单、快速，有利于进行初查或普查。可以显示一些明显的病变（尤其是黏膜或黏膜下病变）；对一些微细、早期病变，则必须采用精细检查。

精细双对比检查应通过鼻管边吞服钡剂边注入空气，除立位检查外还应进行卧位检查，特别是俯卧位、左侧抬高（左后位）位更有利检查食管下 1/3，如对静脉曲张、早期食管癌及食管溃疡的诊断。

（三）对食管异物的特殊检查方法

首先应对颈部及胸部进行透视或侧位进行观察。注意是否有不透 X 线的异物影像。然后在必要时，可口服浸以钡剂的棉花球，当棉花球停止在一固定部位不再下降时，应怀疑此处有可透 X 线的异物。但此法有假阳性，应结合临床病史、症状及食管镜检查进行全面判断。

（四）配合使用药物造影法

在静脉或肌内注射抗胆碱药物后（如山莨菪碱 10～20 mg），可使食管呈低张状态，对静脉曲张的显示以及贲门痉挛与贲门癌的鉴别有一定帮助。

二、正常食管 X 线检查所见

食管上口从下咽部环状软骨下缘开始，然后通过胸腔在第 10～12 胸椎高度与胃的贲门相接。食管可分为颈部、胸部及腹部食管。

颈部食管很靠近颈椎，有的部分与肺脏相接触，可形成胸膜食管线。

胸部食管沿气管后方稍偏左侧下行，到第 4～5 胸椎高度又回到正中线上，和主动脉弓及左支气管交叉；下行到第 7 胸椎水平又偏向左侧，并向前方；在第 8 胸椎水平走在降主动脉前方；再向下通过横膈食管裂孔到腹部食管而达贲门。

X 线透视下观察食管共有 4 个生理的狭窄部分，和一些疾病的发生有一定关系。一是食管入口狭窄部为环状软骨造成,在下咽运动过程中开大,静止状态可以观察到黏膜像(一般解剖学无此分类);二是主动脉狭窄部(或称中部狭窄部),食管被主动脉轻度压向左后方,一般成人方可看到此狭窄部;三是支气管狭窄部,乃由左主支气管压迫食管前壁所造成,同时也受左肺动脉的影响,在上述两类狭窄部之间,钡剂易于存留,易误诊为食管憩室;四是横膈狭窄部(或称下部狭窄),此乃食管通过横膈裂孔时所造成,深吸气时狭窄更明显,其上方形成局限性膨隆部分,称为膈壶腹,勿误诊为裂孔疝。

食管下端与横膈之间在咽下运动或呼吸运动时可以有某些程度的相互移动,这是由于食管下端和横膈食管裂孔之间有横膈食管膜,此膜与食管之间形成一个可以移动的内腔。

三、食管异常 X 线征象

(一)大小异常

食管大小的异常改变可分为先天性及后天性。在 X 线胸腹透视下,食管先天性闭锁患者的腹部气体可完全缺如,此为完全性食管闭锁的征象。如食管与气管发生瘘孔,则胃及肠内也可有气体。要想进一步确诊属于哪一种先天性畸形,必须进行食管造影。食管造影可通过患者鼻孔插入橡皮导管到食管,如有先天性闭锁,则导管向反方向反转,注入气体以后可看出食管盲端,如欲进一步观察,可注入少量水溶液造影剂或碘油造影剂1~2 mL。如系单纯性闭锁则可见盲端,如与气管发生瘘孔则可见造影剂充盈于支气管及肺内。

先天性食管缩短可合并胸腔胃,X 线检查应仔细区分贲门的位置及食管胃结合部。如果胸腔胃可以回到腹腔,则为裂孔疝,是手术适应证;如单纯有短食管合并胸腔胃,因食管先天缩短,不能经手术修复。

后天性食管缩短多由食管下部的炎症、溃疡等所引起(后文叙述)。

食管扩张、延长可由食管贲门失弛缓症所引起。

(二)管径异常

食管扩张可能由食管胃结合部的功能障碍所引起的贲门痉挛所致;也可由肿瘤浸润所引起的狭窄上方继发食管扩张引起,比较广泛的狭窄则多为腐蚀性药物烧灼后造成的瘢痕收缩所引起。

硬皮病也可引起较广泛的食管狭窄。

贲门失弛缓症的 X 线征象如下:

(1)胸部食管呈一致性扩张。

(2)正常食管蠕动缺如,只偶见不规则的异常收缩。

(3)膈部及腹部食管呈鸟喙状狭窄。

(4)在钡剂达到一定量以后,由于重力影响,贲门轻微开放,然后又立即关闭。

(5)狭窄部可以看到数条正常的黏膜皱襞影像。

(6)横膈上方扩张的食管外侧光滑,当收缩时可呈不规则锯齿样。

(7)扩张的食管肥厚、增生，内径扩张，直径可达 10 cm 以上，食管内可滞留大量食物，在透视下扩张食管阴影可超出右侧纵隔阴影，勿误诊为纵隔肿物。

(三)食管位置异常

(1)颈部食管移位：多由甲状腺肿大及颈椎椎体前缘骨刺压迫所引起，其次为颈部淋巴结肿大及软组织脓肿压迫所引起。其他少见的原因尚有无名动脉瘤、喉部肿瘤及脊柱肿瘤等。

(2)胸部食管压迫移位的常见原因为血管性压迫性移位，有纵隔肿物(包括囊肿)，心脏扩大(特别是左心房扩张)，有肺内肿物等。

常见的大血管异常造成食管位置异常如下：①迷走右锁骨下动脉，当迷走的右锁骨下动脉从左侧经过食管后方向右侧斜行通过时，对食管后方造成局限性压迹，使局部食管轻度向前方移位。其发生的位置在主动脉弓上方为其特点。计算机体层成像(CT)横断面像在食管后方可见一片圆形点状致密阴影。②右侧主动脉弓，食管在相当主动脉弓处，被右侧主动脉弓推向左侧并向前方压迫移位。胸部 X 线片上可见主动脉弓的突出阴影位于右侧；必须口服钡剂检查方可确诊。其他少见的异位血管有无名动脉及双主动脉弓等，均可造成食管压迫移位。③左心房增大，由于左心房与食管的关系密切，当左心房扩张时食管中下部向后方及左侧移位，结合肺动脉段的膨隆及肺门阴影增重，对诊断二尖瓣膜病有特殊意义。

(3)食管下端位置异常：最常见的食管下端位置异常为食管裂孔疝所造成。当进行 X 线检查时必须区分先天性短食管合并胸腔胃、食管旁疝、滑动性裂孔疝。此三种情况以滑动性裂孔疝为最常见，检查时在俯卧位、右前斜位进行憋气试验最易于发现，也可在头低位加压情况下出现。典型 X 线征象为"三环征"出现。X 线改变的可逆性为其特点。食管旁型膈疝的 X 线表现呈固定征象。诊断比较容易。在立位可见到胃泡位于膈上，多脱向右及后方，而食管被推向疝囊的左侧及前方，而沿疝囊旁侧下降。贲门多在横膈下方。

(四)食管功能异常

1. 咽-食管痉挛

造影剂不能顺利通过咽部进入食管。吞钡剂后进行咽下动作，钡剂残存于咽部、梨状窝及会厌谷内。严重者造影剂甚至不能通过喉咽部。应鉴别本病与器质性食管入口狭窄(如肿瘤)，功能性痉挛患者的食管虽有狭窄但外侧光滑，黏膜完整，且可扩张。

2. 胃食管逆流

胃内容物不自觉地逆流到食管，与呕吐及嗳气不同，后两者为胃主动收缩造成的。为了更好地显示逆流情况，必须把头部放低、足部抬高，使食管处于自然逆流动状态，不给任何外力，进行观察，其临床意义尚难以确定。

3. 三次收缩

为年纪较大患者常发生的功能异常现象。其 X 线表现为在口服钡剂以后，在一次蠕动波到达气管分叉部时，在食管下 2/3 出现数个不规则的收缩环，各收缩环及其间的扩张部分大小不同，也不对称。有时这种异常收缩的持续时间很短，在收缩消失之后，食管仍呈正常状态。三次收缩不一定有临床意义,可伴随许多疾病,如贲门痉挛、食管炎、食管痉挛及裂孔疝。

4. 食管痉挛

食管痉挛可分局部性及广泛性两种。

(五)食管及结构异常

1. 食管憩室

食管憩室可分牵引性、内压性及牵引内压性三种。X线检查可见典型食管憩室。典型牵引性憩室多发生在食管中 1/3、左支气管或左肺动脉压迹处,多与局部邻近淋巴结的慢性炎症有关。憩室多发生在食管前壁,直径一般较小,多呈三角形或漏斗形,多为单发,有时也可见到 2~3 个。其特征是憩室尖端向上,与食管向下蠕动牵拉有关。单纯压迫性少见。牵引内压性憩室的尖端变大,为漏斗状、帐篷状或圆筒状。可达樱桃大小,少数病例可达核桃大小。其特征是多向前下方突出,尖端向下。发生部位多在食管中部,也可在下部,发生在膈上方者又称为膈上憩室。

2. 食管炎

食管炎可分为急性及慢性食管炎,均可造成食管外形及黏膜结构异常。

(1)急性食管炎:包括感染性及腐蚀性等,一般在急性阶段不进行 X 线检查。

(2)慢性食管炎:进行 X 线检查的主要目的如下。①确定病变部位;②寻找发生炎症的原因(如是否有返流);③决定内镜检查时应注意事项;④确定食管管径的大小及狭窄程度,观察疗效等。

X线征象:一般食管炎症多出现于食管下端 1~4 cm 范围内,此与返流有关。由于炎症侵犯到一定深度,食管内径变细,扩张性不好。黏膜表面肥厚,多呈颗粒状。有时可见小龛影突出食管壁以外,系表浅溃疡造成。病变进一步发展,黏膜皱襞可完全消失;狭窄上方食管有轻度扩张,严重者狭窄范围可达主动脉水平,但狭窄由粗变细呈逐渐性,突然性变窄往往系肿瘤性浸润造成,必须注意鉴别。

3. 食管溃疡

食管溃疡可分为三种类型。

(1)复合型:多与胃及十二指肠溃疡病同时发生,X线检查可以看到溃疡龛影,位置多在横膈上方。由于反复发生,继发瘢痕收缩可使食管发生变形及狭窄。狭窄可为中心性或偏心性。如狭窄范围较大,则可能合并食管炎。

(2)裂孔疝及食管溃疡:食管裂孔疝患者的胃液易于逆流到食管,发生消化性溃疡。溃疡形状多为圆形,龛影较大,周围黏膜多有水肿。食管可缩短,同时可有裂孔疝 X 线征象。溃疡愈合后也可造成瘢痕收缩、变形及狭窄。

(3)异位性胃黏膜造成的溃疡:胃黏膜先天性迷走异位或后天获得性胃上皮异位。这类溃疡多发生食管的下 1/3,少数可发生在食管中 1/3;该部易于产生溃疡,溃疡龛影突出食管壁以外。发生溃疡部位多无狭窄,无运动功能障碍,造影剂排泄功能正常。

4. 食管静脉曲张

在本病早期食管下端的黏膜皱襞仅略变粗而不规则,当造影剂通过时,由于食管本身的收缩多显示正常所见。此时必须采用憋气加压法,方可使变粗的皱襞出现。随病程进展,食管下端可产生不规则小圆形充盈缺损,呈弯曲的蠕虫状,且多呈固定征象,不随食管收缩而消失。严重者内径变宽,充盈缺损阴影可达食管中部以上。

5.食管肿瘤

(1)良性肿瘤:较少见,可分腔内型及壁间型。①在食管造影下腔内型肿瘤可显示局限性充盈缺损阴影,周围黏膜完整无缺,蠕动功能正常。如系带蒂肿物,则可上下移动。②由于壁间肿瘤发生在黏膜下,肿物可向腔内或腔外增长,或同时向两侧增长。X线检查可见表面光滑的充盈缺损;表面黏膜皱襞可保持完整但变平、变宽,或局部虽然消失,表面光滑,但是与正常黏膜界限不明显。在侧面像,可见管腔呈偏心性狭窄,局部管壁僵直。肿物与管壁所形成的角为钝角,而黏膜表面肿物与管壁则成锐角。较大肿物(如大的平滑肌瘤)可向腔外生长,肿物甚至可超过纵隔阴影。良性肿物可形成溃疡龛影。

良性肿瘤与恶性肿物的鉴别点:良性肿瘤外侧光滑;良性肿瘤表面易于发生小的坏死;无黏膜皱襞破坏;食管壁僵直,比恶性肿物轻。

(2)恶性肿瘤:以癌较为多见,X线表现根据病理形态而不同。①浸润型:又称硬化型,当肿瘤浸润比较限局时,可呈环状狭窄,狭窄表面不规则,局部蠕动消失。狭窄长度可达 3~5 cm。在初期,狭窄上部食管扩张不明显,到晚期则狭窄上方呈明显扩张。②蕈伞形:食管造影可见菜花状肿物突入腔内,形成不规则圆形或椭圆形充盈缺损阴影。肿物表面不规则,有时可见不规则坏死溃疡形成的龛影。此型食管蠕动变化往往不大。狭窄上方扩张也不明显。CT检查可协助观察肿瘤向腔外浸润范围。③溃疡型:溃疡周围有环状隆起,呈环状透明阴影,中心为不规则火山口状溃疡,侧面观察,可见半圆形或新月状龛影。上述三型在发展到一定程度时可产生混合型。

在X线检查中,除了要确定病变性质之外,还应注意肿瘤的侵犯范围、黏膜皱襞的变化、狭窄的程度、食管壁僵硬程度等,这些对临床治疗及对预后的判断均有重要意义。

(3)关于早期食管癌的X线诊断:早期食管癌主要侵犯黏膜表面,用气钡双对比法检查更为有利。早期食管癌的X线表现:局限性黏膜粗乱、中断,局部有不规则结节状小隆起,可见 0.5~1.0 cm 大小不规则溃疡。对早期食管癌必须结合食管细胞学检查进行确诊。

(居建华　李慧敏)

第三节　食管脱落法细胞学检查

一、意义及应用

自 1958 年我国开展食管细胞学检查以来,经过反复实践,不断改进,此法已成为食管癌(特别是早期食管癌)重要的诊断方法之一,在食管癌的普查中已普遍作为重要初筛方法。阳性准确率可达 95.95% 左右。在食管癌的诊断中此法比起X线及食管镜检查有如下优点：患者痛苦较小，设备简便，费用低廉，操作简单，便于普查应用；早期癌的阳性率较高，而且能发现癌前病变。据国内报告用细胞学、X 线及食管镜检查，早期癌的发现以细胞学的阳性率最高。将细胞学、X 线以及食管镜检查的方法结合起来可将阳性率提高到 98％ 左右。对于 X 线较难确定部位的早期病变，采用分段吞管的检查法可确定疾病的部位。食管细胞学的方法除了被列为医院疑诊食管癌患者常规检查方法及普查中重要的初筛方法外，在诊断食管疾病中尚可用于食管癌组织类型的鉴别、疗效观察、癌前病变的追踪观察、食管炎的诊断。

　　食管脱落法细胞学检查一般无严格的禁忌证，但对患有如下疾病或伴有特殊情况的患者尽可能不采用，如肝硬化且有食管静脉曲张、重度心脏病、严重肺气肿、食管溃疡、胃或十二指肠溃疡出血以及急性咽喉炎。

二、食管脱落细胞的采集及制片

　　细胞的采集及涂片是提高阳性率的关键，故操作时必须十分重视。目前采集细胞的方法主要有两种，一种是食管镜直视下用洗涤、涂抹、吸引以及摩擦等方法取材；另一种是非直视下洗涤或摩擦取材。目前国内主要采用非直视下双腔食管带网摩擦气球（囊）取材，俗称"拉网"。此法简便，阳性率高。此种双腔带网摩擦气球（囊）又称食管细胞采集器。用采集器取得材料后应尽快除去痰液等杂物，然后直接用细胞器涂片 3～5 张。涂片时并要转动细胞器，尽可能将采集细胞涂于片上。网眼中夹有组织块时，除涂片外可送病理切片检查，少数情况下，除直接涂片外，也可将网囊在生理盐水中荡洗，然后迅速离心沉淀，取沉淀物涂片。这样可收集到更多的细胞，提高阳性率。涂片可用 95％ 的酒精或其他固定液固定，也可用纯酒精作表面固定，但必须晾干或风干时才固定，以免涂着物脱落。涂片各步必须尽可能迅速，不宜过久，以免细胞变性，影响诊断。涂片固定后，可用巴氏染色及苏木素-伊红染色法。后者比较经济简便。

三、诊断

　　食管细胞涂片可见如下几类细胞成分：

　　(1)正常食管细胞：正常食管细胞多数为鳞状上皮细胞，有时可见少数柱状上皮细胞。鳞状上皮细胞各层形态特点不同，主要为表层或中层细胞。

　　(2)非上皮性细胞：各种炎症细胞、红细胞及一些食物中的动植物细胞。

　　(3)核异质细胞：食管上皮有异型性增生时，做细胞学检查，可见核异质细胞。显示细胞核增大，核浆比例轻度倒置，核膜轻度增厚，核染色质增多、增粗，但较均匀。可出现双核或多核等异常细胞，但这些细胞胞浆仍较丰富，尚不满足恶性肿瘤细胞的特征。有人根据核形态特点将食管细胞分为五型，1 型为正常细胞，Ⅱ、Ⅲ型为轻到重度核异质细胞，Ⅳ型为重度核异质或可疑癌细胞，Ⅴ型为癌细胞。

　　(4)炎症变性上皮细胞：此种细胞核可增大到原来的 1.5～2 倍，有时染色可加深，但染色质较细，均匀，核膜不厚，胞浆较多。

　　(5)癌细胞：因癌的早晚、组织学类型、分化程度以及继发变化等不同，癌细胞形态多种多样。但癌细胞有如下共同特点:细胞大小不一,形态多样,染色不一,细胞胞核增大,核浆比例倒置,细胞核大小、形状不一,甚至出现畸形巨大核或多核细胞,染色质增多、增粗,且粗细以及分布不均,核膜增厚,且厚薄不均,核仁增大或增多(可见双核仁),可见病理分裂象等。

四、食管细胞检查报告方式及处理原则

食管细胞学的检查报告应分如下几类:食管正常涂片,未见肿瘤细胞;食管上皮细胞轻度核异质;食管上皮细胞重度核异质或可见可疑肿瘤细胞;可见肿瘤或癌细胞(尽可能注明腺癌或鳞癌)。

食管细胞学检查虽然有许多优点,但它仍有假阳性及假阴性问题。细胞学诊断与其他诊断不符时,可按如下原则处理:细胞学诊断阴性而 X 线检查阳性,重复做细胞学检查或进行食管镜检查并取活组织检查;细胞学阳性而 X 线检查阴性,应重复检查涂片,密切随访患者,必要时用食管镜进行活组织检查,以免漏诊;细胞学阳性而食管镜活组织检查阴性,应结合食管镜下肉眼所见,排除活组织取材不当,如肉眼检查也为阴性,2 次以上细胞学检查为阳性,应在食管镜直视下对可疑部位进行细胞学检查并可多次取活组织检查,排除早期癌;细胞学表现为核异质细胞,而 X 线检查为阴性,一般只宜定期随访观察,不宜手术。

细胞学检查受技术及诊断水平的影响较大,因此,细胞学诊断与临床诊断不符合时,可重复取材或复查涂片或请有经验的医师会诊。

(王　珏　杨　青)

第四节　食管运动功能的检查方法

食管的主要功能是将食物从咽部送到胃中,并防止胃内容物的反流。食管的各种运动功能均可发生紊乱,由此产生一些相应症状,如吞咽困难、哽咽感及胸骨后疼痛。食管运动功能紊乱可分为原发性(如贲门失弛缓症、食管弥漫性痉挛、胡桃夹食管、下食管括约肌高压症)和继发性动力紊乱(如硬皮病、进行性系统硬化症)。这些动力紊乱状态的诊断有赖于对食管运动功能的判断。

一、内镜检查

内镜检查是诊断胃食管反流所致黏膜变化——反流性食管炎的主要方法。通过内镜可以观察黏膜损害的范围、程度从而确立反流性食管炎的诊断。尽管患者的症状与胃食管反流和反流性食管炎的程度并不平行,但有酸反流的患者中约 50% 有反流性食管炎。目前引用较多的标准仍为 Savary 和 Muller 于 1978 年提出的反流性食管炎的内镜分级标准。Ⅰ级:齿状线向上的一个或多个互不融合的沿纵轴走行的黏膜糜烂、渗出,周

围充血、水肿。Ⅱ级:糜烂和渗出的黏膜损害相互融合但并没有占据食管一周。Ⅲ级:糜烂和渗出性病变融合形成环状,占据食管全周。Ⅳ级:慢性黏膜损害如溃疡形成,伴或不伴狭窄形成,可有巴雷特食管形成。即使在没有明显肉眼改变的胃食管反流性疾病的患者,食管组织病理学也会有一些变化。

二、X线检查

应用钡剂及透视录像技术,可以显示食管的结构异常和器质性疾病、钡剂通过食管的情况和食管壁的运动。这项技术目前主要应用于对咽部、咽食管运动功能的评价、食管体的运动及食管下括约肌的功能的检查。

(1)吞咽:吞钡后X线透视下可以很好地观察吞咽的过程并发现导致吞咽异常的可能病变部位。在吞咽后400 ms时腭咽峡开放,舌骨和喉部向下运动,会厌变为直立,阻断了咽和气管的通路。1 600~1 800 ms咽喉结构回到静息位置,颈段食管的原发性蠕动将食团推到胸段食管。X线透视能发现的最常见异常包括咽收缩肌的部分或全部麻痹、喉前庭不能关闭致造影剂进入气道、会厌运动不良、环咽部功能减退。

(2)食管内容物的通过取决于重力作用、食团的组成和食管的运动。直立时,通过X线可见食管内钡剂于吞咽后迅速排空。15 min即排出100%。否则,即为排空迟缓。为了检查食管排空的改变,可采用平卧位,测定固体钡标记物在食管内的排空。发生反流性食管炎时,可在平卧位观察到胃-食管钡剂的返流,由此提供诊断依据。

(3)食管壁的运动:弥漫性食管痉挛时可在食管的不同部位单独或同时出现强烈的、不协调的非推进性收缩,常常同时发生于食管的不同部位,使食管呈螺旋状或串珠状。

(4)食管的扩张:发生贲门失弛缓症时,可见巨食管,其内有液平面。吞钡后则显示食管扩张延长、迂曲、下端锥形狭窄,光滑如鸟喙状。

三、压力测定

食管压力测定最早源于1883年,目前低顺应技术的灌注导管系统和腔内微型传感器导管系统已成为定型的测压技术设备。它们是将测压导管置入食管内,应用液(气)压灌注系统或微型传感器传导腔内压力,记录于多导生理仪,通过曲线描记判断食管各部的压力变化。为排除呼吸、咳嗽及身体移动所造成的伪差,需同时描记呼吸曲线。

四、食管 pH 监测

将对氢离子敏感的pH电极置于食管内,记录食管内pH的变化,并观察它与患者症状之间的关系,以了解是否存在胃食管反流。常用的电极有玻璃电极、锑电极、ISFET电极等。在体外校正电极后,插入食管下括约肌(LES)上5 cm处(可利用食管压力测定、X线透视法及pH梯度法确定LES部位)。

食管pH检查分为标准酸反流试验(SART)、酸清除和动态pH监测。SART是在患者增加腹压的前提下(如咳嗽10次或作Valsalva动作)观察食管pH的变化,如pH降到4以下,即停止上述动作,直至pH回到基础水平,再继续进行。记录pH降到4以下的次数。酸清除是在卧位时向食管内滴入 0.1N 盐酸 15 mL,继之嘱患者做吞咽动作,记录 pH 升至 5 以上所需的吞咽次数,正常人为 10～14 次。对食管长时间做 pH 测定是 Spencer 在 1969 年首次倡导的检查方法,Johnson 与 DeMeeter 于 1974 年设计出了 24 h 的食管 pH 动态监测,广泛应用于胃食管反流性疾病。监测指标包括总酸暴露时间 24 h 总的、立位和卧位 pH<4 的总时间百分率,酸暴露的频率——24 h pH<4 的次数,酸暴露的持续时间——反流持续时间≥5 min 的次数和最长反流持续时间,后者是测量从 pH<4 到 pH 恢复到 4 的时间。上海许国铭等人通过对 50 例健康志愿者进行食管 24 h pH 监测,制定出中国人 24 h 食管酸返流的正常值。①pH<4 的反流次数<66 次/24 h;②pH<4 的总时间百分率<4.0%;③立位时 pH<4 的总时间百分率<4.3%;③仰卧位时 pH<4 的总时间百分率<6.0%;④反流持续时间≥5 min 的次数≤3;⑤最长反流持续时间<18 min。

五、诱发实验

(1)酸灌注试验(Bemstein test):将细导管插至食管,外端以 Y 型管分别与 0.1N 盐酸及生理盐水连接,以 6 mL/min 速度交替滴入两种液体,当滴入盐酸时患者出现胸骨后烧灼感及胸痛,为酸灌注试验阳性。

(2)乌拉胆碱(Bethanechol)试验:乌拉胆碱为胆碱能神经激动剂,可刺激平滑肌收缩。皮下注射 40～50 μg/kg,可使贲门失弛缓症和食管弥漫性痉挛的食管收缩增加,时相延长,出现重复波,类似的还有五肽胃泌素试验(皮下注射 6 μg/kg)。

(3)腾喜隆(Temsilon)试验:静脉注射胆碱酯酶抑制剂依酚氯铵 80 μg/kg,虽在正常人和食管动力障碍患者中均可增加食管收缩幅度和时限,也可引起重复波,但在近 30% 的患者可引起胸痛症状,而正常人则无此症状。

(4)气囊扩张法:向位于 LES 上 10 cm 的气囊内注气,每次 1 mL,逐渐增加至 10 mL,60% 的患者会出现胸痛,但有 20% 的正常人也可出现胸痛,特异性稍差。

此外,尚有过度换气试验、心房起搏、胸壁拍击试验及麦角碱试验,应用较少。

六、核素检查

放射性核素主要用于检查食管通过时间及有无胃食管反流。口服 ^{99m}Tc 标记的液体试餐,吞咽后每隔 30 s 做一次吞咽动作,用 Y-照相技术对食管感兴趣区进行计数,连续 5 min,以了解食管通过及排空时间。

吞咽液相试餐后,取平卧位,静息和腹部加压状态下分别对食管感兴趣区进行计数,记录反流率,正常人的反流率<4%。

(高　娜　宋立梅)

第二章　食管炎

第一节　反流性食管炎

反流性食管炎(RE)是胃食管反流病的一种类型,指胃食管连接部防反流结构障碍,导致胃或/和肠内容物反流入食管,引起的食管黏膜炎症。

一、发病率

本病在西方国家十分常见,人群中10%～20%有胃食管反流(GER)症状。上海市统计反流症状的发生率为7.68%,孕妇中反流症状发生率竟高达48%以上,本病患者占内镜检查患者的9%～22%。国内报道本病患者占内镜检查病例的5.8%,占非心绞痛的胸骨后痛患者的80%。男、女均可发病,发病者中中年人居多。

二、病因与发病机制

研究表明,本病系由多种因素促成的,主要与下列因素有关:

(1)抗反流的防御机制下降:食管下段括约肌(LES)正常基础压一般在1.6～2.7 kPa,当压力≤1.3 kPa时,食管括约肌不能有效关闭以阻止胃内容物反流入食管,是引起本病的基本原因。

(2)食管体部清除功能降低:食管的清除依靠食管的推进性蠕动、唾液的中和酸作用以及食团的重力,三者相互作用以清除反流物,减少其与食管黏膜接触的时间。

(3)食管黏膜屏障功能破坏:屏障作用很重要,屏障包括黏液屏障(中和胃酸、对抗胃蛋白酶)、上皮层屏障(多层鳞状上皮细胞阻止反流物侵入)、上皮后屏障(黏膜下血管的碳酸氢根离子中和氢离子)。损害食管黏膜的主要成分为胃酸和胃蛋白酶,其次为十二指肠液、胆汁、胰液。

(4)其他因素:胃排空异常所致胃内压升高,超过LES压力;胃内呈高分泌状态,如发生胃泌素瘤时,胃酸明显升高以及幽门括约肌功能不全时,胃液及十二指肠液反流。

总之,LES的抗反流功能、食管体部清除功能以及食管黏膜屏障是抗GER的三大屏障功能。一种或多种上述因素受损促成了疾病的发生和发展。

三、病理

食管鳞状上皮由多层细胞组成,组织学上可分为增殖区和分化区。增殖区由基底细胞组成,并向上形成乳头,基底层约占上皮厚度的 10%,乳头结构占总上皮厚度的 66%以下。食管炎早期表现为基底细胞层增厚,超过上皮层的 15%,乳头增高超过上皮厚度的 66%,甚至几乎接近黏膜层的最表面,此时即使炎细胞浸润不明显,仍可诊断为食管炎。RE 患者,胃镜下可见糜烂及溃疡,组织病理学改变:①复层鳞状上皮细胞层增生;②固有层内中性粒细胞浸润;③食管下段鳞状上皮被化生的柱状上皮替代,称为巴雷特食管。部分非糜烂性胃食管反流病(NERD)患者食管鳞状上皮细胞间隙增宽,此病理变化可部分解释其临床症状。

四、临床表现

(1)胸骨后烧灼感(烧心)或疼痛:为本病的主要症状,多在餐后 1 h 内出现。烧心感为餐后从上腹部移行至胸骨上切迹的烧灼感,甚至可放射至颈和肩胛间区,应与心绞痛区别。下列情况可使症状加重:运动、平卧或侧卧、采用前屈体位、举重、吸烟、喝饮料(酒、醋、汽水、咖啡)、穿紧腰外衣、使用能降低 LES 张力的物质。

(2)反酸:胃内容物可反流到食管的任何部位,常反流到口腔,如反流物仅为酸水,称反酸,如反流物混有食物,称反胃。反胃与呕吐不同,常在无恶心和不用力的情况下发生。有时反流物中混有胆汁,患者口中有苦味。反酸、反胃在饱餐、弯腰、体位改变而增加腹压时易于发生。有时在夜间不知不觉中发生,醒后发现枕上有胃液或胆汁。反流物可造成口臭和味觉异常。

(3)吞咽困难:常为间歇性、非进行性加重,不仅进固体食物,进流食也有吞咽困难,可能由食管痉挛或功能紊乱所致。当食管重度炎症造成瘢痕引起食管管腔狭窄时,可出现持续性吞咽困难,进固体食物时尤其明显。此外尚需注意由食管炎经巴雷特食管而致发生食管腺癌,可有进行性加重的吞咽困难。

(4)出血和贫血:较少见,常由黏膜糜烂或溃疡所致。

五、并发症

(1)食管狭窄:长期反复胃食管反流可致食管炎,8%~20%的严重反流性食管炎发展成食管狭窄,通常见于食管远端,长度 2~4 cm。

(2)出血与穿孔:一般为少量渗血,食管溃疡可发现大出血,偶有食管穿孔。

(3)Barett 食管:慢性反流部位细胞从正常的鳞状上皮变为柱状上皮,故可发生下列并发症:溃疡形成,溃疡出血,溃疡穿孔,癌变率为正常人群的 30~50 倍。

(4)肺部并发症:慢性咽炎、声带炎、气管炎、哮喘(反流物刺激支气管痉挛)以及吸入性肺炎。

六、诊断与鉴别诊断

(一)诊断

(1)临床症状:有烧心感及反酸,特别是症状与体位改变有关,或偶有首发原因不明的夜间发作性呛咳、喘息,应疑有本病。

(2)钡餐 X 线检查:取头低位时可显示胃内钡剂反流入食管,取卧位时吞咽小量硫酸钡(200%,6 mL)可显示食管体部及 LES 排钡延缓。

(3)电影食管摄影:显示反流的阳性率约 75%。

(4)内镜检查:结合活检可发现不同程度的反流性食管炎、糜烂、溃疡、食管狭窄及巴雷特食管或肿瘤。

(5)食管测压:正常人压力 1.3~2.6 kPa(10~20 mmHg),凡 LES 压力<1.3 kPa(10 mmHg)提示本病的可能。特别是连续进行食管压力监测并结合食管滴酸试验有助于诊断。

(6)食管 pH 测定:24 h 食管 pH 监测帮助更大,目前认为是"金指标",正常 pH 为 6,pH 降至 4 以下则表明反流存在,阳性率约 95%。

(7)食管滴酸试验:经鼻胃管以每分钟 10~12 mL 的速度滴注生理盐水 15 min,如无不适,则改用 0.1 mol 盐酸以同样速度滴注约 30 min。如患者感到胸骨后有烧灼感即为阳性。

(8)膜电位差测定:食管黏膜完整时,黏膜面的探测电极与黏膜面外的参考电极之间的电位差为-50~-60 mV。GER 存在时其电位差减弱或消失。

(二)鉴别诊断

患者以胸痛为主要症状,首先应做心电图及运动试验以排除心源性胸痛,并应与其他原因的食管炎区别,如感染性食管炎(好发部位为食管的中段,做病原菌检查)以及药物性食管炎(有服药史,部位以近段食管多见)。此外,尚应鉴别本病与消化性溃疡、胆系疾病、食管动力性疾病(弥漫性食管痉挛、贲门失弛缓症)。

七、治疗

(一)本病的治疗原则

缓减症状,预防和治疗重要的并发症,预防胃食管反流的复发。

(二)一般疗法

(1)睡眠时抬高床头 15~20 cm(单纯垫高枕头无效)是简单而有效的方法。

(2)改变饮食习惯,胃容量增加可促发 GER,故宜避免过食、睡前进食、食用降低 LES 压力食物(脂肪、咖啡、巧克力、薄荷、汽水)以及高酸性食物(柠檬果汁、番茄汁)等。应实行少食多餐。

(3)忌烟,忌酒。吸烟不仅可降低 LES 压力,还可延缓食管清除酸反流物所需时间。饮酒能降低 LES 压力,减少食管运动收缩波的频率及其振幅,从而使食管清除酸的功能减弱。

(4)避免应用下列能使 LES 压力下降的药物:胰泌素、缩胆囊素、胰高血糖素、生长激素、前列腺素 E_1 及 E_2、$A_2\beta$ 肾上腺能制剂(异丙肾上腺素)、肾上腺素能阻滞剂(酚妥拉明)、钙通道拮抗剂、抗胆碱能制剂(阿托品)、孕酮及雌激素等。

(三)抑酸疗法

抑制胃酸对本病有重要意义,其作用包括减少酸对食管黏膜的刺激;胃内 pH 升高可阻止胃蛋白酶活性,从而减少食管黏膜损伤;胃内碱化可促进胃泌素释放,进而提高 LES 压力。

(1)H_2 受体阻滞剂:对轻症、无明显食管炎者疗效尚可,缓解烧心症状的作用较安慰剂好。一般剂量稍大,甲氰咪胍 800 mg、雷尼替丁 300 mg 或法莫替丁 40 mg,每日各 2 次,疗程 12~16 周。

(2)质子泵抑制(PPI):近年来大量试验表明,PPI 对严重的 GERD 或 H_2 受体阻滞剂无效的患者仍有很好疗效。一般应用剂量为奥美拉唑 20 mg,每晚 1 次或兰索拉唑 30 mg,每晚 1 次。疗程 4~8 周。

(3)P-CAB:作为一种新型抑酸药,可与 PPI 相互替代,并相互弥补治疗的某些不足。在最新的诊疗指南中,P-CAB 如伏诺拉生 20 mg,每日一次,连续 4 周,建议作为重度 RE 患者的治疗。

(四)使用胃肠促动药

治疗本病系上胃肠动力性疾病,在治疗方面理应首先改善动力。常用药物如下:

(1)西沙必利:其是非抗多巴胺、非胆碱能的胃肠促动药,能选择性地刺激胆碱能中间神经元和肌间神经丛运动神经元细胞上的 5-HT_4 受体,从而释放乙酰胆碱,促进全胃肠道的动力。它可升高食管下括约肌压力(LESP)和食管蠕动收缩幅度,缩短食管酸暴露时间,增快胃排空,减少反流。

(2)吗丁啉(多潘立酮):其是一种周围性多巴胺拮抗剂,与胃复安不同,它不进入中枢神经,因而不良反应较少。一般用量为 10 mg^3/d,有增快胃排空作用,加大剂量则可能改善食管动力。

(五)黏膜保护剂治疗

硫糖铝与糜烂、溃疡面上带正电荷的蛋白结合,形成一层带电荷的屏障,从而吸附胆盐、胃蛋白酶及胃酸,防止黏膜被消化,故可缓解 GERD 的症状及反流性食管炎。此外,胶体铋剂亦有类似功能。

(六)内镜扩张疗法

本病并发严重的食管狭窄时,可采用内镜扩张疗法。

(七)外科手术治疗

少数严重患者(5%~10%)经内科治疗 3 个月,若疗效不佳(主要是体重下降、食管狭窄以及胸骨后顽固性疼痛等),可考虑手术治疗。食管瘢痕狭窄可行扩张术或手术治疗。常用手术有胃底折叠术、食管裂孔疝修补术以及贲门形成术等。

(王　珏　周瑞琼　朱先玲)

第二节　嗜酸粒细胞性食管炎

嗜酸性粒细胞性食管炎(EoE)是一种以嗜酸性粒细胞浸润食管壁为主要特征的慢性食管炎症。其定义是排除嗜酸性粒细胞性胃肠炎、胃食管反流、消化道感染以及肠道炎症等引起的食管嗜酸性粒细胞浸润。嗜酸性粒细胞浸润仅发生在食管。

一、流行病学

不同年龄组均可发病,青少年及儿童好发,男性患者多于女性患者,多项研究表明,超过70%的EoE患者为男性,可能与性激素或者是一种Y基因遗传病有关。在西方国家,其发病率为0.9/万~1.3/万,因地理位置和气候条件的不同有着明显的差异,这也表明环境条件在EoE中也起到了重要的作用。

白人的本病患病率相对较高,发达国家本病患病率相对较高。夏末及秋季发病率较高,可能与空气中的过敏原有关。

二、病因与发病机制

病因与发病机制尚不明确。最新研究表明,过敏及免疫应答失调在EoE的发病机制中起着重要作用,而遗传变异等相关因素也备受关注。

(1)摄入性/气道过敏原诱发疾病:过敏性疾病(包括食物过敏、哮喘、过敏性鼻炎、特应性皮炎等)是成人EoE患者常见的并发疾病。20%~80%的患者具有高变应原致敏因素。食管黏膜暴露于摄入性过敏原可能导致EoE的发生。但是致敏原经气道暴露途径或额外的途径是否导致EoE的发生仍有待进一步确定。

(2)食物诱发食管黏膜屏障的改变:有学者认为牛奶和小麦等食物中的某种蛋白破坏食管上皮细胞,干扰黏膜完整性,从而激活黏膜免疫系统,诱发炎症反应。基于这一假设,研究人员对EoE患者的食管屏障进行了形态学、超微结构、分子和功能方面的研究,分析了有关桥粒连接蛋白及紧密连接结构的改变。Sherrill等对钙黏素,特别是黏附分子桥粒芯糖蛋白-1(DSG1)的变化进行了研究,比较了在DSG1失调的情况下EoE患者与健康对照组食管组织形态和功能的改变,结果发现与健康对照组相比EoE患者DSG1水平下降为原来的1/20,食管黏膜DSG1的缺陷引起了黏膜结构性改变,活动性EoE的发生与黏膜完整性的破坏有关。而在儿童活动性EoE患者中,细胞间连接蛋白(E-cadherin)和紧密连接蛋白-1(claudin-1)的表达下降。有学者发现反流到食管的胃酸和胃蛋白酶可以损伤食管上皮间的紧密连接,使食管屏障功能受损,导致机体对过敏原反应加剧,同时胃酸进入食管组织,加重炎症反应,进而出现上皮下纤维化及食管运动功能紊乱。但在西方国家,牛奶和小麦一直是主要食物来源,因此过多接触这两种食物成分是否导致EoE发病率的增加有待商榷。有文献指出,针对牛奶和小麦导致EoE发病还需考虑在牛奶和小麦生产加工过程中,相关蛋白变异破坏了食管上皮的完整性,引起局部过敏原异常暴露,从而导致 EoE 的发生。

(3)免疫因素参与其中:研究人员一般认为 EoE 是由 Th2 细胞介导的免疫反应。Th2 细胞是 CD4$^+$ T 细胞的一个独特的细胞亚群,能够分泌 IL4、IL-5、IL-13 等一系列细胞因子。Th2 细胞被激活并迁移至食管局部组织,通过分泌其特有的一系列细胞因子,引起过敏性炎症反应。IL-13 能诱导 Th2 的分化,IL-5 和 IL-13 促进 B 细胞活化,诱导 IgE 产生。IL-5 还是嗜酸性粒细胞成熟和存活的关键性调节因子。研究发现,EoE 患者 IL-5 和 IL-13 的表达都增高。抑制 Th2 免疫应答可以有效缓解 EoE 患者食管黏膜的慢性炎症。

(4)多基因疾病与遗传倾向:EoE 是遗传易感性和对环境抗原的异常免疫反应所致。在对 103 例 EoE 患儿的研究中发现,7% 的 EoE 患儿有阳性家族史,这也证明了 EoE 患者的家族聚集倾向;此外,有家族史的 EoE 患儿的临床和病理特点不同于其他散发的病例。临床特征、流行病学资料及遗传证据表明,EoE 是一种多基因疾病,EoE 的发生与大量遗传变异有关。

三、病理

食管黏膜活检组织学上,EoE 特征性病理学改变为上皮内嗜酸性粒细胞数在 15 个/HPF(高倍镜视野)以上,主要分布于黏膜层表面,可形成微小嗜酸细胞性脓肿及嗜酸细胞脱颗粒现象。此外,树突状细胞和肥大细胞明显增多。

四、临床表现

上腹痛是 EoE 最常见的临床表现(61.5%),其次是反酸(54.9%)和烧心(48.4%)。临床表现主要取决于受累部位和组织层的深度。患者常伴有食管功能紊乱相关的临床症状,如吞咽困难、反流、食物嵌顿、失弛缓、嗜酸性胃肠炎,这些症状是多种相关因素长期作用的结果。

五、诊断

诊断依赖于内镜检查和活检。典型表现为食管黏膜线性槽沟、白色渗出和环形皱纹。活检显示嗜酸性粒细胞≥15/HPF,并排除胃食管反流病即可诊断。

六、治疗

EoE 的治疗终点包括临床症状和食管嗜酸性炎症的改善。虽然完全缓解是理想的治疗终点,但接受一定程度的症状和组织学缓解是临床实践中更为实际的治疗目标。

(1)饮食治疗:食物过敏引起的变态反应可能参与了 EoE 的发病机制,研究发现通过饮食调节可显著改善 EoE 的症状和组织学变化。Wolf 等指出,通过从饮食中剔除特定的食物,71% 的患者症状得以缓解,同时 54% 的患者内镜下表现有所改善。

治疗的成功率取决于饮食剔除的准确度。主要方法:①靶向食物剔除疗法,根据皮肤点刺试验及斑贴试验的结果进行;②经验性食物剔除疗法,剔除常见的食物致敏源(包括牛奶、小麦、蛋类、大豆、坚果类以及海鲜类食物),也称六类食物消除饮食法(SFED);③要素饮食,仅给予氨基酸为基础的营养处方。

在食物剔除治疗中,可能剔除了一些不会引发 EoE 的非致敏性食物,因此应重新引入这些食物。研究表明,应先引入致敏性最低的食物(如水果或蔬菜),后引入致敏性较高的食物(牛奶、蛋类、大豆、小麦)。若某食物导致 EoE 症状的复发,应该被无限期剔除;若未出现症状,经 6～8 周应再行内镜检查。

临床改善和内镜活检是评价饮食治疗反应的指标,饮食剔除疗法开始后 6～8 周行内镜检查以评估黏膜诱导缓解情况。针对治疗开始后可能出现营养缺乏的症状,需调节饮食平衡,为患者提供常见营养物质的替代品,以维持患者的营养。然而,由于限制饮食造成口感较差,患者的生活质量受到了影响,进而导致依从性较差,故应联合药物治疗。

(2)激素治疗:局部类固醇是治疗 EoE 的一线药物,如氟替卡松或布地奈德(吞咽而非吸入,初始疗程 8 周),据估计可使症状及组织学缓解率达到 50% 以上。如果局部类固醇无效,或需要快速改善症状,也可使用强的松治疗。Dellon 等研究发现,使用口服的激素药物减少 EoE 患者嗜酸性细胞的疗效优于喷雾溶液,但嗜酸细胞减少与症状的改善并不相关。

激素治疗开始后 6～8 周行内镜检查评估黏膜诱导缓解情况。对局部类固醇治疗后没有症状缓解或组织学改善的患者,可延长类固醇疗程、加大局部类固醇剂量或全身应用类固醇。

迄今为止,尚未发现局部类固醇的远期副作用。对于所有患者,建议使用口服的局部皮质类固醇和/或饮食限制维持治疗,尤其针对伴有严重吞咽困难或食物嵌塞症状以及初始治疗后症状/组织学迅速复发的患者。

(3)食管扩张术:作为保守治疗措施,该疗法对药物和饮食治疗后症状持续存在的患者有效,而且对于症状严重的食管狭窄患者可作为初始治疗。扩张术的目的是黏膜撕裂,其界定标准为狭窄区域食管黏膜的破坏,但该手术并不减轻食管炎症反应,不改善组织学变化,且治疗后 3～8 个月可能复发,建议联合药物治疗。2007 版指南对此治疗方法持谨慎态度,只有在药物和饮食治疗后症状不改善才考虑扩张术。应充分告知患者术后的风险,包括扩张后胸痛(发生率可达 75%)、出血和食管穿孔。推荐使用小口径扩张器扩张,尽可能减少广泛的机械性损伤。

(4)其他治疗方法:目前研究支持肥大细胞稳定剂和白三烯抑制剂的资料较少,而且生物治疗仍处于实验阶段。最新的研究纳入了 57 例对饮食治疗和激素治疗无应答的 EoE 患儿,使用美泊利单抗治疗 1 个月,89% 的 EoE 患儿治疗后嗜酸性粒细胞计数下降,治疗后患者症状的发作频率减少,但严重程度无明显改善。而在介导嗜酸性粒细胞聚集中发挥重要作用的 IL-5,可能成为评估 EoE 病情的有效指标。

(韩翠燕　匡少金)

第三节　放射性食管炎

放射性食管炎(radiation esophagitis)是进行放射性治疗而引起的食管炎的总称,多见于食管癌、胸部及头颈部恶性肿瘤照射后,是一种继发症。

一、病因与发病机制

放射性食管炎常发生于肺癌及纵隔等胸部恶性肿瘤的放疗过程中或之后,有时间接发生于口咽部恶性肿瘤的放疗。放疗所致急性损伤十分常见,但多为自限性。而放疗的后期效应虽相对少见,却会逐渐加重。放疗剂量大于30 Gy可引起食管神经肌肉的损伤,导致食管的蠕动减弱,甚至消失。随着放射线剂量增大,食管损伤愈重。放射线本身的电离作用可使食管上皮细胞损伤、坏死。在此基础上,由于食管蠕动减慢,造成有害物质通过食管时间延长,加重了这种损伤。此外,放疗可引起机体白细胞减少,机体免疫力降低,从而引起食管感染,出现食管的炎症性改变。

口咽部恶性肿瘤的放疗有时也会引起放射性食管炎,这与放射线导致唾液腺萎缩,唾液分泌极度下降有关。唾液是中和胃酸,保护食管黏膜的有效物质。抗酸屏障减弱,可致使损伤因子作用强于保护因子,从而引起反流性食管炎。

二、病理分期

(1)坏死期:食管受放射线照射后,基底细胞停止分裂,很快出现变性坏死,黏膜下水肿,血管扩张,上皮脱落。此期食管黏膜表现为充血、水肿、糜烂、溃疡。

(2)枯萎期:放疗几周后坏死组织脱落,管壁变薄,黏膜变得平滑。一些患者仍可出现明显的食管平滑肌异常。此期易发生食管出血、穿孔。

(3)再生期:放疗数月后基底层残存的细胞开始再生,逐渐向上延伸、移行,表层重新覆盖新生的上皮细胞。此期,由于放射引起的血管和组织损害,逐渐出现纤维化。食管变细、狭窄,并且食管运动障碍加重。

三、临床表现

放射性食管炎典型的症状为咽下疼痛或胸骨后疼痛,常见于放疗后一周或数周,一般症状较轻。严重者可出现胸部剧痛、发热、呛咳、呼吸困难、呕吐、呕血等,应警惕食管穿孔或气管食管瘘的发生。

根据美国国立癌症研究所(NCI)与肿瘤放射治疗协助组(RTOG)共同参与修订的常用毒性标准(CTC.2.0版)修订急性放射性食管炎分级标准,依临床症状轻重分为0～4级:0级为无食管炎的症状;1级为轻度吞咽困难,但可进普食;2级为吞咽困难,主要进软食、半流食或流食;3级为吞咽困难,需鼻饲管、静脉补液或静脉高营养;4级为完全阻塞(不能咽下唾液),溃疡伴微创伤或擦伤。

RTOG/EORTC 修订的晚期食管炎诊断标准:0 级为无食管炎的症状;1 级为轻度纤维化,在进食固体食物时出现轻微的吞咽困难,无吞咽痛;2 级为中度纤维化但可显示扩张,不能正常进食固体食物,能吞咽半固体食物;3 级为严重的纤维化,仅能进食流质,可有吞咽痛,需扩张;4 级为坏死或穿孔瘘。内镜检查根据 Kuwaht 评分系统评分,食管的急性放射损伤与 RTOG 分级相符:1 级为出现红斑或浅表溃疡;2 级为深环状或浅环状溃疡);3 级为深环状溃疡或出血;4 级为出现放射性溃疡、穿孔或瘘管。

四、诊断

放射性食管炎的诊断结合放射性照射史及出现的症状(如吞咽后胸骨后不适或疼痛、吞咽困难),一般容易诊断。食管钡透可见食管壁伸展不良、轮廓不整,有时可见钡斑,重者可见食管狭窄、食管气管瘘等表现。内镜检查轻者仅见食管黏膜发红、血管模糊,重者有糜烂、黏膜剥脱、溃疡形成,远期有食管壁增厚和食管狭窄。

五、治疗

制酸药、组胺 H_2 受体拮抗剂(H_2RA)、PPI、表面麻醉剂、食管动力药等,可用来缓解急性放射性食管炎的症状。同时,根据病情轻重,给予镇静、止吐、止血、抗感染等治疗。以高热量、高蛋白质、高维生素和易消化的饮食为宜。疑有食管穿孔者应禁食,静脉输入高价营养液、血浆、全血等。

有研究认为,食管的放射性损伤涉及前列腺素的代谢,故有报道称环氧化酶抑制剂(如阿司匹林、吲哚美辛)可防止放射性损伤。

(聂 淼 匡少金)

第四节 感染性食管炎

感染性疾病很少累及食管,因而易被忽视。大多数食管感染通常都发生于有免疫系统损害的患者,如人类免疫缺陷病毒(HIV)感染、接受化疗或者免疫抑制剂治疗,尤其常见于恶性血液系统疾病及器官移植术后的患者。然而,食管感染在以下情况下也会发生于正常人:①偶发,免疫系统正常。②患有下段食管疾病,特别是伴有食管内容物潴留。③有食管局部区域的免疫危害,如因呼吸道疾病需要吸入性甾族化合物治疗。当这些患者出现食管症状(如持续性烧心、吞咽疼痛、咽下困难)时,临床医师应敏感地意识到已存在食管损害,这种损害常是感染症状的一部分,应依据宿主防御系统的情况及免疫损害的严重程度选择严密的诊断方法。内镜直视下进行组织活检与刷检对明确诊断很有帮助。病理医师不但应对标本进行常规组织学染色,而且应做有关的细菌、病毒及寄生虫的特殊染色,并尽可能做病原体培养。

食管感染的病原体包括病毒、真菌、细菌、螺旋体及寄生虫等,种类繁多,但除念珠菌感染较常见外,其余均少见。多数食管感染对特异性治疗都有效。

一、真菌性食管炎

(一)流行病学

真菌在自然界中广泛分布,已经发现的几千种真菌中可对人类致病的不到 100 种,而感染食管者只占其中极少数。真菌作为条件致病菌常存在于人体皮肤、黏膜。35%～50% 的正常人及 70% 的住院患者口咽部可培养出白念珠菌,当机体抵抗力减弱或正常机体微生物丛间的拮抗作用失衡时便可乘虚侵犯全身多个系统而引起深部真菌感染。食管是较常被侵犯的器官,自 1956 年 Amdren 报道以来,国内外文献均有不少报道。近年来由于抗生素、激素、免疫抑制剂、抗肿瘤药物的广泛应用,以及器官移植和慢性衰竭患者日益增多,内镜检查应用诊断水平的提高,食管真菌感染屡有报告,尤其是获得性免疫缺陷综合征(AIDS)、食管癌合并真菌性食管炎(candida esophagitis)颇为常见。在未接受 PPI 的 AIDS、白血病、淋巴瘤(特别是化疗后)及一些先天性免疫缺陷综合征患者中有症状的真菌性食管炎的发病率是很高的,而在一般的以胃肠病为主诉就诊患者中发病率低于 5%。

人类免疫缺陷病毒(HIV)感染是患真菌性食管炎的最重要因素。真菌性食管炎通常发生于 CD4 淋巴细胞计数持续低下的 HIV 感染患者。但是,急性 HIV 感染患者在发生以短暂淋巴细胞衰竭为特征的 HIV 血清转化综合征时也可发生真菌性食管炎。慢性 HIV 感染者在进展至免疫衰竭的过程中,罹患念珠菌性食管炎的危险与免疫抑制的严重程度成正比。只要 CD4 淋巴细胞计数维持在(100～200)/μL,给予 HIV 患者有效的 PPI 治疗可使严重的食管真菌感染的发生率降低。恶性血液病患者可因为 T 淋巴细胞功能缺陷引起食管真菌感染率升高,而且放、化疗措施进一步损害了患者的免疫监督系统、破坏了宿主上皮细胞的完整性。因为有效的抗真菌预防药物的应用,器官移植患者尽管使用免疫抑制药物,但其有症状的真菌性食管炎的发病率很低。

其他由于免疫监督机制受损易患真菌性食管炎的因素包括糖尿病、肾上腺功能不全、慢性乙醇中毒。有趣的是,许多先天性免疫缺陷综合征患者中,只有慢性皮肤黏膜念珠菌病与免疫缺陷所致的真菌性食管炎有关。这种病因对淋巴细胞趋化作用有缺陷,容易引起皮肤黏膜的慢性真菌感染。一些干扰食管正常蠕动、并伴有食管狭窄的疾病(如失弛缓症、进行性系统性硬化症、食管肿瘤)有利于食管真菌的定植,导致真菌过度生长,并可引起食管感染。

糖皮质激素因抑制了淋巴细胞和粒细胞功能而利于真菌感染。使用一些不常用的免疫抑制剂(如环磷酰胺、硫唑嘌呤、苯丁酸氮芥及氨甲蝶呤),发生食管感染的机会也不少。因应用酸抑制药、胃手术、AIDS 所致的低胃酸症影响了食管正常间歇性酸反流的清除作用,更易于罹患真菌性食管炎。这种影响在一些食管正常蠕动功能受损(如系统性硬化症)的患者中更明显。有研究表明,在 66 名系统性硬化症患者中,未采取酸抑制治疗者与有效酸抑制治疗者相比,真菌性食管炎的发生率分别为 44%(21/48)和 89%

(16/18)。

(二)病原学与发病机制

真菌性食管炎的病原菌以念珠菌最为多见,其中最常见的是白念珠菌(*Candida albicans*),其次是热带念珠菌(*Candida tropicalis*)和克鲁斯念珠菌(*Candida Krusei*)。其他少见的有曲霉菌(*Aspergillus*)、组织胞浆菌(*Histoplasma*)、隐球菌(*Cryptococcus*)、芽生菌(*Blastomyces*)、放线菌、毛霉菌及一些植物真菌等,这些真菌是从外环境中获得的,而不是内生菌丛,其所引起的原发性食管感染仅见于严重免疫低下的患者。

念珠菌是正常口腔菌丛的组成部分,为内生的共栖微生物,通过出芽方式繁殖。其引起食管炎的机制尚未明确,研究人员通常认为是在食管异常的情况下通过两个步骤引起食管黏膜感染。首先是微生物的定植,必须有表面的黏附和增殖;人体针对念珠菌定植的防御措施包括宿主因素(如分泌唾液、食管蠕动、酸反流、完整的上皮),以及细菌和真菌菌丛之间的拮抗作用。这种拮抗作用可能被抗生素治疗所打乱,从而引起念珠菌的过度增殖。唯一的一项以人为基础的食管念珠菌定植研究表明:健康门诊患者定植的发生率大约为 20%。念珠菌属感染的第二步是侵入上皮层,常伴有上皮细胞免疫的缺陷。在临床实践中,定植和感染之间的差异常有赖于内镜下对病灶的整体外观、显微镜下组织的表现,通过刷检或活检获得的分泌物而确定。因为真菌的菌丝和芽孢在单独定植时很少见,而在食管病变处刷检的组织中找到菌丝和芽孢则表明存在感染。典型的念珠菌感染具有坚固的黏附斑块,被擦拭掉后,显露出充血、易脆的表面。吞噬坚固包含真菌的凝集物(如口腔鹅口疮、不干净的牙托)可显示出食管菌斑,但是,由于这些菌斑很快被冲掉,并不代表患有真菌性食管炎。有些念珠菌感染的黏膜损害可能穿透上皮层,引起黏膜溃疡,这种溃疡很少引起食管黏膜剥脱或穿透至纵隔。

念珠菌性食管炎通常伴随食管异常情况。最容易引起念珠菌感染的情况是伴有明显淤滞的食管,如贲门失弛缓症及硬皮病。在贲门失弛缓症中,感染似乎更严重。这些患者有长期的病史,伴有显著的食管狭窄,这是感染的高危因素。除非有效的失弛缓症治疗,否则感染很难用药物控制,所以需要食管引流。念珠菌感染在侵犯食管的硬皮病中比失弛缓症少见,但在伴有食管狭窄和食管蠕动差的患者中常见。在硬皮病患者中一个念珠菌感染的危险因素是酸抑制。一篇文献显示,在系统性硬化症的患者中,没有酸抑制治疗的发病率为 44%,而给予强力抑酸治疗的患者发病率为 89%。在其他健康人群中,局部糖皮质激素治疗(主要见于哮喘患者吸入性治疗)可能导致口咽及食管念珠菌感染。嗜酸粒细胞性食管炎患者口服氟替卡松治疗也会发生念珠菌性食管炎。其他容易发生真菌性食管炎的疾病主要是通过免疫机制的损伤致病的,如糖尿病、肾上腺功能不全、酗酒。一些少见的疾病(如食管内假性憩室)常常与念珠菌感染有关。

在印度的一项大型研究中,933 例伴有吞咽困难或吞咽痛的患者中,56 例被发现有不同程度的真菌性食管炎。吞咽困难、吞咽痛导致念珠菌感染或是念珠菌感染引起吞咽困难或吞咽痛的患者数量还不清楚。

(三)临床表现

真菌性食管炎与口腔念珠菌病有关,临床症状多不典型。对免疫抑制患者进行的常规内镜检查及尸检证实,部分患者可以无临床症状,多数呈慢性经过,但也可呈急性发作。临床症状的严重程度常与宿主免疫损害的严重程度相一致。一般而言,常见症状是吞咽疼痛,可伴有吞咽困难、上腹不适、胸骨后疼痛和烧灼感。重者胸骨后呈刀割样绞痛,可放射至背部,酷似心绞痛。念珠菌性食管炎可发生严重出血,但不常见,一旦发现应考虑到真菌、病毒混合感染,凝血机制异常或血管食管瘘。未经治疗的患者可有上皮脱落、穿孔甚至播散性念珠菌病。食管穿孔可引起纵隔炎、气管食管瘘和食管狭窄。少数患者在治疗原发病过程中突然高热或持续高热、白细胞增加,但缺乏食管炎症状(偶有上消化道出血)时应警惕急性真菌性食管炎。对持续高热的粒细胞减少患者应检查有无皮肤、肝、脾、肺等播散性急性念珠菌病。口咽真菌感染可以伴有食管感染,在 AIDS 患者尤其严重。当 AIDS 患者有进行性食管症状时,口咽真菌感染的发现对诊断食管念珠菌病的预测值为 70%,然而没有口咽真菌感染也不能排除食管念珠菌病。偶尔组织胞浆菌可以从纵隔淋巴结侵蚀食管壁,表现为外部的压迫、狭窄、管腔内肿块或出血。最近有免疫缺陷的患儿及 AIDS 患者组织胞浆菌病同时累及食管和纵隔淋巴结的个案报告。

(四)诊断

真菌性食管炎的诊断需根据病史、临床症状及辅助检查,并注意排除反流性食管炎、疱疹性食管炎及食管恶性肿瘤。有时食管恶性肿瘤可与真菌性食管炎合并存在,因此在得到真菌感染证据后仍需积极排除食管恶性肿瘤。内镜直视下刷检和活检是目前确诊真菌性食管炎的最佳方法。盲目刷检做细胞学检查是可供选择的但较少采用的从食管获得标本的方法。X 线钡剂造影检查可显示广泛性改变,从完全正常到黏膜溃疡、狭窄、蠕动异常等,但无特异性,且假阴性达 20%～60%。血清学检查有一定价值,如血清凝集试验对确定念珠菌侵袭性感染较为敏感,68% 的确诊为念珠菌性食管炎的患者凝集度高于 1:160。用血凝抑制法测定甘露聚糖抗原(念珠菌细胞壁上的多糖)和抗体,约 1/3 的胃肠道念珠菌侵袭性感染患者的滴度迅速升高,用放射免疫和酶标免疫吸附法检测,血清中甘露聚糖抗原敏感性可达 40%～50%,而非侵入性念珠菌感染则测不到甘露聚糖抗原。

(五)治疗

食管真菌感染的治疗包括去除易感因素、病因治疗及并发症的治疗。

(1)去除易感因素:应尽可能地去除易感因素,这不但有助于防止感染扩散及并发症的发生,而且有可能缩短疗程,防止复发。食管真菌感染的易感因素甚多,包括营养不良、年迈、药物、良性基础疾病、恶性肿瘤及免疫功能低下等。其中年迈、不能停用或换用药物、大部分恶性肿瘤、AIDS 因素至少在目前是无法去除的,但营养不良大多可以纠正,可停用或改用部分药物,对良性基础疾病可积极地进行治疗。

(2)病因治疗:病因治疗是消除感染的核心。有三类药物治疗食管真菌感染:①较少吸收的局部抗真菌药,如制霉菌素、克霉唑及口服两性霉素 B。②口服可吸收药,如氟康唑、伊曲康唑、伏立康唑。③双向吸收的药物,如两性霉素 B(包括脂质体形式)、氟康唑、伊曲康唑、伏立康唑、卡泊芬净。真菌性食管炎治疗药物的选择根据宿主防御损害的程度及感染的严重性而定。

(3)并发症的治疗:食管轻度狭窄且较局限者,往往没有症状或症状轻微,一般不需治疗。对中度狭窄可试行内镜下扩张治疗。重度狭窄经内镜下扩张无效或不宜扩张者及狭窄范围广泛者需行手术治疗。合并上消化道出血的处理参见有关章节。细菌感染并出现败血症者需选用敏感的抗生素进行强有力的抗感染治疗。治疗播散性真菌感染,可静脉滴注两性霉素 B。

二、病毒性食管炎

病毒性食管炎(viral esophagitis)的致病微生物多是疱疹病毒,故又名疱疹性食管炎(herpetic esophagitis)。虽然存在于自然界的疱疹病毒约有 70 种,但目前研究人员认为主要有单纯疱疹病毒(herpes simplex virus,HSV)Ⅰ和Ⅱ(HSVⅠ、HSVⅡ),水痘带状疱疹病毒(HZV),巨细胞病毒(cytomegalovirus,CMV)和 Epstein Barr 病毒(EBV),它们可引起人类疱疹性食管炎,其中以 HSV 较为常见,在食管感染性疾病中仅次于白念珠菌。1986 年,Salahuddin 等分离出一种新的人类疱疹病毒 6 型(human herpes virus 6,HHV6),但目前尚无致食管炎的报道。此外,亦有人称非疱疹病毒中人类免疫缺陷病毒(HIV)、人乳头瘤病毒(human papilloma virus),乳头空泡病毒(papovavirus)、脊髓灰质炎病毒(poliovirus)等可能也是病毒性食管炎的致病微生物,但缺乏充分论据。

(一)单纯疱疹病毒感染

人类是疱疹病毒的宿主,人与人之间主要通过乳汁、唾液、粪便、尿和性接触传播。输血也是重要传播途径。疱疹病毒的感染可引起多种疾病,但引起食管炎者较少。疱疹病毒引起食管炎的发病机制尚有争论,有学者认为病毒引起毛细血管、小动脉和小静脉内膜下层的炎症,并可发生血栓,引起局部坏死,导致黏膜溃疡。急性 HSV 感染消退后疱疹病毒常在营养感染部位的神经根和神经节处潜伏。HSV 性食管炎可以是原发性的,但更常见的则是沿喉神经、颈上神经、迷走神经播散的潜伏病毒再发作引起食管黏膜疱疹病变。各年龄段都可以感染,1/5 的病例发生在口咽部。最早的食管病理损害是形成一个囊疱,然后中心部脱落,形成边缘隆起的稀疏的局限性溃疡。一般而论,本病的病损有三期:第 1 期为食管远端不连续性小疱,第 2 期为融合成 0.5~2 cm 边缘隆起的黏膜损害,第 3 期为弥漫性黏膜坏死和溃疡。

食管的 HSV 感染常同时有鼻唇部疱疹。健康者既往有反复发作的感冒伴有鼻唇部痛性疱疹病史,出现食管症状,可能是 HSV 性食管炎。严重的吞咽痛、胃灼热感及发热是典型症状,恶心、呕吐和胸痛也会发生。吞咽痛常于咽下食物时加剧或突然发作,患者吞咽后食物在食管内下行缓慢。少数患者以吞咽困难为主要症状。轻微感染者可无症状。食管出血和穿孔较少见。在造血干细胞移植患者,出现持续的恶心、呕吐可能是 HSV 性食管炎唯一的症状。大约 25% 的 HSV 性食管炎患者口咽部及生殖器既有 HSV

又有念珠菌感染的表现。

HSV 性食管炎的初始治疗为静脉注射阿昔洛韦,每 8 h 给予 250 mg/m²,可吞咽后改为伐昔洛韦口服治疗,1 000 mg,每天 3 次,总疗程 7～10 d。大多可在 1 周内收效,但大面积溃疡的愈合及被覆上皮的修复则需要较长时间。近年来由于病毒发生突变,已出现抗阿昔洛韦病毒株,可换用膦甲酸钠,40 mg/kg,每天 3 次。有些分离株对膦甲酸钠和阿昔洛韦都耐药。膦甲酸钠较贵,耐受性较阿昔洛韦差,其不良反应包括肾毒性、恶心、呕吐、癫痫发作及血清 Ca²⁺ 浓度下降。对有高度 HSV 再感染危险的免疫功能减弱患者可给予阿昔洛韦或伐昔洛韦口服,以预防 HSV 性食管炎的发生。免疫功能减弱患者如未得到及时治疗则会出现严重的黏膜坏死、重叠感染、食管自发性破裂、出血、狭窄、HSV肺炎、气管食管瘘及播散性 HSV 感染。阿糖腺苷具有广谱抗 DNA 病毒作用,对人类疱疹病毒有抑制作用,10～15 mg/(kg·d),静脉缓慢滴注(不得少于 12 h),用药期间需注意其神经毒性及骨髓抑制等不良反应。有报道称,对免疫功能受损者合用抗病毒药物与滴度较高的抗病毒人免疫球蛋白可获得更好的疗效。如患者伴有念珠菌感染,可同时服氟康唑或伊曲康唑连续 10 d,疗效显著。由于食管侵犯相对罕见,缺乏专门针对疱疹性食管炎治疗结果的文献报道。

(二)巨细胞病毒感染

食管巨细胞病毒(cytomegalovirus,CMV)感染主要见于免疫抑制和免疫功能低下患者。这种感染与食管 HSV 感染有许多不同之处。CMV 可以从潜伏状态恢复活力,也可由于接受输血或器官移植而获得活力;病毒感染黏膜下层中的纤维细胞和内皮细胞,而不感染扁平上皮细胞,并且常是广泛的内脏感染的一部分;造成的食管病变常为匐行性溃疡,黏膜本身尚正常;匐行性溃疡可发生融合而形成大的溃疡,尤其多发生于食管中下段。

吞咽痛和吞咽困难不突出,常多表现为恶心、呕吐、发热、上腹痛和体重减轻。有其他器官 CMV 感染者还可有相应的症状。食管 CMV 感染很少引起胸骨后疼痛,这一点与食管真菌感染不同。活检标本 CMV 培养为最敏感的诊断方法,然而临床上只是在应用新的免疫组化方法时才有意义,否则单纯的培养法要几天到几个星期才能从形态学上识别出异常来。PCR 法检测 MV-DNA 是最敏感的方法,但假阳性结果较多,因为潜在的 CMV 感染也会有阳性结果。

能有效治疗 CMV 食管感染的药物有两种,即更昔洛韦和膦甲酸钠。与安慰剂相比,静脉注射更昔洛韦,5 mg/kg,12 h 1 次,持续 2 周,对清除食管溃疡中的 CMV 极其有效。对接受移植的患者应着重进行预防,且最近的研究表明:①仔细选择供血者可防止将CMV 输入无 CMV 感染者。②CMV 血清检查阳性的患者的病毒若处于休眠状态,则丙氧鸟苷可极为有效地预防巨细胞病毒感染,而用阿昔洛韦(ACV)预防则只能对部分易感患者发挥作用。无论是预防还是治疗 CMV 感染,更昔洛韦都比 ACV 有效,是目前首选抗 CMV 治疗药物。已有报道长期(3 个月以上)应用更昔洛韦导致耐药性 CMV 株出现。更昔洛韦是 ACV 的衍生物,毒性较小,主要不良反应是可逆性粒细胞减少,且肾功能不全者应减量应用。其他的不良反应为骨髓毒性,有时会很严重,尤其当一同使用更昔洛韦与其他具有骨髓毒性药物(如齐多夫定),或者同时存在机会性骨髓感染时。与安慰剂进行的对比研究表明,更昔洛韦治疗2周可有效地清除食管溃疡中的CMV。对AIDS和接受移植者的肠道CMV感染进行的无对照研究表明,更昔洛韦治疗极为有效。然而,厌食、恶心、呕吐等症状消失得较慢。如果患者的免疫功能不能恢复,疗程太短,则日后常会复发。目前多采取大剂量治疗2周,然后用维持量再治疗数周的方案。AIDS患者因易于复发常需长期用药治疗。目前正在研究用于治疗食管CMV感染的更昔洛韦口服剂型。

膦甲酸钠是一种非竞争性CMV DNA聚合酶抑制剂,已广泛应用于AIDS患者CMV感染,这既由于它对抗更昔洛韦的病毒株有效,也由于它无更昔洛韦的骨髓抑制作用。有报道称,用膦甲酸钠治疗15例CMV感染的AIDS患者,症状缓解迅速且可长期不复发。在另一项研究中,有5例AIDS伴CMV食管炎患者长期应用更昔洛韦无效,应用膦甲酸钠仍有效。对接受移植的患者所发生的食管CMV感染,膦甲酸钠治疗同样也很有效。目前,膦甲酸钠治疗CMV感染的常用剂量为90 mg/kg,每12 h静脉注射一次,持续2~3周,然后用90~120 mg/(kg·d)维持治疗,肾功能不全患者用药时需减小剂量,为减小肾毒性,需保证患者充足的进液量。使用膦甲酸钠治疗的患者需仔细观察其不良反应。与更昔洛韦一样,膦甲酸钠也已出现CMV耐药株,有些对更昔洛韦也耐药。如CMV感染更昔洛韦治疗无效,另一种可供选择的药物——西多福韦可能有效,但此药有肾毒性。

(三)水痘带状疱疹病毒感染

水痘带状疱疹病毒(varicella zoster virus,VZV)偶尔可导致成年人食管的带状疱疹和导致儿童食管出现水痘,一般能自愈。然而,在重度免疫抑制和免疫功能低下的患者,VZV可导致坏死性食管炎。食管中既可见到疱疹也可见到融合成片的坏死灶。与水痘性脑炎、肺炎、暴发型肝炎等内脏播散性感染的症状相比,VZV性食管炎的表现相对较轻。与HSV性食管炎一样,患者可有急性吞咽痛和吞咽困难。诊断VZV性食管炎的关键是同时找到皮肤VZV病损,因为HSV感染极少引起水痘或带状疱疹样损害。可通过从新鲜水痘中抽出的液体培养VZV或针对VZV抗原的单克隆抗体免疫组织学检查与HSV区别。关于内镜下VZV感染的表现,从偶发性的小囊泡、散在性溃疡到溃疡融合坏死都可见到。对这些病损必须活检、刷检并进行全面的组织学和细胞学评估和病毒培养。感染VZV的上皮细胞组织学的典型表现是水肿、气球样变,多核巨细胞的核内有嗜酸性包涵体。常规病毒培养技术的临床价值有限,因为VZV比HSV还难分离,出现细胞病性改变可能要1周。

VZV感染的治疗开始是静脉注射阿昔洛韦,当患者可以吞咽时改为口服伐昔洛韦治疗。以前有VZV感染者可用阿昔洛韦进行有效预防。对免疫受抑制或免疫功能低下者的皮肤带状疱疹或水痘可用大剂量阿昔洛韦进行有效治疗,但缺乏阿昔洛韦治疗播散性VZV感染方面的经验。AIDS患者口服阿昔洛韦时间较久后可出现耐药的VZV株,换用膦甲酸钠后可达到良好的治疗效果。

(四)Epstein Barr 病毒(EBV)感染

健康成人 EBV 感染出现食管症状的报道很少见。在传染性单核细胞增多症者,喉痛几乎是一种普遍的症状。食管溃疡引起的吞咽痛和呕血可加重免疫能力正常者的传染性单核细胞增多症。有人用原位杂交法在 3 例 AIDS 患者的食管溃疡中发现了 EBV,病变类似于 AIDS 患者 EBV 口腔感染中出现的毛发状白斑,经阿昔洛韦治疗有效。口腔毛发状白斑需长期口服阿昔洛韦治疗,停药后症状再发。所以,EBV 食管炎也需要阿昔洛韦长期维持治疗才行。EBV 感染的 T 淋巴细胞可能在食管淋巴瘤发病中起一定作用。一些专家还证实 EBV 与食管鳞癌之间的联系。

三、细菌性食管炎

(一)食管结核

食管结核(esophageal tuberculosis)的发病率尚缺少流行病学调查资料,近期有 90 余篇文献是关于食管的结核分枝杆菌感染,多数病例来自地方性结核病地区。Lockard 在 16 489 例结核患者尸检中仅发现 15 例(0.09%)。张慕纲在 4 627 例食管疾病住院患者中仅见 6 例(0.13%)。Band 等报道消化道结核病 117 例中食管结核 3 例(2.56%)。国内一组 52 例胃肠道结核中食管结核仅 1 例(1.9%)。另有国外文献报告在过去几年里由于内镜的普及和 AIDS 的传播,发现的食管结核病例数大幅度上升,然而几乎没有原发性食管结核的报道。男、女性的食管结核患病率无差异,各年龄组均可感染。

食管结核分为原发性与继发性两类,前者结核分枝杆菌直接侵入食管黏膜,以食管病变为主。一般经正规抗结核治疗能获得不同程度的改善,尤其是溃疡型,愈合迅速而彻底。增生型结核致食管狭窄,药物治疗结合食管扩张治疗亦能收到一定疗效。严重瘢痕型狭窄或有食管瘘则需外科手术治疗,术后抗结核治疗不应少于 1 年。

食管结核患者一般多有其他器官结核的先驱症状,特别是肺结核。食管本身症状往往被其他器官症状混淆或掩盖,以至不能被及时发现。按照结核的病理过程,早期浸润进展阶段可有乏力、低热、血沉增快等中毒症状,但也有症状不明显者。继之出现吞咽不适和进行性吞咽困难,常伴有持续性咽喉部及胸骨后疼痛,吞咽时加重。溃疡型的病变多以咽下时疼痛为特征。咳嗽、咳痰多为并存的肺结核症状,合并喉结核,可出现声音嘶哑。当进食时发现剧烈呛咳多提示有高位梗阻,食物溢入气管或有气管(支气管)食管瘘的形成。吞咽困难提示病变纤维化引起瘢痕狭窄。偶有发生呕血及喉返神经麻痹者。还可合并食管胸膜瘘及食管上腔静脉瘘、食管主动脉瘘。肺、咽喉、气管、支气管、纵隔或脊柱结核患者出现疼痛性吞咽困难,应考虑到本病。

食管结核的治疗主要是抗结核药物的应用,目前抗结核药物种类多,杀菌力强,疗效好。有时需要外科手术修复瘘管、穿孔或出血性溃疡。

(二)幽门螺杆菌(Hp)感染

Hp 在慢性胃炎及消化性溃疡的检出率很高,目前公认粪口传播是这种感染的主要途径,病菌经过食管而不发生食管感染,生理性胃食管反流虽是经常发生的,但不能使

Hp在食管黏膜定植,这是因为正常食管扁平上皮不适宜 Hp 生长,只有巴雷特食管形成或有胃黏膜食管异位才能为 Hp 的定植提供条件,此时可通过显微镜在柱状上皮中发现 Hp,这是继发于胃的感染,因为 Hp 从不在胃没受感染患者的食管中出现。目前对于在这些条件下的食管 Hp 感染的致病作用还不清楚。Hp 还与巴雷特食管有关。食管的 Hp 感染与巴雷特食管的黏膜相关性淋巴样组织相关,但与食管腺癌无关。实际上,研究表明,Hp 胃炎可防止食管反流、巴雷特食管、食管腺癌的发生。在贲门锯状缘以下的炎症和肠化生与 Hp 感染高度相关。

四、螺旋体感染

(一)食管梅毒

梅毒是由梅毒螺旋体(treponema)所致的慢性传染病,是性病的一种,有先天性和后天性之分,先天性梅毒由母体传染,后天性梅毒主要通过性接触传染。本病病程长,进展缓慢,主要侵犯皮肤及黏膜,晚期可发生心脏、中枢神经系统、骨骼及内脏器官病变,食管亦可受累。食管梅毒与身体其他部位梅毒病变无差异,除树胶样肿外梅毒自始至终主要是一种血管病变。晚期梅毒是由终末小动脉和小动脉的闭塞性动脉内膜炎所致的炎性改变和坏死。一般说来,三期梅毒的病变表现为黏膜下树胶样肿或弥漫性炎症伴有组织破坏,这两种形式都可导致糜烂和溃疡而形成瘢痕性狭窄。食管树胶样肿破溃侵及气管或支气管可以引起气管(支气管)食管瘘。梅毒性主动脉瘤可压迫食管,但症状多不明显。曾有梅毒性主动脉瘤破入食管产生致死性大出血的个案报告。

吞咽困难是食管梅毒的最常见症状,多为无痛性,病程长、进展缓慢是其特点,这与食管癌不同。当病变进展时进食流质也可发生吞咽困难并伴有胸骨后压迫感,摄入不足可导致体重下降、脱水、贫血乃至恶病质。一旦树胶样肿导致气管(支气管)食管瘘,则每于进食时发生呛咳。此外,也可出现食管炎和梗阻的其他症状。

食管梅毒对抗梅毒治疗反应良好。青霉素仍为首选药物,对青霉素过敏者可选用红霉素或四环素,如能避免肺部并发症,则气管(支气管)食管瘘在药物治疗下也能愈合。有狭窄时可行扩张术,如扩张失败应考虑外科处理。

(二)莱姆病

莱姆病(Lyme disease,LD)是一种新近认识的自然疫源性疾病,是由蜱传播的伯氏螺旋体(Borrelia burgdorferi,BB)引起的全身性疾病。目前已知 20 多个国家有 LD 流行。我国于 1985 年首次证实在黑龙江林区存在 LD,后来吉林、内蒙古、新疆、青海、福建等省或自治区均有发现。

LD 的临床表现包括皮肤慢性游走性红斑及心脏、神经、关节等多系统损害,极少累及食管,迄今为止仅叶剑雄等报告 1 例以食管损害为主的 LD,患者有反酸、嗳气、恶心、呕吐、胸骨后疼痛及进食哽噎等症状,内镜检查见食管中下段黏膜弥漫性糜烂、地图样白苔、裂隙状充血及溃疡。X 线钡剂造影检查见贲门及幽门松弛,并见胃食管反流。

本病的治疗主要是应用抗生素进行病因治疗,青霉素、红霉素、四环素、头孢菌素等对 BB 均有高度活性。可按反流性食管炎处理食管症状。

五、食管寄生虫感染

(一)美洲锥虫病

美洲锥虫病(Chagas disease)是中美洲和南美洲流行的由克鲁氏锥虫(*Trypanosoma cruzi*)感染引起的全身性间叶组织和神经鞘膜细胞进行性损害传染病,在自然界由锥虫传播。潜伏期 1～3 周。急性期锥虫在人体内许多器官(如心脏、食管、胆囊、小肠)中繁殖。头痛、倦怠、发热、广泛的淋巴结肿大、肝和脾大是常见症状,还可出现呕吐、腹泻和脑膜脑炎症状、心脏症状。部分患者可因脑膜脑炎、心肌炎死亡,大多在 4～5 周症状消失,转入隐匿期,经 10～20 年即进入慢性期,该期主要病变是心肌炎及食管与结肠的肥大和扩张,并有弥漫性淋巴细胞浸润,损害食管、十二指肠、空肠、结肠的肌间神经丛,其中以食管和结肠的肌间神经损害明显,食管和结肠失去正常的蠕动功能,因而扩张肥大,形成巨食管(megaesophagus)和巨结肠(megacolon)。患者进食和排便均感严重困难。食管受累的临床表现可能会在急性感染后 10～30 年出现,典型表现有吞咽困难、胸痛、咳嗽和反流。夜间误吸也常发生。与贲门失弛缓症相似,但食管下括约肌压力低于正常压力。食管测压异常可发生于无症状血清阳性的患者。推测发病机制为抗毒蕈碱受体抗体反应性升高。

对食管的锥虫病感染可给予硝酸盐治疗,硝基呋喃类衍生物 Bayer 2502 可减少血中虫数,有一定疗效。吞咽困难者可采用食管气囊扩张术,或者胃食管连接处肌切除术。继发于巨食管而出现难治的症状或肺部并发症的患者可考虑食管切除术。有幽门失弛缓和胃排空延迟者需行幽门成形术。长期食管潴留的患者常常有食管扁平上皮增生,增加了患食管癌的风险。

(二)其他寄生虫感染

有报道称 AIDS 患者感染隐孢子虫(*Cryptosporidium*)和卡氏肺囊虫(*Pneumocystis carinii*),这两种寄生虫在食管远端引起非特异性炎症。杜氏利什曼原虫(*Leishmania donovani*)引起食管、胃和十二指肠感染在 AIDS 患者中已有报道。食管受累同时伴发阿米巴肝脓肿、棘球绦虫囊肿病和线虫感染也有报道。

(高　娜　贾玉华　王清刚)

第五节　药物性食管炎

正常情况下经口服药时,药物从口腔经过食管很快到达胃,很少引起食管的不良反应。但是如果食管本身存在异常,如受压、狭窄、有运动障碍、胃食管反流,以及服药方法不当,如卧位服药、服药时进水太少,致使药物在食管滞留时间延长,某些药物则可引起食管损伤,这种因药物而引起的食管黏膜损伤称为药物性食管炎(pill esophagitis)。

因大多数药物性食管炎病例未经医师诊治,故患病率不详。自 1970 年首次报道口服氯化钾缓释片能引起药物性食管炎,至今已经有 700 例以上的报道,估计发病率为每年 3.9/10 万,在女性中更多见。近年来由于易引起食管损伤的药物增加,临床不合理用药或滥用药物,药物性食管炎的发病率呈逐年上升趋势。其常见的表现形式为食管炎症和食管溃疡,有时并发食管出血、狭窄、穿孔以及食管念珠菌感染。引起药物性食管炎常见的药物有抗生素类(如四环素、多西环素),抗病毒类药,氯化钾,铁制剂,非甾体抗炎药(nonsteroidal anti-inflammatory drug,NSAID),奎尼丁,以及抗胆碱药依美溴铵等。

一、病因

至今,已有 100 多种药物可引起食管损伤。引起药物性食管炎的最主要药物是抗生素,如多西环素、四环素和克林霉素。其他常见的药物有阿司匹林、氯化钾缓释片、硫酸亚铁、奎尼丁、阿普洛尔(心得舒)和各种非甾体抗炎药。抗骨质疏松症的药物阿仑膦酸钠也常引起食管糜烂或溃疡。

一般将引起食管损伤的化学性药物分为 3 类:①损伤频率高,但食管炎常呈自限性,如四环素、多西环素、环丙沙星、螺旋霉素等抗生素和铁制剂。②损伤频率低,食管炎却非常严重,如氯化钾缓释片、非甾体抗炎药和奎尼丁。③损伤频率低,食管炎不严重,如维生素 C、卡托普利、苯巴比妥、苯妥英钠和茶碱。

根据药物的致病性质,又可大致分为两类:①高酸性药物,如盐酸四环素、盐酸土霉素、多西环素、硫酸亚铁、色甘酸钠及维生素 C,此类药物溶解后具有很强的刺激性,直接对食管黏膜造成损伤。②细胞毒性药物,如奎尼丁、氟尿嘧啶、氯化钾缓释片、洋地黄毒苷及非甾体抗炎药,以奎尼丁、氟尿嘧啶毒性最大。

抗生素是导致药物性食管炎的最常见药物,造成的食管损伤常不严重。国外报道一组 40 例患者服多西环素、四环素片剂或胶囊后,食管镜检均发现食管溃疡,其中胶囊引起的食管溃疡占多数,说明胶囊在食管中比片剂更容易滞留和溶解。服用林可霉素、复方新诺明的患者亦可见食管溃疡。长期应用广谱抗生素还可引起食管念珠菌感染。

氯化钾尤其是缓释片剂引起严重的食管损伤,以溃疡居多,其他可见狭窄、穿孔、出血等。心脏扩大可使氯化钾缓释片滞留于食管受压段,通过食管延迟。由于氯化钾对食管黏膜的强烈刺激和腐蚀作用,可引起食管渗出、出血、溃疡和狭窄,甚至引起穿孔。无论是氯化钾缓释片还是肠溶氯化钾片,均可引起严重的食管损伤。

非甾体抗炎药(主要包括阿司匹林、萘普生、布洛芬等)是临床上常用的消炎镇痛药,其常见不良反应为包括食管在内的上消化道出血,有时可发展为穿孔和狭窄,但严重的食管炎并不常见。一些流行病学调查表明非甾体抗炎药服用者中远端食管溃疡和狭窄的发生率高于对照组。

依美溴铵为抗胆碱药,用于治疗尿失禁和夜尿症,一般睡前服用。由于依美溴铵片剂接触水即膨胀崩解,如吞服时不用水或饮水过少,其吸湿性能使其黏附在食管黏膜上,从而引起食管炎症、溃疡和狭窄。英国药典已禁止使用此药。

二、发病机制

药物性食管炎的发病机制常与以下几种因素有关,本病的发病往往是这些因素共同作用的结果。

(一)食管疾病与功能异常

其包括食管运动障碍,如运动不协调、痉挛、"胡桃夹"食管、胃食管反流病;心房增大、纵隔肿瘤等压迫食管引起食管狭窄;二尖瓣置换术后食管移位等易导致药物在食管中滞留。

(二)药物的化学性质、物理溶解度及其与食管黏膜接触时间可影响药物毒性

某些药物或高浓度药物滞留于食管,由于其本身的理化性质可直接腐蚀食管黏膜和溶解黏膜细胞屏障,如四环素、阿司匹林和维生素 C、氯化钾缓释片。

(三)某些药物可降低 LES 压力

某些药物易致胃食管反流,将酸性胃内容物反流入食管,引起损伤,如茶碱、硝酸甘油、烟酸、钙通道阻滞剂、α 肾上腺素受体拮抗剂。

(四)长期服用后果

长期服用抗生素、糖皮质激素及免疫抑制剂等可损伤食管黏膜,并可导致食管念珠菌感染等。

(五)服药方式

服药后立即取卧位;送服药物时饮水太少,甚至不饮水,易造成药物在食管滞留,导致食管病变。

(六)药物剂型、形状和大小与造成食管病变有关

小、重、椭圆形的药片比大、轻、圆形的药片容易吞服。胶囊比片剂易引起食管损伤。缓释剂更易引起食管损伤。

三、诊断与鉴别诊断

药物性食管炎的诊断依据如下:

(1)有服用易损伤食管的药物史,且服药时常不用水或只饮用少量水或服药后即取卧位,或这些患者又存在引起食管病变的其他诱发因素,如食管受压、胃食管反流。

(2)常在服药后数小时、数日甚至数周出现胸骨后疼痛,疼痛常呈持续性,进食或继续服药后疼痛加重,可向颈、背、上肢放射。有些患者出现吞咽疼痛、咽下困难、低热,以及呕血、黑便等,可伴有咽喉部异物感及紧缩感。少数临床症状不典型的患者在服用某些药物后,仅表现为食管狭窄症状。

(3)X 线食管钡剂造影检查可见溃疡龛影和溃疡周边黏膜水肿形成的晕轮,有时可发现食管狭窄。

(4)内镜检查可见食管黏膜呈炎性改变,如黏膜发红、血管模糊、糜烂、溃疡,多数可

见渗出,甚至出血及狭窄。

(5)病理组织学检查为食管黏膜呈慢性炎性反应伴急性炎性反应。少数患者因胸骨后疼痛伴功能性 ST-T 异常而误诊为心肌炎。药物性食管炎与心肌炎的鉴别:①有长期服药史;②内镜检查可见食管病变;③普萘洛尔试验阳性;④停用致病药物,食管炎逐渐减轻或消失。

四、治疗

治疗药物性食管炎的关键是及时停用致损伤药物,大多数患者停用致损伤药物后可自愈;同时积极纠正食管本身的异常,如受压、狭窄、动力障碍及胃食管反流等。

处理措施如下:

(1)停服致病药物:如必须应用可考虑肠外给药或以液体剂型口服。

(2)口服或静脉给予抑酸药:包括 PPI,如奥美拉唑、兰索拉唑、泮托拉唑、雷贝拉唑、埃索美拉唑,或 H_2RA,如西咪替丁、雷尼替丁、法莫替丁,严重者可给予静脉输液及补充营养。

(3)可给予制酸药:如氢氧化铝凝胶、磷酸铝凝胶、铝碳酸镁片。

(4)黏膜保护剂:硫糖铝和双八面体蒙脱石(思密达)为食管黏膜保护剂,能较快缓解症状,缩短疗程,且无明显不良反应发生。

(5)并发症的治疗:严重食管狭窄患者可行食管扩张术,必要时需外科手术治疗。合并出血时,除采用禁食、抑酸、止血等措施外,必要时可行内镜下止血。如并发食管穿孔和纵隔炎,则给予相应的内、外科处理。

(聂 淼 赵钧生 李 超)

第六节 腐蚀性食管炎

腐蚀性食管炎(caustic esophagitis)指口服腐蚀剂(如强酸、强碱)而造成食管化学性烧伤。由于腐蚀剂种类繁多,包括常用的消毒剂、清洁剂等,儿童误服的报告较多。

一、病因与发病机制

常见的腐蚀剂大致分为酸和碱类,酸类主要有硫酸、硝酸、盐酸、石炭酸等,随着过氧乙酸作为消毒剂进入家庭使用,误服过氧乙酸致食管烧伤的病例时有报告。过氧乙酸为强氧化剂,其主要成分为过氧乙酸,另含有少量冰乙酸、硫酸等,遇有机物时释放出新生态氧而起氧化作用。碱类主要有碱、火碱、卤水、洗衣粉、漂白粉、生石灰、硝酸钠等。其他如管道清洁剂去垢剂、洁厕净内含强酸、强碱成分,也常有被吞服的可能。吞服腐蚀剂后对食管损伤的程度与腐蚀剂的种类有关。强酸造成组织脱水,蛋白凝固,局部结痂,呈凝固坏死,凝固坏死的凝固物可阻碍腐蚀剂向深层组织渗透;强碱能溶解组织蛋白和胶质,使脂肪皂化,组织水解,血管栓塞,造成组织液化性坏死,从而造成较深的组织损伤。因此一般来说强碱造成的食管损伤要比强酸重。损伤的严重度还与吞服腐蚀剂的浓度、剂量和腐蚀剂与食管黏膜接触的时间有关。如有人做实验将 30.0%、15.0%、7.5%、3.75%、1.875% 浓度的氢氧化钠溶液注入家兔食管,观察食管损伤程度,30% 组解剖可见食管中段黏膜全层糜烂坏死,穿孔达纵隔,引起食管周围炎和纵隔炎;15% 组可见食管中段黏膜糜烂坏死,深达肌层,但未达纵隔;7.5% 组可见食管黏膜层糜烂、溃疡累及肌层,但未达肌层深部;3.75% 组食管改变大体与 7.5% 组相同;1.875% 组仅见食管黏膜充血、水肿。另有报告吞服腐蚀剂超过 200 mL 者无一存活。吞服腐蚀剂时由于刺激作用,咽缩肌和环咽肌强力收缩,使腐蚀剂被急速送入食管中段,随食管中段平滑肌蠕动收缩,腐蚀剂进入食管下段至贲门处,贲门受刺激发生痉挛,使腐蚀剂停留时间延长,故腐蚀剂损伤以会厌下和食管中、下段为主。

二、病理

食管黏膜化学性烧伤所造成的病理学变化类似于皮肤烧伤,伤后 1 周内为急性期,食管黏膜发生充血、水肿、溃疡和组织坏死;伤后第二周为缓解期,食管黏膜水肿逐渐消退,感染坏死黏膜脱落,溃疡面肉芽肿形成;伤后第三周进入瘢痕形成期,由于大量纤维组织增生,食管形成粘连或瘢痕狭窄。有人根据急性期食管黏膜损伤的不同程度将腐蚀性食管炎分为五度:1 度,黏膜仅有充血、水肿;2 度,黏膜糜烂、溃疡、出血和伪膜形成;3 度,黏膜有糜烂、溃疡,且溃疡深达肌层;4 度,黏膜穿透肌层,但尚未达纵隔;5 度,溃疡穿孔达纵隔。其认为 1 度可自愈,3 度或 4 度必定会发生食管狭窄,急性期过后即可予以扩张治疗。

三、临床表现

吞下腐蚀剂后,口腔、咽、食管及胃黏膜均可受到损伤,由于吞咽后的反流,声门上也可累及。但口、咽部的损伤与食管损伤之间并无一定联系,有报告称食管化学性烧伤病例中约 30% 无口、咽部损伤。

食管烧伤患者常有胸痛,吞咽时尤其明显。吞咽困难也很常见,亦可发生呕吐,呕吐物带有血性液体。吞服量大且浓度高时尚可出现中毒症状,如昏迷、虚脱、发热。声嘶或失音是声门区损伤的症状,个别病例因声门水肿可出现呼吸困难,甚至窒息。如胃黏膜受损还可有腹痛表现。以上为急性期表现,此时食管黏膜充血、水肿明显,常伴溃疡、坏死,食管管腔狭窄或完全梗阻,少数严重者可出现食管穿孔致纵隔炎或食管气管瘘。在食管烧伤后 1~2 周急性炎症消退,食管黏膜水肿减轻,坏死黏膜脱落,溃疡面新鲜肉芽形成,食管腔有不同程度再通,患者的吞咽困难等症状可缓解,能进流质饮食,健康状况好转,称缓解期(又称隐性期或无症状期)。在食管烧伤后 2~4 周,由于溃疡愈合形成瘢痕,大量胶原结缔组织增生,使食管形成瘢痕狭窄,此为狭窄期。食管狭窄发生在食管损伤最严重的部位,患者的吞咽困难很快加重,由于狭窄程度不同,有的不能进干食,有的仅能进流食,严重者饮水也困难。往往咽下的食物积存于食管狭窄上方,可通过咽部反流入气管致肺部感染。长期不能进食，可致营养不良，甚至出现恶病质，危及生命。文献报告腐蚀性食管炎患者易患食管癌，需注意随访。

四、诊断

患者一般有口服腐蚀剂病史，大多同时伴有口腔和唇、舌等部位烧伤，结合临床出现胸痛、吞咽困难等症状可以诊断。早期内镜检查对评价食管损伤的程度和指导进一步处理有帮助。有人将损伤分为三度：Ⅰ度损伤局限于黏膜层，内镜下可见黏膜水肿、充血、红斑，有时可见糜烂；Ⅱ度损伤达黏膜下层或肌层，内镜可见渗出、水疱或弥漫性出血、溃疡，有时可见伪膜形成；Ⅲ度为全层性损伤，内镜下可见灰白色或黑色的凝固坏死伴中心性出血及焦痂形成，严重者可累及周围组织。Ⅱ度损伤常有食管狭窄，Ⅲ度损伤常有穿孔的可能。3周以后行胃镜检查，常可见食管不同程度的狭窄。

五、治疗

(一)急救处理

急救处理包括危重患者的抗休克治疗及止痛、解痉、镇静、禁食等。使用缓冲剂，若腐蚀剂为强碱，可用柠檬汁、橘子汁。若腐蚀剂为强酸，可用牛奶、豆浆以稀释腐蚀剂，也可用温盐水稀释腐蚀剂，但勿用苏打水中和，以免产生气体而增加消化道穿孔的危险。还可用蛋清、食油等润滑黏膜面。禁用催吐法，以免加重食管损伤，可下胃管将胃内的缓冲剂和腐蚀剂吸出。如有呼吸窘迫现象，应行气管切开。

研究人员对是否保留胃管尚有不同看法，多数研究人员认为可通过鼻胃管吸引减压、维持营养，并可避免食管管腔完全闭塞。早期应用抗生素有助于防治继发感染。关于皮质激素的应用，有人认为不能预防食管狭窄，因为腐蚀性食管炎的食管狭窄由喝下腐蚀剂后所造成的食管损伤严重度决定，而且大剂量应用激素不仅可掩盖感染症状，还可增加穿孔的危险性。但多数研究人员仍主张早期应用对抑制纤维组织增生和瘢痕形成有一定作用。有报告称维生素A、E有促进食管黏膜上皮再生和减少胶原纤维生成的作用，从而减轻瘢痕形成。

(二)食管瘢痕狭窄的治疗

(1)食管扩张治疗：已形成食管狭窄的患者如狭窄段较短，且不特别严重，可用探条或球囊扩张。

(2)腔内支架治疗：于腐蚀性食管炎缓解期安置临时支架以预防狭窄，一般置管3周后拔除，同时应用皮质激素和抗生素。

(3)手术治疗：适用于食管狭窄段长，且狭窄程度严重，扩张治疗效果差者。主要手术方式有狭窄段食管切除、食管重建术和保留狭窄段食管的单纯转流术。

（王 珏 刘炳利）

第三章　贲门失弛缓症

第一节　贲门失弛缓症的病因及临床表现

贲门失弛缓症是一种罕见的食管平滑肌疾病,患者食管下括约肌松弛受损,食管收缩不全或痉挛。贲门失弛缓症的发病率和患病率随着年龄的增长而增加,但是这种疾病可以影响所有年龄和性别的人群。主要症状包括吞咽困难、反流、胸痛和体重减轻。从症状出现到贲门失弛缓症的诊断可能要经过几年的时间。评估从内窥镜检查开始,以排除结构性原因,然后是高分辨率测压和/或钡剂量摄影。功能性腔内成像探针可以提供补充证据。本病的发生率有逐渐上升趋势,约为 1/10 万,本病多见于 30～40 岁的成年人,男、女发病比例大致相同,但其他年龄段也可发病,5％的患者在成年前即已发病。

一、病因和发病机制

病因尚不十分清楚,主要有神经、炎症、病毒感染、遗传因素、自身免疫因素等。

(一)神经病变

其包括肌间神经丛神经节细胞的损伤、减少,迷走神经的退化,迷走神经背侧运动神经核的变形、退化。Raymond 等研究发现,90％的贲门失弛缓症患者有肌间神经丛神经束膜和神经节细胞周围的炎症反应,炎症反应以 T 淋巴细胞为主,同时伴有自主神经元及其纤维的减少。这种异常可累及食管体部和 LES,导致贲门在吞咽时不能松弛和食管扩张及失蠕动。

(二)神经递质分布异常

LES 由兴奋性神经递质和抑制性神经递质共同调节,前者包括乙酰胆碱和 P 物质等,后者包括一氧化氮(NO)和血管活性肠肽(VIP)等。食管肌间神经丛中支配 LES 的非肾上腺素能非胆碱能(NANC)抑制性神经节细胞数量减少或消失被认为是本病的主要原因。在本病患者中,食管肌间神经丛中含 NO 的神经元及一氧化氮合酶(NOS)减少,含 VIP 的神经纤维明显减少。支配 LES 的食管抑制性神经节细胞及其神经递质的缺失导致 LES 的兴奋与抑制性神经调节失衡,使得 LES 的基础压力升高,导致 LES 松弛障碍。在初始阶段,食管中抑制性神经的变性导致兴奋性神经递质(如乙酰胆碱)无对抗作用,导致高幅度的非蠕动性收缩(强烈的贲门失弛缓症),随着时间的推移,胆碱能神经元逐渐丧失导致扩张和低幅度同时收缩在食管体内(经典的贲门失弛缓症)。

(三)食管平滑肌损害

在电镜下观察贲门失弛缓症患者的食管平滑肌,可见一些非特异性的平滑肌病变,如肌细胞的自溶,肌纤维细胞核及胞浆内包含体纤维密度中有花斑,肌细胞萎缩或硬化,这些病理改变主要限于扩张的食管部分和食管与胃连接部位。

(四)遗传因素

贲门失弛缓症的家族聚集现象说明其遗传易感性,单卵双生儿、同胞兄弟姐妹、父母和子女均患病的报道支持此假说。但也有单卵双生儿中只有一个患病的报道,不支持遗传因素的证据。对贲门失弛缓症 HLA-DR 和 HLA-DQ 等位基因表型及其亚型的研究,发现 HLA 等位基因有种族特异性。对 HLA II 抗原表位的研究表明,HLA-DQA1 * 0101 和 HLA-DQ 的 α 异二聚体与贲门失弛缓症有相关性 HLA-DQA1 * 0101 纯合子的相对危险度显著高于杂合子;表明 DQB1 * 02 对机体有保护作用。这些研究提示遗传因素与本病的发生可能有关。

(五)病毒感染

以往研究认为贲门失弛缓症患者的发病与病毒感染有关,但最近的研究显示,对来源于贲门失弛缓症尸检标本,应用逆转录聚合酶链反应(RT-PCR)技术检测麻疹病毒、疱疹病毒及乳头状瘤病毒的 DNA 或 RNA,全部显示阴性,表明两者无相关性。部分患者突然发生咽下困难,且具有食管壁肌层神经和迷走神经的退行性变。也有报道用补体结合试验在部分患者血清中检测到水痘-带状疱疹病毒。但目前的研究资料并未发现神经组织内有病毒颗粒,流行病学亦无支持病毒感染的依据。是否有未知病毒存在,尚须进一步研究确定。

(六)自身免疫因素

有学者认为贲门失弛缓症的发病与位于环肌层和纵肌层之间神经丛慢性非特异性炎症有关,研究表明肌间神经丛炎性浸润可能由血清中的抗神经元抗体引起。最近研究表明,贲门失弛缓症患者的血清中存在抗肠肌丛抗体,且有补体参与了贲门失弛缓症自身免疫的发病过程,但目前补体激发机制尚未完全明确。自身免疫原因作为贲门失弛援症的重要病因之一越来越受到学者的重视。

二、临床表现

(一)吞咽困难

吞咽困难是本病最常见、最突出的表现。吞咽困难的特点是时轻时重,呈间歇性发作,常由情绪及进食刺激性食物诱发。有时患者自己会采取伸脖子、挺胸、双手过头、突然站起等方法来减轻吞咽困难,当疾病发展至食管明显扩张时,吞咽困难反而减轻。后期症状可为持续性,进食普食或流食都可出现梗阻。

(二)反食

发生率可达 90%,反流物为潴留在食管内的食物,体位改变即可反流出来。反食可造成误吸,部分患者可咳嗽、咳痰、发生呼吸道反复感染或吸入性肺炎和夜间哮喘发作。极度扩张的食管压迫邻近组织器官,可发生发绀及声嘶等。

(三)胸痛

发生率为 13%～90%。胸痛位于胸骨后、剑突下或胸骨下端,可放射到肩、颈部或心前区。疼痛性质不一,有针刺样或灼烧样痛,隐痛或剧烈的压挤样痛。大多发生在进食时,也可自发性疼痛,口服硝酸甘油片可缓解,与心绞痛发作相似,临床上应与之慎重鉴别。若接受多次 LES 扩张术或食管肌切开术后患者常发生严重的 GER 和反流性食管炎(GERD),由于酸性胃内容物对食管黏膜的刺激和食管黏膜对酸的敏感性可诱发食管运动异常和第三收缩而致胸痛。

(四)体重减轻

重症、病程较长时,可出现体重减轻、营养不良、贫血。

第二节 贲门失弛缓症的检查、诊断及治疗

一、辅助检查

(一)胸部

早期胸片多无异常表现。典型的贲门失弛缓症晚期,胸片可发现纵隔旁阴影,食管内可见液平面,胃泡区无气体等。

(二)食管钡剂造影

其为本症的首选诊断方法,有确诊价值。动态造影可见食管的推进性收缩蠕动消失,食管上段有蠕动收缩,卧位时不能再被推进,立位时钡剂充盈食管,食管体部远段明显扩张,与近端形成鲜明对照。LES 不随吞咽出现松弛,而呈间歇性开放,远端食管光滑变细,如鸟嘴状。X 线诊断特征:狭窄部边缘是对称、光滑的,食管壁柔软,无僵硬感。

(三)上消化道内镜检查

其为本症必不可少的鉴别诊断方法。镜检时可见食管体部管腔扩张或弯曲变形,可伴憩室样膨出,并可见到腔内存留未消化食物和液体,常影响细微观察。有时可见到食管下段括约肌持续收缩使食管出口关闭,但给胃镜稍稍柔和加力,镜端尚可进入胃腔内,此点与肿瘤等所致的狭窄难以推进有所不同。

(四)食管测压

食管测压能从病理生理角度反映本症特征,是早期诊断本症或鉴别有疑问病例的有效手段。贲门失弛缓症测压所见的特征性改变:①体部食管缺乏蠕动;②吞咽时 LES 松弛不完全,LES 呈现高压状态(超过 4.0 kPa)。

(五)食管通过时间测定

常用方法有吞咽食管通过时间、放射性核素食管通过时间和钡剂食管排空指数测定。

二、诊断及鉴别诊断

(一)诊断

具有典型的临床症状,持续时间至少 6 个月,X 线检查有食管下端"鸟嘴样"样改变的典型征象或经食管测压均可确诊本病。难以明确时,可行内镜检查、超声内镜及食管通过时间测定等辅助诊断,并能确定有无食管并发症,并做出鉴别诊断。

(二)鉴别诊断

1. 弥漫性食管痉挛

临床主要表现为吞咽困难和非心源性胸痛。典型 X 线特征:吞钡后食管下段蠕动波减弱,显示被动性扩张;食管下段外形呈波浪状或有明显的对称性收缩,即无推动力的第三收缩伴纵行缩短;严重典型病例的食管外形呈弯曲状、螺旋状或串珠样改变。食管压力测定可见食管中下段高幅、宽大、畸形蠕动波,波幅>20 kPa(150 mmHg),收缩波持续时间>6 s,多发性非传导性蠕动波,70%的患者 LES 压正常。这说明本病的发病机制在于食管缺乏推进性运动,出现强烈的非推进性持续收缩。与贲门失弛缓不同,弥漫性食管痉挛食管神经节细胞数并无明显减少。

2. 节段性失蠕动

其是一种与精神、心理因素有关的非特异性吞咽困难。食管测压显示食管末端呈低幅蠕动或无蠕动,故称节段性失蠕动,但具有正常的 LES 静息压,吞咽时松弛功能正常,可与贲门失弛缓症鉴别。

3. 假性贲门失弛缓症

贲门及食管下段的肿瘤,有黏膜下层和肌间神经丛浸润时,可伴有类似贲门失弛缓症样 LES 高压和吞咽时无松弛,称假性失弛缓。内镜及活检具有重要鉴别意义。计算机体层成像(CT)和超声内镜检查对两者的鉴别也起重要作用。

4. 恰加斯病食管

恰加斯病(Chagas'disease)系流行于南美的一种锥虫病,侵犯食管肌层,释放出外毒素,使支配 LES 的神经节细胞遭到破坏,即出现食管扩张等类似原发性贲门失弛缓的临床表现,也常伴巨食管,食管测压时不能松弛,食管失蠕动。国内无本病报告,临床流行病学调查和找病原菌有助于本病与贲门失弛缓症的鉴别。

5. 特发性高张力性下食管括约肌

特发性高张力性下食管括约肌(idiopathic hypertensive LES, IHLES)又称特发性下食管括约肌高压症。原因不明,食管测压显示 LES 高压状态(压力>4.0 kPa),有时达6~7 kPa,吞咽时可正常松弛或松弛不全,但食管蠕动正常。X 线食管吞钡检查无食管扩张等改变有助于与贲门失弛缓症的鉴别。

6.胡桃夹食管

临床表现是非心源性胸痛,伴或不伴吞咽困难。其特点是食管下段发生高振幅、长时限的蠕动性收缩,但 LES 功能正常,吞咽时可以松弛。

7.结缔组织病

不少结缔组织病(如硬皮病、红斑狼疮、皮肌炎、淀粉样变及混合性结缔组织病)可出现吞咽困难、胸痛、反食等症状,甚至 X 线检查可发现食管蠕动缓慢、不规则乃至食管扩张,但是无远端食管固定性狭窄。食管测压有助于两者的鉴别诊断。

三、并发症

(一)食管本身的并发症

本病可继发食管炎、食管溃疡和出血、憩室、食管气管瘘、自发性食管破裂和食管癌等。

(二)反流所致的食管外并发症

食管反流物被吸入气道时可引起支气管和肺部感染,反流物刺激还可诱发咽炎、哮喘等疾病。

四、治疗

(一)药物治疗

许多药物可减少食管下括约肌的压力,但口服药物治疗不是特别有效。目前报道最多的是应用硝酸酯类和钙通道阻滞剂。

(二)肉毒毒素注射治疗

采用这种治疗方法易复发且出现耐药性,且反复注射肉毒杆菌毒素使以后的手术和扩张更为困难,术后疗效不好。其适用于药物治疗失败、下食管括约肌的扩张和手术治疗风险大的患者或拒绝创伤性治疗的患者。

(三)扩张治疗

扩张治疗是目前治疗贲门失弛缓症首选的非手术治疗方法。目前大多采用气囊扩张,据国外文献报道,多数人主张顺序增大气囊直径扩张贲门失弛缓症是达到和维持临床缓解的有效治疗方法,它可降低食管穿孔的发病率。

(四)支架治疗

食管支架是治疗食管狭窄的方法之一,腔内支架式治疗贲门失弛缓症能疏通患者的进食通道,改善患者的进食能力。在食管支架置放术中及术后可出现胸痛、异物感、胃食管反流、出血、穿孔、支架阻塞及移位等并发症。由于相关研究还较少,故是否采取支架置入治疗本症必须谨慎。对轻、中度的贲门失弛缓症不主张支架治疗。

(五)手术治疗

内镜下 Heller(贲门食管肌)切开术、胃底折叠术后,抗反流手术可有效降低手术后胃食管反流率。

五、预后

本病一般预后良好，大多数患者如能坚持药物及气囊扩张治疗可获得较好疗效。若扩张效果不满意，可考虑手术治疗。

（高　娜　李雪华　匡少金）

第四章　巴雷特食管

第一节　巴雷特食管的病因、分类及临床表现

巴雷特食管(Barrett esophagus,BE)是指食管远端的正常鳞状上皮被柱状上皮所替代的一种现象,也称巴雷特上皮,传统的概念为长度≥3 cm。1950年,BE为Barrett首先报告,故以其名命名。1998年,美国胃肠病学会对此达成共识,认为活检发现杯状细胞是诊断BE的必要条件。BE的发病年龄多在55～60岁,BE好发于白人男性,儿童发病率很低,随着年龄的增长,发病率呈上升趋势。在常规内镜检查的诊断率为0.53%～1.4%,在胃食管反流病(gastric-esophageal reflux disease,GERD)人群中,其诊断率为3.57%～15%,现有的流行病学数据差异很大,这可能和人群及诊断方法的选择偏倚有关。在西方巴雷特食管的发病率较高,且与食管下端腺癌的发生有明确的关系,因此通过筛查更多巴雷特食管或内窥镜监测已知的巴雷特食管来降低食管腺癌的发病率。治疗方案包括积极抑酸、抗反流手术、化学预防和消融治疗,但对于这些患者的最佳治疗方案仍然没有明确的共识。

一、病因

巴雷特食管的病因及发病机制尚不清楚,可能与以下因素相关。①能引起胃食管反流的疾病:食管上皮长期暴露于酸环境中导致慢性食管炎症,在食管上皮损伤修复过程中,食管鳞状上皮被柱状上皮所替代,形成了巴雷特食管。这种上皮的化生称为肠上皮化生,肠上皮化生可进一步发展成为异型增生,并最终进展为腺癌。因此GERD是巴雷特食管的重要病因。②人种:白种人巴雷特食管的发病率较其他人种巴雷特食管的发病率要高。③其他:男性、肥胖、吸烟以及年龄同样与巴雷特食管密切相关。

基础研究发现BE的发生可能与抗氧化能力降低、遗传不稳定性、凋亡逃避、细胞增生负反馈信号异常、新生血管生成、侵袭因子表达异常等环节有关。有研究发现介导细胞增生和信号转导的蛋白,如细胞调节蛋白-D(cyclin D)、环氧化物酶-2(COX-2)在BE上皮细胞表达上调,具体机制有待进一步深入研究。总之,BE的发病机制目前还不清楚。

二、分类

内镜检查发现食管远端有明显的柱状上皮化生并经病理组织学证实,即可诊断为BE。根据巴雷特食管在内镜下的形态可以分为三型。①全周型:病变红色黏膜向食管延

伸,累及全周,与胃黏膜无明显界限,其游离缘距离食管下括约肌 3 cm 以上;②岛型:齿状线处 1 cm 以上出现斑片状红色黏膜或红色黏膜内残留岛状灰白色黏膜;③舌型:与齿状线相连,伸向食管呈舌形或半岛状。

BE 的组织学分型:①胃底型,可见主细胞和壁细胞;②贲门型,有胃小凹和黏液腺,但无主细胞和壁细胞;③特殊肠化生型,不完全小肠或结肠表型,表面有微绒毛和隐窝,杯状细胞是其特征性细胞。

三、临床表现

巴雷特食管患者无特异性症状,可存在胃灼热、反酸、胸骨后痛等反流性食管炎的症状,并发食管腺癌时还可有吞咽困难等表现,但患者往往在行胃镜检查时才可发现。食管狭窄也较为常见,突出症状为吞咽困难,狭窄部位多位于鳞状上皮与柱状上皮交界处(SCJ)。溃疡多发生于柱状上皮,称为巴雷特溃疡,部分可合并隐性出血。

第二节　巴雷特食管的诊断及治疗

一、诊断

(一)内镜诊断

巴雷特食管的诊断主要依靠胃镜筛查及病理。危险因素包括慢性 GERD 患者、白种人、男性、年龄大于 60 岁、肥胖、吸烟。国内报道,中国人巴雷特食管的发病率呈逐年升高趋势,男、女患者之比为 2.08∶1。巴雷特食管患者在筛查后若无异型增生,可在 1 年后复查胃镜,仍无异型增生者可在 3～5 年再行胃镜检查;巴雷特食管患者在筛查时有轻度异型增生,则需在 1 年内重复胃镜及病理活检,直至无异型增生为止;巴雷特食管患者在筛查时若有重度异型增生,则需在 3 个月内进行复查,以确定有无癌变的可能。胃镜筛查时需要在食管下端病变范围内的四个象限内均进行活检,每 1～2 cm 取一块活检。内镜诊断的敏感性为 86％,特异性为 88％,若增加碘染,敏感性可达 98％。

(二)其他诊断方法

还可通过上消化道造影、放射性核素检查等方式诊断巴雷特食管,但诊断的敏感性和特异性都较内镜检查逊色。

二、伴发症和并发症

BE 中伴发食管裂孔疝为 17.90％,并发食管狭窄的有 39.09％。BE 中伴异型增生为 13.31％,其中低度异型增生(LGD)9.55％。腺癌的发病率为 0.61％～15％,尤其具有以下危险因素更应提高警惕:男性、吸烟或饮酒、肠型上皮型 BE 有持续重度反流或吞咽困难、高度异型增生、合并硬皮病、抗反流手术后再发狭窄或反流未能控制。

三、治疗

Barret 食管的治疗宗旨是长期消除食管反流症状,促进食管黏膜的愈合。

内科药物治疗主要采用抑酸药,最常用的是质子泵抑制剂(PPI)和 H_2 受体拮抗剂。

巴雷特食管的内镜治疗方法包括使用激光、热探头、氩气刀(APC)、光动力(PDT)、内镜下黏膜剥离术及切除术等。理想的治疗是彻底破坏化生上皮、不典型增生上皮,但不损伤深层组织,以免发生狭窄和穿孔等严重并发症。在治疗重度不典型增生和局限于黏膜层的巴雷特癌时可首选内镜下黏膜切除术(endoscopic mucosal resection,EMR)。

巴雷特食管的外科治疗有 Nissen 手术(360°全周胃底折叠术)、Hill 手术(经腹胃后固定术)、Dor 手术(贲门前胃底固定术)、腹腔镜抗反流术等,主要针对抗反流治疗,使用较少。

(韩翠燕　崔瑛蕾　贾玉华)

第五章 食管结核

第一节 食管结核的病因、病理组织学与临床表现

食管结核(esophageal tuberculosis)属于肺外器官结核范畴。食管对结核分枝杆菌有较强的抵抗力,食管结核较为罕见。身体其他部位结核感染时食管结核亦不多。目前有关文献仅为散在个案报道,而无同一医疗机构大宗病例分析。早年据国外文献报道,在死于结核病的患者尸解中,其发病率为 $0.04\% \sim 0.2\%$,在结核疫区、免疫功能受损(器官移植或 AIDS)的人群中发病率相对较高。近年来,食管结核的发病率有增加的趋势,这可能与对本症的认识水平不断提高、免疫功能受损者增加及结核病的高危人群增多有关。其临床表现及食管钡餐、食管镜检查结果都与食管癌相似,根据其吞咽梗阻症状及消化道造影征象极易误诊为食管肿瘤。

一、病因和发病机制

食管结核为特异性炎性肉芽肿性病变,因结核分枝杆菌感染而致病,临床分原发性和继发性食管结核,以继发性食管结核多见。

原发性食管结核感染多见于食管黏膜损伤、炎症导致结核分枝杆菌易于附着。食用被结核分枝杆菌污染的食物及吞咽含大量结核分枝杆菌的痰液而引发食管结核。机体抵抗力减退(如艾滋病)也为发病因素之一。

继发性食管结核多见于继发于邻近组织的结核感染,如纵隔、气管旁淋巴结结核侵及食管,结核分枝杆菌直接波及或经淋巴逆流至食管黏膜下层;偶尔食管结核由咽喉部结核向下蔓延引起;食管结核也可来源于血循播散,但少见。

食管结核临床上很少见。其原因:①食管内膜为鳞状上皮,抵抗力强;②食管为直管通道,结核分枝杆菌残留在食管黏膜的机会比较少,但如果食管黏膜发生炎症或损伤,结核分枝杆菌可以附着其上并诱发食管结核;③进食、饮水和唾液对食管内壁产生洗刷作用,即使结核分枝杆菌附着在食管内膜上也可将其冲走,减少感染的机会;④食物由口腔进入食管后,食管舒张收缩交替进行,呈波状蠕动,由上向下依次收缩,将食团快速推进胃中,含有结核分枝杆菌的食物在食管内的滞留时间很短;⑤正常情况下,食管下端括约肌可以防止胃内容物反流至食管内,可以减少食物内的结核分枝杆菌与食管黏膜的接触机会;⑥食管的淋巴组织并不丰富,形成淋巴结核的可能性小。

二、病理组织学

从组织解剖上,食管与肠管的结构相似(前者缺乏浆膜层),因此食管结核在病理上表现为两型。①溃疡型:多发于食管中段,食管受结核分枝杆菌感染,早期表现为食管黏膜下层和浅肌层结核性肉芽肿,并形成结核结节,随病程进展,结节内出现干酪样坏死、破溃,形成溃疡,在溃疡愈合过程中,纤维组织增生瘢痕形成,导致食管腔狭窄,食管壁弹性变小,故上消化道造影显示为腔内龛影、管壁僵硬;②增殖型:此型多见于食管中段,其次见于下段,主要表现为大量肉芽组织和纤维组织增生,大小不等的结节位于黏膜深层及肌层内,黏膜完整,增生组织可呈瘤样肿块突入食管腔,导致管腔狭窄,上消化道造影显示食管腔内充盈缺损征象;③纵隔淋巴结结核压迫侵及食管的改变如同增殖型结核;④纵隔淋巴结结核食管瘘的改变如同溃疡型结核。

三、临床表现

食管结核患者一般年龄较轻,女性患者多于男性患者。临床征象无特异性。吞咽困难和胸痛是食管结核最常见的症状。几乎所有患者都有不同程度的吞咽困难,主要为轻度吞咽困难或咽下时有梗阻不适感,进展缓慢,非进行性,与食物性状无关;吞咽时胸骨后疼痛;低热、咳嗽等结核中毒症状较少见;某些患者消瘦,少部分患者并发穿孔、窦道形成,国外还有因大出血而就诊的报道。

第二节 食管结核的诊断与治疗

一、诊断与鉴别诊断

(一)诊断

X线消化道造影无特征,主要表现为食管充盈缺损、龛影、痉挛,管腔狭窄,黏膜紊乱、破坏及并发外牵性憩室、瘘管等。通过X线表现难以区别食管结核与食管癌,很难诊断。内镜检查可见溃疡、隆起溃疡、狭窄、窦道形成等多样改变。食管中段病变多见;浅溃疡伴溃疡底颗粒状增生和薄苔,周边黏膜基本正常为食管结核的典型形态,活检找到干酪性肉芽肿可以确诊,阳性率约40%,有时需多次活检。CT检查:对肺部及纵隔淋巴结结核侵及食管者,常能发现食管周围肿大的淋巴结或提供肺内结核的证据。结核菌素试验(PPD试验)和血清结核抗体阳性。刷片细胞学及结核分枝杆菌检查有时也有阳性发现。

以下几点有助于诊断:①年龄较轻,低于45岁,尤其多见于女性。②有结核病史或结核接触史。对既往有结核病史、免疫力低下或结核疫区的高危人群应首先考虑有无食管结核可能。PPD试验、血清结核抗体可呈阳性。③症状轻,非进行性吞咽困难与食物性状无关,病程常较短。肿瘤的吞咽困难及胸痛皆呈进行性加重,病程较长,常伴消瘦症状。④早期做食管内镜检查,以获取病理及细菌学标本,必要时可重复内镜检查,以提高活检阳性率。内镜下可见食管结核病变部位的上、下边界与正常食管分界不清楚,而食管癌或食管平滑肌瘤的上、下边界与正常食管分界清楚。⑤肿瘤细胞学、病理学、生化学检查,如食管拉网、食管镜活检、肿瘤相关因子呈阴性。⑥对已排除癌变高度可疑结核但无法确诊的病例,必要时可采用诊断性抗结核疗法。若于治疗过程中临床症状明显减轻,则食管结核的可能性大。⑦术中探查及行冰冻切片可诊断病变性质,大多呈慢性炎症,只要发现朗格汉斯巨细胞可确立诊断。

(二)鉴别诊断

首要鉴别的疾病是食管癌,其吞咽困难呈进行性加重,病变处活检找到癌细胞为确诊依据。

二、治疗

食管结核一旦确诊,原则上应采取抗结核治疗。联合应用三联或四联药物一年或一年半,多数病例可达到痊愈。只有针对并发食管严重狭窄、瘘、穿孔大出血或合并食管肿瘤者予以积极手术。对食管瘘者,单纯药物治疗也获得较好效果。对重复多次内镜活检阴性、高度怀疑结核、短期抗结核效果不佳者,应考虑早期手术,手术目的是清除病灶、恢复消化道功能。术前对确诊者还应强化抗结核治疗 2 周以上。术前无论确诊与否,术后皆应采用标准化疗方案(含异烟肼、利福平、吡嗪酰胺)进行抗结核治疗并定期随访,疗程一般要达一年。

(李慧敏 刘炳利 赵钧生)

第六章　食管溃疡

第一节　食管溃疡的病因及临床表现

食管溃疡是指由不同病因引起的食管各段黏膜层、黏膜下层甚至肌层破坏,而形成的炎性病变。主要症状是胸骨下段后方或高位上腹部疼痛。食管溃疡常发生于进食或饮水时,取卧位时加重。疼痛可放射至肩胛间区、左侧胸部,或向上放射至肩部和颈部。咽下困难较常见,它是继发性食管痉挛或纤维化导致食管狭窄的结果。食管溃疡的好发年龄多在30~70岁,约2/3的患者在50岁以上,但本病也可见于儿童。食管溃疡经过积极治疗,可完全治愈。

一、病因

胃食管反流是食管溃疡最常见的病因。反流性食管炎会反复发作,将胃里的胃酸、胃蛋白酶反流至食管腔内,从而腐蚀食管黏膜,导致食管溃疡。其他有感染性因素、化学性因素、机械性因素、医源性因素等。

(1)由胃酸逆流至食管所引起:反流性食管炎的治疗不难,最怕的是不好好治疗,反复发炎溃疡,而造成食管的纤维化及狭窄。

(2)医源性因素较常见于抗凝药及某些抗生素的使用。近期有研究表明,达比加群可导致剥脱性食管炎和食管溃疡。

(3)食管溃疡通常发生于免疫力低下的患者,如糖尿病患者。最常见的致病原是念珠菌及疱疹病毒。经治疗后多可痊愈,不会留下后遗症。

二、临床表现

(1)疼痛:胸骨下段后方或高位上腹部疼痛。疼痛常于进食后或饮水时加重,并可放射至肩胛间区、左侧胸部或向上放射至肩部及颈部,有时疼痛酷似冠心病、心绞痛。应加以鉴别。鉴别可通过详细地询问病史及查体,并通过心电图、食管钡餐及食管镜检查来确定诊断。

(2)咽下困难:患者开始只是对固体食物咽下困难,之后可以随着疾病的进展而加重,即使是液体食物也会感到通过受阻。食管溃疡的患者进食后食物的刺激可引起食管的痉挛性收缩而出现咽下困难。此外,慢性溃疡可使局部形成瘢痕、狭窄,也是引起咽下困难的重要原因。

食管溃疡还可出现恶心、呕吐、嗳气等症状,因食管的正常蠕动被破坏而引起。

(3)出血:食管溃疡发生在消化性食管炎或食管的异位胃黏膜的基础上,位于食管下端近贲门处,可并发急性出血。

第二节　食管溃疡的诊断及治疗

一、诊断

(一)胃镜检查

胃镜检查是发现和诊断食管溃疡的首选方法,有时病变确实难区分,需要反复追随观察及进行多次检查,方能作出正确的诊断。

(二)组织病理学

通过组织病理学的检查可以鉴别良性、恶性溃疡。

(三)X线钡餐检查

该检查是发现消化部病变的主要方法之一,是消化道检查的首选方法。通过该检查发现食管龛影就可以诊断溃疡,黏膜破坏也提示可能有溃疡。

二、鉴别诊断

(一)食管癌

临床表现无特异性,只有发展到一定程度才会出现进行性吞咽困难,内镜下溃疡一般较大,底污秽,周边隆起,质地脆,活检时易出血,病理学检查可以鉴别。

(二)食管结核

食管结核较少见。溃疡的出现常为黏膜被穿破所致。溃疡一般多发,多为肺结核患者痰中结核分枝杆菌被咽入食管或咽喉部结核向下蔓延引起。病理学检查可有干酪性坏死,抗结核治疗有效为其特点。

(三)食管克隆病

克隆引起的食管溃疡一般为多发圆形,溃疡周边隆起、水肿,病理学检查可有非干酪样肉芽肿。

(四)食管型贝赫斯特综合征

贝赫斯特综合征可以累及食管而出现溃疡,其病变除了有食管溃疡外,还有贝赫斯特综合征的其他典型表现,如口腔溃疡、眼炎、外阴溃疡,可帮助鉴别。

三、治疗

食管溃疡一般的治疗周期为1~3个月。包括一般治疗、病因治疗、针对症状治疗和并发症治疗。针对病因的治疗是治疗食管溃疡的关键。治疗目的是迅速缓解症状、促进溃疡黏膜的修复、防治并发症。

(一)一般治疗

患者应休息,舒缓情绪,避免刺激性饮食及过快、过烫饮食,戒烟、戒酒,避免饭后平卧。

(二)药物治疗

对胃食管反流病所致食管溃疡以抑酸、改善胃肠动力为主。大多数药物所致食管溃疡停药后能自行缓解。主要药物包括抑酸药(PPI、H_2受体拮抗剂等)、中和胃酸药(铝碳酸镁、氢氧化铝等)、减少酸反流的药物(多潘立酮、莫沙必利、西沙比利等)、食管黏膜保护剂(胶体果胶铋、米索前列醇等)。部分患者应用抑酸药后仍有烧心、胸痛等不适,原因可能为嗜酸细胞性食管炎、食管黏膜高敏感性、非酸性物质反流入食管(如胆盐反流)、CYP2C19基因多态性等,应用食管电阻抗试验、pH监测、食管动力测定等方法可辅助判断。

(三)手术治疗

食管溃疡主要的并发症有出血、狭窄和穿孔,内镜治疗是控制并发症的重要手段之一。对于出血,可内镜下注射肾上腺素或应用探针止血。对于食管狭窄多采用内镜下球囊扩张术,可根据食管穿孔的病情选择外科手术治疗、内镜下覆膜支架植入或保守治疗。

四、预后

食管溃疡一般能治愈,经过积极治疗此病可完全治愈。

(李慧敏　王清刚)

第七章　食管裂孔疝

第一节　食管裂孔疝的病因、分类及临床表现

食管裂孔疝（hiatus hernia，HH）是指由各种原因引起食管裂孔松弛扩大，导致部分胃组织或其他腹腔脏器经膈肌通过食管裂孔进入胸腔。食管裂孔疝是膈疝中常见的一种，占90％以上。食管裂孔疝是一种常见的消化系统疾病，在欧美国家发病率较高，为24％～45％，在亚洲发病率较低，国内因消化道症状就诊的患者中本病患者占5％～20％，但近年有增加趋势。一般50岁以上多见，并随年龄增长发病率上升，男、女性患者之比为1～2∶3。

一、病因

食管裂孔疝可分为先天性（少见）和后天性（多见）。先天性者因膈食管裂孔发育不全，比正常人的宽大松弛所致。后天性者可有以下几种原因：①随年龄增长而出现食管裂孔周围支持组织松弛和长期慢性疾病，削弱了膈肌张力而使食管裂孔扩大。②腹内压升高（如肥胖、腹水、妊娠、便秘）。③可继发于长期反流性食管炎，是食管纤维化而缩短以及炎症引起继发性食管痉挛，导致部分胃囊拉向胸腔而引起。

二、分类

食管裂孔疝又可分为滑动型（齿状线上移，此型最常见），食管旁疝和混合型（均少见）。

（1）滑动型食管裂孔疝：又称可回复性裂孔疝，最常见，占食管裂孔疝的90％以上。此型食管裂孔疝表现为食管胃连接部和一部分胃经增宽了的食管裂孔向上移位至纵隔，裂孔较大时部分结肠、大网膜可凸入胸腔，多在平卧时出现，立位时消失。可出现病理性胃食管反流。

（2）食管旁疝：此型食管裂孔疝是食管胃连接部仍固定在腹膜后原来的位置上，一部分胃从增宽的食管裂孔经食管旁进入胸腔，有完整的腹膜作为疝囊。此型少见，有时可伴有结肠、大网膜的疝入。因为食管胃连接部仍然位于膈下并保持锐角，所以很少发生胃食管反流。此型可以发生胃腔阻塞，疝囊内食物和胃酸因排空障碍而淤滞，由此而导致血流障碍、黏膜淤血，可以发生溃疡、出血、嵌顿、绞窄和穿孔等并发症。

（3）混合型食管裂孔疝：少见，是指滑动型疝和食管旁疝同时存在。

三、临床表现

食管裂孔疝的临床症状轻重与食管裂孔的增宽程度不一定平行。食管裂孔疝易并发反流性食管炎。致使食管裂孔疝容易出现症状的诱因有过量进食、便秘、肥胖、平卧、弯腰、皮带过紧、妊娠、剧咳、猛抬重物、吸烟及饮酒等。食管裂孔疝的临床症状:①不同部位不同性质的腹痛。多因胃底疝入膈上裂孔及反流性食管炎所致,主要为隐痛、胀痛、顶痛或牵拉痛,多在餐后 0.5 h 发生。②烧灼感及反流症状:由裂孔疝破坏了正常食管抗反流机制,贲门口松弛,食管下括约肌功能障碍引起。③出血、贫血。④梗阻感和吞咽困难:多因饱餐后胃内压力升高,胃底疝入裂孔后引起梗阻感。吞咽困难是食管疝太大而压迫食管或者食管炎晚期引起食管狭窄所致。⑤其他:咽部异物感、胸闷、心悸、气短等。

第二节　食管裂孔疝的诊断及治疗

一、诊断及鉴别诊断

(1)胃肠 X 线钡剂造影:对食管裂孔疝主要依靠特殊手法进行胃肠 X 线钡剂造影检查确诊。滑动型裂孔疝的 X 线征象:直接征象包括膈上显示疝囊及胃黏膜皱襞,膈上出现 Schatski 环(即 B 环,正常人无此环);间接征象包括 His 角增大(正常为锐角常小于30°);食管裂孔增宽;胃食管反流。具备直接征象中一项,诊断即可成立,或同时具备间接征象中两项,诊断亦成立。

(2)内镜检查:①齿状线上移 2 cm 或更多;②贲门口松弛;③胃体口移向食管纵轴线;④食管下段有炎症表现时食管裂孔疝的诊断可以成立。

(3)食管测压及 pH 监测:滑动型食管裂孔疝可测到特有的双峰性高压带。

二、鉴别诊断

(1)下段食管癌:食管下段发生肿瘤,使管腔呈囊性扩张,腔内黏膜中断、破坏,肿瘤下缘食管括约肌无明显收缩环,管壁僵硬,扩张的膈上食管无蠕动,固定不变。内镜下活检有确诊价值。

(2)需与胃镜检查时患者因恶心反应使胃黏膜翻入食管内作鉴别。此时可见胃黏膜进入食管内,也有齿状线上移,但恶心反应停止后即恢复正常,且反转法观察无贲门松弛。

(3)需鉴别食管裂孔疝与巴雷特食管:二者在内镜下均有 SCJ 上移,准确鉴别巴雷特食管与食管裂孔疝有一定难度,推荐观察食管下端血管走行以进行准确的诊断和鉴别诊断,如果 SCJ 上移,其下方血管网呈纵行血管走向,即为巴雷特食管;如无纵行血管,即为食管裂孔疝。

另外,还需要鉴别食管裂孔疝与胆石症、溃疡病、冠心病等,应该无困难。

三、治疗原则

(一)内科治疗

(1)一般治疗:①慢进食;②不饱食;③少吃油腻性、刺激性、太稀及较难消化的食物;④不吸烟、不饮酒;⑤午饭后不宜上床平卧;⑥夜间若仍出现症状,可将床头抬高;⑦保持大便通畅,每日 1 次;⑧不用力猛抬重物;⑨避免挤压腹部。

(2)药物治疗:可用抗酸药(硫糖铝 1 g,每日 3 次),抑酸药(西咪替丁 80 mg,每日 1 次,法莫替丁 20 mg,每日 2 次)及胃肠促动药(多潘立酮 10 mg,每日 3 次)。

(二)外科治疗

手术治疗没有绝对的适应证,如反流症状明显,并经消化内科正规治疗 1 年,疗效不明显或停药后短期复发,应考虑手术治疗,特别是微创内镜手术治疗。

(聂　淼　朱先玲)

第八章　胃疾病的诊断技术

第一节　电子胃镜检查

正常胃的解剖结构及电子胃镜下所见:胃为一个袋状空腔脏器,由左膈下经过脊柱移行至右侧,形态多样,按解剖结构分为多个部分,分别称为贲门(胃底)、胃体、胃角、胃窦(幽门口),其中胃体、胃窦腔可分为胃大弯、胃小弯侧以及前壁与后壁。将胃大弯和胃小弯划分三等份,由口侧开始分别为上部、中部、下部。其中贲门及幽门的位置相对是比较固定的,其余部位随着胃内充气的多少以及体位的变化而发生改变。胃的毗邻:贲门和胃体的前面是肝的左叶,后方是胰体,胃底的左上方和后方分别是脾脏和肾脏,胃大弯后面是横结肠,胃窦的前方是肝左叶、胆囊,后方是胰腺。胃壁由4层构成,由胃腔内向外分别是黏膜层、黏膜下层、固有肌层、浆膜层。黏膜层是由黏膜上皮和固有腺体、黏膜固有层以及黏膜肌层组成。固有腺体包括贲门腺、胃底腺及幽门腺。贲门腺位于食管与胃连接处直至下方约1 cm处。它主要分泌黏液,胃底腺分泌盐酸(壁细胞)、胃蛋白酶(主细胞)以及黏液。幽门腺分泌黏液。进行胃镜检查时,通过贲门循腔进镜,进入胃腔内便可见到橘红色黏膜,正常情况下,除胃底可见血管纹理外,胃腔内其他部位一般不能观察到血管纹理。胃体腔形态不规则,而且随着充气的多少而改变,一般情况下,进镜入胃体腔后,视野的下方为胃大弯,可见与中轴平行的指状突起黏膜皱襞。随着胃内充气不断增多,指状突起逐渐变扁平甚至消失。其可见透亮稍混浊或黄绿色的液体潴留,为黏液湖,有时胃体上部与胃底交界处可见一半球形隆起,为正常脾脏外压所致。与胃大弯相对的为胃小弯,左、右两侧分别为前壁和后壁。沿着胃大弯或胃小弯继续前行,前方见一个圆形腔,为胃窦,可分为4个壁,上、下分别为小弯侧、大弯侧,左、右方分别为前壁和后壁。在其小弯侧见一弧形切迹,为角切迹,反镜可见胃角,内侧为胃窦腔,外侧为胃体腔,另外于胃窦与胃体交界处反镜可见胃底穹隆部,一般情况下可见黏膜下血管纹理。胃窦腔中央圆形的开口为幽门。

第二节　超声内镜检查与临床应用

自超声内镜(endoscopic ultra sonography,EUS)问世以来,经过不断进步与功能拓展,EUS在消化系统各疾病的诊断和治疗方面起到了越来越重要的作用。以下分别就

EUS对胃疾病的诊断意义和价值进行阐述。

一、胃癌的诊断和分期

研究表明EUS对胃癌侵犯深度（T分期）判断的准确率：T1期，68%～92.9%，T2期，57.1%～73.9%，T3期，69%～93%，T4期，60%～72.7%。EUS诊断淋巴结转移（N分期）的准确率为57%～79%。虽然肿瘤转移性淋巴结具有某些声像学特征，较正常淋巴结偏大，形态偏圆，内部回声偏低、不均，甚至有无回声坏死区，但单纯根据EUS影像特征鉴别肿瘤转移性淋巴结与结节病或炎症性肿大淋巴结有时仍很困难，需借助细针穿刺技术进一步提高淋巴结诊断的准确率。

二、黏膜下肿瘤（上皮下病变）的诊断

黏膜下肿瘤（submucosaltumor，SMT）是内镜检查的常见疾病，仅凭内镜发现病变较容易，但很难确定肿瘤的来源和性质。迄今为止，EUS是诊断SMT的首选方法，尤其对直径<0.5 cm的肿瘤。首先，通过EUS可以轻易地排除腔外压迫的情况，进而通过EUS显示病变来源于消化道壁的哪层结构，在消化道的部位以及病变的大小、形状、边缘和回声等情况，根据这些信息，可以初步区分几种SMT。然而从这些方面区分肿瘤的良性、恶性，结果不能令人满意，尤其是早期恶性肿瘤和良性肿瘤的早期恶变几乎无法鉴别，此外，黏膜下层的肿瘤种类多，超声影像学特点相似，因而检查SMT进行细针穿刺或整块切除送检有时是必要的。

最多见的消化道SMT就是来源于肌层的肿瘤。随着间叶肿瘤免疫组织化学检查的应用，人们对消化道肌层肿瘤的认识有了巨大的变化。同样是消化道肌层来源的肿瘤，可以是胃肠间质瘤（GIST）、平滑肌瘤、平滑肌肉瘤和施万瘤（神经鞘瘤）等。区分这几种肿瘤的"金标准"即CD117（C-kit）、CD34、结蛋白、SMA、S100等免疫组化染色。

第三节　胃动力检测

近年来，胃动力障碍性疾病的发病率逐年上升，胃动力检测技术的发展有利于疾病的诊断与治疗。目前检测手段众多，包括影像学、呼气试验、导管测压等，可用于反映胃排空功能、胃容纳舒张功能、胃电活动等胃动力功能。

一、核素显像

该方法利用核素的放射性进行标记，获得胃的动态功能图像，进一步测定胃排空的速度、时间等。

（一）原理

受检者摄入不被胃肠黏膜吸收的放射性核素标记的食物，在体外用γ照相机连续动

态监测核素在胃内的运动过程,经计算机处理获得胃的时间—放射性曲线,计算出胃的排空时间。

(二)方法

由于胃对不同食物(固体、液体)的胃排空速度的差别很大,故检查方法也分为固体、液体、固体加液体食物排空时间测定。

(1)试餐。

固体:将 2.96×10^7 Bq 的 Tc 硫胶体与 2 只生鸡蛋混匀后做成煎鸡蛋。

液体:把 5.55×10^6 Bq 的造影剂加入普通饮水或橘子汁中搅匀。

固液混合物:按照上述方法分别配制固液食物。

(2)记录。

固体:受检者在 5 min 内吃完试餐,仰卧于探头下,以每 5 min 1 帧连续采集图像 90 min(国外多采集 0、30、60、120、240 min 的信号)。

液体:方法与固体相同。

固液混合物:先进食标记后的固体食物,并立即照 1 帧固体食物相。随后饮下液体食物,立即照 1 帧液体食物相。以后每隔 5 min 各照 1 帧固体及液体食物相,连续 90 min。

(3)照相结束后,勾画出每帧图像中的胃轮廓,获得胃内的放射性计数。

(4)描绘试餐通过胃区的时间-放射性曲线,计算胃排空及半排空时间。

(三)注意事项

(1)检查前一周停用影响胃动力的药物,检查前禁食禁饮 12 h。

(2)检查过程中受检者不要收腹,身体尽量不要旋转,保持一致体位。

(3)检查过程中探头以胃部为中心,视野中包括全胃。

(4)检查过程中探头与受检者之间的距离应保持恒定。

(5)同步或先后进行前后的核素扫描,以纠正单面扫描误差。

(四)评价

本方法客观准确,合乎生理,无创伤,重复性强,被公认为是测定胃运动功能的"金标准"。但是,本方法对设备要求高,有放射污染,价格昂贵,需时较长,尚不能普遍应用于临床。

二、超声检测法

随着超声技术的发展,现除实时超声外,还可利用彩色多普勒、三维超声等技术测定胃排空。目前有胃体积法、胃面积法、胃前后壁单径法,以常用的单径法为例介绍实时超声检测胃排空。

(一)原理

超声脉冲通过不同密度的介质时会产生不同程度的反射,当胃腔内充满液体或流质时,可用超声观察到胃与周围组织形成的回声差异。进餐后动态监测胃不同切面的径线变化,即可计算出不同时间点上胃腔某一部分体积或面积。

(二)方法

(1)选取脐左上侧1~2 cm处为固定测量点,以脾静脉为内参,测定空腹状态下此处的胃前后壁最大内径。

(2)患者取坐位,5 min内摄入37℃温水500 mL或脂肪液体500 mL或固液混合食物(液体300 mL,热量1 046 J)。

(3)进餐后即刻测定胃内径,随后每隔10 min测定同一切面胃内径变化,至恢复空腹状态为止。

(4)根据不同时刻的胃内径变化绘制时间-胃内径曲线,计算胃半排空率。

(三)注意事项

(1)检查前3 d禁服产气食物,检查前禁烟8 h。

(2)检查中受检者保持一致体位,避免可增加腹压的动作。

(3)每次测量部位一致,每位受试者由同一医师完成检查。

(4)注意胃收缩和舒张时相,尽量选取舒张相。

(四)评价

超声方法费用合理、设备普及、无放射污染,但它对检查者的要求较高,需要有经验的技师熟练操作。它主要用于评估液体食物排空,不适用于胃内气体较多、肥胖、胃窦位置较高的患者。

三、呼气实验

(一)原理

呼气试验是将稳定核素^{13}C作为标记物,与辛酸或辛酸盐结合后加入食物中制成试验餐。^{13}C在十二指肠被吸收,在肝脏代谢氧化后形成$^{13}CO_2$,经血液循环至肺呼出。从进食试餐到呼气样本出现$^{13}CO_2$的全部过程中,吸收、氧化、转运、代谢基本恒定,而胃排空是限速步骤。通过分析不同时间点呼气样品中的^{13}C含量,即可计算出胃排空时间。

(二)方法

(1)试餐。

固体:将蛋黄与蛋清分离,然后加入100 mg的^{13}C-辛酸混合,将蛋黄和蛋清分别煎熟,与两片面包一同食用并饮150 mL矿泉水,总热量约1 050 kJ。

液体:向200 mL牛奶或营养液中加入100 mg的^{13}C-辛酸盐并混匀。

(2)记录。

受试者空腹时收集基础呼气样本,然后在10 min内进食试餐。①固体:从进餐开始计时,在前2 h内每15 min收集1次,后2 h每30 min收集1次。②液体:进餐结束后,前40 min内每5 min收集1次,随后的140 min内每10 min收集1次。

（3）通过同位素比值质谱仪或激光红外线光谱仪检测样本中$^{13}CO_2$含量。

（4）利用计算机拟合曲线及非线性回归法计算胃半排空时间、延迟相时间和胃排空系数。

（三）注意事项

（1）检查前一周停用影响胃动力的药物。

（2）检查前禁食禁饮 12 h,禁烟 12 h。

（3）检查过程中患者应处于清醒静息状态,以免影响肺通气量。

（四）评价

呼气试验取样方便,无放射性污染,检测结果与核素显像具有非常高的一致性。但它易受其他因素影响,如胰腺或肝脏疾病、内脏血流动力学改变。这种检测方法是对胃排空的间接推算,因此存在多种计算分析方法,目前尚缺乏统一标准。

四、电子恒压器测定

（一）原理

电子恒压器是一个连接应力传感器和气泵的双腔气囊,通过电子反馈装置可改变囊内的气体量,按恒压或恒容方式对消化道管壁产生刺激,了解胃底张力、顺应性、容受性舒张和适应性舒张反射和感觉阈值。

（二）方法

（1）将气囊卷好并排气,抹上润滑剂,导管经受试者鼻腔插至近端胃(约 55 cm),向囊内注气 300～500 mL,充分展开气囊后再缓慢抽尽囊内气体;缓慢牵拉导管至袖带感受器位于食管下端括约肌处,固定导管。

（2）受检者取放松坐位,平静呼吸,避免说话、咳嗽,适应导管 30 min。

（3）缓慢注气至气囊容积初次达到 20 mL,记录下此时的初始压力,此为最小扩张压(minimal distension pressure,MDP),表示腹腔内压。

（4）阶梯式增压扩张。选择压力敏感程序,设定恒压器按每 2 min 增加 0.133 kPa(1 mmHg)的方式充气,每当压力增加 0.133 kPa(1 mmHg)后 1 min,嘱受试者记录上腹部感觉(0 分为无感觉;1～4 分分别表示模糊、轻度、中度和重度上腹不适;5 分表示上腹疼痛;6 分表示无法忍受)。

（5）当气囊内压力达到预先设置的 6.67 kPa(50 mmHg),维持 5 s;或患者上腹部感觉达 6 分;或气囊内容积达到 1 200 mL 时,停止操作,并抽尽囊内气体,待受试者休息 30 min。

（6）阶梯式增容扩张。选择容积敏感程序,设计使恒压器按每 2 min 增加 50 mL 的方式充气,其余操作与阶梯式增压扩张相同。

（7）容受性舒张和适应性舒张。选择恒压程序,设计程序,使胃底气囊内压力恒定于 MDP＋0.267 kPa(2 mmHg)水平,启动 30 min 后停止充气。

（8）抽尽气体后给受试者进食 200 mL 整蛋白型肠内营养剂溶液,再次启动充气程序观察 120 min。

(9)结束检查后停止注水并进行充分排气,缓慢拉出测压导管后定标。

(10)作出容积-压力曲线计算胃顺应性,时间-容积曲线计算容受性和适应性舒张功能,根据受试者记录的感觉评分变化得到感觉阈值。

(三)注意事项

(1)检查前一周停用影响胃动力的药物,检查前禁食 12 h,禁饮 6 h,术前在鼻腔喷洒少许麻醉剂。

(2)检查前检查气囊的顺应性及完整性。

(3)检查前调试仪器,输入受检者资料,定标后选择相应程序。

(4)检查者轻柔操作,插管及拔管时都必须保证气囊内为负压。

(5)鼻咽部或食管梗阻、严重上消化道器质性疾病、凝血功能障碍、全身情况差、无法耐受检查、不能合作者不宜进行该项检查。

(四)评价

电子恒压器检查可准确维持胃内的恒压状态,全面了解近端胃的功能,但仪器昂贵,需要胃内置管,耗时较长,不利于推广。

五、胃内测压术

该检查主要用于研究,有固态及多通道灌注式两种导管,除了进行胃内压力测定,还可同时测定胃窦、十二指肠、空肠压力。

(一)原理

将测压导管(胃窦—幽门—十二指肠测压管)插至胃内,通过压力传感器可将腔内压力变化时的机械信号转变为电信号,再通过电生理仪记录下来。通过计算机软件对电信号进行分析后,了解消化道管腔内压力的变化。

(二)方法

(1)受试者取右侧屈膝卧位,经鼻腔插入测压导管,通过幽门进入十二指肠,将一个或两个感受器置于胃窦,将末端感受器置于十二指肠近十二指肠悬韧带处,可通过透视或内镜辅助定位。

(2)明确测压导管到达目标部位后,将导管固定在鼻翼处。

(3)若进行静态测压,受试者应保持静息卧位至少 6 h,持续监测压力变化,以便能检测到移动性运动复合波(migrating motor complex,MMC)Ⅲ相。若一直未测到,在排除过敏史后可静脉滴注红霉素诱发。若用固态导管进行 24 h 动态测压,患者可自由活动,在随身携带的记录仪上记下进食、症状、体位改变等事件的起始时间。

(4)检查结束后关闭仪器,轻柔地拉出测压导管。

(5)停止记录,分析资料。

(三)注意事项

同电子恒压器测定类似。

(四)评价

胃内测压术不仅可以了解胃肠压力,还可以监测上消化道的昼夜动力节律。但患者需要进行胃内置管,操作复杂,检查时间长,分析复杂困难,目前尚未完全明确消化道各部分运动特征,还未普遍应用于临床。

第四节　胃 X 线检查方法

消化系统由胃肠道和肝、胆、胰等脏器组成,分布范围广,主要是软组织和少量气体,其相互之间缺乏天然对比。单纯 X 线平片检查有一定的局限性,故主要靠造影检查才能显示出其形态与功能。医师一般认为,X 线检查可诊断绝大多数的消化系统疾病,且诊断效能较高。

胃肠道是一个宽窄不等的软组织管腔,使用造影剂才能显示其内腔和黏膜皱襞、形态和功能等,对胃肠道常见病(如溃疡、肿瘤)有重要诊断价值。另外,造影检查能判断消化道肿瘤的浸润范围与程度,从而估计手术切除的可能性,亦可作为对胃肠道病变治疗的疗效随访观察。造影所见内腔影像虽可间接反映内壁状况,但对显露壁层及周围病变有一定限制。

根据解剖与功能的差别,X 线检查方法有下列主要几类。

一、普通检查

(一)透视

腹部透视(fluoroscopy)大多采用立位或卧位,其优点是操作简便。主要应用于诊断胃肠道穿孔与肠梗阻,立位透视可以作出明确的诊断。透视还可以显示胃肠道气体的分布、形态和不透光 X 线致密影,观察膈肌及胃肠异物活动情况。所以腹部透视在设备简陋及战时是一种不可忽视的检查方法,但其缺点是只能书写记录,对需要复查的患者不能精确比较且受检查医师经验的影响。

(二)摄片

腹部摄片(radiography)亦称腹部平片,摄片与透视相比可更清楚地显示胃肠道气体、腹部钙化等。腹部摄片最常用的体位是仰卧位,但根据病情需要可照立位或侧卧前后水平位。对胃肠道穿孔患者常采用立位或左侧卧位水平投照,肠梗阻患者则需采用仰卧位及立位。腹部平片范围应上至膈肌,下至耻骨联合上缘,应包括腹壁软组织。

二、上消化道钡餐

胃肠道检查所用的造影剂是医用硫酸钡,由于钡的原子序数高,不易被 X 线穿透,在胃肠道内与周围器官形成明显对比。目前使用的钡剂大多是复方硫酸钡,根据不同检查部位,使用前将硫酸钡加温开水调成不同浓度的混悬液,口服后检查胃肠道称为钡餐(barium meal)检查。根据病情要求可进行包括食管至结肠的检查,观察其形态和功能变化。由于检查方法的更新,除观察胃肠道功能情况外,现多进行分段检查,如重点观察食管时称为食管钡餐检查;检查范围包括食管、胃、十二指肠至空肠上中段时称为上消化道钡餐检查;须重点检查胃肠道功能者,则须按时定期检查胃、小肠与右半结肠,称为胃肠道钡餐检查。此外,在临床疑有胃肠道穿孔、肠梗阻等的患者,须了解穿孔与梗阻的确切部位时,应改用碘制剂造影,如碘油、泛影葡胺,但对碘过敏者禁用。碘造影剂与钡剂相比,显影浅淡,影像模糊,且短时间内易吸收。

第五节　胃液检查

胃液(gastric juice)是胃内分泌物的总称。包括水、电解质、脂类、蛋白质和多肽激素。纯净胃液为无色透明液体,pH $0.9\sim1.5$,比重为 $1.006\sim1.009$,每日分泌量为 $1.5\sim2.5$ L,含固体物约 $0.3\sim0.5\%$,主要离子为 Na^+、K^+、H^+ 和 Cl^-。黏液由胃黏膜表面上皮细胞和分散在胃底腺、颈部的少量颈黏液细胞分泌,胃泌素由 G 细胞分泌。胃液中盐酸能激活胃蛋白酶原成为有活性的胃蛋白酶,并为胃蛋白酶水解蛋白造成酸性环境。盐酸还有杀菌作用。胃蛋白酶可激活胃蛋白酶原。黏液蛋白除润滑食物外,以胶冻状性质形成"黏液-HCO_3^-屏障"保护胃黏膜表面上皮细胞,使其免受盐酸侵蚀,"内因子"为一种糖蛋白,与维生素 B_{12} 结合成复合物,促进维生素 B_{12} 的吸收。若内因子分泌不足,将引起维生素 B_{12} 的吸收障碍,结果影响红细胞的生成而出现恶性贫血(如巨幼红细胞性贫血)。

(1)量:正常空腹 12 h 的胃液残余量约为 50 mL。在插管成功后持续负压吸引 1 h 所得的胃液总量称为基础胃液量,正常基础胃液量为 $10\sim100$ mL。若大于 100 mL 为增多,常见于如下情况:胃分泌增多,如十二指肠溃疡、胃泌素瘤;胃排空障碍,如幽门梗阻、胃蠕动功能减退;十二指肠液反流。胃液量小于 10 mL 为减少,主要见于萎缩性胃炎、胃蠕动功能亢进等。

(2)颜色:正常胃液为无色透明液体,不含胆汁、血液,无食物残渣。混浊,呈灰白色,是混有大量黏液所致;有鲜红血丝,多由插胃管时损伤胃黏膜所致;棕褐色,见于胃溃疡、胃炎、胃癌等;咖啡渣样,见于胃溃疡、胃癌及糜烂性胃炎等;黄色、黄绿色,见于插管时引起的恶心、呕吐,以及幽门闭锁不全、十二指肠狭窄所致的胆汁反流等。

(3)黏液:正常胃液中有少量分布均匀的黏液。出现大量黏液,尤其见于慢性炎症。

(4)气味:正常胃液可略带酸味,而无其他臭味。发酵味见于胃张力高度缺乏、幽门梗阻。氨臭味见于尿毒症。恶臭味见于晚期胃癌。粪臭味见于胃大肠瘘、小肠低位梗阻。

(5)食物残渣及组织碎片:空腹 12 h 后正常的胃液内无食物残渣及组织碎片。

(6)酸碱度:正常胃液 pH 为 $0.9\sim1.8$。pH $3.5\sim7.0$ 为低酸,pH 7.0 为无酸。

(7)分层:放置片刻后,形成不明显的两层,上层为少量黏液,下层为无色透明的胃液层,幽门梗阻、有胃癌时,胃液层下面有一层坏死组织或食物残渣。

(聂　淼　高　娜　王　珏　匡少金)

第九章 胃 炎

胃炎(gastritis)是一种病理状态,指胃黏膜对各种损伤的炎症反应过程,通常包括上皮损伤、黏膜炎症反应和上皮细胞再生三个过程。仅有上皮损伤和上皮细胞再生过程的称为胃病(gastropathy)。根据临床发病的缓急和病程的长短、内镜与组织学标准,胃炎可以分为急性胃炎及慢性胃炎;其中急性胃炎以中性粒细胞浸润为主,慢性胃炎以淋巴细胞和浆细胞浸润为主。根据病变累及部位,胃炎可分为胃窦胃炎、胃体胃炎和全胃炎。根据不同病因,胃炎可分为幽门螺杆菌相关性胃炎、自身免疫性胃炎、应激性胃炎及特殊类型胃炎等。根据病理改变,胃炎可分为非萎缩性胃炎、萎缩性胃炎。本部分按急性胃炎、慢性胃炎和特殊类型胃炎进行介绍。

第一节 急性胃炎

急性胃炎(acute gastritis)是多种病因引起的胃黏膜的急性炎症。内镜检查以一过性胃黏膜充血、水肿、出血、糜烂或浅表溃疡为特点。病理学以胃黏膜固有层见中性粒细胞为主的炎性细胞浸润为特点。按照病理的改变不同,急性胃炎通常分为急性单纯性胃炎、急性糜烂出血性胃炎、特殊病因引起的急性胃炎(如急性腐蚀性胃炎)、急性化脓性胃炎等。其中以细菌及其毒素引起的急性单纯性胃炎最为常见。

一、急性单纯性胃炎

急性单纯性胃炎(acute simple gastritis)又称急性非特异性胃炎、急性浅表性胃炎,是由多种原因引起的急性胃黏膜非特异性炎症。

(一)病因学

(1)理化因素:过冷、过热的食物和饮料,浓茶、咖啡、烈酒、刺激性调味品、过于粗糙的食物均可刺激胃黏膜,破坏黏膜屏障。

(2)生物因素:包括细菌及其毒素。常见致病菌为沙门菌、嗜盐菌、致病性大肠埃希菌等,常见毒素为金黄色葡萄球菌或肉毒杆菌毒素,尤其是前者较为常见。进食污染细菌或毒素的食物数小时后即可发生胃炎,或同时合并肠炎,此即急性胃肠炎。摄入葡萄球菌及其毒素后亦可合并肠炎,且发病更快。近年因病毒感染而引起本病者渐多。

(3)其他:胃内异物或胃石、胃区放射治疗均可作为外源性刺激,导致本病。情绪波动、应激状态及体内各种因素引起的变态反应也可作为内源性刺激而致病。

(二)病理

病变多为弥漫性,也可为局限性,仅限于胃窦部黏膜。显微镜下表现为黏膜固有层炎性细胞浸润,以中性粒细胞为主,也有淋巴细胞、浆细胞浸润。黏膜水肿、充血以及局限性出血点、小糜烂坏死灶在显微镜下清晰可见。

(三)临床表现

临床上以感染或进食细菌毒素污染食物后所致的急性单纯性胃炎为多见。一般起病较急,在进食污染食物后数小时至 24 h 发病,临床症状轻重不一,表现为中上腹不适、疼痛,以至剧烈的腹部绞痛、厌食、恶心、呕吐,因常伴有肠炎而腹泻,大便呈水样,严重者可有发热、呕血和/或便血、脱水、休克和酸中毒等临床症状。因饮酒、进食刺激性食物和口服药物引起的急性单纯性胃炎多表现为上腹部胀满不适、疼痛,食欲减退、恶心、呕吐等消化不良临床症状,临床症状轻重不一,伴肠炎者可出现发热、中下腹绞痛、腹泻等临床症状。体检有上腹部或脐周压痛,肠鸣音亢进。实验室检查外周血白细胞总数增加,中性粒细胞比例增多。伴有肠炎者的大便常规可见黏液及红、白细胞,部分患者的大便培养可检出病原菌。内镜检查可见胃黏膜明显充血、水肿,有时见糜烂及出血点,黏膜表面覆盖黏稠的炎性渗出物和黏液。但内镜不必作为常规检查。

(四)诊断

根据病史、临床表现,诊断并不困难。需注意鉴别本病与早期急性阑尾炎、急性胆囊炎、急性胰腺炎等。

(五)治疗

(1)一般治疗:应消除病因,卧床休息,停止一切对胃有刺激的食物或药物,给予清淡饮食,必要时禁食,多饮水,腹泻较重时可饮糖盐水。

(2)对症治疗:①腹痛者可行局部热敷,给予疼痛剧烈者解痉止痛药,如阿托品、复方颠茄片、山莨菪碱。②剧烈呕吐时可注射甲氧氯普胺(胃复安)。③必要时给予口服 H_2 受体拮抗剂,如西咪替丁、雷尼替丁,减少胃酸分泌,以减轻黏膜炎症;也可应用铝碳酸镁或硫糖铝等抗酸药或黏膜保护药。

(3)抗感染治疗:一般不需要抗感染治疗,但由细菌引起尤其伴腹泻者,可选用小檗碱(黄连素)、呋喃唑酮(痢特灵)、磺胺类制剂、诺氟沙星(氟哌酸)等喹诺酮制剂、庆大霉素等抗菌药物。

(4)维持水、电解质及酸碱平衡:呕吐、腹泻导致水、电解质紊乱时,对轻者可给予口服补液,对重者应给予静脉补液,可选用平衡盐液或 5% 的葡萄糖盐水,并注意补钾;对于有酸中毒者可用 5% 的碳酸氢钠注射液予以纠正。

(六)预后

本病为自限性疾病,病程较短,消除病因后可自愈,预后较好。

二、急性糜烂出血性胃炎

急性糜烂出血性胃炎又称急性胃黏膜病变,是指由各种病因引起的,以胃黏膜糜烂、出血为特征的急性胃黏膜病变。

(一)病因学

引起急性糜烂出血性胃炎的病因如下：

(1)药物：常见的药物有非甾体抗炎药(NSAID)，如阿司匹林、吲哚美辛、保泰松、肾上腺皮质激素、一些抗肿瘤化疗药物，这些药物可以直接损伤胃黏膜。NSAID 通过抑制环氧合酶-1(COX-1)的作用而抑制胃黏膜生理性前列腺素的产生，而前列腺素在维持胃黏膜血流和黏膜屏障等方面有重要作用，从而削弱胃黏膜的屏障功能。肾上腺皮质激素可使盐酸和胃蛋白酶分泌增加，胃黏液分泌减少，胃黏膜上皮细胞的更新速度减慢而导致本病。某些抗肿瘤药(如氟尿嘧啶)对快速分裂的细胞(如胃肠道黏膜细胞)可产生明显的细胞毒作用。

(2)乙醇：对胃黏膜的损伤作用较强。其损伤作用的发挥主要通过以下几个途径：①对胃黏膜上皮细胞的直接损伤，破坏胃黏膜上皮细胞的完整性及胃黏膜屏障功能。②对黏膜下血管损伤，主要引起血管内皮细胞损伤、血管扩张、小血管破裂、黏膜下出血等改变，造成胃黏膜屏障功能破坏，引起胃黏膜损伤。③黏膜上皮及血管内皮损伤引起局部大量炎症介质产生，中性粒细胞浸润，局部细胞损伤进一步加重。

(3)应激：引起应激的主要因素有严重感染、严重创伤、大手术、大面积烧伤、休克、颅内病变、败血症和其他严重脏器病变或多器官功能衰竭等。严重应激可使胃血管发生痉挛性收缩，引起胃黏膜缺血、缺氧，导致胃黏膜损伤、糜烂、出血，严重者可发生急性溃疡。由烧伤引起的称柯林溃疡，中枢神经系统病变引起者称库欣溃疡。

(二)病理

本病的典型表现为广泛的糜烂、浅表性溃疡和出血，常有簇状出血病灶，可遍布全胃或仅累及一部分。显微镜检查见胃黏膜上皮失去正常柱状形态而呈立方形或四方形，并有脱落，黏膜层出血伴急性炎性细胞浸润。

(三)临床表现

临床表现轻重不一，可无临床症状或为原发病的临床症状掩盖。急性糜烂出血性胃炎是上消化道出血的常见病因之一，呕血和黑便是本病的主要表现。出血常为间歇性，大量出血可引起晕厥或休克。内镜检查，尤其是 24~48 h 行急诊胃镜检查可见胃黏膜糜烂、出血或浅表溃疡，多为弥漫性，也可为局限性。应激所致病变多位于胃体和胃底，而NSAID 或酒精所致病变以胃窦为主。

(四)诊断

近期服药史、严重疾病、大量饮酒史及临床表现可提示本病，结合急诊胃镜检查有助于诊断。必须指出的是，急诊胃镜检查须在 24~48 h 进行，超过 48 h 病变将消失。

(五)治疗

消除致病因素，积极治疗原发病。

三、急性腐蚀性胃炎

急性腐蚀性胃炎(acute corrosive gastritis)是误服或误用强酸等后引起胃黏膜广泛腐蚀而造成的急性胃炎,严重者可出现穿孔。

(一)病因

病因是吞服强酸(硫酸、盐酸)、强碱(氢氧化钾、氢氧化钠)等或其他腐蚀剂。

(二)病理

主要累及部位为食管和胃窦。主要的病理变化为黏膜充血、水肿和黏液增多。严重者可发生糜烂、溃疡、坏死,甚至穿孔,晚期病变愈合后可能出现消化道狭窄。

(三)临床表现

急性腐蚀性胃炎病变程度及临床表现与腐蚀剂的种类、浓度、吞服量、胃内有无食物贮存、与黏膜接触时间长短等因素有关。吞服腐蚀剂后,最早出现的临床症状为口腔、咽喉、胸骨后及中上腹部剧烈疼痛,常伴有吞咽疼痛、咽下困难、频繁的恶心呕吐。严重者可呕血,呼吸困难,发热,血压下降。食管穿孔可引起食管气管瘘及纵隔炎,胃穿孔可引起腹膜炎。与腐蚀剂接触后的消化道可出现灼痂。在急性期过后,后期的主要临床症状为梗阻,患者可逐渐形成食管、贲门或幽门瘢痕性狭窄,也可形成萎缩性胃炎。

(四)诊断

各种腐蚀剂中毒的处理不同,因此在诊断上重要的是明确腐蚀剂的种类、吞服量与吞服时间;检查唇与口腔黏膜痂的色泽,如黑色痂提示腐蚀剂为硫酸,灰棕色痂提示腐蚀剂为盐酸,深黄色痂提示腐蚀剂为硝酸,腐蚀剂为醋酸,呈白色痂,而强碱可使黏膜呈透明水肿;同时要注意呕吐物的色、味及酸碱反应;必要时收集剩余的腐蚀剂进行化学分析,对于鉴定其性质最为可靠。在急性期内,避免 X 线钡餐及胃镜检查,以防出现食管或胃穿孔。

(五)治疗

腐蚀性胃炎是一种严重的急性中毒,必须积极抢救。服毒后除解毒剂外不进其他食物,严禁洗胃,以避免穿孔。若服强酸,可给牛奶、蛋清或植物油,但不宜用碳酸氢钠中和强酸,以产生二氧化碳,导致腹胀甚至胃穿孔。若服用强碱,可给予食醋或适量果汁。常给予抗菌药物以防感染。应该静脉足量给予抑酸药物,维持到口服治疗,以减少胃酸对胃黏膜病灶的损伤。发生食管狭窄时,可用探条扩张或内镜下球囊扩张。

四、急性化脓性胃炎

本病在临床上较为少见,多继发于全身系统性感染或全身免疫功能低下引起的感染,多由化脓性细菌通过血液或淋巴循环至胃黏膜下层,引起急性炎症,并可扩展至胃壁全层,又称急性蜂窝织炎性胃炎。严重者可发生穿孔。

(一)病因

急性化脓性胃炎是由化脓菌侵犯胃壁所致,致病菌以溶血性链球菌多见,约占70%,其次为金黄色葡萄球菌、大肠杆菌、产气荚膜菌、肺炎球菌等。细菌侵入胃壁的途径如下:

(1)胃溃疡、慢性胃炎、胃憩室、胃癌等,可致胃黏膜损伤,吞下的致病菌可通过受损的黏膜侵犯胃壁。

(2)有败血症、感染性心内膜炎、骨髓炎等疾病时,致病菌通过血流进入胃壁。

(3)有胆囊炎、腹膜炎时,致病菌可通过淋巴系统进入胃壁。

(二)病理

出现严重化脓性炎症时,黏膜下层大量中性粒细胞浸润,黏膜坏死,血栓形成,出血。本病可累及全胃,但很少累及贲门或幽门,最常见于胃远端1/2。

(三)临床表现

本病以全身败血症和急性腹膜炎症为主要临床表现。通常表现为上腹部疼痛、寒战、高热。常伴有恶心、呕吐,呕吐物常混有胆汁,少部分患者可呕吐出脓血样物,具有诊断价值。可并发胃穿孔、腹膜炎、血栓性门静脉炎及肝脓肿。

(四)治疗

治疗急性化脓性胃炎成功的关键在于早期诊断。治疗措施包括早期给予足量抗生素,纠正休克、水与电解质紊乱等。形成局限性脓肿而内科保守治疗无效时,可考虑胃部分切除。

(李慧敏　崔瑛蕾)

第二节　慢性胃炎

一、病因与发病机制

慢性胃炎的病因迄今尚未完全阐明。研究人员一般认为物理性、化学性及生物性有害因素持续反复作用于易感人体即可引起胃黏膜慢性炎症。已明确的病因包括以下几方面。

(一)Hp 感染

早在 1874 年,Bottchen 就发现人的胃黏膜内有一种螺旋状的微生物。1939 年,Boenges 在尸检中发现 48% 的胃黏膜切片中存在数种不同类型的螺旋状杆菌。但早期研究人员不认识胃内这种螺旋状微生物,不明确其与临床的联系,故未予以重视。1983 年,Warren 和 Marshall 从慢性胃炎患者的胃黏膜中分离并培养出 Hp,并认为此菌与慢性胃炎之间有密切关系。此后多国学者开展了大量研究,发表了数以千计的研究报道。

大量研究资料表明,Hp 的感染率与慢性胃炎的发病率大致呈平行关系,而 Hp 相关性胃炎患者经有效抗菌药物治疗根除 Hp 之后,其临床症状与病理改变有所好转,且健康志愿者人体试验亦证实口服 Hp 可引发胃黏膜明显炎症改变,并出现上腹痛、恶心、呕吐等症状,因此,目前研究人员认为 Hp 感染是慢性胃炎的一个重要病因。

慢性胃炎患者胃黏膜中 Hp 的检出率高低与胃炎活动与否有关。国内外的研究资料均表明,慢性活动性胃炎患者的 Hp 检出率较高,可达 90%,而非活动者 Hp 检出率较低。不同部位胃黏膜的 Hp 检出率不完全相同,胃窦部的检出率高于胃体部。现有的资料提示 Hp 感染与慢性胃炎患者的临床症状之间无明确关系。无症状慢性胃炎患者的 Hp 检出率可达 35%~72%,而有明显症状慢性胃炎患者的 Hp 检出率并不一定很高。但越来越多的研究表明,胃炎的病理组织学改变与 Hp 感染的程度轻重有关,尤其在活动性胃炎中,胃黏膜的炎症越重,Hp 的数量越多。Hp 作为慢性胃炎的病原菌,其致病因素可能包括以下几方面。

(1)物理性:Hp 呈螺旋形状、具有鞭毛结构,其活跃的能动性使细菌能快速穿过胃腔内酸性环境和黏液层,且动力强的 Hp 菌株毒力亦强,能产生空泡细胞毒素,引起细胞空泡变性。50%~60% 的 Hp 分离株培养上清液中可检出毒素。悉生乳猪感染实验表明,Hp 的动力越强,致病性越大,但在自然感染的人类,细胞毒素可能是一种重要致病因素。

(2)化学性:Hp 能产生多种毒性酶,破坏胃黏膜表面黏液层结构,损伤其屏障功能。如尿素酶对胃上皮和黏液有直接毒性作用,尿素酶水解产生的氨可以扰乱胃黏膜健全的离子交换机制,引起 H^+ 向胃黏膜反渗,导致组织损伤;黏蛋白酶可使黏液分泌受抑制及黏液分泌后降解,使胃黏液黏稠度下降和渗透选择性丧失;而脂多糖能抑制层粘连蛋白受体,从而破坏上皮的完整性。此外,溶血凝脂能破坏黏液层的完整性,溶血素可损伤胃黏膜屏障。

(3)侵袭性:Hp 具有黏附活性,通过电镜观察受累的胃黏液分泌细胞,可见 Hp 与黏膜细胞紧密接触,形成"触足"样结构,使微绒毛消失和细胞骨架成分破坏。动物实验显示 Hp 仅能在胃内发现,提示 Hp 与胃的黏液分泌细胞有特殊关系。现已发现人胃黏膜上皮的磷脂酰乙醇胺系高亲和性 Hp 受体,Hp 在黏液上有靶位,可与黏液中的糖蛋白和糖脂结合,继而损伤胃黏膜屏障与黏液屏障。

(4)免疫性:Hp 感染后机体发生免疫反应,产生针对 Hp 的抗体,可造成自身的免疫损伤。

总之,Hp 感染后多种致病因素的作用,使黏液屏障受损,黏膜细胞变性坏死,大量中性粒细胞炎症性浸润,可形成腺窝脓肿,从而使腺体的再生受到极大影响。

(二)免疫因素

免疫因素与慢性萎缩性胃炎的关系较密切。以胃体萎缩为主的慢性胃炎患者的血清中常能检测出壁细胞抗体(PCA)和内因子抗体(IFA),两者均为自身抗体,在伴有恶性贫血的胃萎缩者中检出率相当高。恶性贫血属于自身免疫性疾病,其胃黏膜萎缩变薄,壁细胞显著减少或消失,黏膜固有层可见淋巴细胞浸润,而胃窦部黏膜病变较轻或基本正常。

(1)PCA:1963 年,Irvin 首先报道在恶性贫血患者的血清及胃匀浆中存在 PCA。PCA 存在于血液和胃液中,血清中 PCA 主要为 IgG,胃液中 PCA 为 IgG 或 IgA,其抗原存在于壁细胞分泌小的微绒毛膜上。PCA 具有细胞特异性,仅与壁细胞反应,而无种属特异性。在恶性贫血患者中 PCA 的阳性率可达 90% 以上,在不伴恶性贫血的萎缩性胃炎患者,PCA 的阳性率为 20%～60%,但国内报道检出率较低。全胃切除后 4～6 个月血清 PCA 滴度下降甚至消失。PCA 在少数健康人中亦能检出,20 岁以下者的 PCA 阳性率为 2%,60 岁以上者的 PCA 阳性率可达 16%。此外,在其他自身免疫性疾病中 PCA 亦能检出,阳性率为 20%～30%。

(2)IFA:血清中 IFA 属于 IgG。IFA 可分为"阻断"抗体(Ⅰ型)和"结合"抗体(Ⅱ型),前者与内因子结合后能阻断维生素 B_{12} 与内因子形成复合物,以致维生素 B_{12} 不能被吸收,后者与内因子维生素 B_{12} 复合物结合而阻碍它们在回肠壁中的吸收。在恶性贫血患者中Ⅰ型 IFA 的阳性率约 53%,Ⅱ型 IFA 的阳性率约 30%。IFA 存在于患者的血清和胃液中,但以胃液中的抗体作用较强,血中抗体作用较弱。血 IFA 的存在并不能决定有无维生素 B_{12} 吸收障碍。IFA 具有特异性,通常仅见于胃萎缩伴恶性贫血者。

(3)胃泌素分泌细胞抗体:虽然研究人员一般认为 B 型萎缩性胃炎与免疫因素的关系不大,但 1979 年 Vandelli 等发现部分 B 型萎缩性胃炎患者的血清中存在胃泌素分泌的细胞抗体(GCA)。在 106 例患者中 8 例 GCA 阳性,而 35 例 A 型萎缩性胃炎及 51 例恶性贫血患者的 GCA 全部阴性。目前 GCA 的致病作用尚不清楚,仍需更多研究资料证实。

(4)延迟型变态反应:胃萎缩除有自身抗体参与外,尚有延迟型变态反应。将患者的淋巴细胞做组织培养时,如加入胃黏膜匀浆或内因子,可使淋巴细胞转化为淋巴母细胞。将萎缩性胃炎患者的胃液或胃黏膜匀浆免疫犬,可引起胃黏膜变性和炎症病变,淋巴细胞和浆细胞大量浸润,甚至还可出现 PCA,壁细胞数量明显减少,从而制成胃炎的动物模型,但这种萎缩性胃炎的变化是可逆的。

(5)B 淋巴细胞功能亢进:有学者报道 A 型萎缩性胃炎患者血清 IgA 与 IgM 水平升高,B 型萎缩性胃炎患者血清 IgG、IgA 与 IgM 水平均显著高于正常人,提示萎缩性胃炎患者有 B 淋巴细胞功能亢进。其可能原因系胃黏膜屏障受损后胃内食物或微生物等抗原物质通过受损的黏膜屏障刺激机体免疫系统,引起免疫反应而产生抗体。研究人员一般认为,免疫所引起的损伤是继发的。内源性或外源性等各种有害因素引起胃黏膜损伤,壁细胞抗原释出并致敏免疫细胞,引起免疫反应,造成胃黏膜慢性炎症;继而通过体液免疫产生抗体(PCA),PCA 在壁细胞内形成抗原抗体复合物,在补体的参与下不断破坏壁细胞。如果免疫反应持续进行,最终将因壁细胞数量显著减少,抗原消耗殆尽。由于缺乏壁细胞抗原的刺激,免疫反应也就终止。因此,在胃萎缩时,固有层内炎症细胞浸润较轻或缺如。

(三)刺激性物质

长期服用 NSAID(如水杨酸盐和保泰松),可引起慢性胃黏膜损害;食物过冷、过热、过酸、过辣、过咸,或经常暴饮暴食,长期饮用浓茶、长期酗酒、吸烟等均可引起慢性胃炎。烟草酸可直接作用于胃黏膜,也可通过胆汁反流而致病。乙醇饮料可使胃黏膜产生红斑和糜烂损伤。动物实验表明胃内乙醇浓度超过14%即可破坏胃黏膜屏障,黏膜损伤的程度与乙醇的浓度及接触时间有关。乙醇不仅增加 H^+ 反弥散,破坏黏膜内和黏膜下的正常组织结构,还可影响正常的能量代谢,从而破坏细胞功能。此外,乙醇亦可刺激胃酸分泌而加重胃黏膜损伤。但有学者认为,低浓度的乙醇对胃黏膜不但无害,反而有保护作用。其机制系低浓度的乙醇可提高胃黏膜的前列腺素水平,从而对胃黏膜产生保护作用。近来有学者认为辣椒刺激能促使胃黏膜合成和释放前列腺素,继而具有细胞保护功能。有报道证实,4%、8%、12%、16%及20%的辣椒煎剂对 0.6 mol/L 盐酸诱发的大鼠胃黏膜损伤均有明显保护作用。

(四)十二指肠液反流

幽门括约肌功能失调可使十二指肠液反流,而十二指肠液中含有胆汁、肠液和胰液。胆盐可减弱胃黏膜屏障对离子的通透功能,胆盐在胃窦部可刺激 G 细胞释放胃泌素,增加胃酸分泌。H^+ 通过损伤的黏膜屏障反弥散进入胃黏膜引起炎症变化,H^+ 亦能刺激肥大细胞,使组胺分泌增加,引起胃壁血管扩张及淤血,炎症渗出增多,使得慢性炎症持续存在并形成恶性循环,这也是慢性胃炎难治的原因之一。幽门括约肌的正常功能与促胰液素、胆囊收缩素(CCK)及胃泌素之间的平衡密切相关。当胃泌素分泌增加,而促胰液素、CCK 分泌绝对或相对减少时,产生平衡失调,导致幽门括约肌功能不全,从而使十二指肠液反流入胃。

(五)胃窦内容物潴留

任何原因引起的胃窦内容物不能及时排空或长期潴留于胃内,都可通过释放过多胃泌素而引起胃窦部的浅表性胃炎,但慢性炎症可广泛存在。如胃石症患者常并发慢性胃炎。

(六)细菌、病毒和/或其毒素

急性胃炎之后胃黏膜损伤可经久不愈,如反复发作可发展为慢性浅表性胃炎。牙及齿龈、扁桃体及鼻窦等的慢性感染灶的细菌或毒素吞入胃内,对胃黏膜长期刺激也可引发慢性胃炎。慢性肝病患者常有慢性胃炎的临床表现,有学者证实乙型肝炎患者的胃黏膜内存在乙型肝炎病毒的抗原抗体复合物。

(七)年龄因素

慢性胃炎与年龄关系密切。随着年龄的增长,萎缩性胃炎和肠腺化生的发生率逐渐升高,病变程度不断加重,范围变广,但炎症细胞浸润的程度似与年龄关系不大,因此有学者认为,萎缩性胃炎是老年人胃黏膜的退行性变,属于一种半生理现象。

(八)遗传因素

恶性贫血家庭成员中严重萎缩性胃炎发生的危险性是随机人群的 20 倍,提示有遗传因素的影响。有学者认为其中起作用的是一种常染色体显性遗传基因。萎缩性胃炎亦有家庭聚集现象,但是否与遗传易感性有关尚需进一步研究。

二、病理

慢性胃炎的病理变化主要局限于黏膜层,极少累及黏膜下层。慢性炎症长期存在可引起腺体破坏和肠腺化生,使浅表性胃炎逐渐发展为萎缩性胃炎。通常许多患者同时存在浅表性胃炎与萎缩性胃炎,两者无严格的区分界限。当胃底腺完全萎缩并由化生腺体替代,而胃窦黏膜尚正常时,则为胃萎缩,见于 A 型胃炎患者。

(一)基本病变

(1)细胞浸润:正常胃黏膜固有层仅有极少数的单核细胞。有慢性炎症时以浆细胞、淋巴细胞浸润为主,如果出现中性粒细胞浸润,提示慢性炎症有活动性,嗜酸粒细胞浸润较少见。通常炎症细胞浸润要深达黏膜层的 1/2 以上才有意义。根据炎症细胞的浸润程度可将炎症分为轻、中、重度。浸润累及 1/3 胃小凹和表面上皮为轻度,累及 1/3~2/3 胃小凹和表面上皮为中度,累及 2/3 以上胃小凹和表面上皮则为重度。

(2)白细胞游走:在腺窝上皮或腺管上皮细胞间可见成团的白细胞向外游走,最后排到腺窝,可形成中性粒细胞管型。当上皮间有较多中性粒细胞浸润积聚时,可形成小窝脓肿,且表面上皮可见糜烂、黏液积聚,固有层呈充血、水肿,甚至灶性出血。这些都是炎症活动性的表现。

(3)固有腺萎缩:固有腺数量减少,黏膜层变薄,但固有层中纤维组织、黏膜肌和淋巴滤泡常增生。据固有腺减少的程度,萎缩可分为轻度(腺体减少 1/3 以内)、中度(腺体减少 1/3~2/3)、重度(腺体减少 2/3 以上)。

(4)肠腺化生:几乎所有萎缩性胃炎的萎缩区均可见肠腺化生,轻者仅见少数上皮出现,重者胃固有腺完全由肠化腺体替代,甚至见到肠绒毛形成。据组织学及细胞形态学,可将肠腺化生分为吸收上皮化生、杯状上皮化生、潘氏细胞化生及假幽门腺化生,假幽门腺化生系与幽门腺类似的黏液分泌细胞取代了壁细胞和主细胞所致。肠腺化生后,细胞的中性黏液减少或消失,而由酸性黏液取代。细胞的刷状缘出现小肠所具有的酶类,如双糖酶、碱性磷酸酶。细胞的甲胎蛋白、癌胚抗原表达增加。根据化生病变的程度,肠腺化生可分为完全性(成熟型)和不完全性(不成熟型)。不典型增生常起源于不完全化生区,因此不完全性化生与胃癌的发生可能有一定关系。通常肠腺化生是机体的一种适应性反应,其高发于正常老年人中,因此有学者认为肠腺化生是胃黏膜的一种退行性变。以往有学者将肠腺化生分为结肠型与小肠型,认为结肠型肠腺化生与胃癌关系较为密切,但有学者持反对观点。

(5)不典型增生(又称异型增生):系细胞再生过程中丧失正常分化的过度增生,形态学上表现为细胞的异型性和腺体结构的紊乱。不典型增生可发生于肠腺化生或非肠腺化生黏膜,故有肠型与胃型之分。1978 年,世界卫生组织胃癌专家会议将不典型增生认定为癌前病变,并根据异型程度分为轻、中、重度。轻度不典型增生形态学表现为腺管结构轻度不规则,排列紊乱或疏密不匀,主要分布于黏膜浅层,杯状细胞减少,核深染,呈椭圆形或杆状,体积稍增大,核排列密集,位于细胞基底侧。轻度不典型增生常可逆转,有时与胃黏膜炎症再生性变化,不易区别。中度不典型增生的形态学表现为腺管结构不规则,呈分枝状,形态大小不一,呈灶状紧密排列,但界线清楚,深部常见囊状扩张的腺管。上皮细胞呈颗粒状,若为胃型,则胞质内分泌物减少或消失,如为肠型,则杯状细胞甚少或仅见残迹。核深染,呈椭圆形或杆状,核密集排列于细胞基底侧,但排列略显紊乱。中度不典型增生可为良性,但亦可为癌前病变。重度不典型增生的腺管结构紊乱,形态大小不一。上皮细胞呈柱状或立方形。如为胃型,则分泌空泡几乎消失,如为肠型,则不见杯状细胞及潘氏细胞。核质比例增大,核深染或呈疏松网状,类圆形或杆状,多为复层及假复层排列。重度不典型增生有时不易与癌变区别,应密切观察。

(6)囊性变:由于腺管的破坏、修复、萎缩及纤维化,可使腺窝颈部出现梗阻从而引起腺管的继发性单纯性扩张,形成囊性变,多见于萎缩性胃炎。

(7)纤维化:是黏膜组织破坏后的修复过程,在腺萎缩时常见。正常黏膜固有层不出现纤维化表现。

(二)病变程度

根据病变程度及范围,通常将慢性胃炎分为浅表型及萎缩型,但其仅为同一病理过程的不同阶段,在病变程度上有所差异而已。病变由浅表发展到萎缩所需时间长短不一,有报道称浅表性胃炎可持续 10～20 年。但相当多的患者兼有浅表性与萎缩性胃炎,二者无严格的区分界限。慢性胃炎开始总是灶性的,且不同部位的严重程度不一致,甚至在同一活检标本中病变程度不均一,因而可出现内镜下表现与病理诊断的不一致。通常情况下胃窦部炎症、萎缩及肠腺化生的病变程度重于胃体,小弯侧炎症、萎缩及肠腺化生的病变程度重于大弯侧。浅表性胃炎病变局限在黏膜的上 1/3,不影响腺管,炎症可使上皮层出现变性、坏死、糜烂或出血。上皮增厚,核分裂象明显增多。腺窝固有层可见白细胞浸润、游走及管型形成。当炎症范围扩大,累及黏膜全层,腺体数目减少甚至消失,则为萎缩性胃炎。当腺体萎缩不明显但炎症细胞浸润波及黏膜全层,则为间质性胃炎。当胃底腺完全萎缩,全部为化生腺体替代,而胃窦黏膜尚属于正常,则称为胃萎缩。当萎缩和肠化严重,但炎症细胞浸润反而减轻,提示疾病趋于静止。判断浅表性或萎缩性的病变程度,应以胃体的病理变化为准。由于胃窦黏膜本身即可见较多的单核细胞,而幽门腺腺窝占整个黏膜层的 1/2,且腺体短而稀疏,故病变程度的判断较为困难。通常所谓"胃窦炎"的诊断只能说明病变的部位,而不能判断病变的性质及其程度。

三、分型

慢性胃炎的分类方法很多。早在 1947 年,Schindler 根据半曲式胃镜所见及盲目活检结果,将慢性胃炎分为原发性与继发性,原发性者又分为浅表型、萎缩型及肥厚型,这一分类方法沿用甚久。20 世纪 70 年代,纤维内镜广泛应用于临床以后不断有学者提出新的胃炎分类法,其中意义深远,影响广泛的如下:

(一)Strickland 分类

1973 年,Strickland 和 Mackay 根据病变部位将慢性萎缩性胃炎分为 A、B 型。A 型主要为胃体部弥漫性萎缩,壁细胞抗体阳性,可发展为恶性贫血,但胃窦黏膜基本正常;B型炎症主要在胃窦部,而胃体部无明显萎缩,壁细胞抗体阴性。Strickland 分类通过自身免疫的角度解释了萎缩性胃炎的发病机制,在一定程度上有助于预后分析,如 A 型患者可发展为恶性贫血,B 型患者有恶变的可能。但由于我国患病人群无论壁细胞抗体是否呈阳性,炎症均很少局限于胃窦或胃体,故此分类不完全符合我国患病人群慢性胃炎的情况,国内基本未采用。

(二)Whitehead 分类

Whitehead 根据炎症所涉及的胃壁腺体、炎症的程度与活动性,以及是否存在化生等内容对慢性胃炎进行分类。由于 Whitehead 分类未提供 Hp 感染及不典型增生的情况,其实用性较局限。

1983 年,我国慢性胃炎学术会议建议将慢性胃炎分为浅表性胃炎、慢性萎缩性胃炎、肥厚性胃炎。慢性浅表性胃炎胃黏膜层有慢性炎症性病理变化,病变可以侵及黏膜的浅层或全层但无腺体萎缩。胃镜下浅表性胃炎的黏膜可有以下表现:水肿、花斑(以红为主的红白相间)、黏膜脆弱、渗出、糜烂(分为平坦型和隆起型)、皱襞增生、黏膜下出血、黏膜不平、黏膜出血、肠上皮化生(呈灰白色鳞片状或点状或绒毛状)。胃镜下慢性萎缩性胃炎除可有慢性浅表性胃炎的各种表现外,尚有以下表现:皱襞萎缩血管显露,黏膜粗糙不平。慢性萎缩性胃炎的诊断主要依靠病理检查,病理组织学有腺体萎缩才能确诊,肉眼与病理符合率仅 30%～60%。胃镜下可见肥厚性胃炎患者的胃底胃体黏膜皱襞明显粗大肥厚,以大弯侧最明显。充气时皱襞不能展平,黏膜发红,黏液增多,隆起的皱襞可呈息肉样。病理检查要报告每块活检标本的组织学变化,慢性萎缩性胃炎的病理诊断标准:同一部位(胃窦/胃体)的 2 块或 2 块以上活检标本都有萎缩和/或肠上皮化生(肠化)时,可以诊断为慢性萎缩性胃炎。我国已广泛使用此分类法。实践证明,该分类方法实用、简捷。但对病变程度未进行描述,

(三)悉尼分类

1990 年,Misiewicz 和 Tytgat 在悉尼召开的第 9 届世界胃肠病学大会上提出一种新的胃炎分类法,它由组织学和内镜两部分组成。组织学以病变部位为核心,确定 3 种基本诊断:①急性胃炎;②慢性胃炎;③特殊类型胃炎。而以病因学和相关因素为前缀,形态学描述为后缀,并对炎症、活动度、萎缩、肠化及 Hp 感染分别给予程度分级。内镜部分以肉眼所见的描述为主,并区分病变程度,确立了 7 种内镜下的胃炎诊断。此分类把病因相关病原组织学及内镜均纳入诊断,不再将慢性胃炎分成萎缩性和浅表性,而将腺体萎缩视为慢性胃炎的病理变化之一,使诊断更为全面完整,也有利于临床及病理研究的标准化。但是,悉尼分类法未将不典型增生这一癌前病变列入,且临床上准确的病因诊断亦难做到,因而尚有进一步探讨的问题。

(四)井冈山分类

2000 年 5 月,中华医学会消化病学分会在江西井冈山举行了慢性胃炎研讨会,经过多数专家讨论,结合我国的实际情况和悉尼系统慢性胃炎分类法,据临床、内镜和病理组

织学结果对慢性胃炎进行分类。

1. 慢性胃炎的内镜检查和分类

(1)分类:内镜下慢性胃炎分为浅表性胃炎(又称非萎缩性胃炎)和萎缩性胃炎,如果同时存在平坦糜烂、隆起糜烂或胆汁反流,则诊断为浅表性或萎缩性胃炎伴糜烂或伴胆汁反流。

(2)病变的分布和范围:胃窦、胃体和全胃。

(3)诊断依据:浅表性胃炎表现为红斑(点、片状、条状),黏膜粗糙不平,有出血点/斑;萎缩性胃炎表现为黏膜呈颗粒状,黏膜血管显露,色泽灰暗,皱襞细小。

(4)诊断书写格式:除表明胃炎类型和分布范围外,也应尽量描述病因。

2. 慢性胃炎的病理诊断标准和分类

(1)活检取材:①用于研究时,活检部位定位为5点,距离幽门环2~3 cm的幽门窦部、小弯及大弯共2点;距离胃角4 cm的小弯及距贲门8 cm的大弯共2点;胃角部1点。对可能或肯定存在的病灶要另取。标本要足够大,达到黏膜肌层。②用于临床时,建议取2~3块,在胃窦小弯取1块(或在大弯取1块),在胃体小弯取1块。③须将不同部位的标本分开装瓶。④须向病理科提供取材部位、内镜所见和简要病史。

(2)特殊染色:①炎症明显而Hp在正常苏木精-伊红染色(HE染色)下观察不到时,可以用吉姆萨(Giemsa)染色或革兰氏染色、银染色、免疫染色以行鉴定。②如认为肠化有必要,可作阿尔辛蓝-过碘酸希夫(AB-PAS)染色和高铁二胺-先爱蓝(HID-AB)染色。

(3)组织学分级标准:有5种形态学变量要分级(Hp、慢性炎症、活动性、萎缩和肠化),分为无、轻度、中度和重度4级(或0、+、++、+++)。分级方法用下列标准和/或并用悉尼系统直观模拟评比法。①Hp:观察胃黏膜黏液层、表面上皮、小凹上皮和腺管上皮表面的Hp。无,特殊染色片上未见Hp。轻度,特殊染色偶见或小于标本全长的1/3,有少数Hp。中度,Hp分布超过标本全长1/3而未达2/3或连续性、薄而稀疏地存在于上皮表面。重度,Hp成堆存在,基本分布于标本全长。肠化黏膜表面通常无Hp定植,所以标本全长要扣除肠化区。②活动性:慢性炎症背景上有中性粒细胞浸润。轻度,黏膜固有层中少数中性粒细胞浸润。中度,中性粒细胞较多存在于黏膜层,可见于表面上皮细胞、小凹上皮细胞或腺管上皮细胞间。重度,中性粒细胞较密集,或除中度所见外还可见小凹脓肿。③慢性炎症:根据慢性炎症细胞的密集程度和浸润深度分级,两者以前者为主。正常单个核细胞每高倍镜视野不超过5个,如数量略超过正常值而内镜下无明显异常,病理诊断为无明显异常。轻度,慢性炎症细胞较少并局限于黏膜浅层,不超过黏膜层的1/3。中度,慢性炎症细胞较密集,超过黏膜层的1/3,达到2/3。重度,慢性炎症细胞密集,占据黏膜全层。算密集程度时要避开淋巴滤泡及其周围的淋巴细胞区。④萎缩:指胃的固有腺体减少,幽门腺萎缩是指幽门腺减少或由肠化腺体替代,胃底(体)腺萎缩是指胃底(体)腺假幽门腺化生、肠化或腺体本身减少。萎缩程度以固有腺体减少来计算。轻度,固有腺体数减少不超过原有腺体的1/3,大部分腺体仍保留。中度,固有腺体数减少超过1/3,但未超过2/3,残存腺体分布不规则。重度,固有腺体数减少超过2/3,

仅残留少数腺体,甚至完全消失。标本过浅,未达黏膜肌层者不能诊断为萎缩,要剔除胃窦部少数淋巴滤泡(不算萎缩),但胃体黏膜层出现淋巴滤泡,要考虑萎缩。⑤肠化:肠化部分占腺体和表面上皮总面积的 1/3 以上为轻度,占 1/3～2/3 为中度,占 2/3 以上为重度。⑥其他组织学特征:分为非特异性和特异性,不需要分级,出现组织学特征时要注明。非特异性组织学特征包括出现淋巴滤泡、小凹上皮增生、胰腺化生和假幽门腺化生等;特异性组织学特征包括肉芽肿、集簇性嗜酸粒细胞浸润、明显上皮内淋巴细胞浸润和出现特异性病原体等。假幽门腺化生是胃底腺体萎缩的标志,判断时要核实取材部位。异型增生分轻度、中度和重度 3 级。有萎缩及肠上皮化生时,要记明其分布(弥漫性/多灶性)。

(4)病理诊断报告:诊断包括部位特征和形态学变化程度,有病因可循的要报告病因。萎缩性胃炎的暂定病理诊断标准:同一部位(胃窦或胃体、胃角标本作胃窦计算)的 2 块或 2 块以上活检标本都有萎缩和/或肠化时,可以诊断为萎缩性胃炎;仅 1 块标本有萎缩和/或肠化,应诊断为慢性胃炎伴萎缩和/或肠化。胃窦和胃体都有炎症的慢性胃炎不再称全胃炎而称慢性胃炎;但当胃窦和胃体炎症程度相差两级或以上时,应加上"为主"的修饰词,即"慢性(活动性)胃炎,以发生在胃窦为主"。本分类法较 1983 年的原版增加了如下内容:①依据炎症和萎缩的类型进行胃炎分型。②修订了活检部位。③对于炎症、活动度、萎缩、肠上皮化生和 Hp 密度,按程度划分为正常、轻度、中度、重度(显著),并列出了范例。④提及了急性胃炎。⑤指出了实践应用中的注意事项。慢性胃炎的定位分为幽门窦部及体部,评价有无变化。如慢性胃炎程度不同,应当记述占优势(即更严重)的部位。在新版系统中,根据炎症及萎缩、肠上皮化生类型对胃炎进行分类的标准略有不同。但临床诊断和病理诊断仍常常不能完全一致。

合并胃黏膜糜烂者可出现少量或大量上消化道出血,表现以黑便为主,持续 3～4 d 自动停止,长期少量出血可引发缺铁性贫血。上消化道出血患者的急诊内镜检查结果表明 30%～40% 的出血由慢性胃炎引发。慢性胃炎合并胃萎缩者可出现贫血、全身疲软衰弱、神情淡漠等症状。但有相当一部分慢性胃炎患者可无任何临床症状。慢性胃炎的体征多不明显,少数患者可出现上腹轻压痛。此外无特殊体征。

四、实验室检查

(一)五肽胃泌素胃酸分泌试验

皮下或肌内注射五肽胃泌素($6 \mu g/kg$ 体重)可引起胃的最大泌酸反应,从而对胃黏膜内的壁细胞数做出大致估计。五肽胃泌素刺激后连续 1 h 的酸量为最大酸量(MAO),2 个连续 15 min 最高酸量之和乘以 2 为高峰酸量(PAO)。据国内文献报道我国正常人 MAO、PAO 为 16～21 mmol/h,推算壁细胞数为 7 亿～8 亿,较西方人略少。有慢性胃炎时 MAO 与 PAO 均可降低,尤以萎缩性胃炎明显。五肽胃泌素刺激后,如胃液 pH>7.0,称无胃酸,pH>3.5,称低胃酸。前者提示胃萎缩的诊断。

(二)24 h 胃内 pH 连续监测

通过胃腔内微电极连续测定胃内 pH,可了解胃内 24 h 的 pH 变化。正常人 24 h 胃内 pH 很少高于 2.0,餐后 pH 升高,夜间 pH 最低,而在清晨又开始升高。慢性胃炎患者 pH>3.0 时间较长,尤以夜间为甚,部分患者进餐后 pH 升高持续时间长,提示慢性胃炎患者的胃酸分泌功能减低。由于 pH 代表 H^+ 的活性而非浓度,故 pH 测定不能反映酸量,不能代替 MAO 与 PAO 的测定。

(三)胃蛋白酶原测定

胃蛋白酶原系一种由胃底腺分泌的消化酶前体,据其电泳迁移率不同可分为胃蛋白酶原 Ⅰ 及胃蛋白酶原 Ⅱ,前者由主细胞和颈黏液细胞分泌,后者除由前述细胞分泌外还来源于胃窦及十二指肠的 Brunner 腺。在胃液、血液及尿中均可测出胃蛋白酶原,且其活性高低基本与胃酸平行,抑制胃酸的药物亦能抑制胃蛋白酶原活性。萎缩性胃炎血清胃蛋白酶原 Ⅰ 及胃蛋白酶原 Ⅰ 与胃蛋白酶原 Ⅱ 的比值明显降低,且降低程度与胃底腺萎缩范围及程度呈正相关,与活组织病理检查结果常常吻合。因此,胃蛋白酶原活性检测对萎缩性胃炎的诊断及随访有一定意义。

(四)胃泌素测定

胃泌素由胃窦 G 细胞及胰腺 D 细胞分泌,是一种重要的旁分泌激素,能最大限度地刺激壁细胞分泌盐酸,改善胃黏膜血液循环,营养胃黏膜,并能保持贲门张力,防止胃内容物向食管反流,具有多种生理功能。正常人空腹血清胃泌素含量为 30~120 pg/mL。萎缩性胃炎患者的血清胃泌素水平可在一定程度上反映胃窦部的炎症程度。胃窦部黏膜炎症严重者胃泌素水平常降低,而胃窦部黏膜基本正常者的空腹血清胃泌素水平常升高。胃萎缩伴恶性贫血者,空腹血清胃泌素可高达 500~1 000 pg/mL。

(五)内因子的测定

内因子由壁细胞分泌,壁细胞数的减少导致内因子分泌减少,由于正常人壁细胞分泌的内因子量大大超过了促进维生素 B_{12} 吸收所需含量,因此,慢性胃炎患者胃黏膜受损导致胃酸分泌减少时,内因子的分泌量一般仍能维持机体需要。胃萎缩伴恶性贫血患者的血清中出现抗内因子抗体,它与内因子或内因子维生素 B_{12} 复合物结合,导致维生素 B_{12} 的吸收障碍,因此内因子的测定有助于恶性贫血的诊断。

(六)自身抗体检测

胃体萎缩性胃炎患者血清 PCA 及 IFA 可呈阳性,对诊断有一定帮助。血清 IFA 阳性率较 PCA 阳性率低。两者的检测对慢性胃炎的分型与治疗有一定帮助。此外,胃窦萎缩性胃炎患者血清中 GCA 可出现阳性,而恶性贫血患者血清中 GCA 常为阴性。

(七)Hp 检测

目前已有多种 Hp 检测方法,包括胃黏膜直接涂片染色、胃黏膜组织切片染色、胃黏膜培养、尿素酶检测、血清 Hp 抗体检测及尿素呼吸试验。其中,尿素酶检测简便快速,而尿素呼吸试验为一种结果准确的非侵入性诊断方法。慢性胃炎患者胃黏膜中 Hp 阳性率的高低与胃炎活动与否有关,且不同部位的胃黏膜 Hp 的检出率不相同。Hp 的检测对慢性胃炎患者的临床治疗有指导意义。

(八)胃运动功能检测

慢性胃炎患者常出现餐后上腹不适、饱胀、嗳气等胃肠运动功能障碍的表现,其机制可能是胃容受性舒张功能障碍,胃窦运动功能失调,胃与十二指肠运动缺乏协调性或胃远端对食物的研磨能力降低。胃运动功能检测能反映胃容纳食物的能力、胃对不同类型食物排空的速度、胃窦在消化期与消化间期的运动状况及是否存在逆向运动。目前常以胃排空率测定反映胃运动功能,可通过进食标记食物,在餐后不同时间测定胃内标志物量,从而进行推算。具体方法可用放射性核素标记液体或固体食物,用 γ 照相机在连续扫描中确定胃的轮廓,对胃内放射性核素进行计数,画出胃排空曲线;亦可进食不透 X 线的标记食物,然后定时观察胃内存留的标志物量,测算出胃排空率。目前研究人员认为,核素法测定胃排空方法较简便,患者接受射线量甚小,结果较其他胃排空检测方法更可靠。

(九)X 线钡剂造影检查

上消化道 X 线钡剂造影检查对慢性浅表性胃炎的诊断帮助不大。对临床上怀疑有慢性胃炎的患者不应将 X 线检查作为主要的筛选方法。对经内镜检查诊断为慢性胃炎的患者,X 线钡剂造影检查可用于定期随访以了解治疗的结果。

(十)内镜检查

1. 浅表性胃炎的内镜表现

(1)充血黏膜色泽较红:常为局限的斑片状或线状,有时呈弥漫性,充血的边缘模糊,渐与邻近黏膜融合。

(2)水肿黏膜水肿:反光强,有肿胀感。潮红的充血区与苍白的水肿区相互交叉,显示出红白相间,以充血的红相为主,或呈花斑状。

(3)黏液斑因黏液分泌增多附着在黏膜上,呈白色或灰白色,且不易剥脱。一旦黏液斑脱落,可见黏膜表面充血发红,或伴有糜烂改变。

(4)出血点黏膜易出血:可有出血点或出血斑。

(5)糜烂:可见黏膜浅小缺损的糜烂区,边缘轻度充血,底部覆盖灰黄色薄苔。糜烂区域可大可小,形态常不规则。

2. 萎缩性胃炎的内镜表现

萎缩性胃炎可由浅表性炎症长期迁延不愈转变而来,因而在内镜检查中可见两者同时并存。萎缩性胃炎的镜下表现如下:

(1)黏膜色泽改变:多呈灰色、灰黄色或灰绿色,严重者呈灰白色。可呈弥漫性或局限性斑块分布,如果黏膜颜色改变不均匀,残留一些橘红色黏膜,则表现出红白相间,但以灰白色为主。

(2)血管显露黏膜皱襞变细变薄:黏膜下可见红色或蓝色血管显露,轻者见血管网,重者可见树枝状血管分支。当胃内充气时黏膜变薄及血管显露更加明显。

(3)增生颗粒:在萎缩的黏膜上有时可见上皮细胞增生或严重肠上皮化生形成的细小增生颗粒,偶尔可形成较大的结节。

（4）出血及糜烂：内镜触碰萎缩性黏膜易出血，可出现黏膜糜烂。

3. **新型内镜对慢性胃炎的诊断价值**

（1）放大染色内镜：放大内镜可以观察胃窦黏膜小凹开口形态变化，分辨胃体黏膜毛细血管网及集合小静脉的改变，更敏感地发现早期及微小病变。尤其是胃小凹形态改变与病理组织学存在明显相关性，在放大内镜结合黏膜染色下识别胃小凹的形态将有助于对胃黏膜病变性质的判断。

（2）内镜电子染色系统：具有电子染色系统的内镜，其外形和常规操作与普通内镜基本一致，在操作中可随时切换至电子染色系统模式用来观察病灶。常见的染色系统有以下两种：

富士能智能色素增强（FICE）系统：又称最佳谱带成像系统，是胃肠疾病诊断领域中的一项新技术。它可根据特殊波长，组合不同颜色、不同波长范围的内镜图像，从浅到深设定组织反射程度，并根据想要的波长进行图像重建，从而在胃肠疾病诊断领域中发挥独特的作用。该系统有两个优势：第一，与常规影像相比，FICE 系统在不采用放大功能的情况下，有高强度的光源，故可很容易地获得整个胃黏膜的清晰影像。第二，可以根据不同病变，从 FICE 系统的 10 种设置中选择 3 种波长，从而获得最佳成像。

奥林巴斯的窄带成像内镜（NBI）：对于附带 NBI 功能的变焦放大内镜而言，在对病灶近距离放大观察后再开启 NBI 模式，能更清晰地了解病灶表面的黏膜凹窝形态及血管等，方便对病灶进行定性与靶向活检。目前，NBI 在临床工作中的应用包括早期发现与诊断微小病灶；联合放大内镜观察其细微结构，进一步评价其特性并预测组织病理学结果；作为病灶靶向活检及内镜下治疗的定位手段。

4. **共聚焦激光显微内镜（CLE）**

该内镜由共聚焦激光显微镜安装于传统电子内镜远端头端与之组合而成，除做标准电子内镜检查外，还能进行共聚焦显微镜检查。最大的优点是在进行内镜检查的同时进行虚拟活检和实时组织学观察，实现 1 000 倍的放大倍数，达到自黏膜表面至黏膜下层 250 μm 深的扫描深度，获得病体的胃肠道黏膜、黏膜下层细胞和亚细胞结构的高清晰的荧光图像，图像具有的高分辨率可以与活检病理媲美，为体内组织学研究提供了快速而可靠的诊断工具。

（十一）胃黏膜活检

诊断慢性萎缩性胃炎的最可靠方法是在内镜检查中做病变部位黏膜的活组织检查。由于萎缩性病变常呈局灶性，故应在不同部位或同一区域做多块活检，以提高内镜诊断与病理检查结果的符合率，但内镜所见与病理结果尚难完全一致。因内镜操作上的一些技术因素（如胃内充气量、胃腔压力、物镜与黏膜的距离）可引起诊断上的差别，故多点黏膜活检对诊断甚为重要。根据萎缩性胃炎患者黏膜萎缩的程度可分为轻、中及重三级，其诊断应从胃黏膜受累的广泛程度、功能腺影响的多少及血管的显露程度等加以综合分析，不应单纯依靠局部活组织检查结果做出诊断。放大内镜、电子染色和共聚焦内镜等新型内镜靶向活检有助于提高活检的准确性。

五、临床表现

慢性胃炎的症状无特异性,且症状的轻重与黏膜的病理变化往往不一致。常见的临床表现是上腹痛与饱胀。疼痛无明显节律性,通常进食后较重,空腹时较轻,可能与胃容受性舒张功能障碍有关。此外,嗳气、反酸、恶心、早饱、上腹部不适或烧灼感亦较常见。进食硬、冷、辛辣或其他刺激性食物可引发症状,或使原有症状加重。部分患者可出现食欲不振、乏力、消瘦及头晕症状。

六、治疗

目前对慢性胃炎尚无特效疗法,通常无症状者无须进行治疗,有症状慢性胃炎患者的治疗一般包括饮食治疗、消除病因及药物治疗。

(一)饮食治疗

应避免过硬、过酸、过辣、过热、过分粗糙或有刺激性的食物和饮料(包括烈性白酒、浓茶与咖啡)。饮食应节制,少食多餐,食物应营养丰富、易消化。但亦应考虑患者的饮食习惯及爱好,制订出一套合情合理的食谱。

(二)消除病因

避免服用能损伤胃黏膜的药物,如乙酰水杨酸、保泰松、吲哚美辛及吡罗昔康(炎痛喜康)。应治疗慢性牙龈炎、扁桃体炎、鼻窦炎等慢性感染灶。对有慢性肝胆疾病、糖尿病或尿毒症等全身性疾病患者,应针对原发病进行治疗。

(三)药物治疗

目前治疗慢性胃炎的药物甚多,应根据患者的具体情况,选择以下1~2类药物。

(1)清除Hp感染的药物:Hp感染与慢性胃炎的活动性密切相关,因此对有Hp感染的慢性胃炎患者应清除Hp。枸橼酸铋钾在酸性环境中能形成铋盐和黏液组成的凝结物,涂布于黏膜表面,除保护胃黏膜外还能直接杀灭Hp;此外,Hp对多种抗生素敏感,包括甲硝唑(灭滴灵)、阿莫西林、四环素、链霉素、庆大霉素、呋喃唑酮及头孢菌素等。单一药物治疗Hp感染的清除率低,且易引起Hp耐药。目前国际上推崇三联疗法。以PPI为基础的三联疗法,即以一种PPI加甲硝唑、克拉霉素、阿莫西林中的两种。疗程为1周,其Hp清除率为95%~100%。以铋剂为基础的三联疗法,即枸橼酸铋钾、阿莫西林和甲硝唑三联治疗,其Hp清除率可高达90%,治疗以2周为一个疗程。治疗中两个突出的问题是耐药与复发,采用有些治疗方案,停药后Hp很快复发,因此目前以治疗一疗程后复查Hp阴性的百分率为清除率,停药4周后再复查,仍无Hp感染的为根除。由于我国人群无症状者Hp的感染率亦较高,但通常此时无须进行清除Hp的治疗。

(2)胃肠促动药:通过促进胃排空及增加胃近端张力而提高胃肠运动功能,可减少胆汁反流,缓解恶心、嗳气、腹胀等症状。这类药物包括甲氧氯普胺、多潘立酮、西沙比利及依托比利。由于甲氧氯普胺可引起锥体外系症状,现临床已少用。多潘立酮为外周多巴胺受体拮抗剂,极少有中枢作用,系目前广泛应用的胃肠促动药,约50%的患者的胃排空迟缓症状能得到缓解。西沙比利为 5-HT$_4$ 受体激动剂，主要功能是促进肠肌间神经丛中乙酰胆碱的生理学释放，协调并加强胃排空。临床应用显示西沙比利能明显提高慢性胃炎患者的胃肠运动功能，且停药后症状缓解能维持较长时间。依托比利是阻断多巴胺 D$_2$ 受体活性和抑制乙酰胆碱酯酶活性的胃肠促动药，在中枢神经系统的分布少，无严重药物不良反应，是治疗胃动力障碍的有效药物之一。

(3)黏膜保护剂：可增强胃黏膜屏障，促进上皮生长。此类药物包括硫糖铝、前列腺素 E、麦滋林-S、甘珀酸钠(生胃酮)、双八面体蒙脱石及胃膜素等，对缓解上腹不适症状有一定作用，但单用效果欠佳。

(4)抑酸药：多数慢性胃炎患者的胃酸 pH 偏低，因此，传统上有学者应用稀盐酸和消化酶类对萎缩性胃炎患者进行补偿治疗。但实际上我国的萎缩性胃炎多数是胃窦受累，幽门腺数量减少而胃底腺受影响较少，低酸的主要原因是胃黏膜功能减退而引起 H$^+$ 向胃壁弥散，因此部分患者服稀盐酸后觉得上腹不适症状加剧。目前对于上腹疼痛症状明显或伴有黏膜糜烂或出血的患者，应采用抑酸药进行治疗，通常能使腹痛症状明显缓解。目前常用的抑酸药包括 H$_2$RA(包括西咪替丁、雷尼替丁及法莫替丁)及 PPI(包括奥美拉唑与兰索拉唑)。兰索拉唑除能迅速缓解上腹疼痛不适外，对 Hp 亦有一定的杀灭作用。抑酸药在减轻 H$^+$ 反弥散的同时，亦促进胃泌素的释放，对胃黏膜的炎症修复起一定作用。

(5)手术治疗：胆汁反流性胃炎症状重，内科治疗无效的患者可采用手术治疗，常用的术式有胆总管空肠鲁氏 Y 形吻合术或胆道分流术。慢性萎缩性胃炎伴有重度不典型增生或重度肠化时，应考虑内镜下手术治疗，但如果为轻度不典型增生属于可逆性，可不手术。

(6)其他：目前国内应用中药方剂制成的治疗慢性胃炎的药物繁多，对缓解症状具有一定效果。此外，对合并缺铁性贫血者应补充铁剂，对合并大细胞贫血者应根据维生素 B$_{12}$ 或叶酸的缺乏情况而分别给予补充。目前研究人员认为经治疗，慢性浅表性胃炎症状可完全消失，部分患者的胃黏膜慢性炎症病理改变可完全恢复。但对于慢性萎缩性胃炎，目前的主要治疗方法是对症治疗，通常难以使萎缩性病变逆转。

(聂 淼 綦淑杰 赵钧生)

第三节 特殊类型胃炎

一、疣状胃炎

疣状胃炎又称痘疹状胃炎或慢性糜烂性胃炎，可单独发生，也常与消化性溃疡、慢性非萎缩性胃炎或萎缩性胃炎伴发。病灶多分布于幽门腺区和移行区范围(窦体交接区)，少见于整个胃体。病灶常呈圆形或椭圆形，高约 2 mm，隆起中央有凹陷性糜烂，色浅红或覆盖黄色薄苔。病因尚不明确,可能与免疫因素、淋巴细胞浸润有关,制酸治疗有一定效果。

二、巨大胃黏膜肥厚症

巨大胃黏膜肥厚症于 1888 年由 Ménétrier 首先提出,是指胃黏膜过度增生而使胃壁广泛增厚的疾病,故又称 Ménétrier 病,属于特殊类型的慢性胃炎或胃病。国内外发病率均较低。Balfer 在 8 000 具尸解病例中只发现 1 例。对此病的命名不统一,有巨大肥厚性胃炎、巨大皱襞肥厚、胃黏膜息肉样肿胀、肥厚增生性胃炎等。目前本病病因尚不明确。病变可以是局限的,也可以是广泛的。常累及的部位为胃的泌酸区,即胃底胃体的泌酸黏膜,但也可累及胃窦,甚至十二指肠近端。内镜下表现为在胃底部、胃体部黏膜皱襞巨大,呈脑回状,巨大皱襞多在大弯,肥大的皱襞可达 1.5 cm 宽,3~4 cm 高。有的呈结节状或融合性息肉状隆起,皱襞肿胀无弹性。皱襞上可有多发性糜烂或溃疡。显微镜下所见主要是表层上皮增生,胃小凹增生延长,伴明显的囊性扩张,囊可穿透黏膜,炎性细胞浸润不明显。黏膜面上发生叠褶状黏膜肌,同时血管伸入。两皱襞之间的基底黏膜可以正常,也可能变厚。胃底腺变细长,主细胞、壁细胞相对较少,代之为黏液细胞化生,可占整个黏膜的 1/3,造成低胃酸分泌,但无酸并不多见。超声胃镜能清晰地显示黏膜第二层明显增厚改变,超声图像为低回声间以无回声改变,广泛黏膜皱襞增厚时在超声内镜下可显示轮状改变,黏膜第一层、黏膜下层显示清晰。本病常见于 50 岁以上男性。临床表现有上腹痛、腹泻、贫血,便潜血常为阳性。息肉样皱襞阻塞幽门,则可发生呕吐。由于血浆蛋白从增生的胃黏膜漏到胃腔内,造成低蛋白血症和水肿,以及体重下降、乏力,甚至恶病质。本病轻症者无须特殊治疗,需定期随访。应给予有蛋白丢失症者高蛋白饮食。激素治疗无效。高酸者常诉胃痛,给予抑酸药、解痉药大多有效。长期顽固出血导致贫血,内科治疗无效时可考虑胃切除术。因本病有可能癌变,应密切观察,必要时可行外科手术治疗。

三、胃假性淋巴瘤

胃假性淋巴瘤也称反应性淋巴滤泡性胃炎、灶性淋巴组织增生或良性淋巴样增生,是胃黏膜局限性或弥漫性淋巴细胞明显增生的良性疾病。临床较少见,胃镜检查易误诊为胃癌。局限型者的胃底腺区或移行区皱襞肥厚,呈脑回状、结节状,多数中心伴溃疡,与恶性淋巴瘤相似。弥漫型者的病变主要在胃窦,黏膜糜烂或浅表溃疡,类似于Ⅱc 型早期胃癌。本病的主要病理改变是在胃黏膜固有层中有大量淋巴细胞浸润,并有生发中心,同时也常混有其他细胞(如巨噬细胞、浆细胞、多形核白细胞),这些特点与淋巴瘤不同。其淋巴组织浸润于正常组织,境界清楚,常限于黏膜层和黏膜下层,偶尔可影响全层。甚至上皮内可发现淋巴细胞。全身淋巴结不受侵犯,或仅有反应性增生。本病的临床症状无特异性,常有腹痛、恶心、呕吐、呕血或黑便的临床表现。临床特点与消化性溃疡类似。内镜下表现酷似胃癌或胃溃疡恶变。本病可能与免疫反应有关,质子泵抑制剂可愈合溃疡及糜烂,但停药后易复发。激素治疗效果不明确。如与恶性淋巴瘤难以区别,宜行手术治疗。

四、门静脉高压性胃病

门静脉高压性胃病(portal hypertensive gastropathy,PHG),是以门静脉血流量增加或阻力增加为特征的一组临床综合征,表现为胃黏膜组织内小血管扩张,而无明显炎症。血管扩张、黏膜充血、水肿是 PHG 的特征性损害,炎症浸润和腺体萎缩是次要征象。早在 1985 年,McCormack 等就报道了门静脉高压患者的胃黏膜和黏膜下血管扩张,无炎性细胞浸润,并将这些黏膜病灶称为充血性胃病(congestive gastropathy,CG)或门静脉高压性胃病。PHG 最常见的病因为肝硬化,其发病机制较为复杂。正常情况下,支配胃的动脉穿过浆膜层、肌层,在黏膜下层呈纵形分布,再分出许多细动脉,穿越黏膜肌层达黏膜表面,形成毛细血管网。毛细血管再汇成小静脉,下降至黏膜肌层后集成较大静脉,穿过黏膜下层,最终达到胃壁外静脉,回流至门静脉。胃壁在黏膜下层存在大量动静脉短路,即动静脉分流。胃处于功能期时呈闭锁状,以保证胃黏膜充足的血流供应;而处于间歇期,则动静脉分流适度开放,黏膜血流减少。门静脉高压时,门静脉压力高于胃静脉压力,胃静脉回流有障碍,因而胃微循环发生改变。随着肝硬化加重,自由门静脉压(FPP)升高,胃壁单位面积内动静脉分流密度渐进性增加,并与 FPP 上升呈正相关。机制是 FPP 上升,毛细血管静脉压增加,处于锁闭状态的动静脉分流被动开放。另外,胰高血糖素、前列腺环素、一氧化氮等含量在门静脉高压时增加,使胃小血管扩张,亦是可能原因。导致的结果:①动脉血直接灌注入静脉,经毛细血管与组织交换的有效血容量下降,黏膜处于缺氧状态,对乙醇、阿司匹林、胆汁等损伤的易感性增加;②动脉血流入静脉,再加上原有回流障碍,使胃充血、淤血;③黏膜层及黏膜下层小静脉及毛细血管扩张渗透性增加,使黏膜间质水肿。此外 Hp 可能与 PHG 有关,门静脉高压时胃黏膜处于低氧状态,有利于 Hp 生长,以导致 PHG。

内镜检查是诊断 PHG 最重要的辅助检查,有关内镜下 PHG 的分类方法有多种,较常用的有 McCormack 分类、意大利内镜协会(NIEC)分类及 Tanoue 等分类法。其中以 MeCormack 分类法较为实用,临床上应用最为广泛。MeCormack 分类法将内镜下 PHG 所见分为轻、重度。①轻度:有淡粉红色样斑点或猩红热样疹;黏膜铍襞表面条索状发红;红斑呈剥脱样或镶嵌图案样外观,即红色充血斑块,黏膜呈现细白网状,类似蛇皮样表现。②重度:有弥散性樱桃红样斑点或弥漫融合性出血性胃炎。NIEC 认为内镜下有 4 种改变:①蛇皮斑纹状胃小单位(Mosaic-likePattera,MLP),呈轻微隆起的多角形胃小区,周边小凹呈黄白色凹陷,边界清楚,可分为三级。轻度:有弥漫性淡红区;中度:淡红区中心部有小红点;重度:弥漫性发红。多见于胃底到胃体。②红色征(red marks,RM)表现为大小不等红色平坦或轻微隆起。NIES 共识会认为红色征为樱桃红(鲜红)斑加红点,呈现弥漫性,此种改变才是 PHG 的所见。③黑棕色斑(black brown spots,BBS)平坦,形状不整,内镜下冲洗不掉。NIEC 共识认为这不是 PHG 的特有所见,而是黏膜内出血的表现。对临床意义的重要共识是蛇皮花斑样改变,轻型出血的危险性很低,明显红色征者出血的危险性较高。Tanoue 分类法分为 3 级:Ⅰ级,轻度发红,黏膜充血但无马赛克征；Ⅱ级，重度发红，黏膜水肿，呈细网状图案，有马赛克征；Ⅲ级，在Ⅱ级基础上见点状出血。多数患者有上腹部隐痛、饱胀、厌食等非特异性消化不良临床症状，部分患者虽有消化性溃疡，但很少有典型消化性溃疡的慢性、周期性、节律性上腹部疼痛病史，有些患者以上消化道出血为首发临床症状。PHG 的治疗原则是减轻门静脉压力，改善胃黏膜血流，其主旨是加强有效血流，改善胃黏膜局部微血管血液淤滞状态。

五、其他

围术期后胃炎与肠液和/或胆汁反流及胃黏膜营养因子缺乏有关，残胃痛发生率较高，治疗主要采用胃肠促动药和硫糖铝。肉芽肿性胃炎是胃的肉芽肿性病变，可见于结核、梅毒、真菌感染、克罗恩病及结节病等。

（王　珏　韩翠燕　刘炳利）

第十章　消化性溃疡

消化性溃疡(peptic ulcer disease,PUD)是指黏膜层的缺损,深度超过黏膜肌层,达黏膜下层。消化性溃疡最常累及胃、十二指肠黏膜,分为胃溃疡(gastric uleer,GU)和十二指肠溃疡(duodenal ulcer,DU)。溃疡也可以发生在其他部位,包括胃食管交界处、胃肠吻合处和异位胃黏膜等。以往的研究集中在胃酸分泌以及压力、性格类型和遗传在 PUD 发病机制中的作用。组胺-2 受体拮抗剂(histamine-2 receptor antagonists,H_2RA)和质子泵抑制剂的出现使得 PUD 的治疗发生了重大步。幽门螺杆菌的发现及其在 PUD 中的作用使 PUD 从一种慢性、反复发作的疾病转变为一种可治愈的疾病。在发达国家中,非甾体抗炎药的应用已经成为老年人发生 PUD 的主要原因。

第一节　胃溃疡与十二指肠溃疡

一、流行病学

PUD 及其并发症易于在秋冬季节发生或复发,而较少见于夏季。在地理位置不同的国家与地区,PUD 的患病率和发病率存在差异。据报道,发达国家每年的 PUD 发病率在 0.14%~0.19%。PUD 在北格陵兰的因纽特人及南美的印第安人中较少见,在斐济人、印度尼西亚人及土著澳大利亚人中也少见。在我国,消化性溃疡的地理分布呈现由南向北发病率逐渐降低的特点。其中,银川地区发病率为 18.12%,北京地区发病率为 16.04%,天津地区发病率为 17.03%。PUD 最常见的并发症是出血,患病率为 48/10 万~160/10 万,而消化性溃疡穿孔则相对少,其发病率为 4/10 万~14/10 万。近年来,消化性溃疡并发症的发病率有所下降。Laine 等对 2001—2009 年胃肠道并发症的年发病率和病死率进行研究后发现,消化性溃疡出血的发病率从 4.87% 下降到 3.21%。在同一时期,矫正年龄和性别后,上消化道出血的病死率从 3.8% 下降到 2.7%。

二、病因与发病机制

消化性溃疡的发生源自胃黏膜攻击因子与防御因子的失衡。正常的胃产生酸和胃蛋白酶以促进消化,胃和十二指肠也有多层黏膜防御系统以保护自身。黏膜防御的损伤使酸进入已经受损的黏膜,从而导致溃疡的发生。破坏这些防御系统最主要的两种因素即 Hp 感染和 NSAID。此外,PUD 患者也可能没有这些危险因素,即非 Hp 非 NSAID 溃疡,这些患者中部分人会有其他导致溃疡的原因,如胃泌素瘤,而另一部分人的溃疡则为特发性。

(一)Hp 感染

不同国家 Hp 感染率差别很大。由于诊断方法和抽样人群不同,Hp 感染率在 7%～87%。美国和欧洲国家的感染率最低(7%～33%),而日本和中国的感染率在 56%～72%。总的来说,Hp 感染率呈下降趋势。

10%～20% 的感染 Hp 患者会发生以胃窦为主的胃炎,从而引起胃酸分泌过多,增加 DU 的风险。胃酸分泌的增加导致十二指肠的胃酸负载增加,引起十二指肠球部的胃化生。一些学者认为,十二指肠球部的胃化生上皮随后从胃部感染 Hp,导致局灶性十二指肠炎,有时糜烂和溃疡随之形成。Hp 感染的患者多有胃窦和胃底的全胃炎,其胃酸分泌减少,易诱发 GU 形成。在这些个体中,胃黏膜防御机制的削弱是导致 GU 的主要原因。胃黏膜组织沃森-斯塔里银染色后可见 Hp。

(二)阿司匹林及其他非甾体抗炎药

阿司匹林对于预防心血管事件发挥着重要的作用,已经广泛应用于临床中。据报道,大约 11% 的美国人经常使用 NSAID。长期使用非甾体抗炎药使胃肠道出血的概率增加为原来的 5～6 倍。其中,1%～4% 的 NSAID 使用者可出现严重的溃疡相关并发症。一项来自丹麦的研究显示,服用低剂量阿司匹林的人群胃肠道出血的比值比为 2.6,服用 NSAID 的人群胃肠道出血的比值比为 5.6。在西班牙,使用阿司匹林和/或其他 NSAID 导致的病死率为 15.3/10 万,在与阿司匹林和/或其他 NSAID 相关的所有死亡中,多达 1/3 可归因于低剂量阿司匹林的使用。

NSAID 的局部损伤曾被认为是胃和十二指肠黏膜损伤的重要因素,但大多数证据表明 NSAID 可通过抑制前列腺素的合成而损害黏膜屏障。COX 异构体 COX-1 和 COX-2 负责前列腺素的合成。COX-1 在胃中表达,可以促进前列腺素合成,有助于维持胃上皮和黏膜屏障的完整性。COX-2 在正常的胃内不表达,而是在炎症过程中表达。传统的 NSAID(如布洛芬)会抑制 COX-1 和 COX-2,而 COX-1 的抑制可以减少前列腺素的合成,从而减少黏膜的防御。动物实验发现,在胃微循环内 NSAID 可促进中性粒细胞的黏附,释放氧自由基和蛋白酶,阻碍毛细血管的血流,这一过程在引起 NSAID 损伤中起着关键的作用。抑制中性粒细胞的黏附已被证明可以减少 NSAID 引起的损害。

Hp 感染可能会影响使用 NSAID 患者发生 PUD 的风险。一项 Meta 分析显示,在长期使用 NSAID 的患者中,Hp 感染使消化性溃疡出血的风险增加至原来的 6 倍以上。另一项 Meta 分析也显示了类似的发现,在即将开始 NSAID 治疗的患者中,根除 Hp 可以降低随后发生溃疡的风险。此外,对近期出现溃疡出血的 Hp 感染患者而言,继续服用低剂量阿司匹林,在成功根除 Hp 感染之后,发生复发性溃疡出血的风险较低。

(三)特发性溃疡和其他引起溃疡的因素

随着发达国家 Hp 感染率的下降,非 Hp、非 NSAID 的特发性溃疡患者比例正在上升。在美国,这些患者的比例为 20%～30%。但是,其真正发病率是否上升或者只是相对上升,目前仍然有争议。

可卡因和甲基苯丙胺可能引起黏膜缺血,而双膦酸盐的使用也与胃十二指肠溃疡有关。服用糖皮质激素的患者发生 PUD 的风险很小,然而,当与 NSAID 联合使用时,糖皮质激素会增加 PUD 的风险。选择性 5-羟色胺再摄取抑制剂的使用与 PUD 之间可能有轻度的相关性。

引起 PUD 的罕见原因是胃泌素瘤。系统性肥大细胞增多症是另一种少见的情况,可引起胃或十二指肠发生多处溃疡。肥大细胞分泌组胺,通过组胺受体过度刺激胃酸分泌。PUD 与 α-抗胰蛋白酶缺乏症、慢性阻塞性肺疾病和慢性肾脏疾病相关。少见的消化性溃疡的原因还包括嗜酸性胃肠炎、免疫功能低下患者的病毒感染、梅克尔憩室内异位胃黏膜发生溃疡等。

三、病理

(一)好发部位

PUD 只发生于与胃酸及胃蛋白酶接触的部位,可发生于食管下端、胃、十二指肠、胃肠吻合口及梅克尔憩室,最多见的是胃及十二指肠溃疡。胃溃疡多发生于胃小弯,尤其是胃角,也可见于胃窦或高位胃体,较少见于胃大弯和胃底。在组织学上,胃溃疡常发生于胃窦幽门腺和胃体胃底腺移行交界处的幽门腺区侧,随着年龄增长,幽门腺区沿胃小弯向胃的近端上移扩大。十二指肠溃疡主要见于十二指肠起始部 2 cm 以内,即十二指肠球部,前壁最多(占 50%),其次为后壁(占 23%),再次为下壁(占 22%),上壁最少(占 5%)。

(二)溃疡数目

大多数患者只发生单个胃溃疡或单个十二指肠溃疡。单个溃疡可以保持很久的时间,不因病程的延长而增多。多发性溃疡只见于小部分患者,可表现为一个较大的溃疡并发一个或多个小溃疡。15% 的十二指肠溃疡和 5% 的胃溃疡为多发性溃疡。若十二指肠前壁及后壁同时发生溃疡,则称为吻合溃疡。复合溃疡是指胃、十二指肠同时存在溃疡,多发于吸烟男性、服用 NSAID 者、患有胃部肿瘤的人群。此类患者愈合时间长,病程更加复杂。在多发性溃疡中,各溃疡的活动度不同,一般胃溃疡是活动性溃疡,十二指肠溃疡常是不活动性或愈合的。

(三)溃疡大小

溃疡有一定的大小,一般不因病程的延长而增大。胃溃疡的病灶长径 50% 小于 2 cm,75% 小于 3 cm,10% 大于 4 cm。十二指肠溃疡的病灶长径大多小于 1 cm。大于 4 cm 的巨大胃溃疡多见于老年患者,大于 2 cm 的十二指肠巨大溃疡多见于老年人。溃疡的大小不是区别良性与恶性溃疡的决定性因素,小的胃溃疡可发生恶变,大的溃疡可长期保持良性。

(四)溃疡形状

溃疡大多呈圆形或卵圆形,偶见不规则的长形溃疡。立体看呈钻孔状,边缘壁直;或呈漏斗形,边缘锐利。边缘黏膜与溃疡等平或因充血水肿而略高起,发生于胃小弯上的巨大溃疡可呈马鞍形。时间较久的溃疡呈斜漏斗形,溃疡的贲门侧较深、陡峭,边缘悬垂,呈潜掘状。溃疡的幽门侧较浅、倾斜,呈梯田状。这种形状是胃壁蠕动造成的,当胃壁由近端向远端不断蠕动时,胃壁各层发生移动。黏膜层比环肌层移动得多,环肌层又比纵肌层移动得多,因此,在幽门侧形成梯田状,而贲门侧呈潜掘状,贲门侧由于胃液的滞留,组织被侵蚀而深陷。

(五)溃疡底部结构

在溃疡的底部由表面向深部依次分为4层:①第一层为急性炎性渗出物,系由坏死的细胞、组织碎片和纤维蛋白样物质组成;②第二层为以中性粒细胞为主的非特异性细胞浸润所组成;③第三层为肉芽组织层,含有增生的毛细血管、炎性细胞和结缔组织的各种成分;④最底层为纤维样或瘢痕组织层,呈扇形,可扩展到肌层,甚至可达浆膜层。

四、临床表现

消化性溃疡的疼痛特点如下:

(一)长期性

由于溃疡发生后可自行愈合,但每次愈合后又易复发,故常有上腹疼痛长期反复发作的特点。整个病程平均6~7年,有的可长达10~20年。

(二)周期性

上腹疼痛呈反复周期性发作,尤以十二指肠溃疡更为突出。中上腹疼痛发作可持续几天、几周或更久,继以较长时间的缓解。全年都可发作,但以春、秋季节发作者多见。

(三)节律性

溃疡疼痛与饮食之间具有明显的相关性。在一天中,凌晨3点至早餐的一段时间,胃酸分泌量最低,故在此时间内很少发生疼痛。十二指肠溃疡的疼痛易在两餐之间发生,持续不减轻直至下餐进食或服制酸药后缓解。一部分十二指肠溃疡患者,由于夜间的胃酸较多,尤其是在睡前曾进餐,可在半夜发生腹痛。胃溃疡疼痛的发生较不规则,常在餐后1 h内发生,经1~2 h逐渐缓解,直至下餐进食后再重复出现上述节律。

(四)疼痛部位

十二指肠溃疡的疼痛多出现于中上腹部、脐上方或脐上方偏右处;胃溃疡疼痛的位置也多在中上腹,但稍偏高处,或在剑突下和剑突下偏左处。因为空腔内脏的疼痛在体表上的定位一般不确切,所以疼痛的部位也不一定准确反映溃疡所在解剖位置。

(五)疼痛性质

多呈钝痛、灼痛或饥饿样痛,一般较轻而能耐受,持续性剧痛提示溃疡穿孔。

(六)影响因素

疼痛常由精神刺激、过度疲劳、饮食不慎、药物影响、气候变化等因素诱发或加重,可因休息、进食、服制酸药、以手按压疼痛部位、呕吐等而减轻或缓解。

(七)其他症状

其他症状包括烧心、反酸、嗳气、恶心、呕吐等其他胃肠道症状。食欲多保持正常,但患者偶尔因进食后疼痛发作而畏食,以致体重减轻。全身症状可有失眠等神经官能症表现,或有脉搏缓慢、多汗等自主神经系统紊乱的症状。在体格检查方面,溃疡发作期患者中上腹部可有局限性压痛,程度不重,其压痛部位多与溃疡的位置基本相符。

五、并发症

消化性溃疡出血是 PUD 最常见的并发症,其在我国的发病率为 16%～33%。罗哲等对 2015 年 1 月 1 日—12 月 31 日在中国人民解放军海军总医院住院的 435 例消化性溃疡患者的临床资料进行研究后发现,女性、有腹痛症状是 PUD 出血的保护因素,心血管疾病、上消化道出血史、进食减少是 PUD 出血的危险因素。NSAID 的使用是 PUD 出血的重要原因之一,其主要见于合并心脑血管疾病的高龄患者,具有发病隐匿、症状不明显的特点,往往出血量较大。

急性胃穿孔是 PUD 最严重的并发症。上消化道溃疡穿孔的临床特点:①有多年上消化道溃疡或上腹部隐痛病史,约 15% 的患者无明显症状;②发病年龄较大,男性较多,吸烟,饮食不规律或喜食刺激性食物,生活精神压力大;③典型症状为急骤上腹部剧痛,呈进行性加重,被动选择弯腰体位,体检时腹肌紧张,腹部压痛及反跳痛明显,甚至表现为败血症及休克。对于部分穿孔病灶小、腹腔漏出液局限的患者,其临床表现不典型。对于经确诊且年龄大、病史长、穿孔不易闭合或保守治疗病情加重的患者,主张行手术治疗。

胃和十二指肠溃疡瘢痕性幽门梗阻是 PUD 的少见并发症之一。其主要的发病原因是胃、十二指肠溃疡长期对黏膜进行反复的侵蚀,在修复的过程中纤维组织大量增生,从而形成了瘢痕狭窄。幽门溃疡以及十二指肠溃疡所引发的局部痉挛水肿也会导致患者发生梗阻的症状。除腹胀、腹痛以外,患者还可表现出自发性的剧烈呕吐症状,呕吐量较大。梗阻较为严重的患者,还可伴有少尿、低钾、贫血以及低氯性碱中毒等症状。对于胃出口梗阻的患者,临床医师需要警惕有无恶性肿瘤。

少数胃溃疡可以发生癌变,发生率<1%,十二指肠溃疡一般不会发生癌变。超过 45 岁的长期慢性消化性溃疡患者,如果出现腹痛加重,失去或改变原有腹痛规律,食欲或者体重明显下降,大便隐血试验持续阳性,持续低热,胃镜检查溃疡顽固不愈,边缘不整齐或者呈结节状,溃疡周边糜烂、出血、溃疡底部不平、污秽或是黏膜皱襞中断,应该警惕溃疡癌变的可能。判断是否癌变的"金标准"是内镜下,多点活检病理诊断。活检时应注意在溃疡边缘偏内侧多点取材,不能过浅、过小。如果未取到癌变组织,应反复胃镜检查,直到溃疡愈合。对于癌变溃疡,根据其浸润深度,癌变范围,有无转移,采取内镜黏膜下剥离术(endoscopic submucosal dissection,ESD)或外科手术治疗。

六、辅助检查

患者是否有 Hp 感染决定了后续的治疗。对 PUD 患者应常规做尿素酶试验、组织学检测或核素标记^{13}C 或^{13}C 呼气试验等,以明确是否存在 Hp 感染。细菌培养可用于药物敏感试验和细菌学研究。血清抗体检测只适用于人群普查,因其不能分辨是否为现症感染,故不能用于判断 Hp 根除治疗是否有效。呼气试验比血清学检查更具有特异性。

内镜检查是单纯消化性溃疡病的首选检查,其比上消化道钡餐造影具有更高的特异性和敏感性。怀疑消化性溃疡的患者是否需要内镜检查取决于许多因素。上腹痛,怀疑有消化性溃疡的患者,如果伴有警戒症状(体重下降、反复呕吐等),则要怀疑存在恶变的可能,需要及时进行内镜检查。一项 1996—2006 年的研究显示,在中国 Hp 高感染背景下,警戒症状对于预测消化性溃疡恶变的价值有限,在该研究中 52% 的恶变溃疡患者有警戒症状,出现警戒症状的溃疡患者中 14.8% 被检查出上消化道恶性肿瘤。警戒症状对于预测溃疡恶变的敏感性和特异性分别为 13.4% 和 96.6%。消化不良对于 36 岁和 74 岁消化性溃疡患者溃疡恶变的阳性似然比(PLR)>10。其余症状则没有明显预测价值。

在内镜下,如果存在溃疡,应在溃疡的边缘取活检,因为癌变更易发生于溃疡边缘。病理学诊断和 Hp 检测可以明确溃疡病因,指导后续的治疗。如果活检明确为良性病变,应在 8 周后再次行内镜活检,研究发现 4% 的患者可能在后续检查中发生恶变,这可能与之前检查病理活检部位没有取到恶变组织有关。在内镜下,溃疡病灶的分期包括活动期(A)、愈合过程期(H)、瘢痕期(S)。每一个病期又可以被分为两个阶段。

对于消化性溃疡出血,临床常采用 Forrest 分级。其具体的诊断标准如下:Ⅰa 级,动脉喷血性出血;Ⅰb 级,活动性渗血;Ⅱa 级,见裸露血管;Ⅱb 级,可见凝血块附着;Ⅱc 级,有黑色基底;Ⅲ级,有溃疡无出血。其中,内镜检查消化性溃疡病为 Forrest 分级Ⅱb 级及以上患者是再次出血的高风险人群。Forrest 分级对消化性溃疡的内镜下诊治具有重要的指导意义。对于不同 Forrest 分级的病灶,国际指南指出:①对低危征象者(溃疡面有非凸起性红斑或基底洁净,对应 ForrestⅡc 和Ⅲ级)不推荐行内镜止血;②对溃疡面附着凝血块者(对应 ForrestⅡb 级),须进行冲洗,尽量使其脱落,并对病灶行适当治疗;③对溃疡面附着凝血块是否须行内镜治疗尚存在争议,虽然单独 PPI 治疗可有效止血,但仍可考虑行内镜治疗;④对高危征象者(活动性出血或有血管裸露,对应 ForrestⅠa、Ⅰb、Ⅱa 级)建议行内镜止血。

X 线钡餐是目前诊断消化性溃疡的常用方法,但其禁用于消化道穿孔、有活动性出血、幽门梗阻的患者。胃溃疡的 X 线征象分为直接和间接征象,龛影是直接征象,呈乳头状、锥状或其他形状,边缘光滑整齐,密度均匀,底部平整或稍不正,对溃疡有确诊价值,良性溃疡周围水肿呈现黏膜线、项圈征、狭颈征。间接征象包括胃大弯侧痉挛性压迹、胃潴留、张力、蠕动紊乱等。十二指肠溃疡时,直接征象为持续的球部激惹和球部畸形等,呈现山字形、三叶形或葫芦形。间接征象表现为激惹征、幽门痉挛、分泌增加、张力增大或降低、局部压痛。X 线钡餐的直接征象具有确诊价值,间接征象仅提示有溃疡。

七、诊断与鉴别诊断

(一)胃溃疡的诊断

1. 胃溃疡的症状和体征

规律性的上腹痛与饮食有密切关系,伴有上腹压痛等提示胃溃疡的可能性。但这些症状和体征并不是胃溃疡的特异表现,需要进行 X 线钡餐造影或胃镜检查才能确诊。

2. X 线钡餐造影

钡餐造影中,钡剂在胃溃疡的病变处充填,呈现龛影,据此可诊断为胃溃疡,对于是否有继发的变形、狭窄等并发症也可以显示。目前多采用气钡双重对比造影技术,可以将浅、小的病变显示清楚。有时,由于溃疡病灶中有黏液或血液,钡剂不能存留而使龛影不能显示,则需胃镜检查加以确诊。

3. 胃镜检查

胃镜检查为诊断胃溃疡最可靠的方法,能直接观察到胃黏膜上的溃疡病变,并可根据胃镜下病变的形态对病变进行分期,并发现狭窄、变形等并发症。通过胃镜,可采取黏膜活检,做病理组织学检查,对鉴别良恶性病变有重要作用。活检标本通过沃森-斯塔里银染色的方法可以发现幽门螺杆菌。

(二)十二指肠球部溃疡的诊断

1. 十二指肠球部溃疡的症状和体征

本病具有慢性病程、周期性发作、节律性上腹痛以及食物和抗溃疡药物能缓解疼痛等典型症状。十二指肠球部溃疡无并发症时,可以无阳性体征或仅有上腹部轻压痛,合并出血、穿孔、幽门梗阻时可有相应体征,对诊断有帮助。

2. X 线钡餐诊断

由钡剂充填溃疡凹陷部分而显示的明显阴影即龛影,为十二指肠球部溃疡诊断的直接征象,其龛影一般较小,常为绿豆或黄豆大,直径很少超过 1 cm。新鲜溃疡时,龛影周围因伴有炎症、水肿,可见黏膜皱襞增粗、变平及模糊,以致消失于水肿透明区之中,修复期因纤维组织增生、收缩,形成以龛影为中心的黏膜皱襞纠集现象,呈现"车辐状"皱襞形态。球部变形是十二指肠球部溃疡的重要表现。其他征象包括激惹征、幽门痉挛、胃窦痉挛、局部压痛等。

3. 胃镜诊断

胃镜检查是十二指肠球部溃疡形态学诊断最可靠的方法,可以对溃疡的部位、大小、深浅、形态、数目及活动性等做出明确的诊断。十二指肠球部溃疡最多见于前壁,其次见于大弯,再次见于后壁和小弯。溃疡一般较小。多发性、线状、霜斑样及对吻性溃疡较多见,常引起幽门及球部变形或狭窄。

(三)鉴别诊断

1. 胃癌

胃溃疡与胃癌的鉴别很重要,容易误诊。胃癌患者的症状多为持续性,呈进行性加重,部分患者可触及腹部包块。化验可见便潜血阳性及胃酸缺乏。单独依靠症状、体征和化验检查很难确诊。主要依靠 X 线钡餐造影和胃镜,以胃镜及活检病理最可靠。

2. 胃泌素瘤

本病为胃泌素瘤引起,溃疡常多发、反复发生,为顽固性溃疡,可伴有腹泻、消瘦。血清胃泌素浓度明显升高(>200 pg/mL),胃酸分泌明显增加,基础胃酸分泌量>15 mmol/L,

最大胃酸分泌量>60 mmol/L,两者之比>60%。内镜下病灶表现为不典型部位的多发性溃疡。

3. 功能性消化不良

功能性消化不良患者有消化不良的症候而无溃疡及其他的器质性疾病。临床症状包括反复发作的上腹部不适、腹痛、腹胀、反酸、烧心等,明确诊断需要进行内镜检查或消化道造影。

4. 胆囊炎及胆石症

本病患者可有上腹部疼痛、发热、恶心、呕吐、黄疸等临床表现,查体可有胆囊肿大、墨菲征阳性、肝区叩痛。B超检查可提示胆囊壁增厚,胆囊内可随体位移动的强回声病灶伴后方声影。

八、治疗

一旦确诊消化性溃疡后,要采取正确有效的治疗方法,包括内科药物治疗、外科治疗和并发症的治疗等。治疗目的:①缓解临床症状;②促进溃疡愈合;③防止溃疡复发;④减少并发症。

(一)药物治疗

(1)制酸药:制酸药与胃内盐酸作用形成盐和水,使胃酸减少。种类繁多,有碳酸氢钠、碳酸钙、氧化镁、氢氧化铝、三硅酸镁等。其治疗作用:①结合和中和 H^+,从而减少 H^+ 向胃黏膜的反弥散,同时也可减少进入十二指肠的胃酸;②提高胃液的 pH,降低胃蛋白酶的活性。制酸药分为可溶性和不溶性两大类,碳酸氢钠属于可溶性的,其他属于不溶性的。前者起效快,但长期和大量应用时,不良反应较大。含钙、铋、铝的制酸药可致便秘,镁制剂可致腹泻,常将两种或多种制酸药制成复合剂,以抵消其不良反应。目前制酸药主要用来改善患者消化不良症状,并非治疗溃疡病的一线药物。

(2)H_2RA:可以竞争性抑制组胺,抑制其促进胃酸分泌的作用,降低基础、夜间、进食后胃酸分泌。口服容易吸收,不会被食物影响,口服后 $1\sim3$ h 可达到峰浓度,且可透过血-脑屏障和胎盘。H_2RA 通过肾脏排出和肝脏代谢,因此,当肌酐清除率低于 50 mL/min 时需要减量。透析不能清除 H_2RA,所以透析的患者不用调整其用量,除非伴有慢性肾病。H_2RA 易发生耐受,机制尚不明确。

PPI 主要发挥作用于胃酸分泌的最后一步,壁细胞分泌膜内质子泵驱动细胞,H^+ 与小管内 K^+ 交换,质子泵为 H^+-K^+-ATP 酶。PPI 需要胃酸的启动才能发挥对质子泵的抑制作用,但是该药物同时也是酸依赖化合物,要通过肠衣或者制酸药防止被胃酸降解。口服肠衣保护的 PPI 需要 $2\sim5$ h 达到血液峰浓度。PPI 主要通过肝微粒体中代谢酶 CYP2C19 完成代谢,不同 PPI 与 CYP2C19 的结合力不同,兰索拉唑最强,泮托拉唑及雷贝拉唑较弱。所以雷贝拉唑受 CYP2C19 基因的影响小,而兰索拉唑明显受 CYP2C19 基因多态性的影响大。沃诺拉赞作为钾离子竞争性酸阻断剂,可以离子键的形式与 H^+-K^+-ATP 酶可逆性结合。其在酸环境中的稳定性优于 PPI,不需要制成肠溶制剂,能在胃分泌小管的酸性环境中持续抑制胃酸分泌。其半衰期最长可达 9 h,且不受 CYP2C19 的影响。因为 CYP2C19 具有遗传多样性,所以不同患者对质子泵抑制剂的治疗反应不同。PPI 很少发生耐受,且具有良好的安全性。但是,现有证据表明 PPI 也有极低的引起骨质疏松、骨折、低镁血症、胃息肉、肠感染等的风险。此外,PPI 通过改变胃内 pH 可以影响少数药物的吸收。抗真菌感染时,最好换用酮康唑以外的药物。使用地高辛时,最好检测血药浓度。当前的共识认为,接受氯吡格雷+阿司匹林治疗的患者应该服用 PPI 以预防消化道出血,氯吡格雷主要通过肝微粒体 CYP450 代谢后才能发挥抑制血小板聚集的作用,CYP2C19 作为 CYP450 的同工酶,对氯吡格雷生物的活性转化过程起决定性作用。合用 PPI 与氯吡格雷时,竞争 CYP2C19 结合位点,故而影响了氯吡格雷的活化,最终导致其对于血小板聚集的抑制作用下降。所以,在合用氯吡格雷与 PPI 时,应尽可能选择对 CYP2C19 影响小的 PPI。

(3)黏膜保护剂:胃黏膜保护剂可分为外源覆盖型胃黏膜保护剂和内源修复型胃黏膜保护剂,也可分为铋剂、铝剂、萜衍生物、抗氧自由基类和前列腺素类。具体药物包括胶体果胶铋、硫糖铝类、铝碳酸镁、依卡倍特钠、瑞巴帕特、米索前列醇等。黏膜保护剂种类繁多,需根据患者的个体差异,也可选择不同的黏膜保护剂。硫糖铝是硫酸化蔗糖和铝盐组成的复杂化合物,当暴露于胃酸时,硫酸盐通过静电与损伤组织的带电蛋白结合。硫糖铝和 H_2RA 在治疗十二指肠溃疡时同样有效。由于其可溶性差,少于 5% 的硫糖铝会被吸收,大多数药物通过粪便排出。铋剂可以与黏膜形成化合物,增加前列腺素的合成,促进碳酸氢盐的分泌,从而起到保护黏膜的作用。铋剂不易被吸收,会通过粪便排出,由于肠道细菌将铋盐转换为铋剂硫化物,所以粪便呈现黑色,需要 3 个月或者更长时间才能排泄干净。铋剂虽然安全,但长期大量使用铋剂可能有潜在的神经毒性,尤其是对于慢性肾病患者。米索前列醇是前列腺素 E_1 的类似物,被用于治疗非甾体抗炎药引起的消化性溃疡。该药物可以加强黏膜的防御屏障,同时可以抑制胃酸分泌。服用 30 min 后即可达到峰浓度,半衰期为 1.5 h。主要不良反应是与剂量相关的腹泻,见于高达 30% 的使用者。此外,由于可以舒张子宫平滑肌,所以该药禁用于妊娠妇女。

(二)内镜治疗

内镜治疗主要用于消化性溃疡出血。2015 年,日本胃肠病学会(Japanese Society of Gastroenterology,JSGE)发布的消化性溃疡循证临床实践指南修订版中,在初步止血和再出血方面,内镜治疗优于单纯药物治疗,可减少手术次数以及病死率;内镜下止血主要适用于活动性出血和溃疡面可见裸露血管的患者;对于出血风险高的患者,应再次行内镜检查明确止血是否成功;对于消化性溃疡出血内镜治疗后强烈推荐抗酸药治疗。目前常用的胃镜下止血方式有局部喷洒去甲肾上腺素、局部注射肾上腺素及卡络磺钠、电凝灼烧止血、放置金属钛夹等。

(三)外科手术治疗

当出现内镜下止血失败、复发出血、严重穿孔、幽门或者十二指肠梗阻时,应及时外科手术治疗。

(四)Hp 相关溃疡的治疗

根除 Hp 不仅有助于治疗消化性溃疡,还对溃疡复发和并发症起预防作用。80%～90%的十二指肠溃疡患者伴有 Hp 感染,因此,消化性溃疡患者有必要检查是否伴有 Hp 感染。胃镜下确诊为十二指肠溃疡的患者,应活检,进行 Hp 的检查。2 周根除 Hp 的治疗对于治愈十二指肠溃疡有效,不需要额外抑制胃酸分泌的治疗。对单纯十二指肠溃疡患者,在根除 Hp 治疗后不推荐进行胃镜复查。可以通过呼气实验和粪便抗原检测来确定 Hp 是否根除。

《第五次全国幽门螺杆菌感染处理共识报告》指出,目前我国患者对克拉霉素、甲硝唑、左氧氟沙星耐药率呈上升趋势,而对阿莫西林、四环素、呋喃唑酮的耐药率仍很低。目前推荐铋剂四联(PPI＋铋剂＋2 种抗生素)作为主要的经验性根除 Hp 治疗方案,推荐疗程为 14 天。除含左氧氟沙星的方案不作为初次治疗方案外,根除方案不分一线、二线,应尽可能地将疗效高的方案用于初次治疗。初次治疗失败后,再次根除时避免应用相同的抗生素,可在其余方案中选择一种方案进行补救治疗。

(五)NSAID 相关溃疡的治疗

对于可以停止使用 NSAID 的患者,停药后使用 H_2RA 或者 PPI 进行治疗。对于必须长期服用 NSAID 的溃疡患者,PPI 比 H_2RA 和米索前列醇更加有效。Maastricht V 共识指出,NSAID 的使用可增加 Hp 患者溃疡病的风险,但 Hp 感染对服用低剂量阿司匹林的患者发生消化性溃疡及出血的作用尚有争议。

(六)复发性溃疡的治疗

大多数消化性溃疡可以在 8 周抗酸治疗后治愈,但有一小部分患者会在常规治疗后复发。症状持续或者加重提示可能存在溃疡复发,一部分患者无症状,只是在内镜检查时发现溃疡复发。

九、预后

消化性溃疡的复发与溃疡愈合质量有关。评价溃疡愈合质量主要通过内镜下成熟度、组织学成熟度和功能成熟度。普通内镜检查难以分辨其愈合质量,但应用色素内镜和超声内镜检查可鉴别。在色素内镜下,高愈合质量表现为平坦型,低愈合质量表现为结节型。在超声内镜下,高愈合质量表现为黏膜肌层深部无低回声区,低愈合质量表现为黏膜肌层深部有低回声区。对于组织学成熟度,通过黏膜层厚度、上皮细胞与腺体宽度比值、腺体密度与形态及新生血管数量等几个方面进行评价。若溃疡愈合处的愈合瘢痕较厚,黏膜腺体多,结构佳,血管网丰富,结缔组织少,为愈合质量高;反之,则溃疡愈合品质差。对于功能性成熟度,通过测定黏膜的微循环状况、糖蛋白含量、黏液分泌情况、前列腺素水平、生长因子及其受体的表达情况等,评价溃疡愈合后的黏膜功能成熟度。目前对溃疡愈合质量主要通过内镜下大体表面肉眼观察来评估,但有研究发现溃疡愈合后主要的区别在于上皮下层的愈合,溃疡愈合后常伴有该区域黏膜变薄、结缔组织增多、胃腺细胞退化、微血管减少,影响局部的氧气及营养供应,进而影响溃疡的愈合,所以溃疡愈合质量取决于上皮下层的愈合质量而不是愈合速度。另外,平坦型溃疡的复发率比非平坦型溃疡的复发率低。若溃疡愈合质量高,其溃疡边缘黏膜表皮生长因子、血管内皮生长因子表达量高。有效的药物治疗溃疡愈合率可达 95%。消化性溃疡死亡患者中,老年人占了绝大多数,主要原因是大出血和急性穿孔,其病死率<1%。对于发生消化性溃疡大出血的患者,老龄、合并其他疾病、男性、严重贫血和吸烟将使病死率升高。有研究发现,消化性溃疡出血后由于心血管疾病等仍需服用抗凝药物的患者,消化性溃疡再出血风险升高为原来的 2 倍多,死亡或者发生急性心血管疾病的患者风险升高为原来的 5 倍多。另外,氯吡格雷被广泛用于预防和治疗卒中和心肌梗死,有研究发现氯吡格雷会抑制溃疡愈合过程中血管的生成。所以,临床医师应该全面谨慎地评估患者的病情,给出合理建议,使用抗凝、抗血小板药物。此外,对患者进行疾病认知教育,让患者充分认识消化性溃疡,可以有效提高疾病的治愈率,降低复发率。10%~20% 的消化性溃疡病患者会出现并发症。其中,2%~14% 的患者会发生溃疡穿孔,消化性溃疡穿孔有着高发病率和病死率,穿孔患者的终生患病率为 5%。消化性溃疡穿孔的病死率为 1.3%~20.0%,其 30 天和 90 天病死率分别为 20% 和 30%。消化性溃疡出血也是患者住院治疗的常见原因,其 30 天病死率为 11%。一项来自韩国的研究对胃溃疡患者进行内镜随访后发现,2.5% 的患者仅活检标本提示存在癌变,而 1.5% 的患者内镜下发现恶性溃疡且活检后证实存在异型增生。

十、预防

对合并 Hp 感染者,应行根除治疗。对不能停用 NSAID 和阿司匹林药物者,长期使用 PPI 预防溃疡复发的效果显著优于 H₂RA。从药理机制上讲,选择性 COX-2 抑制剂可避免 NSAID 和阿司匹林对 COX 的非选择性抑制,减少消化道黏膜损伤的发生,但研究表明仍有 1%~3% 的高危人群使用选择性 COX-2 抑制剂发生溃疡,因此,对此类患者仍建议同时使用 PPI 维持治疗。文化程度较低、饮食不规律、吸烟、饮酒、使用非甾体抗炎药、合并抑郁症等的老年患者消化性溃疡的发生率较高。关于老年人消化性溃疡的预防,应做到以下几点:①应对老年人进行相关知识的宣传教育,使之了解病因及诱发因素,了解本病的主要临床表现及并发症等;②对于有吸烟、饮酒等爱好的老年患者,应说明其对健康的危害,劝导患者戒烟、限酒;③加强饮食指导:使患者了解饮食不规律对胃肠黏膜的损伤,指导少食辛辣、酸、冷等刺激性食物,避免暴饮暴食;④指导用药:尽量避免使用非甾体抗炎药,如需使用,则应选择不良反应较轻微的 COX-2 特异抑制剂,并同时给予胃黏膜保护剂,且于餐后服用;⑤防治 Hp 感染:使患者了解 Hp 的传播途径,养成良好的卫生习惯,在根治 Hp 感染的过程中,联合应用抗菌药物与制酸药,遵医嘱坚持疗程,及时随诊,以防复发。

(高 娜 王 珏 杨 青)

第二节　特殊类型的消化性溃疡

一、幽门管溃疡

解剖学上通常把中间沟与幽门之间的腔内通道称为幽门管,相当于幽门括约肌环绕所形成的长 2～4 cm 的管状通道,位于胃远端,与十二指肠交界,在组织学上幽门管近端的边缘是胃黏膜,远端是十二指肠黏膜,发生在此处的溃疡称为幽门管溃疡。由于内镜下检查幽门管并不呈管状,故本病又称幽门前区溃疡。幽门管溃疡并不少见,发生率可达溃疡病的 8%～10%。男性患者多于女性患者,本病多见于青壮年。

(一)临床表现

由于幽门管位置的特殊性,幽门管溃疡的临床表现与其他位置的胃溃疡不尽相同。主要特点:①幽门管溃疡上腹痛的节律性不明显。幽门管溃疡缺乏溃疡病典型的周期性和节律性疼痛,既可表现为进食后疼痛,也可出现饥饿痛,部分患者没有症状。②幽门管溃疡并发症多见。由于幽门管连接胃窦和十二指肠球部,当出现溃疡或糜烂等病变时,容易引起幽门水肿、痉挛及幽门管变形,甚至瘢痕形成,导致幽门狭窄,造成完全或不完全梗阻,引起胃潴留及刺激性呕吐等症状。幽门管溃疡出血风险高且有反复发作倾向,可能与幽门括约肌反复收缩、止血效果不佳、溃疡不易愈合有关。部分研究报道,幽门管溃疡呕血、黑便发生率高达 50%。③疗效差,易复发。由于幽门管直径较小,又是食物的必经之路,且胆汁的反流也常累及幽门部,故幽门管溃疡对抑酸治疗的疗效相对差且容易复发。

(二)内镜下表现

幽门管溃疡多发生在幽门小弯侧,其次易发生于大弯侧及前壁,后壁少见。溃疡大多为圆形或椭圆形小溃疡,多为浅凹状,表面有苔,单发多见,少数为 2～3 个溃疡,溃疡周围黏膜常有充血、水肿、糜烂、出血表现。由于幽门口变形和移位,幽门瓣失去了阀门作用,加之幽门括约肌收缩功能障碍,胆汁反流发生率高。部分患者内镜下可观察到幽门变形、瘢痕形成及胃潴留表现。

(三)诊断

幽门管溃疡无特异性临床表现,对于出现反复消化道出血、呕吐的上腹部慢性疼痛患者,需考虑本病的可能。幽门管溃疡的诊断依赖于消化道影像学检查及内镜检查。由于幽门括约肌频繁收缩,幽门管形态易变,钡剂难以附着在溃疡表面。幽门管溃疡易于与十二指肠溃疡混淆,故 X 线钡餐检查难以确定部位,易漏诊。目前医师认为内镜检查是确诊本病最有价值的手段,胃镜下可直接观察到溃疡的位置,溃疡面的大小、形态,幽门有无梗阻、水肿等情况。内镜下常见幽门管管腔形态异常,伴有胃窦或十二指肠球部畸形时易漏诊或误诊,检查时应适量注气、注水,使管腔充分扩张,蠕动度消失后再仔细观察充血、水肿、变形或有粗大皱襞的黏膜，以发现隐藏在其中的溃疡。此外，部分幽门管溃疡患者胃窦部持续性收缩或变形，进而狭窄，形成小孔，内镜下像幽门，其远端幽门管易被看作十二指肠，被称作假幽门，这种情况易把幽门管的溃疡误认为十二指肠溃疡，造成误诊。需鉴别幽门管溃疡与幽门管癌。内镜发现幽门附近溃疡，无论其大小、深浅、形态规则与否，均应常规行活检，组织病理学检查可提供确诊依据。

(四)治疗

幽门管溃疡的治疗原则与消化性溃疡相似。治疗措施如下：①抑酸、保护胃黏膜治疗，可应用质子泵抑制剂及胃黏膜保护剂，当患者伴发胃食管反流、胆汁反流时可加用胃肠促动药；②根治 Hp，幽门管溃疡患者 Hp 感染率高，部分研究发现幽门管溃疡合并 Hp 感染率高达 90%，对于 Hp 阳性患者必须行 Hp 根除治疗；③积极处理并发症，若幽门梗阻是局部炎症、水肿、幽门痉挛所致，经过积极内科治疗，局部炎症水肿缓解，梗阻可逐渐解除。对于已经形成瘢痕、幽门口变形狭窄的患者，则需要内镜或外科干预。此外，对于内科治疗失败，临床症状顽固或出现严重并发症(如大出血、瘢痕性幽门梗阻、癌变)的患者，应考虑手术治疗。

二、十二指肠球后溃疡

十二指肠球部黏膜皱襞与长轴平行，球部以后，黏膜皱襞变成环行，发生在环行皱襞移行处及远端的溃疡称为十二指肠球后溃疡。大多数十二指肠球后溃疡发生在十二指肠乳头近端的后内侧壁，占消化性溃疡的 5%~10%，是消化性溃疡中比较少见的一种类型。

(一)临床表现

本病主要见于男性，多见于中青年，可能与雄激素水平、不良饮食习惯、工作生活压力及生活方式等有关。症状类似十二指肠球部溃疡，但疼痛多较剧烈，表现为顽固性疼痛，可向肩部、背部等部位放射，尤以夜间疼痛明显，缓解期时间短，并伴有呕吐、嗳气、反酸等症状。

十二指肠球后溃疡出现大出血、梗阻或穿孔等并发症风险较高。可能原因如下：①由于十二指肠血供来源于胰十二指肠上动脉，血管大而径路短，易致大出血，球后溃疡出血发生率可高达 40%~70%，为球部溃疡出血发生率的 2~4 倍，同时溃疡面不断受酸性食糜刺激，不易凝成血痂，容易反复出血，出血难止，需要内镜下治疗，甚至外科急诊手术处理；②由于十二指肠肠壁薄弱，易累及周围组织，形成炎症痉挛、瘢痕组织收缩而造成不全梗阻，导致反复呕吐及胃潴留的表现；③十二指肠管壁薄，球后溃疡易发生穿孔，常因粘连而形成慢性穿孔，穿孔可向胰头或后壁破溃，造成复杂症状。

1/3~1/2 的患者可合并球部溃疡。少数溃疡影响到十二指肠乳头、胆总管等，可引起梗阻性黄疸表现。溃疡也可累及门静脉引起门静脉狭窄，造成门静脉高压。球后溃疡的治疗疗程长，且内科治疗效果差，常常需要手术等干预措施。

(二)内镜下表现

十二指肠球后溃疡的内镜特点如下：①绝大部分球后溃疡发生在降段，乳头以上部位;②特点为多发性溃疡,浅小溃疡,而单发性溃疡大且深,愈合慢,可合并球部溃疡;③由于单发溃疡具有大且深的特点,溃疡周围肠黏膜明显充血水肿,可导致梗阻或不完全梗阻,镜下可见到食物残留或肠腔变形狭窄,影响镜身通过;④由于十二指肠血供来源于胰十二指肠上动脉,血管大而径路短,易致大出血,出血量大和反复多次出血是球后溃疡的重要特点。

(三)诊断

十二指肠球后溃疡的诊断依赖于消化道影像学检查及内镜检查。由于球后部弯曲,可被球部或胃窦壁遮挡,且局部常有痉挛、激惹,钡剂通过十分迅速,造成钡剂不能理想充盈。所以 X 线钡餐检查效果不理想,易漏诊。典型 X 线钡餐检查可呈现龛影,由于球后部 X 线检查方法上的限制或溃疡浅、小,有时不易发现,龛影周围有黏膜集中现象,但不像胃溃疡明显。常伴有局部肠管痉挛,偏心性狭窄,狭窄段激惹现象较明显。

内镜检查可直视溃疡,必要时可以取活检行病理检查以排除其他疾病,同时可以行内镜下止血等操作达到治疗效果。由于解剖位置的影响,胃镜可造成漏诊,检查时应注意以下方面:①加强对球后溃疡的认识,注意对十二指肠降部的观察,特别是对具有典型球部溃疡症状且上腹疼痛顽固剧烈者或球部溃疡经治疗已愈合而症状不减者。球后溃疡常合并球后水肿、痉挛,使管腔狭窄,造成插镜困难而漏诊。②对于球部有变形、黏膜水肿而未发现病灶者,应耐心操作,球后水肿梗阻者的病灶往往就在球后,应仔细观察。

X 线钡餐检查与胃镜检查均可漏诊,联合应用两者能提高球后溃疡的诊断率。应鉴别十二指肠球后溃疡与十二指肠恶性肿瘤。十二指肠恶性肿瘤好发于球部及降部,约占十二指肠全部肿瘤的 90%,以腺癌为主。X 线造影主要表现为息肉样充盈缺损、肿瘤溃疡形成的龛影、环形狭窄及肠壁僵硬,内镜下可见溃疡底污秽,周边堤样隆起,内镜下活检病理检查可协助诊断。应鉴别十二指肠球后溃疡与十二指肠良性肿瘤、克罗恩病、肠结核等。发现球后溃疡,要进行相应检查,排除胃泌素瘤。

(四)治疗

十二指肠球后溃疡的治疗与十二指肠溃疡的治疗相同。通常药物治疗可使溃疡愈合。当出现大出血、梗阻、穿孔等并发症时,单纯药物治疗效果并不理想时,则需要外科手术治疗。随着内镜技术的广泛应用和不断创新,内镜下治疗出血在临床上得到广泛认可,通过钛夹钳夹对出血部位止血,见效快,可以防止组织黏膜的凝固、坏死。药物联合内镜下金属钛夹治疗十二指肠球后溃疡出血,是一种创伤低、止血效果明显、并发症少的治疗方法。

三、老年消化性溃疡

老年消化性溃疡是指年龄≥60 岁的老年人患有胃溃疡或十二指肠溃疡,抑或同时患有两种溃疡。随着人口老龄化,老年消化性溃疡的发病率有逐年升高趋势,但由于老年人自身独特的生理特点,其临床症状并不明显,所以临床上容易漏诊或误诊。

老年消化性溃疡的病因尚未完全明确,研究人员一般认为是多种因素作用的结果。

Hp 感染和非甾体抗炎药的长期应用是老年消化性溃疡的主要病因。老年消化性溃疡患者的 Hp 感染率明显高于中青年患者,提示 Hp 感染在老年消化性溃疡中的重要作用。非甾体抗炎药主要通过抑制前列腺素合成,削弱胃黏膜保护作用,已经成为消化性溃疡的主要发病原因之一,并且非甾体抗炎药使溃疡出血、穿孔等并发症发生的危险性增加。此外,老年患者胃黏膜的防御能力减弱、黏膜血运差、合并多种慢病及精神心理因素也是造成老年消化性溃疡的原因。

(一)临床表现

老年消化性溃疡病的症状不典型,与中青年相比,老年消化性溃疡患者腹痛(尤其是节律性腹痛)的发生率低,以非节律性腹痛为主,伴反酸、嗳气、食欲缺乏、头晕乏力、体重减轻等非特异性症状。此外,随着老年人全身器官的退行性改变,其对疼痛刺激的敏感度下降,无症状老年消化性溃疡患者增多,可达老年消化性溃疡患者的1/4。

老年消化性溃疡以胃溃疡为主,复合性溃疡的发生率高于中青年患者。高位溃疡和巨大溃疡在老年人中较常见。随着年龄增长,Hp 向胃体移行,胃体 Hp 的检出率明显增加且幽门腺区黏膜因假幽门腺化生和/或肠化生而扩大,使其与胃体的泌酸腺区的交界线上移,导致老年患者高位溃疡的发生率增加。患者可伴有胸痛、胸闷、胸部压迫感等症状,容易被误诊为冠心病。此外,随着年龄的增长,胃黏膜发生萎缩,黏膜上皮更新率降低,从而导致抗溃疡愈合能力下降。同时,老年患者胃蠕动功能减退,容易造成食物淤积,刺激幽门管,导致胃泌素分泌增加,故巨大溃疡较为常见。

老年消化性溃疡的并发症多,病死率高。上消化道出血是老年消化性溃疡最常见的并发症,可达 43%,由于溃疡常常为无痛性溃疡,上消化道出血可成为首发表现。老年消化性溃疡患者的出血量相对大,病程持续时间长,易反复出血,病死率高。其次是消化道穿孔。随着年龄增长,消化道穿孔的发生率逐渐升高,老年患者穿孔发生率是青年患者的 10 倍。老年患者穿孔时症状较轻,体征不明显,容易延误诊治。研究显示,年龄>60 岁是消化性溃疡穿孔术后远期病死率的独立危险因素。老年患者溃疡癌变率显著增加,可达 5.36%,其与胃黏膜上皮反复破坏,导致异型增生向癌细胞转化相关,因此对老年胃溃疡患者应定期随访。

(二)诊断

老年消化性溃疡具有其特点,临床表现多不典型,上腹痛(尤其是规律痛)较少见,在诊断中不能过于依赖症状和主诉,而应该以胃镜检查等客观指标为主。对疑似消化性溃疡并可耐受内镜检查的患者,应及时行胃镜检查,在检查时除了观察胃窦、胃角等溃疡的常见部位外,对胃体及以上部位也要仔细检查,并行活检组织病理学检查,减少漏诊、误诊的发生。

(三)治疗

对无严重并发症的老年消化性溃疡患者宜采用内科治疗,以缓解症状、促进愈合、预防复发、防止并发症为目的。应用抑酸药维持治疗以预防溃疡复发尚存在较多争议,但老年人胃黏膜细胞代谢更新速度下降,黏膜血液灌注不足,上皮修复功能差,且常常服用非甾体抗炎药等损伤消化道黏膜的药物,至少一半的老年消化性溃疡患者在停药后复发。因此,对于老年患者,尤其是有长期溃疡病史、服用非甾体抗炎药的患者,溃疡愈合后的维持治疗有助于减少溃疡的复发及并发症的发生。Hp 感染是老年消化性溃疡发生和复发的主要原因,治疗消化性溃疡需注意根除 Hp。对并发大出血、穿孔、幽门梗阻、癌变的患者,在患者身体状况允许的条件下,给予外科手术治疗。治疗过程中,应兼顾治疗并发症及伴随疾病,全面评估患者的病情及预后。

(韩翠燕　李慧敏　李　洋)

第十一章　胃、十二指肠息肉

　　胃、十二指肠息肉是指起源于胃、十二指肠黏膜上皮细胞,凸入胃、十二指肠腔内的隆起性良性病变。目前,由于高分辨率内镜的普及应用及人们健康意识的提高,胃、十二指肠息肉的病变检出率已有明显的提高,其发病率占所有良性病变的5%～10%。根据息肉的组织学可分为腺瘤性息肉、增生型息肉和炎性息肉、错构瘤性息肉等。根据有蒂或无蒂分为有蒂型、亚蒂型(广基型),日本的山田按胃内隆起性病变形态的不同,不论其性质将其分为四型:Ⅰ型,隆起的起势部较平滑而无明确的境界;Ⅱ型,隆起的起势部有明确的境界;Ⅲ型,隆起的起势部略小,形成亚蒂;Ⅳ型,隆起的起势部有明显的蒂部。胃息肉直径较小,多为单发,好发于中老年人群,常见于胃窦及胃体,大部分为增生性和腺瘤性息肉,以Ⅰ和Ⅱ型为主。

第一节　胃、十二指肠息肉的分型与临床表现

一、分型

　　(1)胃底腺息肉:又称为Elster腺囊肿,根据临床病理可分为两类,即散发性胃底腺息肉和与家族性腺瘤性息肉病有关的息肉。散发性胃底腺息肉多是由β链蛋白基因激活突变引起,一般少于10个。散发性胃底腺息肉中异型增生灶发生率<1%。胃底腺息肉与萎缩性胃炎无密切相关,且Hp感染率也较低。有个案报道提示Hp感染对胃底腺息肉的发展有抑制作用,使息肉减小或消失,但其作用机制尚未明确。胃底腺息肉常见于发生APC基因突变的家族性腺瘤性息肉病患者中,在这些患者中,息肉表现是多样的,可遍布胃内,25%～41%可发生异型增生。内镜下散发性胃底腺息肉与家族性腺瘤性息肉病相关的胃底腺息肉没有很好的区别方法,但异型增生灶更多见于家族性腺瘤性息肉病相关的胃底腺息肉中。

　　(2)增生性息肉:直径多小于2 cm,可无蒂或有蒂,占所有上皮性息肉的30%～93%,可在胃窦单发,也可以在胃内多发。该息肉是由增生的胃小凹上皮及固有腺组成的,偶尔可观察到有丝分裂象和细胞的异形增生。这类息肉的形成与慢性炎症、Hp相关的慢性胃炎、恶性贫血、邻近溃疡或胃肠吻合口的活动性或化学性胃炎密切相关。内镜切除前,80%的增生性息肉在根除Hp后可好转。增生性息肉的癌变率很低,极少部分癌变系通过腺瘤样增生或继发性肠化生、异形增生发展而来。

　　(3)腺瘤性息肉:是真性肿瘤,发病率占上皮性息肉的3%～26%,多见于胃窦部,多

为单发,组织学上可分为管状腺瘤、绒毛状腺瘤和绒毛状管状腺瘤。在存在萎缩性胃炎、肠上皮化生的胃内这类息肉发生率升高,与 Hp 感染无明显关系。直径>2 cm 的腺瘤性息肉易发生癌变,绒毛状腺瘤癌变率达 28.5%～40%,而管状腺瘤癌变率则在 5% 左右,癌变的风险随着年龄的增长而增加。

(4)错构瘤性息肉:比较少见,主要包括幼年性息肉、波伊茨-耶格综合征(PJS)和多发性错构瘤综合征。胃及十二指肠疾病性息肉多见于胃窦,多为单发,无癌变倾向。组织学上,由大小不等的增生腺体及富于血管与炎性细胞浸润的纤维间质组成。多发的息肉多与幼年性息肉病同时存在。PJS 属于家族遗传性疾病,其遗传方式为常染色体显性遗传,主要表现为黏膜、皮肤色素斑和胃肠道息肉。显微镜下,可见正常成熟的黏膜呈不规则生长,黏液细胞增生,腺窝呈囊性扩张,平滑肌纤维束从黏膜肌层向表层放射状分割正常胃腺体。PJS 患者发生胃肠道恶性肿瘤的风险增加,通常是由错构瘤发展成腺瘤,最终变为恶性肿瘤。多发性错构瘤综合征为全身多脏器的化生性与错构性病变,部分为常染色体显性遗传,全身表现多样、性质各异。诊断主要依靠全消化道息肉病、皮肤表面丘疹或口腔黏膜乳头状瘤、肢端角化症或掌角化症确立。

(5)家族性息肉病综合征:主要包括家族性腺瘤性息肉病(familial adenomatous polyposis,FAP)和幼年性息肉病。FAP 是一种常染色体显性遗传病,不经治疗几乎 100% 进展成大肠癌。30%～100% 的 FAP 患者存在胃息肉,多发于胃窦,大部分息肉为良性胃底腺息肉,只有 5% 为胃腺瘤性息肉。50%～90% 的 FAP 患者存在十二指肠腺瘤和壶腹部腺瘤,多数为恶性的,为行预防性结肠切除术后患者的最主要死因。幼年性息肉病为常染色体显性遗传病,息肉发生于胃的所有部位,以胃窦部数量最多而且体积最大,伴有增生性和腺瘤性息肉。

二、临床表现

胃、十二指肠息肉的发病率比结肠息肉的发病率低,一般无明显临床症状,多在检查或尸检标本中偶然发现。息肉生长较大时可出现上腹不适、疼痛、恶心、呕吐,若息肉表面糜烂、出血,可引起呕血和黑便。疼痛多发生于上腹部,为钝痛,无规律性与特征性。位于幽门区或十二指肠的较大腺瘤性息肉可有较长的蒂,可滑入幽门口,表现为发作性幽门痉挛或幽门梗阻现象。位于肝胰壶腹的肿瘤,可压迫胆道,出现梗阻性黄疸。部分腺瘤性息肉患者往往有慢性胃炎或恶性贫血的表现。大多数患者体格检查无阳性体征。

第二节　胃、十二指肠息肉的诊断与治疗

一、诊断

胃、十二指肠息肉因临床症状隐匿,临床诊断较为困难,可通过 X 线钡餐和内镜及病理活检进行诊断。

（1）X线：息肉可由X线诊断，显示为圆形半透明的充盈缺损，如息肉有蒂，此充盈缺损的阴影可以移动。该法对诊断胃息肉有一定价值，但其发现率低于胃镜，适用于内镜检查有禁忌证者。

（2）胃镜：无论是腺瘤性息肉还是增生性息肉，胃镜下的活组织检查是判定息肉性质和类型的最常用诊断方法。对于微小息肉，内镜下息肉切除并回收标本，做病理检验，诊断最可靠；较大的胃息肉多是肿瘤样病变，钳夹活检可作为最基本的诊断方法，依据组织学结果决定进一步诊疗方法。有些息肉恶变早期病灶小、浅，很少浸润，而胃镜下取材有局限性，不能反映全部息肉状态而易漏诊。有大息肉，镜下切除有困难者需手术治疗。

二、治疗

（1）内镜治疗：随着内镜技术及治疗方法的不断改进，内镜治疗已经成为首选的治疗方法，只要患者没有内镜检查的禁忌，大多数息肉均可以经内镜下进行治疗。传统的内镜治疗包括高频电凝切除法（是目前应用最广泛的方法）、微波灼除法、激光法、尼龙丝及橡皮圈结扎法、氩离子凝固术、冷冻法、射频法、酒精注射法等，它们均可达到切除息肉的目的。对于较大的息肉，也可采用内镜下黏膜切除术或内镜黏膜下剥离术进行切除。

（2）抗Hp治疗：近年研究表明，Hp感染与增生性息肉的发生密切相关，Hp阳性的增生性息肉患者在成功消除Hp感染后，其中约40%的患者的息肉完全消退。

（3）手术治疗：随着内镜技术的发展和广泛应用，经内镜切除是胃息肉治疗的首选方法，传统的手术切除主要用于内镜下无法切除的较大息肉及恶性浸润性病变。

（李慧敏　綦淑杰）

第十二章　胃　石

第一节　胃石的流行病学与分类

胃石是指进食某些食物或药物后在胃内聚集形成的特殊凝固物或硬块,既不能被消化,也不能顺利通过幽门部。胃石症则是指胃石引起的上腹部不适、腹痛、腹胀等临床症状。

一、流行病学

胃石的发病率约为 0.4%。1779 年,Bandament 首次报道毛发石。1854 年,Quin 首先报道植物性胃石。在我国胃石以植物性结石为主,好发于秋、冬季节。

二、分类与发病机制

胃石易发生于消化不良、胃轻瘫、采用胃大部切除毕Ⅰ式和毕Ⅱ式吻合术、迷走神经切断术和幽门成形术的老年患者。胃石可能同这些患者胃动力下降,胃排空延迟,调节功能下降有关。根据成分,胃石可分为植物性胃石、动物性胃石、药物性胃石和混合性胃石。

(一)植物性胃石

其由吞入难以消化的植物纤维或某些食物所致。这些食物有芹菜、海带、海草、柿子、大枣、山楂、石榴、香蕉、椰子、橘子、桃子等。植物性胃石的形成与胃酸及进食的植物成分有密切关系,如胃柿石较常见。大量不能消化的纤维、纤维素、半纤维素及果胶、树胶、鞣酸等在胃酸中易凝集成块。凝块间还可互相黏结积聚,形成巨大团块状质地坚硬的胃石。空腹进食上述食物者更易形成胃石,有饮酒、饮茶习惯者胃石发病率更高。

(二)动物性胃石

其因咽下较多的头发、兽毛或兽毛制品(毛线)、难消化的瘦肉等,在胃内缠结或沉积而成。当有吞食毛发癖(异食症)者、儿童或精神异常的患者拔下自己或他人的头发或兽毛(毛线),放入口中嚼后吞入胃内,毛发或毛线便附在胃黏膜上,久积成团,并与食物纤维、食物残渣、脱落上皮等混在一起,形成团块状、香肠形、肾形或"J"字形的结块,可占满全胃或伸入十二指肠。细菌常在这类胃石中生长繁殖,有粪臭味,临床上称为毛粪石或毛发性结石。

(三)药物性胃石

长期服用含钙、铋等无机化学药物或制酸药(如氢氧化铝凝胶、磷酸钙),中药残渣,中药丸及 X 线造影钡剂等,这些药物可直接在胃内沉淀,也可在胃酸作用下形成小结块,与食物残渣聚结,形成胃石。有些中药丸制剂采用的黏合剂过多,坚实不化,尤其是患者不愿咬碎而有吞服习惯,也可能与食物或残渣聚结成团块状胃石。

(四)混合性胃石

就胃石的主要成分及形成因素而言,其由植物纤维或果实果胶、动物毛发或脂类物质、化学药物或中药残渣等互相包绕集结混合而成。

第二节　胃石的诊断与治疗

一、诊断

(一)病史

胃石的发生时间长短不一,短则几小时、几天,长达几个月、几年甚至十多年,因此患者提供的食物摄入史对诊断意义差别很大。例如,胃柿石或山楂胃石常于一次进食较大量的柿子或山楂后几小时或几天内发病,患者记忆犹新,其病史对诊断帮助很大。但多数患者对有关的摄入史往往不注意,应结合临床详细询问进食习惯,尤其是喜欢进食某些易形成胃石的食物,了解进食时间、数量及进食后情况。既往是否行胃部分切除手术或幽门形成术,患有糖尿病或异食症者也易诱发胃石症,了解这些病史对诊断具有一定参考价值。

(二)症状体征

胃石患者的临床症状和体征与胃石的大小、形态、性质及对人体消化、运动功能影响程度等因素有关。患者可以完全无任何症状,也可以有上腹不适、食欲不振、口臭、恶心、呕吐或不同程度的腹胀腹痛等。查体时常于上腹部触及移动性包块,一般无明显压痛。临床上常见的并发症为浅表性胃炎和胃溃疡,其发病率均在 $60\%\sim70\%$。患者若合并胃炎、胃溃疡、胃出血或幽门梗阻,则可有反复腹痛或呕血、呕吐等相应的临床表现。偶尔可发生大出血、穿孔或胃石进入肠道而引起肠梗阻,其临床症状体征更为明显且严重。

(三)辅助检查

(1)X 线检查:X 线钡剂透视或气钡双重造影,可发现钡剂在胃内产生分流现象,并显示浮于钡剂上层游离性、团块状、圆形或椭圆形充盈缺损区,而胃黏膜结构光整,胃壁柔软。当胃内钡剂排空后仍可见团块影上有条索状、网状或片状钡斑黏附。按压团块阴影无明显压痛,并可随力度而改变轮廓形态及位置,提示结块有一定压缩性、游走性。X线检查对稀疏网状结石很难显示,对胃壁占位性病变鉴别有一定困难,有较高的误诊率。

（2）内镜检查：内镜下可直视观察胃内结石的形态、性状等。因植物性胃石的结块成分不同，可呈黄色、棕色、褐色或绿色，常为圆形、椭圆形的单个或多个游离团块。动物性胃石一般为黑色或棕褐色，呈"J"形或肾形，可充满胃体或伸入十二指肠。内镜检查还可了解胃部是否合并胃炎、溃疡病等其他征象，必要时还可钳取结块成分或发生并发症的胃组织进行分析，是可疑胃石症者的首选诊断手段。

（3）B超检查：对胃石诊断有一定帮助。通常嘱患者饮水 $500\sim1\,000$ mL，选择坐位或半卧位检查，可见到胃内有界限清晰的强回声团块影像，浮于水上层，并可随体位变化或胃的蠕动而改变位置。胃石超声检查时需与强回声胃肠肿瘤区分，彩色多普勒检查中肿瘤内部有血流信号，而胃石中没有，可作为两者的鉴别点。

以上三种检查方法通过检查对比提示，X线检查诊断阳性率为 $70\%\sim80\%$，胃镜检查与B超检查阳性率为 100%，对于老年、体弱及胃镜检查有禁忌证患者，可首选B超检查。

二、治疗

（一）内科药物治疗

选用中西药物，以改变患者胃的内环境，使胃石松软、溶解、变小，提高胃动力，促进胃石自然排出。酸性环境是胃石形成的重要条件，使用PPI等抑酸药，升高胃内pH，有利于胃石溶解，同时有利于胃黏膜损伤的修复。应用碳酸氢钠治疗植物性胃石的历史悠久，口服常用量为每次 $3\sim4$ g，每天3次，$7\sim10$ 天为一疗程。也可同时加服等量的发泡剂，加强疗效，缩短疗程。有人主张在上述治疗的基础上加用胃蛋白酶或胰蛋白酶 $0.5\sim1$ g，也可将 $5\sim10$ mg α-糜蛋白酶溶于 $50\sim100$ mL 水中，口服或从胃管中注入，也可将 0.5 g 乙酰半胱氨酸溶于 50 mL 生理盐水中，从胃管中注入，连续 $2\sim3$ 天，以消化胃石的某些成分，使胃石解体、溶化而排出。对胃运动功能欠佳的患者，可用甲氧氯普胺、多潘立酮等促进胃蠕动以利于排石。目前临床中对可口可乐治疗胃石有较多报道，效果明显，可能与可口可乐酸化胃内容物及释放大量 CO_2 有关。此外，有报告称将 50 mg 番木瓜酶或 5 mg 纤维素酶溶于 $1\,000$ mL 水中，连服 2 天可见效。

中医中药治疗胃石是我国传统的内科治疗方法之一。中医认为胃石的发病机制属于食积不化、蕴结于胃，故以消积化滞、软坚散结、和胃健脾、行气活血之法，常使用散结排石汤。组方主要药物为厚朴、枳实、神曲、麦芽、鸡内金、槟榔、三棱、莪术、桃仁、丹参等，水煮服，每天 $2\sim3$ 次，连服 $5\sim7$ 天，并随证酌情加减。腹痛者加元胡、白芍、甘草，呕吐者加半夏、竹茹，大便潜血者加白芨、炒大黄，体虚者加党参、太子参，便秘者加大黄或番泻叶等。中药治疗起效缓慢，可作为其他治疗方法的辅助治疗。无论是西药还是中药治疗，应在三餐之间或空腹服用药物，有利于药物与胃石充分作用，提高治疗效果。

（二）内镜下碎石

应用内镜治疗胃石发展得很快，搭配方法很多。可以在镜下用活检钳咬割、钳切、捣击、穿刺破坏胃石包膜或外壳，并反复用水冲洗干净；也可利用内镜手术刀反复剪断胃石包膜和结块。或在内镜下用钢丝圈套器,套切石体,再用兜抓钳抓成碎块,让其自然排出。

近年来新开展的内镜下治疗胃石方法有激光碎石及引爆碎石法、微波碎石法、热探头碎石法。内镜下激光引爆碎石成为国内外治疗胃石有效的新途径,尤其是对较大、较硬的胃石,插入内镜看清胃石,用生理盐水冲洗干净,使其充分暴露,再注入生理盐水,让胃石半浸泡于水中,使其在爆破时有一定的缓冲力。然后经胃镜活检钳管道插入光纤弹头,并使其顶在结石中心部位的表面上,此时使激光器充电引爆,可把结石炸裂或炸开一个小洞,再沿裂缝或小洞反复引爆 3～5 根弹头后,结石可被击成小块或颗粒状。内镜下微波碎石是治疗胃石的另一个简便方法。常规内镜下暴露结石,通过活检钳孔插入微波天线,选用功率为 60～90 W,将微波电极头对准胃石,通电进行反复烧灼,并变换烧灼位置,直到胃石灼成蜂窝状或断裂成碎块。热探头碎石法的作用原理是通过电热加温,使局部靶组织凝固变形、气化、炭化乃至坏死脱落,从而达到有效的治疗目的。其方法是暴露胃石,将热探头经工作钳道插入胃内,直视下接触胃石中央或其中一端,接入高频电凝电流,选用 60 W 功率,持续数秒,多次反复,将胃石碎成数块,用网篮、异物钳或圈套器等将碎石取出。上述内镜下碎石过程中,可经活检钳插入细塑管,对着被击碎的胃石注入 10% 的碳酸氢钠溶液 150～200 mL,有利于胃石的软化排出,提高治愈率。如果胃石患者没有合并胃炎、溃疡病等,碎石后不需特殊处理,建议进食少渣饮食 3 天,1 周后复查;若合并胃炎、溃疡病,则给予抗生素、胃黏膜保护剂及 H_2RA 或 PPI 等。

(三)手法碎石疗法

对于无明显症状和无并发症的胃石(如胃柿石、胃山楂石)患者,可以试行腹外按摩压挤,使胃石破碎变成小块状,然后进行洗胃或给予泻剂,加快结块排出。

(四)X 线下网套碎石法

早年曾用金属导线制成一网套插入胃中,在钡剂显示胃石时让套网套住并拉紧导线切割胃石,反复操作使其切成碎块自然排出。也可在此基础上加服碳酸氢钠、甲氧氯普胺等促进排石。目前不推荐使用。

(五)体外冲击波治疗

体外冲击波从治疗肾结石发展到治疗胆结石,近年来试用于治疗胃结石并获得成功。治疗前 2 天进流质饮食,治疗时不需任何麻醉,嘱患者饮水 500 mL,使胃充盈,俯卧 B 超定位后,以 12 kV 电压每分钟放电 80 次,共冲击 1 500～2 000 次,一般结石便呈破碎状影。治疗过程患者无任何不适,也不造成胃黏膜损伤。3 天后 B 超复查,了解胃石是否排尽。

(六)外科手术治疗

胃结石较大、坚硬、难溶,经内科治疗、内镜下碎石、微波或冲击波等治疗未能奏效,或并发较严重胃溃疡、出血、穿孔或梗阻者,以采用外科手术治疗为宜。

(王 珏 綦淑杰 李 超)

第十三章　上消化道出血

第一节　上消化道出血的病因与临床表现

上消化道出血（upper gastrointestinal hemorrhage，UGH），一般是指十二指肠悬韧带以上的消化道（包括食管、胃、十二指肠、胰管和胆道）的出血，胃空肠吻合术后的空肠上段病变所致的出血亦属于此范畴。上消化道出血是临床常见而严重的症状，出血量大约是下消化道出血量的 5 倍。男性患者多于女性患者，因病因及病变部位不同，其临床表现各异。随着诊断与治疗技术的进步，急性上消化道出血的病死率明显下降。上消化道出血作为一种临床症状，常迫使临床医师在紧急情况下判断其病因，决定治疗方案。因此，必须对上消化道出血的诸多病因有明确的认识，才能够尽快做出鉴别诊断。

一、病因

上消化道出血的病因归纳列述如下。

（一）上消化道疾病

1. 食管相关疾病

这类疾病有食管炎（反流性食管炎、食管憩室炎），食管癌，食管损伤（物理损伤，如食管黏膜撕裂症、器械检查、异物或放射性损伤、化学损伤等）。其中，食管黏膜撕裂症综合征是在食管下端和胃连接处的黏膜纵向裂伤，并发上消化道出血，一般可自限止血。如果累及小动脉，可引起严重出血，患者通常有先兆性、剧烈的干呕。

2. 胃十二指肠疾病

这类疾病有消化性溃疡，胃泌素瘤，急性糜烂性出血性胃炎，胃癌，胃血管异常（血管瘤、动静脉畸形、胃黏膜下恒径动脉破裂等），其他肿瘤（平滑肌瘤、平滑肌肉瘤、息肉、淋巴瘤、神经纤维瘤、壶腹周围癌），胃黏膜脱垂，急性胃扩张，胃扭转，膈裂孔疝，十二指肠憩室炎，急性糜烂性十二指肠炎，胃手术后病变（吻合口溃疡、吻合口或残胃黏膜糜烂、残胃癌），其他病变如重度钩虫病、胃血吸虫病、胃或十二指肠克罗恩病、胃或十二指肠结核、嗜酸粒细胞性胃肠炎、异位胰腺。

（二）上消化道邻近器官的病变

主动脉-十二指肠瘘，见于腹主动脉硬化性动脉瘤，常继发于修复性移植术后；胸主动脉瘤破入食管；脾动脉瘤瘘入胰管；胆源性出血可由感染、结石和创伤所致；胰源性出血主要为出血坏死性胰腺炎和胰腺肿瘤,偶尔见于胰管结石。仔细询问病史和检查口咽、鼻腔,可排除咽下血液所致的呕血与黑便。

(三)门静脉高压

门静脉高压引起食管胃底静脉曲张破裂出血或门静脉高压性胃病。

(四)全身性疾病

(1)血管性疾病:如过敏性紫癜、动脉粥样硬化、遗传性出血性毛细血管扩张;食管胃底静脉曲张破裂出血也属于血管性疾病范畴。

(2)血液病:如血友病、再生障碍性贫血、白血病、血小板减少性紫癜、弥散性血管内凝血及其他凝血机制障碍。

(3)有尿毒症。

(4)结缔组织疾病:如系统性红斑狼疮、结节性多动脉炎。

(5)急性感染:如重症肝炎、败血症、流血性出血热、钩端螺旋体病。

(6)有脑出血等应激导致的胃黏膜损伤。

二、临床表现

一般来说,上消化道出血的临床表现因出血部位、病因和出血速度不同而异。呕血与黑便是上消化道出血的特征性表现。上消化道大量出血之后,均有黑便,但不一定呕血。出血部位在幽门以下者可只表现为黑便,在幽门以上者常兼有呕血。然而,幽门以上的病变(如十二指肠病变)出血量较大、速度快,血液可反流入胃,除黑便外,也可有呕血。呕血多为棕褐色,呈咖啡渣样,这是由于血液经胃酸作用形成正铁血红素。但如出血量大,未经胃酸充分混合即呕出,则为鲜红或兼有血块。黑便呈柏油样,黏稠而发亮,系血红蛋白的铁经肠内硫化物作用而形成硫化铁所致。当出血量大,血液在肠内推进较快时,粪便可呈暗红甚至鲜红色,酷似下消化道出血;空肠或回肠出血的部位虽较低,如果出血量不大,血在肠内停留时间较长,也可表现为黑便,有时被误诊为上消化道出血,必须根据全面资料综合分析,才能做出判断。

部分患者在上消化道大量出血的短期内,即可出现急性周围循环衰竭征象。如同时发生呕血或便血,则诊断消化道出血并不难。但部分急性上消化道出血患者早期并无呕血或便血,仅表现为软弱、乏力、苍白、心悸、脉搏细速、出冷汗、血压下降、晕倒等休克或休克前期症状,经一定时间才能排出暗红色或柏油样黑便,此时诊断颇为困难。在此情况下,应排除其他各种病因所致的中毒性休克、过敏性休克、心源性休克或急性出血坏死性胰腺炎;亦应与其他出血性休克(包括子宫异位妊娠破裂、自发性或创伤性脾破裂、动脉瘤破裂等引起的内出血)相区别。此时,如能及时进行直肠指检,发现存在尚未排出的血便及插胃管检查内容物,则有助于早期诊断。Chandler 指出,胃管抽吸液监测活动性出血可较其他出血指标提前数小时获得阳性结果;国内学者证实,中心静脉压下降与胃管抽吸液中有新鲜出血平行出现,早于收缩期血压改变。因此,胃管抽吸检查是判断胃、食管等部位出血简便易行而有效的方法,但对十二指肠及其以下出血的意义不大。

第二节　上消化道出血的评估与判断

一、患者评估及失血量判断

上消化道出血患者的处理第一步是评估出血严重度。因此,血液动力学是关注焦点,这也是评估患者全身临床状态的基础。即时或持续的生命体征监测,不仅有利于复苏,还有利于预后的判断、及时进行必要的干预。例如,患者的生命体征不稳定,常常提示出血来自较大的血管,如溃疡出血或胃食管静脉曲张破裂出血,而且,这些患者的预后比生命体征稳定的患者差。对呕血、黑便患者,要确切了解其在一定时间内的失血量,单凭一个指标予以估计往往不准确,需从以下方面综合分析。

(一)病史与临床指标

(1)大便潜血阳性,表示出血量>5 mL/d。

(2)呈柏油样便时,出血量>60 mL/d。

(3)出现呕血症状,表示胃内积血>300 mL。

(4)出血量<500 mL 时,一般不引起全身症状,出血量>500 mL 时,可出现全身症状,如头晕、出汗、乏力、心悸。

(5)短时间内出血量>1 000 mL 或为全血量 20% 时,可出现循环衰竭表现,如收缩压低于 10.7 kPa 或较基础压下降 25%,心率高于每分钟 120 次。

(二)血液学检查

判断上消化道出血的血液学指标见表 13-1。

表 13-1　判断上消化道出血的血液学指标

失血量/%	血红蛋白/(g·L^{-1})	红细胞计数/(×10^2 L)	红细胞比容
10~15	>100	>4	>0.4
20	70~100	3~4	0.35~0.4
>30	<70	<3	<0.3

可借助红细胞计数、血红蛋白及红细胞比容测定来估计失血的程度,但不能在急性失血后立即反映出来,且受出血前有无贫血的影响。实验证明,一次出血后,直到血浆稀释到原来的 2 倍,红细胞计数、血红蛋白与红细胞比容才能明显降低,这是一个逐步发展的过程,历时 8~12 h。在出血早期这些指标可能正常甚至高于正常值,有时被错认为出血量不大。因此,动态观察实属必要。

(三)休克指数

休克指数=脉搏/收缩压(mmHg),正常为 0.54;休克指数=1,失血量约 1 000 mL;

休克指数＝1.5,失血量约 1 500 mL;休克指数＝2.0,失血量约 2 000 mL。

(四)血尿素氮测定

上消化道出血后,血液经肠道消化吸收,可使血清内的尿素氮含量上升,如果在 48 h 内进入肠道中的血量达 1 000 mL,则血清尿素氮含量可达正常水平的 2 倍,此时测定血清内尿素氮含量,对估计出血量有参考价值。但要注意肾前性、肾性因素的影响,尤其是老年人。大量出血患者大都存在低血容量,影响肾功能,致使所测定的血清尿素氮含量常不能正确反映肠道所吸收的血量。

(五)体位试验

临床上有时可谨慎地采用体位试验,以估计患者的失血量。先记录患者平卧时的脉搏和血压,然后将患者由平卧位改为半卧位,测定其脉搏与血压,取半卧位 3 min 后,如脉搏增快小于每分钟 25 次,无头晕反应,通常提示出血不严重或已补偿了急性出血;如脉搏增快高于每分钟 30 次或发生眩晕,则提示出血量大或补偿不充分。此法简单易行,但可能诱发休克,要求在输液途径建立后进行。

(六)中心静脉压测定

中心静脉压(CVP)能反映患者血容量和活动性出血,亦可反映其血管充盈度。关于失血引起的循环改变,静脉系统较动脉系统能较早表现出来,因此,CVP 能早期反映有效循环血容量的变化,可连续监测,能预知液体过量或不足,在一定程度上还能反映心功能状态。

由于 CVP 的正常范围较大(0.59~1.18 kPa),观察它的动态变化比测一次的数值更有意义。活动性出血患者的 CVP 稳定于正常值,95% 以上患者出血已停止或其出血量不大;CVP 持续低于 0.49 kPa 或波动不稳,尽管脉搏和血压尚属于正常,也应考虑患者有活动性出血及液体量不足。

(七)放射性核素检查

可同时用三种放射性核素进行检查,用[131]I 标记的清蛋白、[35]S 标记的硫酸钠和[51]Cr 标记的红细胞,一次静脉注射,即可分别测定血浆、细胞外液和红细胞容量,方法简便迅速,有利于失血量的估计。但由于标记的清蛋白可逸出血管,影响测定结果,故一般先测定红细胞总量后,再按红细胞在血中所占容积的百分比来推测血液总量。

综上所述,对失血量和活动性出血的观察估计尚缺乏敏感、特异的指标。目前,判断失血量仍以中心静脉压和放射性核素检查较可靠。

二、判断出血是否停止或再出血

患者在一次出血后,如每天均排大便,一般 1~3 天便色即可恢复正常。黑便持续的天数受患者排便次数的影响,因此不能仅以此来估计出血是否停止,主要根据患者的一般情况加以判断。应反复测量其脉搏与血压,计算休克指数,直至恢复正常并保持稳定,方可认为已无活动性出血。中心静脉压的监护,是一种对正确估计继续出血或早期发现再出血有效的措施。内镜检查不仅能判明上消化道出血部位、原因和进行干预治疗,还能判明有无继续出血,甚或预测再出血。

(1)临床上判断继续出血或再出血的指征:①反复呕血,或胃管抽吸液持续为血性,或呕血转为鲜红色。②黑便持续存在,或次数增多,质更稀薄,甚至转为暗红色伴肠鸣音亢进。③外周循环衰竭的表现经补足血容量后并未见明显改善,或虽有暂时好转而又恶化。④经快速补液与输血后,中心静脉压波动,或稍见稳定后又下降。⑤常规检查见红细胞计数、血红蛋白与红细胞比容测定继续下降,网织红细胞计数持续升高。⑥在补液量和排尿量足够的情况下,尿素氮含量持续下降或再次升高。⑦内镜下见病灶部位或边缘有新鲜出血或渗血。⑧选择性动脉造影阳性(持续出血,且出血量≥0.5 mL/min 时,才能被动脉造影检查所发现)。

(2)临床上提示有再出血可能的征兆:①呕血患者再出血的机会比仅有黑便者多;②首次出血量大;③动脉破裂;④老年人伴有明显动脉硬化;⑤食管胃底静脉曲张破裂出血;⑥病灶处呈隆起的红色小斑点或小血管,或假动脉瘤形成。一般一次出血后超过48 h 未再出血,则再出血的机会明显减少。

判断失血量的临床各项指标,均有助于活动性出血的观察,但都不及时、可靠,仍以内镜检查及选择性动脉造影最为准确。CVP 与胃管抽吸液监测也不失为简便、有效的方法。

第三节　上消化道出血的诊断与治疗

一、诊断

上消化道出血的病因很多,仔细收集病史,掌握重点特征,这对上消化道出血患者的诊断甚有裨益,对一半以上患者可能做出诊断。如能再采用其他诊断方法,如内镜、X线、核素扫描动脉血管造影、腹部 CT 等检查,可使大部分患者得出正确诊断。上消化道出血各项诊断检查的临床价值不一,各具特点,临床医师根据患者的具体情况,因地制宜,合理选择,综合应用,使其互为补充。急诊内镜检查对大多数上消化道出血能明确诊断,应列为首选方法。对少数应用内镜检查不能确诊的出血患者,可选择采用放射性核素显像、动脉造影、腹部 CT、胶囊内镜甚或剖腹探查等,来明确出血部位,做出病因诊断。X线钡剂造影检查虽有其局限性,但仍是目前临床上应用较多的检查方法,如能与其他诊断方法相配合,其临床诊断价值不可低估。由于钡剂能妨碍内镜及动脉造影检查,故X线钡剂造影检查应安排在上述两项检查后进行。

(一)病史与临床表现

老年人上消化道出血,除考虑常见原因外,还应考虑少见于青年人的疾病,如憩室、缺血性疾病、肿瘤;青年人上消化道出血,多考虑为消化性溃疡、食管炎或静脉曲张。

30岁以下者可能是梅克尔憩室,这较少发生于老年人。近期有周期性和节律性上腹痛发作史,特别在出血前有上腹痛加剧,出血后减轻者,最大的可能是消化性溃疡出血;如酗酒或服用过阿司匹林及其制剂、吲哚美辛、皮质激素等,或大面积烧伤、有严重创伤、经历大手术、有急性脑血管病、有败血症等,均可引起急性胃黏膜病变出血;过去有病毒性肝炎、血吸虫病或慢性乙醇中毒史,有肝病面容、蜘蛛痣、肝掌、腹壁或脐周静脉曲张,能触及硬而有结节的肝脏时,则可能是肝硬化出血;在出血前有剧烈干呕或呕吐,呕鲜红色血,应考虑食管-贲门黏膜撕裂综合征;如年龄40岁以上,近期出现无规律性上腹痛,伴有厌食、消瘦和出血及出血后上腹痛不能缓解,应警惕有胃癌的可能;如呕血伴有吞咽困难、食物反流、胸骨后或心窝烧灼痛等,多提示为食管疾病所致出血;如呕血伴有急、慢性肾功能不全史,呼气有尿味,血中尿素氮含量升高,尿中有蛋白与管型等,多为尿毒症所致;呕血伴有皮肤紫癜或血象改变等,则提示血液病出血的可能。在病因诊断时,除多考虑常见病、多发病外,不应忽视一些罕见病因。如反复钩虫感染,可造成十二指肠黏膜广泛糜烂出血,导致黑便;胆道出血也可引起呕血和黑便,但常有肝胆病史,出血前多有上腹绞痛,呕血后可缓解,并常有发热或黄疸;如在呕血与黑便的同时有鼻出血、齿龈出血及皮肤紫癜等,应考虑为出血性疾病;如伴有高热,可为败血症、重症肝炎、钩端螺旋体病、流行性出血热等;老年患者有动脉硬化、无消化道疾病史而突然呕血,则可能是胃肠道动脉硬化破裂出血。

(二)体格检查与实验室检查

面部灰暗黝黑、蜘蛛痣、肝掌、脾大、腹壁和脐周静脉曲张与腹水等为肝硬化的主要表现;如在皮肤和口腔黏膜发现毛细血管扩张,应考虑上消化道出血的病因可能是遗传性毛细血管扩张症;如有左锁骨上淋巴结肿大,则出血可能由胃癌引起;黄疸伴有发热者大多为胆道出血或钩端螺旋体病;如黄疸呈暗黄或黄绿色,大便呈灰白色,则应考虑有胆总管癌、胰头癌、壶腹癌的可能;酒醉面容、皮肤充血及出血点见于流行性出血热;食管癌转移可在颈部、腋下、锁骨上触及坚硬表浅淋巴结;全身淋巴结肿大和肝、脾大者见于白血病或恶性组织细胞病;右上或中上腹有肌紧张,胆囊肿大,兼有黄疸,则见于胆道出血。

实验室检查对病因诊断的价值有限。出血后红细胞减少,白细胞和血小板也减少,则可见于肝硬化有脾功能亢进者。肝功能或凝血机制异常有助于肝硬化或壶腹癌等的诊断。

(三)鼻胃管抽吸液检查

鼻胃管抽吸液检查,不但对确定有无活动性出血和估计出血量及其治疗具有价值,而且对出血部位的判断有意义。操作时,小心轻柔地将软胶管插入食管,边注入小量清水,边用低压吸取食管内液,观察有无血迹。如果在门齿下30~40 cm处吸取液无血迹,即可将胃管继续送入胃腔,若吸取液仍无血迹,则提示:①出血已止;②可能系十二指肠或其远端出血。若胃管吸取液内有血,可继续留管观察出血情况,同时可采用低温水灌注胃内降温止血,亦可灌注止血药。目前有人用双腔管,一腔通胃肠道,另一腔通入管端气囊,经幽门后充气入囊,气囊随蠕动由十二指肠送至空肠、回肠,可逐段吸取肠液,有助于出血的定位诊断。

(四)直肠指检

直肠指检对诊断出血部位有辅助价值。黑便系血红蛋白在肠道内降解所致。黑便而潜血试验阴性者,可能是食用铁剂或铋剂引起,紫酱色粪便表明有急性上消化道大出血或低位结肠出血;鲜红色血便提示来自直肠、乙状结肠或上段结肠急性出血。十二指肠悬韧带以上的出血,则罕见鲜红色血便。

(五)急诊内镜检查

此法为上消化道出血的首选诊断方法,对上消化道出血的部位确定和病因诊断的精确性>90%,这大大超过 X 线钡剂造影检查的精确性。镜检时机的选择对提高阳性诊断率十分重要,多主张在出血后 24~48 h 进行,可不失时机地明确病因。上消化道出血的内镜观察顺序与常规有悖,一般需边进镜边观察,直到发现病变。这样可避免盲目插镜,以免损伤黏膜,影响判断或加重病情。若内镜到达十二指肠球部仍未发现病灶,在退镜过程中,按常规方法再仔细搜索,必要时重复观察。

急诊内镜检查具有下列诊断和应用价值:①对出血灶的检出率高,可达 90% 以上。②对多数上消化道出血,尤其是急性胃黏膜病变、食管-贲门黏膜撕裂综合征等急性浅表性病变,其诊断正确率高于其他检查方法。③可发现多源性出血。④同时存在 2 种或 2 种以上可引起出血的病变时,可确定真正的出血灶。⑤可根据出血灶的出血表现区分活动性出血与近期出血。⑥内镜下取活检可肯定病变的良性与恶性。⑦可进行内镜下止血治疗。

判断出血病灶的征象:①见到出血的直接证据,如病灶部位或其边缘有渗血或新鲜出血,病灶处附着血痂或血块,病变区或白苔中呈黑褐色底,溃疡底部有血管裸露等。②不仅见到一处活动性病灶,则判断出血灶的依据:有直接出血证据的病灶是出血灶;若均无直接出血证据,则时相处于活动期的病灶,出血机会多;时相相同的病灶,均可能是出血灶。

急诊内镜检查时应注意:①在血容量不足或休克情况下,必须首先予以纠正,使血压稳定。②做好解释工作,取得患者的密切合作。③一般术前用地西泮、阿托品等,或在检查过程中发现胃肠蠕动过快或痉挛时,可静脉注射山莨菪碱或肌内注射阿托品。④镜检操作要熟练、细心、轻巧,避免引起强烈刺激反应或黏膜损伤。⑤呕血不止、心肺功能不全或严重心律失常患者,禁忌此项检查。

急诊内镜检查的主要并发症为心血管意外,尤其是危重患者兼有低血压、贫血等缺氧因素,发生心血管并发症的机会增多,老年人尤其如此。其他并发症有术后继发性出血、穿孔和吸入性肺炎等。插镜时呕出的血凝块被吸入,可引起窒息。

(六)动脉造影

动脉造影对上消化道出血部位和病因诊断的价值毋庸置疑。适应证:①有原因不明的急性上消化道出血,包括急诊内镜检查失败未能确诊者。②慢性复发性或隐匿性上消化道出血,常系某些少见病(如憩室炎、血管异常)所致,此时采用动脉造影检查对揭示病变很有意义。③内镜检查尚不能达到病变部位。④内镜发现出血,但难以做出定性、定位诊断。⑤患者不能接受急诊内镜检查,未能明确诊断。⑥已经动脉造影,并准备使用血管活性药或栓塞治疗。以下情况不宜做动脉造影检查:①对碘过敏。②严重肾功能不全。③急性心肌梗死;④有明显出血倾向。⑤股动脉未能触及。此外,对有明显动脉粥样硬化者及老年人应持谨慎态度。

动脉造影并发症的发生率为52%,病死率为0.5%。主要并发症如下。①操作引起:包括局部出血、血肿、动脉痉挛、血栓形成、感染等。②药物引起:包括过敏反应、造影剂引起急性肾小管坏死等。③栓塞引起:包括局部腹痛、发热、非出血部位的动脉栓塞和脓肿形成。

二、治疗

治疗上消化道出血的主要方法:①药物治疗;②内镜治疗;③动脉注射或动脉栓塞治疗;④外科治疗。应根据患者的病情、医疗条件及医师对各种治疗方法的熟练程度而决定治疗方法。下述过程是一个逻辑性的进行程序,其主要包括输血、输液、各种止血剂和止血方法的应用,以及外科手术等,但在临床上必须直接地同时向几个目标采取有效的干预治疗措施。

(一)一般治疗

让患者卧床休息,观察神志,了解肢体皮肤是湿冷还是温暖;记录血压、脉搏、出血量与每小时尿量;保持静脉通路并测定CVP;保持其呼吸道通畅,避免呕血时引起窒息;大量出血者宜禁食,少量出血者可适当进流质饮食。多数患者在出血后常发热,一般无须用抗生素。

(二)补充血容量

活动性大出血时,应立即补充血容量和吸氧。有直立性低血压及休克时,于半小时内输入500 mL生理盐水或乳酸盐林格液,使血压提升到12～13.3 kPa(90～100 mmHg),尿量>30 mL/h,或CVP 0.59～0.98 kPa(60～100 mmH$_2$O)。单纯输晶体液,可很快转移到血管外,宜适量用胶体液,如全血、血浆或右旋糖酐。当红细胞比容低于20%、生命体征不稳定、有组织缺氧的表现时,应予以输血。老年人红细胞比容最好维持在30%左右,青年人的红细胞比容达25%即可,无须过高,因大出血引起的组织缺氧不是由于血液携氧不足而主要是血液灌注不足。门静脉高压者的红细胞比容最好不要超过27%,提防因输血过急过多,增加门静脉压力,激发再出血。如已无活动性出血,每输血400 mL可提高红细胞比容3%,库存血含氨量较多,用于肝硬化患者可诱发肝性脑病,应输入新鲜血。避免输血、输液量过多而引起急性肺水肿,最好根据CVP调整输液速度和量。

(三)止血措施

应根据病因,患者有无凝血机制缺陷等,选择相应的止血措施。

1. 非静脉曲张性出血的治疗

急性非静脉曲张性上消化道出血(acute nonvariceal upper gastrointestinal bleeding, ANVUGIB)是消化科和急诊科医师常遇到的急症。目前国内外共识认为,急诊内镜检查评估患者病情,及时必要的内镜下止血处理是抢救成功的关键,而在内镜检查前后,合理使用相关药物,是提高止血效果、减少再出血、提高抢救成功率和患者生存率的重要措施。

(1)应用下列药物。

抑酸药:血小板聚集及血浆凝血功能所诱导的止血作用须 pH>6.0 时才能有效发挥,而且新形成的凝血块在 pH<5.0 的胃液中会被迅速消化。因此,抑制胃酸分泌,提高胃内 pH 具有止血作用。传统的口服抗酸药效果差,不能改变消化性溃疡出血的自然病程。2 500 例消化性溃疡出血患者大样本随机对照临床研究显示,H_2RA 减少再出血率、外科手术率、死亡率分别为 10%、20%、30%。由于 H_2RA 不能达到理想的抗酸效果,因此,对消化性溃疡出血的治疗效果不十分满意,但该药不良反应少、价格低,因此,临床上仍用于溃疡并出血的治疗。研究显示 PPI 具有较强的抗酸效果,尤其是大剂量应用时,对预防高危患者溃疡再出血的效果较好,尽管这些研究存在一些差异(如再出血的定义、用药的剂量、内镜治疗的程度),很明显,PPI 能减少再出血。临床上,对消化性溃疡和急性胃黏膜损害所引起的出血,常规予以 H_2RA(如西咪替丁、雷尼替丁、法莫替丁)或 PPI(如奥美拉唑、兰索拉唑、雷贝拉唑),对消化性溃疡、急性胃黏膜病变、食管-贲门黏膜撕裂综合征、食管裂孔疝及食管炎等所致的出血均有效。一般先用静脉制剂,估计出血已停止即可改为口服。

氨甲环酸:对上消化道病变持续出血或再出血的一种解释是已形成的纤维素凝血块溶解。研究发现在上消化道出血患者的胃静脉内可测到活性纤维溶解素,这类患者的胃和十二指肠黏膜中有纤维蛋白溶酶原活化因子,还发现正常人和上消化道出血患者的胃液都有活性纤维溶解素。这些研究结果导致了对纤维蛋白溶解酶原抑制剂氨甲环酸治疗急性上消化道出血的研究。这种药物还有抑制胃蛋白酶的纤维素溶解活性作用。氨甲环酸治疗急性上消化道出血作用的机制还不肯定,但几组临床研究发现它在治疗急性上消化道出血方面是有效的。初步研究结果显示应用氨甲环酸治疗可减少患者输血和对手术治疗的需求,但未发现可降低死亡率。

生长抑素:有降低胃酸和胃蛋白酶分泌,以及减少内脏血流量的作用,推测其对上消化道出血有治疗作用。有关生长抑素治疗上消化道出血的结果不一致。一些研究发现它可减少患者的输血量,降低急诊手术率和减少持续出血患者人数。

前列腺素:具有许多令人信服的特性可用于上消化道出血的治疗。在人胃黏膜和胃液中已发现前列腺素 1,它能抑制胃酸分泌、增加胃黏膜血流量、促进黏液分泌。在预防 NSAID 类药物所致的胃黏膜损害和治疗非特异性的上消化道出血方面,对口服前列腺素的作用已进行了广泛、深入的研究。Raskin 等进行了一项前瞻性研究,对象为 138 例呕血和黑便患者,将内镜检查证实出血为胃或十二指肠溃疡或糜烂所致者,随机分为前列腺素 1 或安慰剂组。两组间 48 h 止血率、再出血率及手术治疗率无差异。其他两组小规模的前瞻性随机双盲安慰剂对照研究也得出了同样的结论,即前列腺素治疗急性上消化道出血是无效的,也不能用来预防早期再出血。这些研究病例数相对较少。因此,由于样本量太少,可能存在统计学不能显示的可能疗效,仍有待于证实。

血管升压素:经静脉给予血管升压素治疗上消化道非曲张静脉破裂出血的研究不多。血管升压素治疗存在许多因全身血管收缩带来的不良反应,如冠状动脉血流量减少、心肌收缩力降低、心律失常、肠系膜缺血及外周缺血。

硫糖铝:是一种不能吸收的 8 个硫酸根的蔗糖铝盐,常用来治疗消化性溃疡和预防应激性胃黏膜损害。它是一种弱制酸药,有抑制胃蛋白酶活性、促进前列腺素合成及在炎症的胃黏膜上形成保护膜的作用。Goldfarb 等对有活动性上消化道出血或有新近出血迹象的 20 例患者进行了一项开放性研究,随机分为硫糖铝组或西咪替丁组。两组的治疗效果相当,但西咪替丁组的不良反应多,而且所用的西咪替丁剂量大(每天 1 800 mg)。但选择硫糖铝作为治疗急性上消化道出血药物尚有待于随机安慰剂对照的双盲实验研究证实。

其他:将 8 mg 去甲肾上腺素加入 100 mL 生理盐水中,分次从胃管灌注或口服,可使胃肠黏膜出血的小动脉收缩,并减少胃酸分泌,一般每隔 0.5～1 h 灌注 1 次,重复 3～4 次仍无效者停用。卡巴克络、酚磺乙胺、维生素 K、凝血酶等,可根据病情选用。

(2)内镜下止血:目前设备条件有限,因此对非静脉曲张性上消化道出血患者在内镜检查前的处理十分重要。2010 年,非静脉曲张性上消化道出血国际共识意见明确指出在内镜检查前应给予 PPI 治疗以降低出血病灶的 Forrest 分级级别,减少需要内镜干预的比例,但不应延迟内镜检查。目前已明确内镜检查前 PPI 治疗的必要性,尤其是有些地区在无法进行 24 h 内的急诊内镜检查时,应给予非静脉曲张性上消化道出血患者 PPI 治疗,能为这类患者在获得肯定有效的止血治疗措施前赢得时间。

一般情况下,建议起病后 24 h 内进行内镜检查。但是,下列两种情况需慎重考虑是否进行急诊内镜检查:一是患者因大量出血、病情不稳定、处于高危的状态,内镜检查须在患者复苏、病情稳定后施行;另一种情况是当患者同时伴有严重的心肺疾病时,内镜检查须在患者的血压、心率、血氧饱和度稳定之后再实施。将内镜下止血的主要方法分述如下:

喷洒药物:内镜下直接对出血灶喷洒止血药,可用于局部渗血,对动脉性出血疗效差。常用药物有冰盐水去甲肾上腺素溶液、孟氏溶液、凝血酶、巴曲酶等。去甲肾上腺素溶液浓度为 8 mg/100 mL,每次喷洒量为 20～40 mL,止血有效率约 80%。喷洒凝血酶促进血液在表面凝固,凝血酶应在临用前新鲜配制,内镜下喷洒后,可继续口服,必要时可与其他内镜下止血法联合应用。

药物注射:当内镜检查发现喷射性出血或血管裸露,可用局部注射法止血。常用方法:①注射高渗钠肾上腺素溶液,肾上腺素有强力的血管收缩作用,高渗钠可延长肾上腺素局部作用的时间,并使黏膜下组织肿胀,促使局部血流缓慢而利于止血。②注射硬化剂,目前国内常用的硬化剂有乙氧硬化醇、鱼肝油酸钠。硬化剂可使注射局部组织水肿,压迫出血灶周围血管,并使血管内血栓形成、血管闭塞。其不良反应有溃疡形成、血凝块脱落后继发性出血、菌血症等。③注射无水乙醇,无水乙醇有脱水固定作用,使血管收缩,血管壁变性坏死,血栓形成而止血。

高频电止血:当高频电通过电极与出血部位的组织相接触时,产生大量热能,使组织蛋白发生凝固,血管收缩,进而止血,成功率可达95％。高频电凝止血操作简单、安全、经济,适用于喷射状出血、活动性渗血、有半球形血管显露及散在的出血点等多种出血情况。根据电流回路途径,分为单极电凝头、双极电凝头、四头双极头及多头双极电凝头等。

微波凝固法:微波凝固治疗是集中微波能在一个小的区域,使组织蛋白凝固而达到止血目的。操作简单,可将微波电极直接插入组织内治疗,插入组织的深度容易控制,因而止血目标确切,安全性较大。

热探头凝固法:利用热探头的高温(150℃)接触出血灶,使其组织蛋白质凝固而止血。有报道称用该法治疗实验性溃疡伴出血的有效率达94％,尚未发现严重并发症,疗效确切,方法简单,1978年由美国Robert等研制成功并试用于临床。

放置止血夹法:止血夹主要用于内镜下息肉摘除后的血管性出血,尤其是息肉蒂基部中央小血管出血,以及胃黏膜血管畸形、胃黏膜恒径小动脉出血,内镜下放置止血夹止血,伤口愈合后此金属夹可自行脱落,随粪便排到体外。

激光照射法:目前可用于止血的激光有氩激光和石榴石激光(Nd-YAG)两种,其具有的光凝作用使照射局部组织蛋白凝固,小血管内血栓形成,止血成功率为80％～90％,并发症有胃肠穿孔、出血和胃肠胀气等,应避免功率过大或照射时间过长。

(3)动脉灌注/栓塞治疗:在2011年关于非静脉曲张上消化道出血的亚太共识中明确指出,血管栓塞用于首次内镜止血失败的患者,对再出血能取得非常好的治疗效果,且不增加其死亡率,因此可以将血管栓塞作为止血治疗措施的一种选择。但是,并没有确凿的证据支持血管栓塞术能取代外科手术作为内镜下止血失败的补救措施。

(4)外科手术治疗:经内科积极治疗,大多数上消化道出血患者可止血,如超过48 h未能止血,应考虑紧急手术治疗。手术指征:①大量出血并发穿孔、幽门梗阻或疑有癌变。②年龄在50岁以上,有动脉硬化与心肾疾病,经治疗24 h后仍出血不止。③短时间内失血量很大,很快出现临床休克征象。④急性大出血,经积极输血和应用各种止血方法仍不止血,血压难以维持正常;或血压已恢复正常,又再次大出血。⑤近期反复出血,其溃疡长期不愈合,出血不易自止,即使自止仍可再出血者。对原因不明的大出血,经内科积极治疗病情仍不稳定时,多数医师主张应及早手术探查。由于新的诊断技术的开发与应用,需要进行手术探查的患者越来越少。

(5)NSAID等药物导致的上消化道出血:对于需要服用NSAID的关节炎患者或者需要服用氯吡格雷与阿司匹林双重抗血小板药物的心血管疾病患者,如何减少不良胃肠道事件?

2010年关于本病的国际共识指出,对于需要服用NSAID且有消化性溃疡出血病史的患者,使用传统的NSAID联合PPI或者单独使用环氧合酶-2(COX-2)抑制剂都有很高的再出血风险,而COX-2抑制剂联合PPI能减少再出血的风险。目前,对于需要服用NSAID的关节炎患者出现消化性溃疡出血的处理意见认为无论是使用非选择性NSAID合用PPI的方案还是使用选择性COX-2抑制剂的方案,都能减少再出血的可能性,但仍然存在很高的再出血风险；选择性 COX-2 抑制剂合用 PPI 是目前最安全的方案。而对于服用氯吡格雷与阿司匹林双重抗血小板药物患者，有些报道显示预防性使用 PPI 能够减少不良的胃肠道的出血，同时不增加心血管风险。

服用低剂量阿司匹林出现急性溃疡出血的患者，一旦发生心血管并发症的风险超过出血风险时，应尽快恢复使用阿司匹林。2011 亚太共识认为心血管栓塞高危患者，如在服用阿司匹林期间出现溃疡出血，一旦止血成功后，应尽快恢复阿司匹林的使用。到底停用阿司匹林多长时间是安全的尚不明确，亚太专家组认为在停药后 3～5 d 且出血情况稳定的情况下重新使用阿司匹林是较为明智的做法。考虑氯吡格雷与阿司匹林相似的抗血小板作用，专家组提出谨慎的做法是出血时停用氯吡格雷 3～5 d 且在出血情况稳定后继续使用。

2. 门静脉高压性上消化道出血的止血措施

（1）药物治疗。

血管升压素/硝酸甘油：血管升压素是一种由神经垂体产生的非肽类激素。其功能是维持血浆渗透压和血管内容量恒定，尚有降低内脏血流量和门静脉压力的作用。通过平滑肌内 V_1 受体介导，血管升压素能直接收缩内脏及全身血管，减少门静脉血流，降低门静脉压和曲张静脉压，减少食管胃血流。除直接的血管效应外，还能通过收缩食管平滑肌降低食管胃血流，增加 LES 的张力，压迫黏膜下血管。

血管升压素的全身血管效应限制了它的应用，不良反应包括心脏、肠系膜、肢体、脑缺血，充血性心力衰竭、心律失常、高血压和静脉炎等。20%～30% 的患者因严重并发症而被迫停止治疗。有明确冠心病、乙醇性心肌病患者禁忌使用血管升压素。硝酸甘油的合并使用可增加血管升压素降低门静脉压力的效果，降低门静脉阻力，抵消血管升压素的全身血流动力学的作用。因此在治疗静脉曲张出血时可将血管升压素与硝酸甘油联合使用。用法：静脉持续滴入血管升压素，初始剂量为 0.4 U/min，最大可增至 1.0 U/min，高于 1.0 U/min 的剂量使毒性增加。在使用血管升压素后，动脉血压稳定时开始应用硝酸甘油，最好是静脉或舌下含服，静脉应用初始剂量 40 μg/min，每隔 15 min 增加 40 μg/min，最大至 400 μg/min，以维持动脉收缩压为 13.3 kPa(100 mmHg)；舌下含服 0.6 mg，每隔 30 min 重复。研究显示出血一旦得到控制，血管升压素可停止使用，一般不会引起门静脉压力反弹。血管升压素不能预防再出血，因此不需要逐渐减量，静脉输注不宜超过 24 h。

三甘氨酰赖氨酸血管加压素：是一种人工合成的血管升压素类似物，由三个甘氨酰基和赖氨酸升压素组合而成。在体内甘氨酰基在内皮素作用下裂解，缓慢释放赖氨酸升压素，使活性物质保持较高的组织浓度，同时血循环中浓度不高。药物在循环中保持低浓度使其毒性作用最小。三甘氨酰赖氨酸血管加压素的全身及内脏血流动力学效应与稳定的肝硬化患者血管升压素效应相似，但并发症较少。给药方法：静脉注射 2 mg，每 4 h 给药一次，直至出血停止 24～48 h。

生长抑素和奥曲肽：生长抑素和其人工合成类似物奥曲肽对控制静脉曲张出血有效，而且无明显毒性，近几年已用于治疗食管胃底静脉曲张出血。其作用机制为明显减少内脏血流量,并见奇静脉血流量明显减少,后者是食管静脉血流量的标志。该类药物的止血效果肯定,因不伴全身血流动力学改变,故短期使用几乎无严重不良反应,但价格较高。目前用于临床的有 14 肽天然生长抑素,用法为首剂 250 μg,静脉缓注,继以 250 $\mu g/h$ 持续静脉滴注。本品半衰期极短,应注意滴注过程中不能中断,若中断超过 5 min,应重新注射首剂。8 肽的生长抑素同类物奥曲肽半衰期较长,常用量为首剂 100 μg,静脉缓注,继以 25～50 $\mu g/h$ 持续静脉滴注。

(2)三腔双囊管压迫止血:经鼻腔或口插入三腔双囊管,进入胃腔后先抽出胃内积血,然后注气入胃囊(囊内压为 6.7～9.3 kPa),向外加压牵引,用以压迫胃底,若未能止血,再注入食管囊(囊内压为 4.7～5.3 kPa),压迫食管曲张静脉。用气囊压迫过久会导致黏膜糜烂,故持续压迫时间最长不应超过 24 h,放气解除压迫一段时间后,必要时可重复充盈气囊恢复牵引。气囊压迫止血效果肯定,但缺点是患者痛苦大、并发症多(如吸入性肺炎、窒息、食管炎、食管黏膜坏死、心律失常),由于不能长期压迫,停用后早期再出血率高。鉴于近年药物治疗和内镜治疗的进步,目前已不推荐将气囊压迫作为首选止血措施。其应用宜限于药物不能控制出血时作为暂时止血措施,以赢得时间去准备其他更有效的治疗措施。

插管及保留期间应由经验丰富的医务人员管理。三腔双囊管压迫的绝对禁忌证:①静脉曲张出血停止;②患者近期接受过食管胃连接部手术。相对禁忌证:①充血性心力衰竭;②呼吸衰竭;③心律失常;④不能肯定曲张静脉出血的部位;⑤医务人员未接受过适当的操作、护理气囊的训练。

(3)内镜下硬化治疗:可有效地控制急性出血,对门静脉压力和门静脉血流无影响。常用硬化剂有十四烷酸钠、5%的油酸氨基乙醇(乙氧硬化醇)和 5%的鱼肝油酸钠,也可用无水乙醇。注射部位一般在胃食管连接部之上 4～5 cm 处。主要并发症有局部溃疡、出血、穿孔、瘢痕狭窄等,注意操作及术后处理可使这些并发症大大减少。

(4)内镜下曲张静脉结扎:适应证如下。①食管静脉曲张破裂急性出血。②易出血的食管曲张静脉,包括既往有食管静脉曲张破裂出血史,曲张静脉呈青蓝色、串珠状,或有红色征、出血斑。③外科分流或断流手术有禁忌证,如肝功能失代偿伴有腹水或肾功能不全,高龄患者或儿童食管静脉曲张及外科分流或断流术后又有出血。④重症患者,或合并恶性肿瘤。⑤内科药物治疗无效或三腔双囊管压迫 24 h 后仍有出血。⑥硬化剂治疗静脉曲张消失后又有小静脉再生成或再通。禁忌证有急性出血后处于休克前期或肝功能不全肝性脑病。食管静脉曲张套扎术原理类似于内痔套扎,套扎后的病理过程为缺血、坏死、急性炎症,然后出现表浅溃疡、致密瘢痕和静脉栓塞。静脉栓塞开始时为机械性,之后为血栓机化与周围纤维化瘢痕。其特点为一次套扎即可将套扎的血管完全栓塞,局部一般无深溃疡形成、食管穿孔等并发症,无全身不良反应。但在尚未全部套扎所有曲张静脉前,存留的静脉瘤可能引起出血,被套扎的周围组织可能发生血管再通。其他并发症有咽下困难(约 10%),多为一过性,持续时间不超过 24 h。远端食管痉挛多见于套扎 2～4 次后的患者,适当使用解痉药物可缓解症状。表浅溃疡为套扎术后的伴随表现,发生率几乎达到 100%,发生在被套扎的部位,不需治疗,2～3 周自愈。因其消除曲张静脉快速,并发症的发生率低于硬化治疗,故在一些治疗中心被认为是食管静脉曲张出血患者的首选。

(5)组织胶:是一种液体黏合剂,与生物介质(如血液)接触时转变成固体。当被注射入静脉时,机械性阻塞管腔。据报道组织胶控制曲张静脉出血的有效率为93%～100%。组织胶通过硬化剂注射针注入静脉内。其不良反应小,有一过性消化不良、菌血症、发热。罕见并发症有脑卒中、肺动脉栓塞等。

(6)经颈静脉肝内门腔分流术(TIPS):用于药物和内镜治疗未能控制的出血。TIPS不改变肝脏的血管解剖结构,因此不影响今后的肝移植,术后血流动力学改变与门腔静脉侧侧分流术相似。TIPS术后,约1/3的患者会经过短暂的肝功能恶化阶段,胆红素、氨基转移酶水平升高。由于回心血量增加,有导致充血性心力衰竭的危险。

(7)外科手术:主要手术方式有门腔分流术和食管横断或血管断离术。并发症多、死亡率高,因此,应尽量避免。但在大量出血上述方法无效时唯有进行外科手术。对于药物和外科分流治疗失败、有进展期肝病者可考虑原位肝移植。

(王　珏　居建华　贾玉华)

第十四章　小肠疾病的诊断技术

第一节　小肠镜检查

小肠在解剖上位于消化道中段,管腔长,走行迂曲,游离度大,对其病变做出诊断相当困难。小肠镜的临床应用在这方面提供了一种较好的诊治手段。

一、小肠镜的临床应用

小肠疾病即使较胃肠疾病少见,但也种类繁多,如炎症性疾病、感染性疾病、肿瘤性疾病、肠管畸形或血管病变。支气管动脉栓塞术(BAE)的应用结束了以往需要剖腹探查手术明确小肠疾病病因的历史,使得许多小肠疾病的诊断周期明显缩短,使许多患者避免不必要的手术治疗,可及早发现需要手术切除小肠病变的患者的病变,减轻患者多次重复检查仍不能明确病因的经济负担和心理负担,促进了小肠疾病患者良好的预后效果。

(1)对于小肠出血性疾病:小肠镜的阳性率 90.7%,明显优于其他检查。出血原因中小肠溃疡性病变(含克罗恩病)为首位,占 40.0%;肿瘤(小肠间质肿瘤、高分化腺癌、息肉病、淋巴瘤)占 26.7%,慢性非特异性炎症(黏膜有散在糜烂,无溃疡,病理学提示慢性炎症)占 13.3%;寄生虫感染(钩虫病、粪类圆线虫病,组织中找到粪类圆线虫)占 8.9%,憩室(2 例梅克尔憩室均为儿童)和血管畸形是少见的病因,从而明确了小肠镜在小肠出血性疾病中的诊疗地位,同时指出小肠镜检查相对于数字减影血管造影(digital subtraction angiography,DSA)和核素扫描,不受患者是否正在出血的限制,能够活检做定性诊断,还能够为腹腔镜的治疗提供精确定位,对于某些出血还能够行内镜下治疗。

另外,胶囊内镜结合小肠镜靶向检诊小肠出血的病例,对于正在出血的小肠疾病患者,胶囊内镜的检出率与小肠镜无显著性差异。胶囊内镜下影像多为满视野新鲜血迹,不能明确出血的原因及确切部位,但可对双气囊小肠镜起到靶向检诊的作用;如果非正在小肠出血的患者只能承受(经济)小肠镜或胶囊内镜一项检查,将小肠镜作为首选比较合适。

(2)对于小肠肿瘤:小肠镜明显优于其他检查,术前即可活检结合常规病理或免疫组化明确诊断,如小肠腺癌或淋巴瘤。对于一些良性肿瘤,还可行内镜下治疗。

(3)对于小肠克罗恩病(Crohn disease,CD):通过小肠镜与胶囊内镜检查对小肠疾病诊断价值的对比研究,发现初诊可以先经小肠镜检查确诊,然后采用胶囊内镜随访,评估小肠克罗恩病的范围、活动度以及治疗效果等,其效果等同于小肠镜随访。

(4)对于小肠狭窄性疾病:通过小肠镜及胶囊内镜对小肠狭窄性病变的研究发现,克罗恩病和小肠肿瘤是引起小肠狭窄的重要病因,治疗前小肠狭窄病变部位及性质的确定非常重要,有助于决定治疗方法的选择。可行内镜下治疗或腹腔镜治疗良性病变,恶性病变需要外科手术治疗。小肠镜的优势在于对小肠恶性肿瘤的诊断率几乎达100%,能够在术前给予明确的病理提示;但对于良性病变,几乎均提示慢性炎症,无明显诊断价值。研究还发现,对于狭窄性病变,由于胶囊有滞留体内的风险,不用于检查,但对于某些不明原因的反复小肠梗阻患者,由于肠道成襻,小肠镜检查不能完成,这时只要患者无外科手术的禁忌证,可选用胶囊内镜检查,此时胶囊滞留在狭窄部位,反而为外科医师手术治疗提供了标志。

(5)对于小肠溃疡性病变:通过小肠镜检查对小肠溃疡病变的诊断研究发现小肠克罗恩病、药物性损害、慢性非特异性炎症、淋巴瘤、结核常表现为小肠溃疡和糜烂,并且溃疡是其主要的病灶。

不同性质的小肠溃疡有其一定的特征:①克罗恩病的病变表现为节段性,回肠中下段常受累,位于肠系膜对侧,溃疡多为纵向,不同节段的溃疡可处在不同期(有的在活动期,有的在恢复期,有的在瘢痕期),可伴有增生性病灶(如息肉),可形成狭窄。②小肠药物性溃疡常为多发性,为圆形或椭圆形或纵向,可深可浅,边界清楚,患者有服用非甾体抗炎药史。③淋巴瘤可发生在小肠的任何部位,但发生在回肠末段的较多。病变呈连续性,常位于肠系膜侧,溃疡多为环形,并均处于活动期,不伴有增生性病灶。④小肠结核虽可发生在小肠任何部位,但发生在回肠末段的较多,病变可呈节段性或连续性(多为连续性),溃疡可为环形或脐样,常伴有增殖性病灶,溃疡位于增殖性病灶表面时可为不规则形,部分患者有肠外结核。⑤白塞病多见于回肠末端(尤其是回盲部),溃疡大多为圆形或椭圆形,深而大,也有阿弗他样。⑥梅克尔憩室合并溃疡,内镜下可见"双腔征"。⑦小肠癌可以表现为溃疡或菜花样,小肠的癌性溃疡与消化道的其他癌性溃疡相似,溃疡多为单发,溃疡面较大,边界不清,表面污浊,质地脆,触之易出血,内镜下活检多能确诊。溃疡病变的定性诊断,BAE检查结合常规活检也不是特异的,准确率为68.8%,误诊率达31.2%。

二、适应证

(1)潜在小肠出血及不明原因缺铁性贫血。

(2)疑似克罗恩病。

(3)不明原因腹泻或蛋白丢失。

(4)疑似吸收不良综合征。

(5)疑似小肠肿瘤或增殖性病变。

(6)不明原因小肠梗阻。

(7)外科肠道手术后出现异常情况,如出血、梗阻。

(8)临床相关检查提示小肠存在器质性病变的可能。

(9)已确诊的小肠病变治疗后复查。

三、禁忌证

(1)绝对禁忌证:有严重心、肺等器官功能障碍、无法耐受或配合内镜检查。

(2)相对禁忌证:小肠梗阻而无法完成肠道准备,有多次腹部手术史,患者为孕妇,有其他高风险状态或病变,如中度以上食管-胃静脉曲张。

四、并发症

小肠镜检查的并发症较为少见,可有小肠黏膜损伤、出血或穿孔。经鼻腔进入的小肠镜可以发生鼻出血、贲门撕裂、术后胰腺炎,这些都是由镜身损伤了贲门黏膜和 Vater 壶腹所致。

五、检查前准备

(1)与医师详细沟通,了解患者的病史,明确是否需要行该检查。

(2)患者向医师了解具体检查方法与风险,签署知情同意书。

(3)检查前 1 天开始低纤维饮食,并于晚餐后禁食。经口检查者禁食 8～12 h,同时禁水 4～6 h,术前摘除假牙、眼镜;经肛检查者在检查前 4～6 h 开始服用肠道清洁剂,2 h 内服用完毕。

（高　娜　李　洋）

第二节　X 线检查

近年来,随着内镜及一些其他影像诊断检查的普及,胃肠道 X 线检查已不如以前那样普遍和重要,但由于 X 线检查的简单方便,检查范围比较大,可以动态观察胃肠运动情况,特别是气钡双重对比造影仍然有独特的优点,它可以显示黏膜比较细微的改变,有时还能找出内镜遗漏的病变,而对于下消化道病变、一些病变范围可能比较广泛的先天性发育异常和小肠疾病等,常常需要钡剂检查。X 线透视和腹部立位平片对于确定腹腔游离气体、胃肠积气积液等征象特异性和敏感性比较高,X 线检查仍然是胃肠疾病的常规检查方法。

选择 X 线检查方法应遵缩"适应需要、由简到繁、减少痛苦、减轻负担"的原则。切忌不管需要与否径直选用复杂、有损伤性的检查技术,但对某种疾病具有特殊诊断价值的新技术也可较先采用,以便更早、更好地明确诊断。

一、胸腹透视

腹部透视对肠道穿孔、梗阻等急腹症的诊断很有价值。胸部透视可以观察胸部本身病交及与胃肠道病变有关的表现,如肠道肿瘤是否有肺内转移。

二、腹部平片

可分前后立位、仰卧位及侧卧位水平投照等位置。主要目的是观察有无肠道穿孔、肠梗阻、巨结肠、间位结肠、肠气囊肿、肾结石、胆结石以及其他腹部疾病的钙化等。有条件者应尽量做腹部平片检查,以进行动态对比及永久记录。

三、造影检查

小肠管道的密度与周围软组织无明显差别,缺乏天然对比,不能直接显示,故必领进行造影检查,即借助造影剂显示其内腔,通过观察分析其黏膜、管腔、管壁和功能等情况来做出诊断。

(一)十二指肠造影

十二指肠造影包括传统钡剂造影和十二指肠低张力双对比造影,前者对十二指肠的病变容易发现,后者除对十二指肠本身疾病的诊断起显示效果外,对梗阻性黄疸的鉴别也起重要作用。

(二)小肠造影

一般服钡剂做单对比造影或继检查胃十二指肠后做小肠造影,能显示小肠疾病的部位、范围等,近年来用双向气钡双重造影,即在服钡剂显示全部小肠后,再经直肠逆行注射空气和口服产气剂,使全部小肠呈气钡双重造影状态,能显示单对比难以显示的较小病变。

(三)血管造影

血管造影包括动脉造影和静脉造影。

(1)适应证:①有不明原因的腹痛、腹泻、发热、消瘦,经内镜或钡剂检查未能发现病变而临床拟诊断为消化道肿瘤。②慢性、间歇性或大量急性消化道出血,钡剂或内镜检查未发现出血灶或无法进行上述检查。③选择性动脉造影后拟作动脉化疗或栓塞治疗。

(2)禁忌证:①患者对碘造影剂过敏。②有严重的肾疾病,尤其是多发性骨髓瘤和其他血浆蛋白异常伴有肾损害者。③患者为有败血症、急性全身感染的危重患者。④严重凝血功能障碍。⑤心脏或肝脏功能严重不良。

(四)瘘管造影

其为用碘油或有机碘溶液注入瘘管的造影方法,用于腹部或其他部位瘘管的诊断,能显示瘘管的位置、数目、大小、形态、深度和走向。

(五)肠造口造影

其为经肠造瘘口钡灌肠或气钡双重造影或加钡餐同时检查的方法,能了解造口近、远段肠管的情况和有无造口旁疝等。

(居建华　周瑞琼　李　洋)

第三节　胶囊内镜检查

尽管小肠镜检查技术已取得了长足的进展,但在小肠疾病的检测上仍存在许多盲区与不足,部分患者对小肠镜的检查也难以耐受。2000 年 5 月,在美国加利福尼亚州举行的消化病周会议上,Paul Swain 博士报告了其研究组应用胶囊内镜检查胃肠病变的结果,引起了消化内镜界极大的兴趣。胶装内镜又称 M2A,由以色列 Civen Imaging 公司制造。它是一个尺寸为 11 mm×30 mm 的无线肠镜,由电池、光源、成像系统和传送器等部件构成。这种无创性的检查不仅能达到目前内镜普遍难以达到的小肠位置,还可获得清晰的图像,为小肠疾病的诊断提供了新的方法。

一、仪器设备及原理

胶囊肠镜的仪器设备包括进入人体的胶囊、外部接收和控制设备以及数据分析设备。进入人体的胶囊由电荷耦合照相机、微波发射器、天线、光源和电池构成,外部接收和控制设备由天线、彩色监视器、微波信号接收器、记录器和操纵杆构成;数据分析设备是装有 RAPID 软件的工作站。

胶囊肠镜的发明是基于晶体管及电子无线遥测技术的进步。

二、使用方法

胶囊是由密闭的、生物适合的和抗消化液的材料构成,所以在体内不会引起排斥反应和被降解。吞服后,借助肠蠕动运动,当胶囊顺肠壁下滑出现最佳窗口时,可以通过一个短焦距的透镜获得图像,而不需要向肠腔内充气。

三、胶囊内镜的不足

(1)检查时间相对较长。
(2)不能进行镜下活检及治疗。
(3)一次性使用相对昂贵。

（聂　淼　匡少金　周瑞琼）

第十五章　小肠吸收不良综合征

第一节　小肠吸收不良综合征的病因学与病理生理学

小肠吸收不良综合征是各种原因引起小肠消化、吸收功能减损，以致营养物质不能正常吸收，而从粪便中排泄，引起营养缺乏的临床综合征，亦称消化吸收不良综合征。由于患者多有腹泻，粪便稀薄而量多，且含有较多油脂，又称脂肪泻。

一、病因学

小肠吸收不良综合征的病因很多，有多种分类方法，通常按病因及发病机制分为下列几类。

(一)原发性吸收不良综合征

该类型系小肠黏膜(吸收细胞)有某种缺陷或异常，影响营养物质经黏膜上皮细胞吸收、转运，包括乳糜泻和热带口炎性乳糜泻等。

(二)继发性吸收不良综合征

(1)消化不良：胰酶缺乏，如慢性胰腺炎、胰腺癌、胰腺纤维囊肿、胰腺结石、原发性胰腺萎缩；胆盐缺乏，如肝实质弥漫性损害、胆道梗阻、胆汁淤积性肝硬化、肝内胆汁淤积症、回肠切除、肠内细菌过度繁殖；肠黏膜酶缺乏，如先天性乳糖酶缺乏症。

(2)吸收不良：小肠吸收面积不足，如小肠切除过多(短肠综合征)、胃结肠瘘、不适当的胃肠吻合术、空肠结肠瘘；小肠黏膜病变，如小肠炎症，包括感染性、放射性、药物性(新霉素、秋水仙素等)；寄生虫病，如贾第虫病、圆线虫病；肠壁浸润病变，如淋巴瘤、结核病、克罗恩病、惠普尔病；小肠运动障碍，动力过速，如甲状腺功能亢进，影响小肠吸收时间，动力过缓，如假性小肠梗阻、系统性硬皮病，导致小肠细菌过度生长；淋巴血流障碍，如淋巴发育不良、淋巴管梗阻(外伤、肿瘤、结核等)、血液循环障碍(门静脉高压症、充血性心力衰竭)。

二、病理生理学

(一)小肠黏膜病变

各种营养物质的吸收主要在小肠进行，故小肠黏膜病变是造成吸收不良的重要原因。小肠黏膜病变包括以下几方面：①小肠黏膜有某种先天缺陷与异常，如热带口炎性腹泻、幼儿乳糜泻和非热带口炎性腹泻、乳糖酶缺乏症、葡萄糖-半乳糖吸收不良、无 β 脂蛋白血症。②小肠黏膜广泛性病变,如小肠结核、克罗恩病、多发性憩室炎、嗜酸性粒细胞浸润性胃肠炎、放射性小肠炎、小肠缺血及淀粉样变。其主要机制是小肠绒毛受损害;小肠黏膜吸收面积减少,如短肠综合征、淋巴管病变,当小肠淋巴管发生阻塞或淤滞,淋巴液引流不畅时,可影响脂肪酸、甘油的吸收与运输,从而导致脂肪泻。

(二)肠道感染、胆盐缺乏

肠道感染可使肠黏膜发生广泛性炎症和损伤而导致吸收不良。胆盐缺乏能影响脂肪的乳化,造成脂肪消化不全,乳糜微粒形成障碍易导致吸收不良,主要见于严重的肝脏病变、长期肝内外胆管梗阻、回肠切除术后等。

(三)药物与全身性疾病

新霉素、考来烯胺、氢氧化铝、口服避孕药、对氨基水杨酸、抗癌药、苯乙双胍(降糖灵)、酚酞等药有时可引起消化不良。糖尿病、甲状腺功能亢进、艾迪生病、甲状旁腺功能减退症、缩窄性心包炎、充血性心力衰竭、结节性多动脉炎、硬皮病、系统性红斑狼疮均可导致吸收不良,其机制迄今尚未完全阐明。

(四)其他

胃泌素瘤可因肠内的高酸度环境而抑制脂肪酶的活性,导致脂肪吸收不良;小肠假性梗阻、原发性小肠运动过缓等可使小肠动力障碍出现而引起吸收不良。

三、病理特点

吸收不良综合征的病理特点是小肠绒毛萎缩变平,镜检可清楚地观察到柳叶状的绒毛缩短,形态不规则,尖端变钝而互相融合,直至绒毛消失。表层杯状细胞减少,上皮下层有炎性细胞浸润和腺体增生。黏膜柱状上皮细胞变低平,胞浆有空泡,核大小不一,微绒毛模糊不清。在小儿乳糜泻患者肠腔有明显的扩张。

第二节　小肠吸收不良综合征的临床表现、辅助检查及治疗

一、临床表现

营养物质、电解质吸收障碍,引起一系列病理生理改变。

(一)腹泻及其他胃肠道临床症状

腹泻为主要临床症状,可见于 80%～97% 的患者,且最具有特征。每日排便至少 3 次,粪量多,不成形,色淡,有油脂样光泽或泡沫,有恶臭。也可为水样泻,少数轻症或不典型病例可无腹泻,伴有肠鸣、腹胀、腹部不适,但很少有腹痛,部分患者可有食欲减退及

恶心、呕吐。

(二)营养缺乏

腹泻发生后,由于蛋白质丢失及热能供应不足,患者逐渐感乏力、消瘦、体重减轻,可出现贫血、下肢水肿、低蛋白血症。

(三)维生素及电解质缺乏

临床症状:①可出现不同程度的各种维生素缺乏或电解质不足的临床症状,如维生素 D 及钙的吸收障碍可有骨痛、手足搐搦,甚至病理性骨折。②B 族维生素吸收不良可出现舌炎、口角炎、周围神经炎等。③维生素 B_{12}、叶酸及铁吸收不良可引起贫血,钾离子补充不足可加重无力、软弱、生理性少尿、夜尿增多等。

继发性吸收不良综合征除上述吸收不良表现外,还具有原发病表现。

二、辅助检查

(一)粪脂肪检查

(1)苏丹Ⅲ染色镜检正常时粪中不出现脂肪滴,如多于 10 滴/高倍视野,表示脂肪吸收不良。

(2)粪脂定量正常<6 g/24 h,粪脂定量>6 g/24 h,可诊断吸收不良综合征。

每日摄入含脂肪试验餐:脂肪量每天 70 g 以上,连续 6 天,收集后 72 h(第 4～6 天)粪便测定脂肪含量,计算吸收率:脂肪吸收率＝摄入脂肪(后 3 天)－粪脂(后 3 天)/(摄入脂肪)×100％。高于 95％ 为正常值,低于 95％ 为脂肪吸收障碍。

(二)D-木糖吸收试验

D-木糖为一种戊糖,口服后不经消化酶分解直接经空肠黏膜吸收,不在体内代谢,从肾排出。如肾功能正常,测定尿内 D-木糖排出量可反映小肠吸收功能。方法为空腹口服 D-木糖 5 g,收集 5 h 尿,测定尿中 D-木糖。正常值>1 125 g(25％),110～112 g 为可疑,低于 110 g(20％)为异常。

(三)维生素 B_{12} 吸收试验

反映回肠吸收功能,先注射维生素 B_{12} 1 000 μg,使体内饱和,口服 ^{60}Co 标记的维生素 B_{12} 2 μg,收集 48 h 尿,测 ^{60}Co 量。正常值为 8％～10％,2％～7％ 为中度吸收不良,低于 2％ 为重度吸收不良。该试验多用于检查小肠细菌过度生长。

(四)苯甲酰-L 酪氨酸-对氨苯甲酸(BT-PABA)试验

口服 BT-PABA(又称胰功肽)后,在小肠经糜蛋白酸酶分解,游离的对氨苯甲酸易被小肠吸收,经肾排出,收集 6 h 尿测定其排出量,可反映胰腺外分泌功能。正常值:55％～75％。

(五)X 线钡餐检查

该检查可了解小肠分泌与运动功能及有关病变,如肠管扩张、狭窄、黏膜皱襞改变、憩室、瘘管。

(六)小肠黏膜活检

可通过空肠镜检查或小肠黏膜活检器钳取空肠黏膜活组织检查,也可通过结肠镜逆行插入回肠末端,取回肠黏膜组织检查,诊断价值很大。根据临床表现,对可疑吸收不良综合征者,先做粪便脂肪及 X 线钡餐造影检查,确定吸收不良存在,进一步检查寻找吸收不良的病因,制订治疗计划,观察疗效和验证诊断。

三、治疗

诊断明确者针对病因治疗,诊断不明确者积极进行对症治疗。补充各种营养物质,纠正水、电解质及酸碱平衡的紊乱,对怀疑感染者可给予抗生素治疗。

(一)饮食治疗

饮食治疗对成人乳糜泻不但有明显的疗效,而且具有重要的诊断价值。绝大多数患者经去麦胶食物治疗后可收到良好效果,这是其他吸收不良综合征患者中所没有的,少数病例需 6～12 个月的治疗方能奏效。去麦胶饮食也适用于治疗小儿乳糜泻,在腹泻或脂肪泻发生期,进食脂肪量应低于 40 g/d。

(二)营养疗法

对本综合征应积极给予营养支持治疗,包括高蛋白、高能量饮食和静脉内高营养疗法,如输入人体白蛋白、血浆、复方氨基酸。针对性补充各种维生素(包括维生素 A、B 族维生素、维生素 C、维生素 D、维生素 K 和叶酸),一般均以注射给药为宜,而且剂量要大。

(三)水和电解质补充

对重症腹泻病例补充水和电解质甚为重要,如补钾、钠、氯、钙。有缺铁性贫血者应肌注补充铁剂,如山梨醇铁或右旋糖酐铁。

(四)抗生素的应用

应用抗生素治疗热带口炎性腹泻疗效显著,此点不同于成人或小儿乳糜泻,宜用广谱抗生素,如四环素、氨苄西林、卡那霉素及林可霉素。有人推荐四环素 1 g/d(口服)与叶酸 10 mg/d 联合治疗,可获得疗效。临床症状迅速缓解,腹泻与口炎消失,食欲改善,体重增加,疗程为 6 个月或更长时间。另外,对肠道感染与细菌过度繁殖所致的小肠吸收不良、惠普尔病,应用以上抗生素治疗亦有较好疗效,抗生素治疗为其主要疗法。

(五)激素应用

激素治疗重症成人乳糜泻病例有很好的疗效,能改善小肠吸收功能,缓解临床症状。

(六)其他

可给腹泻频繁者解痉剂或氯帕胺(氯哌酰胺)以减少腹泻次数;调整饮食,静脉补充营养、蛋白质、各种维生素、电解质,如静脉滴注脂肪乳、白蛋白,必要时输血浆或全血。

(高　娜　綦淑杰　周瑞琼)

第十六章　蛋白丢失性肠病

第一节　蛋白丢失性肠病的病因学与病理生理学

最早于 1949 年，Albright 等用核素标记技术证实了蛋白丢失性肠病（protein losing enteropathy syndrome，PLE）患者的蛋白质从胃肠道丢失，从而确定了本病的本质，也创立了研究本病的基本方法。1969 年，Waldman 等描述了胃肠道在血浆蛋白代谢中的作用，对本病的发病机制有了更全面深入的认识。PLE 指各种病因引起的蛋白质（特别是血浆蛋白）经肠道黏膜向肠腔内异常大量排出，随粪便丢失，导致低蛋白血症的一种疾病。其缺乏特异性临床表现，低蛋白血症和水肿是 PLE 最常见、最显著的体征。本病并非罕见，如不及时发现与治疗，将导致严重营养不良，可引起儿童体格和精神发展障碍，在进食障碍或不足、蛋白合成障碍分解代谢加速等情况下，应考虑 PLE 的诊断。

一、病因学

引起蛋白丢失性肠病的基础疾病包括众多消化道本身的疾病和其他系统疾病，其中有些常见，有些仅为零星报道。造成蛋白从肠道丢失的疾病可分为以下几类：①肠道黏膜破损，血浆蛋白直接漏入肠道，如克罗恩病、溃疡性结肠炎、恶性肿瘤或其他炎症以及溃疡病变。②肠道黏膜完整，但对蛋白质的通透性增加，如系统性红斑狼疮、嗜酸性胃肠炎、过敏性疾病、伴有毛细血管扩张的结肠息肉病、胃肠道黏膜代谢障碍。③肠道淋巴管阻塞，如小肠淋巴管扩张症、肠系膜淋巴结结核、小肠淋巴瘤等直接累及淋巴管，缩窄性心包炎、充血性心力衰竭等引起静脉回流障碍，间接造成肠道淋巴管内的压力升高。④有些疾病引起蛋白丢失性肠病的机制尚不完全清楚，有些疾病（如克罗恩病、小肠淋巴瘤、腹部结核）可能通过上述一种以上的机制导致肠道蛋白丢失，既可以破坏肠道黏膜的完整性，还可以造成肠道淋巴管的阻塞。引起蛋白丢失性肠病的基础疾病如表 16-1 所示。

表 16-1　引起蛋白丢失性肠病的基础疾病

消化系统疾病	累及消化系统的其他系统疾病
小肠淋巴管扩张症	系统性红斑狼疮
小肠淋巴瘤	缩窄性心包炎
克罗恩病	充血性心力衰竭
肠结核及肠系膜淋巴结结核	过敏性疾病

（续表）

消化系统疾病	累及消化系统的其他系统疾病
小肠息肉病	心脏 Fontan 手术后
小肠恶性肿瘤（癌、肉瘤）	艾滋病
溃疡性结肠炎	IPEX 症候群
嗜酸性胃肠炎	淀粉样变
病毒性胃肠炎	类癌综合征
小肠细菌过度生长	移植物抗宿主反应
假膜性肠炎	干燥综合征
显微镜下结肠炎	混合结缔组织病
胶原性结肠炎	腹部外伤后
肠道寄生虫感染	腹部放疗后
腹膜后肿瘤	大面积烧伤
腹膜后纤维化	瓦尔登斯特伦巨球蛋白血症
NSAID 肠病	α-重链病
淋巴-肠瘘	冷球蛋白血症
硬化性肠系膜炎	子宫内膜异位
乳糜泻	婴幼儿全身透明变性
惠普尔病	

二、病理生理学

低蛋白质血症可有四种病理生理学改变：①获得性蛋白质合成减少；②先天性蛋白质合成减少；③蛋白质分解代谢增多；④从尿和粪中丧失过多的蛋白质。

胃肠黏膜糜烂或溃疡导致蛋白渗出或漏出。黏膜细胞损伤或缺失，细胞间紧密连接增宽，导致黏膜通透性增加，血浆蛋白漏入肠腔。肠淋巴管阻塞，肠间质压力升高，使富含蛋白质的肠间质不但不能保持在间质中或被吸收入血液循环，反而使其溢出，进入肠腔而丢失。肠道炎症引起蛋白丢失性胃肠病的机制还不清楚，可能是炎症区细胞外液和炎性液体渗出所致。在正常情况下，漏入胃肠道的血浆蛋白量不多，估计这些蛋白质不到血液循环白蛋白的 6%，只相当于这些血浆蛋白每天分解率的 10%～20%，其中 90%以上被消化后又重新吸收，因此，胃肠道的分解代谢在血浆蛋白总的分解代谢中并不占重要地位。在发生蛋白丢失性胃肠病时，血浆蛋白质从胃肠道的丢失远越过正常丧失量。每天蛋白质在胃肠道的降解率可高达循环血浆蛋白质总量的 40%～60%。发生蛋白质丢失性胃肠病时蛋白质从胃肠道丢失与蛋白质的分子量无关。血浆蛋白大量漏入胃肠道，致使血浆蛋白质半期缩短，周转率加快。有研究表明，发生本病时由于血浆蛋白质均从胃肠道黏膜漏出，血浆蛋白合成率越慢和/或半衰期越长，下降越明显。白蛋白和 IgG 的半衰期较长，即使机体进行代偿性合成，其能力有限，肝脏合成白蛋白的速率最多能提高至原来的 2 倍，而 IgG 等免疫球蛋白的合成不受血浆浓度降低的刺激，所以白蛋白和 IgG 的血浆浓度下降程度最重,使得本病患者常伴有低白蛋白血症。周转率快、半衰期短的血浆蛋白(如转铁蛋白、铜蓝蛋白、IgM)不易受到影响,发生本病时仅轻度降低。而纤维蛋白原半衰期最短,合成速率最快,故血浆浓度一般正常。丢失入胃肠腔的蛋白质在肠腔内被分解成氨基酸、肽而被再吸收入血液循环,作为机体的氮源,如果丢失入胃肠道的蛋白质量较多,进入肠道的速度较快或肠蠕动较快,则有大量的蛋白从肠道排出。因肠淋巴管阻塞而致蛋白质从肠道丢失者,可同时有淋巴细胞从肠道丢失而致血淋巴细胞减少。此外,其他血浆成分(如铜、钙、铁、脂质)也可从胃肠道丢失。

第二节　蛋白丢失性肠病的临床表现、辅助检查与诊断

一、临床表现

(一)原发病的临床表现
临床表现因原发病的临床症状和体征而各不相同。

(二)低蛋白血症
血浆白蛋白、γ 球蛋白 IgG、IgM、IgA(但常常无 IgE)、人纤维蛋白原、转铁蛋白、脂蛋白、血清铜蓝蛋白减少。

(三)下肢水肿
血浆蛋白质(特别是白蛋白)的丢失,引起胶体渗透压降低和继发性醛固酮增多,造成钠和水的潴留,故患者可出现全身水肿,下肢尤为明显。此外可有胸腔积液、腹水、体重减轻、贫血等,儿童则可有发育障碍。

(四)消化道临床症状
脂肪和/或糖类吸收不良,可引起腹泻、脂溶性维生素缺乏的临床表现。可有食欲减退、恶心、呕吐、腹泻和腹痛等。钙的丧失可诱发手足搐搦。

(五)免疫功能降低
淋巴管阻塞、淋巴细胞减少症可使患者的细胞免疫功能降低。小肠淋巴管扩张症常有免疫球蛋白丧失和细胞免疫异常,植物血凝素引起的淋巴细胞返祖现象减弱,因此易发生肺部感染。

二、辅助检查

(一)粪便^{51}Cr-氯化琥珀胆碱
过去,蛋白丢失性胃肠病的诊断依赖于测定血管内注射的放射性大分子的粪便丢失(收集粪便,测定同位素排出率)。虽然这项检查较精确,但这些实验有放射性活性的暴露并且烦琐、昂贵和不方便,因此不适用于儿童的常规临床检查(目前较少应用)。

(二)粪便 α_1-抗胰蛋白酶清除率测定

α_1-抗胰蛋白酶为肝脏合成的一种糖蛋白，人类丝氨酸激酶的主要抑制剂，这种蛋白质分子量与白蛋白分子量相似。由于它的抗蛋白水解酶的活性，α_1-抗胰蛋白酶很少被肠道激酶消化，可以反映肠道蛋白排出情况。α_1-抗胰蛋白酶在诊断肠道蛋白质丢失的敏感性为58%，特异性为80%，对诊断蛋白质从胃肠道丢失具有较大意义，但其检测方法复杂，临床上难以普及。

(三)^{99m}Tc 标记人血清白蛋白基础疾病的诊断

人血清白蛋白是人体血液的天然成分，能在血液中稳定存在且不对生物体造成伤害，经^{99m}Tc(technetium99)标记后注入血管，可通过体外探测放射性元素随血液流动的规律而获得宝贵的血流信息，从而对疾病做出诊断。

(四)X 线钡餐造影

胃肠道 X 线钡餐造影检查对鉴别诊断有重要意义，特别是以下 X 线征：①胃肠黏膜巨大肥厚(见于肥厚性分泌性胃病)；②吸收不良的 X 线征(肠腔扩张，雪花样或羽毛样钡剂沉着，钡剂呈分节状分布，见于各种伴有吸收不良的蛋白丢失性胃肠疾病)；③小肠黏膜皱襞普遍增厚(淋巴瘤、克罗恩病、原发性肠淋巴管扩张症或继发性肠淋巴管阻塞)；④小肠黏膜呈结节样改变后"指压痕"征(淋巴瘤、克罗恩病)。腹部 CT 扫描有助于发现肠系膜淋巴结肿大等。

(五)空肠黏膜活检

多块空肠黏膜活检对淋巴瘤、乳糜泻、嗜酸性胃肠炎、胶原性胃肠炎、肠淋巴管扩张症、惠普尔病等诊断有意义。

(六)淋巴管造影

经足淋巴管造影对鉴别先天性或继发性肠淋巴管扩张有很大帮助。前者可见周围淋巴管发育不良和胸导管病变，造影剂滞留于腹膜后淋巴结，但肠系膜淋巴系统不充盈；后者造影剂可反流至扩张的肠系膜淋巴管，并溢出至肠腔或腹膜腔。

(七)腹水检查

有腹水者可做诊断性穿刺，查腹水细胞、蛋白质、乳糜微粒、酶、恶性细胞等。

三、诊断与鉴别诊断

综合上述分析结果，支持 PLE 的诊断要点：①有临床症状，尤其是上消化道临床症状，如腹泻、腹痛、腹胀和/或全身症状，如水肿、消瘦。②实验室检查有低蛋白血症。③证实蛋白从胃肠道丢失，如^{99m}Tc 标记人血清白蛋白(^{99m}Tc-HSA)核素显像。④病因的检测依赖于影像学或内镜、手术及病理。

需鉴别本病与下列疾病。

(1)肝硬化失代偿期：有肝病史，肝脏缩小、脾肿大等门静脉高压的临床表现及肝功能异常等。这些肝硬化的特点有助于与其鉴别。

(2)肾病综合征:肾病综合征有大量的血浆蛋白(特别是白蛋白)从尿中丢失,尿蛋白排出率>3.59/d,以白蛋白为主。血浆胆固醇浓度升高,伴三酸甘油及低密度脂蛋白浓度升高。尿化验有红细胞、颗粒管型。还可有肾功能损害和高血压的表现。

(3)血浆蛋白消耗过多性疾病:长期发热、甲状腺功能亢进、恶性肿瘤、糖尿病等,可引起消耗过多性低蛋白血症。但各有其相应疾病的病史及临床特点,有特异的实验室检查等辅助检查结果异常。找不到血浆蛋白从胃肠道过多丢失的证据。蛋白质消化吸收不良主要见于胃大部分切除术、慢性胰腺炎及某些小肠吸收不良疾病。粪便中蛋白质及其不完全分解产物增多,常伴粪脂含量升高。胰外分泌功能试验和相应的小肠吸收功能试验有异常,找不到血浆蛋白从胃肠道黏膜过多丢失的证据。但要注意的是,有些引起蛋白质吸收不良的疾病也可引起蛋白丢失性胃肠病,故不排除二者可同时或先后存在的可能性。

(4)先天性低白蛋白血症:在儿童期就有明显的低白蛋白血症,血清白蛋白浓度常低于 10 g/L,红细胞沉降率很快,血清胆固醇浓度很高,球蛋白浓度正常或升高。有时还需鉴别其与长期透析,多次大量抽胸腔积液、腹水,蛋白质摄入不足,大出血,大面积烧伤等导致低蛋白血症的情况。根据特有的病史、临床表现及找不到血浆蛋白从胃肠道丢失的依据而得到鉴别。

第三节 蛋白丢失性肠病的相关疾病及本病的治疗、预防

一、相关疾病

(一)小肠淋巴管扩张症

小肠淋巴管扩张症是蛋白丢失性肠病的代表性疾病,早期关于蛋白丢失性肠病的研究就是通过本病进行的。本病分为原发性和继发性。原发性小肠淋巴管扩张症属于先天性淋巴管发育异常性疾病,而继发性小肠淋巴管扩张症是腹腔结核、充血性心力衰竭、缩窄性心包炎、腹膜后肿瘤、系统性硬化、腹膜后纤维化、腹部或胸部手术及外伤后、腹腔炎症等直接或间接阻塞淋巴管所致。

小肠黏膜乳糜管的扩张、破裂导致大量淋巴液从肠道丢失,使本病具备独特的临床特征,即同时存在明显的低蛋白血症和外周血淋巴细胞减少。本病除可有蛋白丢失性肠病的一般临床表现外,根据淋巴管阻塞的部位不同,可以出现乳糜性腹水或乳糜性胸腔积液。如果出现以上特征性临床表现,应积极行有关淋巴管疾病方面的检查,包括淋巴管造影和核素淋巴管显像,淋巴管造影结合 CT 检查可使诊断准确率明显提高。内镜检查是诊断小肠淋巴管扩张症的重要手段,尤其是胶囊内镜和小肠镜的广泛应用使本病的诊断率大大提高。黏膜活检病理发现小肠绒毛内有扩张的淋巴管可以确诊本病。有关本病的治疗,首先应积极处理基础疾病,如肿瘤的切除、心力衰竭的纠正。如果基础病因

无法纠正,在条件允许的情况下,可以通过手术(如淋巴-静脉分流术)降低淋巴管的压力。如以上均无法达到,可以用中链甘油三酯(MCT)饮食对症治疗。

(二)系统性红斑狼疮

系统性红斑狼疮(systemic lupus erythematosus,SLE)是一种常见的自身免疫病,可以累及全身各个系统和器官,尤其是肾脏、肺脏和中枢神经系统,消化道也是 SLE 的常见累及部位。有关 SLE 引起假性肠梗阻的报道较多,而有关 SLE 引起蛋白丢失性肠病的报道相对较少,蛋白丢失性肠病被认为是 SLE 的罕见临床表现。我们在实际工作中发现,SLE 患者消化道受累时出现明显低蛋白血症的情况并不少见。有研究人员对 26 例蛋白丢失性肠病患者对 ^{99m}Tc 标记人血清白蛋白核素显像的方法进行评价研究,有 13 例为 SLE。因此,在临床上可能存在对 SLE 合并蛋白丢失性肠病低估的情况,一个可能的原因是 SLE 通常累及肾脏,而蛋白尿的出现可以解释低蛋白血症,从而忽略了同时存在的蛋白丢失性肠病。但是,经肠道的蛋白丢失与分子大小无关,而经肾脏漏出的主要是小分子蛋白。应当强调在 SLE 患者出现胃肠道临床症状并有明显低蛋白血症时,需做有关肠道蛋白丢失方面的检查,以做出全面的诊断。

(三)Fontan 术后

Fontan 手术于 1971 年由 Fontan 等首次应用并因此命名,之后经历了不断的改良和完善,它是一种对多种复杂先天性心脏畸形的矫正手术。这种手术的应用使这类先天性心脏病患者的预后明显改善,70%~80% 的患者可存活至成年,但随着生存期的延长,患者会出现各种远期并发症,包括心律失常、心衰、血栓以及蛋白丢失性肠病。蛋白丢失性肠病作为一种消化系统并发症出现于心脏手术后应引起消化科医师关注。Fontan 术后蛋白丢失性肠病的发生率为 4%~24%,出现蛋白丢失性肠病后,患者的 5 年存活率降至50% 以下。Fontan 术后蛋白丢失性肠病的发生机制尚不清楚,可能有多种因素参与,不能单纯以血液回流障碍导致淋巴回流障碍(如缩窄性心包炎和充血性心力衰竭)解释,因为其平均发病时间在术后 2.7 年,基本不在术后立即发生,而且降低静脉压力和心脏负荷的措施不能明显改善蛋白的丢失。

二、治疗

蛋白丢失性胃肠病是一种临床综合征,以病因治疗为主,应根据不同的病因,采用各种有效的治疗措施。对症治疗包括低盐饮食、应用利尿药等,静注人血白蛋白仅有暂时的效果。

(一)病因治疗

明确病因,针对原发病进行治疗。只有彻底治愈引起蛋白质丢失性胃肠病的病因,才有可能治愈本病,一旦病因明确,即应给予相应治疗。应特别指出,引起本病的一些病因需手术治疗才能治愈,如恶性肿瘤、缩窄性心包炎、巨大肥厚性胃炎,可行手术切除扩张的肠系膜淋巴管以消除原发病症。只有在病因尚未明了,或对病因不能采取有效治疗时,才能采用对症支持治疗。

(二)对症支持治疗

(1)鼓励高蛋白、要素饮食:因低蛋白血症而导致水肿或浆膜腔积液者,可适当选用利尿药,补充人血白蛋白,在补充白蛋白之前要注意给予足够的能量,以防白蛋白以热量形式燃烧掉。

(2)应给予高蛋白、高热量饮食:对于高度水肿者应给予限盐饮食;对于淋巴管阻塞性疾病患者,饮食给予低脂或中链甘油三酯(MCT)治疗,以降低肠道淋巴管的负荷。

(3)可联合应用利尿药:保钾与排钾利尿药,如螺内酯和噻嗪类药物,必要时可用呋塞米类强利尿药,以减轻水肿和减少腹水。

(4)纠正低蛋白血症:静注人血白蛋白仅有暂时效果,一般不主张仅靠输注人血白蛋白来纠正低蛋白血症,而宜通过病因治疗和饮食调节来提高血浆蛋白质浓度。

(5)其他:有感染者应用抗生素,维生素缺乏者补充维生素,有抽搐者应补充钙、镁等。对一些免疫变态反应性疾病,可用免疫抑制剂或类固醇激素。

(三)手术治疗

有肠道恶性肿瘤,应采用抗癌剂或手术切除。对局限性蛋白丢失性肠病可做病变局部切除手术。如淋巴管扩张只限于一段小肠,可做小肠部分切除术。

三、预防与预后

(一)预防

针对蛋白丢失性肠病的病因性疾病进行有效的治疗,是预防的关键。

(二)预后

国内半数以上的患者接受对症支持治疗,其中 67.9% 获临床缓解。PLE 随病程迁延,但总体预后相对较好。确定蛋白丢失性胃肠病的病因,采用适当的外科、药物和/或饮食干预,可部分或完全减轻这些患者的低蛋白血症、水肿和其他临床症状。恶性肿瘤所致者预后不良。儿童患者诊治不及时引起生长发育障碍,甚至死亡。个别成人患者可因诊治不及时而死于严重的营养不良和继发感染。

(居建华 李雪华 崔瑛蕾)

第十七章　小肠梗阻

第一节　小肠梗阻的病因学与病理学

肠梗阻指肠内容物在肠道中通过受阻,为常见的急腹症。由于其变化快,需要早期做出诊断、处理。诊治的延误可使病情发展加重,甚至出现肠坏死、腹膜炎等严重的情况。小肠梗阻占肠梗阻的60%～80%。

一、病因学

小肠梗阻的主要病因可分为四大类:机械性小肠梗阻、动力性小肠梗阻、血运性小肠梗阻和不明原因的小肠假性梗阻。

(一)机械性小肠梗阻

机械性肠梗阻的病因又可归纳为三类。

(1)肠壁因素:这些病变通常是先天性的,或是炎症、新生物或创伤引起的。先天性病变包括先天性扭转不良、梅克尔憩室炎症等。在炎症性疾病中克罗恩病最常见,其他还有结核、放线菌病甚至嗜伊红细胞肉芽肿。当然,原发性或继发性肿瘤、肠道多发息肉,也可以产生梗阻。创伤后肠壁内血肿,可以产生急性梗阻,也可以之后因缺血产生瘢痕而狭窄、梗阻。各种原因引起的肠套叠、肠管狭窄都可引起肠管被堵、梗阻。

(2)肠腔外因素:腹部手术后的粘连是小肠梗阻的首位病因,占小肠梗阻病因的65%～75%;急腹症中有20%为粘连性小肠梗阻。在我国疝也是产生肠梗阻的一个常见原因,其中以腹股沟疝为最多见,股疝、脐疝以及一些少见的先天性疝(如闭孔疝、坐骨孔疝)也可产生肠梗阻。手术造成间隙或缺口(如胃空肠吻合后、结肠造口或回肠造口后造成的间隙或系膜缺口、外伤性膈肌破裂)而导致的疝均可造成小肠进入而形成疝与梗阻。先天性环状胰腺、腹膜包裹、小肠扭转都可产生梗阻。肠壁外的癌、肠外肿瘤、局部软组织肿瘤转移、腹腔炎性肿块、脓肿、肠系膜上动脉压迫综合征,均可引起肠梗阻。

(3)肠腔内病变:相比之下,这一类病变较为少见,但在我国临床上仍常见到,特别是在基层医院能遇到这类患者,如寄生虫(蛔虫)、粗糙食物形成的粪石、发团、胆石症等在肠腔内堵塞,导致肠梗阻。

(二)动力性小肠梗阻

动力性小肠梗阻又称麻痹性小肠梗阻,它又分为麻痹性与痉挛性两类,是由于神经抑制或毒素刺激以致肠壁肌肉运动紊乱。动力性小肠梗阻较为常见,发生在腹腔手术后、腹部创伤或急性弥漫性腹膜炎患者,由严重的神经、体液与代谢(如低钾血症)改变所致。痉挛性小肠梗阻较为少见,可在急性肠炎、肠道功能紊乱或慢性铅中毒患者中发生。

(三)血运性小肠梗阻

血运性小肠梗阻可归纳入动力性肠梗阻之中,肠系膜血管发生血栓形成或栓子栓塞,从而有肠血管堵塞,循环障碍,肠失去蠕动能力,肠内容物停止运行,出现肠麻痹现象,但是它可迅速继发肠坏死,在处理上与肠麻痹截然不同。

(四)原因不明的小肠假性梗阻

假性小肠梗阻与动力性小肠梗阻不同,它无明显的病因可查,是一类慢性疾病,表现有反复发作的、以腹胀为主的肠梗阻症状,可伴有腹部绞痛、呕吐、腹泻甚至脂肪泻,体检时肠鸣音减弱,腹部 X 线平片不显示有机械性小肠梗阻时出现的肠胀气与气液面。

假性小肠梗阻的治疗主要采用非手术方法,仅有些病例因合并穿孔、坏死等而需要进行手术处理。重要的是要认识这一类型小肠梗阻,不误为其他类型小肠梗阻,更不宜采取手术治疗。上述分类的依据是发病的原因,其他分类还有以下几种。

(1)单纯性和绞窄性小肠梗阻:不论发病的原因,而根据肠管血液循环有无障碍分类。无血液循环障碍者为单纯性小肠梗阻,有血液循环障碍者则为绞窄性小肠梗阻。

(2)完全性与不完全性小肠梗阻:如果一段肠襻的两端均有梗阻,形成闭襻,称闭襻型小肠梗阻,属于完全性小肠梗阻,局部肠襻呈高度膨胀,局部血液循环发生障碍,容易发生肠壁坏死、穿孔。

(3)根据梗阻的部位分为高位、低位小肠梗阻,也可根据发病的缓急分为急性和慢性小肠梗阻。

分类是为了便于诊断与治疗,这些分类中有相互交错,且梗阻也可以转化,要重视早期诊断,适时给予合理治疗。

二、病理学

小肠梗阻可引起局部和全身性的病理和生理变化,慢性不完全性小肠梗阻的局部主要改变是梗阻近端肠壁肥厚和肠腔膨胀,远端肠管变细、肠壁变薄。继发于肠管疾病的病理性肠梗阻,梗阻部还具有原发疾病的改变,如结核、克罗恩病。营养不良以及因营养不良而引起器官与代谢改变是主要的改变。急性小肠梗阻随梗阻的类型及梗阻的程度而有不同的改变,概括起来有下列几方面。

(一)全身性病理生理改变

(1)水、电解质和酸碱失衡:小肠梗阻时,吸收功能发生障碍,胃肠道分泌的液体不能被吸收,返回全身循环系统而积存在肠腔内。小肠梗阻时,肠壁继续有液体向肠腔内渗出,导致体液在第三间隙丢失。如为高位小肠梗阻,大量呕吐,更易脱水,并随丧失液体而出现电解质紊乱与酸碱失衡。胆汁及肠液均为碱性,损失的 Na^+、K^+ 较 Cl^- 多,再加之组织灌注不良、禁食而易有代谢性酸中毒,但在高位小肠梗阻时,胃液的丧失多于小肠液,则有可能出现代谢性碱中毒。K^+ 的丢失可引起肠壁肌张力减退,引起肠腔膨胀。

(2)休克:如肠梗阻未得到及时、适当的治疗,大量失水、失电解质可引起低血容量休克。在手术前由于体内代偿性调节,血压与脉搏的改变不明显,但在麻醉后,机体失去调节的功能,休克的临床症状可迅速表现出来。另外,由于肠梗阻引起肠黏膜屏障功能障碍,肠道内细菌、内毒素易位至门静脉和淋巴系统,继有腹腔内感染或全身性感染,也可因肠壁坏死、穿孔而有腹膜炎与感染性休克。在绞窄性肠梗阻时,静脉回流障碍常先于动脉阻断,导致动脉血不断流向肠壁、肠腔,因血流障碍而迅速发生肠坏死,出现感染和低血容量休克。

(3)脓毒症:肠梗阻时,肠内容物淤积,细菌繁殖,因而产生大量毒素,可直接透过肠壁进入腹腔,致使肠内细菌易位,引起腹腔内感染与脓毒症。在低位肠梗阻或结肠梗阻时更明显,因肠腔内有较多的细菌,在梗阻未解除时,因静脉反流有障碍,肠内毒素被吸收较少,而一旦梗阻被解除血液循环恢复后,毒素大量被吸收而出现脓毒症、中毒性休克。因此,在解决梗阻前应先清除肠内积存的感染性肠液。

(4)呼吸和心脏功能障碍:肠腔膨胀时腹压升高,膈肌上升,腹式呼吸减弱,可影响肺内气体交换,同时,血容量不足、下腔静脉被压而下肢静脉血回流量减少,均可使心输出量减少。腹腔内压力>2.7 kPa,可产生系列腹腔间室综合征,累及心、肺、肾与循环障碍。

(二)局部病理生理改变

(1)肠腔积气、积液:有研究人员应用同位素标志的水、钠与钾进行研究,在小肠梗阻的早期(梗阻少于 12 h),由于吸收功能降低,水与电解质积存在肠腔内,24 h 后不但吸收减少,而且有分泌增加。

梗阻部以上肠腔积气来自吞咽的空气、重碳酸根中和后产生的 CO_2、细菌发酵后产生的有机气体。吞咽的空气是肠梗阻时很重要的气体来源,它的含氮量高达 70%,而 N_2 又是一种不被肠黏膜吸收的气体。CO_2 的量虽大,但它易被吸收,不是产生肠胀气的主要成分。

(2)肠蠕动增加:正常时肠管蠕动受到自主神经系统、肠管本身的肌电活动和多肽类激素的调节来控制。在发生肠梗阻时,各种刺激增强而使肠管活动增加。在高位肠梗阻频率较快,每 3~5 min 即可有一次,低位肠梗阻间隔时间较长,可 10~15 min 一次,但如梗阻长时间不解除,肠蠕动又可逐渐变弱甚至消失,出现肠麻痹。

(3)肠壁充血水肿、通透性增加:正常小肠腔内压力为 0.27~0.53 kPa,发生完全性肠梗阻时,梗阻近端压力可增至 1.33~1.87 kPa,强烈蠕动时压力可达 4 kPa 以上。在肠内压增加时,肠壁静脉回流受阻,毛细血管及淋巴管淤积,引起肠壁充血水肿,液体外渗。同时由于缺氧,细胞能量代谢障碍,致使肠壁通透性增加,液体可自肠腔渗透至腹腔,在闭襻型肠梗阻中,肠内压可增加至更高点,使小动脉血流受阻,引起点状坏死和穿孔。

概括起来,高位小肠梗阻易有水、电解质与酸碱失衡。低位肠梗阻容易出现肠腔膨胀、感染及中毒。绞窄性肠梗阻易引起休克。结肠梗阻或闭襻型肠梗阻则易出现肠穿孔、腹膜炎。如治疗不及时或处理不当,不论何种类型肠梗阻都可出现上述的各种病理生理改变。

第二节　小肠梗阻的临床表现与辅助检查

一、临床表现

各种类型小肠梗阻虽有不同的病因,但有一个共同的特点,即肠管的通畅性受阻,肠内容物不能正常地通过,因此,有程度不同的腹痛、呕吐、腹胀、停止排便和排气等临床症状。

(一)临床症状

1. 腹痛

腹痛是机械性小肠梗阻最先出现的临床症状,呈阵发性剧烈绞痛,且在腹痛发作时,患者自觉有肠蠕动感,且有肠鸣,有时还可出现移动性包块。腹痛可呈全腹性或仅局限在腹部的一侧。在高位肠梗阻时,腹痛发作的同时可伴有呕吐。单纯性小肠梗阻时,腹痛有逐渐加重,再由重减轻的过程。减轻可以是梗阻有所缓解,肠内容物可以通向远段肠管,但也有可能是由于梗阻完全,肠管高度膨胀,腹腔内有炎性渗出或腹膜炎,肠管进入麻痹状态。这时,腹痛虽减轻,但全身临床症状加重,特别是毒性临床症状明显。绞窄性小肠梗阻患者由于有肠管缺血和肠系膜嵌闭,腹痛往往是持续性伴有阵发性加重,疼痛也较剧烈。绞窄性小肠梗阻常伴有休克及腹膜炎临床症状。动力性小肠梗阻的腹胀明显,腹痛不明显,阵发性绞痛尤为少见。

2. 腹胀

腹胀发生在腹痛之后,低位梗阻的腹胀较高位梗阻更为明显。腹壁较薄的患者,常可显示梗阻部位的上部肠管膨胀,出现肠型。高位小肠梗阻常表现为上腹(尤其是上腹中部)有饱胀,低位小肠梗阻为全腹性胀气,以中腹部最为明显,闭襻型肠梗阻可出现局限性腹胀。

3. 呕吐

呕吐是机械性小肠梗阻的主要临床症状之一,高位梗阻的呕吐出现得较早,在梗阻后短期即发生,呕吐较频繁。在早期呕吐为反射性,呕吐物为食物或胃液,其后呕吐物为胃、十二指肠液和胆汁。低位小肠梗阻的呕吐出现得较晚,初为胃内容物,静止期较长,后期的呕吐物为积蓄在肠内并经发酵、腐败呈粪样带臭味的肠内容物。如肠系膜血管有绞窄,呕吐物为有血液的咖啡色、棕色,偶尔有新鲜血液。

4. 排气、排便停止

排气、排便停止是小肠梗阻的一个主要临床症状。在梗阻发生的早期,由于肠蠕动增加,梗阻部位以下肠内积存的气体或粪便可以排出,当早期开始腹痛时即可出现排便、排气现象,容易误为肠道仍通畅,故在询问病史时,应了解在腹痛再次发作时是否仍有排便、排气。但在肠套叠、肠系膜血管栓塞或血栓形成时,可自肛门排出血性黏液或果酱样粪便。

(二)体征

单纯梗阻的早期,患者除在阵发性腹痛发作时出现痛苦表情外,生命体征等无明显变化,待发作时间较长,呕吐频繁,腹胀明显后,可出现脱水现象,患者虚弱甚至休克。当有绞窄性梗阻时可较早地出现休克。腹部检查可观察到腹部有不同程度的腹胀,在腹壁较薄的患者,尚可见到肠型及肠蠕动。肠型及肠蠕动多随腹痛的发作而出现,肠型是梗阻近端肠襻胀气后形成,有助于判断梗阻的部位。

触诊时,单纯性小肠梗阻患者的腹部虽胀气,但腹壁柔软,按之有如充气的球囊,有时在梗阻的部位可有轻度压痛,特别是腹壁切口部粘连引起的梗阻,压痛点较为明显。当梗阻上部肠管内积存的气体与液体较多时,稍加振动可听到振水声。腹部叩诊多呈鼓音。肠鸣音亢进,有时不用听诊器亦可听到。肠鸣音的量和强度均增加,且可有气过水声及高声调的金属声。腹痛、肠型、肠鸣音亢进都是肠蠕动增强引起的,常同时出现。因此,在体检时,可稍等待,即可获得这些阳性体征。当有绞窄性肠梗阻或在单纯性肠梗阻的晚期,肠壁已有坏死、穿孔,腹腔内已有感染、炎症时,则体征表现为腹膜炎的体征,腹部膨胀,有时可叩出移动性浊音,腹壁有压痛,肠鸣音微弱或消失。因此,在临床观察治疗中,应将体征的改变与临床症状相结合,警惕腹膜炎的发生。

二、辅助检查

(一)实验室检查

单纯性肠梗阻早期变化不明显。晚期由于失水和血液浓缩,白细胞计数、血红蛋白、血细胞比容都可增大,血 K^+、Na^+、Cl^- 与酸碱平衡都可发生改变。高位梗阻、呕吐频繁、大量胃液丢失可出现低钾、低氯与代谢性碱中毒。在低位肠梗阻时,可有电解质普遍降低与代谢性酸中毒。腹胀明显,膈肌上升影响呼吸时,亦可出现低氧血症与呼吸性酸或碱中毒,可随患者原有肺部功能障碍而异。因此,动脉血气分析应是一项重要的常规检查。当有绞窄性肠梗阻或腹膜炎时,血象、血液生物化学测定指标等改变明显。尿量在肠梗阻早期可无明显变化,但在晚期,如无适当的治疗,可出现尿量减少、尿比重增加甚至出现急性肾功能障碍。

(二)影像学检查及内镜检查

1. X 线检查

X 线立卧位摄片快捷经济,在各级医院普及率高。小肠襻扩张、多发阶梯状气液平和小肠腔内结肠样内容物影是判断小肠梗阻的主要 X 线平片特征,X 线平片的总体灵敏度和特异度较低(灵敏度约 70%);不能够早期发现腹膜炎或者肠坏死等迹象。重症患者不适合转运和 X 线立卧位摄片,床旁 X 线卧位加侧卧位摄片有利于判断肠梗阻程度。

2. 超声检查

超声检查在小肠梗阻诊断中具有与 CT 相当的灵敏度和特异度,其灵敏度和特异度分别为 92% 和 93%。低位肠梗阻时,可以帮助区分小肠梗阻和结肠梗阻,并且可评估患者的休克情况。超声检查可以节省时间和避免辐射暴露,对婴幼儿和孕妇更有价值。

3. CT 平扫或增强螺旋 CT

其作为小肠梗阻的首选诊断检查。多排螺旋 CT 可以很好地诊断和评估小肠梗阻,其扫描速度快,受呼吸运行影响小,适用于大部分小肠梗阻患者的检查。CT 显示肠壁增强减弱是缺血的表现,肠系膜无水肿积液是排除绞窄的可靠依据。CT 在判断是否存在肠绞窄、肠穿孔、肠坏死和是否需要紧急手术等方面的准确性达到 92%。

增强螺旋 CT 扫描加肠系膜 CT 血管造影成像(computed tomography angiography, CTA)三维重建检查可对肠系膜血管进行快速、准确的扫描,有助于精确诊断肠系膜动静脉内栓塞状况,对病变进展程度及病灶累及范围均有指导价值,其灵敏度可达 93.3%,特异度可达 95.9%。这类检查对临床高度怀疑绞窄性肠梗阻、小肠肿瘤及肿瘤性肠套叠、局限性慢性肠缺血性病变等导致的小肠梗阻很有价值。在合并高凝因素或者心房颤动等情况下,应当警惕是否有肠系膜栓塞或血栓形成,CTA 是目前诊断肠系膜动脉栓塞的"金标准"。总体评价高于单纯肠系膜动脉血管造影检查。

CT 肠道成像(CT enterography,CTE)可以较好地显示肠黏膜及肠壁状况,对于术后粘连性肠梗阻、小肠肿瘤、肠内外瘘、肠道膀胱瘘或阴道瘘等疾病的诊断均有价值,还可以检测到其他检测方法(如胶囊内镜)无法发现的小肠肿瘤。

4. 磁共振成像(MRI)

MRI 作为 CT 不适用时和鉴别小肠黏膜炎性病变的重要替代检查。在孕妇、X 线敏感患者不适用 CT 检查的情况下,MRI 检查可作为替代检查。MRI 尤其对小肠炎性病变、缺血和肿瘤具有较高诊断价值。MR 肠道成像(magnetic resonance enterograghy, MRE)是通过口服小肠造影剂,从而清楚地显示肠腔、肠壁和肠管周围结构的影像学检查方法。MRE 可评估肠道炎性活动、肠管纤维化、脓肿及瘘管的形态,对克罗恩病、复杂性肠瘘和多灶性溃疡性肠炎等疾病的评估以及对小肠肿瘤的诊断具有重要价值,在小肠梗阻的病因学诊断中具有重要作用。但其检查时间长,价格高,部分患者有幽闭恐惧症,不能行此检查。

5. 胶囊内镜

胶囊内镜仅适用于不完全性小肠梗阻患者,其具有无创性、可视化检查的优点,但其对不完全性小肠梗阻患者仍存在很高滞留并加重梗阻的风险。

6. 水溶性造影剂检查

其对明确小肠梗阻的部位和程度有重要意义。高渗性水溶性造影剂在肠道中的流动性好,黏稠度低,能快速反映肠管扩张情况和梗阻部位,利于鉴别小肠梗阻的类型(高位或低位梗阻,完全性或不完全性肠梗阻),能为非手术治疗效果的评估提供准确参考依据。预测梗阻解除的灵敏度为 92%,特异度为 93%,如果在 8 h 后检查,诊断准确性可显著提高。水溶性准确预测手术需要,减少住院时间。

7. 气囊辅助内镜

2001 年,日本自治医科大学山本博德医师首次报道了一种双气囊小肠镜检查技术,

2003年,双气囊内镜设备商品化并在全球同步上市。随后奥林帕斯公司推出单气囊内镜,目前将双气囊内镜和单气囊内镜统称为气囊辅助内镜。气囊辅助内镜对完全性小肠梗阻检查的适应证尚待评估。但气囊辅助内镜对不完全性小肠梗阻患者进行全消化道镜下检查成为可能,不但能对引起小肠梗阻的病变部位进行比较精确的定位、范围测量,而且对大部分患者可以获得有诊断价值的病理活检结果,能为选择合适的治疗方案提供重要临床依据,避免和减少了外科开腹手术,在小肠不完全性梗阻诊断中有独特优势和广阔的应用前景。

第三节　小肠梗阻的诊断与治疗

一、诊断

(一)小肠梗阻的诊断

典型的单纯性小肠梗阻有阵发性腹部绞痛,同时伴有腹胀、呕吐、肠鸣音增加等自觉临床症状。多数粘连性小肠梗阻患者有腹部手术史,或者有腹痛史。但在早期,有时并不具有典型的上述临床症状,仅有腹痛与呕吐,则需与其他的急腹症如急性胃肠炎、急性胰腺炎、输尿管结石等区别。除病史与详细的腹部检查外,化验检查与辅助检查可有助于诊断。

(二)小肠梗阻类型的鉴别

1. 机械性与动力性小肠梗阻

机械性小肠梗阻是常见的小肠梗阻类型,具有典型的腹痛、呕吐、肠鸣音增强、腹胀等临床症状,与动力性小肠梗阻有明显的区别,后者是腹部持续腹胀,但无腹痛,肠鸣音微弱或消失,且多与腹腔感染、外伤、腹膜后感染、血肿、腹部手术、肠道炎症、脊髓损伤等有关。虽然,机械性小肠梗阻的晚期因腹腔炎症而出现与动力性小肠梗阻相似的临床症状,但在发作的早期,其临床症状较为明显。腹部X线平片对鉴别这两种小肠梗阻甚有价值,动力型小肠梗阻出现全腹、小肠与结肠均有明显充气。体征与X线片能准确地分辨这两类小肠梗阻。

2. 单纯性与绞窄性小肠梗阻

单纯性小肠梗阻只是肠内容物通过受阻,而无肠管血运障碍。绞窄性小肠梗阻有血运障碍,可发生肠坏死、穿孔与腹膜炎,应及早确诊、手术,解除血运障碍,防止肠坏死、穿孔。绞窄性小肠梗阻发病急骤且迅速加重,早期的腹痛剧烈,无静止期,呕吐频繁发作,可有血液呕吐物,腹部有腹膜炎的体征,可有局部隆起或为可触及的孤立胀大的肠襻等。腹腔穿刺可以有血性液体。全身变化较快出现,脉率快,体温上升,甚至出现休克,腹部X线平片可显示有孤立扩大的肠襻。非手术治疗不能改善其临床症状。当疑为绞窄性小肠梗阻而不能得到证实时,仍应及早行手术探查。

3. 小肠梗阻与结肠梗阻

临床上常见的是小肠梗阻,但结肠梗阻时因回盲瓣具有单向阀的作用,气体仅能向结肠灌注而不能反流至小肠致形成闭襻性梗阻,结肠呈极度的扩张。加之结肠薄,易发生盲肠部穿孔。结肠梗阻的原因多为肿瘤或乙状结肠扭转,在治疗方法上也有别于小肠梗阻,及早明确是否为结肠梗阻有利于制订治疗计划。结肠梗阻以腹胀为主要临床症状,腹痛、呕吐、肠鸣音亢进均不及小肠梗阻明显。体检时可发现腹部有不对称的膨隆,如腹部 X 线平片上出现充气扩张的一段结肠襻,可考虑为结肠梗阻。钡灌肠检查或结肠镜检查可进一步明确诊断。

(三)病因诊断

肠梗阻可以有不同的类型,有不同的病因,在采用治疗前,应先明确梗阻类型、部位与病因,以便确定治疗策略与方法。病因的诊断可根据以下方面进行判断。

(1)病史:详细的病史可有助于病因的诊断。腹部手术史提示有粘连性肠梗阻的可能。腹股沟疝可引起绞窄性小肠梗阻。腹部外伤可致动力性小肠梗阻。慢性腹痛伴有低热并突发肠梗阻可能是腹内慢性炎症(如结核)所致。饱餐后运动或体力劳动出现梗阻,应考虑肠扭转。有心血管疾病(如心房纤颤、瓣膜置换后),应考虑肠系膜血管栓塞。下腹疼痛伴有肠梗阻的女性患者应考虑有无盆腔附件病变等。

(2)体征:腹部检查提示有腹膜刺激临床症状者,应考虑为腹腔内炎症改变或绞窄性肠梗阻引起。腹部有手术或外伤瘢痕应考虑腹腔内有粘连性肠梗阻。直肠指诊触及肠腔内肿块是否有粪便,直肠膀胱陷凹有无肿块,指套上是否有血液,腹部触及肿块,在老年人应考虑是否为肿瘤、肠扭转。在幼儿右侧腹部有肿块应考虑是否为肠套叠。具有明显压痛的肿块多提示为炎性病变或绞窄的肠襻。

(3)影像学诊断:B 超检查虽简便,但因肠襻胀气,影响诊断的效果。CT 诊断的准确性虽优于 B 超,但仅能诊断出明显的实质性肿块或肠腔外有积液。腹部平片除能诊断是结肠、小肠梗阻,完全与不完全梗阻外,有时也能提示病因。

二、治疗

急性肠梗阻的治疗包括非手术治疗和手术治疗,根据梗阻的原因、性质、部位以及全身情况和病情严重程度而定治疗方法。不论采用何种治疗,均应首先纠正梗阻带来的水、电解质与酸碱紊乱,改善患者的全身情况。

(一)非手术治疗

美国东部创伤外科学会(Eastern American Society of Trauma Surgery,EAST)和世界急诊外科学会(World Society of Emergency Surgery,WSES)的共识中一致提出,如没有腹膜炎、肠坏死及肠缺血的小肠梗阻,推荐先行尝试非手术治疗,尤其对于重要器官存在合并症、免疫功能低下及接受手术治疗风险较大的患者,多选用非手术治疗。目前,尚无关于非手术治疗最佳时间的证据支持,但大多数专家认为,3～5 d 是安全合适的。手术延迟可能会增加病死率。小肠梗阻非手术治疗的基本原则包括以下几点。

（1）胃肠减压：是治疗肠梗阻的主要措施之一。现多采用鼻胃管减压，将导管插入位置调整合适后，先将胃内容物抽空，再行持续低负压吸引。应观察抽出的胃肠液性质，以帮助鉴别有无绞窄与梗阻部位的高低。胃肠减压的目的是减轻胃肠道积留的气体、液体，减轻肠腔膨胀，有利于肠壁血液循环的恢复，减少肠壁水肿，使某些肠襻的完全性梗阻得以缓解，也可使某些扭曲不重的肠襻得以复位，临床症状得到缓解。胃肠减压还可减轻腹内压，改善膈肌抬高而导致的呼吸与循环障碍。2023 年中华医学会肠外场内营养学分会在小肠梗阻的诊断与治疗中国专家共识中提出，肠梗阻导管减压效果优于鼻胃管，可提高非手术治疗的效果。肠梗阻导管联合药物治疗对 70%～90% 的小肠梗阻患者有效。肠梗阻导管经过内镜或 X 线透视下置入幽门下，因其顶端的水囊可通过自身重力和小肠蠕动，使导管不断推进，最大限度地靠近肠管梗阻处，持续吸除梗阻上方淤积的液体及气体，可迅速减轻肠壁水肿和肠腔压力，解除梗阻状态效果优于鼻胃管减压。

（2）纠正水、电解质与酸碱失衡：水、电解质与酸碱失衡是急性肠梗阻最突出的生理紊乱，应及早给予纠正。在血液生化检查结果尚未获得前，可先给予平衡盐液（乳酸钠林格液）。待有测定结果后，再添加电解质与纠正酸、碱紊乱，在无心、肺、肾功能障碍的情况下，最初输入液体的速度可稍快一些，但需做尿量监测，必要时做中心静脉压（CVP）监测，以防液体过多或不足。在单纯性小肠梗阻的晚期或绞窄性小肠梗阻，常有大量血浆和血液渗出至肠腔或腹腔，需要补充血浆和全血。

（3）抗感染：肠梗阻后，肠壁循环有障碍，肠黏膜屏障功能受损而有肠道细菌易位，或是肠腔内细菌直接穿透肠壁至腹腔内产生感染。肠腔内细菌可迅速繁殖。同时，膈肌升高，引起肺部气体交换与分泌物的排出，易发生肺部感染。因而，肠梗阻患者应给予抗菌药物以预防或治疗腹部或肺部感染，常用的有可以杀灭肠道细菌与肺部细菌的广谱头孢菌素或氨基糖苷类抗生素，以及抗厌氧菌的甲硝唑等。

（4）生长抑素：可改善小肠梗阻症状，提高非手术治疗效果。生长抑素系一种含有 14 个氨基酸的环状肽类激素，广泛分布于神经系统和胃肠道，对胃肠液分泌有明显的抑制作用。在全肠外营养的基础上联合应用生长抑素，可使消化液分泌减少 90%，从而减少梗阻以上肠管内液体积聚，有利于肠壁血液循环和肠黏膜屏障的恢复，加速炎性病变的消退，改善肠道水肿状况。由于生长抑素可为胃肠功能的改善奠定基础，被广泛应用于术后小肠梗阻、假性肠梗阻以及神经内分泌肿瘤引起的小肠梗阻和恶性肠梗阻治疗中。有报道称对于腹部术后粘连性肠梗阻患者，其临床总有效率为 96.97%，高于对照组的 75.76%（$\chi_2=6.304$，$P=0.012$）。

（5）菌群移植：能恢复肠道菌群紊乱，改善动力性或假性梗阻等患者的治疗效果。

菌群移植是将健康人粪便中的功能菌群通过一定方式移植到患者肠内，以调节肠道菌群失衡，重建具有正常功能的肠道微生态系统，已被证明可用于功能性便秘、肠易激综合征和菌群紊乱相关腹泻等肠功能障碍疾病的治疗。动力性或假性小肠梗阻，小肠细菌在梗阻近端扩张的肠管中大量积聚和繁殖，表现为细菌过度生长和肠道微生物群组成和多样性的改变。16S rDNA 序列显示，厚壁菌门的相对丰度显著降低，而变形菌门、疣微菌门和拟杆菌门的丰度增加；qPCR 分析显示，总细菌的绝对数量在梗阻发生 24 h 内即显著增加。肠道菌群在维持肠黏膜屏障和黏膜免疫、营养物质消化、吸收和代谢以及肠蠕动节律等方面具有重要意义。部分肠梗阻患者在肠道通畅性恢复后,仍有腹胀、腹痛、排粪频次改变和脂肪消化吸收不良等肠功能障碍表现。对此类小肠梗阻的患者,推荐在扩张小肠直径回缩至小于 2.5 cm、肠内营养可耐受目标量的 50% 时,行菌群移植,以促进小肠功能恢复。

采用非手术方法治疗小肠梗阻时,应严密观察病情的变化,绞窄性小肠梗阻或已出现腹膜炎临床症状的小肠梗阻,经过 2~3 h 的非手术治疗(实际上是术前准备),纠正患者的生理失衡状况后即进行手术治疗。单纯性小肠梗阻经过非手术治疗 24~48 h,梗阻的临床症状未能缓解或在观察治疗过程中临床症状加重或出现腹膜炎临床症状或有腹腔间室综合征出现时,应及时改为手术治疗解除梗阻与减压。但是在手术后早期发生的炎症性小肠梗阻除有绞窄发生,应继续治疗等待炎症的消退。

(二)手术治疗

有文献报道,手术治疗仍是目前最安全、最有效的方法。手术治疗目的是解除梗阻、防治绞窄、防治临床症状复发及最大限度地保证术后生活质量。其手术主要技术是粘连松解、嵌顿疝整复、肿瘤切除及坏死肠管切除、肠造漏术、短路吻合术。通过手术以恢复肠道生理连续性,保护正常肠管。

(1)单纯解除梗阻的手术:这类手术包括为分解粘连性肠梗阻的粘连,去除肠扭曲,切断粘连束带;为肠内堵塞切开肠腔,去除毛粪石、蛔虫等;为肠扭转、肠套叠的肠襻复位术。

(2)肠切除吻合术:肠梗阻是肠肿瘤所致,切除肿瘤是解除梗阻的首选方法。其他非肿瘤性病变,因肠梗阻时间较长,或有绞窄引起肠坏死,或分离肠粘连时造成较大范围的肠损伤,则需考虑将有病变的肠段切除吻合。在绞窄性肠梗阻(如腹股沟疝、肠扭转、胃大部切除后绞窄性内疝)的绞窄解除后,血运有所恢复,但肠襻的生活力如何,是否应切除,切除多少,常是手术医师感到困难之处。当不能肯定小段肠襻有无血运障碍时,以切除吻合为安全。但当有较长段肠襻(尤其是全小肠)扭转,贸然切除将影响患者将来的生存。为此,应认真判断肠管有无生活力。

(3)肠短路吻合:当梗阻的部位切除有困难,如肿瘤向周围组织广泛侵犯,或是粘连广泛难以剥离,但肠管无坏死现象,为解除梗阻,可分离梗阻部远近端肠管做短路吻合,旷置梗阻部,但应注意旷置的肠管(尤其是梗阻部的近端肠管)不宜过长,以免引起盲襻综合征。

(4)肠造口术或肠外置术:肠梗阻部位的病变复杂或患者的情况差,不允许行复杂的手术时,可在膨胀的肠管上(即在梗阻部的近端肠管)做肠造口术以减压,解除因肠管高度膨胀而带来的生理紊乱。对小肠可采用插管造口的方法,可先在膨胀的肠管上切一个小口,放入吸引管,进行减压,但应注意避免肠内容物污染腹腔及腹壁切口。肠插管造口管宜稍粗一些(如 F16、F18),以防堵塞,也应行隧道式包埋造口,以防有水肿的膨胀肠管愈合不良而发生瘘。有时当有梗阻病变的肠襻已游离或是肠襻已有坏死,但患者的情况差,不能耐受切除吻合术时,可将该肠襻外置、关腹。立即或待患者情况复苏后再在腹腔外切除坏死或病变的肠襻,将远、近两切除端固定在腹壁上,近端插管减压、引流,以后再行二期手术,重建肠管的连续性。急性肠梗阻的手术都是在急诊或半急诊情况下进行,术前的准备不如择期性手术那样完善,且肠襻高度膨胀,有血液循环障碍,肠壁有水肿,愈合能力差,手术时腹腔已有感染或手术时腹腔为肠内容物严重污染,术后易有肠瘘、腹腔感染、切口感染裂开。在绞窄性肠梗阻患者,绞窄解除后循环恢复,肠腔内的大量毒素被吸收入血液循环中,出现全身性中毒临床症状,有些晚期患者还可能发生多器官功能障碍甚至衰竭。绞窄性肠梗阻的手术死亡率为 $4.5\% \sim 31\%$,而单纯性肠梗阻的手术死亡率仅为 1%。因此,肠梗阻患者术后的监测治疗仍很重要,对胃肠减压,维持水、电解质及酸碱平衡,加强营养支持,抗感染等都必须予以重视。

(三)微创治疗

(1)腹腔镜下手术:腹腔镜下手术治疗较开腹手术有两大优点:一是可以在远离手术部位全面系统地探查腹腔,创口远离创面和原有粘连部位,减少术后复发,二是手术创伤小,减少感染,患者恢复时间短,可早期下床活动。胃肠功能恢复得快,术后早期即可进食。但开展此项手术应严格掌握手术适应证,对于探查发现不适于腹腔镜手术者,应及时中转开腹。

(2)介入治疗:对于恶性肿瘤引起小肠梗阻而不能手术者,传统方法采用鼻胃管减压及禁食,但此法对低位小肠梗阻的治疗作用有限。通过介入治疗选择性给肿瘤供血动脉注入化疗药物,减轻临床症状,延长生存期。介入治疗有局部治疗效果直接、快速、缓解快、正常组织损伤轻、毒副作用小、患者易接受等优势。

(3)内镜下治疗:经双气囊内镜下治疗小肠不全梗阻患者已经是一种新的选择,可以在镜下切除引起梗阻的息肉、放置支架及扩张狭窄。随着经验的积累和器械的改进,运用双气囊内镜有效治疗肠梗阻的报道日益增多。该方法对于病因不明的小肠梗阻是一种同时可以进行有效诊断和治疗的新方法。当然双气囊内镜已经得到初步应用,但其临床应用仍缺乏一套可行的标准。在未来的研究中通过实验及摸索总结建立一套适用于临床的规范是势在必行的。

小肠梗阻的诊断及治疗正向着多学科综合的方向发展。小肠梗阻的诊治需根据具体病情采取个体化综合治疗,通过选择必要且适合患者的辅助检查尽可能在短时间内明确梗阻程度及病因,以此为前提选择适合患者的治疗手段是影响患者预后的关键因素。就目前而言,小肠梗阻的治疗仍存在诸多尚待解决的问题,有待今后进一步探讨与发现。

(王　珏　贾玉华　朱先玲)

第十八章 肠系膜缺血

第一节 急性肠系膜缺血

急性肠系膜缺血(acute mesenteric ischemia,AMI)又称急性肠系膜血管缺血性疾病。AMI 目前有四种确定的类型:肠系膜动脉栓塞、肠系膜动脉血栓形成、肠系膜静脉血栓形成和非闭塞性肠系膜局部缺血。其中,肠系膜上动脉栓塞最常见(40%~50%)。绝大多数患者以急性腹痛起病,早期以严重的腹痛和轻微的腹部体征,即"症征分离"的腹痛为特点。

一、病因与发病机制

(1)急性肠系膜动脉栓塞(EAMI):EAMI 栓子多来自亚急性细菌性心内膜炎的瓣膜赘生物,风湿性心脏瓣膜病变处的赘生物和左心耳、左心房脱落的附壁血栓以及脱落的人工瓣膜置换术后形成的血栓等,也有来源于脱落的大动脉粥样硬化的附壁血栓或粥样斑块和脓肿或脓毒血症的细菌栓子等。

EAMI 的发生与肠系膜动脉的解剖结构有关。肠系膜上动脉从腹主动脉分出,其分出角度很小。分出后的走行几乎与腹主动脉平行,与血流的主流方向一致,加之管腔较粗,脱落的栓子易于进入,在血管狭窄处或分叉处导致血管栓塞。肠系膜上动脉出口处栓塞可引起十二指肠悬韧带以下全部小肠及右半结肠的缺血坏死。栓塞多见于结肠中动脉发出部或其下方 3~10 cm 范围内,引起十二指肠悬韧带和回盲瓣之间的大部分小肠坏死。闭塞愈靠近主干远端,受累小肠范围愈小。

(2)急性肠系膜动脉血栓形成(TAMI):栓塞(约 25% 的 AMI 病例)通常与慢性动脉粥样硬化病史相关。这些患者中许多人有与慢性肠系膜缺血一致的表现,包括餐后腹痛、体质减轻或"饮食恐惧"。因此,系统病史的采集在评估怀疑 AMI 患者时非常重要。栓塞通常发生在内脏动脉的起源段,此外,潜在斑块通常会在多年后发展为严重的狭窄并导致侧支循环的形成。栓塞也可能由炎症、肠膜内膜剥离或动脉瘤引起。

(3)急性肠系膜静脉血栓形成(VAMI):VAMI 占全部 AMI 的 5%~15%,通常累及肠系膜上静脉,而肠系膜下静脉很少受累。

VAMI 可分为原发性和继发性。病因明确者称为继发性,病因不明者称为原发性(或特发性)。最为常见的原因是遗传性或获得性疾病所导致的高凝状态,包括肝硬化、脾切除、高凝状态、下肢静脉血栓病史、癌症、感染、创伤、胰腺炎、血液病、炎症性肠病和

·

开腹手术等。约20%的肠系膜静脉血栓形成患者没有上述危险因素,称为特发性肠系膜静脉血栓形成。口服避孕药者占年轻女性肠系膜上静脉栓塞患者的9%～18%。

随着对遗传性凝血功能障碍诊断以及高凝状态识别能力的增强,特发性病例在本病所占的比例逐渐缩小,目前约75%的肠系膜静脉血栓形成可以获得病因诊断。

(4)急性非闭塞性肠系膜缺血(NOMI):NOMI是指临床表现为肠缺血,但无肠系膜动脉、静脉血流受阻证据,占全部AMI的20%～50%。起病多与低血容量性休克、充血性心力衰竭、主动脉供血不足、头颅损伤、血管收缩剂和洋地黄中毒有关。在严重创伤、长期血液透析以及大血管术后的患者中多见。术后或创伤后的患者给予不适当的肠内营养也可诱发非阻塞性肠系膜缺血。肠系膜血管血流下降,血管床呈收缩状态。如时间稍长,即使原发因素已经去除,但系膜血管仍持续收缩,肠壁组织仍处于低灌注状态,缺血、缺氧,进而导致肠坏死甚至穿孔和腹膜炎。

二、临床表现

AMI典型的三联征:腹痛、发热和血便(或便潜血阳性)。临床观察中如出现腹部压痛逐渐加重、反跳痛及肌紧张等,则为肠缺血进行性加重的表现,强烈提示已发生肠坏死。

(1)急性肠系膜动脉栓塞:患者多有房颤、近期心肌梗死史。表现为突发剧烈腹痛,多位于脐周或上腹部,止痛药多无效。开始为绞痛,发生肠梗死后,转为持续性钝痛,且伴有频繁便意。常有恶心、呕吐,呕吐物可为血性。部分患者可有腹泻。早期腹部体征不明显,与症状不相符,可仅有轻压痛,肠鸣音正常或活跃。发生肠梗死后,出现腹肌紧张、压痛和反跳痛,肠鸣音减弱或消失。

(2)急性肠系膜动脉血栓形成:发病前肠系膜动脉已有病变,因此发病后腹痛的剧烈程度常不如肠系膜动脉栓塞剧烈。早期诊断困难。部分患者于急性发作前有数周至数月的餐后腹痛反复发作、吸收不良和体重下降史。与动脉栓塞相比,肠系膜动脉血栓形成的腹痛发生较缓慢,可伴有血便。

(3)急性肠系膜静脉血栓形成:腹部剧痛,可为局限性或全腹疼痛,常伴有恶心、呕吐、便血。多有腹部触痛、腹胀和肠鸣音活跃。发生肠梗死后,出现腹膜刺激征、肠鸣音减弱或消失以及休克。

(4)非闭塞性肠系膜缺血:最常见脐周阵发性绞痛,可有腹胀、食欲缺乏,晚期可伴有肠梗死等。如出现严重腹痛、呕吐咖啡样物或便血,尤其有腹膜刺激征时,常提示病变已进入肠梗死阶段,甚至已有穿孔或腹膜炎。

三、辅助检查

(一)实验室检查

目前尚无可用于确诊AMI的生物标志物。当然,虽然实验室检查并不十分准确,但仍有助于证实临床疑诊。在各项检验中,超过90%的患者白细胞计数异常升高。第二常见的是高乳酸血症,乳酸浓度升高可见于 88% 的患者中。并且在确诊患者中,升高的血清乳酸浓度(高于 2 mmol/L)常与不可逆性肠道缺血相关。但影响乳酸浓度的因素较多(患者缺氧甚至脱水均可导致乳酸浓度升高)。因此,除非伴随其他临床证据,否则仅基于乳酸浓度来鉴别早期肠道缺血与不可逆性肠道损伤是不可靠的。应该强调的是,当患者未合并其他临床表现时,若乳酸中毒与腹痛并存,应考虑早期进行 CTA 检查。据报道,D-二聚体是肠道缺血的独立危险因素。一项研究指出,所有肠道缺血的患者均可表现出异常的 D-二聚体水平,D-二聚体水平>0.9 mg/L 具有 82% 的特异性、60% 的敏感性和 79% 的准确性。但该研究中样本量较少且非为 AMI 所致肠道缺血的专项研究,特异性较差。故以 D-二聚体的阴性结果作为 AMI 的排除诊断标准仍欠妥当。AMI 的辅助检查中,其理想血浆标志物应该对肠缺血具有特异性并且高度敏感。其中具有潜力的包括肠脂肪酸结合蛋白(I-FABP)、血清 α-谷胱甘肽-S-转移酶(α-GST)和钴-白蛋白结合测定等。这些生物标志物为改善急性肠系膜缺血的精确诊断提供了可能,但仍需要进一步的研究来确定其准确性和实用价值。

(二)影像学检查

(1)腹部 X 线检查:早期多无明显异常,后期表现为肠壁增厚、肠襻固定、肠腔积气以及"指压痕"征等。

(2)彩色超声多普勒:彩色超声检查可根据血流方向及速度,判断有无栓塞及栓塞的部位。肠梗阻时肠管扩张可干扰诊断的正确性。

(3)CT 检查:普通 CT 检查对急性肠系膜动脉栓塞诊断无特异性。CTA 技术对肠系膜血管栓塞诊断的特异性和敏感性分别高达到 100% 和 73%,不仅可以观察到肠系膜血管情况,还可反映肠管、腹腔内脏器、周围组织的变化。影像学表现除肠系膜动脉主干因栓塞而充盈缺损外,尚可见肠壁强化减弱、肠壁增厚、肠管弥漫性积气扩张、肠系膜水肿和腹水。

(4)磁共振成像:对诊断肠系膜静脉血栓形成具有较高的敏感性和特异性,但其检查过程较为复杂,普及性差。随着技术的进步,磁共振成像在肠系膜静脉血栓形成的诊断方法中可能占有一席之地。

(5)血管造影:选择性肠系膜动脉造影被认为是诊断急性肠系膜动脉栓塞的"金标准",可以在肠梗死及剖腹探查术前明确诊断,可清晰地显示栓子位置,有无侧支循环。

主要影像学表现为肠系膜动脉或分支突然中断、半月征、充盈缺损、肠壁强化减弱,诊断敏感性为 96%。因此,当疑有肠系膜动脉闭塞时,有条件的医院应毫不犹豫地行肠系膜动脉造影。

结束血管造影后,留置造影管于肠系膜动脉处,以便应用药物(如解痉药或溶栓药)治疗,而且在手术后仍可通过该插管灌注药物行辅助治疗,并且可再次造影观察治疗效果。

(6)近红外荧光成像技术:前述影像学检查只能针对肠系膜血管的检查,而对于肠壁的血流无法准确评估,这给手术切除肠段的判断带来挑战。吲哚菁绿(ICG)荧光血管造影是一种近红外荧光成像检查方法,已经被用来监测肠壁组织的血液灌注和微循环,准确地判断肠系膜和肠壁血液循环,在手术期间对评估肠系膜血流和肠壁微循环是可行而且安全的,具有更好的便利性和敏感性。

(三)诊断性腹腔穿刺

肠系膜静脉血栓形成的患者可以有浆液血性腹水,诊断性腹腔穿刺或有助于诊断。

(四)诊断性腹腔镜检查

腹腔镜技术能够在微创条件下对患者的肠管活力进行一定的评估并可用于二次探查,但目前并没有足够的研究数据支持其作为常规检查。

四、诊断与鉴别诊断

(一)诊断

病史、临床表现及体征、相关辅助检查可协助诊断。

(1)病史:本病的高危因素包括年龄>50岁、瓣膜性心脏病、心律失常、近期心肌梗死,有血管介入检查或治疗史。

(2)症状及体征:有上述病史,有突发的剧烈腹痛,而体征轻微,伴有呕吐、暗红色血性便,结合实验室检查,如白细胞计数升高,血清酶乳酸脱氢酶(LDH)、碱性磷酸酶(AKP)、肌酸激酶(CK)水平等升高,应考虑急性肠系膜动脉栓塞的可能。

(3)辅助检查:腹部X线检查可见"指压痕"征、黏膜下肌层或浆膜下气囊征。CT检查(特别是CTA)和血管造影可见肠系膜动脉不显影,腔内充盈缺损。诊断性腹腔穿刺可见血性腹水。

(二)鉴别诊断

(1)胆囊炎和胆石症:常有胆绞痛病史,疼痛位于右上腹,常放射到右肩部,墨菲征阳性,血及尿淀粉酶水平轻度升高。B超、CT、MRI或X线胆道造影可鉴别。

(2)消化性溃疡:急性穿孔常有典型的溃疡病史,腹痛突然加剧,腹肌紧张,肝浊音界消失,X线透视下见膈下有游离气体等。

(3)急性胰腺炎:急性上腹痛、恶心、呕吐、发热、血清和尿淀粉酶水平显著升高,CT检查有助于鉴别。

五、治疗

治疗的主要目的是在发生肠梗死前恢复肠道正常的血氧供应,缩小组织坏死的范围。

(一)复苏和初步处理

对肠缺血严重的患者,特殊诊断和治疗前应进行复苏和稳定病情治疗,包括改善心功能,纠正低血压、低血容量和心律失常,建立大孔径输液通路。对有心脏疾病的低血压患者应监测肺动脉压。排除其他急腹症后,不论是否行剖腹探查术,均应尽早进行选择性肠系膜血管造影。

(二)一般治疗

(1)纠正电解质和酸碱平衡紊乱。

(2)放置鼻胃管以降低肠扩张程度和防止肠穿孔。

(3)应停用洋地黄、儿茶酚胺等收缩血管的药物。

(4)所有 AMI 的患者,在无禁忌证条件下,均应立即开始抗凝治疗。因为抗凝可以减少血管内血栓的发生和蔓延。这一治疗过程中通常使用低分子量肝素或普通肝素。首剂为 80 U/kg,静脉注射(总量≤5 000 U),而后维持在 18 U/(kg·h)左右。其治疗目标是维持活化部分凝血酶原时间(activated partial thromboplastin time,APTT)在正常值 2 倍以上。抗凝应伴随治疗的整个过程,部分患者甚至需终身服用抗凝药物。

(5)AMI 早期即侵袭肠黏膜层,细菌移位的发生也在 AMI 早期,应及早使用广谱抗生素。

(6)消除诱发疾病,如治疗心律失常,防止其他部位的栓子脱落,相对缺血的肠管会随着侧支循环的建立而恢复血供。

(7)治疗过程中密切观察病情的变化,必要时重复血管造影。

(三)介入治疗

(1)经肠系膜动脉灌注罂粟碱造影:对确诊为急性肠系膜动脉栓塞者,在肠系膜动脉留置导管,以 30~60 mg/h 的速度输入罂粟碱,持续灌注 24~48 h,再行造影,证实肠系膜血管扩张充盈、血栓解除后,才可拔管。经插管灌注罂粟碱无效或已有腹膜炎者,应行手术治疗。

(2)经肠系膜动脉尿激酶溶栓:经肠系膜血管造影证实有肠系膜动脉栓塞而无肠坏死的患者,可行尿激酶溶栓治疗,但必须控制在腹痛 8 h 以内无腹膜刺激征。如此可避免肠管的切除或缩小坏死的范围,一定程度上降低病死率。

(3)经股动脉穿刺肠系膜动脉吸栓治疗:采用口径大、带有扩张管的动脉长鞘作为取栓工具,负压抽吸取栓,取栓的同时可给予罂粟碱解痉和尿激酶溶栓。

(四)手术治疗

原有心脏瓣膜疾病或房颤的患者出现急性腹痛、恶心、呕吐、白细胞数升高和代谢性酸中毒等表现时,应积极施行剖腹探查术。急性肠系膜动脉栓塞手术术式包括以下几种。

(1)动脉切开取栓术:急性肠系膜动脉栓塞早期,可单纯行栓子摘除术,如能恢复肠系膜动脉血流,重新评估受累的肠段生机,切除无生机的肠段并决定是吻合还是外置。即使患者已发生肠梗死,也应先行取栓术,改善缺血肠管血液供应,肠切除范围缩小,避免短肠综合征。经肠系膜动脉切开用 Fogarty 球囊导管取栓是主要的手术方法。

(2)肠系膜动脉转流术:如栓塞段较长,取出栓子后仍无血液流出或血液流出不畅,说明近端动脉有阻塞性病变,可施行转流术。临床上多采用自体大隐静脉(也可用人造血管)在腹主动脉或髂动脉与栓塞以下通畅的肠系膜动脉间做搭桥手术。

(3)肠切除术:手术探查发现栓塞位于一个分支或主干的远端,肠管已缺血坏死但范围不大,应及早行坏死肠管切除术。对于不能完全肯定肠管是否仍有活力者,可将可疑肠管外置,尽量避免对高危患者的干扰,待患者度过急性期后再行二次处理,将恢复活力的肠管放入腹腔或将无活力的肠管安全切除。

(王 珏 周瑞琼 宋立梅)

第二节 慢性肠系膜缺血

慢性肠系膜缺血(chronic mesenteric ischemia,CMI)也称缺血性肠绞痛。CMI 是指反复发作的餐后剧烈阵发性上腹部绞痛或脐周疼痛。腹部绞痛的发生与冠状动脉供血不足在活动后诱发心绞痛相类似,进餐后代谢增加,动脉供血不足,继发组织中氧含量减少,造成肠壁平滑肌痉挛而引起腹痛。动脉硬化是 CMI 的主要病因。

一、病因

(1)动脉性疾病:绝大多数发生在动脉粥样硬化的基础上,动脉的附壁血栓和粥样斑块形成致管腔狭窄甚至使之闭塞,在血管逐渐闭塞的同时,附近血管的侧支循环也随之建立起来。

(2)静脉闭塞性疾病:静脉内血栓形成常继发于腹腔内感染、血液病、外伤、胰腺炎、腹腔内大手术、结缔组织病、长期应用肾上腺皮质激素及长期服用口服避孕药等。

(3)低灌注心力衰竭:各种原因引起的休克及血容量不足、血压突然下降,药物或某些内分泌引起肠道小血管收缩。

(4)小血管炎性疾病:如肉芽肿性血管炎(既往称为韦格纳肉芽肿)、系统性红斑狼疮、白塞病、皮肌炎、糖尿病、结节性多动脉炎及过敏性紫癜,可累及中小动脉而致管腔狭窄、闭塞。

(5)其他:如肠腔内压升高、肿瘤性梗阻、顽固性便秘、腹部外伤和放射性病。

发病往往是多因素协同作用的结果。腹腔动脉和肠系膜上下动脉多同时受累。

二、发病机制

由于腹腔动脉、肠系膜上动脉和肠系膜下动脉之间有较多的侧支连接,所以当某一主支发生慢性闭塞时,因其他主支的侧支动脉能代偿供血,很少出现症状。即使突然闭塞,侧支动脉也有可能在短时期内供给相当血量,肠组织不致坏死;当闭塞解除,侧支供血也随之停止。

肠管对缺血的耐受性较大,当肠系膜上动脉的管腔直径减少 80% 或供血量减少 75% 时,12 h 内肠壁可无外观改变,只有当腹主动脉 2～3 支大分支受累闭塞或严重狭窄、肠系膜动脉主干严重狭窄,伴有侧支循环代偿不足时,血流显著减少,肠壁慢性供血不全,出现肠缺血症状。

肠的血供除依赖上述动脉外,还受体循环压力降低(休克)和小动脉阻力增加(肾上腺素、洋地黄制剂的使用以及某些疾病发生时并发的血管炎)等因素的影响。

三、临床表现

患者常为老年人,多有冠状血管、脑血管、肾血管和周围血管病的病史。男性患者多于女性患者。腹痛或腹部不适是常见症状,疼痛常位于上腹部或脐周,亦可呈弥漫性,可放射至后背及颈部,典型的症状是在饱餐后 15~60 min 出现,持续 2~3 h,病初可为阵发性钝痛。随着病情进展,症状可逐渐加重,呈持续性钝痛和痉挛性绞痛,偶尔有剧烈性绞痛,可伴有恶心、呕吐等,症状与摄食量平行。

改变体位(如选择蹲位或俯卧位),疼痛可减轻。体力活动可促发腹部疼痛、间歇跛行等,这是因为供应下肢的血流主要来自内脏循环,肠系膜下动脉在直肠通过其吻合支,以髂内动脉的直肠支与体循环沟通,行走及活动时代谢加快,致使内脏血流减少,随之出现腹痛。体检可有上腹部收缩期杂音,为非特异性,也见于 30% 无症状的患者。

肠道缺血致吸收不良,引起慢性腹泻、脂肪泻、腹胀等;病程呈渐进性,即随着病程的进展,患者会出现症状性惧食,使体重下降及营养不良,伴有腹胀,便秘的患者可能出现急性肠系膜血栓形成和肠梗阻。

四、辅助检查

(1)腹部 X 线检查:应作为常规检查,一般无特征,可排除胆囊结石、泌尿系统结石及梗阻。

(2)X 线钡剂检查:可表现小肠的单纯性狭窄;若为间断、多处纤维瘢痕,则表现为节段性狭窄,称"香肠串"征,肠系膜上动脉受累常引起较大范围肠段病变,涉及小肠至结肠。

(3)超声检查:多普勒超声可测量血管血流速度,判断血管狭窄程度、部位,显示腹腔内主要动脉内的斑块、狭窄及闭塞的大小程度及部位,并有助于排除肝、胆、胰及泌尿系统疾病。

(4)内镜检查:有助于排除消化性溃疡及消化道肿瘤。胃镜检查可见胃窦和十二指肠的糜烂。

(5)血管造影:是诊断本病的最可靠方法。对疑有本病者行主动脉造影,选择性腹腔动脉、肠系膜上动脉及肠系膜下动脉造影术可确定血管狭窄闭塞的性质、部位、程度和范围以及侧支循环的建立。

多数患者胃肠道 3 支主要动脉中至少有 2 支完全闭塞或严重狭窄。血管造影显示 1 支大的内脏动脉闭塞不足以诊断慢性肠系膜缺血。侧支循环的存在说明大的内脏血管受累,病变呈慢性。

临床上血管病变与症状并非一致,75% 的患者可有肠系膜动脉硬化的造影表现。值得注意的是,无症状的老年人在肠系膜血管造影时,10%~20% 有明显病变。

(6)张力测定法:是检测肠壁内 pH(pHI)的方法。张力计是连接在一根薄硅胶管端的半透明小囊,经鼻插入肠腔,抽吸囊内液体测定 CO_2。肠腔内的 CO_2 与肠壁内的 CO_2 是平衡的,因此囊内的 CO_2 与肠壁内的 CO_2 也是平衡的。将囊液内的 CO_2 分压与动脉

血中 HCO_3^- 相关数据代入 Henderson Hasselbalch 方程式中,可求出肠壁内 pHI。当肠供氧降低到临界值以下,则组织 pH 出现陡然下降。肠血流减少与 pH 呈线性关系,能敏感地反映肠血流减少情况,结果可重复,餐前和餐后张力测定法测定小肠壁内 pH 为诊断肠道缺血提供了有效手段。

五、诊断与鉴别诊断

(一)诊断

典型的临床表现:餐后发作性上腹痛,不敢多食而致体重下降,甚至腹胀、腹泻,辅助检查存在缺血的证据,尤其是选择性肠系膜动脉造影显示腹主动脉、肠系膜上动脉和肠系膜下动脉 3 支动脉中至少 2 支出现重度狭窄和闭塞,以及迂曲粗大的侧支循环供血动脉。一般根据以上表现可以确诊。老年患者,有动脉粥样硬化病史者提示潜在 CMI 的可能。

早期临床表现不典型,且实验室检查、放射学检查及多普勒超声检查结果多为正常,加之多种原因容易忽视血管造影检查,故早期或术前诊断十分困难。

(二)鉴别诊断

(1)消化性溃疡:患者表现为上腹痛,但腹痛表现为慢性、周期性和节律性,伴有烧心、反酸、恶心和呕吐。内镜检查或钡餐检查有助于鉴别。

(2)胃癌:早期表现多不典型,进展期主要表现为上腹不适和腹痛,进食后加重。不同之处是胃癌疼痛呈持续性,伴有呕吐隔夜宿食,体重在短期内显著下降。晚期可表现为恶病质,左锁骨上和腋窝淋巴结肿大。内镜检查和活检可明确诊断。

(3)胰腺癌:患者有上腹痛,进餐时加重,并向背部放射,伴有体重下降,故需与慢性肠系膜缺血区别。胰腺癌患者的腹痛常呈进行性,夜间加重,与体位有关。体格检查发现有黄疸、胆囊肿大、腹部血管杂音。CT,B 超,经内镜逆行胆胰管造影术(endoscopic retrograde cholangio-pancreatography,ERCP),超声内镜检查有助于诊断。

(4)其他:应鉴别 CMI 与其他胃肠道肿瘤、克罗恩病、胆道疾病、肾绞痛等。

六、治疗

治疗目的是恢复血流。内科治疗包括应用扩血管药物,对部分患者有效。手术治疗或经皮经腔肠系膜血管成形术可恢复肠道血液供应。

(1)内科治疗:治疗原发病、消除病因,轻症患者首先内科保守治疗。少食多餐,以扩张血管,降低血液黏滞度及抑制血小板黏附、聚集为原则,应用硝酸异山梨酯、单硝酸异山梨酯、硝苯地平、双嘧达莫(潘生丁)、硫前列酮(前列腺素 E)以及罂粟碱、己酮可可碱和肠溶阿司匹林等口服药,改善肠管血液循环,缓解临床症状。亦可以通过导管或外周静脉内滴注低分子右旋糖酐、罂粟碱等,疗效更佳。

(2)手术治疗:经内科保守治疗无效,血管造影证实腹腔动脉、肠系膜动脉主干存在严重狭窄者,改善营养不良,纠正心血管功能和低氧血症等后,均可考虑手术治疗。常采用的手术方式有动脉内膜剥脱、自体大隐静脉或人工血管旁路移植、血管再植术。采取上述何种手术方式取决于患者的一般情况、病变部位解剖关系。小动脉分支广泛硬化狭窄或广泛小血管炎患者不宜手术。

（3）介入放射学：近年来介入放射学的开展促进了慢性肠系膜缺血性疾病非手术治疗的发展，开辟了新途径。气囊血管成形术是经皮股动脉穿刺后在腹腔动脉、肠系膜上动脉狭窄处进行导管气囊扩张。在上述主要动脉狭窄处放置钛合金支架，适用于体弱而难以承受手术者，有时可取代旁路移植或动脉内膜剥脱术。

七、预后

轻症者经内科保守治疗多可以缓解症状，重症者内科保守治疗无效，需行介入放射或手术治疗，大多可改善症状，预后较好。少数患者可进展为急性肠系膜动脉缺血及肠梗阻，危及生命。这种血管性肠梗阻造成的肠坏死比机械性更广泛、直接、快速，预后很差，常无特有的临床表现，病死率为 60%～80%。伴有广泛小动脉硬化狭窄或广泛小动脉炎者预后差。

八、预防

（1）治疗原发病，消除病因。

（2）50% 的慢性肠系膜动脉缺血为急性肠系膜动脉缺血的前兆，要采用预防性的血管成形术。

（高　娜　李雪华　李　洋）

第十九章　急性坏死性肠炎

第一节　急性坏死性肠炎的流行病学、病因学、病理生理学与病理学

急性坏死性肠炎主要见于中性粒细胞减少的患者,也叫坏死性小肠结肠炎、中性粒细胞减少性小肠结肠炎、回盲肠综合征。本病常见于血液系统恶性肿瘤的患者,往往与化疗后粒细胞减少和肠黏膜损伤有关。

一、流行病学

急性坏死性肠炎的确切发病率还不清楚。有报告称在白血病儿童的发生率高达46%。本病最初是在进行化疗的急性白血病患儿中发现的,随后在急性髓性白血病、多发性骨髓瘤、骨髓增生异常综合征、再生障碍性贫血、获得性免疫缺陷综合征、周期性或药物诱导的中性粒细胞减少以及实体肿瘤和移植物的免疫抑制治疗的儿童和成人中也有发现。

二、病因学

发病机制还未完全清楚,可能与细胞毒性药物或其他方式导致的黏膜损伤、严重的中性粒细胞减少和宿主对微生物感染的免疫力受损等因素的综合作用相关。

三、病理生理学

微生物感染可导致肠壁各层坏死。盲肠最常受累,并常扩展到升结肠和回肠末段。好发于盲肠可能与其供血和肠腔的扩张性有关。

四、病理学

病理组织学检查可能显示肠壁增厚、不连续或融合的溃疡、黏膜缺损、肠壁水肿、出血和坏死,常可见各种不同的细菌和真菌感染,包括革兰阴性杆菌、革兰阳性球菌、厌氧菌(如梭状芽孢杆菌)和念珠菌浸润肠壁。多重感染常见,而炎症性或白细胞浸润则极少见。细菌血症或真菌血症也很常见,通常由肠道微生物(如假单胞菌、酵母菌)引起。

第二节　急性坏死性肠炎的临床表现、并发症与辅助检查

一、临床表现

发热、腹痛(尤其是右下腹痛)多见于严重中性粒细胞减少患者(中性粒细胞计数绝对值<500 个/mL),症状常在化疗后 10～14 d 出现。其他症状有腹胀、恶心、呕吐、水样便或血便。腹膜刺激征和休克常提示肠穿孔的可能。口腔炎和咽炎可能存在,常提示普遍的黏膜炎。

二、并发症

常见的并发症有腹膜炎、肠穿孔和出血。

三、辅助检查

(一)CT 或超声检查

在高危患者中,CT 或超声检查有助于疾病的诊断,表现为盲肠积液扩张。CT 常作为首选的诊断方法。

(二)实验室检查

应进行血培养、大便培养和梭状芽孢杆菌毒素检测。

(三)腹平片

腹平片没有特异性,但是偶尔可见积液扩张的盲肠及其邻近扩张的小肠襻,"指压痕"征以及局限性肠壁囊样积气。

(四)钡灌肠

肠坏死可导致穿孔,因此钡灌肠检查有一定的风险。

(五)结肠镜或乙状结肠镜检查

结肠镜检查在中性粒细胞和血小板减少的情况下属于相对禁忌,同时空气的注入可能促进盲肠穿孔。然而伴难辨梭状芽孢杆菌感染所致的假膜仅见于盲肠,乙状结肠镜检查有可能呈阴性。当怀疑为假膜性肠炎时,操作要轻柔,注气要少。

第三节　急性坏死性肠炎的诊断与治疗

一、诊断与鉴别诊断

急性坏死性肠炎在 CT 上的征象包括弥漫性盲肠壁增厚,肠壁水肿、积气及出血,局

限性穿孔。需要鉴别急性坏死性肠炎与下列疾病。

(一)阑尾炎、阑尾脓肿

由于两者的治疗方法不同,鉴别十分重要,CT检查有助于鉴别。部分患者出现急性下消化道出血,提示急性坏死性肠炎而非阑尾炎。

(二)其他疾病

还应鉴别急性坏死性肠炎与假膜性肠炎、缺血性肠炎和假性结肠梗阻等疾病。

二、治疗

(一)非手术治疗

治疗应个体化。非手术治疗包括肠道休息、胃肠减压、液体复苏、营养支持、血制品支持(使用浓缩红细胞和新鲜冷冻血浆)和使用广谱抗生素。

抗生素可选择哌拉西林-他唑巴坦,或头孢吡肟或头孢他啶加甲硝唑的联合治疗。如果未排除假膜性肠炎,可应用万古霉素等抗生素。真菌血症和肠道真菌感染常出现。因此,中性粒细胞减少的患者应用广谱抗生素后仍有持续发热(超过72 h),则需使用抗真菌药物,推荐使用伏立康唑和两性霉素 B 等药物。

(二)手术治疗

患者出现腹膜炎、肠穿孔、出血等并发症时需手术治疗,右半结肠切除术是首选的术式。

三、预后

早期报道本病死亡率达40%~50%,死亡原因为透壁性肠坏死、肠穿孔和败血症。早期诊断和治疗有可能降低死亡率。

(高　娜　王清刚)

第二十章　大肠疾病的诊断技术

第一节　结肠镜检查

内镜检查是 20 世纪消化病学革命性的进展,现已成为诊断消化系统疾病的一项极为重要的检查手段。应用内镜可直接观察消化道腔内的各类病变,并可取活组织做病理学检查,还可将之摄影、录像,以备分析。结肠镜开始应用于 20 世纪 60 年代初期,主要用于观察从肛门到回盲瓣的所有结肠、直肠疾病。目前临床上应用最多的是中、长型纤维结肠镜,工作长度 130～140 cm。结肠镜检查时镜下喷洒染色剂,即染色内镜,可判别轻微的病变,提高早期癌的诊断率,如结合放大内镜,早期癌的诊断水平可进一步提高。

一、术前准备

(1)患者于检查前 2 d 进低渣半流饮食,不吃蔬菜、水果、带粗纤维的饮食,检查当天禁食。

(2)肠道准备:国内研究显示,对于不存在肠道准备不充分危险因素的患者,可采用 2L 聚乙二醇(PEG)溶液单次剂量方案,其清洁效果与 4L PEG 方案相似,而不良反应的发生率显著降低,患者依从性及耐受性明显提高。单次 PEG 方案:在结肠镜检查前 4～6 h 开始服用,2 h 内服完;服药期间可以通过适量运动和腹部按摩来加速肠道蠕动排泄。一般开始服药 1 h 后肠道运动加快,开始排便。排便前患者可能感到腹胀,可暂缓服用,症状消除后再继续服用,直至排出清水样便。如排便性状达不到上述要求,可加服 PEG 溶液或清水,但总量一般不超过 4 L。

(3)电切息肉者应于手术前查出凝血时间。

(4)不能耐受导泻的年老体弱者可在术前做清洁灌肠。

(5)解痉药可抑制肠蠕动,有利于操作,可术前 5～10 min 肌内注射阿托品 0.5 mg 或东莨菪碱 10 mg。有前列腺肥大、青光眼、严重心脏疾病、心律失常者禁用。

二、适应证

(1)有下消化道症状疑有结肠疾病,或为排除结肠疾病。

(2)有便血或反复便潜血而未发现上消化道疾病。

(3)通过 X 线检查仍不能确诊。

(4)用于结肠疾病的随访、复查。

(5)切除结肠息肉。

三、禁忌证

(1)患者精神失常和不能配合。

(2)患者有严重心肺疾病和生命处于危险状态中。

(3)患者有重症结肠炎、急性脓肿期结肠憩室炎、结肠高度扩张,可疑肠穿孔、腹膜炎。

四、并发症

(1)出血,穿孔。

(2)肠系膜或浆膜撕裂。

(3)结肠黏膜下气肿或腹膜后气肿。

（聂　淼　李慧敏）

第二节　X 线检查

常用的结肠 X 线检查方法如下。

一、平片检查

平片检查对结肠疾病的诊断价值有限,一般不作为常规应用,只对某些疾病有一定作用。平片检查可用于肠梗阻的诊断;对结肠穿孔、间位结肠、巨结肠症、肝曲综合征、脾曲综合征、乙状结肠扭转症及肠气囊肿症等,有较大的诊断价值;还可用于排除泌尿系结石、胆石等结肠外疾病。

二、口服剂检查

服钡剂后 3~6 h,待造影剂到达结肠后进行检查。它所显示的结肠形态比较接近生理状态。它对于诊断结肠的运动功能、解剖学位置及形态等异常很重要。它对诊断右侧结肠病变有帮助,对于发病最多的左侧结肠的检查很不理想,对于细小的结肠病变显示不清。

口服钡剂检查禁用于部分性或完全性结肠梗阻患者。

三、钡剂灌肠检查

其为诊断结肠器质性疾患的较好方法之一。除疑有结肠坏死、穿孔以及因有肛裂疼痛不能做灌肠检查外,一般无禁忌证。

四、钡剂空气双对比造影

日本学者采用改良的 Brown 法,经过深入的研究,以直接双对比造影的程序,应用低张药物显示结肠黏膜表面的微细结构,还可根据 CT 值了解肿瘤的组织结构,进而明确诊断。

五、血管造影

结肠疾病的血管造影检查主要用于以下几方面。

(1)鉴别肿瘤性疾病与炎症性疾病。

(2)检查原因不明的结肠出血。对每分钟 0.5 mL 的出血,血管造影不仅能明确出血部位,且有助于判断病变的性质,还可进行介入性治疗。

(3)对结肠恶性肿瘤,血管造影有助于判断病变的范围、向肠管外的浸润程度及其他脏器有无转移等,对确定治疗方案及判断预后有很大意义。

(4)对血管性疾病,如缺血性结肠炎及结肠血管结构不良等,血管造影对明确诊断及确定治疗方案有一定价值。

(5)鉴别诊断结肠疾病与肠管外疾病。

(6)可用于晚期恶性肿瘤抗癌剂的动脉灌注性化疗,以及溃疡性结肠炎的肾上腺皮质激素类药物的动脉注入疗法等。

(高 娜 李 洋)

第三节　粪便检查

正常粪便由已消化的和未尽消化的食物残渣、消化道分泌物、大量细菌、无机盐和水分等组成。粪便检查主要用于了解消化道有无炎症、出血、寄生虫感染、恶性肿瘤等情况;根据粪便的性状、组成,了解消化情况,借以间接地判断胃、肠、胰腺、肝、胆等脏器的功能状况;了解肠道菌群分布是否正常;检查粪便中有无致病菌,从而协助诊断肠道传染病。

一、标本采取

粪便标本的采取直接影响检查结果的准确性,通常采用自然排出的粪便。标本采集时的注意事项如下:

(1)供各种检查用的粪便标本均不得混有尿液、消毒剂及污水等,以免有形成分破坏、病原菌死和污染腐生性原虫。

(2)标本采集时应选取黏液、脓血等病理成分,若无黏液、脓血,则须从粪便表面、深处及粪端多处取材,其量至少为指头大小。

(3)标本采集后应于 1 h 内检查完,否则 pH 及消化酶等影响可导致有形成分破坏分解。

(4)检查痢疾阿米巴时,应于排便后立即检查。寒冷季节,传送标本及检查时均需保温。

(5)检查血吸虫卵时应取黏液、脓血部分,孵化毛蚴时至少留取 30 g 粪便且须尽快处理。

(6)检查蛲虫卵须用透明薄膜拭子,于清晨排便前自肛门周围皱襞处拭取后镜检。

(7)找寄生虫虫体及做虫卵计数时,应采集 24 h 粪便,混匀后检查。

(8)留隐血试验粪便时,用化学法测定须于前 3 d 禁食肉类及动物血并禁服铁剂及维生素 C,若用免疫学方法检测,则无须限制饮食及用药。为提高检出阳性率要求送检 3 次标本。

(9)应将做细菌学检查的粪便标本置于灭菌、有盖的容器内,立即送检。

(10)无粪便排出而又必须检查时,可经肛门指诊或用采便管拭取标本。灌肠后的粪便常因过稀及混有油滴等不适于作为检查标本。

二、检查内容

(一)一般性状检查

(1)量:正常人大多每日排便一次,其量为 100～300 g,随食物种类、摄入量及消化器官的功能状态而异。

(2)颜色与性状:正常人的粪便刚排出时为黄褐色成形便,质软。婴儿粪便呈黄色或金黄色。

(3)气味:正常粪便因含有蛋白质分解产物——靛基质及粪臭素等而有臭味,肉食者的粪便气味重,素食者的粪便气味轻,患慢性肠炎、胰腺疾病(特别是直肠癌溃烂继发感染)时粪便有恶臭。

(4)寄生虫体:对蛔虫、蛲虫、绦虫等较大虫体或其片段肉眼即可分辨,将粪便冲洗、过滤后方可看到钩虫虫体,服驱虫剂后应查找有无虫体,驱绦虫后应仔细寻找虫头。

(5)结石:在粪便中可见到胆石、胰石、肠石等,最多见的是胆石。胆石常见于应用排石药物或碎石术之后,需连日经钢筛冲洗粪便后仔细查找。

(二)显微镜检查

一般用生理盐水涂片法进行,涂片厚度以能透视纸上字迹为度,查包囊时可加用碘染色法,涂片时选取黏液脓血部分,若为成形便,则常自粪便表面、深处及粪端多处涂取覆以盖片镜检。

1. 细胞

(1)白细胞:主要指中性粒细胞,在正常粪便中不见或偶见。

(2)红细胞:正常粪便中无红细胞。

(3)巨噬细胞:为一种吞噬较大异物的单核细胞,其胞体较中性粒细胞明显增大,可为其 3 倍或更大,呈圆形或不规则形,核形多不规则,胞质有钝伪足样突起,常吞有颗粒及细胞碎屑等。其常见于急性菌痢的粪便中,伴随大量脓细胞,在有溃疡性结肠炎和嗜盐菌性肠炎时可少量出现。

(4)肠黏膜上皮细胞：整个小肠、大肠黏膜的上皮细胞均为柱状上皮，只有直肠齿状线处由复层立方上皮及未角化的复层鳞状上皮所被覆。生理情况下，少量脱落的柱状上皮细胞多已破坏，故正常粪便中见不到，有炎症时可增多。

(5)肿瘤细胞：取乙状结肠癌、直肠癌患者的血性粪便，及时涂片染色，可能找到成堆的具有异型性的肿瘤细胞。

2. 食物残渣

正常粪便中的食物残渣均系已充分消化后的无定形细小颗粒，仅可偶见淀粉颗粒和脂肪小滴等。

(1)淀粉颗粒：一般为具有同心性线纹或不规则放射线纹的块状物，遇碘液可呈蓝黑色，若已部分水解为红色糊精，则呈红褐色，在腹泻者的粪便中易见到，有慢性胰腺炎、胰腺外分泌功能不全时可大量出现，并常伴有较多的脂肪小滴及肌肉纤维。

(2)脂肪小滴：正常摄入的中性脂肪经胰脂肪酶消化分解后，大多被吸收，故粪便中很少见到。

(3)肌肉纤维：日常食用的肉类主要是动物的横纹肌，经蛋白酶消化分解后多消失。食用大量肉后可见到少许肌肉纤维（淡黄色片状，有纤细的横纹），但在一张盖片内不应多于10个。

(4)植物细胞及植物纤维：正常粪便中仅可见少量，其形态多样化，植物细胞可呈圆形、椭圆形、多角形等，为无色或淡黄色，有双层细胞壁，细胞内有多数叶绿素小体。

3. 肠道酵母菌与真菌

前者有两种，一种为环境中常见的酵母菌（普通酵母菌），另一种为寄生于人体的酵母菌，亦称人体球囊菌，旧称人体酵母菌。

4. 寄生虫类

肠道寄生虫的诊断主要靠镜检其虫卵、原虫滋养体及其包囊。为提高虫卵的检出阳性率，需行各种集卵法，必要时应连续送检。在留取检查肠道原虫类的标本时需避免接触矿物油、铋、钡等物质，前三天停用抗生素。对检查原虫的粪便标本若不能及时观察或因需会诊而传送时，需用保存防腐剂，为便于原虫形态学观察须用染色剂。

(三)细菌学检查

粪便中细菌极多，占净重的1/3，多属于正常菌群，以大肠埃希菌、厌氧菌和肠球菌为主，约占80%，产气杆菌、变形杆菌、铜绿假单胞菌等多为过路菌，不超过10%，此外尚可有少量芽孢菌（如梭状菌属）和酵母菌。上述各类细菌的出现均无临床意义，若正常菌群突然消失或比例失调，临床上称为正常菌群失调症。

(四)化学检查

粪便的化学检查中隐血试验、胆色素检查非常重要。

(1)隐血试验：指消化道出血量很少，肉眼不见血色，而其少量红细胞又被分解消化，以致镜下也无从发现。大便隐血试验对消化道出血的诊断有重要价值，在消化性溃疡时阳性率为40%~70%，呈间断性阳性，有消化道肿瘤时阳性率可达95%，呈持续性阳性。

该类试验分化学法和免疫法。化学法隐血试验虽简易可行,但特异性、准确性均差,各种动物性食品(如肉类及血制品)中含血红蛋白及肌红蛋白,其血红蛋白部分均可使试验呈阳性,大量生食蔬菜中有活性的植物过氧化物酶可导致假阳性反应。如血液在肠道停留过久,血红蛋白被细菌降解,血红蛋白不复存在,则会出现与病情不符的阴性结果。另外,如患者服用大量维生素 C 或其他具有还原作用的药物,在实验中可使过氧化氢还原而不再能氧化色原物质,亦可使隐血试验呈假阴性反应。为解决化学法隐血试验的特异性差和灵敏度低的问题,近年来国内外建立多种免疫学方法,用以确诊消化道出血及筛查早期大肠癌。

(2)胆色素检查:正常粪便中无胆红素而有粪(尿)胆原及粪(尿)胆素;在发生阻塞性黄疸时排向肠道的胆汁减少,甚至消失,粪便呈黄白色甚至白陶土样,粪胆原及粪胆素含量明显减少或缺如。乳幼儿因正常肠道菌群尚未建立,成人因腹泻等肠蠕动加速,而胆红素未被肠道菌所还原时,粪便呈金黄色及深黄色,胆红素定性试验阳性,如部分胆红素被氧化成胆绿素,则粪便呈黄绿色。

(五)粪便检查

粪便检查是一组用以检查消化道消化吸收功能状态的试验,近年来由于采用了各种放射性核素技术而取得了很大进展,有脂肪消化吸收试验、蛋白质消化吸收试验和糖类消化吸收试验等。前两种所用检材均为粪便,但操作技术复杂不便常规使用。而粪便一般检查可起到过筛作用,除脂肪小滴及肌肉纤维过多出现可作为胰腺功能不全的一种筛选指标之外,还可做试餐后的粪便涂片检查,以筛查胰脂肪酶活性。

(王　珏　李雪华　杨　青)

第二十一章　炎症性肠病

炎症性肠病(inflammatory bowel disease,IBD)一词专指病因未明的炎症性肠病,包括溃疡性结肠炎(ulcerative colitis,UC)和克罗恩病。

IBD 的病因和发病机制尚未完全明确,已知肠道黏膜免疫系统异常反应所导致的炎症反应在 IBD 发病过程中起重要作用,目前医师认为这是由多因素相互作用所致,这些因素主要包括环境、遗传、感染和免疫因素。

近几十年来,IBD 的发病率持续升高,这一现象首先出现在社会经济高度发达的北美、北欧,继而出现在西欧、南欧,最后出现在日本、南美。这一现象反映了环境因素微妙但重要的变化,如饮食、吸烟、卫生条件或暴露于其他尚不明确的因素。

IBD 发病有遗传倾向。IBD 患者一级亲属的发病率显著高于普通人群,而患者配偶的发病率不增加。单卵双胞胎 CD 的发病率显著高于双卵双胞胎。近年来全基因组扫描及候选基因的研究,发现了不少可能与 IBD 相关的染色体上的易感区域及易感基因。*NOD2/CARD15* 基因突变已被肯定与 CD 发病相关,进一步研究发现该基因突变通过影响其编码的蛋白的结构和功能而影响 NF-κB 的活化,进而影响免疫反应的信号传导通道。*NOD2/CARD15* 基因突变普遍见于白种人,在亚洲人中并不存在,反映了不同种族、人群遗传背景的不同。目前研究人员认为,IBD 不仅是多基因病,还是遗传异质性疾病。

微生物在 IBD 发病过程中的作用一直受到重视,但至今尚未找到某一类特异微生物病原与 IBD 有恒定关系。有研究认为副结核分枝杆菌及麻疹病毒与 CD 有关,但证据缺乏说服力。近年来关于微生物致病性的另一种观点正日益受到重视,这一种观点认为 IBD(特别是 CD)是针对自身正常肠道菌丛的异常免疫反应引起的。有两方面的证据支持这一观点。一方面来自 IBD 的动物模型,用转基因或敲除基因的方法造成免疫缺陷的 IBD 动物模型,在肠道无菌环境下不会发生肠道炎症,但如重新恢复肠道正常菌丛状态,则出现肠道炎症。另一方面来自临床观察,临床上见到细菌滞留易促发 CD 发生,而粪便转流能防止 CD 复发;抗生素或微生态制剂对某些 IBD 患者有益。

肠道黏膜免疫系统在 IBD 肠道炎症发生、发展、转归过程中始终发挥重要作用。IBD 的受累肠段产生过量抗体,但真正抗原特异性自身抗体在组织损伤中所起作用的证据尚有限。黏膜 T 细胞功能异常在 IBD 发病过程中起重要作用,研究证明 CD 患者的 Th1 细胞存在异常激活。除了特异性免疫细胞外,肠道的非特异性免疫细胞及非免疫细胞(如上皮细胞、血管内皮细胞)亦参与免疫炎症反应。免疫反应中释放出各种导致肠道炎症反应的免疫因子和介质,包括免疫调节性细胞因子(如 IL-2、IL-4、IFN-γ),促炎症性细胞因子(如 IL-1、IL-6、IL-8 和 TNF-α)。此外,还有许多参与炎症损害过程的物质,如反应性氧代谢产物和一氧化氮可以损伤肠上皮。随着对 IBD 免疫炎症过程的信号传递网络研究的深入,近年来不少旨在阻断这些反应通道的生物制剂正陆续进入治疗 IBD 的临床应用或研究,如英夫利西(一种抗 TNF-α 单抗)对 IBD 的疗效已被证实并在临床推广应用。

目前对 IBD 病因和发病机制的认识可概括为环境因素作用于遗传易感者,在肠道菌丛的参与下,启动了肠道免疫及非免疫系统,最终导致免疫反应和炎症过程。可能由于抗原的持续刺激或/和免疫调节紊乱,这种免疫炎症反应表现为过度亢进和难于自限。UC 和 CD 是同一类疾病的不同亚类,组织损伤的基本病理过程相似,但可能由于致病因素不同,发病的具体环节不同,最终导致组织损害的表现不同。

第一节　溃疡性结肠炎

溃疡性结肠炎(ulcerative colitis,UC)是一种病因尚不十分清楚的直肠和结肠慢性非特异性炎症性疾病。病变主要限于大肠黏膜与黏膜下层。临床表现为腹泻、黏液脓血便、腹痛。病情轻重不等,多呈反复发作的慢性病程。本病可发生在任何年龄,多见于20～40 岁,亦可见于儿童或老年患者。男、女发病率无明显差别。本病在我国较欧美少见,且病情一般较轻,但近年来患病率明显增加,重症也常有报道。

一、病因

(一)免疫因素

1. 与免疫有关的依据

(1)临床表现:溃疡性结肠炎患者常伴发与免疫异常有关的肠外并发症,如自身免疫性溶血性贫血、结节性红斑、虹膜炎、系统性红斑狼疮等免疫性疾病。这些肠外表现与溃疡性结肠炎的病变范围、严重程度有着密切的关系。随着溃疡性结肠炎的缓解,肠外并发症可自行缓解或消失。肾上腺皮质激素和免疫抑制剂常被应用于自身免疫性疾病的治疗。经肾上腺皮质激素或免疫抑制剂的治疗,溃疡性结肠炎患者的病情可以得以缓解,提示本病与免疫有关。

(2)采用免疫技术已成功地制作了实验性溃疡性结肠炎的动物模型。

(3)在病变的组织内可见到淋巴细胞、浆细胞、巨噬细胞及中性白细胞的浸润。

(4)溃疡性结肠炎患者血清中有非特异性抗结肠黏膜抗体(ACA),其阳性率为13％～73％,与结肠上皮抗原发生交叉反应,具有细胞毒作用,损伤靶细胞-结肠上皮细胞,造成黏膜损伤。

(5)用免疫荧光法显示患者的结肠黏膜固有层内有 IgM 补体与纤维蛋白原沉积的免疫复合物。

(6)T 细胞产生白细胞介素-2(IL-2)是必需的细胞生长因子,溃疡性结肠炎患者显示组织液血液中 IL-2 受体水平降低。

2. 细胞因子

细胞因子是蛋白性介质,由参与免疫反应的白细胞和其他细胞产生。细胞因子是感染和炎症反应的必需中介物。它们多数起局部作用,但部分细胞因子以多效激素方式起全身作用。目前的研究提示,细胞因子似乎涉及越来越多的病因及发病机制不明的疾病。发生溃疡性结肠炎时有细胞因子释放(产生)方面的若干异常,细胞因子与炎性介质相互作用,促进溃疡性结肠炎病理生理过程的发展。因此,细胞因子可能对溃疡性结肠炎具有致病作用。

3. 炎性介质

炎性介质包括前列腺素(PG)、白三烯(LT)、血栓素(TXA)、组织胺及 5-羟色胺(5-HT)等。当肠黏膜受损时,膜磷脂释放出花生四烯酸产物,通过环氧合酶途径分别产生上述炎性介质。这些炎性介质可产生红、肿、热、痛、充血、水肿、炎性细胞浸润等炎症表现,影响肠管液体的转运、肠管运动、黏膜细胞保护力、肠上皮细胞增生及肠黏膜血流量。此外,炎性介质亦可受到其他细胞因子的影响而被激活,产生自身放大作用的网络。炎性介质与细胞因子在体内的产生与清除是不断变化的。广泛的生物学作用,错综复杂的相互影响,千丝万缕的联系,使之形成一个复杂的网络,使机体在各种不同的情况下,得到相应的调控。这种网络调控的失衡可能是多种病理改变的关键原因。

4. 神经内分泌肽

局部和全身性神经内分泌功能也参与调节肠道免疫反应及炎性反应。神经肽类对免疫效应细胞调节作用的敏感性改变,比组织内肽浓度变异更显得重要,对肠上皮细胞及杯状细胞的分泌、肠平滑肌运动及血管通透性均有影响。P 物质(SP)和肠血管活性肽(VIP)都是重要的脑肠肽激素,分布于胃肠道黏膜肽能神经,直接或间接地调节胃肠道的运动和分泌。P 物质刺激免疫反应,在溃疡性结肠炎病变肠段的血管和淋巴结内 P 物质受体结合点增加。神经内分泌肽有降钙素、生长抑素、神经降压素及内啡肽等。

5. 活性氧细胞膜的磷脂质

过氧化和氧自由基的产生过多,可以导致结肠上皮细胞损伤。总之,炎性介质、细胞因子、免疫与神经肽类的相互作用,导致疡性结肠炎的急性炎症、血管扩张、炎性细胞浸润及某一些破坏性病变,引起溃疡性结肠炎慢性病理过程和一系列临床症状。

(二)遗传因素

(1)家族性发病据文献报道,5%～15% 的溃疡性结肠炎患者具有家族性发病。Monsen 对 1 274 例溃疡性结肠炎患者进行流行病学研究,能追访到的 963 例中,76 例获得炎症性肠病家族史,占 7.9%,其中 65 例为溃疡性结肠炎,占 6.7%。80% 的患者有一个亲属发病。

(2)发病与种族关系密切。流行病调查发现,白种人溃疡性结肠炎的发病率高于黑种人,北欧与英国的发病率高于美国,我国的发病率显著低于国外。以上均提示溃疡性结肠炎的发病与种族关系密切。

(3)溃疡性结肠炎的临床表现与细菌性痢疾非常相似,患者肠道菌群计数明显超过正常人,似乎提示发病与感染有关。然而,在临床实践中,反复粪便细菌学检查呈阴性结果,应用抗生素治疗不能缓解病情,故又难以用感染来解释。

二、临床表现

溃疡性结肠炎呈慢性表现,病程迁延,常有反复发作,发作似乎与季节有关,有文献报道,复发高峰在春、秋季,而在夏季复发减少。

(一)腹泻

慢性腹泻是溃疡性结肠炎的最突出的临床症状。每日排便数次或 10 次以上。粪便性状为脓血便、黏液便或血便。若病变累及远端结肠及直肠,常伴有里急后重。站立时腹泻加重,平卧时腹泻减轻。

(二)腹痛

一般为轻度或中等程度疼痛,呈痉挛性,局限于左下腹及下腹部。腹痛常有疼痛—便意—排便后疼痛缓解的规律。腹痛主要由肠管平滑肌痉挛、浆膜炎症或结肠运动增加所致。

(三)便血

便血是较常见的临床症状,主要是由结肠黏膜局部缺血及溶解纤维蛋白的活力增加所致。一般为小量便血,重症者可出现大量便血。

(四)其他消化系统症状

可有上腹部饱胀不适、嗳气、恶心、呕吐及食欲减退等。

(五)全身症状

急性期常发热,多为低热或中等程度发热,重症者可表现高热。厌食及水、电解质、维生素、蛋白质等从肠道丢失,而导致贫血、体重下降、低蛋白血症、营养不良及水、电解质平衡失调等。

(六)腹部体征

轻症者可无明显体征。多有左下腹或下腹部压痛,重症者可出现腹肌紧张、明显压痛甚至反跳痛。当合并中毒性巨结肠时,腹部高度膨隆。部分患者可以触及乙状结肠或降结肠。

三、肠外表现

口腔黏膜表现为鹅口疮样溃疡,胃黏膜表现为多发性可弗他样溃疡和线样溃疡。轻症者 X 线影像可不显示异常,中度及重度者显示黏膜紊乱而粗大,结肠袋变浅或消失。肠腔变窄,肠管缩短僵直,呈"铅管样"或"水管样"。溃疡形成时,肠管边缘出现纤细或粗大的毛刺状、锯齿状改变。若假息肉形成,可见多发性圆形或卵圆形充盈缺损。

结肠镜检查对溃疡性结肠炎的诊断具有重要的意义,但对急性期重症患者应暂缓进行检查,以防穿孔。

溃疡性结肠炎的病理改变较为复杂,按其发生、发展的病理过程可分为急性期和慢性期。病变分布特点是呈连续性、弥漫性分布,其病变多位于直肠和乙状结肠,病变从直肠开始,逐渐向乙状结肠、降结肠蔓延,严重者可累及全部结肠。病变集中在黏膜层或黏膜下层。

(1)急性期(早期):黏膜呈弥漫性充血、水肿。黏膜质地变脆,呈颗粒状,伴有渗血或密集的小出血点。继而黏膜溃疡形成,溃疡特点为比较表浅,深度不等,大小不一,形态各异,分布不均。溃疡表面常覆盖一层黏液脓性分泌物。溃疡周围黏膜呈极度充血水肿。结肠瓣增厚、变平,常伴有结肠痉挛。一般急性期的病变在很大程度上是可逆的,这些病变可以在 24～48 h 消失或持续数周。

(2)慢性期(晚期):结肠黏膜除具备急性期特征外,常可见到逐渐增多的假息肉。所谓假息肉是由于晚期有大量的、新生的肉芽组织增生,正常黏膜组织水肿,致使正常黏膜表面突起而形成息肉,这种息肉在病理上是一种炎性息肉。息肉呈多发或密集分布,严重者肠壁可布满息肉,几乎见不到正常黏膜。息肉大小基本一致,呈亚蒂或无蒂。还可见黏膜桥形成。肠腔变狭窄,呈管状,正常黏膜结构消失,表面变硬,结肠袋消失。一般慢性期病变可发生于发病后数月至数年。

溃疡性结肠炎并无特异性的病理组织学改变。

四、诊断

溃疡性结肠炎的病因复杂,缺乏特异性病理改变和典型的临床表现,在诊断上是比较困难的。尤其对轻症或早期溃疡性结肠炎的诊断更为困难。因此在诊断时应详细询问病史,认真观察其临床表现,了解有无肠外表现,反复做病原学检查,以排除其他感染因素,重视 X 线钡剂灌肠和内镜检查,鉴别本病与有关疾病。应对临床资料进行综合分析,应对可疑病例追踪、随访,以求最后明确诊断。

五、病理

病变往往局限于黏膜和黏膜下层,重症者可累及全层。活动期可见固有层充血水肿,伴急性炎症细胞浸润、隐窝炎、隐窝脓肿、杯状细胞黏液耗竭、上皮细胞坏死和溃疡形成。慢性期隐窝结构变形,呈分枝状,伴隐窝减少,隐窝基底和黏膜肌层间隙增宽,伴基底部浆细胞浸润和多发淋巴样聚集、帕内特细胞化生。

六、鉴别诊断

应鉴别本病与下列疾病。

(一)感染性肠道疾病

(1)慢性细菌性痢疾:多有较明确的急性细菌性痢疾史,做粪便或肠道内渗出物培养,可分离出痢疾杆菌。

(2)慢性阿米巴肠病:病变多位于近端结肠,粪便中可找到溶组织阿米巴包囊或滋养体,抗阿米巴药物治疗有效。

（3）血吸虫病:有流行区疫水接触史,粪便中可检出血吸虫或孵化毛蚴。直肠黏膜活检,低倍镜下可找到虫卵。经抗血吸虫病治疗后症状好转。

（4）肠结核:多有肠外结核病灶,以肺结核最为常见。以右下腹体征及症状为主,较少有脓血便及血便。病变多发生在回肠末端或回盲部,病理检查可见干酪样肉芽肿。抗结核药物治疗有效。

（二）非感染性肠道疾病

（1）克罗恩病:病变多发生于回肠末端或回盲部及右半结肠。X线钡剂灌肠及结肠镜检查见病变呈节段性、跳跃式分布,黏膜溃疡呈裂隙状,部分患者可见黏膜呈鹅卵石样,病理检查可见非干酪样肉芽肿形成。

（2）结肠癌:病程短,大便隐血试验持续阳性。X线检查示病变部位黏膜破坏、充盈缺损等肿瘤征象。结肠镜检可见肿瘤,并被活组织病理检查证实。

（3）缺血性肠病:饭后腹痛,多位于左上腹部。X线钡剂灌肠可见结肠黏膜特征性的"指压痕"征。内镜检查见缺血部位黏膜肿。经扩血管药或钙通道阻滞剂治疗症状缓解。

（4）肠易激综合征:腹痛部位不固定,腹泻与便秘交替发生,常与精神、情绪等因素有关。粪便中可有大量黏液,但无脓血便。

（5）结肠息肉病:部分患者具有家族史。X线钡剂灌肠见多发性充盈缺损征象。结肠镜检查显示多发性息肉。

七、治疗

（一）一般治疗

活动期选择少渣饮食能减少排便次数。全肠外营养适用于重症患者及中毒性巨结肠等并发症患者。结肠炎严重时禁用止泻剂与解痉剂。低钾血症和解痉剂可诱发巨结肠。

（二）治疗常用药物

1. 5-氨基水杨酸制剂(5-amino salicylic acid,5-ASA)

5-ASA 包括传统的柳氮磺吡啶(sulfasalazine,SASP)和不同制剂的美沙拉秦,是治疗 UC 的主要药物。对于轻度(初治)活动性 UC,建议口服 5-ASA(2～4 g/d)诱导缓解,疗效与剂量呈正比。顿服 5-ASA 与分次服用疗效相同。活动期 3～4 g/d,维持期 2 g/d。SASP 在结肠内被细菌分解为 5-ASA 和磺胺,长期服用 SASP 者需补充叶酸,并关注磺胺类药物相关副作用。5-ASA 具有肠黏膜局部抗炎作用,常用制剂有前体药奥沙拉秦(偶氮二聚体)和巴柳氮(偶氮异二聚体),在结肠内分解为 5-ASA 起效;pH 依赖包衣制剂在回肠末端 pH 5～7 时溶解释放,大部分在结肠释放;时间依赖型制剂起效范围从远端空肠至结肠。5-ASA 肛栓剂和灌肠剂治疗局部黏膜内药物浓度高,尤其适用于溃疡性直肠和左半结肠炎,不良反应少。复旦大学附属中山医院几十年来沿用混合配方(曲安奈德 40 mg,柳氮磺吡啶 2 g,锡类散 1 支,利多卡因 0.1 g,生理盐水 100 mL)保留灌肠,起效快,便血常在 1～3 d 消失。

2.糖皮质激素

糖皮质激素适用于中至重度 UC 及 5-ASA 无效的轻至中度病变,无维持缓解作用,长期应用不良反应多。常用泼尼松 $0.75\sim1$ mg/(kg·d),起始需足量,起效后逐渐减量;病情重者可使用甲基泼尼松龙。

3.免疫调节剂

免疫调节剂适用于激素依赖和激素诱导缓解后 5-ASA 维持疗效不佳的患者,具体用法及不良反应见前文。目前,甲氨蝶呤用于 UC 无足够证据。环孢素(cyclosporin,CsA)适于重症 UC 且激素无效者,$2\sim4$ mg/(kg·d),1 周内快速起效。临床症状缓解后可改口服[$4\sim6$ mg/(kg·d)]并逐渐转为硫唑嘌呤维持。用药期间需监测血药浓度和不良反应(包括白细胞下降、肝和肾功能损害和神经毒性等)。他克莫司与 CsA 为钙磷酸酶抑制剂,可有效诱导激素依赖的 UC,缓解和维持缓解。

4.生物制剂

对传统治疗(氨基水杨酸制剂、糖皮质激素、免疫调节剂)应答不佳或不能耐受的中重度活动性 UC,建议使用英夫利西单克隆抗体(IFX)或维得利珠单克隆抗体(VDZ)诱导缓解。IFX 或 VDZ 可作为中重度活动性 UC 的一线治疗方案。抗肿瘤坏死因子(TNF)抗体是目前应用最多的生物制剂。VDZ 特异性作用于肠道黏膜,感染不良反应较少,能有效诱导缓解激素无效或抗 TNF 无效的患者;研究 VDZ 治疗中至重度活动性 UC 的临床和内镜下缓解率均显著高于阿达木单抗。生物制剂无效的中重度活动性 UC 患者可考虑非受体型蛋白酪氨酸激酶(JAK)抑制剂诱导缓解。乌帕替尼是一种每日口服 1 次的选择性 JAK1 抑制剂,用于治疗对一种或多种抗 TNF 制剂应答不佳或不耐受或禁忌的中重度活动性成人 UC 患者。

5.益生菌

益生菌为肠道防御系统构建正常肠道菌群,一些研究提示双歧杆菌等益生菌对维持 UC 缓解有效。仍需多中心 RCT 来证实其在 UC 治疗中的作用。

尚有白细胞吸附术、粪菌移植和造血干细胞移植治疗重度或难治性 UC 的报道,仍需严密谨慎的研究。

(三)治疗原则和方案选择

尽早控制疾病的症状,维持缓解,促进黏膜愈合,防治并发症和掌握手术治疗时机。

选择 5-ASA 栓剂治疗直肠炎,联合口服 5-ASA 疗效优于单用口服者,局部激素适用于局部 5-ASA 治疗无效者。局部泡沫剂和灌肠剂用于治疗左半结肠炎。对广泛性结肠炎,口服 5-ASA 联合栓剂或灌肠剂治疗可提高疗效。对急性重度 UC 首选激素,若静脉滴注甲基泼尼松龙 $40\sim60$ mg/d,$3\sim5$ d 症状无好转,排除继发感染后,改为用 CsA 或生物制剂治疗,同时加强对症支持治疗和病情监测,必要时手术切除。

(四)手术治疗

内科积极治疗下无效的重度 UC(特别是大出血、中毒性巨结肠)需急诊手术治疗。合并穿孔者死亡率达 15%,需急诊手术切除全结肠并行回肠造瘘,以后再行回肠储袋肛管吻合术(ileal pouch-anal anastomosis,IPAA)。内科医师应对手术有充分的认识,与外科医师保持密切联系,掌握手术时机。

(五)肿瘤监测

广泛性 UC 发生肠癌的概率比一般人群高 5%～10%。建议起病 8～10 年开始每1～2 年 1 次结肠镜检查,伴发原发性硬化性胆管炎患者需每年行结肠镜检查。随机取样活检如发现高度异型增生,建议手术切除全结肠;平坦黏膜上的低度异型增生,可行全结肠切除或 3～6 个月随访,仍有异型增生,则行全结肠切除。

(聂　淼　王　珏　朱先玲)

第二节　克罗恩病

克罗恩病是一种病因尚不十分清楚的胃肠道慢性炎性肉芽肿性疾病。病变多见于末段回肠和邻近结肠,但从口腔至肛门各段消化道均可受累,呈节段性或跳跃式分布。临床上以腹痛、腹泻、体重下降、腹块、瘘管形成和肠梗阻为特点,可伴有发热等全身表现以及关节、皮肤、眼、口腔黏膜等肠外损害。本病有终生复发倾向,重症患者迁延不愈,预后不良。发病年龄多在 15～30 岁,但首次发作可出现在任何年龄组,男、女患者的患病率近似。本病在欧美多见,且有增多趋势。在我国本病发病率不高,但并非罕见。

一、病理

病变表现为同时累及回肠末段与邻近右侧结肠,只涉及小肠,局限在结肠者。病变可涉及口腔、食管、胃、十二指肠,但少见。

大体形态上,克罗恩病的特点:①病变呈节段性或跳跃性,而不呈连续性;②黏膜溃疡早期呈鹅口疮样,随后溃疡增大、融合,形成纵行溃疡和裂隙溃疡,将黏膜分割,呈鹅卵石样外观;③病变累及肠壁全层,肠壁增厚、变硬,肠腔狭窄。

组织学上,克罗恩病的特点:①非干酪性肉芽肿,由类上皮细胞和多核巨细胞构成,可发生在肠壁各层和局部淋巴结;②裂隙溃疡,呈缝隙状,可深达黏膜下层甚至肌层;③肠壁各层炎症,伴固有膜底部和黏膜下层淋巴细胞聚集、黏膜下层增宽、淋巴管扩张及神经节炎等。

肠壁全层病变致肠腔狭窄,可发生肠梗阻。溃疡穿孔引起局部脓肿,或穿透至其他肠段、器官、腹壁,形成内瘘或外瘘。肠壁浆膜纤维素渗出、慢性穿孔均可引起肠粘连。

二、临床表现

起病大多隐匿、缓慢,从发病早期症状出现(如腹部隐痛或间歇性腹泻)至确诊往往需数月至数年。病程呈慢性,长短不等的活动期与缓解期交替,有终生复发倾向。少数病例急性起病,可表现为急腹症,酷似急性阑尾炎或急性肠梗阻。腹痛、腹泻和体重下降三大症状是本病的主要临床表现。但本病的临床表现复杂多变,这与临床类型、病变部位、病期及并发症有关。

(一)消化系统表现

(1)腹痛:为最常见症状,多位于右下腹或脐周,间歇性发作,常为痉挛性阵痛伴腹鸣。腹痛常于进餐后加重,排便或肛门排气后缓解。腹痛的发生可能与进餐引起胃肠反射或肠内容物通过炎症、狭窄肠段,引起局部肠痉挛有关。体检常有腹部压痛,多在右下腹。腹痛亦可由部分或完全性肠梗阻引起,此时伴有肠梗阻症状。出现持续性腹痛和明显压痛,提示炎症波及腹膜或腹腔内脓肿形成。全腹剧痛和腹肌紧张,提示病变肠段急性穿孔。

(2)腹泻:为本病常见症状,主要由病变肠段炎症渗出、蠕动增加及继发性吸收不良引起。腹泻先是间歇发作,病程后期可转为持续性。粪便多为糊状,一般无脓血和黏液。病变涉及下段结肠或肛门直肠者,可有黏液血便及里急后重。

(3)腹部包块:见于10%～20%的患者,是肠粘连、肠壁增厚、肠系膜淋巴结肿大、内瘘或局部脓肿形成所致。腹部包块多位于右下腹与脐周。固定的腹部包块提示有粘连,多已有内瘘。

(4)瘘管形成:是克罗恩病的特征性临床表现,因透壁性炎性病变穿透肠壁全层至肠外组织或器官而成。瘘分内瘘和外瘘,前者可通向其他肠段、肠系膜、膀胱、输尿管、阴道、腹膜后等处,后者通向腹壁或肛周皮肤。肠段之间内瘘形成可致腹泻加重及营养不良。肠瘘通向的组织与器官,因粪便污染可致继发性感染。外瘘或通向膀胱、阴道的内瘘均可见粪便与气体排出。

(5)肛门周围病变:包括肛门周围瘘管、脓肿形成及肛裂等病变,见于部分患者,有结肠受累者较多见。有时这些病变可为本病的首发或突出的临床表现。

(二)全身表现

本病全身表现较多且较明显。

(1)发热:为常见的全身表现之一,与肠道炎症活动及继发感染有关。间歇性低热或中度热常见,少数呈弛张高热伴毒血症。少数患者以发热为主要症状,甚至较长时间不明原因发热之后才出现消化道症状。

(2)营养障碍:由慢性腹泻、食欲减退及慢性消耗等因素所致。主要表现为体重下降,可有贫血、低蛋白血症和维生素缺乏等表现。青春期前患者常有生长发育迟滞。

(三)肠外表现

本病肠外表现与溃疡性结肠炎的肠外表现相似,但发生率较高,据我国大宗统计报道以口腔黏膜溃疡、皮肤结节性红斑、关节炎及眼病为常见。

(四)临床分型

区别本病的不同临床情况,有助于全面估计病情和预后,制订治疗方案。

(1)临床类型：可分为狭窄型（以肠腔狭窄所致的临床表现为主）、穿通型（有瘘管形成）和非狭窄非穿通型（炎症型）。各型可有交叉或互相转化。

(2)病变部位：参考影像和内镜结果确定，可分为小肠型、结肠型、回结肠型。如消化道其他部分受累亦应注明。

(3)严重程度：根据主要临床表现的程度及并发症计算 CD 活动指数（CDAI），用于疾病活动期与缓解期的区分、病情严重程度的估计（轻、中、重度）和疗效的评定。

三、并发症

肠梗阻最常见，其次是腹腔内脓肿，偶尔可并发急性穿孔或大量便血。直肠或结肠黏膜受累者可发生癌变。

四、实验室和其他检查

(一)实验室检查

贫血常见且常与疾病严重程度平行；活动期血沉加快，C-反应蛋白水平升高；周围血白细胞轻度增多见于活动期，但明显增多常提示合并感染。大便隐血试验常呈阳性。血清白蛋白水平常降低。

(二)影像学检查

小肠病变，做胃肠钡剂造影。结肠病变，做钡剂灌肠检查。X 线表现为肠道炎性病变，可见黏膜皱襞粗乱、纵行性溃疡或裂沟、鹅卵石征、假息肉、多发性狭窄或肠壁僵硬、瘘管形成等 X 线征象，病变呈节段性分布。由于肠壁增厚，可见填充钡剂的肠襻分离。腹部超声、CT、MRI 可显示肠壁增厚、腹腔或盆腔脓肿、包块等。

(三)结肠镜检查

做全结肠及回肠末段结肠镜检查。病变呈节段性、非对称性分布，见阿弗他溃疡或纵行溃疡、鹅卵石样改变，肠腔狭窄或肠壁僵硬，炎性息肉，病变之间黏膜外观正常。

因为克罗恩病病变累及范围广，为肠壁全层性炎症，故其诊断往往需要 X 线与结肠镜检查的相互配合。结肠镜检查直视下观察病变，对本病的早期识别、病变特征的判断、病变范围及严重程度的估计较为准确，且可取活检，但只能观察至回肠末段，遇肠腔狭窄或肠粘连时观察范围会进一步受限。X 线检查可观察全胃肠道，显示肠壁及肠壁外病变，故可与结肠镜互补，特别是在小肠病变的性质、部位和范围的确定上仍然是目前最为常用的方法。近年发明的胶囊内镜、双气囊小肠镜等技术提高了对小肠病变诊断的准确性，有助提高克罗恩病的诊断水平。

(四)活组织检查

对诊断和鉴别诊断有重要价值。本病的典型病理组织学改变是非干酪性肉芽肿，还可见裂隙状溃疡、固有膜底部和黏膜下层淋巴细胞聚集、黏膜下层增宽、淋巴管扩张及神经节炎等。

五、诊断和鉴别诊断

对慢性起病,反复发作性右下腹或脐周痛、腹泻、体重下降,特别是伴有肠梗阻、腹部压痛、腹块、肠瘘、肛周病变、发热等表现者,临床上应考虑本病。主要根据临床表现、X线检查、结肠镜检查和活组织检查所见进行综合分析,表现典型者,在充分排除各种肠道感染性或非感染性炎症疾病及肠道肿瘤后,可做出临床诊断。CD拟诊患者应常规行胃十二指肠镜检查及病理活检,明确炎症是否累及上消化道。胶囊内镜检查主要用于疑诊CD但结肠镜及小肠放射影像学检查未能明确诊断者。建议行胶囊内镜前评估肠道狭窄情况,降低胶囊滞留风险。CTE/MRE/小肠胶囊内镜检查怀疑而结肠镜检查无法确诊CD者,可行气囊辅助的小肠镜检查并行黏膜活检。对初诊的不典型病例,应通过随访观察,以求明确诊断。鉴别有困难而又有手术指征者可行手术探查获得病理诊断。

需鉴别克罗恩病与各种肠道感染性或非感染性炎症疾病及肠道肿瘤。应特别注意,急性发作时鉴别克罗恩病与阑尾炎;慢性发作时鉴别克罗恩病与肠结核及肠道淋巴瘤;病变单纯累及结肠时,鉴别克罗恩病与溃疡性结肠炎。在我国,克罗恩病与肠结核的鉴别至关重要。

(一)肠结核

肠结核患者既往或现有肠外结核病史;临床表现少有瘘管、腹腔脓肿和肛门周围病变。

内镜检查见病变主要涉及回盲部,可累及邻近结肠,但节段性分布不明显,溃疡多为横行,浅表而不规则。活检组织抗酸杆菌染色阳性有助于肠结核的诊断,干酪样肉芽肿是肠结核的特征性病理组织学改变(可惜因取材大小受限,依靠活检较难发现这一特征性病变)。结核菌素试验(PPD)强阳性、血清结核分枝杆菌相关性抗原和抗体检测阳性,倾向肠结核的诊断。对鉴别有困难不能排除肠结核者,应先行诊断性抗结核治疗,经抗结核治疗2~6周肠结核症状有明显改善,治疗2~3个月,内镜所见明显改善或好转。有手术指征者可行手术探查,病变肠段或肠系膜淋巴结病理组织学检查发现干酪性肉芽肿,可确诊。

(二)小肠恶性淋巴瘤

原发性小肠恶性淋巴瘤可于较长时间内局限在小肠,部分患者的肿瘤可呈多灶性分布,此时鉴别克罗恩病与小肠恶性肿瘤有一定困难。如X线胃肠钡剂造影见小肠、结肠同时受累,节段性分布,有裂隙状溃疡、鹅卵石征、瘘管形成等,有利于克罗恩病的诊断;如X线检查见一肠段内广泛侵蚀、呈较大的指压痕或充盈缺损,B型超声或CT检查发现肠壁明显增厚,腹腔淋巴结肿大,有利于小肠恶性淋巴瘤的诊断。小肠恶性淋巴瘤一般进展较快。双气囊小肠镜下活检或必要时手术探查可获病理确诊。

(三)溃疡性结肠炎

鉴别要点见本章第一节。

(四)急性阑尾炎

腹泻少见,常有转移性右下腹痛,压痛限于麦氏点,血常规检查白细胞计数升高更为显著,可资鉴别,但有时需剖腹探查才能明确诊断。

(五)其他

对血吸虫病、阿米巴肠炎、其他感染性肠炎(耶尔森菌、空肠弯曲菌、艰难梭菌等感染)、贝赫切特病、药物性肠病、嗜酸性粒细胞性肠炎、缺血性肠炎、放射性肠炎、胶原性结肠炎、各种肠道恶性肿瘤以及其他原因引起的肠梗阻,在鉴别诊断中均需考虑。

六、治疗

克罗恩病的治疗原则及药物应用与溃疡性结肠炎相似,但具体实施有所不同。应视病变部位选择氨基水杨酸类药物,其对克罗恩病的疗效逊于对溃疡性结肠炎的疗效。对糖皮质激素无效或依赖的患者在克罗恩病中多见,因此免疫抑制剂、抗生素和生物制剂的使用较为普遍。部分克罗恩病患者最终因并发症而需手术治疗,但术后复发率高,至今尚无预防术后复发的有效措施。克罗恩病的治疗简述如下:

(一)一般治疗

必须戒烟。强调营养支持,一般给高营养、低渣饮食,适当给予叶酸、维生素 B_{12} 等多种维生素。重症患者酌情用要素饮食或全胃肠外营养,除营养支持外还有助诱导缓解。

对腹痛、腹泻,必要时可酌情使用抗胆碱能药物或止泻药。对合并感染者静脉途径给予广谱抗生素。

(二)药物治疗

1. 活动期治疗

(1)氨基水杨酸制剂:柳氮磺吡啶仅适用于病变局限在结肠的轻、中度患者。美沙拉秦能在回肠末段、结肠定位释放,适用于轻度回结肠型及轻、中度结肠型患者。

(2)糖皮质激素:对控制病情活动有较好疗效,适用于各型中、重度患者,以及上述对氨基水杨酸制剂无效的轻、中度患者。应注意,部分患者表现为激素无效或依赖(减量或停药短期复发),对这类患者应考虑加用免疫抑制剂。布地奈德的全身不良反应较少,疗效则略逊于系统作用糖皮质激素,有条件时可用于轻、中度小肠型或回结肠型患者,每次 3 mg,每日 3 次,口服。

(3)免疫抑制剂:硫唑嘌呤或巯嘌呤适用于对激素治疗无效或对激素依赖的患者,加用这类药物后可逐渐减少激素用量乃至停用。剂量为硫唑嘌呤 $1.5\sim2.5$ mg/$(kg^2 d)$ 或巯嘌呤 $0.75\sim1.5$ mg/$(kg^2 d)$,该类药显效时间为 $3\sim6$ 个月,维持用药可至 3 年或 3 年以上。上述剂量硫唑嘌呤或巯嘌呤的安全性是可以接受的,主要严重不良反应是白细胞减少等骨髓抑制表现,应用时应严密监测。对硫唑嘌呤或巯嘌呤不耐受者可试换用甲氨蝶呤。(4)抗菌药物:某些抗菌药物(如硝基咪唑类、喹诺酮类药物)应用于本病有一定疗效。甲硝唑对肛周病变有效,环丙沙星对瘘有效。长期应用上述药物不良反应多,故临床上一般与其他药物联合短期应用,以增强疗效。

(4)生物制剂:推荐将抗 TNF 单抗、VDZ、乌司奴单抗用于中重度活动期 CD 的诱导缓解。选择性 JAK 抑制剂可用于抗 TNF 治疗失败的中重度活动期 CD 患者的诱导缓解。IFX推荐的常规用法用量为 5 mg/kg，分别于第 0、2、6 周，静脉输注诱导缓解，随后每 8 周 1 次维持治疗。阿达木单克隆抗体（ADA）治疗成人 CD 常规推荐的用法用量为每 2 周 1 次，皮下注射，首次 160 mg，第 2 次 80 mg，后续每次 40 mg。IFX 用于 CD 诱导缓解治疗，如无制衡因素，建议联合使用硫唑嘌呤或甲氨蝶呤。当 ADA 作为二线生物制剂用于 CD 诱导缓解时，可考虑联用硫唑嘌呤或甲氨蝶呤。

2. 缓解期治疗

用氨基水杨酸制剂或糖皮质激素取得缓解者，可用氨基水杨酸制剂维持缓解，剂量与诱导缓解的剂量相同。因糖皮质激素无效/依赖而加用硫唑嘌呤或巯嘌呤取得缓解者，继续以相同剂量硫唑嘌呤或巯嘌呤维持缓解。使用 IFX 取得缓解者推荐继续定期使用以维持缓解。维持缓解治疗用药时间可至 3 年以上。

（三）手术治疗

手术后复发率高，故手术适应证主要针对并发症，包括完全性肠梗阻、瘘管与腹腔脓肿、急性穿孔或不能控制的大量出血。应注意，对肠梗阻要区分炎症活动引起的功能性痉挛与纤维狭窄引起的机械梗阻。前者经禁食、积极内科治疗多可缓解而不需手术；对没有合并脓肿形成的瘘管，积极内科保守治疗有时可闭合，合并脓肿形成或内科治疗失败的瘘管才是手术指征。手术方式主要是切除病变肠段。术后复发的预防至今仍是难题。一般选用美沙拉秦；甲硝唑可能有效，但长期使用不良反应多；对易于复发的高危患者可考虑使用硫唑嘌呤或巯嘌呤。推荐在术后 2 周开始预防用药，持续时间不少于 3 年。

七、预后

本病可经治疗好转，也可自行缓解。但多数患者反复发作，迁延不愈，其中部分患者在其病程中因出现并发症而手术治疗，预后较差。

（韩翠燕　李　超　綦淑杰）

第二十二章 功能性胃肠病

功能性胃肠病是一组表现为慢性或反复发作性的胃肠道综合征,临床表现主要是胃肠道(包括咽、食管、胃、胆道、小肠、大肠、肛门)的相关症状,因症状特征而有不同命名。常伴有失眠、焦虑、抑郁、头昏、头痛等其他功能性症状,且多伴有精神因素的背景。需经检查排除器质性病因方可确诊。

第一节 功能性消化不良

功能性消化不良(functional dyspepsia,FD)是指具有由胃和十二指肠功能紊乱引起的症状,经检查排除引起这些症状的器质性疾病的一组临床综合征。主要症状包括上腹痛、上腹灼热感、餐后饱胀和早饱中的一种或多种,可同时存在上腹胀、嗳气、食欲不振、恶心、呕吐等。FD 是临床上最常见的一种功能性胃肠病。欧美的流行病学调查表明,普通人群中有消化不良症状者占 19%～41%。我国某市一份调查报道,FD 占该院胃肠病专科门诊患者的 50%。FD 不但影响患者的生活质量,而且造成相当高的医疗费用,因此已逐渐成为现代社会中一个主要的医疗保健问题。

一、病因和发病机制

FD 的病理生理机制尚未完全清楚,可能与胃肠动力、感觉异常、黏膜完整性破坏、低度炎症、免疫激活、脑-肠轴调节异常等多种因素相关。

(1)胃肠运动功能障碍:患者胃排空延迟,胃容受性受损,餐后胃窦动力降低。

(2)内脏感觉异常:胃和十二指肠对扩张或酸、脂质等化学物质腔内刺激的敏感性增强。

(3)幽门螺杆菌感染:是产生 FD 症状的可能原因。根除幽门螺杆菌后部分 FD 患者的消化不良症状得到改善。

(4)社会-心理因素:这类因素可能是 FD 的重要病因。中枢神经系统对内脏高敏感性的发生起重要作用。躯体化、人际关系敏感、不良生活事件与功能性胃肠道疾病的发生显著相关,焦虑和抑郁等精神障碍参与了 FD 的发生。

(5)胃肠激素紊乱和脑-肠轴功能障碍:胃肠激素(如胃动素、胃泌素、缩胆囊素),以及血管活性肠肽、降钙素基因相关肽及 P 物质等,可能参与了 FD 的病理生理机制,且与胃电变化相关。自主神经系统功能异常,尤其是迷走传出神经功能障碍,被认为是胃容受功能受损和胃窦动力低下的可能机制之一。

(6)十二指肠低度炎症、黏膜通透性和食物:抗原感染、应激、十二指肠酸暴露和食物过敏可引起十二指肠黏膜炎症和通透性改变,黏膜屏障受损,引起 FD。

(7)环境因素:急性感染可诱发部分患者的 FD。

二、临床表现

主要症状包括上腹痛、上腹灼热感、餐后饱胀和早饱中的一种或多种,可同时存在上腹胀、嗳气、食欲不振、恶心、呕吐等。常以某一个或某一组症状为主,在病程中症状也可发生变化。起病多缓慢,病程经年累月,呈持续性或反复发作。不少患者有饮食、精神等诱发因素。

上腹痛为常见症状,常与进食有关,表现为餐后痛,亦可表现为饥饿痛、进食后缓解,亦可无规律性。部分患者表现为上腹灼热感。

餐后饱胀和早饱常见,可单独或以一组症状出现,伴或不伴有上腹痛。这些症状的发生与进食密切相关。餐后饱胀是指摄入正常餐量即出现饱胀感。

早饱是指有饥饿感但进食后不久即有饱感,致摄入食物明显减少。上腹胀、嗳气、食欲不振、恶心、呕吐等症状可同时存在。不少患者同时伴有失眠、焦虑、抑郁、头痛、注意力不集中等精神症状。

根据临床特点,最新的罗马Ⅲ标准将本病分为两个临床亚型:①上腹痛综合征(epigastric pain syndrome,EPS):有上腹痛和/或上腹灼热感;②餐后不适综合征(postprandial distress syndrome,PDS):餐后饱胀和/或早饱。两型可有重叠。

三、诊断和鉴别诊断

诊断标准:①有上腹痛、上腹灼热感、餐后饱胀和早饱症状中的一种或多种,呈持续或反复发作的慢性过程(罗马Ⅲ标准规定病程超过半年,近3个月来症状持续);②排便后上述症状不能缓解(排除症状由肠易激综合征所致);③排除可解释症状的器质性疾病。

诊断程序:FD 为排除性诊断,在临床实际工作中,既要求不漏诊器质性疾病,又不应无选择性地对每例患者进行全面的实验室检查及特殊检查。为此,在全面采集病史和体格检查的基础上,应先判断患者有无下列提示器质性疾病的"报警症状和体征":45 岁以上,近期出现消化不良症状;有消瘦、贫血、呕血、黑便、吞咽困难、腹部肿块、黄疸等症状;消化不良症状进行性加重。对有"报警症状和体征"者,必须进行彻底检查,直至找到病因。对年龄在 45 岁以下且无"报警症状和体征"者,可选择基本的实验室检查和胃镜检查。亦可先给予经验性治疗 2~4 周,观察疗效,对诊断可疑或治疗无效者有针对性地选择进一步检查。

鉴别诊断:需要鉴别的疾病包括食管、胃和十二指肠的各种器质性疾病,如消化性溃疡、胃癌;各种肝、胆、胰疾病;全身性或其他系统疾病,如糖尿病、肾脏病、结缔组织病及精神病;其他功能性胃肠病和动力障碍性疾病,如胃食管反流病、肠易激综合征。应注意,不少 FD 患者常同时有胃食管反流病、肠易激综合征及其他功能性胃肠病并存,临床上称为症状重叠。

四、治疗

主要是对症治疗,遵循综合治疗和个体化治疗的原则。

(一)一般治疗

建立良好的生活习惯,避免烟、酒及服用非甾体抗炎药。无特殊食谱,避免食用会诱发症状的食物。注意根据患者的不同特点进行心理治疗。对失眠、焦虑者可适当给予镇静药。

(二)药物治疗

无特效药,主要是进行经验性治疗。

(1)抑制胃酸分泌药一般适用于以上腹痛、上腹灼热感为主要症状的患者,可选择 H_2 受体拮抗剂或质子泵抑制剂。

(2)胃肠促动药一般适用于以餐后饱胀、早饱为主要症状的患者。多潘立酮(每次 10 mg,每日 3 次),莫沙必利(每次 5 mg,每日 3 次)或依托必利(每次 50 mg,每日 3 次)均可选用,甲氧氯普胺因长期服用不良反应大,现已少用于 FD 的治疗。

对疗效不佳者,可换用或合用抑制胃酸分泌药和胃肠促动药。

(3)根除幽门螺杆菌的治疗对小部分有幽门螺杆菌感染的 FD 患者可能有效,可试用。

(4)上述治疗疗效欠佳而伴随精神症状明显者可试用抗抑郁药。常用的有三环类抗抑郁药(如阿米替林)、选择性 5-羟色胺再摄取抑制剂(如帕罗西汀),宜从小剂量开始,注意药物的不良反应。

(聂　淼　宋立梅)

第二节　肠易激综合征

肠易激综合征(irritable bowel syndrome,IBS)是临床上常见的一种功能性肠病,以与排便相关的反复发作的腹痛和排便习惯改变为主要特征。其临床特点表现复杂,症状持续或间歇反复发作,用解剖、生化或组织学等检查结果都难以解释,为发病率最高的一种全球性功能性疾病,也是人们对其了解甚微的疾病之一。其特点是肠壁结构无缺陷,但整个肠道对刺激生理反应过度或反常。表现为腹泻、便秘、腹泻与便秘交替或腹痛。我国 IBS 的患病率为 7%～12%。好发年龄为 30～50 岁。IBS 多见于女性,有家族聚集倾向。IBS 对患者的生活质量和社会交往有明显的负面影响,并直接或间接地消耗大量的医疗保健资源。

一、病因与发病机制

IBS 受多种因素影响。IBS 有复杂的病因,包括遗传、环境和心理因素。触发和加重

IBS 的因素包括胃肠炎病史、食物不耐受、慢性应激、憩室病和外科手术。发病机制因人而异,差异很大。

(1)胃肠动力及分泌异常:长期以来胃肠道动力学异常是症状发生的主要病理学基础。腹泻型 IBS 患者结肠运动增多,各段结肠推进性蠕动明显增加,以降结肠和乙状结肠明显,并可伴腹痛。而便秘型 IBS 患者则多表现为痉挛性收缩和腹胀,结肠节段性收缩增加,高幅推进性收缩减少。腹泻型 IBS 患者胃结肠反射呈持续的增强反应,便秘型的反应减少。另外,小肠内水、电解质的分泌与吸收异常,以及胆汁酸合成与分泌异常也可能参与了疾病的发生。

(2)内脏高敏感:大量研究普遍观察到 IBS 患者对各种生理性和非生理性刺激(如进食、肠腔扩张、肠肌收缩、肠内化学物质)极为敏感,较易感到腹痛,即痛阈降低,甚至对正常状态下的肠蠕动更易感觉到。这种感觉异常的神经生理基础可能是黏膜及黏膜下的内脏传入通路敏感性增加,以及中枢对内脏传入信号的放大。

(3)肠道免疫激活、肠道通透性异常及肠道微生态的改变:大量研究提示 IBS 与肠道感染有关,2/3 的 IBS 患者的黏膜活检有低度炎症和肥大细胞数量增多。急性感染是诱发 IBS 的危险因素之一,在近期,7%～30% 的细菌性胃肠炎患者发生 IBS,为"感染后的肠易激综合征"。在有小肠炎症和通透性增加的情况下,食物抗原通过肠上皮屏障间隙,导致肥大细胞浸润激活,释放介质,激活免疫系统。近期报道,麦麸和可发酵寡聚糖、二糖、单糖及多元醇等快速发酵、有渗透活性的短链碳水化合物是 IBS 症状的重要诱发因素,吸收性差的碳水化合物发挥渗透效应,增加肠内发酵,加重症状。研究还发现 IBS 患者的粪微生物群与健康对照差异明显,双歧杆菌属和乳酸菌属数量减少,而厚壁菌与拟杆菌的比例增加。

(4)中枢感觉异常和神经内分泌:研究表明 IBS 患者存在中枢神经系统(CNS)的感觉异常和调节异常,IBS 可以被认为是对脑-肠系统(包括对肠神经系统和 CNS)的超敏反应。脑-肠轴还通过胃肠激素等神经内分泌系统达到调节胃肠功能的目的,5-羟色胺(5-HT)已被认为是参与胃肠道动力和感觉非常重要的神经递质。

(5)社会-心理因素:IBS 患者往往同时有心理和精神障碍。社会-心理因素对 IBS 患者的影响可能通过 CNS 介导。这些因素包括情感、性、生理虐待史、睡眠剥夺、应激生活事件、长期社会应激等。近期研究发现焦虑、紧张、抑郁可直接作用并损伤肠黏膜屏障,有利于大分子物质通过,激活免疫系统。

二、临床表现

IBS 的临床表现无特异性,病程长且反复发作。临床上一般分为腹泻型、便秘型、腹泻便秘交替型及腹痛型。IBS 患者常有腹泻、便秘、腹痛和腹胀等消化系统症状,半数以上患者可有不同程度的精神症状。当仔细追问病史时,发现患者常常伴有上胸部或上胃肠道的一些症状,如胸痛、恶心、早饱。

(一)腹泻

腹泻主要见于腹泻型 IBS 患者。每日排便 1 次或多次,亦有每日排便 20 余次者。

早饭后常暴发多次排便,但极少发生在夜间,排便不会干扰睡眠。腹泻常与精神因素、情绪变化关系密切,精神紧张时容易发作。很少发生排便失禁。常有一个时期的正常排便,甚至便秘。粪便的性状多不成形,为稀便或稀水样便,有时伴有少量黏液,但绝对不伴有脓血便或血便。部分 IBS 患者也可表现为排便习惯的改变,呈排便次数增多或腹泻与便秘交替。

(二)便秘

便秘主要见于便秘型 IBS 患者。粪量少,排便困难,每周 1～2 次,偶有 10 余天排便 1 次者。常伴有腹痛及腹胀。粪便干硬,或呈球形。有时因肛门括约肌收缩,大便呈铅笔样细条。有时在便条表面附有薄层黏液。

(三)腹痛与腹胀

常沿肠管方向有不适感或疼痛,多在左下腹或下腹部,但多数患者的腹痛部位不固定。排气或排便后疼痛缓解。67% 的 IBS 患者的腹痛是由近端结肠膨胀引起的,腹痛与肠胀气有关。

(四)脾曲综合征

脾曲综合征是 IBS 的一种特殊类型,由于结肠脾曲为一个锐角,气体不易通过,当大量气体在肠管中积集时,可出现左季肋部和左肩部疼痛,排气后即可缓解。

(五)其他症状

可有食管堵塞感。有些 IBS 患者可有恶心、胸骨后灼热感、打嗝和胀满等,难以区分这些症状与胃炎的症状,必须在排除胃炎的可能性后方可考虑 IBS。

除上述症状外,IBS 患者还常常伴有心慌心悸、乏力、多汗、失眠、焦虑等自主神经功能紊乱的表现。

三、辅助检查

(一)实验室检查

便常规检查正常,可有黏液。粪便病原体检查为阴性。

(二)内镜检查

肉眼观察黏膜无异常表现,活检病理组织学无异常改变。

(三)X 线钡灌肠检查

无异常发现,多见肠管激惹。

(四)结肠动力学检查(腔内压力测定)

可显示结肠压力波和肌电波异常变化。但是,目前还缺乏特异性的,具有确切临床意义的检查方法和指标,因此这方面的检查仅处于对其发病机制的研究阶段,广泛的临床应用还有待于进一步开发。

四、诊断

(1)按罗马Ⅳ诊断标准,在诊断前至少 6 个月内每周至少 1 天反复发作腹痛,且伴有以下 2 条或 2 条以上:①与排便相关;②发作时伴排便频率的改变;③发作时伴排便性状(外观)的改变。

(2)IBS 分型标准:罗马Ⅳ标准将 Bristol 粪便性状分型量表(Bristol stool form scale,BSFS)作为 IBS 亚型的分型标准(基于患者 14 天的日记)。

IBS 便秘型(IBS-C):块状/硬便(BSFS 1—2 型)＞25％,且稀/水样便(BSFS 6—7 型)＜25％。

IBS 腹泻型(IBS-D):稀/水样便＞25％,且块状/硬便＜25％。

IBS 混合型(IBS-M):稀便和硬便均＞25％。

IBS 未定型(IBS-U):符合 IBS 的诊断标准,但其排便习惯无法准确归入上 3 型中的任何一型。

IBS 的诊断属于排除性诊断。按上述标准,在谨慎地排除可引起腹痛、腹泻、便秘的各种器质性疾病基础上方可做出诊断。因此,一般通过详细病史、临床特征、用药史、心理精神史、常规的体检和化验(全血细胞计数、大便隐血和镜检、肝功能检查、红细胞沉降率、C 反应蛋白、粪便钙卫蛋白和甲状腺功能等),即可诊断大部分 IBS,做出诊断后还要注意随访,以确保诊断的正确性。

(3)推荐诊断程序:①根据病史和临床特征等做出初步诊断,对诊断较明确者可试行诊断性治疗并进一步观察;②对新近出现持续的大便习惯(频率、性状)改变或与以往发作形式不同或症状逐步加重者,有报警症状(包括发热、体重下降、便血或黑便、贫血、夜间或顽固性腹泻、严重便秘、腹部包块)者,有大肠癌、结肠息肉、炎症性肠病、乳糜泻家族史者,年龄≥40 岁者,应将结肠镜检查列为常规。对无上述情况、年龄在 40 岁以下、具有典型 IBS 症状者,粪便常规为必要检查。器质性疾病患者的一部分症状与 IBS 是重叠的,这类疾病如甲状腺疾病、乳糜泻、炎症性肠病、结肠炎、乳糖不耐受、结肠癌,如果缺乏预警症状,临床表现都可类似 IBS。因此对怀疑 IBS 的患者进行一些针对性的检查,是有一定临床意义的。对于诊断可疑和症状顽固、治疗无效者,应有选择性地进一步检查以排除器质性疾病。

五、鉴别诊断

需注意鉴别 IBS 与以下疾病鉴别。

(一)感染性肠病

其包括细菌性痢疾、阿米巴痢疾、血吸虫感染、肠结核等。此类肠病患者多有急性感染的历史,虽经抗感染治疗,但并未能得以治愈,故表现为慢性腹泻、腹痛等临床症状。鉴别上依据感染病史和确切的粪便病原体阳性结果,经抗感染治疗有效而确定诊断。

(二)炎症性肠病

其包括溃疡性结肠炎及克罗恩病。

(三)肠道肿瘤

小肠或结肠、直肠肿瘤患者均可出现腹泻、腹痛或便秘,X线及内镜检查常可获得明确诊断。

(四)吸收不良综合征

其属于小肠疾病,在粪便中常有脂肪和未消化的食物。

(五)乳糖酶缺乏

乳糖酶缺乏为先天性或后天性。临床表现为吃乳制品后有严重腹泻,粪便中含有大量的泡沫和乳糖、乳酸。当避免食物中的牛奶和乳制品后,症状可得以改善。

(六)缺血性肠病

常为中老年发病,腹痛部位较固定,多位于左上腹。腹痛与进食时间有关。严重者伴有血便。血脂水平偏高。X线及内镜检查具有本病特征性征象。选择性血管造影可明确诊断。

(七)甲状腺功能亢进

甲状腺功能测定可明确诊断。

六、治疗

治疗目的是消除患者的顾虑,改善症状,提高生活质量。IBS的治疗不能单纯依靠特定的内科药物治疗,应采用综合性的全身治疗。

(一)建立良好的医患关系

这是最有效、经济的IBS治疗方法,也是所有治疗方法得以有效实施的基础。医师须注意倾听,分析、解释,明确问题和期望,给予答复,并使患者参与到治疗过程中,使患者树立信心,增加信任,从而减少患者的就医次数,提高患者的满意度。

(二)饮食治疗

饮食治疗包括调整饮食,避免以下因素:过度饮食,大量饮酒,摄入咖啡因,高脂饮食,食用某些具有"产气"作用的蔬菜、豆类、精加工面粉制成的食品和人工食品、有山梨醇糖及果糖成分的食品。以便秘为主要症状的IBS患者,注意调整饮食中的膳食纤维及纤维制剂。从低剂量开始逐步增加剂量并应个体化。饮食引起不良反应(食物不耐受、食物过敏)时,应采用食品致敏原皮肤试验和食物激发试验发现致敏食物,对此类患者可行食物剔除治疗。

(三)药物治疗

1. 腹泻型IBS的治疗

此型患者多以腹泻为主要临床表现,可选用以下药物。

(1)复方苯乙哌啶:其主要药理成分为苯乙哌啶,系哌替啶(杜冷丁)的衍生物。它可提高肠张力,抑制肠蠕动,延长肠内容物与肠黏膜的接触时间,促进肠液的回吸收,兼具中枢作用,剂量大时有镇痛作用及欣快感。长期应用有依赖性。每次 1～2 片,每日 3～4 次,口服。

(2)易蒙停(盐酸洛哌丁胺):作用于肠壁的阿片受体,阻止乙酰胆碱和前列腺素的释放,抑制肠蠕动,延长肠内容物停留的时间。每次腹泻后服 2 mg,每日不得超过 10 rug。不得过量服用该药,因其易引起腹胀,甚至假性肠梗阻。

(3)思密达:为双八面体蒙脱石。该药具有加强肠黏膜屏障功能、降低结肠过分敏感性、吸附消化道气体的作用,对 IBS 患者腹泻及腹胀症状的缓解有一定疗效。每次 3 g,每日 3 次,口服。

(4)益生菌制剂:为一类微生态活菌制剂,具有调节肠道运动,促进营养,抗微生物感染,调节肠道菌群及增强机体免疫功能的作用。常由几种对人体有益的健康人肠道中的主要菌群(如双歧杆菌、乳酸杆菌、嗜酸乳杆菌、肠球菌、乳链球菌)组成。

①乐托尔:主要为嗜酸乳杆菌及其代谢产物,具有抑菌,抑制肠道致病菌生长,阻止细菌、病毒与肠绒毛黏附的作用。每次 1 粒,每日 3～4 次,口服。

②聚克:主要成分为乳酸杆菌、嗜酸乳杆菌和乳链球菌,对多种抗生素具有抵抗性。每次 2 粒,每日 3 次,口服。

③培菲康:为双歧杆菌、嗜酸乳杆菌、粪链球菌组成的三联活菌胶囊,是对抗生素、化疗药物具有抗性的乳酸菌制剂,可以制造乙酸、乳酸,使患者服用抗生素、化疗药物后,肠内菌群仍可保持平衡,促使肠内细菌丛恢复原状,消除菌群异常而引起的各种症状。每次 2～4 粒,每日 2～3 次,口服。

④佳士康:主要为活性粪肠球菌,细菌数量为 2.5 亿个。可对多种抗生素耐受。每次 1～2 粒,每日 2 次。口服。

此外,此类制剂还有丽珠肠乐(双歧杆菌)、整肠生(乳酸菌)、乳酸菌素、乳酶生等。

2. 便秘型 IBS 的治疗

患者多以便秘为主要临床表现,在治疗上常用胃肠促动药。

(1)西沙必利:该药通过兴奋节前神经元的 5-HT 色胺受体而间接增加胆碱能神经递质传送,以增强胃肠运动。它直接作用于肠肌间神经节细胞,促使其释放乙酰胆碱,并增强胃肠推进力,是惟一治疗假性肠梗阻的有效胃肠促动药,具有增强小肠和大肠动力的作用。

(2)普瑞博思:每次 5～10 mg,每日 3 次,饭前 15 min 口服。因便秘系肠痉挛,故应尽量避免应用各种泻药。必要时可配合给予镇静剂或温水洗肠。亦可应用乳果糖,使粪便变软,增加排便次数,每次 30 mL,每日 1 次,口服。应鼓励便秘者进多渣、纤维素丰富的食物,培养定时排便的习惯。

3. 腹痛的治疗

情绪与腹痛的发生有关。必要时可采取暗示疗法或局部热敷。应尽量避免抗胆碱能药。近年来钙通道阻滞剂也应用于胃肠道疾病,对食管、远端结肠、直肠疗效较好。对腹痛患者可试用心痛定、异搏定、硝苯吡啶等钙通道阻滞剂。近年已有选择性胃肠道平滑肌钙通道阻滞剂问世,该药是对肠平滑肌组织有特别亲和力的解痉药。匹维溴铵,

50 mg,每日 3 次,进餐时服用。

4. 抗生素

利福昔明是非吸收抗生素,可改变肠道菌群,使部分 IBS-D 患者的腹泻与腹胀症状得到改善,但不建议作为一线药物使用。推荐剂量:每次 200 mg,每日 4 次,疗程为 10～14 d。

5. 抗抑郁药

对腹痛症状重而上述治疗无效,特别是伴有较明显精神症状者可试用。小剂量的抗抑郁药可显著地降低内脏敏感性,减少胃肠道症状。IBS-D 患者可用三环类抗抑郁药,如阿米替林,每次 10～50 mg,每日 2～4 次。对于 IBS-C 患者,选择性 5-羟色胺再摄取抑制剂(如帕罗西汀或西酞普兰)可加快小肠传递,并避免三环类抗抑郁药最常见的不良反应——便秘。

(四)认知行为治疗、标准心理及催眠疗法

这几种治疗方法对部分 IBS 患者具有一定疗效。

（高　娜　匡少金）

第二十三章　结肠息肉

第一节　结肠息肉的简述

结肠息肉为黏膜慢性炎症引起的局部黏膜增生肥厚而形成的黏膜隆起样病变。结肠息肉约占肠道息肉的 80%，其中大多数（50%～75%）位于乙状结肠或直肠。男性患者多于女性患者。可以单个发生，也可呈多发。发生率随年龄增加而上升。本病多见于 40 岁以上的成人。

多数患者无症状，少数有腹部不适、腹胀或排便习惯改变。粪便可混有血液，或呈鲜血便。大的息肉可引起肠套叠、肠梗阻或严重腹泻。

息肉多为良性，70%～80% 的结肠息肉是腺瘤，超过 95% 的结肠癌来源于腺瘤型息肉。诊断主要靠内镜检查和直视下组织活检。癌变率主要与组织学分型、瘤体大小及上皮异型增生有关。经外科手术切除或内镜下高频电切后，预后良好，但应注意尚可复发。部分息肉可以恶变，应及早做局部肠段切除。

常见的结肠息肉有增生性息肉、炎性息肉、幼年性息肉和腺瘤。

第二节　常见的结肠息肉

一、增生性息肉

增生性息肉较为常见，发生原因不明，多出现在中年以后。表现为黏膜表面呈丘状或半圆形隆起，直径约 0.5 cm，常为多个。病理组织学呈黏膜肥厚增生。不癌变，不需处理。

二、炎性息肉

炎性息肉又称假息肉，为大肠黏膜的溃疡在愈合过程中纤维组织增生及溃疡间黏膜下水肿，使正常黏膜逐渐隆起。炎性息肉常见于炎症性肠病、阿米巴痢疾、肠结核等肠道疾病。息肉形状常不规则，呈多发。临床上表现为便血或黏液稀便。治疗主要是控制原发病变，必要时做肠段切除。关于炎性息肉是否会发生癌变，目前尚难定论。但在临床上显示溃疡性结肠炎患者大肠癌的发生率远超过正常人群。

三、幼年型息肉

幼年型息肉主要发生于儿童(多数在 10 岁以下),少见于成人。息肉主要发生在直肠和乙状结肠远端,一般为单发,若为多发,则不超过 4 个。直径多数不超过 1 cm。病理组织学为错构瘤。息肉可自行脱落,由于息肉质地较脆,富有血管,故排便带血或便后滴鲜血是本病的主要临床表现。在治疗上可通过内镜电灼切除或待其自行脱落。幼年型息肉不会发生癌变。

四、腺瘤

腺瘤是结肠、直肠内最多见的良性肿瘤,来自肠上皮,可分为三种类型,即管状腺瘤、绒毛状腺瘤和绒毛状管状混合腺瘤。其中以管状腺瘤最多见。腺瘤常被称为息肉状腺瘤或腺瘤性息肉。20 岁以前发病者少见,50 岁以后发病者多。发病率随年龄增长而增加。男、女患者的发病率差别不大。乙状结肠和直肠是腺瘤的好发部位,可为多发性。管状腺瘤表面可见线沟或呈分叶状,多为单发,但多发者亦不少见,大多有蒂。绒毛状腺瘤多为广基或无明显蒂,瘤体蔓延,面积较大,表面呈丝绒或粗颗粒或粗绒毛状,很少为多发性。绒毛状管状混合腺瘤可有蒂或为广基,表面有短而宽的乳头。结直肠腺瘤一般无临床症状,半数以上是在结肠镜或 X 线钡灌肠检查中被无意发现的。大便带血是最常见的症状,长期慢性小量失血可导致贫血。偶有引起大量便血者。位于直肠的较大腺瘤可引起排便次数增多或下坠感。个别情况下,结肠腺瘤可能引起肠套叠、肠梗阻。通过直肠指诊、X 线气钡双重对比灌肠检查或结肠镜检查,可以获得诊断。由于腺瘤可能为多发或与癌并存,故不能仅满足于在某段结肠内发现腺瘤,而应对全结肠进行检查。切除腺瘤是治疗的根本措施,经结肠镜电切结肠瘤是一种安全有效的治疗方法。对腺瘤直径大于 40 mm,蒂宽或直径大于 15 mm 的广基腺瘤,或已明确有癌变的腺瘤应以外科手术切除为宜。目前医师认为腺瘤是大肠癌的重要癌前病变。直径小于 1 cm 的腺瘤发生癌变的可能性很小。癌变的可能性随着腺瘤的增大而增加。带蒂的腺瘤发生癌变后,很少侵入蒂部。绒毛状腺瘤发生癌变的可能性较大,管状腺瘤癌变的可能性与息肉的大小关系密切。

对于年龄大于 50 岁或大便隐血试验阳性人群推荐进行结肠镜筛查,若无息肉,推荐10 年后复查结肠镜;若发现息肉,建议行息肉切除。息肉切除后,对于高危人群(息肉数量≥3 个,或息肉直径>1 cm,或息肉有上皮内癌变)推荐 2~3 年复查结肠镜,对于其他低危患者推荐 5 年复查结肠镜。对腺瘤性息肉进行随访监测可显著降低结直肠癌的发病率和死亡率。

(居建华　周瑞琼)

第二十四章　急性阑尾炎

第一节　急性阑尾炎的病理生理学及病理学

急性阑尾炎是常见的外科急腹症之一,好发于青少年和中年人。常不难诊断,及时治疗的效果良好。但少数患者由于阑尾的解剖位置变异和机体反应性低下,临床表现多变,易发生误诊,甚至酿成阑尾穿孔并发腹膜炎的严重后果,应引起重视。

一、病理生理

阑尾腔梗阻和继发感染是造成急性阑尾炎的两个基本原因。阑尾为细而长的盲管,管腔很小,容量仅 0.2 mL,粪石、寄生虫、黏膜下丰富的淋巴滤泡发炎肿胀以及肿瘤等因素,都可引起管腔梗阻。梗阻远端黏膜继续分泌黏液,腔内压力升高,静脉回流受阻,加重组织肿胀和缺血,黏膜面溃疡形成。正常存在于阑尾腔内的细菌(如革兰氏阴性杆菌和厌氧菌)可经溃疡侵入壁层,引起化脓性感染。阑尾腔内压达 8.33 kPa 以上,壁内的小动脉血流受阻,最终导致阑尾坏死和穿孔。少数阑尾炎病例没有明显的管腔梗阻原因,肠道炎症和机体抵抗力低,细菌也可侵袭阑尾管壁,造成感染。

二、病理学

(一)分型

根据炎症过程,可分为 3 个发展阶段或类型。

(1)单纯性阑尾炎:阑尾轻度充血、水肿,炎症主要涉及黏膜和黏膜下层,前者可有小溃疡形成。

(2)化脓性阑尾炎:浆膜上脓性纤维性渗出,阑尾全层炎症肿胀,壁间为大量多形核粒细胞浸润,并有小脓肿形成,腔内积脓。

(3)坏疽性阑尾炎:阑尾全层坏死,一般发生于梗阻远端,若炎症波及阑尾系膜动脉,致血栓形成,可使整个阑尾坏死。

(二)转归

(1)炎症消退:单纯性和早期化脓性阑尾炎无明显梗阻者,有可能经非手术治疗痊愈。但黏膜已有溃疡者,愈合后每有瘢痕形成,造成管腔狭窄和阑尾扭曲,成为炎症复发的原因。

（2）感染局限化：阑尾坏或穿孔前已为大网膜或肠段所包围，形成炎性肿块，即阑尾周围脓肿。脓液不多者可自行吸收，肿块完全消失；脓液生成增多，脓腔内压升高，可发生穿破，进入游离腹腔，形成弥漫性腹膜炎。

（3）感染扩散：机体防卫力低下时，阑尾坏疽穿孔，发展为弥漫性腹膜炎，出现毒血症、肠麻痹乃至感染性休克。少数坏疽性阑尾炎病理进程中，感染性栓子进入阑尾静脉，经回结肠静脉而入门静脉，引起化脓性门静脉炎和多发性肝脓肿。

第二节　急性阑尾炎的临床表现、诊断及治疗

一、临床表现

（一）腹痛

大部分患者初起为中上腹或脐周围持续性隐痛，也可呈阵发性。数小时至 10 余小时后，腹痛转移并固定于右下腹。中上腹痛是一种内脏神经反射痛，系阑尾腔内压增高和阑尾肌层强烈收缩，刺激传入腹内脏神经丛的结果。它的特点是腹痛范围较弥散，不能明确定位，且无明显压痛。腹痛转移至右下腹后，原先的中上腹或脐周痛即消失。右下腹固定疼痛，提示阑尾炎症已累及浆膜和壁层腹膜。这种转移性右下腹痛是急性阑尾炎的典型表现，对诊断有重要意义。但约 25% 的急性阑尾炎患者则不然，发病开始即为右下腹痛。也有少数患者腹痛初起于中上腹或脐周围，由于阑尾解剖位置异位而转移至相应的部位，而并非右下腹，如高位阑尾炎的转移痛在右上腹（特别易见于小儿），盲肠后位阑尾炎转移痛于右腰侧。腹痛的程度和范围一般同炎症过程的严重性相平行。化脓性和坏疽性阑尾炎的腹痛常较剧烈，且为持续性痛。若腹痛突然减轻，常是阑尾穿孔后腔内压骤降所致，这种腹痛的减轻是暂时的，其他表现并未缓解，不久腹痛又加重，疼痛范围由局限于右下腹扩展至其他部位，提示并发腹膜炎。

（二）胃肠道和全身症状

早期恶心和呕吐都为反射性胃痉挛所致。并发弥漫性腹膜炎肠麻痹时，呕吐常频繁。盆腔位阑尾炎患者的有炎症阑尾直接接触直肠或膀胱，可引起排便次数增多和尿频症状。至于发热，化脓性阑尾炎患者的体温一般在 38℃ 左右；体温超过 38.5℃，应警惕阑尾坏疽。发热前有寒颤者提示有并发化脓性门静脉炎的可能。

（三）腹部体征

（1）右下腹固定压痛是早期急性阑尾炎最具有诊断意义的体征。即使炎症开始为中上腹或脐周痛时，右下腹已可有明确的压痛。阑尾炎的压痛点多位于右下腹麦氏点（McBurney 点），即右髂前上棘与脐孔连线的外中 1/3 交点，这是阑尾最常见的体表投影标志。压痛点也可位于左右髂前上棘连线的右侧 1/3 点上，即所谓蓝氏（Lanz）点。由于阑尾位置随盲肠解剖部位而异，阑尾尖端的指向的不同，压痛点可以有差异。重要的是

在右下腹有一个固定压痛点。

（2）反跳痛和腹肌紧张与压痛一起构成壁层腹膜刺激的体征。腹壁肥厚的患者或阑尾位于盲肠后位者，压痛程度较轻而反跳痛可很明显。除患者为小儿、老人和过胖或瘦弱者之外，肌紧张程度与阑尾炎症的严重程度相平行。检查轻度的肌紧张，手法要轻，应在左、右下腹用相同压力对比。并发腹膜炎时，肌紧张加重，腹膜刺激征范围扩大。阑尾周围炎和脓肿形成时，右下腹可扪及伴压痛的肿块。

（3）其他辅助体征如下：

结肠充气试验（Rovsing 征）：以一只手压左下腹降结肠区，另一只手压近侧结肠区，将结肠内气体驱向升结肠、盲肠，若患者诉右下腹痛为阳性。但阴性不能排除阑尾炎。

腰大肌试验：对疑为盲肠后位阑尾炎的患者，可嘱其取左侧卧位，将右腿过度向后伸展，腰大肌受炎症阑尾的刺激，患者可诉右下腹痛。

闭孔内肌试验：平卧，屈右腿，转动髋关节引起右下腹痛为阳性。该试验对盆腔位阑尾炎的诊断或有帮助。早期右髂骨、脐、耻骨连线的三角区内有皮肤感觉过敏也有诊断价值。

直肠指检：盆腔位阑尾炎时，直肠前右壁有触痛。这一检查也有助于排除女性患者盆腔部炎症性疾病。

二、实验室检查和特殊检查

（1）随着炎症加重，白细胞计数和中性粒细胞增多，但增多不明显者，也不能排除急性阑尾炎，宜多次复查。有化脓性阑尾炎时白细胞总数常在 $(10\sim15)\times10^9/L$，中性粒细胞占 80% 左右；白细胞总数大于 $18\times10^9/L$，中性粒细胞占 90% 以上，常提示阑尾坏疽。尿液镜检一般应正常，少数阑尾炎患者可检得少量红细胞。若有多量红细胞，应怀疑为输尿管结石。大便镜检主要鉴别急性阑尾炎与肠炎。

（2）X 线立位腹部平片可见右下腹小肠积气。明显而广泛的肠麻痹常提示腹膜炎的可能。阑尾周围脓肿或盲肠后阑尾脓肿时，腰大肌影变模糊，周围肠管积气。有时为排除右下肺炎或胸膜炎，有必要拍胸片。

（3）B 超检查阑尾炎症时的显像为阑尾增宽，管壁增厚，周围有肠积气或液性暗区，提示局部有肠麻痹或积液、积脓。此外，B 超也能显示肿大的系膜淋巴结和增厚的肠壁，故 B 型超声检查对估计阑尾炎症的严重程度和与其他急腹症区别是有用的。

（4）CT 检查主要适应于急性阑尾炎并发阑尾周围脓肿，有助于估计是否需做手术引流脓液。

（5）腹腔镜检查有限地用于诊断困难的病例，尤其是同肠道炎症和妇科腹痛做鉴别诊断。若确认为阑尾炎，也可在腹腔镜下行阑尾切除术。

三、诊断和鉴别诊断

（一）诊断

对于典型的急性阑尾炎，诊断并不困难。小儿、老人和年轻女性的阑尾炎常缺乏典型表现,很易将腹痛伴发热、呕吐、腹泻等症状诊为胃炎、肠炎、上呼吸道感染和妇科疾病,造成误诊,延误病情。应当重视少数异位阑尾炎的压痛和其他腹膜刺激征不在右下腹。不论病史中有无转移性腹痛,凡腹部压痛定位确切,即使不在右下腹也应考虑本病的可能。

下述几种急性阑尾炎的临床病理特点应引起重视。

(1)小儿急性阑尾炎:①发病常有上呼吸道感染或肠炎的诱因;②恶心、呕吐很多见,有时会出现于腹痛之前;③小儿阑尾管壁薄,炎症早期就可发展为化脓,渗出多,腹痛和压痛范围较广;④发热和白细胞增多等全身反应出现得早而明显;⑤年龄小于 6 岁的小儿的穿孔率高达 60％,这是由于其大网膜短小和全身免疫力较低,薄壁的阑尾一旦化脓,早期发生坏死穿孔,易并发弥漫性腹膜炎。所以,凡小儿有腹痛伴呕吐、发热或腹泻时,应考虑到本病的可能性。仔细、耐心地做腹部检查,密切观察病情变化极为重要。一旦确诊,宜尽早手术。

(2)老年人急性阑尾炎:年龄大于 60 岁的急性阑尾炎穿孔率高达 40％ 以上。可作为诊断线索的临床特点如下:①老年人痛觉和全身反应均较迟钝,腹痛和压痛常不能干行地反映炎症的严重性。腹肌薄弱和萎缩,难以测得明显的肌紧张。发热和白细胞增多等反应也较轻。②防御功能较低,病程进展较快,可较早发生穿孔和腹膜炎。故凡老年人有下腹痛、腹胀和低热,即使无转移性右下腹痛,也应警惕本病的可能性。

(3)妊娠期急性阑尾炎:妊娠早期的急性阑尾炎与一般的并无不同。妊娠中后期可出现以下特点:①随着子宫增大,盲肠和阑尾位置随之向上、向外后方移位,腹痛和压痛不在右下腹而在右中腹和腰侧。妊娠使腹壁肌肉过度伸展,故肌紧张常不明显。②子宫增大,将大网膜和小肠推向一侧,不利于阑尾炎症局限化,一旦穿孔易并发弥漫性腹膜炎。临床上对待妊娠中后期患者的体检,除取平卧位外,还宜取左侧卧位,使子宫向左移位,若此时有腹部压痛,肯定在子宫以外而且更明显,对急性阑尾炎的诊断很有意义。

(4)异位急性阑尾炎:由于阑尾过长和尖端的指向多变,或由于胚胎发育过程中肠旋转不良,盲肠和阑尾可位于右上腹、右中腹、下腹中部乃至左下腹。此时阑尾炎的转移痛不在右下腹而为异位阑尾所处的相应部位。如高位阑尾位于右上腹,可误认为胆囊炎;又如盆腔阑尾炎接触及直肠或膀胱,引起相应器官的刺激症状,而直肠指诊在前壁偏右有明显触痛。若腹痛和压痛在右下腹以外部位,必须详细询问病史,并考虑到异位阑尾炎的可能。

全身内脏移位或右位心的患者的阑尾位于左下腹,压痛点位于左下腹,检查心脏的听诊在右胸,会考虑到左侧阑尾炎。

(二)鉴别诊断

急性阑尾炎总的诊断准确率为 85％～90％,也就是说,术前拟诊为急性阑尾炎而手术探查发现并非本病者高达 10％～15％。其中约半数为其他原因所致的外科急腹症,患者多为老年人;而另一半则所谓"探查阴性"即并无任何外科急腹症,大多为妇科病和肠道炎症。阑尾的炎症同右下腹其他器官的炎症性病变都可引起腹膜刺激和邻近器官功能改变,在阑尾处于异常部位时更是如此,这是造成误诊的主要原因。难以排除本病者,可短时间观察病情演变,确诊率可提高到94%。但应力求避免为求确诊而过长时间观察以致发生阑尾穿孔。有时不得不以手术探查来做出诊断。需要与急性阑尾炎区别的疾病很多,应先排除非外科疾病,再与其他器官的外科急腹症区别。

1. 妇科疾病

(1)右侧输卵管妊娠破裂出血:育龄妇女突发下腹痛和压痛、反跳痛,出血多时可伴低血容量表现,可有月经过期或阴道出血,阴道后穹隆穿刺或腹腔穿刺抽得不凝固血液。

(2)右侧卵巢囊肿扭转:下腹部骤发剧痛,可伴恶心、呕吐。右下腹压痛,若囊肿发生缺血坏死,可有腹膜刺激征。妇科检查可确定诊断。

(3)急性输卵管炎:好发于已婚妇女。一侧或双侧下腹痛,伴压痛、反跳痛。阴道检查双侧有明显触痛。

(4)右侧卵巢滤泡或黄体破裂:腹痛发生于月经中期以后,疼痛部位低,疼痛可逐渐减轻。

2. 消化系统疾病

(1)胃十二指肠溃疡穿孔:穿孔后胃液、胆汁流入腹腔,引起强烈的壁层腹膜刺激,消化液沿右结肠旁沟流至右髂凹,表现为突发上腹剧痛,并迅速波及右上腹而达右下腹,而原发病部位疼痛并不消失,这种疼痛扩散有别于急性阑尾炎的腹痛转移。腹部压痛、反跳痛和肌紧张均十分显著,范围较广,以上腹为主。多数患者有溃疡病史。约60%的患者在腹部平片可见膈下游离气体。

(2)急性胆囊炎:高位阑尾炎与低位胆囊炎有时易混淆,但胆囊炎并无转移性疼痛特征,疼痛在右上腹。有右上腹压痛和肝区叩击痛。可伴有发热和轻度黄疸。

(3)急性肠系膜淋巴结炎:多见于儿童,常先有上呼吸道感染史,腹痛和发热常同时出现。由于肠系膜淋巴结炎症涉及回盲部,腹痛和压痛在右下腹,范围较广,并无反跳痛和肌紧张。

(4)急性胃肠炎和急性回肠炎(鼠疫杆菌肠道感染):表现为腹痛、腹泻和呕吐。腹痛和压痛范围广,无肌紧张,肠鸣音活跃。应指出,急性回肠炎和急性阑尾炎腹痛区相似但无转移性腹痛,无肌紧张,有时误诊而剖腹见末段回肠炎症,浆膜充血水肿,有渗液。

(5)克罗恩病:急性发作时表现为右下腹痛和压痛,发热和白细胞增多,酷似急性阑尾炎,但无转移性腹痛。有慢性腹泻黏液便和腹痛史对诊断有帮助,大多数病例在手术探查时才证实。

(6)盲肠癌:除梗阻可致阑尾炎外,盲肠癌也可引起者下腹痛,可扪及右下腹肿块而易被误认为阑尾周围炎引起的肿块。所以,对老年人详问病史,有慢性右下腹阵痛和扪及右下腹肿块时,应排除盲肠肿瘤。

3. 腹腔外的疾病

(1)右下肺炎或胸膜炎:刺激通过第10—11胸脊神经,可放射至右腹部,为牵涉痛。疼痛定位含糊,有压痛和肌紧张,但无反跳痛,发热常先于腹痛出现。胸部体检和X线摄片可确诊。

（2）右侧输尿管结石：突发性右下腹阵发绞痛，可向会阴部放射。沿右腹直肌外侧缘（即输尿管）走向有压痛，无肌紧张。尿检有多个红细胞。腹部 X 线片可见结石影。

（3）其他：如右侧急性肾盂肾炎、右侧下降不全的睾丸扭转、急性输精管炎和右股疝嵌顿等。

四、治疗

外科医师认为阑尾切除术是一类安全有效的手术，可防止并发腹膜炎和复发，适应于绝大多数急性阑尾炎。

（一）非手术治疗

有单纯性和化脓性阑尾炎，因某些原因不能或不宜立即手术；阑尾周围炎患者炎性肿块形成，发病 72 h 以上，病情趋于好转，都是非手术治疗的适应证。可在密切观察下，采取以下措施。

（1）抗生素治疗：应用对革兰氏阴性杆菌和厌氧菌敏感的药物。

（2）针刺治疗：取双侧足三里和阑尾穴，强刺激 2 min，留针，每 15 min 加强一次，直到症状消失。针刺可增强阑尾蠕动、收缩，有利于排出粪石，解除梗阻，并可增强全身免疫力而达到治疗目的。单纯采用针刺治疗非坏疽性阑尾炎的治愈率约 80%，但远期复发率高达 70% 以上。采用大黄牡丹皮汤，继以薏米仁败酱散也能治愈单纯性阑尾炎。行非手术治疗时，一旦腹痛加剧和腹部体征范围扩大，体温升高和白细胞计数增加，应改行外科治疗。

（二）外科治疗

外科治疗适用于各型阑尾炎。对并发腹膜炎者应积极处理，对小儿、老人和妊娠期急性阑尾炎倾向于早做手术，阑尾周围脓肿有扩展趋势者也应做手术。就急性阑尾炎的病理类型或病期来说，应注意以下几点。

临床诊断阑尾炎较重而手术发现阑尾仅轻度充血，两者不相符时，应探查回盲部及其系膜、末端回肠 100 cm 和女性的子宫附件，以排除其他疾病所致急腹症。急性化脓和坏疽性阑尾炎伴局限性腹膜炎，但并无阑尾周围炎性肿块形成时，应及早手术。弥漫性腹膜炎的病情严重，常有毒血症，麻痹性肠梗阻，水、电解质、酸碱失衡，甚至并发脓毒症休克。应在适当的准备后施行手术，如给予大剂量有效抗生素，积极纠正水、电解质紊乱和低血容量以及胃肠减压等，待全身情况有所改善后行手术切除阑尾，灌洗腹腔并引流。阑尾周围炎症经非外科治疗病情有加重者，应行切开引流，目的仅在于排出脓液，若阑尾并未暴露于手术视野就不强求切除，以免因分离炎症脓壁误伤肠管而成肠瘘，待 2～3 个月炎症完全消失，再做阑尾切除。

（李慧敏　贾玉华）

第二十五章　下消化道出血

第一节　下消化道出血的病因

下消化道出血的定义为十二指肠悬韧带以远的肠道出血,包括小肠出血和结直肠出血。临床常见下消化道出血,占全部消化道出血的 20%～30%。但由于各种原因,目前对下消化道出血的研究却不及上消化道出血深入,相关指南和共识较少。此外,近年来内镜和影像技术快速发展,逐渐发现小肠出血的临床特点、诊疗方法和转归均不同于结肠、直肠出血。

引起下消化道出血的病因甚多。

一、肠道原发疾病

(1)肿瘤和息肉:恶性肿瘤有癌、类癌、恶性淋巴瘤、平滑肌肉瘤、纤维肉瘤、神经纤维肉瘤等。良性肿瘤有平滑肌瘤、脂肪瘤、血管瘤、神经纤维瘤、囊性淋巴管瘤、黏液瘤等。这些肿瘤以癌最常见,多发生于大肠;其他肿瘤少见,多发生于小肠。息肉多见于大肠,主要是腺瘤性息肉,还有幼年性息肉及幼年性息肉病及波伊茨-耶格综合征(又称黑斑息肉综合征)。

(2)炎症性病变:引起出血的感染性肠炎有肠结核、肠伤寒、菌痢及其他细菌性肠炎等。寄生虫感染有阿米巴、血吸虫、蓝氏贾第鞭毛虫所致的肠炎,关于大量钩虫或鞭虫感染所引起的下消化道大出血,国内亦有报道。非特异性肠炎有溃疡性结肠炎、克罗恩病、结肠非特异性孤立溃疡等。此外,还有抗生素相关性肠炎、坏死性小肠炎、缺血性肠炎、放射性肠炎等。

(3)血管病变:如血管瘤,毛细血管扩张症,血管畸形(其中结肠血管扩张常见于老年人,为后天获得,常位于盲肠和右半结肠,可发生大出血),静脉曲张(注意门静脉高压所引起的罕见部位,静脉曲张出血可位于直肠、结肠和回肠末段)。

(4)肠壁结构性病变:如憩室(其中小肠梅克尔憩室出血不少见)、肠重复畸形、肠气囊肿病(多见于高原居民)、肠套叠。

(5)肛门病变:痔和肛裂。

二、全身疾病累及肠道

这些疾病有白血病和出血性疾病,风湿性疾病(如系统性红斑狼疮、结节性多动脉炎）、淋巴瘤，尿毒症性肠炎等。

腹腔邻近脏器恶性肿瘤浸润或脓肿破裂侵入肠腔可引起出血。

据统计，下消化道出血的最常见原因为大肠癌和大肠息肉，肠道炎症性病变次之，其中肠伤寒、肠结核、溃疡性结肠炎、克罗恩病和坏死性小肠炎有时可发生大量出血。不明原因出血少见，诊断困难，应注意。

第二节　下消化道出血的诊断及治疗

一、诊断

(一)排除上消化道出血

下消化道出血一般有血便或暗红色大便，不伴呕血。但出血量大的上消化道出血亦可表现为暗红色大便；高位小肠出血乃至右半结肠出血，如血在肠腔停留较久，可呈柏油样。遇此类情况，应常规做胃镜检查排除上消化道出血。

(二)下消化道出血的定位及病因诊断

1. 病史

(1)年龄：大肠癌、结肠血管扩张、缺血性肠炎多见于老年患者。梅克尔憩室、幼年性息肉、感染性肠炎、血液病多见于儿童。

(2)出血前病史：结核病、血吸虫病、腹部放疗史可引起相应的肠道疾病。动脉硬化、口服避孕药可引起缺血性肠炎。在血液病、风湿性疾病病程中发生出血，应考虑原发病引起的肠道出血。

(3)粪便的颜色和性状：血色鲜红，附于粪便表面，多为肛门、直肠、乙状结肠病变，便后滴血或喷血，常为痔或肛裂。右侧结肠出血，为暗红色或猪肝色，停留时间长，可呈柏油样便。小肠出血与右侧结肠出血相似，但更易呈柏油样便。黏液脓血便多见于菌痢、溃疡性结肠炎，有大肠癌特别是直肠、乙状结肠癌，有时亦可出现黏液脓血便。

(4)伴随症状：伴有发热见于肠道炎症性病变，由全身性疾病（如白血病、淋巴瘤、恶性组织细胞病及风湿性疾病)引起的肠出血亦多伴发热。伴不完全性肠梗阻症状常见于克罗恩病、肠结核、肠套叠、大肠癌。上述情况往往伴有不同程度的腹痛，而不伴有明显腹痛的多见于息肉、未引起肠梗阻的肿瘤、无合并感染的憩室和血管病变。

2. 体格检查

(1)皮肤黏膜检查有无皮疹、紫癜、毛细血管扩张，浅表淋巴结有无肿大。

(2)腹部检查要全面、细致，特别注意腹部压痛及腹部包块。

(3)一定要常规检查肛门、直肠，注意痔、肛裂、瘘管；直肠指检有无肿物。

3. 实验室检查

常规做血、尿、粪便及生化检查，对疑似伤寒者做血培养及肥达试验，对疑似结核者做结核菌素试验,对疑似全身疾病者做相应检查。

4. 内镜及影像学检查

除某些急性感染性肠炎(如痢疾、伤寒、坏死性肠炎)之外,绝大多数下消化道出血的定位及病因需依靠内镜和影像学检查来确定。

(1)结肠镜检查:是诊断大肠及回肠末端病变的首选检查方法。其优点是诊断敏感性高,可发现活动性出血,结合活检病理检查可判断病变性质。检查时应注意,如有可能,无论在何处发现病灶,均应将镜端送至回肠末段,称全结肠检查。

(2)X线钡剂造影:X线钡剂灌肠用于诊断大肠、回盲部及阑尾病变,一般主张进行双重气钡造影。其优点是基层医院已普及,患者较易接受。缺点是对较平坦病变、广泛而较轻的炎症性病变容易漏诊,有时无法确定病变性质。因此对X线钡剂灌肠检查阴性的下消化道出血患者需进行结肠镜检查,对已做结肠镜全结肠检查的患者一般不强调X线钡剂灌肠检查。

小肠X线钡剂造影是诊断小肠病变的重要方法。X线小肠钡餐检查又称全小肠钡剂造影(small bowel follow-through,SBFT),通过口服钡剂分段观察小肠,该检查敏感性低,漏诊率相当高。小肠钡剂灌肠检查可在一定程度上提高诊断阳性率,但有一定难度,要求经口或鼻插管至近段小肠,导入钡剂。X线钡剂造影检查一般要求在大出血停止至少3天之后进行。

(3)放射性核素扫描或选择性腹腔动脉造影:必须在活动性出血时进行,主要用于内镜检查(特别是急诊内镜检查)和X线钡剂造影不能确定出血来源的不明原因出血。

放射性核素扫描是静脉推注用^{99m}锝标记的患者自体红细胞或胶体硫,进行腹部扫描,出血速度>0.1 mL/min 时,标记红细胞在出血部位溢出,形成浓染区,由此可判断出血部位。该检查创伤少,但存在假阳性和定位错误,可作为初步出血定位。

对持续大出血患者则宜及时做选择性腹腔动脉造影,在出血量>0.5 mL/min 时,可以发现造影剂在出血部位溢出,有比较准确的定位价值。对于某些血管病变(如血管畸形和血管瘤、血管丰富的肿瘤)兼有定性价值。螺旋CT血管造影是一项新技术,可提高常规血管造影的诊断率。

(4)胶囊内镜或双气囊小肠镜检查:十二指肠降段以下小肠病变所致的消化道出血一直是传统检查的"盲区"。近年发明了胶囊内镜,患者吞服胶囊内镜后,内镜在胃肠道拍摄的图像通过无线电发送至体外接收器,进行图像分析。该检查对小肠病变诊断阳性率为60%~70%。传统推进式小肠镜插入深度仅达幽门下50~150 cm,近年来发展起来的双气囊小肠镜具有插入深度好、诊断率高的特点,不但可以在直视下清晰观察病变,而且可进行活检和治疗,因此已逐渐成为诊断小肠病变的重要手段。胶囊内镜或双气囊小肠镜检查适用于常规内镜检查和X线钡剂造影不能确定出血来源的不明原因出血,出血活动期或静止期均可进行,可视病情及医疗条件选用。

(5)手术探查:各种检查不能明确出血灶,持续大出血危及患者生命,必须手术探查。对有些微小病变(特别是血管病变)手术探查亦不易发现,此时可借助术中内镜检查帮助寻找出血灶。

(三)下消化道出血的诊断步骤

多数下消化道出血有明显血便,结合临床及必要实验室检查,通过结肠镜全结肠检查,必要时配合 X 线小肠钡剂造影检查,确诊一般并不困难。

不明原因消化道出血(obscure gastro intestinal bleeding,OGIB)的诊断步骤:不明原因消化道出血是指常规消化道内镜检查(包括检查食管至十二指肠降段的胃镜及直肠至回肠末段的结肠镜检查)不能确定出血来源的持续或反复消化道出血。多为小肠出血(如小肠的肿瘤、梅克尔憩室和血管病变),虽然不多见(占消化道出血的 3%～5%),却是消化道出血诊断的难点。在出血停止期,先行小肠钡剂检查;在出血活动期,应及时做放射性核素扫描或/和选择性腹腔动脉造影;若上述检查结果为阴性,则选择胶囊内镜或/和双气囊小肠镜检查;出血不止危及生命,行手术探查,探查时可辅以术中内镜检查。

二、治疗

下消化道出血的基本处理原则为快速评估,稳定血流动力学,定位及定性诊断,按需治疗。治疗措施包括支持治疗、药物治疗、内镜下治疗、血管栓塞治疗及外科治疗等。

(一)支持治疗

对于下消化道出血患者,尤其是急性大出血患者,应先复苏再治疗。首先要根据患者的生命体征、循环容量缺失程度、出血速度、年龄和并发症情况,建立有效的静脉通路(深静脉置管),给予适当的止血、补液、输血等治疗,以维持生命体征稳定,防止并发症出现。同时建议尽快启动包括消化科、内镜科、重症医学科、影像科及外科在内的多学科协作诊治。紧急输血的指征为血红蛋白浓度低于 70 g/L,对于大量出血、合并心血管基础疾病或者预估短期内无法进行止血治疗的患者,应维持血红蛋白浓度在 90 g/L 以上。如在补充血容量的同时患者的血压仍较低而危及生命,可适量静脉滴注多巴胺、间羟胺等血管活性药物,将收缩压暂时维持在 12 kPa(90 mmHg)以上,以避免重要器官的血流灌注不足时间过长,为进一步抢救争取时间。应注意的是,在失血性休克时,应尽快补充血容量,而不宜过早使用血管收缩剂。大多数慢性或间歇性出血患者存在不同程度的缺铁性贫血,因此口服或静脉给予铁剂是轻度小肠出血的主要治疗方法。这不但有助于维持血红蛋白的稳定,而且在更严重的情况下可减少输血的频率。对于需要长期使用抗血小板药物的小肠出血患者,目前并没有前瞻性研究证实停止抗血小板治疗可降低复发性出血的风险。

(二)药物治疗

(1)小肠出血的药物治疗:出血病变部位不明或病变弥漫,不适用内镜治疗、手术治疗或血管造影栓塞治疗和治疗无效,可考虑采用药物治疗。针对小肠出血的药物治疗研究有限,性激素类药物已被证实无效,生长抑素及其类似物和沙利度胺有一定疗效。

生长抑素及其类似物:生长抑素及其类似物在急性消化道出血治疗中的短期应用较为广泛,长期应用对胃肠道毛细血管扩张和蓝色橡皮大疱痣综合征引起的慢性肠道出血有一定的治疗作用,其机制包括通过抑制血管生成,减少内脏血流量,增加血管阻力和改善血小板聚集来减少出血。推荐用法:先用奥曲肽 100 μg,皮下注射,每天 3 次,共 4 周,第 2 周起采用长效奥曲肽 20 mg,每月肌内注射 1 次,疗程 6 个月;或兰瑞肽(一种长效生长抑素八肽类似物)90 mg,每月肌内注射 1 次。

沙利度胺:为谷氨酸衍生物,对血管扩张引起的小肠出血有效,可能与其抑制表皮生长因子的抗血管生成作用有关。推荐用法:沙利度胺 100 mg,每日 1 次或分次服用。

(2)结直肠出血的药物治疗:临床上常用的止血药物有生长抑素、垂体后叶激素、蝮蛇蛇毒血凝酶(巴曲亭)、去甲肾上腺素等,但目前尚缺乏科学的临床研究来评价药物止血的疗效。

(三)内镜下治疗

(1)热凝固治疗:对于血管畸形病变出血,氩离子凝固术是目前常用的方法。在内镜止血治疗后,小肠出血会有一定的再发率,尤其是血管扩张性病变的发生率更高。结直肠血管畸形常见于老年人和右半结肠。如有急性或慢性出血的证据,应给予内镜下止血治疗。非接触热凝固治疗使用简便、安全且效果更好,能够有效提高患者的血红蛋白水平并减少输血的频次。对于一些息肉切除术后或内镜黏膜下剥离术后出血的患者,由于出血部位有溃疡形成,有时金属夹夹闭止血无效或者一些病例很难释放金属夹,可以考虑使用非接触式的热凝固治疗止血。

(2)金属夹止血:对小肠溃疡表面裸露血管所致的活动性出血及胃恒径动脉病,应用内镜下钛夹止血的效果较好。憩室出血为动脉性出血,通常表现为无痛性便血,出血部位通常位于憩室颈部或穹窿部。内镜下金属夹止血是憩室出血的有效治疗方法。与热凝固治疗相比,金属夹止血能够避免透壁性损伤和穿孔的风险。息肉切除术后出血可发生在切除术后即刻或术后数天至数周。息肉切除术后出血的危险因素包括息肉大小(直径>2 cm)、粗蒂、位置(右半结肠)和服用抗凝药物。息肉切除术后出血的止血方法包括金属夹止血、热凝固法、黏膜下注射稀释的肾上腺素以及套扎治疗。热凝固法对止血组织的损伤较大,因此对于息肉切除术后出血更推荐使用金属夹止血。

(3)黏膜下注射:对于较局限的小出血病灶,尤其是血管性病变,或者视野不清晰,无法进行镜下治疗,可经结肠镜插入注射针,进行局部黏膜下注射治疗。1∶10 000 的肾上腺素是黏膜下注射最常用的药物。其作用机制有两个方面:①直接作用于血管,引起血管收缩;②局部组织扩张引起压迫作用。通常要联合使用黏膜下注射治疗与其他方法,否则止血的成功率较低且再出血风险大。

(4)联合方法:研究证实,对于一些高危的下消化道出血患者,尤其是憩室出血和息肉切除后出血的患者,联合应用两种或多种内镜下止血方法,能够显著降低再出血、手术及死亡的风险。

(四)血管栓塞治疗

该法适用于下消化道活动性出血,尤其是常规内科止血治疗无效者。目前常用微小线圈、聚乙烯醇颗粒或水溶性明胶进行超选择性栓塞治疗,从而提高治疗的成功率并减少肠坏死等不良事件。

(五)外科治疗

随着内镜技术的不断发展,外科手术已不再是治疗小肠出血的重要手段。但小肠肿瘤、经保守治疗无效的大出血、小肠穿孔、小肠梗阻和不明原因的小肠反复出血等仍是手术治疗的指征。手术探查的困难在于难以发现小肠腔内微小的病灶,尤其是血管扩张性病变,因而可能发生术后再出血。术中内镜检查有助于明确病因,提高小肠出血的疗效。腹腔镜探查在小肠出血诊治中是一种较为高效、安全的方法,若辅以术中内镜检查,则可进一步提高小肠出血的确诊率,缩短手术时间,并减少小肠切除的长度。大部分结直肠出血患者经过恰当的药物治疗、内镜治疗或血管栓塞治疗后都能成功止血,复发率较低,只有那些反复发生的难治性憩室出血需要行手术治疗。已经明确病变部位和性质的患者如有手术适应证,应择期手术。急诊手术适应证:①急性大量出血合并肠梗阻、肠套叠、肠穿孔、腹膜炎;②出现失血性休克,血流动力学不稳定,经正规内科治疗后仍不能纠正;③反复多次不明原因出血导致患者贫血,再次复发出血。术前确定出血部位十分重要,以避免盲目切除结肠。急诊手术死亡率高,应慎重选择患者进行手术治疗。

(韩翠燕　崔瑛蕾)

第二十六章　其他结肠疾病

第一节　缺血性结肠炎

缺血性结肠炎(ischemic colitis,IC)或结肠缺血(colon ischemia,CI)是各种原因引起局部结肠供血不足而导致结肠黏膜坏死和溃疡形成。发病部位以左半结肠(结肠脾曲)最多,仅少数病例发生在右半结肠(升结肠)。90%以上的CI患者年龄大于60岁,女性患者相对多见。

一、病因及发病机制

结肠血液主要由肠系膜上动脉和肠系膜下动脉供给,肠壁动脉流入阻塞、静脉回流阻塞和灌注不足等均可引起肠壁缺血。

(一)动脉流入的阻塞

动脉粥样硬化是引起肠壁缺血的最常见的原因。当病变动脉截面积缩小至正常的2/3以上时,即可出现缺血症状,其次可见于动脉炎、手术损伤、各种血管栓子及血管造影合并症等。

(二)静脉回流的阻塞

其见于静脉感染、肿瘤、腹腔手术及门静脉高压症等。

(三)血液灌注不足

血液灌注不足主要由肠壁血流急剧减少所致,见于心力衰竭、心肌梗塞、休克、心律紊乱及大量失血等。当局部供血动脉发生阻塞而侧支循环不易形成时,即可发生肠壁缺血,其中黏膜层最易受到缺血和缺氧的影响而发生水肿、充血、坏死及出血。若局部持续缺血,其病变尚可向深层发展至肌层和浆膜,引起全层肠壁梗塞甚至穿孔。一般缺血病变是可恢复性的。

二、分类

CI的肠道损伤分为可逆性与非可逆性损伤。可逆性损伤包括结肠病(上皮下出血或水肿)和结肠炎(溃疡)。非可逆性损伤包括肠壁坏疽、暴发型结肠炎、肠腔狭窄等。慢性缺血性结肠炎和细菌移位所致复发性脓毒血症为罕见的肠道非可逆性损伤表现。

三、临床表现

缺血性结肠炎依据病变的发展,临床上可将其分为一过性缺血型、缺血狭窄型和结肠坏死型。多为急性起病,部分病例伴有严重血管阻塞性疾病时可出现慢性发作。

(一)腹痛

腹痛常突然发作,位于左侧腹部。疼痛为绞窄样,伴有阵发性加重。呈间断发作可自行缓解。疼痛一般出现在进食后。

(二)腹泻及血便

腹泻伴有黏液血便,有时为鲜血便。

(三)发热

可有轻到中等发热。

(四)查体

腹软且有压痛,多位于左侧腹部。少数病例可见腹胀,触及包块,肠鸣音活跃。

四、辅助检查

(一)血常规

见白细胞轻度增多,以中性粒细胞为主。

(二)便常规

见大量红细胞、白细胞,粪隐血试验阳性。

(三)腹部干片

可见结肠胀气、广泛扩张。

(四)结肠钡剂双重对比造影检查

轻症病例可显示正常或局部痉挛,中、重症病例可见肠壁"指压痕"征及小点状钡龛影。病变部位呈明显节段性分布,界限清楚,可见大小不等的钡龛影,肠管不规则,结肠袋消失。进入慢性期显示局部肠管变形、狭窄。

(五)结肠镜检查

发病 24 h 后肠腔内可见血性液体,局部黏膜充血伴水肿。可见假息肉样多发隆起,发病 48 h 后黏膜出现红斑,散在黏膜溃疡,伴黏膜点状出血。病变呈节段性分布。病理组织学检查可见白细胞浸润、隐窝脓肿形成,巨噬细胞内含铁血黄素,腺体结节破坏。慢性期可见黏膜萎缩伴纤维组织及肉芽组织的增殖。

五、诊断

50 岁以上伴有高血压、动脉硬化等疾病者,进食后 15～30 min 突然出现腹绞痛发作,伴有恶心、腹泻、黏液血便,应首先考虑本病的可能性。必要时进行粪便常规、结肠镜或结肠双重对比钡灌肠检查,可以做出初步诊断。

六、鉴别诊断

(一)溃疡性结肠炎

这类病多发生于中青年人。患者有慢性腹泻及反复发作病史。病变呈弥漫性分布。临床上伴有免疫功能异常的表现。激素及水杨酸制剂治疗有效。

(二)克罗恩病

中、青年人发病。病变多累及小肠及右半结肠,可见纵行溃疡,常伴有瘘管形成或窦道。病理组织学可见非干酪样肉芽肿。

(三)细菌性痢疾

这类病多与季节有关,粪便中可查到病原体。

(四)肠结核

患者具有肠外结核病史,伴全身结核中毒症状。肠结核好发于回盲部,病理组织学可见干酪样肉芽肿。

(五)结肠癌

这类病常伴贫血。患者进行性消瘦。X线及结肠镜检查可发现肿块,病理活检可确诊。

七、治疗

(一)去除病因

积极治疗原发病。

(二)血管扩张药物治疗

选择罂粟碱、硝酸甘油等,亦可试用钙通道阻滞剂,如异搏停、硫氮䓬酮。

(三)抗生素治疗

由于肠黏膜的损害,肠内细菌及毒素可进入体循环,因此应给予足量广谱抗生素。

(四)手术治疗

适应证:肠管坏死、明显腹膜炎、肠穿孔或梗阻。

(高　娜　赵钧生)

第二节　阿米巴肠病

阿米巴肠病由溶组织内阿米巴侵袭大肠引起。病变主要在右侧肠,表现为肠炎或痢疾,易复发而变为慢性,或成为无症状的带包囊者。原虫可由肠壁经血液-淋巴侵袭其他器官组织,引起肠外阿米巴感染,其中以阿米巴肝病最为常见。绝大部分感染者为无症状携带者,有症状者的典型表现为腹泻和下腹痛,易于复发,变成慢性。

一、病原学

溶组织内阿米巴有包囊期和滋养体期两种形态。包囊具有感染性,随粪便污染的食品或水经口摄入,少见随肛门-口性接触传播。包囊可以耐受胃部酸性环境,在小肠中脱囊而出,形成滋养体。滋养体直径为 $20\sim50~\mu m$,具有侵袭性,可以侵入肠黏膜。侵入组织的阿米巴滋养体活动性强,光镜下可见虫体伪足定向活动,胞质中除核和食泡外,常有被吞噬的红细胞、组织碎屑和细胞碎片,是识别滋养体的重要标志,有重要的诊断价值。滋养体排到体外后一般 30 min 内死亡,即使被摄入人体内也无法耐受胃酸环境。

滋养体可以下移至大肠,成包囊前期,未成熟包囊有 $1\sim3$ 个核、糖原空泡和拟染色体,通过二次有丝分裂形成 4 核包囊,其他成分逐渐消失。在肠蠕动力正常或慢性感染情况下,原虫以包囊形式排至体外。包囊直径为 $10\sim16~\mu m$,具有保护性外壁,囊壁厚 $125\sim150$nm,对外界环境抵抗力较强,如饮水消毒所含余氯及胃酸不能将其杀灭,在适宜条件下其可保持感染性数日至 1 个月,并能在不同 pH 和渗透压下生存,干燥或冰冻情况下存活数日,60℃时仅存活 10 min。在组织、器官中滋养体不形成包囊。

二、流行病学

本病分布于世界各地,以热带和亚热带地区为主。夏、秋季发病较多,一般为散发性,水源性流行偶尔发生。有包囊者、慢性患者和恢复期患者从粪便中排出包囊,包囊是本病的主要传染源。

三、发病机制与病理

溶组织内阿米巴的侵袭能力受基因表达水平调控,其滋养体几乎可以破坏人体所有组织,往往穿透肠上皮表面的黏蛋白层而开始其侵袭过程。滋养体通过半乳糖和 N-乙酰-D-半乳糖胺特异性凝集素黏附于结肠上皮,启动宿主细胞凋亡并被吞噬。基本病变是组织溶解性坏死。好发部位依次为盲肠、升结肠、直肠、乙状结肠、其余结肠、阑尾和回肠末端。急性期病变起初为较小的散在的浅表糜烂,进而形成阿米巴病特有的口小底大的烧瓶样溃疡,基底为黏膜肌层,腔内充满棕黄色坏死物质,内含溶解的细胞碎片、黏液和滋养体。而溃疡间的黏膜大多完好,病变部位易有毛细血管血栓形成、出血及坏死,溃疡较深时可腐蚀血管,引起大出血,甚至穿破浆膜层。慢性期肠黏膜上皮增生,溃疡底部出现肉芽组织,溃疡周围有纤维组织增生,组织破坏与愈合常同时存在,使肠壁增厚、肠腔狭窄。

溶组织内阿米巴感染可引起体液和细胞免疫反应。IgM 型抗体见于病变活动期,IgG 型抗体可持续存在至病变愈合后数年,但均无保护作用;而感染后在肠道黏膜出现的分泌型 IgA 具有防止复发的作用。细胞介导的免疫反应对清除感染、促进病变愈合及防止复发可能有一定作用。

四、临床表现

(一)急性阿米巴肠病

潜伏期由 5 日至数月,多数为 1～8 周。

(1)肠炎型:无明显全身症状,腹痛轻,只有数次稀便,似一般肠炎,在大便检查中发现溶组织内阿米巴滋养体而确诊。

(2)痢疾型:起病多缓慢,往往先有头昏、乏力、食欲减退、腹胀等前驱症状,2～3 d 出现腹痛、腹泻,粪便呈暗红色糊状,似果酱样,为血、脓、黏液和粪质的混合物,病情较重者可有血便(故俗称赤痢)。腹痛多数不重,里急后重多见于后期,表示直肠已受累。在两下腹或脐周有压痛,以右下腹较显著。血象大多正常。症状持续数日至数周可自行缓解,未及时彻底治疗者易复发。

(3)暴发型:起病急,高热、寒战、谵妄、肠麻痹等中毒症状明显。呕吐频繁,腹泻每日20～30 次,粪便开始呈痢疾样便,以后血液增多,甚至为血水样便,同时大块肠黏膜脱落,有恶臭。结肠呈弥漫性炎症,结肠(特别是横结肠)麻痹扩张,有时因肠麻痹粪便不能排出,仅从肛门处渗漏出少量血水样粪便。腹痛、里急后重及腹部压痛明显,易并发肠出血及肠穿孔。血白细胞计数及中性粒细胞增加。如不及时处理,患者可于 5～10 d 因毒血症、脱水及电解质紊乱而死亡。有时需行急症结肠切除。本型少见。

(二)慢性阿米巴肠病

(1)迁延型:通常为急性感染的延续,病情持续数月至数年,腹泻时发时愈,时轻时重。发病时,每日腹泻 3～5 次,痢疾样便甚少,排出带包囊的软便,镜检有少数红、白细胞。腹痛部位不定,常在下腹部或脐周,间歇期内患者无特殊不适,或有便秘、腹胀、腹部不适等胃肠道功能紊乱征象。疲劳、受凉、暴饮暴食、冷食、饮酒和服用类固醇激素等可使腹泻加剧。久病者可有不同程度的消瘦、贫血、营养不良及体力减退。

(2)急性发作型:在慢性病程中,出现急性阿米巴痢疾表现,亦有突然转为暴发型而于数日内死亡者。

(3)隐伏型(带包囊者):一般情况良好,35%～75% 的患者无症状,部分病例仅偶感腹部隐痛不适,或食后腹胀。粪便正常,偶有 1～2 日轻微腹泻,粪便呈糊状,每日 2～3次,然后自愈;有时腹泻后继以一段时期便秘,症状大都轻微而不被患者注意。由于大便中排出包囊,亦称带包囊者。

五、并发症

(一)肠道并发症

(1)阿米巴瘤(阿米巴肉芽肿):较常见于盲肠、乙状结肠、降结肠及直肠。常见症状为局限性腹痛及压痛,局部有时扪及肿块,可引起肠梗阻、肠套叠、大出血。X 线钡剂灌肠见病变处肠腔狭窄,但局部肠壁仍可扩张而不僵硬,肿块部肠黏膜比较规则。纤维结肠镜可见病变处黏膜增厚,肿物呈葡萄状突入肠腔,且附近常有散在肉芽组织或溃疡。

自溃疡底部取标本检查,阿米巴滋养体阳性率较高。阿米巴瘤多在抗阿米巴治疗后自行消退,如不消退,才可行手术切除。这种病已极少见。

(2)阑尾炎:与阑尾脓肿阿米巴肠病好发于盲肠,累及阑尾的机会较多。临床上慢性阿米巴性阑尾炎较常见,表现为食欲减退,阑尾部位反复发作性疼痛及压痛,或在右髂窝部有持久不适感。有时起病较急,类似急性阑尾炎,此种病例多伴有化脓菌感染,未及时治疗者易穿孔或形成阑尾脓肿。对怀疑有阿米巴性阑尾炎者应给予诊断性治疗。

(3)肠穿孔:其发生率为1‰~4‰,多发生于有急剧症状的痢疾患者。穿孔部位多见盲肠、阑尾及升结肠下部,其次为直肠、乙状结肠交界处。急性穿孔后肠内容物进入腹腔,引起弥漫性腹膜炎。病情险恶,病死率达74%。慢性穿孔易形成肠粘连,穿孔后感染被局限而成局部脓肿,或穿入附近器官,形成内瘘。

(4)肠道大出血:大出血可发生于阿米巴痢疾或肉芽肿患者。溃疡深达黏膜肌层,侵袭肠壁较大血管,出血量多,出血急,易发生休克。肠壁溃疡浅但广泛存在,小血管不断渗血而造成大量出血,其病势较缓。

(5)肠息肉:系局限性纤维组织和肠黏膜上皮增生而成,可引起肠套叠,并有恶变倾向。

(6)肠梗阻:阿米巴瘤、肠道瘢痕性狭窄、慢性穿孔局限性腹膜炎引起肠粘连均可导致急性或慢性肠梗阻。

(二)肠外并发症

(1)阿米巴肝病:据国内临床资料统计,肠阿米巴病有肝脓肿者占1.8%~46%,多数报告在10%左右。大滋养体由肠壁经门静脉到达肝脏,在肝内门静脉小支内繁殖,引起小静脉及其周围组织炎症,继发溶组织作用,引起肝细胞坏死、溶解,形成肝脓肿。患者有恶寒、发热、肝区疼痛,肝脏呈不同程度的肿大和压痛,肝区有叩痛,肋间有压痛;慢性病例尚有消瘦、贫血与营养性水肿。黄疸少见。X线胸部透视有右侧膈肌抬高或局部隆起,呼吸运动受限,可引起反应性胸膜炎。B型超声、CT检查有助确定脓肿大小和部位。肝穿刺可抽得典型的棕褐色(即所谓巧克力样)脓液。

(2)肺、胸膜阿米巴病:肝右叶顶部的脓肿易向右胸穿破而引起肺、胸膜阿米巴病。

脓胸:脓液呈棕褐色,带胆汁是其特点,其中可查到滋养体。

肝-支气管瘘:患者咯出大量棕褐色痰,伴剧烈咳嗽、胸痛及气促,X线检查发现肺野无明显变化。曾见阿米巴肝脓肿和右膈贴近,建立通道,再穿入胸腔和支气管交通,脓液因此得到引流。

肺脓肿:病变在右肺下叶,左叶肝脓肿偶尔穿破至左肺下叶。痰呈棕褐色,合并细菌感染时为脓性。阿米巴偶尔可由肝或肠道循血路播散至肺,则病变不限于肺下叶,颇似结核或一般肺脓肿。痰液中查到滋养体和/或诊断性治疗有效时即可成立诊断。

(3)其他肠外并发症:原虫可自肠道、肝、肺等处经血流而至脑部,形成脑脓肿。左叶肝脓肿穿破可引起化脓性心包炎。肝脓肿还可向膈下、胃、结肠、右肾、腹腔、胆道、肝静脉及下腔静脉、胸腹壁等处穿破,但均较少见。

六、诊断

(一)临床表现

由于阿米巴肠病的症状轻重不一,且缺少特殊性,故对原因不明的腹泻,或"急性、慢性痢疾"经抗菌药物治疗无效者,均应疑及本病,并做进一步检查。

(二)粪便检查

痢疾样便中可发现聚集成堆的陈旧红细胞以及少数破碎皱缩的白细胞;并可见黄色细长菱形的夏科-莱登结晶,可能是从破碎的嗜酸粒细胞衍化而来。粪便中找到溶组织内阿米巴大滋养体说明已发病,滋养体内含红细胞,伸出伪足移运;发现小滋养体及包囊仅可判定已受感染而不能确定是否发病。

(三)纤维乙结肠镜、纤维全结肠镜检查

因直肠受累的机会较回盲部少,故乙状结肠镜检查仅对左半结肠受累有阿米巴病者有价值。对症状不典型和慢性患者可做纤维全结肠镜检查,典型病变为散在的圆形或长圆形溃疡,边缘充血、隆起,中央开口下陷,内含灰黄色或暗红色脓样分泌物。溃疡间黏膜正常是其特点,可与菌痢或溃疡性结肠炎相区别。自溃疡面刮取材料镜检常可发现病原体。

(四)血清学检查

间接血凝试验比较敏感。此外,尚有乳胶试验、微量免疫电泳、间接免疫荧光试验和酶联免疫吸附试验(ELISA)等方法,对阿米巴痢疾和肠外阿米巴病,血清反应的阳性率可达 90% 左右,且基本上无假阳性。对侵袭组织较少的阿米巴肠炎敏感性较低,对带包囊者不敏感(因患者未产生抗体)。病愈后血清学阳性持续时间可达 6~12 个月,最长达 5 年之久。

(五)诊断性治疗

疑似患者经上述检查未能肯定诊断时,可用甲硝唑(灭滴灵)治疗一个疗程,若疗效明显,有助于诊断。

七、鉴别诊断

(一)细菌性痢疾

急性菌痢发病急,发热等全身中毒症状较重,左下腹痛及压痛、里急后重较显著,腹泻频繁,每日十余次,粪质少或无,粪便为脓血黏液样便,脓多血少,血呈鲜红色。镜检发现脓细胞成堆,红细胞较少,常见巨噬细胞。慢性菌痢与慢性阿米巴痢疾的临床表现不易区别,确诊有赖于大便培养有痢疾杆菌生长。

(二)血吸虫病

本病急性、慢性期均可有痢疾样症状,但血吸虫病患者在流行区有疫水接触史、肝和脾肿大、急性期血中嗜酸粒细胞增加。粪便中找到血吸虫卵或孵化发现毛蚴,肠黏膜活

组织检查找到虫卵,可以确诊。血清循环抗原、抗体检测、尾蚴膜试验或环卵沉淀试验阳性均有诊断价值。

(三)结肠癌

患者一般年龄较大,左侧结肠癌患者排便习惯改变,粪便变细;右侧结肠癌可有右腹部疼痛,进行性贫血、消瘦、不规则发热等。疑有直肠癌时应做直肠指诊、乙状结肠镜、纤维结肠镜及钡剂灌肠 X 线检查。不能排除阿米巴肠病时,可做抗阿米巴诊断性治疗。

(四)溃疡型肠结核

多有活动性肺结核,粪便一般为黄色粥状,带黏液,罕见脓血。常出现腹泻与便秘交替。胃肠道 X 线检查有助于诊断。

(五)溃疡性结肠炎

X 线检查常见结肠袋形消失,肠壁呈铅管样,纤维结肠镜检查有助于鉴别,溃疡涂片找阿米原虫为阴性。

八、治疗

(一)治疗原则

因迄今尚无一个单一的抗阿米巴药物可以治愈各型阿米巴肠病,故其治疗原则是根据不同的阿米巴肠病类型,选择不同类别的抗阿米巴药物配合应用,特别要注意对无症状包囊携带者的治疗,因为其无论对本人还是对人群都是危险的传染源。

(二)阿米巴肠病的治疗

各型阿米巴肠病患者都应作为胃肠道传染病隔离,直至症状基本消失、粪中阿米巴原虫检查连续两次以上阴性。

(1)急性阿米巴肠炎:首选甲硝唑或其他硝基咪唑类,或喹诺酮类药物。亦可用甲硝唑加土霉素、诺氟沙星等,或用鸦胆子、白头翁等单味中药治疗。

(2)急性阿米巴痢疾:治疗方法与阿米巴肠炎的治疗方法相同。用此法无效者,可用吐根碱加甲硝唑、喹诺酮类药物及土霉素治疗。疗程结束后,每月随诊一次,做大便镜检,连续 3 个月,以确定是否已根治或需重复治疗。

(3)暴发型阿米巴痢疾:用甲硝唑或吐根碱,再加喹诺酮类药物、广谱抗生素(土霉素或巴龙霉素),并针对休克、高热、呼吸衰竭、脱水、电解质紊乱等及时给予相应处理。用吐根碱者,待病情控制后,尚需继续用喹碘仿一个疗程。

(4)慢性阿米巴痢疾:用甲硝唑一两个疗程。仍未治愈者,可采用其他作用于肠内原虫的药物,如喹诺酮类药物、喹碘仿等治疗。

(三)肠道并发症的治疗

(1)阿米巴瘤:在抗阿米巴治疗后 1 个月左右,肿块多数能完全消退,必要时可再给予一个疗程抗阿米巴治疗。在应用抗阿米巴药物过程中,约 1/3 的病例可因肿块局部水肿,而造成肠梗阻症状加重,常于数日内自行缓解。梗阻加重时切忌手术治疗,以免病变扩散。

(2)阿米巴性阑尾炎：阿米巴性阑尾炎通常自盲肠部病变蔓延而来，系肠阿米巴病的一部分，故其治疗与一般肠阿米巴病的治疗相同，可按常规用法给予甲硝唑加喹诺酮等抗阿米巴治疗，多数病例能被药物治愈。

(3)肠出血：急性大量出血可酌情输血、输液，使用酚磺乙胺(止血敏)、氨甲苯酸、立止血等止血药物，同时给予抗阿米巴治疗；对慢性多次出血者，治疗主要针对阿米巴感染。

(4)对肠穿孔、肠息肉、肠梗阻、结肠癌，除病原治疗外原则上需外科处理。

(四)阿米巴肝脓肿的治疗

阿米巴肝脓肿往往伴有肠阿米巴病，甲硝唑对肝和肠阿米巴病都有效，每次 800 μg，每日 3 次，连服 10 日，治愈率可达 94%～100%。对小的肝脓肿可选用吐根碱治疗，对大的肝脓肿可穿刺引流，有混合细菌感染者加用抗生素。

九、治疗

讲究饮水、饮食卫生，加强粪便管理，治疗无症状的包囊携带者。相关的疫苗正在研发中。

(李慧敏　綦淑杰)

第三节　孤立性直肠溃疡综合征

本病是一种良性慢性肠道炎症性疾病，在 1964 年由 Madigan 命名为孤立性直肠溃疡综合征(solitary rectal ulcer syndrome,SRUS)，因直肠前壁出现浅表性溃疡为其特征性改变。

一、发病机制

(1)骨盆肌肉系统异常：研究认为，耻骨直肠肌的不恰当收缩、会阴部的异常下降和明显的直肠脱垂可能是本病的发病机制。在排便用力屏气时，盆底肌肉系统的异常可使直肠黏膜被迫抵抗收缩的肌肉而造成损伤，引起局部缺血和溃疡形成。黏膜下血管的受牵拉、固有膜纤维肌的增殖使黏膜下毛细血管闭塞，肛门括约肌对脱垂黏膜的压迫使之坏死，可造成局部缺血。本病可能系直肠脱垂、黏膜缺血所致。

(2)自身免疫：鉴于本病与不少自身免疫现象有关，如常见结节红斑、复发性口腔溃疡、骶髂关节炎，且常见 HLA-B27 阳性，故免疫因素参与本病的发病。

二、病理

特征性改变是固有膜的纤维闭塞、黏膜肌层肥大伴肌纤维伸入固有膜。黏膜层有中性粒细胞浸润。隐窝多有改变,上皮再生,出现分支和扭曲,隐窝数目减少和隐窝长度缩短,黏膜隐窝可见扩张和囊性改变,有时,隐窝移位入黏膜下。在病程后期溃疡区固有肌层显著增厚。直肠黏膜正常的黏蛋白常为增多的涎蛋白所取代。

三、临床表现

(一)发病情况

据国外资料统计,患病率约 1/10 万,但事实上可能还要高些。本病几乎可见于所有年龄层,但多见于 30~50 岁人群。大多数病例诊断前的病程已有 4~5 年。以女性病例多见,男、女患者之比约为 1∶2。

(二)症状和体征

最常见的是直肠出血、直肠脱垂、排便费力和黏液便。

(1)90% 以上的患者有直肠出血症状,一般出血量甚少,但也有大量出血需紧急救治的报道。

(2)直肠脱垂是本病较特征性的表现,占 50%~80%。绝大多数发生于直肠前壁。

(3)约 1/3 的患者有排便费力症状。

(4)约半数患者有黏液便,或排出黏液。

(5)40% 的患者便秘。

(6)此外,还可见到腹泻、里急后重以及盆腔和/或会阴部疼痛等。约半数患者出现痔核、憩室、息肉等结肠疾病。

四、诊断

除上述临床表现外,还需进行必要的检查。

(一)X 线检查

钡剂灌肠检查多无阳性发现,但有时可发现直肠黏膜呈结节状,伴直肠第一横襞(Houston 瓣)增厚或溃疡形成。

(二)内镜检查

可在距离肛门 17 cm 以内,特别是直肠前壁见到一个或者若干个浅溃疡,典型者直径<2 cm,基底部较干净。但 1/3~1/2 的患者并无溃疡。此外,尚可见到红斑、脆性增加、颗粒状和结节状等炎症性改变,多见于前壁,但也有环周壁的损害。内镜直视下取活检标本,做组织学检查,能明确诊断,务必从溃疡边缘,而不宜从溃疡基底部取材,以免漏诊。

应鉴别本病与溃疡性直肠炎、克罗恩病、腺癌、胶原性结肠炎,以及直肠的感染性疾病,如阿米巴病、淋病、结核、淋巴肉芽肿。临床上,深层囊性结肠炎酷似本病,也有便血、黏液便、腹泻症状,甚至会出现会阴部或腹部疼痛;也常有直肠脱垂。本病发病年龄较早。病理检查可予以鉴别。

五、治疗

本病的治疗宜采取综合措施。

(一)一般治疗

宜进高纤维素饮食。避免排便时用力。

(二)内科治疗

用氢化可的松灌肠或用水杨酸磺胺偶氮吡啶的疗效欠佳。有报道称以硫糖铝灌肠，每日2次，有效。

(三)外科治疗

对于内科治疗失败者，切除受累的局部病变多有效，但常复发。50%～90%的直肠脱垂者做腹部-直肠固定术可获临床改善。但若无直肠脱垂，则可施行转向结肠造瘘术。

（韩翠燕 李雪华）

第二十七章　食管癌

第一节　食管癌的病因、病理及临床表现

食管癌是原发于食管的恶性肿瘤,以鳞状上皮癌多见。临床上最典型的症状是进行性吞咽困难。食管癌是一些国家和地区常见的恶性肿瘤。中国是食管癌的高发国家,也是世界上食管癌病死率高的国家之一。本病具有地区性分布、男性患者多于女性患者以及中老年人群易患的流行病学特点。

一、病因

食管癌的确切病因目前尚不清楚。食管癌的发生与该地区的生活条件、饮食习惯、存在强致癌物、缺乏一些抗癌因素以及有遗传易感性有关。

二、病理

食管癌的病变部位以中段居多,下段次之,上段最少。部分胃贲门癌延伸至食管下段,在临床上常与食管下段癌不易区别,故又称为食管贲门癌。

(一)早期食管癌的分期

早期食管癌是指癌变局限于黏膜层内,而没有突破黏膜肌层。理论上可以分为 M_1 期(局限于上皮层内)、M_2 期(突破上皮层而未累及黏膜肌层)、M_3 期(未突破黏膜肌层),而依靠内镜检查很难分清楚。

(二)1976 年全国食管癌工作会议制定的临床病理分期标准(表 27-1)

表 27-1　1976 年全国食管癌工作会议制定的临床病理分期标准

分期		病变长度	病变范围	转移情况
早期	0	不规则	限于黏膜(原位癌)	(一)
	I	<3 cm	侵及黏膜下层(早期浸润)	(一)
中期	II	3~5 cm	侵犯部分肌层	(一)
	III	>5 cm	侵犯肌层或外侵	局部淋巴结(+)
晚期	IV	>5 cm	明显外侵	局部淋巴结或器官转移(+)

（三）食管癌的 TNM 分类系统

肿瘤浸润（T）——原发肿瘤浸润的深度。

T_0：没有原发肿瘤的证据。

T_{is}：原位癌，即上皮内肿瘤。

T_1：肿瘤只侵犯黏膜或黏膜下。

T_2：肿瘤侵犯固有肌层。

T_3：肿瘤侵犯外膜。

T_4：肿瘤侵犯邻近脏器。

区域性淋巴结受累（N）——恶性播散到局部或区域的淋巴结。

N_0：没有局部或区域淋巴结的转移。

N_1：发现一个或更多恶性淋巴结受累。

N_4：不能评价淋巴结浸润。

远隔转移（M）。

M_0：没有远隔转移（腹腔轴线的淋巴结被认为是近端和中段食管癌的转移）。

M_1：有远隔转移。

M_4：不能评价转移（例如因为食管阻塞），甚至不能评价基于 TNM 标准的食管癌分期（表 27-2）。

表 27-2　基于 TNM 标准的食管癌分期

分期	肿瘤浸润深度	淋巴结侵犯	转移性疾病
0 期	T_{is}	N_0	M_0
I 期	T_1	N_0	M_0
II A 期	T_2/T_3	N_0	M_0
II B 期	T_1/T_2	N_1	M_0
III 期	T_3	N_1	M_0
	T_4	任何 N 期	M_0
IV 期	任何 T 期	任何 N 期	M

（四）病理形态分型

（1）早期食管癌的病理形态分型：隐伏型、糜烂型、斑块型和乳头型。

（2）中晚期食管癌的病理形态分型：髓质型、蕈伞型、溃疡型、缩窄型和未定型。

（五）组织学分类

我国约 90% 的食管癌为鳞状细胞癌，少数为腺癌，另有少数为恶性程度高的未分化癌。

（六）食管癌的扩散和转移

（1）直接转移：早中期食管癌主要为壁内扩散，因食管无浆膜层，食管癌容易直接侵犯邻近器官。

（2）淋巴转移：是食管癌的主要转移方式。

（3）血行转移：晚期可以转移到肝、肺、骨、肾、肾上腺、脑等处。

三、临床表现

（一）早期症状

吞咽时胸骨后有烧灼感或针刺样轻微疼痛，尤以进粗糙、过热或刺激性食物时显著。食物通过缓慢或有滞留感。上述症状时轻时重，持续时间长短不一，甚至可无症状。

（二）中晚期症状

进行性吞咽困难是最常见的主诉。食管腔狭窄最初导致固体食物的吞咽困难，随着疾病的进展，管腔进一步阻塞，导致液体食物吞咽困难。吞咽困难常常在管腔明显狭窄（超过 50%）时才表现出来，并导致营养物质摄入减少和体重下降。食管癌中晚期出现的症状可能与食管肿瘤的位置有关。疼痛可能与吞咽困难或肿瘤扩展到纵隔有关；梗阻部位以上的食物或肿瘤侵入气道可以引起反流、咳嗽和误吸；声嘶或声音改变可能由喉返神经受侵和/或反复的反流引起。有长期反流症状的患者，如最近出现进行性吞咽困难，同时反流的症状减轻，则很有可能在他们巴雷特食管的部位发生了腺癌。显性胃肠道出血（如呕血）或黑便并不常见。贫血常常出现，且慢性的、亚临床的出血正是贫血的原因。大出血很罕见，且一旦发生而内镜下治疗失败就需要外科急诊手术。

第二节　食管癌的诊断及食管其他恶性肿瘤

一、诊断

实验室检查：食管癌患者没有特异的实验室改变。疾病的隐匿发展可能以贫血和低血清蛋白水平为特征。贫血可能是由于出血或营养不良，或继发与慢性疾病。血清蛋白水平的降低可以反映营养不良的程度。肝功能检查的异常可能提示肿瘤的肝脏转移。

对于食管癌的诊断来讲，胃镜检查结合活检病理诊断是诊断食管癌最好的方法，敏感性以及特异性均优于上消化道造影，诊断的准确率超过 95%。但对于早期食管癌，需要将上述检查与色素内镜、放大内镜、窄带内镜以及超声内镜相结合，提高诊断的准确率。

（一）上消化道造影

早期食管癌 X 线钡剂造影的征象：①黏膜皱襞增粗，迂曲及中断；②食管边缘呈毛刺状；③有小充盈缺损与小龛影；④局限性管壁僵硬或有钡剂滞留。上消化道气钡双重造影对早期食管癌诊断的最高准确率只有 70%，特异性很低。

中晚期病例可见病变处管腔不规则狭窄，充盈缺损，管壁蠕动消失，黏膜紊乱，软组织影以及腔内型的巨大充盈缺损。如果造影表现为典型的"鸟嘴征"，提示贲门失弛缓的诊断,而患者吞咽困难,病史较短,年龄超过 55 岁,食管狭窄段超过 3.5 cm 而又缺乏近端扩张的表现,应当考虑食管下段癌或贲门癌的诊断。

在内镜检查前或者食管扩张治疗后怀疑食管穿孔时,应该考虑上消化道造影检查。如果食管近乎完全梗阻,食管狭窄扭曲,难以完成内镜检查,应该考虑上消化道造影检查。另外,食管气管瘘以及食管动力受损是上消化道造影检查的指征。

(二)内镜检查

内镜检查是发现和诊断食管癌的首选方法。可直接观察病灶的形态,并可在直视下做活组织病理检查,以确定诊断。内镜下食管黏膜染色法有助于提高早期食管癌的检出率。用甲苯胺蓝染色,食管黏膜不着色,但癌组织可染成蓝色。用鲁氏碘液,正常鳞状细胞因含糖原而着棕褐色,癌变黏膜则不着色。

早期食管癌内镜下表现为轻度的异常,如局部发红、凹陷、隆起或溃疡改变,有时普通内镜甚至不能发现明确的异常,而是通过色素内镜偶然发现的。而内镜下诊断中晚期食管癌多无困难。

在内镜诊断食管癌时,应该描述病变近端以及远端到门齿的距离;如果存在巴雷特食管,应该描述其范围。

(1)色素内镜:由于普通内镜不易发现早期食管癌,于是色素内镜应运而生。利用某些色素染料,使病变部位与正常部位的区别更为明显,达到早期发现病变的目的。在早期食管癌的检查中,最常用的是鲁氏碘液。鲁氏碘液是一种以碘为基础的可吸收染剂,对非角化的鳞状上皮中的糖原有亲和力,而癌变和不典型增生的鳞状上皮细胞内糖原含量减少甚至消失,对碘溶液反应不着色或淡染色,故两者对比反差大,可指导活检的准确性,提高早期食管癌的检出率。甲苯胺蓝染色有时也被采用,它是细胞核染色,由于癌细胞内 DNA 含量明显高于正常细胞核的含量,所以甲苯胺蓝染色后癌上皮与正常鳞状上皮的界线十分清楚。Dawse 等研究显示:鲁氏碘液染色发现的中、重度不典型增生,分别有 55% 和 22% 不能被常规内镜发现。而王贵齐等研究发现:在食管癌高发区应用直接内镜下碘染色进行普查,对早期食管癌及癌前病变有较高的检出率,其中早期食管癌的检出率可达到 1.6%～4.59%。我们研究发现,内镜下碘染色可大大提高食管非典型增生和早期鳞癌的检出率。

喷洒鲁氏碘液的方法:首先在活检孔道内用清水冲洗食管中下段,尽量去除黏膜表面的黏液及血液等可能影响染色的附着物,然后用喷洒管(环喷者最好)从齿状线开始,从食管下段向上进行鲁氏碘液的喷洒,鲁氏碘液用量约为 10 mL,喷洒后等待 2 min,再用清水冲洗食管中下段,然后进行内镜观察,对浅染或不染色区域可以再次进行鲁氏碘液染色,在浅染或不染色区域用侧向活检钳取活检,将活检标本用福尔马林液浸泡后送病理检查。吸净黏液池内残存的碘液,对于活检部位出血者局部喷洒凝血酶,或者采用其他止血方法止血后方可结束检查。对胸痛明显者给予硫代硫酸钠对症止痛治疗。

(2)超声内镜:超声内镜食管检查可以显示食管壁各层次的结构,可以帮助判断肿瘤的浸润深度和有无淋巴结肿大。早期食管癌的内镜超声表现为管壁增厚、层次紊乱、中断及分界消失的不规则低回声。Shen 等检查 44 例可疑黏膜下损害患者,结果发现超声内镜有助于确定可疑黏膜内肿瘤的组织学特性。

（3）窄波成像技术:窄波成像技术是通过滤光片将红、绿、蓝光波长降低,结果蓝光占主导地位,可以提高黏膜血管与周围组织的对比度。将窄波成像技术与放大内镜相结合,通过观察乳头内毛细血管襻的形态,可以提高肿瘤浸润深度的识别度,对黏膜内癌和黏膜下癌的诊断正确率可达到 85%。

（4）放大内镜:Kumaga 等结合对手术标本的实体显微镜观察和对应的病理结果,对放大内镜下食管黏膜表面的微小血管形态进行分类研究,提出乳头内毛细血管环的形态变化对区分正常、异常黏膜以及判断肿瘤的浸润深度具有重要意义。乳头内毛细血管环是由黏膜下引流静脉分出的树状血管发出的,正常为环形。多形的乳头内毛细血管环有助于食管癌的诊断。

近年来,激光共聚焦内镜、激光激发自体荧光色谱内镜等新技术出现并应用于临床。初步研究发现这些技术能够提高食管癌的诊断率,但由于检查需要特殊的设备,技术较为复杂,其具体效果也有待于进一步检验。

（5）食管 CT 扫描检查:可清晰地显示食管与邻近纵隔器官的关系。如果食管壁厚度>5 cm,与周围器官分界模糊,表示食管病变存在。CT 有助于制定外科手术方式,确定放疗的靶区及制订放疗计划。但 CT 扫描难以发现早期食管癌。

二、鉴别诊断

(一)食管结核

较少见的临床表现有进食发噎史。X 线检查所见病变部位缩窄发僵,有较大溃疡,周围的充盈缺损及黏膜破坏不如食管癌明显。胃镜检查可确定诊断。

(二)胃食管反流病

胃食管反流病是指胃十二指肠内容物异常反流至食管而引起慢性症状和/或组织损伤。临床症状主要是反酸、胃灼热、吞咽疼痛或吞咽困难。内镜检查可以有黏膜炎症、糜烂或溃疡,有并发症时可以出现食管狭窄,但没有肿瘤的证据。

(三)贲门失弛缓症

贲门失弛缓症是一种原因不明的以下食管括约肌松弛障碍和食管体部无蠕动为主要特征的原发性食管动力紊乱性疾病。临床常见症状为吞咽困难、食物反流以及下段胸骨后不适或疼痛。X 线诊断最重要特征是下食管括约肌(LES)不随吞咽出现松弛,而呈间歇性开放。远端食管光滑、变细,如鸟嘴状。狭窄部边缘是对称的、光滑的,食管壁柔软,绝无僵硬感。吸入亚硝酸异戊酯或口服、舌下含服硝酸异山梨酯 5~10 mg 可使贲门弛缓钡剂随即通过。

(四)食管良性狭窄

食管良性狭窄一般由腐蚀性或反流性食管炎所致,也可因长期留置胃管、食管手术或食管胃手术引起。X线检查可见食管狭窄,黏膜消失,管壁僵硬,狭窄与正常食管黏膜过渡边缘整齐,无钡影残缺征。内镜检查可确定诊断。

(五)其他

尚需鉴别食管癌与肺纵隔淋巴结转移、纵隔肿瘤、纵隔淋巴结炎、食管裂孔疝、左心房明显增大、主动脉瘤外压等食管外压改变、食管平滑肌瘤、食管静脉曲张等疾病。癔球症患者多为女性,间有咽部球样异物感,进食时消失,常由精神因素诱发,无器质性食管疾病。

三、食管其他恶性肿瘤

(一)食管腺癌

其占食管恶性肿瘤的0.46%～1.5%。85%的食管腺癌来自巴雷特食管。主要症状(如吞咽困难)与食管鳞癌的症状相似,预后不良。

(二)食管肉瘤

其占食管恶性肿瘤的0.1%～0.5%,多发生于老年人,好发于食管下段。男性患者多于女性患者。其来源均始于间叶组织,来自纤维细胞的纤维肉瘤最多见,占肉瘤的半数;来自平滑肌细胞的平滑肌肉瘤少见;来自横纹肌细胞的横纹肌肉瘤最罕见。肉瘤的瘤体多较大,带蒂,呈息肉样圆形、卵圆形或结节状。平滑肌肉瘤质地较实,而横纹肌肉瘤和纤维肉瘤较软,表面可有假包膜。一般食管肉瘤发生转移晚,对放射线敏感,手术切除率高,目前趋向于综合治疗。

(三)食管恶性黑色素瘤

原发性恶性黑色素瘤起源于食管内的黑色素母细胞。绝大部分肿瘤为有蒂的息肉状、结节状或分叶状。女性患者较多,多在50岁以上。病变一般局限于黏膜下层以上,少数病例的肿瘤已侵犯肌层,肿瘤邻近上皮多有增生,基底细胞有黑色素母细胞或黑色素。临床症状主要是吞咽困难和胸骨后疼痛。X线检查可见较大的充盈缺损,肿瘤突入食管腔内,可发生于食管各段,但多见于食管中段。内镜下肿瘤呈黑色、棕色或灰白色。组织学检查可见瘤细胞内含特殊染色证实的黑色素颗粒;肿瘤来自相连的鳞状上皮。典型的显微镜下所见为黏膜与黏膜下层之间有不同程度活性的黑色素细胞。黑色素瘤对钴和β射线的放射治疗有一定的敏感性。手术较易切除,但多数病例手术后1年内死亡,平均存活7.4个月,个别经术前放疗加手术综合治疗可存活3年多,总的预后不佳。

第三节　食管癌的治疗、预后及预防

一、治疗

食管癌的治疗有手术、放疗、化疗、内镜下治疗和综合治疗。使用哪种方法应根据病史、病变部位、肿瘤扩展的范围以及患者的全身情况来决定。而本病的根治关键在于对食管癌的早期诊断。

(一)手术治疗

我国食管外科手术切除率已达 80%～90%，早期切除常可达到根治效果。

(二)放射治疗

放疗对鳞癌和未分化癌有效，而腺癌对放疗相对不敏感。放疗主要适用于手术难度大的上段食管癌和不能切除的中、下段食管癌。上段食管癌的放疗效果不亚于手术，故放疗作为首选。手术前放疗可使肿瘤体积缩小，提高切除率和存活率。手术中有未能完全清除的病灶或病灶附近有残余未清除的淋巴结，行术后放疗有益。

(三)化疗

食管癌的化疗敏感性较低，主要是因为食管增殖细胞较少，生长比例小。单独应用化疗效果很差。联合化疗比单药疗效有所提高，但总的化疗现状是不令人满意的。

(四)综合治疗

通常是放疗加化疗，两者可以同时进行或序贯应用，能提高食管癌的局部控制率，减少远处转移，延长生存期。化疗可加强放疗的作用，但严重不良反应发生率较高。

(五)内镜介入治疗

1. 食管早癌的内镜治疗

随着越来越多的早期癌的发现，内镜下黏膜切除(endoscopic mucosal resection, EMR)的应用越来越广泛，可以同时用来进行早期食管癌的诊断以及治疗。日本学者在这一方面做的工作较多。与外科手术相比，EMR 的治疗效果确切，创伤小，有成为早期食管癌一线治疗方法的趋势。Yoshida 研究显示，如果适应证合适，经 EMR 治疗后，早期食管癌患者的 5 年生存率与手术效果相当。Pech 等研究了 EMR 对于食管癌的治疗效果，研究包括 39 例入选者，其中原位癌 10 例，黏膜内癌 19 例，癌变侵犯黏膜下层 10 例。EMR 治疗后，6 例患者发生少量出血，3 例发生食管狭窄，经处理后均改善。原位癌组的 5 年生存率 90%，黏膜内癌组的 5 年生存率为 89%，而癌变侵犯黏膜下层组的 5 年生存率为 0。以上研究证明 EMR 治疗食管原位癌和黏膜内癌是有效的。

Noguchi 等应用 EMR 治疗早期食管癌 113 例，采用日本食管疾病协会制定的标准：M_1 和 M_2 为绝对适应证，M_3 或 SM_1 为相对适应证，在 M_3 或更深浸润癌变中，侵入淋巴管和淋巴结转移明显增加。多数学者认为 EMR 治疗早期食管癌的适应证为 M_1 或 M_2 病变，病变累及<50% 食管。另有研究报道，M、M_2 通过内镜可以治愈，SM_2、SM_3 一般需要外科手术解决。而对 M_3 和 SM_1 则根据内镜检查和超声内镜检查结果决定治疗方案。

国内吴明利等应用内镜套帽法治疗食管早期癌(33 例)及癌前病变(中、重度不典型增生 24 例)57 例，其中 48 例(84.2%)完全切除，1 例发生术中出血，术后随访 1～5 年，1 例术后复发，非癌死亡 3 例。

以上研究提示，应用 EMR 对食管早癌进行治疗是可行的。

适应证：①原位癌，黏膜内癌和重度不典型增生，后者基本上为不易逆转的癌前病灶。②病灶最大直径<3 cm。这是相对指征,如果病灶较大,可以同期切除 2 次或更多。③病灶侵及食管周径不超过 2/4,而侵及食管周径 2/4～3/4 可作为相对适应证。④最佳部位,病灶位于食管中下段,3～9 点时钟方位。但任何部位均可由转动内镜,将病灶调整到容易操作的 6 点时钟方位。因黏膜切除术是新兴技术,目前上述适应证还是相对的,随着仪器改进,治疗经验积累,其适应证还会拓宽。禁忌证:①病变广泛,病灶>3 cm 或超过食管周径 3/4 的原位癌和黏膜内癌;②黏膜下浸润癌;③身体一般情况较差和心、肺、肝、肾等重要脏器功能不佳,不能承受内镜下手术操作者;④有食管静脉曲张者;⑤出血时间与凝血时间不正常或有出血倾向者。

主要方法为 EMR 和内镜下黏膜剥脱术(ESD)。

2. 进展期食管癌的内镜下治疗

(1)单纯扩张:方法简单,但作用时间短且需要反复扩张;对病变广泛者常无法应用。在内支架术出现后,已经很少单独应用。

(2)食管内支架置放术:是治疗食管癌性狭窄的一种姑息治疗,可以较长时间地缓解梗阻,改善患者的生活质量。目前,已经出现覆膜内支架和防反流支架,可以用于治疗胃食管连接处肿瘤所致狭窄。

适应证:食管恶性梗阻,患者已无手术机会;食管气管瘘(是应用带膜支架的适应证);放疗引起的食管狭窄以及食管肿瘤复发。

禁忌证:穿孔引起的腹膜炎或张力性气腹;多发的食管狭窄,1～2 枚支架不能完全覆盖;腹膜肿物(是相对禁忌证)。

放置技术位置:食管中段狭窄对于支架放置来说最为适合,由于抗反流支架出现,在胃食管结合部的狭窄部位放置支架逐渐增多,食管上段狭窄,放置支架比较困难。长度:支架的上下端应该超出病变各 2.5 cm,以防止肿瘤长入,引起支架再狭窄。放置前食管扩张:如果管腔严重狭窄,有必要在支架放置前进行扩张治疗,并标记病变的范围。放置安全导丝:应该在 X 线监视下进行,导丝远端应该至少在狭窄远端 20 cm 处。支架选择及释放:支架长度应长于病变长度 3～4 cm,放置支架前撤出内镜,将支架释放装置沿导丝推进并释放支架。支架释放后应常规摄胸片以了解支架位置、展开程度以及有无相应的并发症。

(3)内镜下消融术:最常用的是 Nd-YAG 激光。其适用于外生型或息肉型肿瘤,并且病灶位于食管中段和下段的直线段,最好是直径小于 5 cm 的肿瘤。多次内镜激光治疗可以减小腔内肿瘤的大小而改善吞咽。

(4)光动力治疗:是一种新的实验性治疗,用于治疗局部食管癌的闭塞。给患者注射一种光敏感化学物,它可以被良好地留存在肿瘤组织内。在内镜的引导下,与可调的氩-汞染料激光相连的分散纤维被置于邻近肿瘤的部位。激光激活放射出有合适波长的冷光,可以造成敏感肿瘤的选择性坏死。

二、预后

食管癌总的预后是不好的。分期越早的肿瘤患者生存期越长,T_1 或 T_2 期患者和没有淋巴结侵犯的患者的 5 年生存率超过 40％。T_4、T_1 期患者的 5 年生存率＜15％。因此,术前分期对于指导治疗是必要的,并可以提示预后。0 期、Ⅰ 期和 Ⅱ 期的肿瘤被认为是可切除治愈的,5 年生存率分别可以达到 85％、50％、40％。Ⅲ 期患者的肿瘤很少可以切除治愈,而大多数医师认为Ⅳ期肿瘤是不可切除和治疗的。有无淋巴结侵犯对预后也有显著的影响:N_0 期患者的 5 年生存率可以超过 70％,而 N_1 期患者的 5 年生存率则接近 40％,与 T 分期无关。一般说来,食管癌位于食管上段、病变长度超过 5 cm、已经侵犯试管肌层、癌细胞分化程度差及已有转移者,预后不良。

三、预防

一旦诊断食管癌,除早期癌症外,预后很差,所以预防食管癌的发生非常关键。应从以下几个方面着手:①研究食管癌的诱发因素,并尽最大努力剔除,比如提高高发区群众生活水平,减少腌渍品的摄入,开展大规模的戒烟运动,戒酒。②在高发区进行食管癌的普查,在普通人群中进行高危个体的筛查,积极推广色素内镜技术,提高早期癌症以及癌前疾病的发现率,并尽早治疗,减少癌的发病。③研究并开展食管癌的化学预防,试验性应用 COX-2 抑制剂、营养干预、中药等,减少食管癌的发病。

（聂　淼　王　珏　綦淑杰）

第二十八章　胃　癌

第一节　胃癌的流行病学与分子生物学

胃癌系指源于胃黏膜上皮细胞的恶性肿瘤,主要是胃腺癌。胃癌占胃部恶性肿瘤的95%。

一、流行病学

2000年,全世界有88万胃癌新发病例,67万人死亡。近年来我国的胃癌发病率平稳或下降,如上海市区1972年男性胃癌发病率为62.0/10万,女性胃癌发病率为23.9/10万;至2000年,男性胃癌发病率为36.8/10万,女性胃癌发病率为18.1/10万。但由于人口基数大,胃癌的发病人数仍不少。每年约20万新发胃癌,占全部恶性肿瘤发病病例的17.2%,仍居首位。多数国家胃癌病死率下降40%以上。我国除局部地区近年来有下降迹象外,就总体而言,尚无明显的下降趋势,胃癌的病死率仍约占全部肿瘤病死率的1/5。我国胃癌高发区集中在辽东半岛、华东沿海以及宁夏、甘肃、山西和陕西。

二、分子生物学

有关胃癌的分子生物学研究非常多,尤其集中在胃癌的发生、发展、浸润和转移以及多药耐药等问题中。

(一)癌基因的异常表达

癌基因并非肿瘤所特有的,这类基因广泛存在生物界中,从酵母到人的细胞里都存在着原癌基因。在正常细胞中癌基因可以有低水平的表达,是细胞生长、分化和信息传递的正常基因。只有在其发生突变或异常表达时,才会导致肿瘤发生。10多年来的研究表明,胃癌的发生涉及 *ras*、*c-mye*、*met*、*c-erb-2*、*bcl-2*、*k-sam* 等多种癌基因,而且在不同阶段具有不同基因表达的改变,这些癌基因表达的改变影响着胃癌的生物学和临床特点。

(二)抑癌基因的失活

胃黏膜正常上皮转化成癌是一个多步骤的过程,涉及多种癌基因、抑癌基因、生长因子及其受体、细胞黏附分子及DNA修复基因等的异常和积累。而抑癌基因是与癌基因的作用完全相反的一组基因,抑癌基因失活或缺失,正常细胞就向恶性方向发展。因此,可以说肿瘤的形成和发展总是伴随着癌基因的激活和抑癌基因的失活这两种相关但又截然不同的变化。所以对于抑癌基因的研究,对探索肿瘤的发病机制,寻找预防肿瘤和治疗肿瘤的新措施都具有重要的意义。胃癌是人类常见的肿瘤之一,研究抑癌基因与胃癌的关系已逐渐引起人们的广泛关注。现已发现与胃癌的发生发展有一定关系的抑癌基因有 *P53*、*APC*、*MCC*、*DCC*、*P21WAFI*、*P16NK4A* 和 *P15INK4B* 等。

(三)胃癌相关基因表达的表观遗传修饰异常

表观遗传改变是指在细胞分裂过程中进行,非基因序列改变所致基因表达水平的变化,如 DNA 甲基化、组蛋白修饰以及染色质重建,在基因表达调控中起重要作用。DNA甲基化是研究最多、最深入的一种表观遗传机制,不但在胚胎发育和细胞分化过程中起关键作用,而且在癌变过程中扮演重要角色。DNA 甲基化通常发生在胞嘧啶和鸟嘌呤CpG 二核苷酸的胞嘧啶残基上,多种基因的启动子区和第一外显子富含 CpG,而 CpG 相对集中的区域称为 CpG 岛,生理情况下,CpG 岛多为非甲基化。DNA 甲基化参与细胞基因表达的调控,并与 DNA 构象的稳定、基因突变或缺失有关。基因组整体低甲基化以及特定区域(如启动子区)过甲基化,都将破坏基因组的正常甲基化模式,从而影响基因正常表达,最终导致癌变发生。

虽然有关癌基因低甲基化的研究开始得较早,但近年来有关抑癌基因高甲基化的研究发展更为迅速。而随着在不同肿瘤中发现更多的沉默基因,研究人员已认识到许多基因启动子区的 CpG 岛存在甲基化,且只有一部分是抑癌基因。较为极端的例子就是一个胃癌细胞系拥有 421 个沉默基因,其中大多数不是抑癌基因。

(1)癌基因的低甲基化:DNA 甲基化是维持细胞遗传稳定性的重要因素之一,某些癌基因的甲基化水平降低或模式改变与癌基因的激活及细胞恶变有关。近年来关于癌基因低甲基化的研究相对较少。*c-myc* 是一个多功能的癌基因,有转录因子活性,可启动细胞增殖,抑制细胞分化,调节细胞周期并参与细胞凋亡的调控。我们就胃癌组织中 *c-myc* 癌基因的甲基化状态进行了分析,结果表明 *c-myc* 启动子区低甲基化导致该基因过度表达,从而参与胃癌的发生。

(2)抑癌基因的高甲基化研究表明,CpG 岛甲基化致抑癌基因失活是细胞恶性转化的重要步骤。其可能机制:①直接干扰特异转录因子和各种启动子识别位点的结合;②甲基化的 DNA 结合转录抑制因子引起基因沉默;③通过影响核小体的位置或与其染色体蛋白质相互作用而改变染色体的结构,介导转录抑制。已经证明胃癌发生和发展过程中,以下抑癌基因的失活与其启动子区的高甲基化有关:*P16* 基因、*APC* 基因、*RUNX3* 基因、*E-cad-herin* 基因、*hMLH1* 基因(导致微卫星不稳定)。另外,CpG 岛甲基化表型(CpG island methylator phenotype,CIMP)可能是胃癌发展的早期分子事件之一。

(四)细胞凋亡和胃癌

近年来,随着对胃肠上皮细胞凋亡的深入研究,研究人员发现细胞凋亡是胃肠道上皮细胞丢失的主要途径。胃肠道上皮细胞凋亡异常,便会导致胃肠疾病的发生。在正常状态下,胃黏膜上皮细胞增殖缓慢,凋亡也缓慢,两者保持着动态平衡。胃黏膜上皮细胞的增殖与凋亡之间的动态平衡,维持着胃黏膜的正常生理功能,两者之间的平衡失调在胃癌的发生过程中起着重要的作用。因此,在研究胃癌的发生与发展时,应综合考虑细胞凋亡与增殖。

第二节 胃癌的病因与组织病理学

一、病因与发病机制

胃癌的病因和发病机制尚未明了,但肯定与多种因素相关。

(一)环境因素

不同种族和民族的胃癌发生率、病死率明显不同。在夏威夷,来自日本等胃癌高发区的第一代移民的胃癌发生率、病死率与其本土居民相近,但第二代的胃癌发生率、病死率明显下降,第三代的胃癌发生率、病死率甚至与当地居民相差无几,说明胃癌的发病与环境因素密切相关,且其中重要的是饮食因素。

(1)亚硝胺致病说:胃癌的发病学说中最经典和最传统的是亚硝胺致病说。研究证实,胃液中亚硝胺的前体物质亚硝酸盐的含量与胃癌的患病率明显相关。流调提示饮用水中该物质含量高的地区的胃癌发生率显著高于其他地区。天然存在的亚硝基化合物量甚微,腌制的鱼、肉和蔬菜含有大量硝酸盐和亚硝酸盐。但是,人类还可以在胃内合成内源性亚硝基化合物。当慢性萎缩性胃炎出现胃酸分泌过低时,胃内细菌繁殖,细菌加速硝酸盐还原为亚硝酸盐并催化亚硝化反应,生成较多的亚硝基化合物。

(2)多环芳烃化合物:熏鱼、熏肉等食物中有较严重的包括 3、4-苯并芘在内的多环芳烃化合物的污染。过去冰岛居民和我国福建沿海一带居民有食用熏鱼等习惯,其胃癌发病率较高。

(3)其他饮食相关因素:胃癌与高盐饮食、吸烟、低蛋白饮食和较少进食新鲜蔬菜和水果有关。一些抗氧化维生素、叶酸及茶多酚等摄入量较少也与胃癌的发生有一定关系。

(二)感染因素

(1)幽门螺杆菌(Hp)感染:Hp 感染与胃癌发生相关,已经被 WHO 列为 Ⅰ 类致癌物。然而,Hp 致癌的机制较复杂,主要是该菌在慢性非萎缩性胃炎向萎缩性胃炎伴肠上皮化生的起始阶段,使胃壁细胞泌酸减少,利于胃内细菌繁殖和亚硝基化合物形成。另外,Hp 可释放细胞毒素、各种炎症因子、氧自由基及 NO 等,使 DNA 损伤和基因突变。当然,也有学者认为 Hp 可引起胃黏膜上皮细胞凋亡与增殖失衡。

(2)EB 病毒感染:部分胃癌患者的癌细胞 EB 病毒感染或在癌旁组织中检出 EB 病毒基因组。

(三)遗传因素

胃癌的发生有一定的家族聚集性。胃癌患者一级亲属中胃癌发生率是对照组的 2.9 倍,弥漫型胃癌具有更明显的家族聚集性,相对危险度为 7.0,而肠型相对危险度仅为 1.4。

种族差异也提示了遗传因素在胃癌发生中的重要性。如同是生活在美国洛杉矶地区,1972—1977 年,日本人、西班牙语系人、黑种人、白种人和中国人的胃癌死亡率分别为 38.3/10 万、18.1/10 万、16.2/10 万、9.5/10 万和 9.0/10 万。

关于血型与胃癌发生率的关系,有研究称 A 型血患者胃癌危险度高于其他血型 20%～30%。迄今为止尚未发现遗传与胃癌有关的分子学依据。况且,遗传因素与共同生活环境因素相互交错,难以将上述结果完全归咎于遗传因素。

肠型胃癌多伴萎缩性胃炎和肠上皮化生,发病与环境及饮食等因素关系密切。而弥漫型胃癌发病年龄较轻,较多见于女性,癌旁黏膜一般没有萎缩性胃炎和肠上皮化生,或程度很轻,术后预后比肠型差。与环境及饮食因素关系不明显,遗传因素可能起主要作用。

(四)胃癌前变化

胃癌前变化指某些具有恶变倾向的病变,又分为临床概念癌前期状态(又称癌前疾病)和病理学概念癌前病变。

1. 胃癌前疾病

(1)慢性萎缩性胃炎(chronic atrophic gastritis,CAG):CAG 是最重要的胃癌前疾病。肠型胃癌的发病与 CAG 进而发展为伴有肠化和异型增生直至胃癌直接相关。Correa 教授在 1988 年总结了胃癌流行病学研究的结果,提出了胃癌的发病和预防模式并在 1992 年对这一模式加以完善。壁细胞萎缩导致泌酸量减少,患者常有胃酸缺乏,使胃内硝酸盐还原酶阳性菌的检出率较正常人高,促进了胃内亚硝胺类化合物的合成。此外,此类患者的胃排空时间延长,增加了胃黏膜与致癌物质的接触时间。值得注意的是,弥漫型胃癌的发病过程可能不同于肠型。从生物学角度看,这一病变过程也绝非单一方向的循序渐进过程,取决于致病与拮抗因素的组合以及宿主的易感性。病变可停留在一个阶段甚至逆转。一些胃慢性疾病(如 CAG)与胃癌有发病学的联系。

(2)胃溃疡:迄今多数学者认为胃溃疡有一定的癌变可能性。有趣的是,动物实验和临床随访提示溃疡恶变的危险性不在于胃溃疡本身而在于溃疡周围的慢性萎缩性胃炎、肠上皮化生和异型增生。文献报道胃溃疡癌变率在 0.4%～3.2%,一般不超过 3.0%。

(3)胃息肉:由病理组织学,胃息肉分为增生性息肉和腺瘤性息肉。前者发生在胃黏膜慢性炎症的基础上,约占胃良性息肉的 80%,癌变率低,约为 1%。部分增生性息肉逐渐长大,可发生局部异型增生(腺瘤性变)而恶变。后者是真性肿瘤,占 10%～25%。根据病理形态,可分为腺瘤性(癌变率约 10%)、绒毛状(乳头状)腺瘤性(癌变率可高达 50%～70%)和混合型腺瘤性。结合息肉的病理学及形态学表现,一般直径＞2 cm、多发性、广基者癌变率高。

(4)残胃:残胃癌是指切除良性病变后,于残胃上发生的癌。残胃癌应是前次良性病变切除术后 5 年以上(有的指 10 年以上)在残胃所发生的原发性癌,但也有人将胃恶性肿瘤术后 20 年以上再发生的癌列为残胃癌。残胃癌变的机制尚未完全阐明,目前研究人员认为主要与十二指肠液反流、胃内细菌过度生长及 N-亚硝基化合物作用有关。残胃癌的发病率一般为 0.3%～10%。

(5)巨大胃黏膜肥厚症是一种罕见病,病理学表现为胃表面和胃小凹的黏液细胞弥漫增生,以至胃小凹明显伸长和迂曲,使胃黏膜皱襞粗大而隆起,呈脑回状。病变主要见于胃体部,也可累及胃窦。临床特征是低胃酸和低蛋白血症。本病癌变率为10%~13%。

(6)疣状胃炎(verrucous gastritis,VG)与胃癌的发生有一定关系。

2.胃癌前病变

胃癌前病变主要指异型增生,也称不典型增生或上皮内癌变,后者是WHO国际癌症研究协会推荐使用的术语。病理表现为胃固有腺或化生的肠上皮在不断衰亡和增殖过程中所出现的不正常分化和增殖。根据胃腺上皮细胞的异型程度和累及范围,可分为轻度和重度。

肠上皮化生(简称肠化生)是指胃固有黏膜上皮出现类似小肠黏膜上皮的现象。肠化生有相对不成熟性,具有向胃黏膜和肠黏膜双向分化的特点。

二、病理组织学

(一)发生部位

胃窦癌的发生率较高,其次为贲门癌。近几年贲门癌的发生率有增长趋势。

(二)大体形态

(1)早期胃癌:病变仅限于黏膜和黏膜下层者为早期胃癌,其中病变仅限于黏膜层者为黏膜内癌,包括未突破固有膜的原位癌。其包括隆起型(息肉型,Ⅰ型),表浅型(胃炎型,Ⅱ型)和凹陷型(溃疡型,Ⅲ型),其中Ⅱ型又分为Ⅱa(隆起表浅型)、Ⅱb(平坦表浅型)及Ⅱc(凹陷表浅型)亚型。另外,经常存在上述各型的不同组合。

(2)进展期胃癌:胃癌突破黏膜下层累及肌层者即为进展期胃癌,也称为中晚期胃癌。按照Borrmann分类,其可分为以下4个类型。

Ⅰ型(息肉样型或蕈伞型):少见。向胃腔内生长,如菜花样隆起,中央可有糜烂与溃疡,呈息肉状,基底较宽,境界较清楚。

Ⅱ型(溃疡型):较多见,肿瘤有较大溃疡形成,边缘隆起明显而清楚,向周围浸润不明显。

Ⅲ型(溃疡浸润型):最多见。中心有较大溃疡,其边缘隆起,部分被浸润破坏,境界不清,癌组织在黏膜下的浸润范围超过肉眼所见的肿瘤边界,较早侵及浆膜或淋巴结转移。

Ⅳ型(弥漫浸润型):约占10%,弥漫性浸润生长,边界模糊,因夹杂纤维组织增生,致胃壁增厚而僵硬,又称"皮革胃"。

另外,同时并存2种或2种以上类型者为混合型。

(三)组织病理学

1.组织学分类

(1)腺癌:包括乳头状腺癌、管状腺癌(按分化程度分为高分化和中分化亚类)、低分化腺癌(基本无腺管结构)。

（2）黏液腺癌：瘤组织含大量细胞外黏液，癌细胞"漂浮"在黏液中。

（3）印戒细胞癌：即黏液癌。

（4）特殊类型癌：包括腺鳞癌、鳞癌和类癌等。

2. Lauren 分型

根据组织结构、生物学行为及流行病等特征，胃癌可大致分为肠型及弥漫型。肠型胃癌一般具有明显的腺管结构，类似于肠癌结构。产生的黏液与类似于肠型黏液。弥漫型胃癌的癌细胞分化较差，弥漫性生长，缺乏细胞连接，多数低分化腺癌及印戒细胞癌属于此类。其实，还有 10%～20% 的胃癌兼有肠型和弥漫型的特征，难以归入其中的任何一型。

（四）扩散与转移

1. 直接浸润蔓延

胃窦癌主要是通过浆膜下浸润的癌细胞越过幽门环或黏膜下的癌细胞通过淋巴管蔓延侵及十二指肠。贲门癌等近端癌则可直接扩展侵犯食管下端。胃癌也可直接蔓延至网膜、横结肠及肝和胰腺等。

2. 淋巴结转移

70% 左右的胃癌转移（尤其是弥漫型胃癌更多）由淋巴结途径进行。癌细胞经过胃黏膜和黏膜下淋巴丛，转移至胃周淋巴结、主动脉旁淋巴结及腹腔动脉旁淋巴结。癌细胞也通过胸导管转移至左锁骨上淋巴结。当然，也有所谓"跳跃式"转移。

3. 血行转移

最容易受累的是肝和肺，另外是胰腺、骨骼及脑等。

（五）临床病理分期

胃癌分期的演变如下。

国际抗癌联盟（UICC）于 1997 年对胃癌 TNM 分期进行了第五次修改，具体标准如下。

T：原发肿瘤。

T_{is}：限于黏膜层而未累及黏膜固有层。

T_1：浸润至黏膜或黏膜下层。

T_2：浸润至肌层或浆膜下。

T_3：穿透浆膜层，但未累及邻近器官。

淋巴结累及情况（N）如下。

N_0：切除标本中全部淋巴结（不少于 15 个）经病理证实无转移。

N_1：区域淋巴结转移达 1～6 个。

N_2：区域淋巴结转移达 7～15 个。

N_3：区域淋巴结转移不少于 16 个。

M：远处转移状况。

M_1：无远处转移。

M_2：有远处转移，包括胰腺后、肠系膜或腹主动脉旁淋巴结转移。

第三节　胃癌的临床表现、辅助检查与诊断

一、临床表现

(一)症状

胃癌的早期多无症状或无特异性症状。甚至发展至一定时期,出现的症状亦无特征性,包括上腹不适、嗳气、吞酸等。

进展期胃癌可出现如下症状。

(1)腹痛:上腹疼痛最常见,但因无特异性也常常被忽视。可有隐痛、钝痛。腹痛与饮食的关系不定,有的可有类似消化性溃疡症状,应用抗酸或抑酸治疗有效。当肿瘤发生转移时(尤其是侵及胰腺时),则有后背等放射痛。肿瘤穿孔时,则可出现剧烈腹痛等急腹症症状。应当注意,老年人感觉迟钝,不一定出现腹痛,而往往以腹胀为主。

(2)食欲缺乏、消瘦及乏力:尽管是非特异症状,但出现率较高且呈进行性加重趋势。可伴有发热、贫血和水肿等全身症状。晚期可出现恶病质。

(3)恶心与呕吐:在较早期即可出现,以餐后饱胀及恶心为主。中晚期则可由肿瘤致梗阻或胃功能紊乱所致。贲门癌患者可较早出现进食时梗阻感乃至进展成吞咽困难和食物反流,或者有反复打嗝和呃逆。胃远端癌引起的幽门梗阻可致呕吐腐败、有臭味的隔夜宿食。

(4)出血和黑便:早期约20%的患者有出血或黑便等上消化道出血征象,中晚期比例更高。可仅仅是大便隐血阳性,也可有较大量呕血及黑便。老年患者有时甚至出现无明显其他症状的黑便。

(5)肿瘤转移所致症状:包括腹腔积液、肝大、黄疸及其他脏器转移的相应症状。临床上有时遇到首发症状为转移灶的症状,如卵巢肿块、脐部肿块。

(二)体征

早期胃癌常无明显体征,中晚期胃癌可出现上腹深压痛,或伴轻度肌抵抗感。上腹部肿块出现于约1/3的进展期胃癌患者,多质地较硬和不规则,有压痛。另外,可出现一些肿瘤转移后体征,如肝大、黄疸、腹腔积液、左锁骨上等处淋巴结肿大。当有胃癌伴癌综合征时,可有血栓性静脉炎、皮肌炎及黑棘皮病等相应体征。

(三)并发症

胃癌的主要并发症包括出血、穿孔、梗阻、胃肠癌瘘管和周围脓肿及粘连。

(四)伴癌综合征

某些胃癌可分泌激素和具有一定生理功能的物质,而引起一系列临床表现,即伴癌综合征。表现为皮肤改变、神经综合征和血栓栓塞、类白血病表现、类癌综合征。

二、辅助检查

(一)内镜检查

内镜结合病理是最重要的辅助检查。

(1)早期胃癌:癌组织浸润深度限于黏膜层或黏膜下层,且无论淋巴结转移与否,也不论癌灶表面积大小。癌灶面积为 5.1～10 mm 者为小胃癌(small gastric carcinoma,SGC),而癌灶面积<5 mm 者为微小胃癌(micro gastric carcinoma,MGC)。原位癌指癌灶仅限于腺管内,未突破腺管基底膜者。如内镜活检证实为胃癌,但手术切除病理连续切片未发现癌,称为"一点癌"。

Ⅰ型(即隆起型):表现为局部黏膜隆起,呈息肉状,可有蒂或广基,表面粗糙或伴糜烂。

Ⅱ型(即表浅型):界限不明,可略隆起或略凹陷,表面粗糙。可分为 3 亚型。Ⅱa 型(浅表隆起型),表面不规则,凹凸不平,伴有出血、糜烂,附有白苔,色泽红或苍白,易与某些局灶性异型增生混淆。Ⅱb 型(浅表平坦型),病灶既无隆起亦无凹陷,仅见黏膜色泽不一或欠光泽,粗糙不平,境界不明。有时与局灶性萎缩或溃疡瘢痕鉴别困难。Ⅱc 型(浅表凹陷型),最常见。黏膜凹陷糜烂,底部有细小颗粒,附白苔或发红,可有岛状黏膜残存,边缘不规则。

Ⅲ型(即凹陷型):病灶明显凹陷或有溃疡,底部可见坏死组织的白苔或污秽苔,间或伴有细小颗粒或小结节,有岛状黏膜残存,易出血。

混合型即以上两种形态共存于一个癌灶中者。

(2)进展期:胃癌癌组织已侵入胃壁肌层、浆膜层或浆膜外,不论癌灶大小或有无转移,均称为进展期胃癌。内镜下分型多沿用 Borrmann 分类方法。

以隆起为主的病变较大,不规则,可呈菜花或菊花状,表面可有溃疡和出血。以凹陷为主的病变则以肿块中间溃疡为突出表现,基地粗糙和渗出与坏死。边缘可呈结节样不规则。

(二)病理组织学检查

活组织检查对于胃癌(尤其是早期胃癌)的诊断至关重要,其确诊率高达 90%～95%。注意取材部位是凹陷病变边缘的内侧四周以及凹陷的基底,对隆起病变应在顶部与基底部取材。

(三)影像学检查

1. X 线检查

(1)早期胃癌:气钡双重对比造影可发现小充盈缺损,提示隆起型早期胃癌的可能,其特点是表面不规整、基底部宽。而对于浅表型者,可发现颗粒状增生或见小片钡剂积聚于胃壁,较僵硬。凹陷型者可见浅龛影,底部毛糙不平。

(2)进行期胃癌的影像学检查结果如下。

①Borrmann Ⅰ型:充盈缺损为主,薄层对比法对于观察隆起灶基底部的形态和估计隆起的高度方面有较大的作用。

②Borrmann Ⅱ型：当肿瘤较小时，癌性溃疡与环堤都相对较为规则。随着肿瘤的生长，环堤增宽，溃疡加深，环堤的内缘呈结节状，龛影的形态变得不规则，形成了所谓的"指压痕"征和"裂隙征"。溃疡底多呈不规则的结节状，凹凸不平。环堤的外缘多清晰锐利，与周围胃壁分界清楚。

③Borrmann Ⅲ型：本型充盈像为主要表现。胃腔狭窄，胃角变形，边缘异常，小弯缩短。癌灶位于胃窦部，显示胃窦僵硬、胃腔狭窄；癌灶位于胃小弯，则表现为大弯侧的切迹、B字形胃或砂钟胃等；位于贲门部的癌，除贲门狭窄变形外，还可表现为胃底穹隆部的缩窄。当肿瘤累及胃角部时，可出现胃角的轻度变形、胃角开大甚或胃角消失，常伴有胃壁边缘的不光滑或充盈缺损。胃小弯与胃大弯壁边缘的异常，可能是肿瘤直接侵袭或间接牵拉所致，主要表现为胃壁的僵直、边缘不光滑以及充盈缺损。

④Borrmann Ⅳ型：胃腔狭窄，胃壁僵硬，可呈直线状、阶梯状或不规则状，蠕动消失，黏膜异常。

2. CT诊断

(1)胃癌的基本征象：主要表现为胃壁增厚(可为局限性或弥漫性)、腔内肿块可为孤立隆起、溃疡(胃癌形成腔内溃疡)、环堤(外缘可锐利或不清楚)和胃腔狭窄。

(2)胃癌的转移征象：观察胃癌腹腔或肺部转移是CT的主要作用之一，可分析淋巴结大小、形态，也可研究浆膜及邻近器官受侵情况。

3. 磁共振成像检查

部分作用类似于CT。

4. 实验室检查

常规检查可表现为缺铁性贫血和大便隐血阳性，甚至伴肝转移时可出现肝功能异常。肿瘤标志物包括CEA、CA19-9、CA72-4、CA125、CA50、AFP，还包括组织多肽抗原(tissuepoly-peptide antigen，TPA)及涎酸化Tn抗原(sialyl Tn antigen，STn)等，对肿瘤标志物的检查可能对于病情进展、复发监测和预后评估有一定帮助，但它们的灵敏度和特异性均有待于提高。

三、诊断

主要是如何早期诊断。

(一)普查与高危人群的筛查

日本自1968年起在胃癌高发地区开展气钡双重造影和胃镜检查筛查胃癌，能检出早期胃癌病例，对早期胃癌行手术或内镜黏膜切除术(endoscopic mucosal resection，EMR)，是早期胃癌的首选治疗方法。尤其是EMR术后患者恢复迅速。在日本，早期胃癌占胃癌的40%~50%，大大改变了胃癌患者的预后。但日本的普查经验很难在其他国家推广。我国曾有在胃癌高发地区应用吞服隐血珠做隐血试验的方法，对阳性者进一步以胃镜筛查胃癌。此外，还有应用问卷计分进行胃癌筛查的，计分高者做胃镜检查。上述方法均可检出早期胃癌患者。近年来还有人取胃液做荧光光谱分析以鉴别良、恶性病变。

目前对早期胃癌的诊断仍依靠内镜和组织病理学检查。要提高早期胃癌的诊断率，还需对癌前状态（如胃腺瘤、胃溃疡、残胃、萎缩性胃炎和肠化生）进行定期随访和胃镜检查。对中、重度异型增生病变者，更应密切观察，以免遗漏胃癌的诊断。对有胃癌家族史者，亦应警惕胃癌的发病。现已证实有胃癌家族史和幽门螺杆菌阳性者，如伴有白细胞介素-1(IL-1)基因变异和低胃酸分泌，则为胃癌易感者，应定期做检查和随访。

(二)特殊内镜检查在早期胃癌诊断中的应用

近年来，内镜技术发展较快，弥补了传统内镜检查的一些不足，提高了早期胃癌的检出率。除放大内镜外，还有色素内镜、荧光光谱成像内镜和超声内镜等。

1. 放大内镜

放大内镜能使消化道黏膜图像放大 80 倍以上，主要用于观察黏膜腺管开口或小凹和绒毛的改变；与组织学对比，胃黏膜粗糙、不规整见于隆起型早期胃癌，凹陷型早期胃癌的小凹更细，黏膜微细结构破坏或消失，可出现异常毛细血管。与常规内镜检查相比，放大内镜对小胃癌的诊断率明显为高，敏感性和特异性分别为 96.0％ 和 95.5％。

2. 色素内镜

20 世纪 80 年代以来，色素内镜用以诊断浅表型或胃炎样早期胃癌（Ⅱb 型）颇有成效，而常规内镜检查对此常难以确诊。应用 0.1％ 的靛胭脂喷洒于疑似病变处，可清晰地显示黏膜是否不规整，对 83％ 的胃炎样Ⅱb型早期胃癌可赖以做出诊断。

3. 荧光光谱成像内镜

近年来，蓝光诱发荧光内镜在胃肠道早期恶性肿瘤和癌前病变的诊断中取得了较高的诊断率。蓝光、紫光或紫外光照射胃肠道黏膜，能激发组织产生较激发光波长更长的荧光，即自体荧光。正常组织的荧光波长与肿瘤的荧光波长有所不同，在内镜图像中以假彩色显示自体荧光，可鉴别正常组织、肿瘤或异型增生（如红色或暗红色提示肿瘤，蓝色提示良性病灶）。荧光光谱成像内镜对早期胃癌的诊断具有重要价值。

4. 超声内镜(endoscopic ultrasonography，EUS)

超声内镜可分辨胃壁的 5 层结构及其与肿瘤的关系，从客观图像上判断胃癌的浸润深度，发现胃周淋巴结肿大和周围重要脏器受侵情况。超声内镜能清晰显示各层胃壁，有利于早期胃癌的诊断。

此外，还有其他特殊内镜检查有助于胃癌的诊断，如共聚焦内镜、反射与散射分光内镜、三维分光镜、红外分光镜和窄带内镜等，现仍处于临床应用的初步阶段或实验研究阶段。鉴于其有一定的技术要求和费用较高，恐难以很快地在我国临床普及应用。

(三)组织病理学

一些被日本病理学家认为是癌症的黏膜内新生物，在西方国家却被诊断为异型增生。在欧美国家，部分异型增生甚至分化良好的腺瘤被归类为炎症和再生变化。而实际上随访研究证实，75％ 的重度异型增生可在 8 个月内演变为癌症。东、西方国家对胃黏膜病变病理学分级标准，部分决定了其对早期胃癌的判断和诊断，同时影响早期治疗。

正确地使用 Vienna 胃肠道上皮性肿瘤分类标准,将有助于减少东、西方国家对异型增生和早期胃癌定义的差异。

(四)分子生物学研究

胃癌发生早期的某些分子学事件具有重要意义,如一些生长因子及其受体相关的癌基因的活化或突变($c\text{-}myc$、$c\text{-}met$、$K\text{-}sam$ 和 $cox\text{-}2$ 过表达),抑癌基因的失活(如 $P53$ 突变),端粒酶的活化和微卫星不稳定等,但多数缺乏器官特异性。来自日本的报道认为血清可溶性 IL-2R 水平升高提示早期胃癌患者有淋巴结转移的可能。cDNA 和组织芯片的结合,分别针对肠型和弥漫型胃癌揭示了部分新的分子生物学标志物,但未能分析早期胃癌或癌前病变的相应变化。寻找到血清胃癌生物标志物将有助于早期胃癌的诊断,这是今后肿瘤学家肩负的科研重任。

四、鉴别诊断

需分别鉴别不同分型的胃癌与胃溃疡、胃息肉、胃的其他恶性肿瘤(淋巴瘤等)、良性肿瘤甚至炎症伴糜烂等。这些主要靠胃镜和病理组织学。对于胃癌晚期出现其他脏器转移者,则要与该器官其他疾病区别。当出现腹腔积液时,则要与常见的肝硬化腹腔积液等区别。

内镜下发现广基息肉<0.5 cm、亚蒂息肉<1.0 cm 和有蒂息肉<2 cm 者多为良性情况。注意,某些良性溃疡在强力 PPI 治疗后可能有愈合情况,故一定要反复多次在溃疡边缘或基底部活检。

第四节 胃癌的治疗、预后及预防

一、治疗

(一)外科治疗

外科手术是治疗胃癌的主要手段。根据肿瘤是否转移、患者自身体质情况决定手术方式。但无论是根治术还是姑息手术,总的手术原则是尽量切除肿瘤组织和解除肿瘤造成的梗阻症状等。

(二)非手术治疗

1. 化学疗法

外科手术前的新辅助化疗以缩小原发灶增加根治切除的可能性;术后辅助化疗用于清除隐匿性转移灶以防止复发;对于肿瘤已经播散不能手术者,则由此控制症状,延长生存期。另外,腹腔内化疗(IP)效果不能确定,而腹腔内温热灌注化疗(IHCP)对病期较晚、已切除的胃癌,可能有提高疗效作用。

有效的化疗药物包括丝裂霉素(MMC)、氟尿嘧啶(FU)、多柔比星(ADM)、表柔比星

(Epi-ADM)、顺铂(CDDP)、依托泊苷(Vp-16)等。近几年,紫杉醇类、草酸铂、羟基喜树碱及口服 FU 衍生物替加氟(FT207)、优氟啶(UFD)和去氧氟尿苷(氟铁龙,5'-DFUR)的问世为化疗药增加了新的"生力军"。另外,亚叶酸钙(calcium folinate,CF)又称甲酰四氢叶酸钙(leucovorin calcium,LV),是叶酸在体内的活化形式,为四氢叶酸的甲酰衍生物,具有对抗叶酸拮抗剂(如甲氨蝶呤、乙胺嘧啶和甲氧苄氨嘧啶)毒性的作用,并可增加 FU 疗效,常常与 FU 配伍应用。

常用的胃癌化疗方案很多,两药以上联合的有效率可高于 30%,而三联方案的有效率甚至高达 40%。

多数化疗药物有副作用,包括消化道反应,对心血管和造血系统及肝、肾功能影响,脱发和皮肤反应等。应及时检测。另外,除全身用药外,通过血管介入给药可能有更佳疗效和更小的副作用。

2. 内镜下治疗

胃镜下手术切除早期癌,包括胃黏膜切除术、黏膜下剥离术、激光治疗、光动力治疗、微波治疗、局部注药治疗。

(1)黏膜切除术(EMR):不超过 2 cm 的黏膜内癌可用 EMR 治疗。但在临床实践中胃癌内镜下黏膜切除术存在一些缺点,如对原发病灶切除不完全、淋巴结内残余病灶以及尚缺乏长期随访资料。

(2)黏膜下剥离术(ESD):是在 EMR 基础上发展而来的新技术,完全切除的标本应每个切片边缘均未见癌细胞;任何一个切片长度应大于相邻切片中肿瘤的长度。癌灶边缘与切除标本断端的水平方向距离:高分化管状腺癌,距离>1.4 mm,中分化管状腺癌,距离>2.0 mm。

(3)Nd-YAG 激光:主要适应证为早期癌直径小于 2 cm,局限于黏膜层的边缘清晰之隆起型。另外,对局部进展期胃癌及胃和食管连接部癌发生梗阻者,可以此缓解梗阻狭窄等,改善症状。

(4)光动力治疗:最普遍使用的光敏剂是血卟啉衍生物(HpD)。早期癌是最佳治疗对象。治疗局部进展期胃癌,只要是光可以照到的范围内,均有治疗作用。

(5)微波凝固治疗:早期可达到根治效果,晚期为姑息治疗。本法操作简便,并发症少,较为安全。

3. 放射治疗

效果欠佳。未分化癌、低分化癌、管状腺癌、乳头状腺癌均对放疗有一定的敏感性;如癌灶小而浅在,无溃疡者可能效果最好。

4. 生物治疗

生物治疗通过生物制剂直接作用或调节机体的免疫系统,包括免疫刺激药的应用、肿瘤疫苗的应用、过继性免疫治疗、细胞因子治疗和以抗体为基础的靶向治疗及其基因治疗等。有一定前景,但目前尚缺乏循证医学的依据。

5. 其他治疗

胃癌的治疗还包括中医中药治疗、营养支持治疗和对症处理等。

二、并发症的诊断、治疗和预防

并发症主要是出血、梗阻及转移。依靠病史、体检和大便隐血试验和腹部平片等影像检查可诊断。

出血治疗包括内镜下止血、应用补液止血和支持治疗。当并发症为器质性梗阻，必要时可考虑姑息手术治疗。

三、预后

未经治疗的进展期胃癌，自出现症状后的平均生存期约 1 年，90% 的患者在 1 年内死亡。国内胃癌根治术后的 5 年生存率一般在 20%～30%。而早期胃癌中黏膜内癌的 5 年生存率为 96.4%，10 年生存率为 94.2%，黏膜下癌的 5 年生存率为 93.9%，10 年生存率为 87.8%。早期胃癌的平均 5 年生存率为 95.2%，10 年生存率为 90.9%。

60 岁以上的胃癌患者预后较好，青年患者则因未分化癌多而预后较差。多因素分析证明，肿瘤的浸润深度对胃癌的预后影响最大，其次为淋巴结转移，之后依次为远处转移、淋巴清除、年龄及癌的组织类型与肿瘤的大小。

四、预防

胃癌的预防措施可分为三级（表 28-1）。

表 28-1 胃癌的预防措施

预防级别	预防名称	预防内容
一级	病因预防	针对致病因子采取的措施，也是预防疾病的根本措施。①积极治疗癌前病变。②饮食预防：不吃或少吃熏制、油炸、烟熏、烘烤、霉变食物，避免吃富含硝酸盐和亚硝酸盐的食物，提倡低盐饮食，多吃新鲜蔬菜、水果和蛋白质丰富的食物，饮食规律，不暴饮暴食，少吸烟或不吸烟，不饮烈性酒。③抗 Hp 治疗。④化学预防：目前研究主要针对补充微营养素（如维生素 C、叶酸和硒制剂）对胃癌的预防
二级预防	早诊早治	早发现、早诊断、早治疗，目前进行较多的是高危人群的筛选
三级预防	综合防治	对症治疗、避免复发和防止疾病发展，提高中、晚期胃癌患者的生存率和生活质量

（高　娜　韩翠燕　匡少金）

第二十九章　大肠息肉和大肠肿瘤性病变

第一节　大肠息肉和大肠肿瘤性病变的流行病学、病因及病理分类

息肉是指黏膜面突出的一种赘生物。大肠息肉广义上指任何突出于大肠管腔内的隆起性病变,但一般所指息肉为来源于肠黏膜上皮的局限性隆起。它可以单发或多发,也可形成息肉病,与其他病变并存时可构成特殊的息肉病综合征。

广义上大肠肿瘤有良、恶性之分。大肠息肉中的一部分即大肠良性肿瘤。大肠恶性肿瘤是指发生于大肠黏膜或黏膜下间叶组织的恶性病变,其中由黏膜上皮发生的恶性肿瘤统称为大肠癌,占绝大多数,为本章讨论之重点。还有大肠类癌、肉瘤等,将在后面简单叙述。

一、流行病学

大肠息肉约占肠道息肉的 80%,其中大多数(50%～75%)位于乙状结肠或直肠,单发多见。男性患者多于女性患者。发病率随年龄的增长而增加,40 岁以下人群的发病率为 20%～30%,而 40 岁以上人群的发病率可上升为 25%～50%。另外,大肠腺瘤患者的直系亲属的发病率是正常人群发病率的 4 倍。

大肠癌是指大肠黏膜上皮在环境或遗传等多种致癌因素作用下发生的恶性病变,预后不良,病死率较高。它包括结肠癌和直肠癌,是常见的消化道恶性肿瘤。在北美、西欧、澳大利亚等经济发达国家中发病率较高。业已表明,在任何一个走向都市化、日益富足、体力活动减少和生活方式西方化的国家中,大肠癌的发生率均呈上升趋势。目前,这一趋势在日本、中国香港地区和新加坡等地表现尤为突出。在我国南方(特别是东南沿海)大肠癌的发病率明显高于北方。发病年龄多在 30～60 岁,发病高峰在 50 岁左右,与欧美相比提前约 10 年,且青年人大肠癌发生率也逐年提高。

二、病因和危险因素

环境因素及遗传因素似乎与大肠息肉及肿瘤的发病有关,但其作用方式尚未完全明了。

(一)环境因素

流行病学特点提示大肠癌的发病与环境因素(特别是与饮食方式)有关,由素食改为

高脂肪饮食后大肠癌发病率有所增加。研究表明,饱和脂肪(动物脂肪中含量高)的摄入,可能通过改变大便中胆酸浓度而引发大肠癌。而食物纤维具有吸收水分性能,增加粪便量和稀释肠内残留物浓度,并因缩短粪便通过大肠的时间而减少致癌物质和大肠黏膜接触的机会。热量摄入过多、肥胖以及钙与维生素 D 摄入不足等因素均可能导致大肠癌的发生。

(二)遗传因素

在大肠癌的普查中发现遗传因素在大肠癌的发生过程中已变得非常重要。从遗传学观点,可以将大肠癌分为遗传性(家族性)和非遗传性(散发性)。目前已有两种遗传性易患大肠癌的综合征被确定:家族性结肠息肉病(familial adenomatous polyposis,FAP)和遗传性非息肉病大肠癌(hereditary non-polyposis colorectal cancer,HNPCC)。人群调查也证明,大肠癌患者的子女患大肠癌的危险性比一般人群高,50% 以上的"散发性"大肠腺瘤或癌显示为常染色体显性遗传。

(三)其他危险因素

1. 大肠腺瘤

研究人员一般认为绝大部分大肠癌起源于腺瘤,故将大肠腺瘤性息肉看作癌前病变。腺瘤发生癌变的概率与腺瘤大小、病理类型、不典型增生程度及大体形状有关。据资料统计分析,有些腺瘤的癌变一般需 3~5 年。随着分子生物学技术的发展,人们在分子水平上证实大肠癌的发生发展是一个多阶段的、涉及多基因改变的逐渐积累的复杂过程。一般由"正常肠上皮—增生性改变/微小腺瘤—早期腺瘤—中期腺瘤—后期腺瘤—癌—癌转移"这一过程而逐渐演变。另外,有研究表明,部分大肠癌直接起源于大肠正常黏膜生发中心的干细胞而与大肠腺瘤无关,这种癌称为 denovo 癌。在这两种演变过程中,均伴随着多种原癌基因和抑癌基因的突变与缺失,这些原癌基因和抑癌基因的突变或丢失将促进大肠癌的发生发展。

2. 炎症性肠病

长期患有炎症性肠病的患者的大肠癌发生率升高。据报道,慢性非特异性溃疡性结肠炎患者大肠癌的发生率为一般人群的 10~20 倍。克罗恩结肠炎患者的大肠癌发生率虽然低于溃疡性结肠炎患者,也可达到一般人群的 4~7 倍。癌变的概率随着炎症性肠病的病程延长及大肠受累的范围扩大而增加。

3. 其他因素

血吸虫病、慢性细菌性痢疾以及慢性阿米巴肠病患者发生大肠癌的概率均比对照人群高。这些慢性结肠炎症可能通过肉芽肿、炎性或假性息肉而发生癌变。有报道称胆囊切除术后大肠癌发病率升高,认为与次级胆酸进入大肠增加有关。近年来发现放射线损害、亚硝胺类化合物也可能是大肠癌的致病因素,原发性与获得性免疫缺陷症也可能与本病发生有关。

三、病理分类

(一)大肠息肉和早期大肠癌

早期大肠癌指浸润深度局限于黏膜及黏膜下层的任意大小的结直肠癌。其中局限于黏膜层的为黏膜内癌,浸润至黏膜下层但未侵犯固有肌层者为黏膜下癌。

1. 大体形态上,分为隆起型、平坦型

(1)隆起型(Ⅰ型):病变明显隆起于肠腔,基底部直径明显小于病变的最大直径(有蒂或亚蒂型);或病变呈半球形,其基底部直径明显大于病变头部直径。此型根据病变基底及蒂部情况分为以下三种亚型。①有蒂型(Ⅰp):病变基底有明显的蒂与肠壁相连。②亚蒂型(Ⅰsp):病变基底有亚蒂与肠壁相连。③广基型(Ⅰs):病变明显隆起于黏膜面,但病变基底无明显蒂部结构,基底部直径小于或大于病变头端的最大直径。

(2)平坦型(Ⅱ型):病变为紧贴黏膜面的地毯样形态,可略隆起于黏膜面或略凹陷于黏膜面,病变基底部直径接近或等于病变表层的最大直径,此型分为 4 个亚型:①Ⅱa,表面隆起型。②Ⅱb,表面平坦型。③Ⅱc,表面凹陷型。④侧向发育型肿瘤(LST):病变最大直径 10 mm 以上。

2. 组织学上

国内外广泛采用以 Morson 分类为基础,将大肠息肉分为肿瘤性、错构瘤性、增生性和炎症性的方法。

(1)肠道息肉:①腺瘤性息肉:根据腺瘤中绒毛成分所占比例不同而将腺瘤分为管状(绒毛成分小于 20%)、管状绒毛状(绒毛成分占 20%～80%)和绒毛状(绒毛成分多于80%),以管状腺瘤最为多见。大肠腺瘤属于上皮内癌变,以细胞的不典型增生(即异性增生)为特征,依据组织结构和细胞学的异型性可分为低级别上皮内癌变(Ⅰ级腺瘤和Ⅱ级腺瘤)和高级别上皮内癌变(Ⅲ级和"原位癌")。息肉越大,绒毛成分越多,癌变率越高。锯齿状腺瘤是一种较特殊的腺瘤类型。它们含有一定的锯齿状腺体、未成熟的杯状细胞,有腺上皮不典型性增生。在低倍镜下此类腺瘤具有增生性息肉锯齿状结构的特征,但在高倍镜下检查时,发现其常常由单一细胞群构成,且比大多数腺瘤含有更多的黏液。与传统腺瘤的腺上皮随基底膜和间质的凹凸呈现分支或绒毛结构不同,锯齿状绒毛结构是在较平整的基底膜上,上皮细胞折叠排列而形成的。该类腺瘤体积较大,有发生癌变的可能。②非腺瘤性息肉:错构瘤性息肉表现为正常细胞过度生长和组织结构紊乱,非瘤性,但具有肿瘤样增殖的特征。幼年性息肉是黏膜固有间质成分形成的错构瘤,腺管呈囊性扩张,但腺管上皮一般无异型性,息肉体积较大,充血明显,多有蒂。③增生性息肉又称化生性息肉,很常见,尤其多见于中老年人,好发于直肠。息肉表面光滑,质地软,其组织学改变是腺体增生延长,被覆的腺上皮可呈锯齿状,腺上皮细胞无异型性。④炎性息肉常继发于各种炎症性疾病(如溃疡性结肠炎、克罗恩病、血吸虫感染),炎症的损伤使肠黏膜发生溃疡、上皮破坏,继之上皮再修复、纤维组织增生,增生的纤维组织与残存的岛状黏膜构成息肉,即所称的假息肉,该类息肉不会癌变。

(2)肠道息肉综合征的叙述如下。

腺瘤性综合征:特点是多发性腺瘤伴有结肠癌的高发率,主要有以下 3 种。

家族性结肠息肉病(familial polyposis coli,FPC):属于常染色体显性遗传性疾病,30%～50%的病例有 *APC* 基因突变,具有家族史。息肉分布以大肠为主,全结肠与直肠均可有多发性腺瘤,多数有蒂,绒毛状较少见。息肉数从 100 个左右到数千个,有高度的癌变倾向。常在青春期或青年期发病,癌变平均年龄为 40 岁。

大多数患者可无症状,也可出现腹泻、出血、腹绞痛、贫血和肠梗阻,内镜检查可明确诊断。治疗主要是手术,过去是做结肠次全切除术和回肠直肠吻合术,现在更多的是做直肠结肠全切除术和常规回肠造口或回肠-肛管吻合术。行保肛手术者,每 12 个月随访 1 次,重点检查直肠残端,发现腺瘤时及时行内镜下治疗。对患者的家族成员,从 13～15 岁起至 30 岁,应每 3 年进行一次结肠镜检查;30～60 岁应每隔 3～5 年 1 次。

加德纳综合征:一般由常染色体显性遗传引起,其息肉数目较少(一般小于 100 个),体积较大。也有高度癌变倾向,常伴有骨瘤(特别是颅骨和下颌骨)或软组织肿瘤(脂肪瘤、皮脂腺囊肿、纤维肉瘤)。此外这些患者也有甲状腺、肾上腺、十二指肠壶腹部癌变的倾向。本病结肠息肉的治疗原则与 FPC 相同。对骨与软组织肿瘤均应手术切除。

特科特综合征:属于常染色体隐性遗传性疾病,是多发性腺瘤病伴中枢神经系统肿瘤(如胶质细胞瘤、髓母细胞瘤或垂体瘤),因此也有胶质瘤息肉综合征之称。本病多见于 10～30 岁的年轻人,结肠息肉数常少于 100 个。腺瘤癌变早,一般在 20 岁以下,随时间推移,其癌变率几乎达 100%。应尽早行单纯息肉切除或结肠切除术,并定期做内镜复查。

错构瘤性综合征:这组疾病的特点是某些肠段被一些组织的无规则的混合体所累及,具有非肿瘤性但有肿瘤样增生的特征。

PJS:其特征为皮肤黏膜色素斑、胃肠道息肉和遗传性。色素斑为黑褐色,常沉着于口唇、颊黏膜、口周皮肤、手脚掌面等处。息肉分布于胃肠道,以空肠多见,息肉大小不等,形态各异,表面不光滑,有深凹的裂沟,将球形息肉分隔成许多小叶突起而呈树枝样结构,组织学上呈错构瘤改变,癌变率较低,一般小于 3%。

处理原则是:遇大出血、肠梗阻、肠套叠时,需急诊内镜或手术治疗,设法将息肉切除。若有条件,即使无以上并发症,也可以内镜下高频电切较大的息肉,以防并发症的发生。

幼年性息肉综合征(juvenile polyposis,JP):属于常染色体显性遗传,症状在儿童或青少年期出现,全消化道息肉常伴有肠外症状,包括先天性异常及肺动静脉畸形等。与 PJS 不同,这些息肉中可有腺瘤性上皮灶区,或有腺瘤偕发,文献报道可有 10% 发生癌变。处理原则与 PJS 的处理原则相同,主要是治疗和预防并发症。

息肉-色素沉着-脱发-甲营养不良综合征:是一种获得性、非家族性综合征,中老年发病,其特征为弥漫性胃肠道息肉病,伴皮肤黑斑、指甲萎缩、脱发、腹泻、体重减轻、腹痛和营养不良等,大部分病例中还伴有吸收不良综合征,呈进展性,预后不良。内镜所见息肉分布于全消化道。大肠中息肉多呈弥漫散在分布,部分肠段可密集呈地毯样,多无蒂,以直径 0.5～1.0 cm 多见,表面光滑,质软。息肉的组织学改变多类似于幼年性息肉,但可能合并腺瘤组织病灶,癌变较少见。

多发性错构瘤综合征:又称 Cowden 综合征,属于常染色体显性遗传病,罕见。一般表现为消化道息肉病合并皮肤病变及口腔炎,可并发多脏器恶性肿瘤。内镜下多表现为多发白色小隆起,数毫米至数厘米不等。

(二)进展期大肠癌

当癌浸润已超越黏膜下层而达肠壁肌层或更深层时,称进展期大肠癌。其大体分型可分为隆起型、溃疡型、浸润型和胶样型。其中以隆起型和溃疡型多见,胶样型少见。内镜下多按 Borrmann 分类:Borrmann Ⅰ 型为息肉隆起型,肿瘤多见于右侧结肠,主要向肠腔内生长,呈菜花状;Borrmann Ⅱ 型为溃疡型癌,以肿瘤形成较大的溃疡为特征,周边呈结节状围堤,如火山口状;Borrmann Ⅲ 型为浸润溃疡型,该型最常见,因肿瘤向肠壁浸润而致隆起性肿瘤境界欠清楚,表面形成溃疡;Borrmann Ⅳ 型为浸润型,多发生于左侧结肠。

第二节　大肠息肉和大肠肿瘤性病变的临床表现与辅助检查

一、临床表现

多数息肉或早期大肠癌患者常无症状,往往在内镜或 X 线检查时偶尔被发现。较大的息肉可引起消化系统症状,如腹部不适、腹胀、腹痛或大便习惯改变;部分息肉可引起大便带血、黏液血便,严重者可引起肠套叠或肠梗阻。查体常无阳性体征。大肠癌患者随着肿瘤增大,症状逐渐明显。

(一)排便习惯与粪便性状改变

这是本病最早出现的症状。常以血便为突出表现,便血的量和性状往往与肿瘤的部位有关,病变越接近肛门,血色越鲜,且往往是血、便分离,病变越远离肛门,血色越暗,且与粪便相混,也可有黏液脓血便伴里急后重。有时还表现为顽固性便秘或粪块直径变细。排便次数增加、腹泻或腹泻与便秘交替也是常出现的症状。

(二)腹痛

由于癌组织的糜烂、坏死与继发感染刺激肠道,腹痛常为定位不确切的持续隐痛,或仅为腹部不适或腹胀感,也可因病变使胃结肠反射加强,可出现餐后腹痛。当肿瘤进展中晚期侵袭到肠管及周边组织时,往往疼痛的部位即病变的位置。

(三)腹部肿块

肿块位置取决于癌的部位。肿块常为质硬,呈条索或结节状,一般可以推动,但至肿瘤中、晚期则固定。合并感染者可有压痛。

(四)肠梗阻症状

一般为大肠癌中晚期症状,多表现为低位不完全性肠梗阻,完全梗阻时,症状加剧。

(五)全身情况

由于慢性失血、肿瘤溃烂、感染、毒素吸收等,患者可出现贫血、消瘦、乏力、低热等。晚期肿瘤通过血道、淋巴道及种植转移,可出现肝、肺、骨转移症状,以及出现进行性消瘦、恶病质、黄疸和腹水等。

二、辅助检查

(一)实验室检查

(1)大便隐血试验(focal occult blood test,FOBT)虽对本病的诊断无特异性,但由于方法简便、非侵入性、费用低,可用于大肠息肉和肿瘤普查的初筛手段。FOBT 呈阳性,应进一步做结肠镜检查。在测试期间避免摄入红色肉类,因其可导致假阳性。避免摄入含氧化物酶的食物,包括萝卜、花椰菜、绿花椰菜、小红萝卜、哈密瓜等,因其会影响试验的准确性。

(2)做血清癌胚抗原(carcinoembryonic antigen,CEA)及肠癌相关抗原(colorectal cancer related-antigen,CCA)检测。CEA 虽非结肠癌所特有,但定量动态观察,对大肠癌的预后估计及术后复发的监测均有价值。CCA 即大肠癌中 SW620 细胞系中的 55 000 糖蛋白,如 CCA 水平明显升高,有助于结肠癌的诊断与检测。

(二)直肠指检

直肠指检是一种简单、经济又安全的诊断方法,因手指可触及直肠内 7～8 cm,故约 75% 以上的直肠癌可在检查时被发现。直肠指检不仅能确定肿块,还可根据肿块的部位、大小、形态和活动度,决定手术方式和推测预后,但此方法临床上常被忽视,应引起重视。

(三)内镜检查

内镜检查包括直肠镜、乙状结肠镜和结肠镜检查,它们不仅能检视病变大小、形态、部位、活动度,还可以行息肉或早期微小癌灶切除,对可疑病灶取组织进行活检,因此是目前大肠息肉和肿瘤性病变诊断最有效的手段。近年来,内镜下黏膜染色技术和放大内镜等发展迅速,提高了早期大肠癌的检出率,有助于大肠微小病变的检出。

1. 内镜下病变的形态

(1)内镜下可以直接观察到息肉的部位、数量、大小、形态、颜色、质地及有无出血、溃疡等情况。

医师一般认为,直径小于 5 mm 为小息肉,大于 20 mm 为大息肉。大肠息肉形态学分类除可分为广基型、亚蒂型和有蒂型,也可按日本山田对胃内隆起型病变的分类方法分为 4 型,即山田 I 或 II 型(相当于广基型)、山田 III 型(相当于亚蒂型)、山田 IV 型(相当于有蒂型)。

（2）不同类型的病变，有一些不同的形态学及组织学特征。如腺瘤，外观呈淡红色，好发部位以直肠、乙状结肠为主，大小一般为 0.5～2 cm，少数大于 2 cm，大者可达 10～20 cm。小于 0.5 cm 的称小腺瘤。有些肉眼难以辨认，在显微镜下才能看到数个腺体（少于 10 个）的腺瘤，称微小腺瘤。腺瘤的组织学特征为腺体不典型性增长，腺体排列密集，腺体的大小和形态不一致，并出现分枝和出芽。根据腺瘤的组织学特点将腺瘤分为管状腺瘤、绒毛状腺瘤和混合性腺瘤。

管状腺瘤：最常见，多为有蒂型，常多发。小于 0.5 cm 的小腺瘤多由正常黏膜覆盖，少数表面黏膜发红，一般无蒂。多数管状腺瘤直径为 1～2 cm，少数管状腺瘤直径可大于 3 cm，常有蒂，呈球状或梨状，表面光滑，可有浅裂沟或分叶现象，色泽发红或正常，质地软。内镜下活体组织学检查，管状腺瘤由密集增生的腺体构成，腺体大小、形态不一致，常有分枝和生芽。

绒毛状腺瘤：又称乳头状腺瘤。较少见，多无蒂或亚蒂。体积大，一般直径为 2～3 cm，有的可达 10～20 cm。常呈绒球状、花坛状或菜花状，表面有细长绒毛或结节状突起，颜色苍白发黄，质软而脆，易出血，常伴糜烂，表面常附有大量黏液。内镜下活组织检查主要为绒毛状结构，绒毛长，直达黏膜肌层。绒毛表面被覆增生的腺瘤上皮，中间由血管和间质构成轴。

管状绒毛状腺瘤：又称管状乳头状腺瘤、混合性腺瘤，是以上两种的中间型。中等大小，多有厚柄的蒂。表面部分呈绒毛或结节状，质软。活检组织学呈腺管结构，部分呈绒毛结构。

2. 内镜下病变的判断

随着内镜技术的发展，可以通过色素内镜、放大内镜等提高对息肉性质的判断水平及诊断小息肉和微小病变。内镜下喷洒 0.4% 的靛胭脂可将病变范围及表面形态清楚地显示出来，然后采用放大内镜对大肠黏膜腺管开口类型进行评价，通过分类可以对肿瘤性病变和是否为黏膜癌或黏膜下癌做出大致的判断。腺瘤属于癌前病变已被公认。内镜下，癌变的腺瘤有以下特点：多无蒂或有宽广的短蒂，体积多较大，形态不规则，顶端溃疡或糜烂，表面明显结节不平，或扁平腺瘤中心浅凹，粗糙不平，充血，质脆或硬，易出血。

3. 大肠黏膜腺管开口类型

目前有关结肠黏膜隐窝形态的分类广泛采用 1996 年的日本工藤分型法，主要根据隐窝的形态和大小将之分为五型，分别命名为Ⅰ型、Ⅱ型、Ⅲ型、Ⅳ型及Ⅴ型。其中Ⅲ型又分为Ⅲs 及Ⅲ L 两个亚型，Ⅴ型又可分为Ⅴi 及Ⅴs 型两个亚型。

4. 多种新型内镜技术

（1）内镜下黏膜染色技术：业已证明它能明显提高微小病变的发现率，并能更清晰地显示所见病变的边界与表面结构，有利于内镜下初步判断病变性质。非着色性染色剂靛胭脂是目前最常用的黏膜染色剂，0.2%～0.4% 的靛胭脂水溶液具有最佳的染色效果。内镜下喷洒 0.4% 的靛胭脂可将病变的范围及表面形态清楚地显示出来，联合放大电子肠镜对大肠腺管开口形态进行评价，对肿瘤性病变和是否黏膜癌或黏膜下癌可以大致的判断，从而可提高早期大肠癌的检出率。

（2）放大结肠镜：在诊治结直肠肿瘤时放大结肠镜具有以下优点。首先，它能从近距离的正面和侧面、中等距离或远距离观察病灶，了解其肉眼形态、发育样式、有无凹陷、局部性状和范围；其次，它能改变大肠内的空气量，可观察病灶的硬化程度和周围皱襞的集中情况，可利用空气量的变化使病灶形状发生改变，并以此判断病灶的黏膜下侵犯程度；再次，它能接近病灶，观察其微小构造并进行隐窝的具体分型。这种方法使肿瘤侵犯程度的判断准确率显著提高，其实用性得到广泛认可。

（3）超声内镜：超声内镜检查可在内镜观察病变的基础上了解消化管管壁各层次的组织学影像及周围邻近重要脏器的超声影像，对判断病变的浸润深度、有无邻近脏器的侵犯以及周围有无肿大淋巴结等准确率较高。超声内镜诊断大肠癌和评价术前分期较MRI 和 CT 有更高的准确性，但由于超声内镜的穿透深度有限，对肝脏、腹膜等远隔部位的转移难以做出正确判断，必须与 CT、MRI 配合应用。

（4）色素内镜及窄带成像技术（narrow-band imaging，NBI）：NBI 是一种新颖的、非侵入性的光学技术。它采用光学增强技术，提供的图像强调黏膜血管形态及表面结构，这样能增强黏膜表面的血管和其他结构的可见度，它的视觉效果可能与内镜下染色效果相同。有研究认为，诊断肿瘤性病变，NBI 较染色内镜有更高的准确性，NBI 的敏感性和特异性也高于染色内镜，所以 NBI 可用于区分消化道肿瘤性病变和非肿瘤性病变。

（四）组织病理活检

内镜下的组织活检对于确定早期癌或息肉癌变以及对病变鉴别诊断有决定性意义，它不但可明确肿瘤的性质、组织学类型及恶性程度，而且能判断预后，指导临床治疗。

（五）钡灌肠 X 线检查

采用气钡双重造影技术，可清楚地显示全结肠黏膜像。它在大肠良性肿瘤的诊断中一直居于重要地位，因敏感性较高、并发症发生率低、患者耐受性好、费用低而受到青睐，虽然对于直肠内直径小于 1 cm 的小息肉，X 线检查与结肠镜相比极易发生漏诊，对可疑病变不能取组织活检以明确诊断，但 X 线检查可作为结肠镜检查的补充。

X 线检查时，肿瘤的典型征象为黏膜局部变形，管壁僵硬，蠕动异常；当肿物呈菜花样隆起于肠管一侧，可见表面凹凸不平或见浅表龛影；呈溃疡者表现为充盈缺损；以肠腔狭窄为主的病例，显示狭窄段与正常分界清楚。对于因肠腔狭窄未能继续结肠镜检查或不易做结肠检查的患者，钡灌肠 X 线检查显得尤为重要。

（六）CT、MRI 检查

CT 及 MRI 检查可了解肿瘤肠管外浸润程度以及有无淋巴结或肝脏转移情况，有助于临床分期以制订治疗方案。近年来出现的螺旋 CT 仿真结肠镜，利用计算机三维影像重建来显示肠管及其病变，具有无创、无痛苦、无相对禁忌证的优点，但对病变显示的清晰度和对微小病变的辨识能力并不优于内镜检查，且不能活检，难以判断病变性质。由于结肠镜操作会给患者带来一定的风险，且部分患者难以很好地配合，而钡剂灌肠又缺乏足够的敏感性和特异性，现在越来越多的患者选择接受 CT 仿真结肠镜。CT 仿真结肠镜是指利用专门的计算机软件功能，将螺旋 CT 或 MRI 容积扫描获得的图像数据进行后处理,对空腔器官内表面具有相同像素值范围的部分进行三维重建,再利用计算机的模拟导航技术进行腔内观察,并赋予人工伪色彩和不同的光照强度,最后连续回放,即可获得类似常规结肠镜行进和转向直视观察效果的动态重建图像。新近的文献称CT结肠成像(CT colonoscopy,CTC)包括二维多平面成像和三维重建图像,专指结肠仿真内镜。CTC为无创性,更能为患者接受,不会因结肠的冗长、扭曲、粘连或狭窄而检查不完全;可以多方位、多角度、多层面显示结肠病变部位、浸润范围及结肠外的病变,对于结肠癌的术前分期及指导临床治疗具有重要的价值。目前资料显示,该技术的敏感性与病变大小有关,直径越大,敏感性越高,但存在一定的假阳性。

(七)其他

血管造影可显示肿瘤异常的血管和组织块影。近年来较先进的正电子发射体层成像(PET)依赖生理和代谢功能改变来观察肿瘤细胞,应用于多种肿瘤的检测和分期,目前被认为是评价大肠癌可疑复发或转移的最好诊断方法。

第三节 大肠息肉和大肠肿瘤性病变的诊断、治疗、预防和预后

一、诊断及鉴别诊断

对于大肠息肉,诊断主要靠X线钡剂检查、内镜检查和直视下活组织检查,但对较小的息肉具有一定的漏诊率。大便隐血试验阳性也有一定的价值。主要应与以下疾病区别。

(一)早期大肠癌

大肠早期癌中的Ⅰ型(即息肉型)及Ⅱ型(即扁平隆起型)与息肉的外形相似,内镜下应特别注意加以鉴别。

(二)黏膜下肿物

黏膜下肿物多呈山田Ⅰ型隆起,即隆起的起始部界线不分明,表面黏膜光整。常可见桥形皱襞。活检时常可见黏膜在肿物表面滑动,而肿物不与黏膜一同被提起。

(三)乳头型回盲瓣

初看乳头型回盲瓣很像息肉,但注意观察,其形态是可变的,有开口,内镜可由开口处进入回肠末端,其下方可见回肠的Y形皱襞和阑尾口。

对于大肠癌,充分认识它的有关症状,提高对它的警惕性,及时进行相关检查,是早期诊断的关键。凡40岁以上出现原因不明体重减轻、贫血、腹痛、大便习惯改变或血便、黏液便和肠梗阻等,均应考虑大肠癌的可能。由于大肠癌的好发部位是直肠与乙状结肠,故体检时直肠指检十分必要。大便隐血试验、血清CEA、CCA检测和钡灌肠X线检

查等可提供大肠癌的线索,但确诊需结肠镜结合病理组织学检查。

在鉴别诊断上,应鉴别右侧结肠癌与阑尾脓肿、肠结核、血吸虫病肉芽肿、肠阿米巴病以及克罗恩病,应鉴别左侧结肠癌与血吸虫肠病、慢性细菌性痢疾、溃疡型结肠炎、结肠息肉病、结肠憩室炎等。应鉴别直肠癌与子宫颈癌、骨盆底部转移癌、粪块嵌塞等。

二、治疗

大肠息肉的处理原则:小的增生性息肉或炎症性息肉,因无癌变潜能,可以不处理。为避免息肉的出血、梗阻或癌变,对于较大的息肉以及组织学证实为腺瘤性息肉者,一旦发现即行摘除。有蒂息肉或无蒂的小息肉可经内镜摘除,对于大于 3 cm 的无蒂息肉应予以手术切除。对内镜摘除或手术切除的病例均应定期随访。大肠癌的治疗关键在早期发现与早期诊断,从而能有根治机会。

(一)内镜下治疗

对大肠息肉和早期大肠癌可在内镜下行电凝切除或剥离切除术(EMR 或 EPMR),需注意以下几点。

1. 禁忌证

有可靠证据提示肿瘤已达进展期(已浸润至固有肌层)。

2. 慎行内镜下治疗的情况

有以下 3 种情况之一者,慎行内镜下治疗。

(1)肿瘤基底大小超过 20 mm:指肿瘤基底部的最大直径,包括平坦型病变及有蒂的肿瘤性病变,其中有蒂的病变指蒂部最大直径。

(2)临床上有证据显示肿瘤突破黏膜肌层,浸润至黏膜下层但尚未侵及固有肌层。证据主要来自以下检查结果:超声内镜提示肿瘤病灶任何位置的黏膜肌层破坏,有明确黏膜下浸润;放大内镜肿瘤表面的隐窝结构破坏(可能仅限于肿瘤病变的某一局部表面,因此放大内镜检查应观察肿瘤的整个表面),呈现典型的 Vx 型 pit 结构;EMR 术中黏膜下注射,出现非抬举征;活检病理提示为浸润癌;其他检查有明确提示黏膜下浸润。

(3)肿瘤位置不利于内镜治疗。

3. 内镜下治疗方法的选择及指征

(1)高频电圈套法息肉切除术:适用 5 mm 以上的隆起型病变(Ⅰ型)。

(2)热活检钳除术:适用于 5 mm 以下的隆起型及平坦型病变。

(3)内镜下黏膜切除术(EMR):适用于 5 mm 以上、20 mm 以下的平坦型病变。

医师应注意,回收切除的癌变息肉做病理检查,如癌变累及根部或表浅型肿瘤侵袭到黏膜下层,需追加手术治疗。晚期肿瘤引起狭窄,不适合手术治疗,治疗方法包括内镜下扩张、各种肿瘤消融术(冷冻、电切、激光、注药)、内支架置入等,均可在一定程度上改善患者的生存质量。内镜切除标本病理提示以下情况者需追加外科手术:①有明确的浸润癌,浸润深度超过黏膜下层;②隆起型病变,蒂部有癌残留;③平坦型病变,癌变并浸润至黏膜下层,切缘或基底有癌残留;④有明确局部癌变,但未行全瘤活检,无法判定浸润深度。

(二)内镜-外科联合切除法

无法在内镜下完全切除多发性息肉,可先在内镜下将息肉稀疏区于内镜下分期分批摘除,对息肉密集区肠段则择期手术切除。另外,对较大息肉引起的梗阻或不适合内镜摘除者应直接行外科切除术。息肉癌变,若内镜下摘除,证实蒂部有浸润或不能确定癌浸润深度,也应追加外科切除术。而进展期大肠癌,一旦确诊,应尽早手术。

(三)息肉癌变的化学预防

腺瘤性息肉属于癌前病变,家族性腺瘤性息肉病、多发性腺瘤及绒毛状腺瘤的癌变率高,因此可采用化学方法进行预防。非甾体抗炎药能预防癌变的发生,其作用机制可能是通过抑制环氧核酸介导的前列腺素合成与抑制致癌物的激活而发挥作用。目前用于临床的制剂主要有阿司匹林、舒林酸等。临床上发现,舒林酸可使家族性腺瘤性息肉病患者的肠道息肉消退,动物实验也证实该药能预防致癌剂诱发的肠道肿瘤。虽然其作用机制尚不十分清楚,但影响细胞周期及诱导细胞凋亡可能为重要机制之一。

(四)大肠癌的化学药物治疗

大肠癌对化疗不甚敏感,是一种辅助疗法。早期癌根治术后一般不需化疗。但对于非早期癌,为提高大肠癌手术切除率,控制局部淋巴结的转移和预防术后复发,常用于术前和术后的治疗,也应用于晚期广泛转移者的姑息治疗。氟尿嘧啶仍是辅助化疗的基本处方;新的化疗药如卡培他滨、伊立替康、草酸铂、奥沙利铂等,明显提高了患者的生存率;奥沙利铂＋5-氟尿嘧啶＋亚叶酸(FOLFOX)是有效和比较安全的治疗方案,可作为治疗进展期结直肠癌的标准方案。

(五)大肠癌的放射治疗

放射治疗适合于位置较固定的直肠癌。术前放疗有助于提高手术切除率、减少远处转移;术后放疗可减少复发率,提高生存率。对晚期直肠癌患者可用于止痛、止血等姑息治疗。但放疗有发生放射性肠炎的危险。

(六)其他治疗

对大肠癌的治疗研究目前较多,有基因治疗、导向治疗、免疫治疗以及中医中药等辅助治疗。

三、并发症

并发症相对少见,较大息肉可导致出血、溃疡、肠梗阻或癌变等。一旦出现上述表现,应早期行息肉切除术。

四、预防和预后

为早期发现大肠癌,对于一些无明显症状但具有大肠癌高危险因素者,应定期结肠镜检查。这些人的特征如下:①年龄超过50岁;②本人罹患过溃疡性结肠炎或克罗恩结肠炎;③曾患结直肠癌、结直肠腺瘤、女性生殖系或乳腺癌;④有家族史,如家族性多发性息肉综合征或遗传性非息肉病性大肠癌或一级亲属有患癌史(家族性大肠癌)。

早期大肠癌及大肠癌前病变患者需进行严格的内镜随访。

(1)单发的无癌变的良性腺瘤在行内镜切除后按以下时段行全结肠镜随访:术后第1年及第2年各行全结肠镜检查1次,以后每3年1次连续随访。多发的无癌变的良性腺瘤在行内镜下切除后每年行全结肠镜检查1次。

(2)早期大肠癌内镜治疗后术后的随访:第3、6、12个月定期全结肠镜随访,无残留或复发者以后每年1次连续随访。有残留或复发者视情况继续行内镜下治疗或追加外科手术切除,每3个月随访1次,病变完全清除后每年一次连续随访。

(3)伴有异型增生的炎症性肠病随访:每6个月随访1次,行全结肠镜检查并多位点活检。

(4)随访腺瘤性息肉病行保肛手术者:每12个月随访1次,重点检查直肠残端,发现腺瘤时及时行内镜下治疗。

大肠癌的预后取决于早期诊断与手术根治。影响预后的因素很多,其与病期(如Dukes分期)关系最为密切。此外也与病理类型、年龄、病灶部位、手术水平及辅助治疗等相关。基于大肠癌的多原发性及术后的复发,主张在术后3~6个月行结肠镜检查及血清CEA的监测,直到术后5年内不复发,可被认为达到治愈效果。

(居建华 杨 青 宋立梅)

第三十章　胃肠道间质瘤

第一节　胃肠道间质瘤的流行病学、病因及病理学

1983 年 Mazur 和 Clark 首次提出胃肠道间质瘤（gastrointestinal stromal tumors，GIST）概念，它是起源于胃肠道壁内包绕肌丛的间质细胞（interstitial cell of cajal，ICC）的缺乏分化或未定向分化的非上皮性肿瘤，具有多分化潜能的消化道独立的一类间质性肿瘤，亦可发生于肠系膜以及腹膜后组织，以梭形肿瘤细胞 CD117 免疫组化阳性为特征。GIST 不是既往所指的平滑肌肿瘤和神经鞘瘤。

一、流行病学

90％的 GIST 好发于 40～79 岁，中位发病年龄为 60 岁，男性发病率较女性发病率稍高，也有报道认为性别上无差异。由于既往对本病认识不足，故难以统计准确的发病率，在欧洲 GIST 的发病率为 1～2/10 万人，据估计美国每年新发 GIST 病例为 5 000～6 000例。多数 GIST 为散发型，其中 95％的患者有孤立性病灶。偶见家族性 GIST 报道中，其病灶为多发性，且伴有胃肠黏膜及皮肤色素的沉着。GIST 多发生于胃（70％），其次发生于小肠（20％～25％），较少见于结肠、食管及直肠，偶可见于网膜、肠系膜和腹膜。

二、病因和分子生物学

对 GIST 的较早研究表明，60％～70％的 GIST 高表达 CD34。CD34 是细胞分化抗原，编码基因位于人染色体 1q32，编码产物蛋白分子量为 105～115 kD。虽然 CD34 表达谱广，特异性较低，但真正的平滑肌瘤和神经鞘瘤不表达 CD34，以此首先可将消化道平滑肌瘤、神经鞘瘤和 GIST 区别。

1998 年，Hirota 等首次报道 GIST 中存在 $c\text{-}kit$ 变异，$c\text{-}kit$ 基因位于人染色体 $4q_{1}1\text{-}21$，编码产物为 CD117，分子量为 145 kD，是跨膜酪氨酸激酶受体，其配体为造血干细胞生长因子（SCF），CD117 与配体结合后激活酪氨酸激酶，通过信号转导活化细胞内转录因子从而调节细胞生长、分化、增生。$c\text{-}kit$ 基因突变导致酪氨酸激酶非配体激活，使细胞异常生长。目前研究发现 CD117 的功能获得性突变在 GIST 中可达到 90％，最常见的是在 $c\text{-}kit$ 基因外显子 11 的突变（57％～71％）。在 4％～17％的 GIST 患者中发现外显子13 和 9 的突变。亦有报道发现外显子 17 的突变。可见 CD117 信号转导异常是 GIST 发病机制的核心环节。$c\text{-}kit$ 基因突变预示肿瘤的恶性程度高，预后不佳。最近发现部分患

者存在 *PDGFRa* 基因的第 18 和 12 外显子突变。此外,不少研究还发现恶性 GIST 的 DNA 拷贝数和高水平扩增大于良性 GIST,14、15、22 号染色体长臂频繁丢失,提示 GIST 涉及多基因病变。

PDGFRa 基因突变的发现是 GIST 的病因和发病机制研究中继 *c-kit* 基因之后的又一重要研究进展。*PDGFRa* 基因定位于人染色体 $4q_11$-21,与 *c-kit* 基因紧密连锁,结构相似,功能相近。*PDGFRa* 基因突变常见于外显子 12 和 9,突变率可达 7.1%～72%。*PDGFRa* 基因突变可见于野生型无 *c-kit* 基因突变的 GIST,对 *c-kit* 野生型 GIST 的发生和发展起着重要作用。因此,GIST 从分子水平上可分三型:*c-kit* 基因突变型、*PDGFRa* 基因突变型和 *c-kit*/*PDGFRa* 野生型。

三、病理学

(一)大体标本

大部分肿瘤源于胃肠道壁,表现为膨胀性生长,多显孤立的圆形或椭圆形肿块,境界清楚。其生长方式表现:①腔内型,肿瘤向消化道腔内突出,显息肉状,表面可有溃疡;②壁内型,在胃肠道壁内显示膨胀性生长;③腔外型,肿瘤向消化道腔外突出;④腔内-腔外哑铃型,肿瘤既向消化道腔内突出,又向腔外膨胀性生长;⑤胃肠道外肿块型,肿瘤源于肠系膜或大网膜。

(二)组织学

(1)光镜 GIST 下:有两种基本的组织学结构,即梭形(60%～70%)和上皮样(30%～40%)细胞型,两种细胞常出现在一个肿瘤中。上皮细胞型瘤细胞为圆形或多边形,呈嗜酸性,部分细胞体积较大,核深染,形态多样,可见糖原沉积或核周空泡样改变。梭形细胞呈梭形或短梭形,胞质红染,核为杆状,两端稍钝圆,呈漩涡状,呈束状和栅栏状分布。间质可见以淋巴细胞和浆细胞为主的炎性细胞浸润,可见间质黏液变性、透明变性、坏死、出血及钙化。不同部位的 GIST 所含的细胞型不同。胃间质瘤有 70%～80% 为梭形细胞型,20%～30% 为上皮样细胞型,即以往诊断的上皮样平滑肌瘤或平滑肌母细胞瘤或肉瘤。小肠间质瘤通常为梭形细胞型。食管和直肠的间质瘤多为梭形细胞型,瘤细胞排列结构多样。肝脏是恶性 GIST 最常见的远处转移部位,肿瘤较少转移至区域淋巴结、骨和肺。

(2)超微结构特征:电镜下,GIST 显示出不同的分化特点,有的呈现平滑肌分化的特点,如灶状胞质密度增加伴有致密小体的胞质内微丝、胞饮小泡、扩张的粗面内质网、丰富的高尔基复合体和细胞外基底膜物质灶状沉积,此类肿瘤占绝大部分。有的呈现神经样分化特点,如复杂的细胞质延伸和神经样突起。还有小部分为无特异性分化特点的间叶细胞。

(3)免疫组织化学特征:作为酪氨酸激酶的跨膜型受体,CD117 存在于造血干细胞、肥大细胞、黑色素细胞、ICC 中,被认为是诊断 GIST 的主要标记物之一,几乎所有的 GIST 均阳性表达 CD117,CD117 阴性,需要进行 *c-kit* 和 *PDGFRa*(血小板源生长因子)

基因突变的检测。另一个主要标记物 CD34 是骨髓造血干细胞抗原,功能不明,但特异性较 CD117 差,恶性 GIST 患者 CD34 的表达率略低于良性 GIST 患者。故常联合使用 CD34 与 CD117。SMA(α-平滑肌肌动蛋白)、结蛋白、S100 和神经元特异性烯醇化酶(NSE)、神经巢蛋白、波形蛋白等在 GIST 中均有较高阳性率,其中 S-100 和 NSE 有助于神经源性肿瘤的辅助鉴别,SMA 和结蛋白有助于肌源性肿瘤的辅助鉴别,波形蛋白可用于肿瘤良、恶性程度的判断。随着免疫组化和电镜技术的发展,可将 GIST 分为 4 种类型:①向平滑肌方向分化;②向神经方向分化;③向平滑肌和神经双向分化;④缺乏分化特征。

第二节　胃肠道间质瘤的临床表现与辅助检查

一、临床表现

GIST 可发生于消化道自食管至直肠的任何部位,胃中最多见(60%～70%),其次见于小肠(20%～30%),较少见于结肠、食管及直肠,偶可见于网膜、肠系膜和腹膜。

GIST 的临床表现与肿瘤的大小、部位、生长方式有关。一般症状隐匿,多在体检或腹腔手术中被发现。常见的临床表现为消化道出血、腹痛和腹部肿块。

(一)消化道出血

消化道出血由肿瘤表面黏膜缺血和溃疡形成,血管破裂所致;其次为肿瘤中心坏死或囊性变向胃或肠腔内破溃的结果。肿瘤多生长在腔内,临床为间歇性出血,出血量不等,可有导致出血性休克者。

(二)腹痛

出现不同部位的腹痛,为胀痛、隐痛或钝痛性质。肿瘤向腔内生长,形成溃疡,或腔向外生长并向周围组织浸润,可引起穿孔或破溃而形成急腹症的临床表现,如急性腹膜炎、肠梗阻,这些并发症的出现往往可为本病的首发症状。

(三)腹部肿块

以肿瘤向腔外生长多见。

(四)发生于不同部位的相应临床表现

约半数原发于食管者无症状,主要表现有不同程度的胸骨后钝痛、有压迫感和间歇性吞咽困难,而吞咽困难的程度与瘤体大小无明显关系。少数可有恶心、呕吐、呃逆和瘤体表面黏膜糜烂、坏死,形成溃疡出血。

胃部 GIST 以消化道出血最为常见,表现为黑便、呕血。其次表现为疼痛、腹部包块、消瘦、乏力、恶心、呕吐等,腹痛性质与消化性溃疡相似。如肿瘤位于胃窦、幽门部,可出现梗阻症状,不少患者无症状。

多数小肠 GIST 为恶性肿瘤,向腔外生长,无症状者多见。以消化道出血为主要症状,表现为呕血、便血或仅隐血试验阳性,尤其是十二指肠肿瘤易形成溃疡,可发生大出血。肿瘤膨胀性生长或肠套叠可导致小肠梗阻。少数患者因肿瘤中心坏死,可引起肠穿孔。

结肠、直肠和肛门 GIST 以腹痛、腹部包块为主要症状,可有出血、消瘦、便秘等。GIST 发生于直肠和肛门处,以排便习惯改变、扪及包块为主要表现,出血也常见。个别直肠 GIST 患者可见尿频、尿少。

胃肠道外 GIST 多因肿瘤发生于网膜、肠系膜或腹膜,主要表现为腹部肿块,可有消瘦、乏力、腹胀等不适。

(五)其他

可伴有食欲缺乏、发热和体重减轻。有报道称个别病例以肿瘤自发性破裂合并弥漫性腹膜炎为首发表现。

二、辅助检查

(一)内镜检查

随着消化内镜的普及,内镜检查已成为发现和诊断 GIST 的主要方法,特别是对于腔内生长型 GIST。内镜下可见胃肠壁黏膜下肿块呈球形或半球形隆起,边界清晰,表面光滑,表面黏膜色泽正常,可有顶部中心呈溃疡样凹陷,覆白苔及血痂,触之易出血,基底宽,部分可形成桥形皱襞。用活检钳碰触提示肿块质硬,可见肿块在黏膜下移动。肿块表面覆盖正常黏膜时,普通活检常难以获得肿瘤组织,此时需借助穿刺活检。对于肿块表面顶部中心有溃疡样凹陷的肿瘤,在溃疡边缘取活,检则检出 GIST 的阳性率高。

对于小肠 GIST,目前主要运用推进式小肠镜、双气囊小肠镜、胶囊内镜做出诊断,超声内镜(EUS)可较准确地判断其性质,并可鉴别黏膜下病变、肠外压迫、血管病变及实质肿瘤。GIST 镜下表现为胃肠壁固有肌层的低回声团块,肌层完整。直径>4 cm 的肿瘤边界不规则,肿瘤内部有囊性间隙,引流区见淋巴结肿大是恶性和交界性 GIST 的特点;而良性 GIST 的特点为直径<3 cm、边界规则、回声均匀。EUS 对 GIST 敏感,可检测出直径<2 cm 的肿瘤。由于 GIST 为黏膜下肿块,内镜下活检取材不易取到。目前除了通过手术获得标本以外,还可通过超声内镜指导下的细针抽吸活检(EUS-FNA)取得足够的标本,诊断准确。

(二)钡剂或钡灌肠双重造影

内生长表现为球形或卵圆形、轮廓光滑的局限性充盈缺损,周围黏膜正常,如肿瘤表面有溃疡,可见龛影;向腔外生长的 GIST 表现为外压性病变或肿瘤的顶端可见溃疡,并且有窦道与肿瘤相通。胃间质瘤表现为局部黏膜皱襞变平或消失,小肠间质瘤有不同程度的肠黏膜局限性消失、破坏,仅累及一侧肠壁,并沿肠腔长轴发展,造成肠腔偏侧性狭窄。

(三)CT 和 MRI 检查

影像学技术可发现无症状 GIST,但通常用于对肿瘤的定位、特征、分期和术后监测。

无论是原发性还是转移性肿瘤,CT 在检测和描述肿瘤方面较传统的 X 线和钡剂检测更有用。影像学技术通常能在鉴别肿瘤是来自淋巴的间叶细胞组织还是来自胃肠道上皮间叶细胞组织方面提供有价值的信息,但不能用于判断肿瘤的恶性程度。随着针对 GIST 靶向药物治疗的进展,CT 和 MRI 越来越多地用于观察肿瘤对药物的反应和是否复发。PET 也被引进用于检测肿瘤早期肉眼未见改变时的功能性改变。

CT 可直接观察肿瘤的大小、形态、密度、内部结构、边界,对邻近脏器的侵犯也能清楚地显示,还可以观察其他部位的转移灶。CT 检查可以弥补胃肠造影及内镜对部分小肠肿瘤及向腔外生长的肿瘤诊断的不确定性,无论良性还是恶性肿瘤均表现为黏膜下、浆膜下或腔内的境界清楚的团块。良性或低度恶性 GIST 主要表现为压迫和推移,偶见钙化,增强扫描为均匀中度或明显强化;恶性或高度恶性 GIST 可表现为浸润和远处转移,可见坏死、囊变形成的多灶性低密度区,与管腔相通后可出现碘水和/或气体充填影,增强扫描常表现为肿瘤周边实体部分强化明显。肝脏是恶性 GIST 最常见的远处转移部位,肿瘤较少转移至区域淋巴结、骨和肺。

MRI 检查中,GIST 信号表现复杂,良性实体瘤 T_1 加权像的信号与肌肉相似,T_2 加权像呈均匀等信号或稍高信号,这与周围组织分界清晰。对恶性者来说,无论 T_1WI 或 T_2WI 信号表现均不一致,这主要是因瘤体内坏死、囊变和出血。近年来开展的小肠 CT 检查对于 GIST 的诊断具有一定的价值。

PET 检测运用一种近似葡萄糖的造影剂 PDF,可观测到肿瘤的功能活动,从而可分辨良性肿瘤还是恶性肿瘤,是活动性肿瘤组织还是坏死组织,是复发肿瘤还是瘢痕组织。其对小肠肿瘤的敏感性较高,多用于观测药物治疗的效果。PET 可提高对治疗反应的判断率,并为这种新药的临床随访和治疗措施提供了依据。

(四)超声

腹部超声可描述出原发和转移肿瘤的内部特征,通常显示与胃肠道紧密相连的均匀低回声团块。在大型肿块中不同程度的不均匀密度可能预示着肿块的坏死、囊状改变和出血。良性间质瘤超声表现为黏膜下、肌壁间或浆膜下低回声肿物,多呈球形,也可呈分叶状不规则形,黏膜面、浆膜面较光滑,伴有不同程度的向腔内或壁外突起。但由于 GIST 往往较大,超声视野中不能观其全貌,无法获知肿瘤与周围组织的关系。

(五)选择性血管造影

多数 GIST 具有较丰富的血管,因此,GIST 的血管造影主要表现为血管异常区小血管增粗、迂曲、紊乱,毛细血管呈结节状、圆形血管团,血管纤细,较均匀,中心可见造影剂外溢的出血灶,周围为充盈缺损。瘤内造影剂池明显者常提示恶性。采用肠系膜上动脉造影有助于确定出血部位和早期诊断,故对原因不明消化道出血的患者,X 线钡剂和内镜检查均为阴性,是腹腔血管造影的适应证。

(六)免疫组织化学检测

绝大多数 GIST 显示强表达 CD117,CD117 的阳性率为 $85\%\sim100\%$,因此,GIST 的确诊最终仍有赖于 CD117 染色。GIST 的 CD117 阳性特点是普遍的高表达,一般为胞质染色为主,可显示斑点样的"高尔基体"形式,上皮型 GIST 有膜染色,其他许多 GIST 则有核旁染色,梭形细胞肿瘤则胞质全染色。但是,不是所有的 GIST 均为 CD117 阳性,而 CD117 阳性的肿瘤并非都是 GIST。目前多用 CD117 与 GIST 的另一种抗原 CD34 联合检测。CD34 在 GIST 中的阳性率为 60%~70%,平滑肌瘤和神经鞘瘤不表达 CD34。

第三节　胃肠道间质瘤的诊断、治疗及预后

一、诊断

(一)症状

一般症状隐匿,多在体检或腹腔手术中被发现。最常见的症状是腹部隐痛不适,浸润到消化道内表现为溃疡或出血。其他症状有食欲和体重下降、肠梗阻等。

(二)辅助检查

内镜检查是目前发现和诊断 GIST 的主要方法,肿瘤位于黏膜下、肌壁间或浆膜下,内镜下活检如取材表浅,则难以确诊,超声内镜指导下的肿块细针穿刺不失为一种术前提高确诊率的手段,但穿刺的技术水平、组织的多少均影响病理检查结果,同时也存在肿瘤播散的问题。光镜下细胞形态多样,以梭形细胞多见,异型性可大可小。可分为梭形细胞为主型、上皮样细胞为主型以及混合细胞型。电镜下超微结构与 ICC 相似。免疫组化对 GIST 诊断具有重要作用,CD117 免疫组化阳性率为 85%~100%,CD34 免疫组化阳性率为 50%~80%。免疫组化 CD117 的意义为大部分 GIST 的 CD117 阳性。但是,不是所有的 GIST CD117 均为阳性,而 CD117 阳性的肿瘤并非都是 GIST;CD117 阳性的肿瘤适合用酪氨酸激酶抑制剂甲磺酸伊马替尼治疗。无论如何,GIST 的确诊仍需组织学与免疫组化检测。

(三)良、恶性的判断

主要依据病理学标准:肿瘤的大小、核分裂象数目、肿瘤细胞密集程度、有无邻近器官的侵犯及远处转移、有无出血坏死或黏膜侵犯等。现在医师认为:没有 GIST 是真正良性的,"良性的"和"恶性的"分类应该被描述为"低度恶性"和"高度恶性"。DNA 复制量的变化是新的基因参数,它也可能提示 GIST 的预后。在许多情况下很难评估 GIST 的恶性程度,目前国际上缺乏共识,众多指标中较经典的是肿瘤大小和有丝分裂指数(MI)。根据这两个指标可将 GIST 恶性度分为四级。①良性:肿瘤直径<2 cm,MI<5/50 高倍镜视野(HPF);②低度恶性:肿瘤直径为 2~5 cm,MI<5/50HPF;③中度恶性:肿瘤直径<5 cm,MI 为 6/50~10/50HPF 或者肿瘤直径 5~10 cm,MI<5/50HPF;④高度恶性:肿瘤直径>5 cm,MI>5/50HPF。

Jewi 等将 GIST 的恶性指标分为肯定恶性和潜在恶性,进而将 GIST 分为良性、潜在恶性和恶性。肯定恶性指标:①远处转移(需组织学证实);②浸润邻近器官(大肠肿瘤侵

犯肠壁肌层）。潜在恶性指标：①胃间质瘤＞5.5 cm，肠间质瘤＞4 cm；②胃间质瘤核分裂象＞5/50HPF，肠间质瘤见核分裂象；③肿瘤坏死明显；④核异型大；⑤细胞密度大；⑥镜下可见黏膜固有层或血管浸润；⑦上皮样间质瘤中出现腺泡状结构或细胞球结构。良性为无恶性指标，潜在恶性为仅具备一项潜在恶性指标，恶性为具备一项肯定恶性指标或 2 项以上潜在恶性指标。

Saul Suster 提出 GIST 的形态学恶性指标：①肿瘤＞5 cm，浸润邻近器官；②瘤体内出现坏死；③核浆比增大；④核分裂象＞1/10HPF；⑤肿瘤浸润被覆盖的黏膜。具有两项以上者为恶性，具有一项者为潜在恶性。

估计 GIST 的复发和转移的危险性高低，肿瘤＞5 cm，核分裂象＞2/10HPF，表明有复发和转移的高危险性；而肿瘤＜5 cm，核分裂象＜2/10HPF，表明其复发和转移的低危险性；大多数致命的 GIST 常常显示核分裂象＞5/10HPF。总的来说，恶性 GIST 表现为肿瘤大、分裂象易见、细胞密度高、侵犯黏膜及邻近组织和结构、肿瘤内坏死、局部复发和远处转移等。GIST 的预后好坏与肿瘤的大小、有丝分裂指数和完全切除率直接相关。

二、鉴别诊断

(一)平滑肌瘤与平滑肌肉瘤

平滑肌肿瘤又分普通型平滑肌瘤、上皮样型、多形性、血管型、黏液型及伴破骨样巨细胞型等亚型。平滑肌瘤多见于食管、贲门、胃、小肠，在结肠、直肠少见。过去诊断为平滑肌肿瘤的，实质上大多数是 GIST。平滑肌瘤组织学形态：瘤细胞稀疏，呈长梭形，胞质明显呈嗜酸性。平滑肌肉瘤肿瘤细胞形态变化很大，从类似平滑肌细胞的高分化肉瘤到多形性恶性纤维组织细胞瘤的多种形态均可见到。平滑肌瘤及平滑肌肉瘤免疫组化绝大多数为 CD117、CD34 阴性，SMA、肌动蛋白、MSA 强阳性，表现为胞质阳性。结蛋白部分阳性。

(二)神经鞘瘤、神经纤维瘤、恶性周围神经鞘瘤

消化道神经源性肿瘤极少见。镜下见神经鞘瘤的瘤细胞呈梭形或上皮样，瘤细胞排列成栅栏状，核常有轻度异型，瘤组织内可见一些淋巴细胞、肥大细胞和吞噬脂质细胞，较多的淋巴细胞浸润肿瘤边缘，有时伴生发中心形成。免疫组化 S-100 蛋白、Leu-7 弥漫强阳性，而 CD117、CD34、结蛋白、SMA 及肌动蛋白均为阴性。

(三)胃肠道自主神经瘤(gastrointestinal autonomic nerve tumor,GANT)少见

瘤细胞为梭形或上皮样，免疫表型 CD117、CD34、SMA，结蛋白和 S-100 均为阴性。

(四)腹腔内纤维瘤病

该瘤通常发生在肠系膜和腹膜后，偶尔可以从肠壁发生。虽可表现为局部侵袭性，但不发生转移。瘤细胞形态较单一，呈梭形束状排列，不见出血、坏死和黏液样变。尽管 CD117 可为阳性，但表现为胞浆阳性、膜阴性。CD34 为阴性。

(五)立性纤维瘤

该瘤起源于表达 CD34 抗原的树突状间质细胞肿瘤，间质细胞具有纤维母/肌纤维母

细胞性分化。肿瘤由梭形细胞和不等量的胶原纤维组成,细胞异型不明显。可以有黏液变。很少有出血、坏死、钙化。尽管 CD34、bcl-2 阳性,但 CD117 为阴性或灶状阳性。

(六)其他

应鉴别胃肠道间质瘤与良性肿瘤、胃肠道癌、淋巴瘤、异位胰腺和消化道外肿瘤压迫管腔。

总之,在诊断与鉴别诊断时,应重点观察瘤细胞的形态及丰富程度、胞质的染色和细胞的排列方式等,特别是当细胞巢团形成时,应首先考虑 GIST,并使用免疫组化试剂证明。CD117、CD34 联合使用效果好。

三、治疗

处理原则:争取手术彻底切除,或姑息切除原发灶。复发转移,不能切除,采取甲磺酸伊马替尼(格列卫)治疗,放疗、化疗几乎无效。

(一)手术治疗

目前,手术切除仍是 GIST 的首选治疗方法。过去的放疗、化疗方案对 GIST 无效果。对肿块体积较小的倾向为良性的 GIST,可考虑行内镜下或腹腔镜下切除,但须考虑到切除不充分有复发和转移的危险。

首次完整、彻底地切除肿瘤是提高疗效的关键。GIST 的手术切除方案中整体切除比部分切除的治疗效果好,5 年存活率高。De Matte 等报道 200 例 GIST,完全切除的 80 例中,5 年生存率为 54%,中位生存期 66 个月,而不完全切除者术后中位生存期仅 22 个月。因 GIST 极少有淋巴结转移,故手术一般不进行淋巴结的清扫。对倾向为良性的 GIST,通常的手术切缘(距离肿瘤边缘 2 cm)已足够;但对倾向为高度恶性的 GIST,应行根治性切除术,为避免术中肿瘤破裂和术中播散,应强调术中无瘤操作的重要性。

(二)药物治疗

完整彻底地切除肿瘤并不能治愈倾向为高度恶性的 GIST,因为其复发和转移相当常见。GIST 对常规放疗、化疗不敏感。近年来甲磺酸伊马替尼已成为治疗不可切除或转移的 GIST 患者最佳选择。该药是一种小分子复合物,具有水溶性,可用于口服,口服后吸收迅速,生物利用度高,血液中半衰期 13~16 h,每日口服 1 次。该药可作为酪氨酸激酶的选择性抑制剂,能明显抑制酪氨酸激酶的活性,阻断 *c-kit* 向下信号传导,从而抑制 GIST 细胞增生和促进细胞凋亡和/或细胞死亡。有报道治疗 147 例进展期 GIST,有效率为 53.7%,疾病稳定者占 27.9%。2003 年 5 月,美国临床肿瘤学会(ASCO)会议报道,甲磺酸伊马替尼不仅用于治疗晚期 GIST,还用于 GIST 的术前和术后辅助治疗。2002 年 2 月,美国食品药品监督管理局(FDA)批准可用于治疗非手术和/或转移的 *c-kit* 突变阳性的 GIST,其最佳剂量为 400~800 mg/d。尽管它能够有效地治疗 GIST,但仍有部分患者对其耐药或者部分患者不能耐受该药的不良反应(包括水肿、体液潴留、恶心、呕吐、腹泻、肌痛、皮疹、骨髓抑制、肝功能异常等),很少有转移性的晚期患者获得完全缓解。而且,部分患者会在服该药 6 个月内发生原发性耐药或 6 个月后继发性耐药。

对甲磺酸伊马替尼产生原发性耐药或继发性耐药的 GIST 患者,可采用二线小分子多靶点作用药物靶向治疗,如舒尼替尼、尼罗替尼、索拉非尼、达沙替尼。

四、预后

GIST 的生物学行为难以预测。现已知的与预后有关的因素如下。①年龄及性别:年轻患者预后差,男性 GIST 患者预后差;②部位:食管 GIST 预后最好,其次是胃 GIST、肠道 GIST、网膜 GIST,肠系膜 GIST 预后最差;③肿瘤大小与核分裂象:肿瘤越大,核分裂象越多,预后越差;④基因突变:有 *c-kit* 基因突变的 GIST 比无突变者预后差;⑤免疫组化表达:波形蛋白阳性表达的 GIST 预后较差,血管内皮生长因子、增殖标记 PCNA、IG-67 表达率高者预后差;⑥恶性度:低度恶性的 GIST 有 50% 复发,60% 转移,高度恶性 GIST 有 83% 复发,全部发生转移;⑦DNA 含量与核异型性密切相关并与预后相关:MI 为(1～5)/10HPF 的非整倍体 DNA 者的 5 年生存率为 40%,MI 为(1～5)/10HPF 的二倍体 DNA 者的 5 年生存率达 88%;MI＞5/10HPF 的非整倍体 DNA 者的 5 年生存率为 17%,MI＞5/10HPF 的二倍体 DNA 者的 5 年生存率达 33%。

（王　珏　朱先玲　李　超）

第三十一章　神经内分泌瘤

第一节　胃肠道类癌综合征

类癌是起源于神经内分泌细胞的肿瘤，能产胺、肽，属于 APUD 细胞（amine precursor uptake and decarboxylation cell）发生的肿瘤（即 APUD 瘤）。类癌可以发生在全身各个部位，包括消化道、呼吸道、纵隔、肝、肾、卵巢、内分泌腺、乳腺等。消化道是类癌发病率最高的器官，占 87%，其次为呼吸道，约占 10%，其他部位的类癌罕见。在消化道类癌中，又以阑尾的发生频率最高。

一、流行病学

胰腺内分泌肿瘤（pancrentic endocrine tumors，PET）为较少见或罕见的肿瘤。国外报道此类肿瘤的总发病率低于每年十万分之一，有的肿瘤年发病率甚至低于百万分之一。胃肠类癌为消化系统神经内分泌肿瘤，仅北京协和医院报道，胃肠类癌在消化系统神经内分泌肿瘤中的比例为 10.20%，是消化系统神经内分泌肿瘤中相对常见肿瘤。消化系统类癌在消化系统肿瘤中所占比例较低（0.35%）。

二、病因病理

类癌的病因未明。类癌最具特征性的生化异常是 5-羟色胺（5-HT）及其代谢产物 5-羟吲哚乙酸（5-HIAA）的过量生成。不同胚胎起源（前肠、中肠、后肠）的类癌具有不同的生化、病理及临床特征。概括地说，来自前肠的类癌（胃十二指肠、胰腺、支气管）为不亲银性，由于缺乏芳香族氨基酸脱羧酶，故 5-HT 生成较少，而 5-羟基色氨酸含量较高，它们也可产生组胺和各种肽类；来自中肠（小肠、回盲部、升结肠、横结肠）的类癌为亲银和嗜银性，能产生较多的 5-HT 以及缓激肽、前列腺素、P 物质等；来自后肠的类癌为不亲银性，大多无分泌功能。

既往根据有无转移或浸润等行为区分为良性类癌和恶性类癌。目前是根据 WHO 内分泌肿瘤国际组织学新分类标准（2000 年）。

三、临床分期

类癌没有严格的临床分期。约 10% 的类癌发展为类癌综合征，它是类癌的晚期表现，其出现几乎总是意味着类癌已发生远处转移，特别是肝转移。

四、临床表现

类癌的临床表现和它的部位及起源密切相关,也取决于其所产生的肽类和胺类介质。来自前肠的类癌可表现为各种内分泌肿瘤综合征,来自中肠的类癌较易发展为类癌综合征,来自后肠的类癌在临床上多呈静止状态。有些类癌可以是多发性内分泌肿瘤病(MENI)的组成部分。

国外胃肠类癌的最常见发生部位为阑尾(40%)、小肠(27%)与直肠(13%),我国则以直肠为类癌发生的最常见部位,而小肠为罕见;国内阑尾部的类癌发病率(11.11%)明显低于国内外文献的报道。胃部类癌占消化系统类癌比例为 19.44%,明显高于国外报道的白种人群最高 5.85% 的比例;但与国外研究机构调查显示的亚洲人胃类癌发病率较高的结论相吻合。

类癌本身常可没有症状或仅有局部压迫浸润、机械梗阻等症状,类癌引起的腹泻在症状上并无特征性。当然,如果有内分泌肿瘤综合征的临床表现,或出现了皮肤潮红、哮喘、心瓣膜病等类癌综合征的症状,应高度怀疑类癌的可能性。类癌危象是类癌综合征的严重合并症,一般发生于前肠类癌,尿 5-HIAA 水平可骤然升高,临床上表现为严重而普遍的皮肤潮红,腹泻明显加重并伴有腹痛,可有眩晕、嗜睡、昏迷等中枢神经系统症状,以及心动过速、心律失常、高血压及严重低血压等心血管异常。凡此种种,均应考虑到类癌的可能。

类癌常见的临床表现为腹泻,占 50%,便血占 50%,腹痛占 31.25%。值得注意的是有 31.25% 的患者临床无任何症状,是通过体检偶然发现病变。

五、辅助检查

(一)生化诊断

胰腺内分泌肿瘤是神经内分泌肿瘤,其中大多数又是功能性肿瘤,其所分泌的激素或蛋白可作为肿瘤标记物而应用于诊断。胰腺内分泌肿瘤标记物分两类,即特异性肿瘤标记物和一般性肿瘤标记物。

(1)特异性肿瘤标记物(即肿瘤分泌的特异性激素)的测定:血 5-HT 和尿 5-HIAA 测定在类癌的诊断中起着关键性作用。约 84% 的患者血 5-HT 和/或尿 5-HIAA 水平升高,两者的诊断临界值分别高于 120 μg/L 和不低于 10 mg/24 h。其他胃肠肽类激素在类癌诊断中尚无肯定作用。大多数胰腺内分泌肿瘤能分泌各种激素,它们既是患者各种临床症状的病理生理基础,又可作为诊断依据的肿瘤标记物。此外,它们还是追随病程发展、评价治疗效果和及时发现复发的有效手段。

(2)激发试验:有些胰腺内分泌肿瘤患者的血浆激素浓度仅轻度或中度升高,尚未达到肿瘤的诊断标准,需要进行激发试验以明确诊断。五肽胃泌素激发试验对类癌综合征的诊断有帮助。于静脉注射五肽胃泌素(0.6 μg/kg)后 1 min、3 min、5 min、10 min、15 min 取血测 5-HT,全部病例血 5-HT 的升高均高于 40% 或高于 50 μg/L。

(3)非特异性肿瘤标记物——铬粒素:目前已知的神经内分泌细胞标记物有神经原特异性烯醇酶、铬粒素、突触素等,这些标记物大多被用于肿瘤的免疫组织化学鉴定,能用作循环标记物的主要是铬粒素。铬粒素为一族分泌性蛋白,广泛分布于正常神经内分泌细胞或肿瘤细胞的神经内分泌颗粒内。目前已鉴定出 3 种铬粒素蛋白,即铬粒素 A、B 和 C,其氨基酸结构不同,但有若干共同生化特点。铬粒素的生理作用尚不清楚。用免疫组化或放射免疫分析法均表明胃肠胰腺神经内分泌肿瘤铬粒素水平升高者占 90%～100%,在类癌和其他系统的神经内分泌肿瘤铬粒素水平亦升高。最近有人报道了在一组 APUD 瘤中铬粒素水平升高的情况。在 44 例类癌、17 例散发型胰腺内分泌肿瘤和 11 例合并家族性多发性内分泌腺瘤病(multiple endocrine neoplasia,MEN)1 型的胰腺内分泌肿瘤中,血浆铬粒素 A 升高者达 99%,铬粒素 B 和 C 水平升高者分别为 88% 和 6%,说明铬粒素 A 或 B 是胰腺内分泌肿瘤诊断的一项很有价值的指标。

(二)定位诊断

定位诊断是胰腺内分泌肿瘤诊断中不可缺少的部分,因为只有确定肿瘤为单发性或多发性,位于胰腺内或胰腺外,以及是否有肝或淋巴结转移,才能制定正确的治疗方案。

(1)常规无创性影像:目前影像诊断的手段很多,设备也很先进,但总的看来,在胰腺内分泌肿瘤的诊断方面(特别是小的肿瘤的检出),效果仍不够满意。CT、超声和 MRI 可检出 10% 的直径<1 cm 的肿瘤,30%～40% 的直径为 1～3 cm 的肿瘤和 50% 的直径>3 cm 的肿瘤,而血管造影可检出 20%～30% 的直径<1 cm 的肿瘤。对于肝转移瘤,超声的检出率为 20%,CT 的检出率为 35%～74%,血管造影的检出率为 33%～86%,MRI 的检出率为 43%～83%。这说明,目前的影像诊断方法可使相当一部分较小的原发性胰腺内分泌肿瘤漏诊。

(2)生长抑素(SS)受体核素显像:用经典的受体结合试验及体外放射自显影技术已证明人的许多肿瘤含有 SS 受体,如胰腺内分泌肿瘤、类癌。据报道,82%～88% 的类癌存在生长抑素受体,故其对类癌是一种敏感的诊断方法。其阳性率为 87%～96%,敏感性为 89%,奥曲肽核素扫描能检出 92% 的肝内转移瘤,它对于鉴别小的肝内转移灶和肝内血管性病变特别有帮助。SS 不仅作为诊断,还可以用于生长抑素的治疗反映的预测。

(3)超声内镜诊断和定位应用:超声内镜(EUS)诊断胰腺肿瘤是近年来胰腺疾病诊断的新进展,在有经验的内镜学家操作下,EUS 是检出原发肿瘤的有效手段之一,主要对于胃类癌有一定的帮助。

六、诊断及鉴别诊断

类癌与其他胰腺内分泌肿瘤一样,特别是在其早期,症状往往不特异。类癌的腹泻常常易误诊为肠易激综合征;因此,早期正确诊断的关键在于医师对于此类疾病的认识和警惕,及时想到胰腺内分泌肿瘤的可能性,才不至于漏诊。一旦出现皮肤潮红、哮喘、心瓣膜病等类癌综合征的症状,应高度怀疑类癌的可能性;血 5-HT 和尿 5-HIAA 的测定在类癌的诊断中起着关键性作用。在类癌中铬粒素的阳性率为 80%～90%。

类癌的肝转移无其他肿瘤的证据,且患者一般情况较好,如肝占位出现"牛眼征";要考虑神经内分泌肿瘤的可能,确定类癌的病理是关键。

七、治疗

手术治疗类癌是首选的治疗方法。

内科治疗:生长抑素及类似物是控制和治疗类癌的主要方法,用生长抑素及类似物对 82% 的类癌有效;SS 显像阴性的,一般无效;生长抑素受体状态与生长抑素治疗呈正相关。

八、并发症

类癌危象是类癌综合征的严重合并症。

九、预后

所有类癌均具有潜在恶性,但它们的进展相当缓慢,预后也相对较好。

(高　娜　李雪华　崔瑛蕾)

第二节　胰腺内分泌肿瘤

机体内分泌系统包括内分泌腺及弥散性内分泌系统,后者细胞类型多样,大部分散在分布于胰腺和胃肠,产生 50 余种胃肠多肽。消化系统弥散性内分泌细胞增殖形成的肿瘤大多来源于胰腺,故常称胰腺内分泌肿瘤,是一类少见疾病,其病理性分泌的大量胃肠多肽引起一系列临床症状。

一、流行病学

胰腺内分泌肿瘤是一类少见疾病。因我国对胰腺内分泌肿瘤的诊断水平欠佳,其发病状况不甚清楚。

二、共同的生物学特性

肿瘤细胞为多种胚胎源性,具有共同的病理特征。共同的生化特点:①产胺,产肽;②分泌铬粒素及突触素;③恶性程度低,生长较缓慢。

三、共同的临床特性

根据胰腺内分泌肿瘤分泌的不同多肽及临床表现而有多种类型,临床表现复杂。除了因相应激素病理性高分泌致死外,肿瘤生长虽然缓慢,但最终多数都将转为恶性,导致死亡。

诊断的重要依据如下。

(1)常用腹部超声与 CT 作为寻找肿瘤的筛选检查。由于多数胰腺内分泌肿瘤均有生长抑素受体表达上调,其主要的受体亚型为 SSTR2、SSTR3 及 SSTR5,与生长抑素类似物具有很强的结合力及亲和力。体内注射同位素标记的生长抑素类似物,可与胰腺内分泌肿瘤的 SSTR2、SSTR3 及 SSTR5 靶向结合,同位素显像由此可协助诊断。生长抑素受体显像(somatostatin receptor scintigraphy,SRS)不仅提高了胰腺肿瘤的检出率,也有助于鉴别 CT 发现的胰腺肿瘤究竟是胰腺癌抑或是胰腺内分泌肿瘤。比较多种影像学技术对胰腺内分泌肿瘤检出的敏感性,SRS 比所有常规检查有更高的敏感性,SRS 的敏感性＞血管造影的敏感性＞MRI 的敏感性＞CT 的敏感性＞超声的敏感性。

(2)神经内分泌肿瘤标志物铬粒素是一种分子量为 77kDa 的酸性蛋白,存在于嗜铬颗粒中,分为 A、B、C 3 种。大多数患者循环中铬粒素 A(chromogranin A,CGA)水平升高,是目前被认为最有价值的胰腺内分泌肿瘤的标志物。

(3)相应的激素水平检测:可用放射免疫分析试剂盒检测胃泌素、血管活性肠肽、胰多肽等。

四、共同的治疗方法

(一)药物治疗

根据临床特点,对不同的胰腺内分泌肿瘤给予相应的对症治疗。但抑制肿瘤病理性激素高分泌则均主要采用生长抑素类似物。

基于多数胰腺内分泌肿瘤均有 SSTR2、SSTR3 及 SSTR5 表达上调的原理,采用生长抑素类似物的生物治疗目前已常用于胰腺内分泌肿瘤,可有效抑制其病理性分泌,控制其生长。奥曲肽 600 $\mu g/d$,皮下注射,可取得良好疗效。生长抑素类似物的长效制剂可每半个月或 1 个月给药 1 次,更适宜长期用药。

(二)同位素治疗

生长抑素受体靶向放射核素治疗也已用于胰腺内分泌肿瘤。用奥曲肽或其他奥曲肽的螯合物治疗,50％的生长抑素受体阳性的肿瘤患者呈良好的治疗反应,一些恶性肿瘤患者可获得完全的症状缓解。放射核素治疗的副作用是轻度的骨髓毒性。

(三)外科治疗

尽可能地切除肿瘤,达到治愈目的。但因胰腺内分泌肿瘤体积较小,定位仍有一定困难,且有时为多发,外科手术不能切除干净时,症状缓解将不够满意。此外,诊断确立时 50％的病例已有转移,甚至失去手术机会。

(四)化学疗法

对于不能手术或手术不能完全切除的肿瘤,应给予化疗。可单独使用链佐霉素或链佐霉素联合 5-氟尿嘧啶(5-FU)。联合应用 5-氟尿嘧啶与 α-干扰素,获得很好的临床缓解,肿瘤缩小,适用于对有转移的肿瘤。

(五)介入治疗

肝动脉栓塞治疗作为姑息疗法,可应用于胰腺内分泌肿瘤伴有肝转移的患者,以减小肝转移肿瘤包块的体积以及减轻相伴随的症状。

(高　娜　綦淑杰　贾玉华)

第三节　胃泌素瘤

胃泌素瘤以消化性溃疡、腹泻以及胃酸高分泌为临床特点,常原发于胰腺和十二指肠壁。Zollinger 和 Ellison 于 1955 年首次报道 2 例胃泌素瘤患者以上段空肠良性溃疡伴胃酸高分泌和胰腺的非 B 细胞腺瘤为临床特征,因此也称之为佐林格-埃利森综合征(Zollinger-Ellison syndrome,ZES)。胃泌素瘤分散发型和家族性两类,后者为有遗传倾向的多发性内分泌腺瘤 1 型(MEN1)的一部分。

一、流行病学

胃泌素瘤虽然是非常罕见的疾病,但在十二指肠胰腺区域的内分泌肿瘤中其发病率相对较高。不同地区发病率各异。在爱尔兰,百万人口中每年有 0.5 名患者,瑞典每百万居民中每年有 1～3 名患者,丹麦每百万居民每年有 1.2 名患者,而在美国十二指肠溃疡患者中可能有 0.1% 有胃泌素瘤。国内迄今尚未有系统的流行病学调查报告。自 1978 年以来,国内 53 篇文献,共报道胃泌素瘤 312 例。胃泌素瘤发病年龄多发于 35～65 岁。男性患者更多,约占 60%。

二、病理

早期研究认为大多数胃泌素瘤发生在胰腺,发生于胰头、尾和体部的比例依次为 4∶1∶4,有 20% 发生在十二指肠。近期研究发现多于 85% 的胃泌素瘤位于或接近于胰头和十二指肠,此区域称为胃泌素瘤三角区。这个三角区的上界是胆囊管和胆总管的交汇处,下界是第二段和第三段十二指肠连接处,内界是胰颈和胰体的交界处。胃泌素瘤伴 MEN1,大多数病例肿瘤是多发的,但有时几乎只有一个孤立的肿瘤位于十二指肠,有时只有在显微镜下才能发现黏膜下微型肿瘤病变。

胃泌素瘤体积较小,大多数为 1～2 cm,有完整或不完整的包膜。光镜下瘤细胞大小较一致,呈小圆形、多角形、立方形或柱状形。核异型性较明显,细胞间由薄壁血窦或纤维血管分隔,多数微型肿瘤位于黏膜下层。

胃泌素瘤恶性者占 60%～90%,胃泌素瘤伴 MEN1 者大多数为良性,也有 30% 左右是恶性的。34% 的胃泌素瘤在手术时发现已有转移,多为肝转移,是导致死亡的主要原因。

三、发病机制

由于血中胃泌素水平升高,胃黏膜增生肥厚,壁细胞数量增加,可达正常人的 3～6 倍。高胃酸分泌可引起反流性食管炎以及胃、小肠黏膜的充血、水肿、糜烂和溃疡。

50%的胃泌素瘤分泌多种激素,包括生长抑素、胰多肽、ACTH 和血管活性肠肽。因此也可有临床表现多样化,较常见的报道为胃泌素瘤伴有库欣综合征。

四、临床表现

胃泌素瘤以消化性溃疡、腹泻以及合并 MEN1 所致的症状为主要特点。根据胃泌素瘤的分布和性质不同,如单一病灶或多发病灶,良性或恶性,是否伴有同期的肝转移以及仅作为 MEN1 的一部分等情况,其临床表现有所不同。

(一)消化性溃疡

85%的病例有上消化道溃疡,以上腹痛为主要症状。溃疡可为单发,但常为多发。溃疡常出现在非典型部位,如十二指肠球后、十二指肠与空肠连接处,甚至位于更远端。患者反复出现溃疡的并发症,或出现一般消化性溃疡术后罕见的并发症,如胃、空肠、结肠瘘。患者虽无幽门梗阻,但频繁呕吐,可伴有腹泻(水样腹泻占 41%)和肿瘤转移引起的肝大。45%～60%的患者由于胃酸高分泌而出现食管糜烂或溃疡,其中 8%的病例由于严重食管炎而食管狭窄。

(二)腹泻

腹泻是第二个主要症状,有 65%的患者出现慢性腹泻。由于胃酸高分泌,大量酸性胃液进入肠腔,同时胃酸又刺激胰液过量分泌,超过了小肠和结肠的吸收能力而出现腹泻。此外胃泌素本身可增加 K^+ 的分泌,减少 Na^+ 和水分在小肠的吸收,导致分泌性腹泻,胃泌素瘤还分泌其他胃肠多肽(如血管活性肠肽),这也是引起腹泻的原因之一。由于过量胃酸进入小肠,胰脂肪酶活性丧失,甘油三酯的降解减少,十二指肠内结合胆酸含量减少,影响小肠上皮细胞对脂肪和其他营养物质的转运,引起脂肪吸收不良,出现脂肪泻。根据一个大样本的文献报道有 50%的胃泌素瘤患者同时存在胃、十二指肠溃疡和脂肪泻,也有患者的临床症状仅有腹泻,不伴有消化性溃疡。

(三)胃泌素瘤伴 MEN1 的临床表现

胃泌素瘤患者中有 25%伴有 MEN1 综合征,胃泌素瘤可发生于 MEN1 确诊以前,也有与 MEN1 同时发现的。MEN1 常累及甲状旁腺、胰腺和垂体,较少累及肾上腺皮质和甲状腺。

胃泌素瘤伴 MEN1 患者有甲状旁腺功能亢进,大部分患者缺乏相关的症状。只有 14%的患者有临床表现,包括肾结石和/或骨骼疼痛和/或多尿频渴,在早期血钙、磷和甲状旁腺素浓度没有升高。因此有必要做甲状旁腺功能测定,如钙负荷前后测定肾原性的 cAMP 排出量,检测甲状旁腺激素所有的分子形式以及颈部影像学扫描,有助于甲状旁腺肿瘤的发现。垂体瘤作为 MEN1 的组成部分,临床上常无症状。胃泌素瘤并发库欣综合征极为罕见(约5%),这与胃泌素瘤有散在转移,或伴随ACTH的异位生产有关。

五、辅助检查

(一)胃酸测定

基础胃酸分泌量(BAO)对胃泌素瘤的诊断是个很好的筛选试验。研究认为BAO>15 mmol H^+/h或者2份15 min的胃液样本酸浓度>100 mmol H^+/h支持胃泌素瘤的诊断。但这样的胃酸浓度也可出现在多数十二指肠溃疡患者,两者可有重叠,特异性不够。

(二)肿瘤的定位

(1)腹部超声与CT分辨率低,因此很难能检测到体积较小的胃泌素瘤。大约80%的胰腺内肿瘤和直径>3 cm的肿瘤能被CT扫描发现,但CT仅能发现40%的胰腺外肿瘤,直径<1 cm的肿瘤常不能被检出。超声和CT检查比较简便,因此临床上常首先应用。

(2)SRS的检出率与肿瘤体积大小有关。肿瘤体积<1 cm^3者的检出率仅30%,体积1~2.0 cm^3者的检出率为64%,体积>2.0 cm^3者的检出率为96%。

(3)超声内镜(EUS)能提高胰腺图像的分辨率,能检出直径<5 mm的肿瘤,因此可应用于腹部CT结果阴性的患者。EUS联合SRS能增加检出的敏感性。

(三)铬粒素A(CGA)

胃泌素瘤患者血CGA水平显著高于正常人,已有转移病灶者,其水平升高更为明显。血胃泌素与铬粒素之间并无相关性。

(四)胃泌素

虽然胃泌素瘤患者血浆基础胃泌素(BSG)水平可以正常,但大都高于150 pg/mL,如BSG水平高于1 000 pg/mL即可成立诊断。若疑有胃泌素瘤,或为了鉴别不同原因的高胃泌素血症时可采用下列激发试验。

(1)促胰液素激发试验:促胰液素对多种胃泌素瘤细胞有刺激胃泌素释放的作用,可激发胃泌素瘤患者血清胃泌素水平急剧升高并伴随胃酸大量分泌。其试验方法是快速静脉注射每千克体重2 U促胰液素,在注射前10 min、1 min和注射后2 min、5 min、10 min、15 min、20 min和30 min测定血清胃泌素浓度,90%以上胃泌素瘤患者在注射促胰液素后15 min内即有胃泌素水平的升高,促胰液素试验阳性率可达82.2%。

(2)钙试验:钙能诱导血清胃泌素水平升高。因此,输钙试验可用作胃泌素瘤的一个激发试验。其方法是葡萄糖酸钙5 mg,按每小时每千克体重计算,静脉连续输注3 h,每隔30 min测血清胃泌素含量,在输注钙盐的第3 h内,80%以上的胃泌素瘤患者胃泌素水平可升高达400 pg/mL。

六、诊断

依据临床表现、肿瘤定位、血铬粒素A及胃泌素水平升高而确立临床诊断。根据组织学及相应的免疫组化染色确定病理诊断。

七、治疗

胃泌素瘤的治疗主要针对两个方面，一是控制胃酸高分泌，二是尽可能手术切除肿瘤。

控制胃酸高分泌常用质子泵抑制剂及生长抑素类似物。当患者存在严重电解质紊乱、上消化道出血时，每 12 h 静脉注射 60 mg 奥美拉唑，95％的患者可以有效控制酸排出，一直持续到能以口服质子泵抑制剂来代替。质子泵抑制剂及生长抑素类似物的联合应用，使胃酸高分泌得以满意控制，不必行全胃切除术。

（聂　森　高　娜　匡少金）

第四节　血管活性肠肽瘤

1958 年 Verner 和 Morrison 首次报道了胰岛细胞瘤伴有顽固性水样腹泻和低钾血症的综合征，以后本病被命名为 Verner-Morrisom 综合征，又称胰源性霍乱，水泻-低血钾-低胃酸综合征（waterydiarrhea，hypokalemia，achlorhydria，WDHA）。

1973 年 Bloom 等发现这种肿瘤组织和患者血浆中血管活性肠肽（vasoactive intestinal peptide，VIP）含量很高，从而导致分泌性腹泻，故称之为血管活性肠肽瘤（VIPoma）。

一、流行病学

在意大利 VIPoma 的发病率在普通人群中低于$(1\sim1.5)/10^2$。捷克每年能确定诊断的约 1 例。本病可发生于任何年龄，但发病的高峰在 40 余岁，女性患者多于男性患者。男性患者与女性患者的比例是 1∶3。只有 6％的病例有家族历史。本病为 MEN1 的一部分。

二、病理

大多数病例为位于胰腺的单个胰岛非 B 细胞瘤，恶性者约占 2/3。体积较大的肿瘤常伴有钙化、囊性退行性变和坏死。恶性进展的肿瘤可出现局部和血管的侵袭以及远隔部位的转移。胰腺外 VIPoma 主要来源于神经系统，主要为神经节瘤、神经节神经母细胞瘤、嗜铬细胞瘤等。

VIPoma 组织具有上皮内分泌肿瘤所有的结构和分泌类型，并有多种物质的表达，包括细胞角蛋白和一些神经内分泌标志物，如神经元特异性烯醇酶、铬粒素等，以及一些多肽类激素，如 VIP、生长激素释放激素、胰多肽、胰岛素、胰高糖素、生长抑素、神经降压素和内啡肽。推测胰 VIPoma 可能起源于神经内分泌干细胞，较多部分循着胰多肽细胞方向分化。

三、发病机制

VIP 是一种强烈的肠道促分泌物,生理状况下,VIP 作用于空肠,促进氯离子的分泌增加;作用于回肠可抑制氯化钠的吸收;同时促进胰液和肝胆汁的分泌,大量增加的肠腔内的液体量远远超过了结肠的吸收能力,导致分泌性腹泻。给健康受试者持续静脉输注 VIP 400 pmol/(kg·h),可在 6.5 h 之内诱发分泌性腹泻。VIPoma 患者的肿瘤组织及血浆中多种肽类激素水平常增加,因此,分泌性腹泻可能不是单一因素引起的,而是由几种相关的肽类激素所致。

四、临床表现

(一)水样腹泻

98%的患者有大量水泻(腹泻量 1.2~8.4 L/d),粪便中没有不消化食物,如同尿液。每日排便次数>10 次,排便时间不分昼夜,腹泻不因进食而加重,禁食 48 h 腹泻量没有改变或只有轻度减少。47%的病例病程呈持续性,53%的病例呈间歇性,在长期病程中可有病情加剧和减轻的相互交替。

(二)低钾血症

由于水泻,丢失大量钾离子,而出现低钾血症,平均血钾水平为 2.2 mmol/L。临床上可出现恶心、呕吐、肌无力、疲乏、嗜睡、心律失常等表现。严重者可出现威胁生命的低钾血症、重度肌无力甚至周期性麻痹、肠胀气、假性肠梗阻等表现。

(三)无胃酸或低胃酸

大部分患者为低胃酸,只有 30%病例无胃酸,这种低胃酸的机制目前尚不清楚。

(四)其他

90%的患者有体重丧失和/或脱水,部分患者可有高钙血症、低镁血症及手足搐搦等。50%的患者可有糖耐量降低和高血糖。个别病例由于电解质紊乱而猝死。皮肤潮红见于 23%的患者。高血压可见于交感神经节的 VIPoma。

五、辅助检查

(一)常规化验

(1)粪便常规:VIPoma 患者的粪便常规无异常发现。

(2)血电解质:平均血钾水平为 2.2 mmol/L。40%~50%的病例出现高钙血症,伴血磷水平下降。

(3)糖代谢紊乱:50%的病例可有血糖升高。

(二)肿瘤的定位

与胃泌素瘤的定位相同。

(三)铬粒素 A(CGA)

关于 VIPoma 患者血 CGA 水平少有文献报道,笔者近期检测 1 例 VIPoma 患者的血 CGA 水平,发现其高于正常人的 CGA 水平。

(四)VIP 等胃肠多肽水平检测

循环中 VIP 正常值为 0～170 pg/mL,90％ 以上的 VIPoma 病例血浆 VIP 水平升高,文献报道患者的血浆 VIP 浓度为 225～1 500 pg/mL,目前通常将诊断标准定为 VIP 浓度高于 200 pg/mL。

73％ 的胰 VIPoma 患者血浆胰多肽水平升高,但分泌 VIP 的神经节神经母细胞瘤则无 1 例升高。23％ 的 VIPoma 病例有高胃泌素血症。

六、诊断与鉴别诊断

依据临床表现、肿瘤定位、血铬粒素 A 及 VIP 水平升高而确立临床诊断。根据组织学及相应的免疫组化染色确定病理诊断。

水样腹泻可由许多不同病因所致。应首先排除常见的病因,如感染性疾病、肠道寄生虫病、炎症性肠病、肠道肿瘤以及较少见的乳糜泻。隐匿的服用泻剂造成的腹泻常给诊断带来困难。要鉴别腹泻伴有其他类型的内分泌肿瘤,如中肠类癌和甲状腺髓样癌所致的动力型腹泻、胃泌素瘤胃酸高分泌引起的容积性腹泻。

七、治疗

由于大量水样腹泻,需要足量补液,以纠正脱水、电解质紊乱和代谢性酸中毒。钾的补充尤其重要。抑制 VIPoma 病理性分泌,控制其生长,主要采用生长抑素类似物。其他治疗前文已述及。

（李慧敏　贾玉华）

第三十二章　胃肠道淋巴瘤

第一节　胃肠道淋巴瘤的概述、流行病学及病因

一、概述

恶性淋巴瘤(以下简称为淋巴瘤)是原发于淋巴结和/或淋巴结外组织、器官的恶性肿瘤。淋巴瘤约占全部恶性肿瘤的 5%。在我国,淋巴瘤的发病率居恶性肿瘤的第 8 位(男性)和 11 位(女性)。非霍奇金淋巴瘤的发病率呈持续性升高,每年增长约 3%。

淋巴瘤分为霍奇金淋巴瘤(Hodgkin lymphoma,HL)和非霍奇金淋巴瘤(non-Hodgkin lymphoma,NHL)。在欧美国家,30%～45% 的淋巴瘤为 HL,在我国 HL 较少见(10%)。HL 源于 B 淋巴细胞,组织病理学上有特征性的里-施细胞(Reed-Sternberg cell,RS 细胞);NHL 可来源于不同发育或分化阶段的淋巴细胞,包括 B 淋巴细胞、T 淋巴细胞和 NK 细胞。

近年来有关淋巴瘤的基础研究不断取得进展,为淋巴瘤的病理分类、诊断和治疗提供了依据,人们对淋巴瘤的生物学行为和本质的认识逐步加深,对淋巴瘤的总体治疗效果进一步提高,目前 60%～80% 的 HL 能得到治愈,NHL 中惰性、侵袭性、高侵袭性淋巴瘤的 5 年存活率分别约为 70%、50%、30%。

二、流行病学

20%～30% 的淋巴瘤发生于淋巴结以外的组织、器官,以 NHL 为常见,消化道是常见的结外受侵部位。中国医学科学院肿瘤医院的资料表明,在 NHL 淋巴瘤中,结外侵犯占 63%,胃肠道是常见的结外侵犯部位之一,占结外侵犯的 19.1%。消化道淋巴瘤可原发于胃肠道的淋巴滤泡,也可以是其他部位淋巴瘤侵犯胃肠道。

消化道淋巴瘤占全部消化道肿瘤的 1%～4%。淋巴瘤可发生于消化道的任何部位,食管淋巴瘤罕见,胃淋巴瘤占全部胃肿瘤的 3%～6%,小肠淋巴瘤占小肠肿瘤的 32%,其在小肠恶性肿瘤的鉴别诊断中占有重要地位,常见回肠受侵,与回肠壁淋巴组织丰富有关。

三、病因

淋巴瘤的病因至今尚未完全阐明。推测可能是在内因和外因的共同作用下,处于不

同阶段的免疫活性细胞被转化或机体的调控机制被扰乱而导致淋巴细胞的异常分化和增殖。已经发现的病因包括以下几个方面。

（一）染色体异常

90%以上的淋巴瘤可出现染色体异常，包括染色体易位、倒位、插入、缺失、突变和染色体数目的异常。在伯基特淋巴瘤患者中，t(8;14)(q24;q32)易位的发生率高达90%以上；大部分（75%～90%）滤泡性淋巴瘤患者有 t(14;18)(q32;q21)易位。这些染色体易位已经被证实为这两种淋巴瘤的特征性改变。染色体的易位或癌基因的激活可以是原发性的，获得性病毒感染也可导致基因表达异常，导致淋巴瘤的发生。

（二）病毒感染

病毒感染，特别是在机体免疫力低下的情况下，可引起宿主细胞分化和凋亡的改变，产生异常增生的克隆，引发淋巴瘤。已经证实，人类 T 淋巴细胞白血病病毒（HTLA）与成人 T 细胞性白血病/淋巴瘤有一定的关系；EB 病毒与鼻咽癌和伯基特淋巴瘤有关。HIV 感染引起艾滋病，导致患者的免疫功能极度低下，与小肠淋巴瘤的发生有关。5%～10%的艾滋病患者可出现淋巴瘤，且随着 HIV 感染时间延长，淋巴瘤的发病率增加。

（三）细菌感染

已经证实，黏膜相关组织（mucosa-associated lymphoid tissue，MALT）淋巴瘤的发生和幽门螺杆菌（Hp）感染有关。MALT 淋巴瘤最常发生于胃。正常的胃黏膜无淋巴组织，Hp 感染可导致淋巴样组织在胃黏膜内累积，黏膜内出现 B 淋巴滤泡，并常有淋巴上皮灶形成。胃黏膜内出现淋巴样滤泡被认为是 Hp 感染的特征。获得性胃淋巴样组织往往伴有淋巴上皮，据此可将其判定为黏膜相关组织，即 MALT。在90%以上的胃 MALT 淋巴瘤患者的胃黏膜中发现了 Hp；在原发性胃淋巴瘤的高发区，Hp 的感染率高；NHL 患者的 Hp 抗体阳性率高；Hp 感染人群的淋巴瘤发病率明显高于正常人；约2/3的局限性胃 MALT 淋巴瘤患者在根除 Hp 感染后，达到肿瘤完全缓解。这些证据充分表明了 Hp 感染与胃 MALT 淋巴瘤的关系。

试验研究表明，Hp 并不直接刺激肿瘤性 B 细胞，而是通过刺激肿瘤内的 T 细胞，进一步促进肿瘤细胞的增生。Hp 感染引起胃 MALT 淋巴瘤可能还与 Hp 菌株是否产生 CagA 抗原、MALT 淋巴瘤的基因不稳定性以及细胞异常的生物学特征等有关。

Hp 根除治疗对约10%的伴有 Hp 感染的胃 MALT 淋巴瘤无效。发生在身体其他部位的 MALT 淋巴瘤常不伴有 Hp 感染，提示 MALT 淋巴瘤的病因和发病机制还有待进一步研究阐明。

（四）物理、化学因素

长期或大剂量接受辐射能增加胃肠道淋巴瘤的发病率。接触烷化剂、多环芳羟类化合物、芳香胺类化合物等也与淋巴瘤的发生有关。

（五）免疫系统异常

当机体的免疫系统存在先天缺陷或受到损伤时，肿瘤的发生率明显升高。在原发性免疫缺陷患者和移植后发生肿瘤的患者中,NHL 均占全部肿瘤的 1/3。在美国,NHL 的发病率上升可部分归咎于 HIV 感染流行和获得性免疫缺陷综合征相关淋巴瘤的增多。

第二节　胃肠道淋巴瘤的分类、病理学及临床表现

一、分类

淋巴瘤的分类复杂。前面已经提到,根据临床与病理特点可将淋巴瘤分为霍奇金淋巴瘤和非霍奇金淋巴瘤两大类。根据细胞表型可分为 B 细胞、T 细胞和 NK 细胞。根据发病部位分为淋巴结内(早期)和淋巴结外淋巴瘤。

表 32-1 是 2001 年 WHO 淋巴瘤的分类,该分类结合了淋巴瘤的病理形态、免疫表型、遗传学特征、临床特点,将具有独特临床表现、病理形态、免疫表型和遗传学特征的疾病归为一种亚型,并建议采用不同的治疗策略。该分类已在国际上得到广泛接受。近年来不断提出新的亚型,由此,2008 年 WHO 更新了淋巴瘤的分类。

表 32-1　2001 年 WHO 的淋巴造血系统恶性肿瘤分类

分类	具体类型
霍奇金淋巴瘤 (HL)	(1)结节性淋巴细胞为主型(NLPHL) (2)经典霍奇金淋巴瘤:①结节硬化型霍奇金淋巴瘤,1 级和 2 级(NSHL);②富于淋巴细胞典型霍奇金淋巴瘤(LRHL);③混合细胞型霍奇金淋巴瘤(MCHL);④淋巴细胞消减型霍奇金淋巴瘤(LDHL)
非霍奇金 恶性淋巴瘤 (NHL)	
B 细胞淋巴瘤	(1)前 B 淋巴母细胞白血病/淋巴瘤(B-ALL) (2)成熟(外周)B 细胞淋巴瘤:①慢性淋巴细胞白血病/小淋巴细胞淋巴瘤(B-CLL/SLL);②前淋巴细胞性白血病(B-PLL);③淋巴浆细胞性淋巴瘤(LPL);④脾边缘区 B 细胞淋巴瘤(SMZL);⑤毛细胞白血病(HCL);⑥浆细胞骨髓瘤/浆细胞瘤(PCM/PCL);⑦MALT 型结外边缘区 B 细胞淋巴瘤(MALT-MZL);⑧淋巴结边缘区 B 细胞淋巴瘤(MZL);⑨滤泡性淋巴瘤(FL,分Ⅰ、Ⅱ、Ⅲ级);⑩套细胞淋巴瘤(MCL);⑪弥漫性大 B 细胞淋巴瘤(DLBCL):变型有中心母细胞型、免疫母细胞、富于 T 细胞和组织细胞、淋巴瘤样肉芽肿型、间变性大 B 细胞型、浆母细胞型、亚型有纵隔(胸腺)、血管内、原发性渗出性淋巴瘤;⑫伯基特(Burkitt)淋巴瘤(BL)

分类	具体类型
T 细胞/NK 细胞淋巴瘤	(1)前 T 细胞肿瘤:前 T 细胞母细胞淋巴瘤/白血病(T-LBL/ALL) (2)成熟 T 细胞和 NK 细胞肿瘤:①T 细胞前淋巴细胞性白血病(T-PLL);②T 细胞颗粒淋巴细胞性白血病(T-LGL);③侵袭性 NK 细胞白血病(ANKCL);④成人 T 细胞淋巴瘤/白血病(ATCL/L);⑤结外 NK/T 细胞淋巴瘤,鼻型(NK/TCL);⑥肠病型 T 细胞淋巴瘤(ITCL);⑦肝脾 γδT 细胞淋巴瘤;⑧皮下脂膜炎样 T 细胞淋巴瘤;⑨蕈样肉芽肿/Sezary 综合征;⑩原发性皮肤间变性大细胞淋巴瘤(ALCL);⑪外周 T 细胞淋巴瘤,非特定型(PTCL);⑫血管免疫母细胞 T 细胞淋巴瘤(AITCL);⑬间变性大细胞淋巴瘤(ALCL)

　　病理形态是分类的基础,对大多数淋巴瘤仅靠病理形态就能做出明确诊断;免疫表型和遗传学特征是确定每一种淋巴瘤的重要指标,是达成诊断共识的客观依据,对提高诊断的可重复性、鉴别诊断、判断预后有重要意义,但并非淋巴瘤诊断中的必需条件;淋巴瘤的临床特点(特别是肿瘤原发部位)是确定某些淋巴瘤的重要指标。

　　目前尚缺乏对 WHO 分类中每一种 NHL 自然病程和临床表现特征的描述。有研究确定了 NHL 中 13 种最常见的组织类型,在美国这些组织类型占所有 NHL 病例的90%。其中,弥漫性大 B 细胞淋巴瘤占 31%,滤泡性淋巴瘤占 22%,慢性淋巴细胞白血病/小淋巴细胞淋巴瘤、套细胞淋巴瘤、外周 T 细胞淋巴瘤各占 6%,边缘区 B 细胞淋巴瘤和 MALT 淋巴瘤各占 5%,而其余亚型的每种发病率均不足 2%。美国国家综合癌症网(NCCN)在 NHL 临床实践指南中根据疾病的进展情况将 NHL 常见的亚型分为惰性、侵袭性和高度侵袭性淋巴瘤。在 B 细胞淋巴瘤中,惰性淋巴瘤包括慢性淋巴细胞白血病/小淋巴细胞淋巴瘤、滤泡性淋巴瘤、边缘区淋巴瘤、MALT 淋巴瘤、脾边缘区 B 细胞淋巴瘤、淋巴结边缘区 B 细胞淋巴瘤;侵袭性淋巴瘤包括弥漫性大 B 细胞淋巴瘤、套细胞淋巴瘤;高度侵袭性淋巴瘤包括伯基特淋巴瘤、淋巴母细胞淋巴瘤、AIDS 相关性 B 细胞淋巴瘤。

二、病理学

　　胃肠道最常见的淋巴瘤病理类型是 B 细胞来源的弥漫大细胞淋巴瘤(DLBLC),其次为 MALT 淋巴瘤,少见类型有肠病型 T 细胞淋巴瘤、滤泡性淋巴瘤、套细胞淋巴瘤,以及高度侵袭性的伯基特淋巴瘤、淋巴母细胞淋巴瘤等。在胃的原发性淋巴瘤中,侵袭性弥漫性大 B 细胞淋巴瘤约占 55%,惰性的 MALT 淋巴瘤约占 40%;在小肠和大肠,侵袭性弥漫性大 B 细胞淋巴瘤占 67%～69%,MALT 淋巴瘤的比例较低。

　　发生在胃肠道的弥漫性大 B 细胞淋巴瘤的形态学与分子生物学与发生在淋巴结内的淋巴瘤相似,为弥漫增生的大淋巴细胞,呈中度或高度增生,呈弥漫性生长,湮没正常的淋巴结或结外结构,间质明显纤维化。DLBLC 可表达各种成熟 B 细胞的免疫标记物。以下重点介绍 MALT 淋巴瘤的病理特征。

　　MALT 淋巴瘤的病理特征:MALT 淋巴瘤是低度恶性的结外淋巴瘤中的一种独特

类型,其细胞起源是 B 细胞。MALT 在组织学上包括集合淋巴小结、固有层、上皮内淋巴细胞和系膜淋巴结四个部分,其组织结构具有一定的特征,在胃 MALT 淋巴瘤中能见到这四种经典的结构。胃 MALT 淋巴瘤可发生在胃的任何部位,以发生于胃窦最为常见。大体上为较浅的浸润性病变,可见一个或多个溃疡。低度恶性的胃 MALT 淋巴瘤在集合淋巴小结边缘带区域可以看到淋巴瘤浸润的反应滤泡,弥漫地播散到周围的黏膜中;低度恶性 MALT 淋巴瘤的一个重要特征是出现淋巴上皮细胞损伤,表现为淋巴瘤细胞聚集,侵犯每一个腺体;部分(1/3)胃 MALT 淋巴瘤在诊断时存在着向高度恶性的转化,$p53$ 突变和 $Bcl-2$ 重排与恶性转化有关。在高度恶性胃淋巴瘤中仔细检查可以发现典型的孤立的低度恶性胃 MALT 淋巴瘤病灶。

MALT 淋巴瘤的 B 细胞可表达表面和胞质免疫球蛋白,通常为 IgM 型。细胞通常是 CD5 和 CD10,常表达 CD21 和 CD35。60% 的低度恶性胃 MALT 淋巴瘤的 3 号染色体呈现 3 倍体,t(11;18)是胃 MALT 淋巴瘤患者中最常见的遗传学异常,它与胃 MALT 淋巴瘤患者的播散性疾病和抗生素耐药有关。

除 MALT 淋巴瘤外,胃肠道另一种较为特殊的淋巴瘤类型是肠病型 T 细胞淋巴瘤(ITCL),发病不足 NHL 的 1%。疾病呈侵袭性,表现为顽固性多发小肠溃疡,容易引起小肠穿孔。

三、临床表现

原发性胃肠道淋巴瘤早期多无明显的症状,随着疾病的进展,患者可出现消化系统症状,这些症状多无特异性,难以与消化道其他疾病或肿瘤区别。

(一)一般临床表现

1. 腹痛

腹痛是胃肠道淋巴瘤的常见症状,胃淋巴瘤患者腹痛可能与进食有关,症状多呈逐渐加重。

2. 腹部包块

部分患者因发现腹部包块或出现肠梗阻就诊,常伴有腹痛。

3. 腹泻

多数胃肠道淋巴瘤患者可出现不同程度的腹泻,小肠受累时吸收不良尤其明显,可有脂肪泻。部分患者可以吸收不良为首发和主要表现,很少出现黏液脓血便。

4. 出血、肠穿孔

消化道出血可表现为大便隐血或显性出血,大出血多发生于疾病迅速进展的患者,保守治疗效果差。穿孔是淋巴瘤患者的危重并发症之一。

(二)发生在不同部位淋巴瘤的临床表现

1. 胃淋巴瘤

胃淋巴瘤患者相对较年轻,患者常因上腹疼痛、消化不良、贫血等症状就诊,这些症状并无特殊性。体格检查可发现上腹部包块。患者可有大便隐血、贫血。

2. 小肠淋巴瘤

小肠淋巴瘤较为局限,患者最常见的表现为腹部发作性绞痛和活动的腹部包块,部分患者可出现进行性不全肠梗阻;患者可有腹泻、吸收不良、贫血等表现,很少有发热、皮肤瘙痒等表现。可有免疫球蛋白重链异常。

3. 结直肠淋巴瘤

该型较为少见,好发于右半结肠,表现为腹痛、腹胀、低位肠梗阻、腹泻、便血以及体重下降,症状与结肠癌的症状难以区别。

4. 食管淋巴瘤

症状与食管癌的症状难以鉴别,主要表现为进行性吞咽困难。食管淋巴瘤罕见,患者多较年轻,疾病进展快。

第三节　胃肠道淋巴瘤的辅助检查、诊断、治疗及预后

一、辅助检查

(一)内镜检查

胃镜检查是诊断胃淋巴瘤最常用的方法,肿瘤常发生在胃窦部。胃镜下常为弥漫浸润型病变,胃壁增厚,胃腔狭窄,皱襞粗大,充气胃壁扩张性差,病变组织脆,易出血,胃镜下所见与进展期胃癌(Borrmann Ⅳ型)类似。胃淋巴瘤也可为结节型病变,或较浅的浸润性病变,多发或单发,表面可见一个或多个溃疡,溃疡大而深。对内镜下怀疑淋巴瘤的病灶,建议多点深取活检,甚至取大块活检,以提高活检阳性率。超声内镜可以了解胃壁受累的深度和周围淋巴结情况,可作为常规内镜检查的补充。细针穿刺(fine needle aspiration,FNA)活检在恶性肿瘤的鉴别诊断中已经广泛应用,但在淋巴瘤诊断中的作用仍有争议。

结肠镜检查和活检对结直肠淋巴瘤的诊断有重要意义。

对高度怀疑小肠淋巴瘤的患者,情况允许时,可做小肠镜检查、活检。小肠淋巴瘤可为弥漫型或局灶型,表现为肠壁增厚、变硬,黏膜多发结节隆起,或形成肿块,肿块表面伴溃疡,或造成肠腔狭窄;淋巴瘤也可表现为单一或多发溃疡,溃疡底部硬,边缘隆起,有浸润感。小肠镜下活检阳性率不高,特别是对浸润性病变。

(二)X线检查

气钡双重对比造影可以为胃淋巴瘤的诊断提供参考价值,作为肠道淋巴瘤的初筛性检查。胃淋巴瘤在X线片上的表现:胃黏膜不规则增粗,但无明显破坏;有单发或多发的结节、肿块,表面可形成溃疡,溃疡周围围堤常较光滑、整齐;浸润性病变,类似"皮革胃",但仍有一定的扩张度。对部分患者,通过钡剂造影鉴别胃淋巴瘤和胃癌很困难。

在气钡双重造影中小肠淋巴瘤表现为局限性或广泛性病变,呈单发或多发结节充盈

缺损、浸润性改变、息肉样型病变,腔内外肿块形成或肠系膜受侵犯等,也可表现吸收不良的 X 线征象,或出现肠套叠。

超声检查、腹部和盆腔 CT 扫描、MRI 可发现胃壁和肠壁的异常,了解腹腔淋巴结、网膜淋巴结和腹膜后淋巴结以及邻近器官受累情况,为胃肠道淋巴瘤患者的诊断和分期提供帮助。近年出现的 CT 小肠重建技术可能对肠道淋巴瘤的鉴别诊断有所帮助。

(三)Hp 检查

对怀疑胃 MALT 淋巴瘤的患者应常规进行 Hp 检测,建议加测肿瘤标本的 Hp。

(四)骨髓检查

在低度、中度和高度恶性淋巴瘤病例中,骨髓受累的发生率分别为 39%、36% 和 18%;在中度或高度恶性淋巴瘤病例中,骨髓受累患者生存期显著缩短。因此,NCCN 临床实践指南指出,在 NHL 患者的检查中应包括骨髓检查。

二、诊断及鉴别诊断

胃肠道淋巴瘤的诊断与分型必须依靠病理学检查,采用形态学结合临床、免疫表型、遗传学与分子生物学方法综合分析。淋巴瘤是全身性疾病,即使明确了病理诊断,也应进行全面的分期检查,包括全面了解患者的临床表现、详细的体格检查、生化指标检查、骨髓检查、内镜检查、影像学检查等。

由于内镜检查和活检技术的发展,对胃肠道淋巴瘤而言,外生型淋巴瘤的确诊变得较为容易;对浸润型病变,可结合超声内镜和/或气钡双重造影结果,建议采用内镜下多点反复取材以及同一部位深挖取材或大块活检,直到明确诊断。病理科反复切片、仔细阅片、专家会诊也是提高诊断阳性率的可取举措。新的检测技术(如免疫表型、基因重排)可以帮助诊断、判断预后。借助以上措施,对食管、胃淋巴瘤与相应部位癌的鉴别诊断并不困难。

肠道淋巴瘤,特别是小肠淋巴瘤的诊断较为困难,主要是难以取得满意的组织学标本,其临床表现、X 线所见以及内镜下表现与克罗恩病、肠结核、白塞病以及嗜酸性胃肠炎相似,在鉴别诊断困难、不能排除淋巴瘤的诊断且患者有手术指征的情况下,需进行剖腹探查以确诊。

胃肠道淋巴瘤患者年龄相对较轻,起病相对缓慢,症状不具有特异性,在内镜下表现不明显,特别是活检阴性时,容易诊断为胃炎等一般性胃肠道疾病。因此,要特别注意对患者病情加重的倾向的追随,及时安排必要的检查,特别是重复内镜检查与活检,避免漏诊。

三、治疗

(一)治疗原则(建议性)

胃肠道原发淋巴瘤的治疗尚无共识性指导意见,各种病理类型的治疗原则与发生于其他部位的相应类型的淋巴瘤基本相同。国内孙燕等建议采取综合治疗,合理利用多种治疗手段的治疗原则见表 32-2。

表 32-2 对胃肠道淋巴瘤建议的治疗原则

类型	治疗原则
1. 惰性淋巴瘤	Ⅰ、Ⅱ期手术,或放疗＋化疗,或化疗＋局部放疗(对某些胃 MALT 淋巴瘤可首选抗 Hp) Ⅲ、Ⅳ期无治疗指征,观察与等待;有治疗指征:化疗＋局部放疗
2. 侵袭性淋巴瘤	Ⅰ、Ⅱ期手术后化疗＋利妥昔单抗＋放疗,或化疗＋利妥昔单抗＋放疗 Ⅲ、Ⅳ期化疗＋利妥昔单抗＋局部放疗
3. 高度侵袭性淋巴瘤	各期均以化疗＋利妥昔单抗为主

(二)胃 MALT 淋巴瘤的抗 Hp 治疗

对于伴 Hp 感染的胃 MALT 淋巴瘤,应进行抗 Hp 治疗。Hp 根除治疗后,肿瘤的缓解可能是缓慢的,如果患者未出现临床表现的恶化,可在治疗后 3 个月复查内镜加活检,再次进行分期。Hp 感染根除、仍存在淋巴瘤者,如有症状,或疾病明显进展,则行放疗;如无症状,可观察 3 个月,最早在观察 3 个月后考虑局部放疗,最长观察时间可至 18 个月。如 Hp 未根除者的淋巴瘤消退或稳定,可考虑二线抗 Hp 治疗。对存在 t(11;18)、t(1;14)、t(14;18)(q32;q21)的患者,抗 Hp 治疗可能无效,应首先考虑其他治疗。10%～40% 的胃 MALT 淋巴瘤不伴有 Hp 感染,对病变侵及肌层或累及邻近器官者,首选局部放疗。

(三)手术治疗

手术在胃肠道淋巴瘤治疗中具有重要地位。手术治疗指征:①病变局限,先切除病变肠段,可提高对后续放化疗的耐受性;②出现出血、穿孔、肠梗阻等需要手术处理的并发症;③怀疑肠道淋巴瘤,难以取得病理诊断证据,可通过剖腹探查,切除病变同时取得病理确诊。

对胃肠道淋巴瘤单纯手术治疗效果差,需根据患者的具体情况在术后进一步安排化疗、放疗和其他治疗。

(四)化疗

淋巴瘤属于对化疗敏感的肿瘤,对早期病例,可采取术后化疗,以减少远处复发,延长生存期;对部分早期病例,化疗结合放疗有可能替代手术,起到保留器官的作用。对晚期淋巴瘤或生长迅速的高度侵袭性淋巴瘤,应首选化疗,控制病情后再考虑放疗或手术。

胃肠道淋巴瘤的化疗方案可参考《中华胃肠病学》(萧树东、许国铭主编,人民卫生出版社 2008 年版)。

胃肠道出血、穿孔是化疗常见的并发症,发病率约 5%,主要是肿瘤组织对化疗敏感,治疗中瘤体消退得太快,来不及修复正常组织所致。

(五)放疗

放疗是淋巴瘤重要的局部治疗手段,适用于各期惰性淋巴瘤的治疗,也可作为化疗失败的补救治疗。放疗与全身化疗配合,可使部分胃肠道淋巴瘤的患者获得根治。照射技术的选择有助于减少放疗反应,包括急性胃肠道反应、出血、穿孔等。

(六)其他治疗

其他治疗包括生物治疗、单抗治疗(如应用特异性单抗利妥昔单抗)、中医中药治疗等。其中利妥昔单抗或抗 CD20 单抗已作为和化疗联合应用的一线治疗药。

惰性淋巴瘤的治疗指征:胃肠道出血,肿瘤负荷高,有症状,疾病持续进展,危及各脏器功能,患者有治疗意愿。

四、预后

胃 MALT 淋巴瘤的患者接受各种治疗或综合治疗后,5 年总存活率为 $80\%\sim95\%$。越来越多的证据表明,胃 MALT 淋巴瘤在抗 Hp 治疗后出现远期复发,对这类患者应加强远期随访。

(王　珏　杨　青　李　超)

第三十三章　其他类型肿瘤

第一节　胃息肉

胃良性肿瘤占胃肿瘤的 3%～5%,可分为上皮性肿瘤(如腺瘤、乳头状瘤),间叶性肿瘤(如平滑肌瘤、脂肪瘤、神经鞘瘤、神经纤维瘤、脉管性肿瘤、纤维瘤、嗜酸细胞性肉芽肿)。胃息肉是一个描述性的诊断,意指黏膜表面存在突向胃腔的隆起物,通常指上皮来源的胃肿瘤。

胃息肉属于临床常见病,目前随着高分辨率内镜设备的普及应用,微小胃息肉的检出率已明显增加。国外资料显示胃息肉的发病率较结肠息肉低,占所有胃良性病变的 5%～10%。

一、组织学分类

根据胃息肉的组织学可分为肿瘤性及非肿瘤性,前者即胃腺瘤性息肉,后者包括增生性息肉、炎性息肉、错构瘤性息肉、异位性息肉等。

(一)腺瘤性息肉

腺瘤性息肉即胃腺瘤,是指发生于胃黏膜上皮细胞,大都由增生的胃黏液腺所组成的良性肿瘤,一般均起始于胃腺体小凹部。腺瘤一词在欧美指代上皮内肿瘤增生成为一个外观独立且突出生长的病变,而在日本则包括所有的肉眼类型,扁平和凹陷的病变亦可称之为腺瘤。腺瘤性息肉约占全部胃息肉的 10%,多见于 40 岁以上男性患者,好发于胃窦或胃体中下部的肠上皮化生区域。病理学可分为管状腺瘤(最常见)、管状绒毛状和绒毛状腺瘤。可根据病变的细胞及结构异型性将其病理学分为低级别上皮内癌变与高级别上皮内癌变。80% 以上的高级别上皮内癌变可进展为浸润性癌。

内镜下观察,胃腺瘤多呈广基隆起样,亦可为有蒂、平坦甚至凹陷型。胃管状腺瘤常单发,通常直径<1 cm,80% 的病灶<2 cm。表面多光滑,胃绒毛状腺瘤直径较大,多为广基,典型者直径 2～4 cm,头端常充血、分叶,并伴有糜烂及浅溃疡等改变。胃绒毛状腺瘤的恶变率较管状腺瘤高。管状绒毛状腺瘤大多系管状腺瘤生长演进而来,有蒂或亚蒂多见,无蒂较少见,瘤体表面光滑,有许多较绒毛粗大的乳头状突起,可有纵沟,呈分叶状,组织学上呈管状腺瘤基础,混有绒毛状腺瘤成分,一般超过息肉成分的 20%,但不到 80%,直径大都在 2 cm 以上,可发生恶变。

(二)增生性息肉

增生性息肉较常见,以胃窦部及胃体下部居多,好发于慢性萎缩性胃炎及 Billroth Ⅱ 式术后的残胃,组织学上由幽门腺及腺窝上皮的增生而来。由于富含黏液分泌细胞,表面可覆盖黏液条纹及白苔样黏液而酷似糜烂。多为单发且较小(小于 1 cm),小者多为广基或半球状,表面多明显发红而光滑;大者可为亚蒂或有蒂,头端可见充血、糜烂等改变。有时可为半球形簇状。增生性息肉不是癌前病变,但发生此类病变的胃黏膜常伴有萎缩、肠上皮化生及上皮内癌变等,且部分增生性息肉患者可在胃内其他部位同时发生胃癌,应予以重视。通常医师认为增生性息肉癌变率较低,但若息肉直径超过 2 cm 应行内镜下完整切除。

(三)炎性息肉

胃黏膜炎症可呈结节状改变,凸出胃腔表面而呈现息肉状外观。病理学表现为肉芽组织,而未见腺体成分。胃炎性纤维性息肉是少见的胃息肉类型,好发于胃窦,隆起病灶的顶部缺乏上皮黏膜,其本质为伴有明显炎性细胞浸润的纤维组织增生。炎性息肉因不含腺体成分,无癌变风险,临床随诊观察为主。

(四)错构瘤性息肉

临床中错构瘤性息肉可单独存在,也可与黏膜皮肤色素沉着和胃肠道息肉病(PJS、多发性错构瘤综合征)共同存在。单独存在的胃错构瘤性息肉局限于胃底腺区域,无蒂,直径通常小于 5 mm。在 PJS 中,息肉较大,而且可带蒂或呈分叶状。组织学上,错构瘤性息肉表现为正常成熟的黏膜成分,呈不规则生长,黏液细胞增生,腺窝呈囊性扩张,平滑肌纤维束从黏膜肌层向表层呈放射状分割正常胃腺体。

(五)异位性息肉

其主要为异位胰腺及异位十二指肠腺。异位胰腺常见于胃窦大弯侧,亦可见于胃体大弯。多为单发,内镜下表现为孤立的结节,中央可见凹陷。组织学上胰腺组织最常见于黏膜下层,深挖活检不易取得阳性结果;有时也可出现在黏膜层或固有肌层。如被平滑肌包围,即成为腺肌瘤。十二指肠腺瘤多见于十二指肠球部,亦可见于胃窦,其本质为混合了腺泡、导管、纤维肌束和帕内特细胞的增生十二指肠腺。

二、胃肠道息肉病

胃肠道息肉病是指胃肠道某一部分或大范围的多发性息肉,常多见于结肠。可见于胃的息肉病主要有以下几种。

(一)胃底腺息肉病(fundic gland polyposis,FGP)

FGP 较多见,典型者见于接受激素避孕疗法或家族性腺瘤性息肉病(familial adenomatous polyposis,FAP)的患者,非 FAP 患者亦可发生 FGP,但数量较少。FGP 多见于中年女性,与 Hp 感染无关。病变由泌酸性黏膜的深层上皮局限性增生形成。内镜下观察,息肉散在发生于胃底腺区域大弯侧,为 3～5 mm,呈亚蒂或广基样,色泽与周围黏膜一致。零星存在的胃底腺息肉没有恶变潜能。需注意在那些 FAP 已经弱化的患者,其胃底腺息肉可发展为上皮内癌变和胃癌。

(二)FAP

FAP 为遗传性疾病,大多于青年期即发生,息肉多见于结直肠,55% 的患者可见胃-十二指肠息肉。90% 的胃息肉发生于胃底,为 2～8 mm,组织学上绝大多数均为错构瘤性,少数为腺瘤性,后者癌变率较高。

(三)PJS

PJS 为遗传性消化道多发息肉伴皮肤黏膜沉着病。息肉多见于小肠及直肠,亦可见于胃,为错构瘤性,多有蒂。癌变率低。

(四)息肉-色素沉着-脱发-甲营养不良综合征

本病为弥漫性消化道息肉病伴皮肤色素沉着、指甲萎缩、脱毛、蛋白丢失性肠病及严重体质症状。胃内密集多发直径 0.5～1.5 cm 的山田Ⅰ型、Ⅱ型无蒂息肉,少数可恶变。激素及营养支持疗法对部分病例有效,但总体临床预后差,患者多死于恶病质及继发感染。

(五)幼年性息肉病(juvenile polyposis syndrome,JPS)

JPS 为常染色体显性遗传病,多见于儿童,息肉病可见于全消化道,多有蒂,直径 0.5～5 cm,表面糜烂或浅溃疡,切面呈囊状。镜下特征性表现为囊性扩张的腺体衬有高柱状上皮,黏膜固有层增生伴多种炎性细胞浸润,上皮细胞多发育良好。本病可合并多种先天畸形。

(六)多发性错构瘤综合征

本病为全身多脏器的化生性与错构瘤性病变,部分为常染色体显性遗传,全身表现多样,性质各异。诊断主要依靠全消化道息肉病、皮肤表面丘疹或口腔黏膜乳头状瘤、肢端角化症或掌角化症确立。

三、临床表现

胃息肉可发生于任何年龄,患者大多无明显临床症状,或可表现为上腹饱胀、疼痛、恶心、呕吐、胃灼热等上消化道非特异性症状。疼痛多位于上腹部,为钝痛,一般无规律性。较大的息肉表面常伴有糜烂或溃疡,可引起呕血、黑便及慢性失血性贫血。贲门附近的息肉体积较大时偶尔可产生吞咽困难,而幽门周围较大的息肉可一过性阻塞胃流出道,引起幽门梗阻症状。很少见的情况是若胃幽门区长蒂息肉脱入十二指肠后发生充血水肿而不能自行复位,则可能产生胃壁绞窄甚至穿孔。体格检查通常无阳性发现。

四、诊断与鉴别诊断

较难通过常规问诊及体格检查诊断胃息肉。1/5～1/4 的患者的大便隐血试验可呈阳性结果。上消化道钡剂造影对直径 1 cm 以上的息肉诊断的阳性率较高,由于该项检查对操作水平要求较高,钡剂涂布不佳、体位及时机不当、未服祛泡剂导致气泡过多等可导致漏诊、误诊。将内镜与活组织病理学检查相结合是确诊胃息肉最常用的诊断方法。

胃镜直视下可清晰观察息肉的部位、数量、形态、大小、是否带蒂、表面形态及分叶情况、背景黏膜改变等特征。胃镜检查中使用活检钳试探病灶,可感知病变的质地。观察中需注意冲洗掉附着的黏液、泡沫等,适当注气,充分暴露病变。判断息肉是否带蒂时,宜更换观察角度,内镜注气以舒展胃壁,反复确认。胃镜下可对息肉的形态进行分类,其中最常用的描述性术语是参照结肠息肉,根据是否带蒂分为广基(无蒂)、亚蒂和带蒂类。山田将胃息肉分为 4 型,其中Ⅱ型和Ⅲ型介于广基与带蒂之间,见表 33-1。

表 33-1　胃息肉内镜下形态的山田分型

类型	特点
Ⅰ 型	息肉的基底部平滑,与周围黏膜无明确分界(即广基息肉)
Ⅱ 型	息肉的隆起与基底部呈直角,分界明显
Ⅲ 型	息肉的基底部较顶部略小,与周围黏膜分界明显,形成亚蒂
Ⅳ 型	息肉的基底部明显小于底部,形成明显的蒂部(即带蒂息肉)

中村结合了形态与组织学改变,将胃息肉分为 3 型(表 33-2)。

表 33-2　胃息肉的中村分型

类型	特点
Ⅰ 型	最多见,直径一般小于 2 cm,多有蒂,亦可无蒂,多见于胃窦。表面光滑或呈细颗粒状、乳头状或绒毛状。色泽与周围黏膜相同或呈暗红。此型多为腺瘤性息肉
Ⅱ 型	多见于胃窦体交界处。息肉顶部常呈发红,并有凹陷,由反复的黏膜缺损—修复而形成。合并早期胃癌的概率较高
Ⅲ 型	呈盘状隆起,形态类似 0-Ⅱa 型浅表胃肠肿瘤

由于胃息肉大多为良性,各类息肉的形态学特征又相互重叠,限制了以上分类方法的临床应用价值。

2002 年巴黎食管、胃、结肠浅表肿瘤分型将日本胃癌学会提出的早期胃癌内镜下形态分型扩展到全消化道的上皮性肿瘤,具备上皮内癌变的癌前病变同样适用该分型。因此,对于病理学伴有上皮内癌变的胃息肉,按此可分为 0-Ⅰ 型、0-Ⅱa 型、0-Ⅱa＋Ⅱc 型、0-Ⅰ＋Ⅱa 型等。

内镜观察后应常规对病灶行组织病理学检查。活检取材部位应选择息肉头端高低不平、色泽改变、糜烂处。若存在溃疡,宜取溃疡边缘。需取得足够组织量以便病理制片,并充分考虑到取材偏倚及病灶内异型腺体不均匀分布。约半数息肉中,活检标本与整体切除标本的组织病理学不一致,内镜完整切除有助于最终明确诊断。鉴于未经活检而直接切除的息肉可存在癌变风险,切除后可用钛夹标记创面,并密切随访病理结果及切端情况。

胃息肉的其他诊断方法包括变焦扩大内镜、超声内镜及胃增强CT。变焦扩大内镜可将常规内镜图像放大200倍,可清晰地观察腺管开口及黏膜细微血管形态。胃病变的变焦扩大内镜分型有多种,其与病理学的相关性不如结肠黏膜凹窝分型。超声内镜在鉴别病变的组织学起源方面具有重要作用,应用30 MHz的超声微探头可清晰地显示胃壁9层不同的层次结构。从超声图像判断,胃上皮性息肉病变通常局限于上皮层与黏膜层,固有肌层总是完整、连续的。增强CT检查可发现较大的胃息肉,一定程度上可与胃壁内肿块、腔外压迫及恶性肿瘤区别。

胃息肉的鉴别诊断:①与黏膜下肿瘤区别。内镜下观察到广基、境界不甚清晰的隆起灶时,需注意同黏膜下肿瘤区别。表33-3列出了一些内镜下胃息肉与黏膜下肿瘤的鉴别要点。桥形皱襞指胃黏膜皱襞在胃壁肿瘤顶部与周围正常组织之间的牵引改变,呈放射状,走向肿瘤时变细,是黏膜下肿瘤的典型特征。当鉴别存在困难时,宜行超声内镜检查。此外,可试行活组织检查,黏膜下肿瘤几乎不可能被常规活检取得,而仅表现为一些非特异性改变,如黏膜炎症。少数情况下,需要同胃腔外压迫区别。②与恶性肿瘤区别。0-Ⅰ型、0-Ⅱa型早期胃癌可表现为息肉样、扁平隆起型改变,但肠型隆起型早期胃癌>1 cm,表面多见凹凸不平、不规则小结节样、糜烂、出血或不规则微血管走行常见,活检钳触碰或内镜注气过程中易出血。弥漫型胃癌极少呈现为0-Ⅰ型和0-Ⅱa型。若内镜下观察到病灶周围的蚕食像及皱襞杵状膨大等改变,应高度疑及早期胃癌。全面、准确的活检病理是最佳鉴别方法。胃类癌多为1 cm左右扁平隆起,一般不超过2 cm,可多发,周围缓坡样隆起,中央可见凹陷伴有发红的薄白苔,深取活检可获阳性结果。③与疣状胃炎区别。疣状胃炎又称隆起糜烂型胃炎,是临床常见病,多发于胃窦及窦体交界,呈中央脐样凹陷的扁平隆起灶,胃窦黏膜背景可见有增生肥厚呈凹凸结节、萎缩、血管透见、壁内出血等炎症改变。需要通过活检鉴别较大的疣状灶。

表 33-3　内镜下胃息肉与黏膜下肿瘤的鉴别要点

	胃息肉	胃黏膜下肿瘤
形态	丘状、半球形、带蒂指状	丘状、半球形、球形,几乎不可能为长蒂、指状
高度	常较高	一般较低
大小	常较小	常较大
表面	平滑或粗糙	平滑
基底	有蒂或无蒂,境界通常较清楚	宽广,皱襞缓坡样,境界不甚清楚
桥形皱襞	有时可见	常见而典型

五、治疗与预后

采取良好的生活方式、积极治疗原发疾病(如慢性萎缩、化生性炎症)有助于预防胃息肉的发生。散发的、小于5 mm的胃底腺息肉通常被认为是无害的。胃息肉大多可通过内镜切除而痊愈。切除方法包括活检钳咬除、热活检钳摘除、热探头灼除、圈套后电外科切除、氩离子凝固术（APC）、激光及微波烧灼、尼龙圈套扎后圈套切除、黏膜切除术（EMR）、黏膜下剥离术（ESD）等。处理较小的息肉可选择前3种方法。圈套切除是处理较大息肉的最常用方法，并可与黏膜下注射、尼龙圈套扎等其他方法合用，切除后可用APC或热探头修整创面。

EMR术适用于小于2 cm扁平隆起病灶的完整切除，更大的病变完整切除则需要行ESD术。术前需于病变底部行黏膜下注射以便抬举病灶，常用的注射液有0.9%的氯化钠溶液、1∶10 000的肾上腺素、50%的葡萄糖溶液、透明质酸钠溶液等，上述溶液中常加入色素以便于观察注射效果。有多种操作器械可进行EMR和ESD，具体使用方法因不同操作者喜好而定。需要强调的是若病变疑及胃癌，则需一次性完整切除，应将较大的病变展平后固定于软木板上，浸于10%的甲醛溶液中，送病理行规范取材、连续切片，尤其是应注意所有切片的切缘情况。若病理学提示病变伴有癌变，则按胃癌的根治标准处理。

内镜治疗后应规范服用抗酸药及胃黏膜保护药，并定期随诊。内镜治疗的主要并发症为出血、术后病变残余及穿孔。通常切除术后的黏膜缺损能很快愈合，出血通常为暂时性。创面过深、不慎切除肌层、电凝电流过大、时间过长可导致急、慢性穿透性损伤而致穿孔。预防性应用尼龙圈及钛夹可减少穿孔风险。对切除后当即发生的急性穿孔可试行钛夹夹闭、非手术治疗及密切观察，延迟发生的穿孔几乎均需外科手术治疗。

以下情况可行外科手术：内镜下高度疑及恶性肿瘤；内镜下无法安全、彻底地切除病变；息肉数量过多，恶变风险较高且无法逆转；创面出血不止，内科治疗无效；创面穿孔。外科术式可选择单纯胃部分切除术、胃大部切除术、胃癌根治术、腹腔镜下胃切除术等。

六、病案分析

主要症状：上腹部间断性疼痛1年余，加重1个月伴胃纳减退。

体重下降5 kg。

病史：男性患者，77岁，由于持续性上腹部间断性疼痛，近1个月胃纳减退由浙江省某院转诊我院。患者1年余前在一次急性胃肠炎后出现上腹部疼痛，性质为钝痛，发作不规律，持续半小时至数小时，起初能自动缓解，逐渐加剧至影响生活。改变体位不能缓解症状。近1个月来不适症状加剧。患者茶饭不思，近3个月来体重下降5 kg。

患者7个月前在外院进行了一般的血常规和血生化检查，除轻度贫血外未显示特殊异常。两次大便隐血试验中一次显示为阳性。在消化专科医师的建议下患者接受了上消化道内镜检查，结果显示食管下段黏膜粗糙伴明显充血，贲门略松弛；胃体小弯侧见一处扁平黏膜隆起，表面光滑，大小为1.0 cm×1.2 cm；胃窦黏膜苍白呈细颗粒状，胃窦后壁见一个亚蒂隆起灶，触之质地软，大小为0.7 cm×0.8 cm，肉眼判断为山田Ⅲ型息肉。对两处病变分别取活检，病理回报胃体病灶为慢性萎缩性胃炎伴中度肠上皮化生，灶性低级别上皮内癌变；胃窦息肉为管状腺瘤伴低级别上皮内癌变。另于胃窦小弯侧肉眼观相对正常区域取活检，病理提示慢性萎缩性胃炎伴中度肠上皮化生及灶性低级别上皮内癌变。于胃窦部取活组织行快速尿素酶检查结果正常。

　　患者此后接受了2个月的质子泵抑制剂及胃黏膜保护药的治疗,再次做胃镜检查,结果显示食管下段正常表现,原胃体隆起灶处未见明显异常,胃窦息肉维持原状,胃窦黏膜充血水肿伴前壁侧片状糜烂;幽门管后侧壁见一个0.3 cm×0.3 cm的黄斑瘤;胃角前壁见一处直径2.0 cm黏膜扁平增生,表面轻度结节状,尚光滑,无糜烂及浅溃疡。对上述病灶分别活检的病理学报告如下:胃窦息肉维持原状。胃窦前壁炎症伴糜烂灶为慢性萎缩性胃炎伴重度肠上皮化生。胃角扁平增生灶为低级别上皮内癌变。此外,于胃窦前壁炎症伴糜烂灶取材,行快速尿素酶检查提示为幽门螺杆菌(Hp)感染,而其余2处取材则未见Hp。患者接受了含有兰索拉唑、克拉霉素、阿莫西林(LCA方案)、为期10 d的Hp根除治疗,又续服了4个月的PPI,自觉症状加重。患者既往有高血压、高脂血症、痛风病史,目前药物控制效果可。无既往手术史。患者长期生活于祖籍地。

　　临床检查:患者一般情况可,身高172 cm,体重58 kg,包括菲尔绍淋巴结在内的浅表淋巴结未及肿大,血压17.3/11.5 kPa(130/86 mmHg),体温36.5℃,脉率72/min。腹部体检未见异常。肛指检查未触及肿块。

　　实验室检查:血常规显示血红蛋白95 g/L,2次大便隐血试验均为阳性,其余包括血生化、肝肾功能、血电解质、止凝血、尿常规等,均无特殊异常。

　　鉴别诊断:目前为止发现的主要异常为胃窦后壁山田Ⅲ型息肉,直径0.7 cm×0.8 cm,2次内镜活检病理均显示管状腺瘤伴低级别上皮内癌变;胃体小弯侧1.2 cm扁平低级别上皮内癌变灶,复查时未能辨认;胃窦前壁炎症改变伴重度肠上皮化生,至少曾伴有Hp感染;复查时新发现胃角直径2 cm扁平隆起灶,病理显示低级别上皮内癌变。该患者为长期Hp感染所致慢性胃黏膜炎症伴重度肠上皮化生,在此背景上出现多处腺瘤及增生病灶。胃窦腺瘤诊断较为肯定,PPI治疗无效,应完整切除;胃体小弯扁平隆起可在治疗后消退,亦可为观察不细致而漏诊,应重复检查;胃角扁平隆起灶组织学证实为低级别上皮内癌变,很可能被第一次检查所漏诊。按巴黎分型本病灶为0-Ⅱa型,表面呈较光滑的少结节状,但范围达2 cm,不能排除高级别上皮内癌变或黏膜内癌;胃窦前壁活检显示重度肠上皮化生,应警惕发展为上皮内癌变的可能。

　　进一步检查:患者入院后接受了内镜复查,术中反复观察胃体小弯侧,未见病灶;胃窦黏膜色泽苍白,广泛充血水肿伴黏膜绒毛状凹凸不平,重复活检;胃窦后壁腺瘤灶形态依旧,内镜下圈套切除,创面良好;胃角0-Ⅱa型扁平隆起灶表面光整伴轻度结节改变,境界清晰,质地柔软,蠕动变形佳,黏膜脆性接近正常。内镜下局部喷洒靛胭脂后观察,边界未见蚕食像,周围黏膜皱襞未见侵蚀、变形、纠集等改变。内镜下诊断为上皮内癌变或黏膜内癌。黏膜下注射Glyceol(10％的甘油果糖与5％的果糖的氯化钠溶液)后显示抬举良好,故用顶端绝缘电刀(IT刀)行ESD术完整剥离病变,剥离标本4 cm×3.2 cm,送病理检查。手术顺利。术后安全返回,给予禁食、抑酸、补液营养支持等治疗,第3天起逐渐开放饮食,恢复可。最终病理学诊断:胃窦前壁黏膜及胃窦后壁腺瘤组织学同前,胃角0-Ⅱa型扁平隆起灶为黏膜高级别上皮内癌变,垂直切缘及水平切缘均为阴性,Hp为阴性。患者出院后继续接受PPI及黏膜保护药治疗,术后1个月复查内镜显示胃窦黏膜肠上皮化生依旧,炎症活动性有改善,胃角近胃体侧直径 0.8 cm 浅溃疡,周边明显充血,黏膜皱襞均匀聚集;Hp 为阴性。

最终诊断:胃角 0-a 型黏膜高级别上皮内癌变(完整切除),胃窦管状腺瘤(完整切除),慢性萎缩性胃窦炎伴膜重度肠上皮化生,慢性失血性贫血(轻度)。

最后的思考:这个病例的病程符合 Correa 所提出的 Hp 感染→慢性胃炎→萎缩→肠化→异形增生(上皮内癌变)的胃癌发生模式。慢性黏膜炎症导致充血、水肿、糜烂等病理改变,在此基础上出现了胃窦管状腺瘤、多发的低级别上皮内癌变和黄斑瘤。直径 0.8 cm 的管状腺瘤在接受 PPI 治疗 6 个月后没有缩小,而胃体小弯侧的低级别上皮内癌变灶则出现了改善。相比之下,胃角的 0-Ⅱa 型病灶在 PPI 治疗后继续进展为高级别上皮内癌变。此外,须铭记活检仅仅是表面抽样检查,活检病理常低估病变的严重性。

本例中,胃窦腺瘤和胃角 0-Ⅱa 型病灶均通过内镜完整切除,而 ESD 术后由于创面过大,难免形成溃疡——只需操作及术后处理得当,此类溃疡均能在短期内愈合。根除 Hp 对早期黏膜炎症的作用已被证实,而对于是否能逆转黏膜萎缩和肠上皮化生尚存争议。通常,Hp 对胃癌发生模式的中、后期(肠化生和上皮内癌变)影响不明显,根除 Hp 较难阻断癌前病变的进展。该患者已进展至胃窦黏膜明显萎缩及重度肠上皮化生,故根除 Hp 治疗后黏膜炎症得到控制,而胃窦肠上皮化生则很难回退。

第二节　胃平滑肌瘤

胃平滑肌瘤在过去的大部分时间内被认为是最常见的胃间叶性肿瘤。随着胃肠间质瘤(GIST)的发现,绝大多数既往诊断的胃平滑肌瘤均被归入 GIST 的范畴。尽管如此,胃平滑肌瘤仍是一类确实存在的疾病,但由于经病理证实的例数不多而缺乏人口统计学、临床特点或大体特点方面有意义的大宗资料。

组织病理学方面,胃平滑肌瘤由少量或中等量的温和梭形细胞构成,可能存在灶状的核异型性,核分裂象较少。细胞质嗜酸,呈纤维状及丛状。通常胃平滑肌瘤患者的一般情况良好,无特殊不适主诉,或可因并存的上消化道其他疾病而产生相应的非特异性症状。

内镜下胃平滑肌瘤一般为 2～3 mm,大者可达 20 mm,多见于胃底及胃体上部,大多为单发,少数可为多发。表面黏膜几乎总是非常光滑地隆起,呈半球形改变。体积较大、黏膜表面出现明显溃疡,应疑及恶性 GIST 或平滑肌肉瘤。内镜检查的重要点在于从多个方向观察肿瘤,注意毛细血管透见的程度,用靛胭脂染色观察黏膜表面以排除上皮来源病变,用活检钳试探肿物的软硬程度及有无活动性,并与胃壁外压迫区别。

超声内镜因可用于明确肿瘤的组织学起源而占有重要地位。超声内镜下肿瘤来源于胃壁 5 层结构中的第 4 层,呈现均匀的低回声团块,其余层次均完整连续。近年来开展的超声内镜引导下细针抽吸活检术(EUS-FNA)和切割针活检术(EUS-TCB)可提供细胞学和组织病理学诊断。肿瘤大小超过 1 cm 时易被增强 CT 发现。增强 CT 或 MRI 可用于评价恶性平滑肌瘤（平滑肌肉瘤）的侵犯和转移情况。

　　胃平滑肌瘤的主要鉴别诊断：①与胃肠间质瘤（GIST）及其他间叶性肿瘤区别。GIST 是最常见的胃肠道间叶性肿瘤，其特征为免疫组化 *c-kit* 编码的酪氨酸激酶受体（干细胞因子受体）阳性（CD117 阳性），在 70%～80% 的病例中可见 CD34 阳性。而平滑肌瘤仅有结蛋白和平滑肌肌动蛋白阳性，CD117 和 CD34 均为阴性。其他间叶性肿瘤可表现为局限性的隆起病变，超声内镜检查可提供有价值的诊断线索，确诊依赖细胞学或组织病理学。②与平滑肌肉瘤区别。平滑肌肉瘤多发于老年人，为典型的高度恶性肿瘤，其免疫组化指标与平滑肌瘤相同，但体积通常大于 2 cm，镜下核分裂象＞10 个/10HPF，可伴周围组织侵犯、转移等恶性生物学特征。③与胃息肉区别。表面光滑、外形半球状的胃息肉时可表现为形似黏膜下肿瘤。超声内镜是鉴别此两种疾病最准确的方法。④与胃腔外压迫区别。胃腔外压迫多见于胃底，亦见于胃的其他部位。大多为脾压迫所致，此外胆囊、肝等亦可造成。内镜下胃腔外压迫与胃黏膜下肿瘤的鉴别见表 33-4。

表 33-4　内镜下胃腔外压迫与胃黏膜下肿瘤的鉴别

	胃腔外压迫	胃黏膜下肿瘤
隆起形态	坡度相当缓	缓坡
表面黏膜	正常，一般表面可见正常皱襞	平滑，有时可见充血、毛细血管扩张、增生改变
活检钳探试	实性，可动	实性，硬，有时可动
边界	不清	某种程度上可以辨认
桥形皱襞	一般无	常见

　　胃平滑肌瘤为良性肿瘤，恶变率低。单发、瘤体直径＜2 cm 者一般无须特殊治疗，临床观察随访，大多病情稳定。或可行内镜下挖除治疗，但需注意出血或穿孔风险。对于多发、直径＞2 cm、肿瘤表面溃疡出血或伴有消化道梗阻症状、细胞病理学疑有恶变者，应手术切除。手术方式可根据具体情况而定，选择肿瘤局部切除术、胃楔形切除术、胃大部切除术等，术中宜行冷冻切片排除恶性肿瘤。近年来开展的腹腔镜下胃部分切除术，创伤较小，疗效不逊于传统开腹手术。

第三节　其他胃良性肿瘤

一、胃黄斑瘤

　　该类肿瘤较多见，通常被认为是由于慢性黏膜炎症引起胃黏膜局灶性破坏，残留的含脂碎屑被巨噬细胞吞噬并聚集而成的泡沫细胞巢结构。内镜下表现为稍隆起的黄色病变，表面呈细微颗粒状变化，通常直径＜10 mm。该类肿瘤与高脂血症等疾病无特定关系，临床给予观察随访。

二、胃脂肪瘤

该类肿瘤是比较少见的黏膜下肿瘤,胃脂肪瘤的发病率低于结肠。多数起源于黏膜下层,呈坡度较缓的隆起性病变,亦可为带蒂息肉样病变,蒂常较粗,头端可伴充血。有时略呈白色或黄色。活检钳触之软,有弹性。超声内镜下呈均质中等偏高回声,多数来源于胃壁 5 层结构的第 3 层。临床通常无须处理,预后良好。

三、胃神经鞘瘤

该类肿瘤多见于老年人,可能来源于神经外胚层的施万细胞和中胚层的神经内膜细胞,免疫组化标记为 S-100 阳性,结蛋白、肌动蛋白及 KIT 均阴性。组织学上,该类肿瘤通常位于胃壁的黏膜肌层或黏膜下层。内镜下观察,肿瘤多发于胃体中部,亦见于胃窦和胃底部,在胃小弯侧较在大弯侧多见。大多单发,表现为向胃腔内隆起的类圆形黏膜下肿瘤,外形规则,少数以腔外生长为主。肿瘤生长缓慢,平均直径 3 cm,有完整的包膜。CT 检查呈边缘光整的类圆形低密度影,肿瘤较大,发生出血、坏死时中央可呈不规则低密度灶,增强后无强化或边缘轻度强化。环状强化是神经鞘瘤的重要 MRI 征象。该肿瘤无特异性症状,或可因生长较大而产生溃疡、出血、梗阻、腹部包块等症状和体征。由于消化道神经鞘瘤存在一定的恶变概率,故需手术切除,预后佳。

四、神经纤维瘤

神经纤维瘤起源于神经纤维母细胞,组织学上可见施万细胞、纤维母细胞和黏多糖基质。肿瘤通常为实质性,没有包膜,囊性变和黄色瘤变少见,CT 增强扫描常表现为均匀强化。肿瘤一般无特异性症状,常在上消化道钡剂或胃镜检查时偶尔发现,多位于胃体,在小弯侧较在大弯侧多见。由于肿瘤无包膜,故可侵犯周围邻近组织,但远处播散较少见。恶变率较低。除非肿瘤存在广泛播散,均应积极手术治疗,预后较佳。

五、胃脉管性肿瘤

胃脉管性肿瘤包括血管球瘤、淋巴管瘤、血管内皮瘤、血管外皮细胞瘤等,以血管球瘤最常见。该类肿瘤由人体正常动静脉吻合处的血管球器结构中各种组织成分增生过度所致,好发于皮肤,发生于胃者少见。多见于胃窦,表现为直径 1～4 cm、小而圆的黏膜下层来源肿瘤。由于含有大量平滑肌成分,故质地坚硬,易被误认为恶性肿瘤。临床症状(如上腹疼痛不适、黑便)多为肿瘤压迫胃黏膜所致。外科切除疗效良好,预后佳。

(聂　森　綦淑杰　李雪华)

第三十四章　胃肠道症状学与体征

第一节　急腹症

一、腹痛的类型

腹痛按发生机制可以分为3种类型：内脏性疼痛、躯体性疼痛和牵涉性疼痛。

(一)内脏性疼痛

当有害刺激激活内脏疼痛感受器时产生内脏性疼痛。具有以下特点。

1. 痛阈较高

因为内脏组织的末梢神经感受器分布稀疏，传导痛觉的神经纤维数目较少、较细，只有达到一定强度的刺激才会引起疼痛。挤压、切割或烧灼内脏时，不能引起内脏的痛觉，但当组织有炎症、充血、缺血、平滑肌痉挛或强烈收缩及强烈的化学刺激时，内脏组织的痛阈降低，容易接受刺激，产生痛觉。

2. 疼痛范围广泛，弥散、深在和定位模糊

内脏器官的传入纤维多通过几个节段的脊神经进入中枢，而同一根脊神经又可同时接受几个脏器的传入纤维，因此患者一般无法准确指出疼痛部位。

3. 疼痛部位与脏器的胚胎起源的位置有关

胃、十二指肠、肝、胆、胰等在胚胎时起源于前肠，这些器官发生疾病时，腹痛多出现在上腹部；小肠和直到脾曲部位的结肠起源于中肠，腹痛多出现于中腹部和脐周；降结肠、乙状结肠及直肠上部起源于后肠，疼痛位于下腹部。

4. 疼痛的性质

疼痛的性质与个人耐受力和脏器结构有关。老年人反应迟钝，空腔脏器肌层对张力敏感，在梗阻或痉挛时可产生阵发性绞痛，实质性脏器由于包膜扩张而产生持续性胀痛、钝痛等。包膜扩张越迅速，疼痛就越明显。肾包膜较紧，不易扩张，因此肾有病变肿大时，疼痛可能很剧烈；脾包膜较松，富有弹性，因此脾大时，疼痛不明显。

5. 常伴有明显的恶心、呕吐、面色苍白、出汗、脉缓等迷走神经兴奋的反应

这种疼痛常为钝性，很难定位，常位于腹部中线（上腹部、脐周或下腹正中），因为腹部脏器向脊索两侧传递感觉冲动（图34-1）。感觉疼痛的部位大概与病变脏器对应皮肤的神经分布相一致。疼痛无法准确定位是由于多数内脏的神经支配是多节段的，而且分布于内脏的神经末梢数量远远低于高度敏感的器官（如皮肤）。疼痛经常被描述为痉挛、

烧灼、虫咬感。内脏性疼痛常常伴随继发的自主神经反应,如出汗、烦躁、恶心、呕吐、面色苍白。患者常常改变体位以试图减轻不适感。

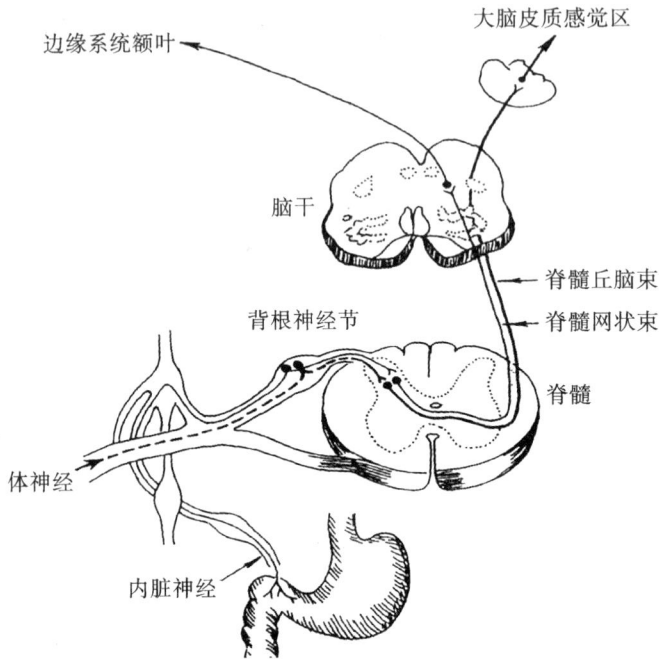

图 34-1　腹痛的信息传导

注:引自《现代胃肠病学》(潘国宗、曹世植主编,科学出版社 1994 年版)。

(二)躯体性疼痛

躯体性疼痛主要由 $T_6 \sim L_1$ 的脊神经支配。各对脊神经末梢感受器主要分布于腹部皮肤、腹壁肌层和腹膜壁层,肠系膜根部也有少量的脊神经分布。当内脏病变累及腹膜壁层或肠系膜根部时,可产生躯体性腹痛。小网膜和膈肌也存在脊髓感觉神经,也可受理化刺激产生躯体性疼痛。主要有以下特点。

(1)痛觉敏锐:由于脊神经的末梢感受器在腹壁和壁层腹膜分布十分丰富和致密。

(2)定位准确:疼痛多与病变部位相符,脊神经按节段分布,疼痛发生在其传入纤维所支配的相应部位。

(3)疼痛剧烈:尤其对炎症、肿胀、化学刺激更为敏感。

(4)疼痛可因体位改变、咳嗽或深呼吸而加重:躯体性疼痛若起源于壁层,腹膜受到刺激,常常感觉更为剧烈,比内脏性疼痛定位更加准确。显示这种差异的典型例子就是急性阑尾炎,开始表现为模糊的脐周内脏性疼痛,随之由于炎症累及壁层腹膜,表现为躯体性疼痛,定位于麦氏点。累及壁层腹膜的疼痛常常由于活动或咳嗽而加重。介导壁层腹膜疼痛的神经冲动在体感觉神经内传递。神经纤维在对应于皮肤 $T_6 \sim L_1$,外周神经内到达脊索。壁层腹膜疼痛有偏侧性可能是由于神经系统仅有一侧支配壁层腹膜的给定区域。

(三)牵涉痛

牵涉痛远离病变器官,是由于来自不同器官的内脏传入神经元和躯体传入神经元集中于脊髓同一节段脊索上的二级神经元。牵涉痛可能在皮肤或更深的组织被感知,但一般定位准确。一般情况下,牵涉痛使得内脏刺激更为剧烈。膈下血肿或脓肿使得膈肌受到刺激,从而产生肩痛。胸膜炎、下叶肺炎、心包炎、心肌梗死等,是刺激了分布在胸膜的$T_1 \sim T_{12}$肋间神经、膈肌周围或下纵隔的神经末梢而引起的腹痛。特点:①距离原发部位较远。②多为酸痛、钝痛和牵拉痛,有时痛觉比较尖锐。③定位明确,其部位有一定的规律性,与病变器官的神经节段分布相一致。

以上3种腹痛随病情发展,可单一、先后或同时出现。一般来说,内脏病变的早期常先为单纯的内脏性腹痛,随着病变的进一步发展,继而出现躯体性和牵涉性疼痛。

二、腹痛的临床评估

(一)病史

评价急性腹痛患者最重要的部分是患者的病史。从以下方面具体描述。

1. 发病诱因

外伤后突然发生剧烈腹痛,应考虑腹腔脏器破裂;剧烈运动后,突然出现腹痛,应考虑肠扭转或尿路结石;既往有溃疡病史,突发腹部剧烈疼痛时,应考虑溃疡病急性穿孔;暴饮暴食后出现中上腹部疼痛,应考虑急性胰腺炎、胆囊炎和胆石症;有蛔虫病史,尤其服用驱虫药后,突发腹痛,应考虑胆道蛔虫病。

2. 起病方式

腹痛的起病方式反映疾病的病理过程。表34-1列举了常见急腹症的起病特点。

表34-1 常见急性腹痛原因的比较

急腹症	起病	部位	部位特点	疼痛描述	放射	强度
阑尾炎	逐渐	开始为脐周,后转为右下腹	开始弥漫,后局限	单纯疼痛	右下腹	(++)
胆囊炎	快速	右上腹	局限	收缩样	肩部	(++)
胰腺炎	快速	上腹部、后背	局限	钻样	后背正中	(++)~(+++)
憩室炎	逐渐	左下腹	局限	单纯疼痛	无	(+)~(++)
消化性溃疡穿孔	突发	上腹部	开始局限,后弥漫	烧灼样	无	(+++)
小肠梗阻	逐渐	脐周	弥漫	压榨样	无	(++)
肠系膜缺血或梗死	突发	脐周	弥漫	闷痛	无	(+++)
腹主动脉瘤破裂	突发	腹部、背部、侧腹	弥漫	撕裂样	后背,侧腹	(+++)

（续表）

急腹症	起病	部位	部位特点	疼痛描述	放射	强度
胃肠炎	逐渐	脐周	弥漫	痉挛性	无	（＋）～（＋＋）
盆腔炎症性疾病	逐渐	下腹或盆腔	局限	单纯疼痛	大腿	（＋＋）
异位妊娠破裂	突发	下腹或盆腔	局限	伴头晕	无	（＋＋）

注：（＋）表示轻度，（＋＋）表示中度，（＋＋＋）表示重度。

引自《Sleisenger and Fordtran's Gastrointestinal and Liver Disease》英文影印版（科学出版社）。

3. 腹痛的时间

评价患者急性腹痛的时间应包括起病、症状持续的时间和进展情况。

疼痛发生的快慢常常是评价疾病严重程度的一个指标。突然发生的、严重的、定位准确的腹痛常常是腹腔内严重疾病的结果，如内脏穿孔、肠系膜梗死或动脉瘤破裂。患者常常能描述腹痛发生的确切时间。进展情况是评价腹痛持续时间的重要因素。在某些疾病中，如胃肠炎疼痛是自限性的，但另一些疾病（如急性阑尾炎）的疼痛则呈进行性发展。绞痛表现为渐增渐弱的形式，这在某些疾病中具有诊断意义，如肾绞痛。腹痛的持续时间也非常重要。已经持续一段时间（如数周）腹痛的患者与持续几小时或几天腹痛的患者相比，前者罹患危及生命的疾病可能性要更小一些。

4. 腹痛的部位

（1）腹痛的部位：为寻找病因提供了线索，并对病变具有定位意义。一种刺激可能导致内脏性疼痛、躯体性疼痛和牵涉痛，因此需考虑到神经解剖通路，否则为诊断造成假象。例如，左侧膈下脓肿使得膈肌受到刺激，疼痛有可能位于肩部，可能误诊为缺血性心脏病。疼痛部位的改变可能代表了从内脏性疼痛向躯体疼痛进展的过程，如阑尾炎，或代表了向腹膜弥漫的过程，如溃疡穿孔。腹腔内脏神经进入脊髓的节段决定腹痛的部位。腹部及盆腔器官腹痛的定位见表 34-2。

表 34-2　腹痛的定位

胚胎来源	器官	胸段（T）1～12	腰段（L）1～5	骶段（S）1～4	腹痛部位
前肠	食管远端	T11			剑突与脐之间
	胃、十二指肠	T11～L1			
	肝、胆	T8～T12			
	胰、脾	T9～L2			
	小肠	T11～L3			
中肠	盲肠、阑尾		L1～L2		脐周围
	横结肠（右 2/3）		L1		

（续表）

胚胎来源	器官	胸段(T) 1～12	腰段(L) 1～5	骶段(S) 1～4	腹痛部位
后肠	横结肠(左1/3)	L2			脐与耻骨之间
	降乙状结肠		L3～S3		
	直肠肛管		S3～L4		
	膀胱、输尿管		L2～S4		
	肾	T12～L3			患侧腰部、下腹、耻骨上
	卵巢、输卵管		L5～S1		
	子宫/睾丸、附睾		S1～S4		

（2）转移性腹痛和牵涉痛：腹痛的放射部位对某些疾病的诊断具有特定的参考价值。如先有上腹痛或脐周痛，以后转移并局限于右下腹部，是急性阑尾炎的典型症状；先有上腹剧痛，以后扩散至下腹或全腹，见于溃疡病穿孔，约1/3的溃疡急性穿孔，因膈肌受刺激而向肩部放射。有肝胆疾病，腹痛多向右肩部放射，有脾疾病，腹痛向左肩部放射，有泌尿系疾病，腹痛向下腹、会阴和大腿内侧放射。但应注意到异位内脏病变（如盆腔阑尾、全内脏转位）引起的腹痛。表34-3列举了常见腹痛部位的鉴别诊断。

表34-3　腹痛部位的鉴别诊断

腹痛部位		腹内病变	腹外病变
上腹部	右上	十二指肠溃疡穿孔、急性胆囊炎、胆石症、急性肝炎、急性腹膜炎、右膈下脓肿等	右下肺或胸膜炎症、右肾结石或肾盂肾炎
	中上	胆道蛔虫病、溃疡病穿孔、胃痉挛、急性胰腺炎、阑尾炎早期、裂孔疝等	心绞痛、心肌梗死、糖尿病、酸中毒
	左上	急性胰腺炎、胃穿孔、脾曲综合征、脾周围炎、脾梗死、左膈下脓肿等	左下肺或胸膜炎症、左肾结石或肾盂肾炎、心绞痛
脐周		小肠梗阻、肠蛔虫症、小肠痉挛症、阑尾炎早期、回肠憩室炎、慢性腹膜炎	各种药物或毒素引起的腹痛
下腹部	右下	阑尾炎、腹股沟嵌顿疝、克罗恩病、肠系膜淋巴结炎、小肠穿孔、肠梗阻、肠结核、肠肿瘤等	右输尿管结石
	下腹	宫外孕破裂、卵巢囊肿蒂扭转、盆腔及盆腔脏器病变、盆腔脓肿、痛经等妇科疾病往往偏重于一侧	尿潴留、膀胱炎、急性前列腺炎等
	左下	腹股沟嵌顿疝、乙状结肠扭转、菌痢、阿米巴结肠穿孔、结肠癌等	左输尿管结石

5.腹痛强度

疼痛强度很难界定。疼痛强度取决于患者描述疼痛的分界点。而这种分界点的个体差异很大,而且与疼痛发生时的环境、过去经历的各种疼痛、个人素质和文化差异有关。因此,疼痛严重程度的评价并不一定是诊断所必需的。然而,疼痛的严重程度与刺激的程度关系不大。临床医师应小心谨慎,不应过分强调疼痛描述的重要性,因为经常有很多例外,而且一种特定的疼痛可能见于多种临床情况。

6.腹痛性质

腹痛的性质在一定程度上可以反映病变的性质。患胆道蛔虫,有钻顶样疼痛,机械性小肠梗阻有间歇性伴有阵发性加重的疼痛等。不同性质的腹痛往往可以为同一疾病的不同阶段,如阑尾腔内梗阻时表现为右下腹阵发性疼痛,继发细菌感染转化为持续性疼痛。

7.加重和缓解因素

疼痛发生的环境或者加重因素可能为诊断提供重要信息。疼痛与体位改变、进食、排便、精神状态的关系非常重要。例如,腹膜炎的患者根本无法活动,双腿蜷曲固定不动可使腹膜炎疼痛减轻,活动、咳嗽常使疼痛加剧。而肾绞痛的患者则不停变换体位来寻找可能减轻疼痛的舒适体位。有时特定食物加重疼痛,一个经典例子就是脂肪食物和胆道疼痛有关,而十二指肠溃疡的疼痛则常因进食而缓解。对比之下,胃溃疡或慢性肠系膜缺血的患者进食后可能疼痛加重。患者常常自己寻找方法来减轻疼痛。例如,胰腺炎的疼痛在取卧位时显著,在取前倾或坐位时可减轻,胆道蛔虫者以膝胸位使疼痛有所缓解。

(二)疼痛相关症状和系统回顾

1.伴随症状

(1)呕吐:仔细了解呕吐出现的时间和呕吐物的性质、多少,对鉴别诊断也有帮助。如呕吐物为隔夜宿食,多见于幽门梗阻或狭窄;粪性呕吐是低位肠梗阻的特征。

(2)排便排气情况:若腹胀明显,无气体或粪便排出提示肠梗阻。但在发病初期可排出 1~2 次大便或少量气体,可能是积存在梗阻部位以下的粪便或气体,不能因此忽略肠梗阻的诊断。盆腔脏器病变可使直肠受到刺激,使大便次数增多,如发生急性阑尾炎时可有大便次数增多,部分患者以腹泻为主诉来诊。出血坏死性肠炎患者往往排出有特殊臭味的果酱样大便,过敏性紫癜患者常排出暗红色或鲜红色大便,并伴有皮肤紫癜和关节痛。老年人或有房颤病史的患者,腹痛后排出稀的、暗红色便,应考虑肠系膜动脉栓塞或血栓形成的可能。

(3)发热:腹痛初期有发热并逐渐加重,表示腹腔内脏器官有炎性病变,晚期发热多为中毒症状,提示脏器坏死的可能,伴有黄疸和低血压则提示化脓性胆管炎等。

(4)其他:腹痛伴休克,可见于急性腹腔内出血、急性胃肠穿孔、急性胰腺炎和心肌梗死等。腹痛伴尿频、尿急、尿痛,并出现血尿等,应考虑泌尿系统感染或结石所致。

详细采集与腹痛并存症状的相关病史需引起重视。应该采集相应的全身症状(如发热、寒战、盗汗、体重减轻、肌肉疼痛、关节痛)、消化系统症状(如厌食、恶心、呕吐、腹胀、腹泻和便秘)、黄疸、排尿困难、月经改变及妊娠情况等。仔细回顾这些症状可能提示重要的诊断信息。例如,呕吐物为胃内容物提示胃出口梗阻,而带有粪质的呕吐物则提示远端小肠梗阻或结肠梗阻。一系列的结果可能显示一种特殊疾病的本质。卵巢卵泡破裂出血约在两次经期间,即在前次月经开始后 12~14 天,而黄体破裂则在月经中期以后,即约下次月经前 14 日。卵巢囊肿蒂扭转的患者则可能有月经不正常的病史,如闭经、少量不规则阴道出血等。

2. 既往史

患者既往史的详细回顾可能揭示了急性腹痛的存在。既往发生过相同的症状则提示是反复发作的问题。既往曾有小肠不全梗阻、肾结石或盆腔炎症的患者更容易复发。有硬皮病、系统性红斑狼疮、肾病综合征、紫癜、镰状细胞病,腹痛常常为以上疾病的临床表现之一。腹痛也可能是药物的不良反应,这时易误诊为其他疾病。

3. 家族史和个人史

对患者家族史的详细回顾可能会为诊断提供信息,尤其是儿童。典型例子是黑人中的镰状细胞病具有家族遗传性。患者个人史包括吸烟、饮酒、药物滥用、职业、有无去过外地、与其他患者或患病动物有无接触,可能提供有用的诊断信息。

(三)查体

采集病史之后必须进行系统全面的查体,从而找出异常所在。临床医师在检查患者时必须结合患者的病史来考虑问题。例如,即使存在穿孔的情况下,老年人、免疫功能低下的人或长期糖尿病的患者可能不会显示腹膜刺激征。当疼痛来源于腹腔内时,很多重要的线索来源于完整的查体。因此需进行仔细的全身查体以及彻底的腹部查体。

1. 全身查体

(1)一般情况检查:全身查体首先看患者的一般情况、表达能力、呼吸形式、体位、姿势、不适的程度、面部表情。一位躺在床上不动、蜷曲体位、不愿意移动或说话、面部表情沮丧的患者有可能存在腹膜炎;反复改变体位的患者可能就是单纯的内脏疼痛,如肠梗阻或胃肠炎。需了解患者的生命体征以排除低血容量、代谢性酸中毒相关的呼吸急促,或引起肠系膜动脉栓塞的房颤。仔细检查肺部可能发现肺炎。四肢的检查可能提供灌注不足的证据,如休克或慢性血管疾病。

(2)生命体征:仔细检查体温、脉搏、呼吸是否呈正比例,检查患者的意识、神志、表情和体位,皮肤、巩膜有无黄染,结膜、口唇是否苍白等。对全身情况的观察在急腹症中是十分重要的,可初步判断病情的轻重缓急,是否需做紧急处置。

2. 腹部查体

对每个患者都应按望、触、叩、听的步骤进行检查,首先明确腹部压痛的部位。严重的弥漫性压痛并伴有腹肌强直提示弥漫性腹膜炎;不伴有腹膜刺激征的轻压痛提示不需要进行外科治疗。需要检查腹部有无胀气、瘢痕、疝、肌紧张、瘀斑、肠蠕动过强,呼吸是否加重。肠蠕动过强在肠梗阻和胃肠炎的患者可通过听诊得知。弥漫性腹膜炎常导致肠蠕动消失。杂音可能提示血管狭窄。腹部胀气时叩诊为鼓音,无论是空腔脏器内(如肠梗阻)还是空腔脏器外(如胃肠道穿孔)的胀气。在确认有无腹膜刺激征时浅的、温柔的触诊要优于深触诊。腹膜炎也可通过其他无创方法获知,如轻微晃动病床或嘱患者深呼吸或咳嗽,或在病变部位进行轻微叩诊等。为避免引起的疼痛影响进一步的检查,浅触诊应从疼痛不明显的地方开始,再逐渐到疼痛最明显地方。应评价触痛的程度,有无反跳痛和肌紧张。脏器肿大、肿瘤或炎症可能产生一个可触及的包块。应检查有无潜在的疝孔。

3. 外生殖器、直肠和盆腔检查

每一位腹痛的患者都应进行盆腔和外生殖器的检查。直肠和阴道检查为盆腔脏器的浅触诊提供了另外的通路。对所有腹痛的妇女均应排除妇产科疾病。

三、腹痛诊断的辅助检查

(一)诊断性腹腔穿刺

该检查对急腹症的诊断有很大的实用价值,尤其是实质性脏器破裂出血,空腔脏器穿孔,阳性率为 $84.4\% \sim 100\%$。适应证有腹部挫伤疑有内脏出血;病情加重,伴有休克,疑有肠管绞窄坏死;有腹膜炎体征而不能确定病变,如发生坏死性胰腺炎时。

(二)实验室检查

进行的实验室检查需要反映出在采集病史和查体中所提示的临床疑虑。不必要的实验室检查不但浪费资源,而且可能会掩盖诊断。所有腹痛的患者都应进行血常规分类检查和尿常规检查。白细胞增多、中性粒细胞比例增加为感染反应,若有核左移,为炎症进展的表现,若白细胞内出现中毒颗粒,为严重感染反应。尿比重增高常提示失水,是补液的指征。蛋白尿、尿酮体阳性、尿糖阳性、脓尿均可为诊断提供重要线索。电解质、血尿素氮、肌酐和血糖水平往往会反应患者的血容量状态、酸碱平衡、肾功能和代谢状态,但并不是每一位患者都要进行此类检查。所有下腹痛的育龄期妇女都应进行血或尿妊娠实验。上腹痛患者应进行肝功能和血淀粉酶检查。其他化验检查取决于临床情况,如可疑肝病的患者应进行凝血酶原时间和血清白蛋白的检测。

(三)放射学检查

诊断性影像学检查必须解决基于病史、查体和实验室检查所带来的鉴别诊断问题。例如,临床怀疑肠梗阻的患者,最好进行腹部 X 线平片的检查,而怀疑急性胆囊炎的患者则应进行腹部超声的检查。

1. 腹部平片

急性腹痛患者最常进行的影像学检查是腹部 X 线平片。需进行卧位和立位检查,如果患者无法直立,则左侧卧位进行 X 线平片检查可能提示异常的气体形式。而且,应拍直立位胸 X 线片以排除胸腔内病变引起的腹痛(如下叶肺炎)和气腹。仅有 10% 的腹痛患者进行腹 X 线检查后可确诊,但腹 X 线检查简单、易操作、便宜,可疑肠梗阻、肠穿孔或吞食异物的患者需进行此项检查,也可能见到胆道结石、肾和输尿管结石的影像。

2. 超声检查

超声可以快速、准确地提供腹部器官的情况。在一些病例(如胆管疼痛、胆囊炎、异位妊娠、卵巢囊肿或输卵管脓肿的患者)中超声是首选检查。而且腹部聚焦超声是诊断外伤后可疑腹腔出血患者的有力工具。阴道内超声或经直肠超声用于诊断其他检查方法无法诊断的盆腔异常。多普勒超声可以评价动脉或内脏血管瘤、静脉血栓和血管异常。

3. 心电图

心电图的检查有助于急腹症与急性心肌梗死的鉴别诊断。

4. CT 检查

对急腹症最有用的影像学检查技术是CT。腹部和盆腔CT扫描可以检测气腹、异常肠管气体和钙化。而且,CT可以发现炎症性病变(如阑尾炎、憩室炎、胰腺炎和脓肿)、新生物(如结肠癌、胰腺肿瘤)、创伤(如肝、脾、肾的损伤)。CT也可提供血管病变的信息(如门静脉栓塞、门静脉炎和血管瘤)、腹腔内或腹膜后出血(如创伤、肾上腺出血、肝癌破裂)。

CT技术的发展增加了分辨率,扩大了应用范围。螺旋CT的高分辨率已经快速取代了老式技术。其他先进的CT技术包括聚焦或器官特异的CT检查和CT血管成像。其他器官特定的检查需注射造影剂后延迟扫描,从而获得特定器官的清晰图像。口服造影剂后食管或上腹部CT可以检测有无穿孔,而静脉注射造影剂后则进行动脉期和静脉期扫描,从而发现缺血、创伤或肿瘤所致的病变。CT血管造影在评价动脉或内脏血管疾病时非常有用。CT检查结果与急腹症患者病史和查体结果最接近。

5. 其他放射学检查

偶尔也应用其他影像学检查,包括磁共振(磁共振血管成像和胰胆管磁共振成像)。前者是一种有效评价内脏血管畸形的无创措施,而后者则对评价胆囊和胆道结石更为敏感。内镜可以有效评价胃、十二指肠、结肠黏膜溃疡、肿瘤、缺血和炎症。

(四)其他诊断方法

其他不常用的有效方法包括腹腔灌洗、腹腔镜和剖腹探查。腹腔灌洗可以发现钝性或穿透性创伤后的腹腔内出血,空腔脏器损伤、缺血或穿孔后可能出现脓性或粪质灌洗液。

当一直无法确诊而患者情况允许时,进行诊断性腹腔镜是有用的。微创技术的发展使得腹腔镜在诊断和治疗急性腹痛方面的作用更加明显。仪器的改进和缩小、腹腔镜超声的应用、先进腹腔镜技术的成熟使得微创外科几乎可以诊断和治疗所有腹腔内疾病,包括引起急腹症的大部分原因。例如,育龄期妇女伴有明显右下腹部局限性腹膜炎,诊断性腹腔镜可以鉴别子宫附件疾病和急性阑尾炎,而且可以应用腹腔镜治疗这些疾病。腹腔镜超声的应用使得对实质性脏器和腹膜后器官的诊断有所改观。急性非创伤性腹痛患者腹腔镜诊断的准确性为93%～98%。在不同系列研究中,有57%～77%的急腹症患者进行了诊断性腹腔镜检查,并且成功应用腹腔镜或腹腔镜辅助方法治疗。

剖腹探查仅用于根据病史和查体已经确诊的腹腔内严重疾病(如钝性创伤后脾破裂、腹主动脉瘤破裂)患者或用于不治疗即会致命的极少数患者。

四、急性腹痛的病因

(一)常见急腹症的鉴别

急腹症是指不超过 24 h 的腹痛。急腹症的临床表现错综复杂,要做到正确诊断常有一定困难,误诊、漏诊时有发生。急腹症有很多原因,只有经过仔细采集病史、查体、合适的实验室和影像学检查后,临床医师才能准确区分哪些情况需要手术,哪些情况不需要手术。因此急腹症这个术语不等同于需要手术。如果经过初步评价后诊断仍不清楚,隔一段时间进行重复查体和实验室检查将有助于明确诊断或采取进一步措施。引起急腹症的腹腔内病变很多。常见急腹症的鉴别见表 34-4。

表 34-4　常见急腹症的简单鉴别

病名	病史和/或诱因	腹痛特点	伴随症状	腹部体征	实验室及器械检查
急性胃肠炎	常有暴饮暴食或不洁饮食史	逐渐加重的上腹部疼痛或脐周阵发性绞痛	呕吐,腹泻较为频繁,常为水样便	中上腹或脐周轻压痛,有肠鸣音亢进	常规化验白细胞增多及有黏液
急性菌痢及阿米巴痢疾	不洁饮食或痢疾菌接触史	菌痢常引起左下腹痛,阿米巴痢疾常导致右下腹痛	菌痢:发热,有脓血便及里急后重感;阿米巴痢疾,有暗红色果酱样大便,腐败腥臭	腹软,轻度压痛	便常规可见红细胞、白细胞,阿米巴痢疾可见阿米巴滋养体或包囊
阑尾炎		转移性右下腹痛,渐渐加剧	体温略升,恶心,呕吐	麦氏点压痛	血白细胞增多
急性胆道感染、胆石症、急性胆囊炎	多在饱餐或进食油腻食物后发作,多见于中年女性	持续性右上腹痛,向右肩背部放射	寒战,发热,黄疸,有毒血症	右上腹明显压痛,墨菲征阳性,有时可触及肿大的胆囊	血白细胞水平升高,尿胆红素阳性,肝功能异常,ERCP 检查可发现胆道充盈缺损、胆总管增宽
胆道蛔虫病	有吐蛔虫史	剑突下剧烈钻顶样疼痛,辗转不安,间歇期隐痛或不痛	恶心,呕吐,发热,有黄疸,有时可吐出蛔虫	剑突下深压痛,与腹痛程度不相称	血白细胞水平升高,嗜酸性粒细胞水平升高,大便中可找到蛔虫卵
急性胰腺炎	有胆道疾病史、暴饮暴食史、饮酒史	突发中上腹或偏左剧烈疼痛,可向后背部放射	恶心,呕吐,发热,腹胀	中上腹和/或左上腹压痛,重症可有反跳痛和肌紧张	血、尿淀粉酶水平升高,重者可不升高;血钙水平下降,血糖水平升高;CT 显示胰腺水肿,周围渗出,重者可有坏死灶

（续表）

病名	病史和/或诱因	腹痛特点	伴随症状	腹部体征	实验室及器械检查
腹型过敏性紫癜	过敏原刺激	脐周或下腹部突然发作性腹部绞痛	皮肤紫癜,恶心,呕吐	脐周或下腹部压痛	毛细血管脆性试验呈阳性,嗜酸性粒细胞水平升高
胃十二指肠穿孔	多见于中青年,有溃疡病史	先中上腹痛,后可扩散至全腹,剧烈疼痛呈刀割样	被动体位,恶心,呕吐,重者可有休克	全腹压痛,反跳痛,肌紧张,呈板状腹,肝浊音界消失	腹X线平片显示膈下游离气体
粘连性肠梗阻	曾有腹部手术或腹膜炎史	脐周或全腹阵发性绞痛	恶心,呕吐,腹胀,停止排气排便	脐周或全腹压痛,可见肠型或蠕动波,发生绞窄时,可有腹膜刺激征	腹X线平片显示肠腔扩张,并有液平
肾输尿管结石	过去可能有反复发作史	一侧腹部或腰部剧烈腰痛,阵发性绞痛,向腹股沟或外生殖器放射	恶心,呕吐,尿频,尿急等	肾区叩痛,一侧腹部压痛	尿常规检查可见红细胞,X线平片或肾盂造影显示结石
急性肠系膜动脉栓塞	有动脉硬化或心脏瓣膜病、房颤史,多见于中老年	腹部剧烈持续疼痛,阵发加剧	呕吐频繁,可有休克	早期症状重,体征轻,随病情进展可出现明显压痛及腹膜刺激征	血白细胞水平升高,诊断性腹穿可抽出血性液体,B超显示肠壁水肿增厚
肝、脾、肠系膜破裂	腹部暴力压迫或挫伤	全腹疼痛	失血性休克	肝、脾或系膜区压痛,波及全腹可有移动性浊音	血红蛋白水平进行性下降,腹腔穿刺抽出鲜血
外伤性空腔脏器破裂	腹部暴力压迫或挫伤	先局限后扩散至全腹,开始为锐痛,后成持续性痛	可有恶心、呕吐、发热及休克	局限或全腹腹膜刺激征,肝浊音界消失,肠鸣音减弱或消失	血白细胞水平升高,腹腔穿刺可抽出肠内容物或渗出液

注:引自《消化系统急症——内外科抢救指南》(李国昌、周祖珉、孙北发主编,中国医药科技出版社1995年版)。

(二)可引起急性腹痛的腹部外原因

腹部外器官和全身疾病也可导致急性腹痛。除了气胸、脓胸、食管穿孔外一般不需手术。食管穿孔有可能是医源性的,源自钝性或穿透性损伤,或自发穿孔。

五、急腹症中的特殊情况

(一)年龄过大或过小

对年龄过大或过小的人群评价急腹症是一个挑战。病史和查体很难获得或者不可靠。与此类似,实验室检查有可能正常,从而漏诊严重的腹部疾病。年龄过大或过小的人常常在疾病的后期方可确诊,因此导致高死亡率。例如,在普通人群中急性阑尾炎的穿孔率为 10%,但婴儿急性阑尾炎的穿孔率可达到 50%,仔细获得病史,做彻底的体格检查,获得高度可疑的线索是诊断的有力工具。这些人群中急性腹痛发生的情况千变万化,需要高度警惕。

在儿童中,急性腹痛的原因各年龄段有所不同。在婴儿时期,肠套叠、肾盂肾炎、胃肠道反流、梅克尔憩室炎、细菌性或病毒性肠炎是常见原因;在儿童时期,梅克尔憩室炎、膀胱炎、肺炎、肠炎、肠系膜淋巴结炎、炎症性肠病是常见原因;在青春期,盆腔炎症性疾病、炎症性肠病是主要原因。在各年龄段的儿童,腹痛最常见的两种原因是急性阑尾炎和儿童戏耍导致的腹部损伤。

在老年人中,胆道疾病占急腹症的 25%,常表现为频繁的非特异性疼痛,恶性疾病、肠梗阻、有并发症的消化性溃疡、嵌顿疝。尽管在老年人中阑尾炎少见,但临床表现迟发,伴有高发病率和死亡率。

(二)妊娠

妊娠是评价急腹症时的一种特殊情况。妊娠期,膨大的子宫占据了下腹部器官原来的位置,影响腹部查体,改变了疾病的临床表现,干扰了感染的正常机制。妊娠妇女与非妊娠妇女相比腹痛发生的频率相同。妊娠期最常见的急腹症是急性阑尾炎、胆囊炎、肾盂肾炎,附件疾病包括卵巢扭转、卵巢囊肿破裂。腹部疾病导致的流产率与疾病的严重程度有关,而不与治疗(包括手术)有关。因此,早期诊断和治疗至关重要。例如,每10 000 个妊娠妇女中有 7 例发生急性阑尾炎。无并发症的阑尾炎切除导致 3% 的流产率,但当阑尾穿孔时可导致 20% 的流产率。胆囊切除后,先兆流产率为 7%,流产率为 8%。

(三)免疫功能低下的人群

免疫功能低下的人群包括器官移植者、肿瘤化疗者、行免疫抑制治疗的自身免疫疾病患者、先天性或获得性免疫缺陷综合征患者。在老年人中,免疫功能低下的患者很少有腹部症状和体征,腹膜炎的表现轻微,实验室检查改变轻微,因此须行全面检查来进行诊断。

在免疫功能低下的人群中有两类疾病导致急腹症:①与免疫功能无关的发生于普通

人群的疾病(如阑尾炎、胆囊炎)。②免疫功能低下人群特有的疾病(如中性粒细胞减少性肠炎、药物诱发的胰腺炎、巨细胞病毒和真菌感染)。肠梗阻和穿孔是手术的指征,这种情况也可发生于继发于化疗的肠道卡波西肉瘤、淋巴瘤或白血病、不典型分枝杆菌感染、巨细胞病毒感染、医源性穿孔、中性粒细胞减少性肠炎。

(四)重症监护室的患者

消化科医师或外科医师偶尔会被要求去评价重症监护室里的急腹症患者或腹腔内脓毒症的原因。重要的是由于存在药物、损伤或代谢因素,患者的感觉中枢有所改变。常常不能获得完整的这些患者的病史和查体结果,而更多地依赖于螺旋CT或诊断性腹腔镜。其急性腹痛的原因可能与此次住院的原因完全无关。而且,由于他们的特殊情况罹患不常见疾病的危险性增加,如创伤手术后的患者可能患吻合口瘘和肠梗阻,也可能并发其他疾病,包括无结石性胆囊炎和应激性胃病。急性腹痛的腹外原因见表34-5。

表 34-5　急性腹痛的腹外原因

类别	具体病症
心源性	心肌缺血或梗死 心肌炎 心内膜炎 充血性心力衰竭
胸腔器官疾病	肺炎 胸膜痛(博恩霍尔姆病) 肺栓塞或梗死 气胸 脓胸 食管炎 食管痉挛 食管自发性破裂(Boerhaave综合征)
血液系统疾病	镰状细胞贫血 溶血性贫血 过敏性紫癜 急性白血病
代谢性疾病	尿毒症 糖尿病 卟啉病 急性肾上腺功能不全(艾迪生病) 高脂血症 甲状旁腺功能亢进

（续表）

类别	具体病症
毒素	超敏反应,蚊虫叮咬,爬行动物毒素
感染	带状疱疹 骨髓炎 伤寒
神经源性	脊神经根炎:脊索或外周神经肿瘤、变应性脊柱关节炎 腹型癫痫 运动性共济失调
其他原因	肌肉挫伤、血肿、肿瘤 麻醉药摄入 家族性地中海热 精神疾病 中暑

六、慢性腹痛

在呈现急性腹痛的患者中,须考虑慢性腹痛急性加重的可能。表 34-6 列出了可能表现为急性加重的慢性腹痛的原因。

表 34-6　可能表现为急性加重的慢性腹痛的原因

慢性间断性疼痛	慢性持续性疼痛
机械性:间断肠梗阻(疝、肠套叠、粘连、肠扭转)、胆囊结石、奥迪括约肌功能不良	恶性疾病(原发或转移) 脓肿
炎症:炎症性肠病、子宫内膜异位和子宫内膜炎、急性复发性胰腺炎、家族性地中海热	慢性胰腺炎 精神疾病(抑郁,躯体疾病精神症状)
神经源性和代谢性:卟啉病、腹型癫痫、糖尿病神经病变、神经根压迫或受夹、尿毒症	疑难疾病(慢性难治性腹痛)
其他:肠易激综合征、功能性消化不良、慢性肠系膜缺血、经间痛(伴随排卵的疼痛)	

注:引自《Sleisenger and Fordtran's Gastrointestinal and Liver Disease》英文影印版(科学出版社)。

（高　娜　匡少金）

第二节　慢性腹痛

腹痛为患者就诊常见的症状之一。临床上根据腹痛的起病缓急、病程长短等分为急性腹痛和慢性腹痛。慢性腹痛是指起病缓慢、病程长,或急性发病后时发时愈的腹痛。

临床上对于慢性腹痛病例的诊断与鉴别诊断,首先可参考下列几方面的临床表现。

一、既往史

患者的急性阑尾炎、急性胆囊炎、急性胰腺炎、腹部手术等病史,对提供慢性腹痛的病因诊断有帮助,但仍须注意是否并存慢性腹痛的其他原因。

二、腹痛的部位

慢性腹痛患者就诊时通常能明确指出腹痛的部位,这对病变的定位有一定的意义。

三、腹痛的性质

溃疡病多呈节律性周期性中上腹痛;肝癌的疼痛常呈进行性加剧;肠寄生虫病多为发作性隐痛或绞痛,常可自行缓解;结肠、直肠疾病常为阵发性痉挛性腹痛,排便后疼痛常可缓解。直肠炎常伴有里急后重。

四、腹痛与体位的关系

胃黏膜脱垂症患者取左侧卧位常可使疼痛减轻或缓解,而右侧卧位可使疼痛加剧;胃下垂、肾下垂与游走肾患者站立过久及运动后疼痛出现或加剧,仰卧或垫高髋部仰卧时疼痛减轻或消失;胰体部疾病患者仰卧时疼痛加剧,在取前倾坐位或俯卧位时疼痛减轻;膈疝患者的上腹痛在餐后采取卧位时出现,而在采取站立位时缓解;良性十二指肠梗阻或胰体癌时上腹胀痛可于俯卧时缓解。

五、腹痛与其他症状的关系

(1)慢性腹痛伴有发热:提示有炎症、脓肿或恶性肿瘤的可能性。

(2)慢性腹痛伴有呕吐:呕吐胃内容物,伴有宿食,伴或不伴有胆汁,常见于胃十二指肠的梗阻性病变,如消化性溃疡病合并梗阻、胃黏膜脱垂症、胃癌、十二指肠壅积症、胰腺肿瘤。反射性呕吐可见于慢性胆道疾病、慢性盆腔疾病等。

(3)慢性腹痛伴有腹泻:多见于肠道慢性炎症,也可见于慢性肝与胰腺疾病。

(4)慢性腹痛伴有血便:有脓血便,应多考虑慢性感染性肠炎(如慢性痢疾)与慢性非特异性肠炎(如溃疡性结肠炎);便血,应注意肠肿瘤、肠结核、炎症性肠病等。

(5)慢性腹痛伴有包块:应注意炎症性包块、肿瘤、胃黏膜脱垂症、痉挛性结肠、慢性脏器扭转等疾病。

　　根据慢性腹痛的部位与特点,结合有关的病史、体征、实验室检查与器械检查,如大便常规＋隐血、胃液分析、十二指肠引流液、血清生化学检查和超声检查、各种方式的 X 线检查、电子胃镜与结肠镜、胶囊内镜、双气囊小肠镜、电子计算机 X 线体层扫描(CT)、磁共振(MRI)、正电子发射体层扫描(PET)检查等,必要时实行腹腔镜或剖腹探查,进行全面分析,对疑难慢性腹痛患者可做出正确的诊断。

　　从临床实际出发,根据疾病最常出现疼痛的位置,将慢性腹痛进行分类(表 34-7)。这种分类有缺点存在,不少疾病的疼痛可不只在一个部位出现,甚至可变换部位。

表 34-7　慢性腹痛的分类

分类	具体病症
慢性右上腹痛	1. 肝疾病:(1)慢性病毒性肝炎;(2)原发性肝癌;(3)慢性肝脓肿 2. 慢性胆道疾病:(1)胆囊位置与形态异常;(2)胆道运动功能障碍;(3)胆囊胆固醇病;(4)石灰胆汁;(5)慢性胆囊炎、胆囊结石;(6)胆囊息肉样变;(7)胆囊切除术后综合征;(8)原发性胆囊癌 3. 肝曲部结肠癌 4. 肝(脾)曲综合征、空肠综合征
慢性中上腹痛	1. 食管疾病:(1)食管裂孔疝;(2)贲门部癌;(3)胃食管反流病;(4)食管贲门失弛缓症 2. 胃、十二指肠疾病:(1)溃疡病(胃、十二指肠溃疡);(2)慢性胃炎;(3)胃癌;(4)胃黏膜脱垂症;(5)胃下垂;(6)少见的胃部疾病;(7)功能性消化不良;(8)十二指肠憩室与憩室炎;(9)慢性非特异性十二指肠炎;(10)良性十二指肠梗阻;(11)十二指肠结核;(12)原发性十二指肠癌 3. 胰腺疾病:(1)慢性胰腺炎;(2)胰腺癌、壶腹周围癌;(3)胰腺结核;(4)异位胰;(5)胰管结石 4. 空、回肠憩室与憩室炎 5. 原发性小肠肿瘤 6. 肠系膜淋巴结结核 7. 肠系膜动脉硬化 8. 腹主动脉瘤
慢性左上腹痛	1. 胰腺疾病 2. 结肠癌 3. 脾(肝)曲综合征 4. 慢性脾周围炎
慢性左、右腰腹痛	1. 肾下垂与游走肾 2. 慢性肾盂肾炎与泌尿系结石 3. 结肠癌

（续表）

分类	具体病症
慢性右下腹痛	1. 慢性痢疾 2. 慢性阑尾炎 3. 肠结核 4. 阑尾结核 5. 克罗恩病 6. 白塞病 7. 盲肠癌 8. 慢性右侧输卵管卵巢炎
慢性下腹痛	1. 慢性膀胱炎 2. 慢性前列腺炎、精囊炎 3. 慢性盆腔炎
慢性左下腹痛	1. 慢性细菌性痢疾 2. 溃疡性结肠炎 3. 直肠、乙状结肠癌 4. 结肠憩室与憩室炎 5. 慢性左侧输卵管卵巢炎
慢性广泛性与不定位性腹痛	1. 结核性腹膜炎 2. 腹型恶性淋巴瘤 3. 消化道多发性息肉综合征 4. 腹型肺吸虫病 5. 胃肠血吸虫病 6. 腹膜粘连 7. 腹膜癌 8. 慢性假性肠梗阻 9. 血卟啉病 10. 肠寄生虫病 11. 腹型过敏性紫癜 12. 内分泌功能紊乱 13. 系统性肥大细胞增多症 14. 结缔组织病 15. 卡斯尔曼病 16. 肠易激综合征 17. 功能性腹痛

现就慢性广泛性与不定位性腹痛进行简介。

(一)结核性腹膜炎

结核性腹膜炎是临床常见病之一,可发生于任何年龄,多见于 21～30 岁人群。本病是继发性的,原发病灶多为肠系膜淋巴结结核、肠结核、输卵管结核、肺结核、胸膜结核等。

本病在病理学上可区分为渗出型、粘连型与干酪型,干酪型病情较重。本病起病可急可缓,缓起者占大多数。主要症状是发热、有腹部包块、腹痛、腹泻,有时腹泻与便秘相交替。腹痛多呈持续性隐痛或钝痛,粘连型有时可出现剧烈的阵发性绞痛。约 1/3 的病例有腹水征。

(二)腹型恶性淋巴瘤

腹部恶性淋巴瘤以发生于小肠者最多,也常引起慢性腹痛,腹痛多为钝痛或隐痛。如发生不完全性肠梗阻,则引起阵发性肠绞痛。主要须鉴别本病与癌性腹膜炎及结核性腹膜炎,往往须经探查方能明确鉴别。

(三)消化道多发性息肉综合征

PJS 即色素沉着息肉综合征,约 40% 的患者有家族史。癌变率为 2%～3.8%,可引起肠套叠、肠梗阻等并发症。

息肉-色素沉着-脱发-甲营养不良综合征常以慢性隐性腹痛为临床特点。本病特征:①有胃肠道错构瘤息肉病;②有外胚层病变(如脱发、指甲萎缩);③无家族史;④成年发病。

加德纳综合征三联征为大肠多发性息肉病、骨瘤、皮肤及皮下组织病变。本病为罕见的常染色体显性遗传疾病,肠外病变以皮肤及软组织肿瘤最多见,骨瘤次之。

(四)腹型肺吸虫病

腹型肺吸虫病症状以腹痛为主,有时腹部可触及肿块,可伴有腹泻、便血。当肺吸虫病患者有腹痛、压痛或肿块等症状时,应警惕腹型肺吸虫病的可能。如经肺吸虫病药物治疗无效,可考虑剖腹探查。

(五)胃肠血吸虫病

患者常有腹部隐痛,一旦出现剧痛,应考虑存在并发症。大肠血吸虫病癌变的并发率高,癌破溃时有脓血便。

(六)腹膜粘连

手术后发生肠粘连很常见,外伤后或腹膜炎后也常发生肠粘连。粘连程度可轻可重,轻者可无症状或仅有轻微的腹部不适,重者可发生机械性肠梗阻。腹膜粘连的腹痛严重时为绞痛性,多在进食后发作,发作时腹部听诊可发现肠鸣音亢进。X 线或腹腔镜检查有助于诊断。

(七)腹膜癌

腹膜癌是继发性的,也可引起腹痛,但一般程度较轻。

(八)慢性假性肠梗阻

假性肠梗阻是一种无机械性肠腔阻塞而具有肠梗阻症状和体征的无效性肠推进运

动造成的临床综合征,可呈急性或慢性起病。发病机制尚未明了。

慢性病例可为原发性或继发性。原发性者又称为慢性特发性假性肠梗阻(CIIP),继发性者则继发于进行性系统性硬皮病(PSS)、淀粉样变、恰加斯病、使用某些药物(如氯丙嗪)后等。CIIP 的病程长,未发现有基础病,主要临床表现为中、上腹痛,腹胀,体重减轻,便秘或腹泻、呕吐等。腹部 X 线平片显示小肠和/或结肠扩张,严重者可见液平面。

(九)血卟啉病

血卟啉病患者可反复出现腹部疼痛,持续时间由几小时至数周不等。间隔期可长可短。

(十)肠寄生虫病

钩虫、蛔虫、绦虫、姜片虫、粪类圆线虫、长膜壳绦虫等肠道寄生虫均可引起慢性不定位腹痛,腹痛性质可为隐痛或绞痛;后者由蛔虫性肠梗阻引起。

(十一)腹型过敏性紫癜

腹型过敏性紫癜可反复出现不定位的腹部疼痛。

(十二)内分泌功能紊乱

垂体前叶功能减退症与慢性肾上腺皮质功能减退症均可出现痉挛性腹痛。甲状旁腺功能亢进或减退症也可引起不同程度的痉挛性腹痛,有时与消化性溃疡病腹痛相似,但前者一般无规律性。

(十三)系统性肥大细胞增多症

系统性肥大细胞增多症亦称系统性肥大细胞病,病因不明。组织肥大细胞分布于全身各种组织,故患病时症状繁多。本病的主要临床表现如下。①皮肤症状:皮肤潮红,有色素性荨麻疹等;②消化系症状:恶心、呕吐、腹痛、腹泻等,常伴有肝大;③心血管症状:心动过速、低血压等;④其他症状:发热、头痛、乏力、贫血、抽搐等。反复发作的不明原因腹痛(可蔓延及全腹)提示诊断本病的可能。骨髓呈组织嗜碱性细胞增生,血和尿液组胺浓度明显升高,可确定诊断。

(十四)结缔组织病

结节性多动脉炎引起腹痛者常见。约50%的系统性红斑狼疮病例有腹痛,部位大多局限于脐周。

(十五)卡斯尔曼病

卡斯尔曼病是一种临床较为罕见的疾病,极易误诊。主要有血管玻璃体样改变的血管透明型(HV 型)、以浆细胞增生为主的浆细胞型(PC 型)及混合型(MIX 型)。主要以间歇性腹痛伴反复不完全性肠梗阻为特点(肠镜检查未发现异常),查体腹部无肿块,仅有压痛。对腹腔淋巴结行免疫组化可确诊卡斯尔曼病。

(十六)肠易激综合征

肠易激综合征是一组症候群,包括腹痛、腹胀、排便习惯和大便形状异常,常伴有黏液便,持续存在或反复发作,缺乏形态学和生化学异常者,其发病原因尚未完全明了。病程呈慢性经过,常长期反复发作,但对患者的健康情况一般无大的影响。主要症状是阵发性痉挛性肠绞痛,部位通常在左下腹,而甚少在脐周。情绪激动、劳累可诱发腹痛,排气或排便后症状缓解。腹痛发作时常伴有大便形状和/或次数的改变,可表现为便秘或腹泻,或便秘与腹泻交替。结肠镜检查、X线钡剂灌肠检查正常或仅见局部肠痉挛而无其他异常。值得注意的是,本病的诊断需先排除其他消化系统和全身器质性疾病所致的这一症候群。

(十七)功能性腹痛

功能性腹痛综合征(FAPS)是一种以腹痛为主要表现、与胃肠道功能异常无关或关系不大的功能性疾病。国外流行病学研究报道其发病率为 $0.5\%\sim2\%$,多见于女性患者。在"罗马Ⅲ标准"中,FAPS患者的总病程为确立诊断前症状出现至少6个月,目前符合 FAPS 诊断标准的症状持续存在超过3个月。FAPS 的诊断必须符合以下所有条件:①有持续或近乎基本持续的腹痛;②疼痛与生理事件(如进食、排便或月经)无关或仅偶尔有关;③日常活动能力部分丧失;④疼痛并非伪装(如诈病);⑤症状不满足其他能解释疼痛的功能性胃肠病的诊断标准。

由于排除诊断较烦琐,且消耗大量医疗资源,对符合上述 FAPS 诊断标准、临床上找不到其他能解释其症状的疾病且无报警症状的患者,目前国外多建议采用经济的排除诊断方法,主要检查内容包括血常规、红细胞沉降率、血生化、C 反应蛋白和大便隐血。

在治疗上要建立成功的医患关系并制订治疗计划。如果疼痛持续存在并且严重,有中枢镇痛作用的影响精神行为的药物(如三环类抗抑郁药物或选择性 5-羟色胺再摄取抑制剂)可能有所帮助。心理干预作为治疗疼痛并减轻症状的方法是最好的治疗措施。

(韩翠燕　王清刚　赵钧生)

第三节　消化不良

一、流行病学

消化不良影响了全球 1/4 以上的人口。尽管很多患者的消化不良症状可以改善或缓解,但是一半以上患者的消化不良慢性间断发作,其中大部分患者最终会去寻求药物治疗。据国外统计,1995 年,在美国市场上用于治疗消化不良的处方药物费用达 1.3 亿美元,据估计每年每人用于诊治消化不良的费用为 $230\sim430$ 美元。

纵向研究提示,仅有不到一半患者的消化不良症状会随时间改善或缓解。病史较长、受教育程度低或有心理-社会应激的患者症状缓解的概率较低。女性消化不良的发病率略高,而且随年龄增长而下降。每年有 $1\%\sim6\%$ 既往无消化不良症状的人群新发消化不良症状。

二、定义

"消化不良"这一术语用于描述各类不同的上腹部症状。患者很少真的使用消化不良来描述他们的腹部症状,而更常使用"不适""疼痛""反酸""胀气""胀满""烧灼感"或"不消化"等。

功能性消化不良(functional dyspepsia,FD)不是一个症状,而是一组症状。每个患者的症状不相同,在不同的情况下出现。消化不良通常是指上腹部出现的疼痛或不适,可同时伴有胀气、早饱、餐后胀满感、恶心、纳差、胃灼热、反胃和嗳气,患者常常主诉数个症状。即使在临床研究中,消化不良的定义也各不相同,影响了研究进展。对于功能性胃肠道疾病有一个全面的分类系统,即"罗马Ⅲ标准",已被全球的临床研究者所接受,并在不断更新。根据"罗马Ⅲ标准",消化不良为"定位在上腹部的疼痛或不适";不适可表现为上腹饱满、早饱、胀气或恶心,有上腹痛或上腹烧灼感;消化不良患者可有胃灼热,即胸骨后的烧灼感,可作为症候群的一部分,如果胃灼热成为主要症状,那么应该归类到胃食管反流病(GERD)而不是消化不良。尽管如此,对于同时具有消化不良和胃灼热症状者,将GERD患者从其他原因的消化不良中准确区分出来是比较困难的。

三、病因

消化不良可由很多食物、药物、系统疾病和胃肠道疾病引起(表34-8)。约40%的前来就诊的消化不良患者可以找到器质性(结构或生理)病因。常见病因包括消化性溃疡和GERD,比较少见的病因是胃癌。一半以上的患者不能找到明显的原因,这种消化不良被定义为特发性或功能性。

表34-8 消化不良的病因

分类	具体病因
胃肠道腔内因素	食物不耐受 消化性溃疡病 胃食管反流 胃或食管肿瘤 胃轻瘫(糖尿病、迷走神经切断术后、硬皮病、慢性假性小肠梗阻、病毒感染后) 浸润性胃疾病(肥厚性胃炎、克罗恩病、嗜酸细胞性胃肠炎、结节病、淀粉样变) 胃感染(巨细胞病毒、真菌、结核分枝杆菌、梅毒感染) 寄生虫(肠兰伯鞭毛虫、粪类圆线虫) 慢性胃扭转 慢性胃或肠缺血 IBS FD

（续表）

分类	具体病因
药物	乙醇
	阿司匹林、NSAID
	茶碱
	洋地黄制剂
	糖皮质激素
	铁剂、氯化钾
	烟酸、吉非贝齐
	麻醉药
	秋水仙碱
	奎尼丁
	雌激素
	左旋多巴
	硝酸盐类
	昔多芬
	奥利斯特
	阿卡波糖
胰、胆疾病	慢性胰腺炎
	胰腺肿瘤
	胆痛：胆石症、胆总管结石病、奥迪括约肌功能异常
系统疾病	糖尿病
	甲状腺疾病、甲状旁腺功能亢进
	肾上腺皮质功能不全
	肾功能不全
	心肌缺血、充血性心力衰竭
	腹腔内恶性肿瘤
其他	妊娠

四、FD 的病理生理学

根据"罗马Ⅲ标准"，患者至少符合以下一点：①餐后饱胀不适；②早饱；③上腹痛；④有上腹烧灼感，经过内镜及其他检查并没有发现有可以解释症状的器质性疾病，诊断前症状出现至少 6 个月，近 3 个月有症状。这部分患者被定义为功能性消化不良。在"罗马Ⅱ标准"中 FD 分为溃疡样消化不良、动力障碍样消化不良、非特异性消化不良 3 个亚型。在罗马Ⅲ诊断标准中改为 2 个亚型，即餐后不适综合征和上腹疼痛综合征。餐后不适综合征的主要表现为早饱及餐后饱胀感，而上腹痛综合征主要为位于上腹部的疼痛或烧灼感,FD 是一种排他性诊断。

FD 的病理生理机制并不十分清楚,很多患者的症状与其他功能性胃肠道疾病(如功能性胃灼热、肠易激综合征)和非心源性胸痛的症状相重叠。高达 2/3 的 IBS 患者有消化不良;与之相似,高达 2/3 的 FD 患者有 IBS 的症状。此外,功能性胃肠道疾病患者常常有肠外症状和疾病,如偏头痛、泌尿系或妇科不适。

FD 症状的出现是胃肠道异常生理和社会-心理因素复杂作用的结果,并最终引起胃肠道生理发生改变。通过脑-肠轴,高级神经中枢可能调整胃肠道的感觉、运动和分泌。为了评估 FD 患者,医师必须同时考虑可能导致症状的生理和心理因素。

1. 胃、十二指肠动力异常

高达 60% 的 FD 患者存在胃蠕动功能异常。有数种试验方法可以检查胃排空、顺应性和肌电活动异常,但是这些异常对引起症状的重要性存在争议——部分是因为还没有在这些异常和症状之间建立比较一致的可靠关系。

胃排空延迟:胃排空检查评估了胃神经肌肉活动对一次进餐的整体作用。可以通过闪烁扫描术、呼吸试验或超声造影法进行检测,结果发现 25%~40% 的消化不良患者有胃排空延迟。胃排空延迟多见于女性和主诉有严重餐后胀满和呕吐的患者;尽管如此,其他研究并没有发现某些特殊的消化不良症状和胃排空延迟之间有何联系。治疗性的试验显示症状的改善和胃排空的改善之间关系不大,因此研究人员对于胃排空延迟对引起症状的重要性仍有疑虑。

胃顺应性受损:胃的顺应性是一种迷走神经介导的反射,指近端胃在进餐后出现松弛来适应食物体积,避免胃内压力明显升高。这个反射的传入支位于分布在胃壁的机械性张力受体和胃或十二指肠的化学性受体。输出部分通过非肾上腺素非胆碱能抑制神经元释放的一氧化氮进行介导。这些神经元可以被结前交感 α_2 肾上腺素受体和血清素 5-羟色胺受体调节。超声造影、磁共振成像和胃内闪烁扫描术检查发现高达 40% 的 FD 患者的近端胃的顺应性受损。胃底松弛性受损或早期胃窦的充盈可能导致患者出现进餐后的消化不良。部分有胃顺应性受损的 FD 患者被证实存在迷走神经自主功能异常。

2. 内脏敏感性增强

来自胃肠道的主要刺激(源于顺应性、胃排空、扩张或收缩)并不会被感觉到,但是 FD 患者的这种感觉阈值可能降低,结果导致患者对一些微小刺激的敏感性增加。可以通过改变放置在胃内的恒压器气球的体积、压力或张力直到患者出现感觉来检查患者初始感觉、不适或疼痛的阈值。40% 的 FD 患者对位于近端胃的气球扩张存在超敏现象,对十二指肠内注射酸或高脂营养液的敏感性也可能增加。在扩张胃或十二指肠气球的过程中,采用功能性磁共振成像和 PET 扫描可以观察到脑干和大脑中枢的脑诱发电位和血流分布发生了改变,提示消化不良患者的中枢神经系统在处理内脏传入信息时发生了改变。目前,除了临床研究性试验,还没有可用于临床的内脏超敏性的试验方法。

3. 社会-心理因素

据人格调查表评估,FD 患者与 IBS 患者类似,焦虑、抑郁、癔症和疑病的评分要高于正常人。在 FD 患者中心理因素出现的频率高于正常对照组。近期以人群为基础的社区调查显示,心理苦恼的基线可以预测慢性腹痛,但是与患者的就医行为无关。这一结果提示,心理苦恼可能是引起症状的一个重要因素。

急性生活应激在促发消化不良和其他胃肠道症状的过程中起重要作用。与健康无症状社区的个体相比,消化不良患者在近 6 个月内发生应激性或威胁生命的生活事件的数量增加(如家庭成员死亡、失业、有严重疾病、离婚),这些事件对个人的生活有负面影响。

4. 幽门螺杆菌(Hp)

Hp 感染与 FD 之间的关系一直存在争议。有的学者认为其在 FD 的发生过程中并不起主要作用,因为 Hp 阳性的 FD 患者如果经内镜检查几乎均有慢性、活动性胃炎,但慢性胃炎患者多数可无任何症状,有症状者主要表现为非特异性消化不良,有无症状及其严重程度与内镜下所见和组织学分级无明显相关性。FD 患者的 Hp 感染率与整个人群接近。另外,还没有证实慢性 Hp 感染引起消化不良的病理生理机制。

根除 Hp 确实可改善一部分患者消化不良症状和胃黏膜组织学,预防消化性溃疡的发生,可有效防止萎缩和肠化生的进展,很大程度上降低胃癌的发病率。有些研究认为,感染"高毒力的"Hp 菌株,如 cagA 阳性菌株,可能与消化不良有关。美国胃肠病学会(AGA)在评估 FD 的治疗方案时认为,根除 Hp 具有较好的费用疗效比。国内共识意见为 Hp 感染是慢性活动性胃炎的主要病因,有消化不良症状的 Hp 感染者可归属 FD 的范畴。《中国消化不良的诊治指南(2007,大连)》认为,Hp 感染是慢性、活动性胃炎的主要病因,但是否为 FD 的发病因素尚存在争议。根除 Hp 可使部分 FD 患者的症状得到长期改善,对合并 Hp 感染的 FD 患者,若应用抑酸药、胃肠促动药治疗无效,建议向患者充分解释根除的利弊关系,在征得患者同意后给予根除治疗。

5. 功能性消化不良(FD)

《中国慢性胃炎共识意见(2006,上海)》指出,FD 患者可伴有或不伴有慢性胃炎,根除 Hp 后慢性胃炎的组织学改善显著,但多数组织学改善的消化不良症状并不能消除,提示慢性胃炎与 FD 症状并非密切相关。另外 FD 患者除了具有与慢性胃炎患者相似的餐后上腹饱胀、上腹痛、早饱及上腹疼痛等消化不良症状外,还具有不同程度的心理调节障碍,临床上表现为抑郁和/或焦虑状态,在病理生理学方面具有中枢神经系统的高敏感性、脑-肠轴调控功能的异常和某些神经介质及神经肽类物质分泌的异常。同时,FD 患者还可能显示遗传特征。

五、处理

(一)病史和体格检查

所有消化不良患者都应有完整的临床病史和体格检查,据此可区分消化不良和大多数胰腺或胆道疾病引起的疼痛。尽管如此,根据临床病史不能可靠地区分 FD 和某些器质性上消化道疾病,如消化性溃疡病和 GERD。如果患者同时有明显胃灼热或反流的症状,那么患者很可能有 GERD。

应该询问患者下消化道和肠外症状。在 IBS 和其他功能性胃肠道疾病患者中常见消化不良。有慢性、无并发症的消化不良患者同时有下腹痛或不适和排便习惯改变时，应该考虑 IBS 的可能并给予相应治疗。肠外症状较多时（如乏力、头痛、肌痛和尿急），常常提示为功能性疾病。

(二)排除刺激性药物

应该回顾使用处方和非处方药物的情况，如果可能，应该停用与消化不良有关的常见药物，尤其是阿司匹林、NSAID 或 COX_2 抑制剂等。对于不能停用阿司匹林或 NSAID 的患者，可以考虑给予小剂量 PPI 试验治疗。如果停药或抑酸治疗后症状无改善，或有提示合并溃疡的症状或体征时，应行内镜检查。

(三)寻找报警征象

对于有报警征象的消化不良患者应行内镜检查，以排除胃或食管的恶性肿瘤。报警征象包括非有意的体重减轻、进行性吞咽困难、持续呕吐、显性或隐性消化道出血、不能解释的贫血、黄疸、淋巴结肿大和腹部可触及的包块。90%～95% 的胃或食管癌具有至少一种报警征象。

(四)初步试验室检查

可以考虑全血细胞计数、常规白细胞检测、血清钙检测、血糖检测、肝和肾功能检查、生化试验和甲状腺功能检测；对部分病例考虑其他检查，如血清淀粉酶、口炎性腹泻抗体、粪找虫卵和寄生虫或贾第虫抗原的检查和妊娠试验。

(五)内镜检查

胃镜检查可以直接看到消化性溃疡、食管炎和恶性肿瘤，诊断准确性较高。内镜检查可以指导有针对性的药物治疗。2/3 的内镜检查正常的患者患有 FD 或者 NERD（即没有食管炎的 GERD）。1/3 的接受内镜检查的患者可能被发现有 GERD 或消化性溃疡病，也可给予一种 PPI。消化性溃疡患者应该接受胃黏膜活检，以检查是否存在 Hp 感染，应该给予阳性者根除治疗。

六、治疗

(一)药物治疗

1. 抑酸药

荟萃分析表明，使用 H_2 受体阻断剂进行治疗，54% 的患者的消化不良症状有所改善，而安慰剂组缓解率是 40%，然而这些研究的总体质量较差，在质量较好的研究中改善不明显。

几项设计良好的随机对照双盲实验已经证实了 PPI 治疗 FD 是有效的，尤其是那些有反流样症状的消化不良患者。对于 PPI 治疗有效的患者，如果停药后症状常常复发，很可能需要长期或者间断服药。总体来说，对于有胃食管反流症状的消化不良患者，抑酸药（无论 H_2 受体阻断剂还是 PPI）的治疗都是有帮助的。对于症状缓解的患者，可以按需给患者间断或者长期处方抑酸药。

2. 抗酸药

抗酸药(如氢氧化铝、铝碳酸镁)可减轻症状,但疗效不如抑酸药。铝碳酸镁除具有抗酸作用外,还具有吸附胆汁的功能,伴有胆汁反流者可选用。

3. 胃肠促动药

针对胃动力和胃容受性的药物可以改善胃排空和胃容受性,从而治疗 FD。两项近期的荟萃分析提示多潘利酮对于消化不良症状有明显的治疗效果。使用胃肠促动药后61%的患者症状总体有所改善,而安慰剂组仅有 40%的患者症状改善。个别患者长期服用可出现乳房胀痛或溢乳现象。进一步分析提示胃肠促动药对于一些特定症状可能更有效,如恶心、早饱、腹胀以及上腹痛。安全性方面,甲氧氯普胺是一种常用的胃肠促动药,但由于较容易出现中枢神经系统的不良反应以及锥体外系反应,故不适于长期使用;在美国西沙必利的使用受到严格限制,因它可以导致 Q-T 间期延长和快速型心动过速,已经不能用于 FD。而替加色罗是一种 5-HT$_4$ 受体激动剂,由于可引起心血管不良反应而停止使用。我国和亚洲的临床资料显示莫沙必利可显著改善 FD 患者的早饱、腹胀、嗳气等症状。目前未见心脏等严重不良反应报道,但对 5-HT$_4$ 受体激动剂引起的心血管不良反应仍应重视。

4. 胃黏膜保护药

FD 患者可能存在黏膜防御机制的减弱,可以使用对胃黏膜有保护作用的药物,如胶体次枸橼酸铋盐、硫糖铝、磷酸铝、麦滋林-S。

5. 其他药物

消化酶和微生态制剂可作为治疗消化不良的辅助用药。复方消化酶和益生菌制剂可改善与进餐相关的腹胀、食欲缺乏等症状。实验证实二甲硅油(80～125 mg,每日3次)的效果要好于安慰剂,其机制是促进肠道内气体的推动和排出。

应用抑酸药、胃肠促动药无效时,如果患者有 Hp 感染,建议向患者充分解释根除治疗的利弊,在征得患者同意后给予根除治疗,治疗方案见慢性胃炎章节。

(二)精神心理治疗

荟萃分析显示,抗焦虑、抑郁药对 FD 有一定疗效,对抑酸药和胃肠促动药治疗无效且伴有明显精神心理障碍的患者可选择三环类抗抑郁药或 5-羟色胺再摄取抑制剂(SSRI);除药物治疗外,通过群体支持放松训练、认知治疗、心理治疗催眠术进行心理干预可以有短期疗效。精神心理治疗不仅可缓解症状,还可提高患者的生活质量。

(李慧敏 李 超 李 洋)

第四节 恶心和呕吐

恶心是一种想将胃内容物经口呕出的紧迫不适的主观感觉。呕吐是用力将胃或肠内容物经食管从口腔排出的半自主过程。恶心常是呕吐的前驱症状。如恶心同时伴有呕吐动作,但未将胃内容物吐出则称为干呕。

恶心、干呕与呕吐可以单独发生,也可以伴随出现。呕吐反射需要呕吐中枢参与,而恶心和干呕单独出现时,不一定需要激活呕吐反射。

另外,必须区分呕吐与反食,后者是指胃内容物不经用力就反流到食管,有时到达口腔,通常不伴有恶心以及呕吐常见的喷射过程。反食与呕吐的临床意义不同。

一、病生理学

呕吐是需要中枢神经参与的复杂的反射动作。呕吐中枢位于延髓的外侧网状结构的背部,迷走神经核附近,接受来自包括皮质、脑干和前庭系统等中枢神经系统传入的冲动,以及来自心脏、消化系统、泌尿系统等内脏神经末梢的传入冲动,后者在孤束核中转后到达呕吐中枢,完成呕吐反射。

呕吐中枢也接受来自呕吐触发区(vomiting trigger zone,VTZ)传来的冲动。呕吐触发区也称化学感受器触发区(chemoreceptor trigger zone,CTZ),位于第四脑室底部的后极区,感受血液循环中的某些药物、化学或代谢物质信号,激活呕吐中枢。有些药物(如多巴胺受体激动剂)、某些代谢产物(如酮中毒或尿毒症时的代谢产物)均可以通过刺激VTZ引起呕吐。通过血液循环或直接作用VTZ的神经递质有多巴胺、5-羟色胺(5-HT)、去甲肾上腺素、γ-氨基丁酸、P物质、脑啡肽等。

呕吐反射的通路涉及多种受体。刺激$5-HT_3$受体引起多巴胺的释放,后者进一步激活呕吐中枢的多巴胺D_2受体,引发呕吐过程。临床中常用的昂丹司琼是$5-HT_3$受体的抑制剂,用于治疗化疗引起的呕吐。另一种临床常用的止吐药甲氧氯普胺是多巴胺D_2受体的拮抗剂。前庭中枢和孤束核有大量的组胺H_1受体和毒蕈碱M_1受体,这为治疗晕动症、前庭性恶心和妊娠呕吐提供了一条极好的药理学途径。另外,大麻素受体也抑制呕吐反射。

呕吐中枢被激活后,通过传出神经(如支配咽、喉的迷走神经,支配食管和胃的内脏神经,支配膈肌的膈神经,支配肋间肌和腹肌的脊神经),将呕吐信号传至各有关效应器官,完成呕吐的全过程。恶心可发生在呕吐之前,常伴有胃张力降低、蠕动减弱、排空延缓、小肠逆蠕动等。接着腹肌、膈肌和肋间肌收缩,腹压升高,下食管括约肌松弛,空肠逆蠕动,胃窦收缩,使胃肠内容物逆流到食管,经口腔排到体外。与此同时,保护性的反射也被激活,如软腭抬举,防止胃内容物进入鼻腔;屏住呼吸、声门关闭以防止呼吸道吸入。其他伴随现象还包括唾液分泌增加、出汗、心率减慢等迷走神经兴奋的表现。

二、病因

恶心、呕吐的病因复杂多样,涉及多个系统,迅速确定病因对于正确施治十分重要。

(一)腹部病变

这类病因包括各种原因导致的消化道机械性梗阻、胃轻瘫、慢性假性肠梗阻、胃及十二指肠溃疡、胰腺炎和胰腺肿瘤、肝炎、胆囊炎及胆囊结石、阑尾炎、腹膜炎和腹膜肿瘤、肠系膜血管病变、肠系膜上动脉综合征、泌尿系统结石、卵巢囊肿扭转等。

(二)神经系统病变

这类病因包括偏头痛、颅内肿瘤、脑出血、脑梗死、脓肿、脑积水、脑膜炎、自主神经系统疾病、脱髓鞘疾病、迷路病症(如晕动症、迷路炎、梅尼埃病、中耳炎)。

(三)代谢和内分泌系统疾病

这类病因包括糖尿病、糖尿病酮症、甲状旁腺功能亢进、高钙血症、甲状旁腺功能减退、低钠血症、甲状腺功能亢进、肾上腺皮质功能低下、急性间歇性卟啉病、尿毒症等。

(四)感染

这类病因包括急性胃肠炎、全身感染性疾病、病毒性肝炎等。

(五)药物和毒物

这类病因包括肿瘤化疗药物、解热镇痛药、麻醉药、口服避孕药、心血管系统用药(如地高辛、抗心律失常药)、抗生素、中枢神经系统用药(如左旋多巴和其他多巴胺激动剂、治疗帕金森病的药物和抗癫痫药物)、茶碱类药物。其他病因有酒精滥用、维生素 A 中毒、吸毒等。

(六)妊娠期恶心、呕吐

这类病因包括早期妊娠反应、妊娠剧吐、妊娠期急性脂肪肝。

(七)其他

这类病因包括术后状态、放射治疗、系统性红斑狼疮、硬皮病、心肌缺血、心肌梗死、饥饿以及精神疾病等。

(八)功能性恶心、呕吐

"罗马Ⅲ标准"将没有器质性病变(有明确的结构和生理学异常)的功能性恶心、呕吐,分为慢性特发性恶心、功能性呕吐及周期性呕吐综合征。

1. 慢性特发性恶心

慢性特发性恶心病因不明,但临床经验显示某些顽固恶心可能与中枢或精神疾病有关,对经验治疗无反应。其诊断必须符合以下所有条件:①每周发生数次恶心;②不经常伴有呕吐;③上消化道内镜检查无异常或没有可以解释恶心的代谢性疾病。诊断前症状出现至少 6 个月,近 3 个月症状符合以上标准。

2. 功能性呕吐

必须符合以下所有条件:①呕吐平均每周发生 1 次或 1 次以上;②无进食障碍、反刍或依据 DSM-Ⅳ 未发现主要精神疾病;③无自行诱导的呕吐和长期应用大麻史,没有可以解释反复呕吐的中枢神经系统疾病或代谢性疾病。诊断前症状出现至少 6 个月,近 3 个月症状符合以上标准。

3. 周期性呕吐综合征

必须符合以下所有条件:①同样的呕吐症状反复急性发作,每次发作持续不超过 1 周;②前 1 年间断发作 3 次或 3 次以上;③发作间期无恶心和呕吐。诊断前症状出现至少6个月,近3个月症状符合以上标准。支持诊断标准为有偏头痛病史或家族史。

周期性呕吐常见于儿童,成人也可发生,但发病率低,主要见于中年人群。本病以反复类似的发作而区别于功能性呕吐。约1/4的成人患者有偏头痛病史,约20%的患者合并焦虑或其他精神异常。

三、临床特点

不同病因所致的呕吐临床特点不同。应详细询问症状发生的时间、缓急;呕吐前是否伴有恶心;呕吐的持续时间、严重程度,呕吐与饮食的关系;呕吐的方式,呕吐物的量、性质、气味;相关伴随症状;以往有无肝炎、肾病、糖尿病、心脏病、腹部手术、用药史等。对育龄妇女应询问月经史。

(一)直接刺激呕吐中枢或VTZ所致的呕吐

此类呕吐常发生在清晨或空腹时,呕吐物为黏液样物质或胃液。妊娠、药物、毒物(如酒精滥用)或代谢性疾病(糖尿病、尿毒症)通常引起这一类型的呕吐。

(二)前庭或小脑疾病以及晕动症相关的恶心、呕吐

此类恶心、呕吐多发生于青壮年,可伴有眩晕、耳鸣、耳聋、眼球震颤、耳发胀。椎-基底动脉供血不足患者可伴有眩晕、视力障碍、共济失调、头痛、意识障碍。偏头痛患者先有视觉改变、嗜睡等,随后出现一侧剧烈头痛,可伴有面色苍白、出冷汗,多发生于青春期,呈周期性发作。颅内病变或颅内压升高所致的呕吐多无恶心、干呕等前驱症状,突然发作,呈喷射性。患者同时伴有剧烈头痛,可出现意识障碍。

(三)各种急腹症在引起相应部位急性疼痛的同时,可以伴随恶心、呕吐

有时呕吐十分剧烈,甚至可能是唯一症状。肠系膜上动脉(SMA)综合征通常存在脊柱前凸增加、腹壁肌肉张力消失、体重迅速下降和腹部手术后长期卧床等诱发因素。呕吐物含有胆汁,伴餐后上腹胀满,脐区疼痛,部分患者采用俯卧或膝胸位后症状缓解。急性下壁心肌梗死,可引起顽固的恶心、呕吐,同时伴有胸痛、胸闷、心悸、呼吸困难、出冷汗等。慢性反复发作的呕吐可见于胃轻瘫、不完全肠梗阻、慢性假性肠梗阻等。

(四)幽门梗阻患者的呕吐

幽门梗阻患者胃明显扩张,呕吐通常在餐后一段时间后出现。呕吐物含有潴留的部分消化的食物或隔夜食物。胃肠吻合术后患者可呕吐胆汁。呕吐物有粪便味提示低位肠梗阻、肠麻痹或胃结肠瘘。

(五)早期妊娠呕吐

此类呕吐通常发生于清晨进食以前,一般在妊娠第9周左右达到高峰,很少持续并超过第22周。妊娠剧吐是指一种异常严重的恶心、呕吐,可引起脱水、电解质紊乱、营养不良等并发症。此类呕吐通常于孕早期出现,可持续,超过妊娠的前3个月。妊娠急性脂肪肝发生于妊娠的末3个月,呕吐严重,常伴有头痛、全身不适和先兆子痫表现(高血压、水肿、蛋白尿),可以很快进展至肝衰竭和弥散性血管内凝血。肝活检可以发现典型

的小泡性脂肪变性。

四、辅助检查

根据可能的不同病因选择以下检查,包括全血细胞计数、电解质、肝和肾功能、血糖、甲状腺功能、血清淀粉酶和脂肪酶、血气分析、心电图、立位及卧位腹部 X 线平片、腹部超声、CT、消化道内镜、消化道造影、头颅 CT、MRI 及脑脊液检查等。必要时做药物毒物检测及血皮质醇、促肾上腺皮质激素释放因子和儿茶酚胺检测。建议所有育龄期急性呕吐妇女行尿妊娠检查(检测 β-人绒毛膜促性腺激素)。

五、特殊检查

食管测压用于发现食管动力性疾病(如弥漫性食管痉挛、贲门失弛缓)引起的假性呕吐。胃排空测定包括放射性闪烁扫描显像法、胃超声评价液体食物的排空以及^{13}C-辛酸呼气试验。胃电图用于识别胃起搏点的节律异常,但存在信号不良、伪差、与临床症状相关性差等缺点。胃肠测压可能是评价上胃肠道动力异常的最可靠的生理学检查,但是这一检查烦琐、昂贵、操作困难。

六、并发症

(一)食管和胃损伤

(1)急性呕吐后患者常有胃灼热或胸骨后疼痛等食管炎症状。慢性迁延性呕吐所致的食管炎多累及食管较长节段。

(2)突然发生的干呕或呕吐可造成胃食管连接部位黏膜损伤,引起急性上消化道出血,导致呕血,即食管贲门黏膜撕裂症,又称马洛里-魏斯综合征。由于剧烈呕吐可导致食管壁破裂并穿孔和继发性纵隔炎,称为食管自发性破裂(Boerhaave 综合征),其死亡率较高。

(3)长时间呕吐后,面部和颈部可以出现多发的皮下出血。慢性呕吐可以造成龋齿。

(二)声门痉挛和吸入性肺炎

酸性物质和胆汁对咽部的刺激可以引起一过性声门痉挛和窒息。年老、意识障碍或咳嗽反射减弱者,易出现胃内容物误吸入气管,引起急性窒息和吸入性肺炎。

(三)水、电解质代谢失衡和营养不良

临床表现为脱水、低血压、血液浓缩、少尿、肌无力、心律失常、低钾血症、低钠血症、低氯性碱中毒。长期呕吐可导致营养不良。

七、治疗

治疗原则:①积极寻找病因,给予针对性的治疗;②对止吐对症治疗;③纠正水、电解质代谢紊乱;④治疗其他并发症。用于治疗恶心、呕吐的药物主要分为中枢止吐药和胃肠促动药。有些药物同时具有这两种作用机制,以其中某一种起主要作用。

(一)中枢止吐药

1. 多巴胺 D_2 受体拮抗剂

(1)苯甲酰胺类:甲氧氯普胺为多巴胺 $2(D_2)$ 受体拮抗剂,同时还具有 5-HT 受体激动效应,对 5-HT$_3$ 受体有轻度抑制作用。可作用于延髓催吐 VTZ 中多巴胺受体而提高 VTZ 的阈值,具有强大的中枢性镇吐作用。适应证为急性恶心、呕吐,如手术后以及放疗、化疗引起的恶心、呕吐。甲氧氯普胺可以通过血-脑屏障,可导致焦虑、嗜睡、严重锥体外系反应、心律失常等不良反应,大量长期应用增加不良反应的发生率。

(2)苯并咪唑衍生物:代表药物多潘立酮为外周多巴胺 D_2 受体拮抗剂,但可以阻断部分在血-脑屏障之外的中枢延髓最后区。能增强食管蠕动和食管下括约肌的张力,增强胃窦和十二指肠运动,协调幽门的收缩,促进胃排空,对结肠的作用很小。不通过血-脑屏障,对脑内多巴胺受体无拮抗作用。多潘立酮以及苯甲酰胺类可能增加催乳素(促乳素)的释放,偶尔导致乳房压痛和溢乳。

2. 吩噻嗪类和丁酰苯类吩噻嗪类(氯丙嗪、奋乃静、丙氯拉嗪、异丙嗪、硫乙拉嗪)和丁酰苯类药物(氟哌利多、氟哌啶醇)

此类药物可以阻断多巴胺 D_2 受体以及毒蕈碱 M_1 受体。吩噻嗪类对组胺 H_1 受体也有阻断作用。一般通过胃肠道外或栓剂给药,用于治疗眩晕、偏头痛、晕动症等引起的急性剧烈呕吐,对于继发于毒物、化疗和手术后的呕吐也有效。常见不良反应为锥体外系作用。

3. 抗组胺和抗毒蕈碱类药物

此类药物在中枢水平阻断组胺 H_1 受体(如赛克力嗪、苯海拉明、桂利嗪、美克洛嗪)和毒蕈碱 M_1 受体(东莨菪碱)。异丙嗪属于吩噻嗪类,但有抗组胺、抗毒蕈碱以及很强的镇静作用。赛克力嗪和苯海拉明通常用于治疗晕动症和前庭疾病所致的恶心、呕吐,赛克力嗪对术后以及其他原因的呕吐也有效。

4. 5-HT 受体拮抗剂

5-HT$_3$ 受体拮抗剂是强有力的止吐药,可选择性地阻断呕吐中枢和胃壁的 5-HT$_3$ 受体,因此除了抗呕吐作用外,还有轻微的促胃动力作用。这类药物的主要适应证是放疗、化疗及手术后呕吐。临床用药包括昂丹司琼、托烷司琼。常见不良反应为头痛。

5. 糖皮质激素

糖皮质激素抗呕吐的作用机制尚不十分清楚。可能与抑制中枢前列腺素合成、内啡肽释放以及改变 5-羟色胺的合成与释放有关。主要用于手术后或放疗、化疗后的恶心、呕吐。糖皮质激素也用于减轻脑水肿从而缓解部分颅内高压引起的恶心、呕吐。最常用的是地塞米松,一般只短期使用,常与其他抗呕吐药或 5-HT$_3$ 拮抗剂联合使用。建议合并消化性溃疡或胃肠吻合术后的患者同时使用抑酸药。

6. 大麻素类

大麻素类药物作用于呕吐中枢的大麻素受体。纳洛酮是一种合成的大麻素,具有抗呕吐和抗焦虑的作用,主要用于其他药物无法控制的化疗引起的呕吐。常见不良反应为低血压和精神反应。

7. 辅助药物与疗法

对于存在焦虑的患者可合用苯二氮䓬类药物。针灸和按摩对于减轻某些晕动症以及化疗药所致的呕吐有作用。

(二)胃肠促动药

1. 5-HT 受体激动剂

5-HT 受体激动剂主要用于治疗胃轻瘫、假性肠梗阻和功能性消化不良所致的恶心、呕吐。目前临床用药主要有莫沙比利。

2. 胃动素受体激动剂

胃动素受体激动剂包括红霉素等,作为平滑肌细胞和肠神经胃动素受体的配体发挥作用。药理作用呈剂量依赖性。用低剂量($0.5\sim1$ mg/kg,静脉推注)时,红霉素促进整个胃肠道的蠕动;用高剂量(200 mg,静脉使用)时,胃窦收缩剧烈,加快胃排空。红霉素可用于糖尿病、手术后及特发性胃轻瘫所致的恶心、呕吐。低剂量用于治疗假性肠梗阻患者。口服疗效不肯定。此类药物不适于长期使用。

(三)妊娠期呕吐用药

根据已发表的文章,在妊娠期可以安全使用的治疗恶心、呕吐的药物包括维生素 B_6、昂丹司琼及相关的 5-HT$_4$ 拮抗剂;多西拉敏是一种具有止吐作用的抗组胺药物,在某些欧洲国家应用。FDA 将甲氧氯普胺划为妊娠 B 类用药。其他抗组胺药物也可能是安全的,但缺乏支持其应用的证据。

八、病案分析

某患者,男性,50 岁,主要因"间断上腹痛 20 余年,再发伴呕吐 40 余天"入院。患者20 余年前开始每于冬季出现上腹疼痛,空腹时明显,伴恶心、呕吐、腹胀,自服胃舒平后症状减轻,未系统诊治。近年来,症状发作频繁,腹胀加重。40 余天前腹痛再次发作,为持续胀痛,进食后加重,伴恶心、呕吐,呕吐物量大,含酸臭食物,不能进食。患者自觉乏力,尿量减少,体重明显减轻。为进一步诊治收入院。

分析如下。

临床特点:患者为老年男性,疾病呈慢性病程。

呕吐特点:呕吐物量大,含部分消化食物。恶心、呕吐伴随腹痛、腹胀,进食后症状加重。

可能诊断:消化性溃疡伴幽门梗阻。患者有慢性周期性节律性上腹痛,符合十二指肠球溃疡的临床特点。溃疡急性期可因黏膜水肿造成幽门不全梗阻,而反复发作的十二指肠球部或幽门管溃疡可以形成瘢痕狭窄,造成不可逆转的胃出口梗阻。患者未经系统诊治,消化性溃疡反复发作,且症状渐重,失去其规律性,应考虑存在瘢痕性幽门梗阻。应行上消化道内镜检查以明确诊断。

鉴别诊断:可通过内镜、腹部 B 超、CT 等排除上消化道肿瘤以及其他原因导致的消化道梗阻,并排除慢性胆囊炎、胰腺炎、肠系膜上动脉综合征等其他疾病。根据肝和肾功能、血糖、尿酮体等,排除肝炎、尿毒症及糖尿病酮症等导致的呕吐。

并发症:注意有无食管炎、脱水、电解质紊乱、酸碱失衡、营养不良等。

治疗:胃肠减压,抑酸治疗,纠正水、电解质紊乱和酸碱失衡,补液做营养支持。必要时手术。

(聂　淼　朱先玲　王清刚)

第五节　腹　泻

腹泻指排便次数增多,粪质稀薄,或带有黏液、脓血或未消化的食物。如排便次数每日 3 次以上,或每天粪便总量大于 200 g,其中粪便含水量大于 85%,则可认为是腹泻。腹泻可分为急性与慢性,超过 3 周者属于慢性腹泻。

一、流行病学

腹泻是常见的临床症状。在美国,每年有超过 450 000 例患者因胃肠炎入院(占成年住院患者的 1.5%),而且慢性腹泻的年发病率为 5%;在发展中国家,特别是在儿童中急性感染性腹泻仍然是导致死亡的一个重要原因。

二、病因病理

(一)病因

1. 急性腹泻

(1)肠道疾病:常见的是由病毒、细菌、真菌、原虫、蠕虫等感染所引起的肠炎、抗生素相关性肠炎、急性肠道缺血等。

(2)急性中毒:由食用毒蕈、桐油、河豚、鱼胆及摄入化学物质(如砷、磷、铅、汞)等引起。

(3)全身性感染:如败血症、伤寒或副伤寒、钩端螺旋体病。

(4)其他:如变态反应性肠炎、过敏性紫癜;服用某些药物,如氟尿嘧啶、利血平、新斯的明;有某些内分泌疾病,如肾上腺素皮质功能减退危象、甲亢危象。

2. 慢性腹泻

(1)消化系统疾病:①胃癌、胃切除术后;②感染性疾病,如慢性菌痢、肠结核、假膜性肠炎、慢性阿米巴结肠炎、结肠血吸虫病、憩室炎、小肠细菌过度生长;③炎症性肠病:溃疡性结肠炎、克罗恩病、显微镜下结肠炎;④结肠息肉、结肠癌、肠淋巴瘤、类癌;⑤嗜酸性粒细胞性胃肠炎、放射性肠炎、缺血性肠炎;⑥肠运动紊乱(失调),如迷走神经切断术后、交感神经切断术后、回盲部切除术后、肠易激综合征、盲襻综合征;⑦吸收不良综合征,如惠普尔病、短肠综合征、乳糜泻、小肠细菌过度生长;⑧慢性肝炎、长期梗阻性黄疸、肝硬化、慢性胰腺炎、肝癌、胆管癌、胰腺癌、胃泌素瘤、血管活性肠肽瘤等。

（2）全身性疾病：①甲状腺功能亢进症、糖尿病、类癌综合征、嗜铬细胞瘤、慢性肾上腺皮质功能减退、甲状旁腺功能减退、腺垂体功能减退；②尿毒症；③系统性红斑狼疮、结节性多动脉炎、混合性风湿免疫疾病；④食物过敏、维生素 B_3 缺乏等。

（3）滥用泻药、长期服用某些药物：如制酸药（如含有镁的制剂）、抗心律失常药（如奎尼丁）、大多数抗生素、抗高血压药物（如 β-肾上腺素能受体阻断药）、抗炎药（如非甾体抗炎药、金制剂、5-氨基水杨酸）、抗肿瘤药、抗逆转录病毒药物、抑酸药（如组胺 H_2 受体拮抗剂、质子泵抑制剂）、秋水仙碱、前列腺素类似物（如米索前列醇）、茶碱、维生素和矿物质补充剂、草药制剂等。

（二）发病机制

腹泻是人体对各种肠道损伤和攻击的保护性反应。感染性病原体、毒素或其他有毒物质出现在肠道中，刺激了肠道的分泌和运动功能以排出这些物质，从而导致腹泻。在急性期这种反应在一定程度上是有保护作用的，但是，慢性腹泻则是机体的过度反应。

肠道中水转运异常可导致腹泻。一般情况下，经口摄入以及由唾液腺、胃、肝、胰等内源性分泌的液体总量为每天 9～10 L，小肠和结肠吸收了其中的 99%。肠道中水的吸收减少 1% 即可导致腹泻。

腹泻的发病机制相当复杂，有些因素又互为因果，从病理生理角度可归为下列几个方面。

1. 渗透性腹泻

渗透性腹泻是由于肠腔内存在大量高渗食物或药物，大量液体被动进入高渗状态的肠腔而引起的腹泻。摄入难吸收物、食物消化不良及黏膜转运机制障碍均可导致高渗性腹泻。

渗透性腹泻多由糖类吸收不良引起，而糖类吸收不良的主要病因是缺乏双糖酶。食物中的糖类在小肠上部几乎全部被消化成为各种单糖，然后由肠绒毛的吸收细胞迅速吸收。在双糖酶或单糖转运机制缺乏时，这些小分子糖不能被吸收而积存于肠腔内，使渗透压明显升高，形成渗透梯度，大量水分被动进入肠腔而引起腹泻，如先天性葡萄糖-半乳糖吸收不良、先天性果糖吸收不良、先天或获得性双糖酶缺乏、吸收不良综合征。

肝、胆、胰疾病导致消化不良时，常伴有脂肪和蛋白质的吸收不良，亦可导致腹泻。临床表现为粪便含有大量脂肪，常伴有多种物质吸收障碍所致的营养不良综合征。

摄入难以吸收的糖类（如乳果糖、山梨醇、甘露醇、果糖），含酶药（如抗酸药、轻泻药），含有聚乙二醇的药物，含钠的轻泻药（如枸橼酸钠、磷酸钠、硫酸钠）亦可导致渗透性腹泻。

渗透性腹泻的特点为禁食 48 h 后腹泻停止或显著减轻，粪便渗透压差扩大。

2. 分泌性腹泻

分泌性腹泻是由于肠黏膜受到刺激而致水、电解质分泌过多或吸收受抑制所引起的腹泻。肠绒毛细胞具有吸收功能，而肠黏膜的隐窝细胞顶膜有 Cl^- 传导通道，调节 Cl^- 的外流和分泌,其关键作用是分泌水和电解质至肠腔。当肠细胞分泌功能增强、吸收功能减弱或二者并存时,均可引起水和电解质的净分泌增加而引起分泌性腹泻。

分泌性腹泻最常见的原因是感染。感染源(病毒、细菌、寄生虫)产生的肠毒素与其受体相互作用,影响肠道转运,从而导致阴离子分泌增加。除刺激分泌外,肠毒素还可阻断特定的吸收途径。大多数肠毒素抑制 Na^+-H^+ 在小肠和结肠的交换,从而抑制水分吸收。

内分泌肿瘤释放的多肽(如血管活性肠肽或降钙素)通过刺激上皮细胞分泌以及上皮下神经元和炎性细胞释放多肽导致分泌性腹泻。神经递质以及其他调节因子(如组胺和炎症因子)也能刺激分泌。大部分调节肠道转运的内源性物质,通过改变细胞内信使以及钙离子来控制特定的转运途径而引起腹泻。此外,多肽和其他调节因子可能会影响个别转运蛋白的合成、定位和降解。药品和某些有毒物质可能通过与肠上皮细胞内的调节因子或细胞内信使的相互作用而导致分泌性腹泻。

广泛小肠淋巴瘤、肠结核、克罗恩病等可导致肠道淋巴引流障碍从而造成腹泻。而直肠或乙状结肠绒毛腺瘤亦可引起分泌性腹泻。

为了完成液体和电解质的吸收,肠道必须有足够的表面积及与腔内容物足够的接触时间。口炎性腹泻、炎症性肠病(IBD)或切除手术后肠道表面积明显减少,可能会影响水分的吸收。尽管小肠和结肠的吸收能力强大,但切除过多的肠管仍会不可避免地造成腹泻。在某些情况下,这种问题是暂时的,因为随着时间的推移,肠道可经过适应过程提高其吸收能力。而在切除某些具有高度特异的吸收功能、无法由其他部分肠道替代的肠段后,即使经过较长时间,这种代偿也是不可能实现的。例如,切除回盲部导致永久性的氯化钠逆浓度梯度吸收障碍;切除回肠后不能吸收维生素 B_{12}-内因子和结合胆汁酸。

特异性吸收途径的缺乏或破坏可能会导致腹泻。如罕见的先天性综合征,先天性高氯性腹泻和先天性钠腹泻,是由于缺乏特异的转运分子而引起的。高氯性腹泻中,Cl^--HCO_3^- 在回肠和结肠的交换存在缺陷,将氯化物转化为不易吸收的离子。通过限制氯化物的摄入量、抑制氯离子的分泌(即通过质子泵抑制剂减少胃酸分泌)或提高短链脂肪酸的吸收量(如应用外源性丁酸盐)以刺激氯化物在结肠的吸收,可减轻高氯性腹泻。先天性钠腹泻是 Na^+-H^+ 交换机制缺陷导致的。

分泌性腹泻具有如下特点:每日大便量超过 1 L(有的多达 10 L 以上),大便为水样,无脓血,血浆与粪质渗透压差<50 mOsm/L,这是由于粪便主要来自肠道过度分泌,其电解质组成和渗透压与血浆十分接近。粪便的 pH 多为中性或碱性,禁食 48 h 后腹泻仍持续存在,大便量仍大于 500 mL/24 h。

3.渗出性腹泻

渗出性腹泻是由于肠黏膜的完整性受到破坏而大量渗出所致。此时,炎性渗出虽占重要地位,同时还存在肠壁组织炎症及其他改变而导致的肠分泌增加、吸收不良和运动加速等病理生理过程。渗出性腹泻可分为感染性和非感染性,前者的病原体可为细菌、病毒、寄生虫、真菌等,后者则为自身免疫、炎症性肠病、肿瘤、放射线、营养不良等导致黏膜坏死。

渗出性腹泻的特点是粪便含有渗出液和血。结肠特别是左半结肠病变多有肉眼脓血便。小肠病变,渗出物及血均匀地与粪便混在一起,除非有大量渗出或蠕动过快,一般无肉眼脓血,需显微镜检查发现。

4. 胃肠动力失常

部分药物、疾病和胃肠道手术可改变肠道正常的运动功能,促进肠蠕动,使肠内容物过快地通过肠腔,与黏膜接触时间过短,从而影响消化和吸收,发生腹泻。

引起肠道运动加速的原因有药物(如西沙比利、普萘洛尔)、肠神经病变(如糖尿病)、促动力性激素(如甲状腺素、生长抑素、5-HT、P物质、前列腺素)、胃肠手术(如胃次全切除或全胃切除、回盲部切除、胃结肠、小肠结肠瘘或吻合术)。

由肠运动加速引起腹泻的常见疾病有肠易激综合征、甲状腺功能亢进症、糖尿病、胃肠手术、甲状腺髓样癌、类癌综合征等。

单纯胃肠运动功能异常性腹泻的特点是粪便不带渗出物,往往伴有肠鸣音亢进,腹痛可有可无。

临床上大多数腹泻不是由单一的病理生理机制所造成的,涉及多种机制,可能包括肠道内分泌细胞释放的物质、局部和远处免疫反应细胞释放的细胞因子、肠神经系统活动以及外周释放的多肽和激素的影响(旁分泌、免疫、神经和内分泌系统)。

三、临床表现

了解临床表现,对明确病因和确定诊断有重要的意义。

急性腹泻起病急骤,病程短,多为感染或食物中毒所致。慢性腹泻起病缓慢,病程较长,其鉴别诊断相对复杂。

大便的特点是非常重要的,如出现血液、黏液、脓、油滴或食物残渣。粪便中出现血液提示痔疮、恶性肿瘤或IBD的可能;在急性感染性腹泻患者中,粪便中有肉眼可见的血液高度提示侵袭性病原体感染;水样便提示渗透性或分泌性腹泻,而出现油滴或食物残渣则提示吸收不良、消化不良;粪便漂浮的现象一般代表粪便中气体含量的增加,而不是脂肪含量的变化。

医师应询问患者排便与吃饭或禁食的关系,排便在白天还是夜间,以及有无排便紧迫感或排便失禁现象。影响患者睡眠的夜间腹泻强烈提示存在器质性疾病而非IBS等功能性疾病。应注意其他同时存在的症状,如腹痛、腹胀、痉挛、发热以及体重减轻。过多的排气提示摄食不易吸收的糖类或小肠对糖类吸收不良造成了结肠细菌发酵的糖类增加。

体检发现通常对确定腹泻的严重性比确定其原因更有帮助。患者体液量可以通过体位变化时血压和脉搏的变化来评估。应注意发热和其他由毒素引起的体征。仔细的腹部检查是非常重要的,特别要重视肠鸣音的存在或消失、腹胀、局部或全腹压痛、肿块以及肝大。

体格检查可能会提供更多腹泻病因的直接证据。特征性的体格检查发现可见于肥大细胞增多症(色素性荨麻疹)、淀粉样变性(巨舌、蜡样丘疹、挤压性紫癜)、艾迪生病(色素沉着)、类癌综合征(皮肤潮红)。甲状腺结节合并颈部淋巴结病变可能是甲状腺髓样癌的表现,IBD、惠普尔病以及一些肠道感染中可能会有关节炎的表现,淋巴结病变提示有获得性免疫缺陷综合征(AIDS)或淋巴瘤等。

四、辅助检查

(一)粪便检查

粪便检查对腹泻的诊断非常重要,为实验室的常规检查。对部分病例经粪便检查就能做出病因诊断。常用检查有大便隐血试验,涂片查白细胞、脂肪、寄生虫及虫卵,大便细菌培养等。

粪便渗透压差是指粪便渗透压与粪便电解质摩尔浓度之差。在排出粪便时,渗透压一般与血浆渗透压相等,因此,可用血浆渗透压代替粪便渗透压。计算公式:粪便渗透压=血浆渗透压-2×(粪[Na^+]+粪[K^+]),血浆渗透压取恒数,即 290 mOsm/L。正常人的粪便渗透压差在 50~125 mOsm/L,渗透性腹泻患者的粪便渗透压主要受不被吸收的溶质影响,Na^+浓度往往少于 60 mmol/L,因此粪便渗透压差>125 mOsm/L。

(二)血液检查

血液检查包括血红蛋白、白细胞、血浆蛋白、电解质浓度的检查,血浆叶酸和维生素B_{12}浓度的检查,肝、肾功能及血气分析等。可了解有无贫血、白细胞增多、糖尿病、尿毒症等,并可了解水、电解质和酸碱平衡情况。

(三)内镜检查

结肠镜检查和活检对于结肠的肿瘤、炎症等病变具有重要诊断价值。双气囊小肠镜可观察全小肠,结合活检及吸取空肠液做培养有助于乳糜泻、某些寄生虫感染、克罗恩病、小肠肿瘤等的诊断。胶囊内镜为非侵入性检查,创伤性小,患者易接受,亦有助于小肠病变的诊断,缺点是不能活检,对可能发生肠梗阻者禁用。

(四)X线检查

X线检查包括腹部 X 线平片检查、钡剂检查、钡灌肠检查,有助于观察胃肠道黏膜的形态、胃肠道肿瘤、胃肠动力等。小肠造影对小肠病变的诊断很有帮助,目前仍是小肠疾病诊断的一种重要手段。钡剂、钡灌肠检查可与内镜检查相补充。怀疑胰腺疾病引起的腹泻时,胰腺 CT 对诊断有帮助。怀疑缺血性肠病时可行选择性血管造影。

(五)腹部超声检查

超声检查对肝、胆、胰、肾及腹腔疾病诊断有帮助,有利于腹泻的鉴别诊断,一定程度上还可了解胃肠道情况。

(六)ERCP 或磁共振胰胆管成像(MRCP)

ERCP 或 MRCP 有助于胆、胰疾病引起的腹泻的诊断。

(七)小肠吸收功能测定

1. 粪脂肪量测定

粪脂肪量超过正常量反映小肠吸收不良,可由小肠黏膜病变、小肠内细菌过度生长或胰腺外分泌不足等原因引起。检测方法有以下几种。

(1)苏丹Ⅲ染色:粪涂片用苏丹Ⅲ染色,在显微镜下观察红色脂肪滴,是最简单的定性检查方法。

(2)脂肪平衡试验:受试者每日饮食中摄入含80~100 g脂肪的饮食5 d,以卡红为指示剂,收集3 d(72 h)粪便,测定粪脂肪含量。脂肪吸收率计算公式:脂肪吸收率(%)=(饮食内脂肪量-粪脂肪量)/饮食内脂肪量×100%。

24 h平均粪脂肪量小于6 g或吸收率大于90%为正常,反之提示脂肪吸收不良。脂肪平衡试验被认为是脂肪吸收试验的"金标准"。此法必须保证每日摄入脂肪80~100 g,准确收集72 h的粪标本,方能提供准确的未被吸收的粪脂肪量。它可以显示脂肪吸收不良的严重程度,但不能鉴别脂肪吸收不良发生的原因是消化、吸收还是运输的问题。此外,受试者饮食中摄入中链甘油三酯或矿物油,会使粪脂肪量测定发生误差。

2. 糖类吸收试验

(1)右旋木糖吸收试验:木糖是一种五碳糖,与其他单糖不同,它在小肠通过易化扩散而不完全吸收。在肾功能正常的情况下,口服一定量的右旋木糖后,测定尿中排出量,可以间接反映小肠吸收功能。方法是禁食1夜后空腹排去尿液,口服5 g右旋木糖,鼓励患者多饮水,以保持尿量。收集5 h尿液,测定其中的右旋木糖。正常时,5 h尿中排出量应大于或等于1.2 g。该试验结果阳性反映空肠疾病或小肠细菌过度生长引起的吸收不良。

(2)H_2呼气试验:正常人对绝大多数可吸收的糖类在到达结肠前可以完全吸收。肠道细菌发酵代谢未被吸收的糖类是人体呼气中氢气的唯一来源。利用这一原理,可测定小肠对糖类的吸收不良。方法是患者禁食1夜后,口服50 mL 20%的葡萄糖溶液(10 g葡萄糖),然后用气相色谱仪测定禁食时、30 min、60 min、120 min、180 min的氢气浓度。正常人口服葡萄糖后在小肠完全吸收,呼出的氢气无增加,若任一时段的氢气浓度比禁食时明显增加,说明该糖吸收不良或细菌过度生长。该方法最常用来检测乳糖吸收不良,也可用于检测少见的蔗糖吸收不良或葡萄糖和半乳糖转运缺陷。

(3)蛋白质吸收试验:原发性脂肪泻患者的氮吸收功能常发生障碍,但不如脂肪吸收功能障碍明显。临床所见的在粪便中丢失大量蛋白质常见于胰蛋白分解酶分泌障碍或蛋白丢失性肠病。所以临床上很少用蛋白质吸收试验(即氮平衡试验)来诊断吸收不良。

(4)维生素B_{12}吸收试验(Schilling试验):维生素B_2是含钴的维生素,其吸收的主要部位在回肠末端,吸收过程需要内因子和胰蛋白酶参与。口服小剂量钴或钴标记的维生素B_2,同时肌内注射1 mg维生素B_{12},使肝内储存饱和。收集24 h尿,测尿内被标记的维生素B_2含量。正常人24 h尿内排出的被标记的维生素B_2为8%~10%。回肠末端吸收功能不良或切除后,所测排出量小于8%。

(5)胆盐吸收试验:在广泛回肠病变、回肠切除或回肠旁路时,内源性导泻物质胆盐重吸收发生障碍,使进入结肠的胆盐增多,刺激结肠分泌增加,导致分泌性腹泻。放射性的牛黄胆酸类似物不受肠内细菌分解,正常人24 h存留口服量的80%,72 h存留50%,

7 d 存留 19%。用^{75}Se-牛黄胆酸潴留试验,可了解有无回肠病变所致胆盐吸收障碍。

(八)血浆胃肠多肽和介质测定

该测定对分泌性腹泻有重要的诊断价值,如测定血管活性肠肽(VIP 瘤)、胃泌素(胃泌素瘤)、降钙素(甲状腺髓样瘤)、5-羟色胺(类癌)、甲状腺素(甲状腺功能亢进)。

五、诊断及鉴别诊断

腹泻的原发疾病或病因诊断须从病史、症状、体征、实验室检查中获得依据。可从起病及病程、腹泻次数及粪便性质、腹泻与腹痛的关系、伴随症状和体征、缓解与加重的因素等方面收集临床资料。

急性腹泻最常见的原因是细菌性食物中毒与肠道感染,应注意进行流行病学调查。粪便常规检查和致病菌培养在急性腹泻的诊断中具有重要的意义,可初步确定是否为感染性腹泻。对急性腹泻患者一般不进行结肠镜检查,对疑有假膜性肠炎者,可行结肠镜检查以发现假膜。

尽管少数感染性病原体(如贾第鞭毛虫或耶尔森菌)可造成免疫功能不全者长期腹泻,但是慢性腹泻通常不是由感染性病原体造成的。因此,面对慢性腹泻患者,医师必须进行不同的鉴别诊断。其病因的诊断和鉴别诊断应首先从临床病史及体检资料着手,以排便情况和粪便检查作为起点,按步骤、有重点地进行检查,最终找出病因。

应鉴别功能性腹泻与器质性腹泻,一般而言,年轻患者(小于 40 岁),病史长(多于 1 年),症状为间歇性,一般状况良好,无体重下降,大便次数增加而总量增加不明显,粪便可带黏液而无脓血,多于早晨或餐后排便而无半夜或清早为便意扰醒者,可考虑多为功能性,如大便常规检查阴性,可做出初步临床诊断,必要时进行结肠镜检查,则诊断基本确立。对于半夜或清早为便意扰醒,体重下降,腹部压痛明显或有包块,粪便带血或大便隐血试验阳性者,提示器质性腹泻,应进行彻底检查以明确病因。对年龄超过 40 岁的慢性腹泻患者,应常规进行结肠镜检查以免漏诊结直肠癌。

应按发病机制对腹泻进行分类,详见本节"发病机制"所述。

应对大肠性腹泻与小肠性腹泻进行鉴别,见表 34-9。

表 34-9　小肠性腹泻与大肠性腹泻的鉴别诊断

	小肠性腹泻	大肠性腹泻
粪便	量多,烂或稀薄,可含脂肪,黏液少,臭	量少,肉眼可见脓血,有黏液
排便次数	每天 3～10 次	次数可以更多
腹痛	脐周	下腹部或左下腹
里急后重	无	可有
体重减轻	常见	少见

临床应询问相关伴随症状,结合腹泻特点加以鉴别。如伴发热者常见于急性细菌性痢疾、伤寒、肠结核、肠道恶性淋巴瘤、溃疡性结肠炎、克罗恩病急性发作期等;伴里急后

重者见于直肠病变为主者,如细菌性痢疾、直肠炎症或肿瘤;伴明显消瘦者多见于小肠吸收不良综合征或晚期胃肠道恶性肿瘤;伴皮疹或皮下出血者见于急性胃肠炎、伤寒、过敏性紫癜等;伴腹部包块者见于胃肠恶性肿瘤、肠结核、克罗恩病;伴重度失水者常见于分泌性腹泻,如霍乱、细菌性食物中毒;伴关节肿痛者常见于克罗恩病、溃疡性结肠炎、系统性红斑狼疮、肠结核等。

另外,腹泻应与肛门括约肌松弛造成大便失禁区别。

六、治疗

腹泻是症状,治疗应针对病因。但对相当多的腹泻病例要根据其病理生理特点给予对症和支持治疗。

(一)病因治疗

对感染性腹泻,需根据病原体进行治疗;对乳糖不耐受症和麦胶性乳糜泻,需分别剔除食物中的乳糖或麦胶类成分;高渗性腹泻患者应停止进食高渗的食物或药物;对胆盐重吸收障碍引起的结肠腹泻可用考来烯胺吸附胆汁酸而止泻;治疗胆汁酸缺乏所致的脂肪泻,可用中链脂肪代替日常食用的长链脂肪,前者不需要经结合胆盐水解和微胶粒形成等过程而直接经门静脉系统吸收。IBD的治疗药物主要包括氨基水杨酸制剂、糖皮质激素、免疫抑制药等,活动期治疗方案的选择主要根据病情、病变部位及治疗反应来决定,缓解期应维持治疗。缺血性肠病的治疗包括消除病因,治疗原发病,积极抗感染,改善全身及局部血液循环并给予血管扩张药。对内科治疗无效及有严重并发症的患者,可采用外科手术治疗。

(二)对症治疗

纠正腹泻所引起的水、电解质紊乱和酸碱平衡失调。

对严重营养不良者,应给予营养支持。谷氨酰胺是体内氨基酸池中含量最多的氨基酸,它虽为非必需氨基酸,但为生长迅速的肠黏膜细胞所特需的氨基酸,与肠黏膜免疫功能、蛋白质合成有关。因此,对弥漫性肠黏膜受损者,谷氨酰胺是黏膜修复的重要营养物质,在补充氨基酸时应注意补充谷氨酰胺。

严重的非感染性腹泻可用止泻药,表34-10列出了常用止泻药。

表34-10 常用止泻药

主要作用机制	药物	剂量
收敛、吸附、保护黏膜	双八面体蒙脱石	3 g,每日3次
	次碳酸铋	0.2~0.9 g,每日3次
	氢氧化铝凝胶	10~20 mL,每日2~3次
	药用炭	1.5~4 g,每日2~3次
	鞣酸蛋白	1~2 g,每日3次

（续表）

主要作用机制	药物	剂量
减少肠蠕动	复方樟脑酊	2～5 mL,每日 3 次
	地芬诺酯	2～5 mg,每日 3 次
	哌洛丁胺	4 mg,每日 3 次
抑制肠道过度分泌	消旋卡多曲	100 mg,每日 3 次

（綦淑杰　周瑞琼　杨　青）

第六节　腹　胀

腹胀是常见的临床症状,系指腹部肿胀(膨胀)的主观感觉;也可指腹腔充满,腹压或腹壁张力增加,或过多气体的感觉;可以发生在部分腹部或全腹,常有腹部隆起。像很多其他腹部症状一样,腹胀可能是异质性的症状,由不同的病理生理学机制联合产生,在每个患者中是不同的。

一、病因和发病机制

腹胀的病理生理学中包括 4 种因素,即主观感觉、客观腹围改变、腹内内含物的量和腹壁肌肉的活动。后 3 个因素均可是主观腹胀的诱发因素,或可能与知觉异常有关。这些机制可能独立或联合起作用。

(一)知觉异常

与认知解释、腹壁感觉或内脏的敏感性有关的知觉异常对腹胀感觉可能是一个关键性的促成因子。

(二)客观腹部膨胀和腹内容量增加

腹部膨胀是客观检查所见,系指腹部膨隆,可为弥漫性或局限性,可伴或不伴随主观腹胀的感觉;可能是由腹内内含物量增加或重新分布所引起。胃肠腔含物积滞(如吞气症、急性胃扩张、幽门梗阻、肠梗阻、肠麻痹、顽固性便秘)、内脏组织液增多(如心力衰竭、腹腔内脏静脉血栓形成)、腹腔内巨大新生物、妊娠子宫或腹内游离内含物(如腹水等)是腹胀的常见原因。在腹腔内的所有因素中,管腔内的气体是最重要的。

1. 气体与腹胀

任何原因导致胃肠气体增多和/或清除受阻均可导致腹胀发生。

(1)胃肠道气体量及构成:气体进入胃肠道的途径包括吞咽空气(N_2、O_2)、血液扩散(N_2、O_2、CO_2)、碳酸氢盐中和(CO_2)、细菌代谢(H_2、CO_2、HC_4、微量其他气体)。这些气体的清除方式包括嗳气、经黏膜扩散、细菌代谢及肛门排泄。上述作用决定了胃肠道内气体的构成,气体在肠内通过的速度及经肛门排泄是决定某一时刻肠内气体总量的主要因素。

研究显示健康人肠道内气体约为 200 mL。一个正常饮食的健康志愿者肛门排气量为 476~1 491 mL/d(平均 705 mL/d),平均排气频率为每天 10 次,正常上限为每天 20 次。年龄、性别与排气频率均无显著相关性。

经肛门排出的气体中,N_2、O_2、H_2、CO_2、CH_4 比例能够达到 99%。这些成分的比例变化很大:N_2,11%~92%;O_2,0~11%;CO_2,3%~54%;H_2,0~86%;CH_4,0~56%。很多其他气体(如硫化氢、三羟基甲烷和二甲硫醚)以微量存在。

(2)胃肠道气体的来源如下。

一是吞咽的空气。吞咽的空气是胃内气体的主要来源。通常每吞咽 1 次有 2~3 mL 空气进入胃内。如进食过快,唾液分泌过多,嚼口香糖,则咽下的空气增加。N_2 在肠道内很少被吸收,但每天经肛门排出的 N_2 只有约 500 mL,说明大部分吞咽的空气还是通过嗳气经口排出。

二是肠内气体。肠道内可产生一定量的 CO_2、H_2、CH_4 和很多微量的其他气体,如产气量增加,可发生腹胀。

CO_2:在上消化道,碳酸氢盐与酸反应产生 CO_2。酸的来源有胃酸和脂肪酸,前者在餐后的分泌量约为 30 mmol/h,后者由甘油三酯分解而来,每 30 g 脂肪能够产生 100 mmol 脂肪酸。理论上,1 mmol 碳酸氢盐被中和后能够产生 22.4 mL CO_2。研究发现,正常人和十二指肠溃疡患者的十二指肠气体中 CO_2 分别占 40%、70%,而且吸收迅速,因而上消化道释放的 CO_2 在肛门排出气体中占很少的比例。肛门排出的气体中 CO_2 与 H_2 具有很强的相关性,说明二者均来自细菌发酵。

H_2:细菌代谢是肠道 H_2 的唯一来源。产生 H_2 的细菌主要分布在结肠,而且这些细菌需要肠道中存在吸收不良的可发酵的饮食底物(如乳糖)才能产生大量 H_2。当小肠细菌过度增长,在小肠中也可以产生 H_2。

肠道细菌在酵解糖类或蛋白质期间释放 H_2,氨基酸分解产生的 H_2 则明显少于糖类分解产生的 H_2。在正常人体内,糖类和蛋白质可以被肠道完全吸收,而消化不良患者对上述两种物质吸收不良。蔬菜和水果中含有很多无法消化的寡糖,如木苏糖、棉子糖;小麦、燕麦、土豆和玉米中一部分复合糖在小肠中不能吸收,这些寡糖和复合糖均可在肠道被细菌发酵。在小肠细菌过度生长和未经治疗的乳糜泻患者中 H_2 排泄迅速增加,其原因是肠道分泌黏液(含内源性糖蛋白)增多,经发酵而生成。

粪便中的细菌不仅生成 H_2,还消耗一定量的 H_2,二者共同决定了肠腔气体中 H_2 的净含量。H_2 经粪便细菌酶作用被氧化,这个反应过程将 CO_2 还原成 CH_4,硫酸盐还原成硫化物,CO_2 还原成醋酸盐。

在有产烷微生物存在的情况下,H_2 的消耗会增加,产烷微生物比其他耗 H_2 微生物氧化 H_2 的速率更快。对于高效产甲烷粪便的研究发现,如果整个结肠均有相同浓度的产烷细菌,所有的 H_2 均会被消耗。但是,在正常情况下只有左半结肠有高浓度的产烷细菌。因而,在右半结肠产生的 H_2 只有到左半结肠后才能被产烷细菌消耗,从而可以很好地解释多数产烷患者呼出去的 H_2 虽有所减少,但还是可测量到的。某些患者发生糖类吸收不良后并不能增加呼出的 H_2,很可能是由于产烷细菌消耗 H_2 的高效性,而不是不能产生 H_2。

CH_4:人体内 CH_4 的主要来源是结肠微生物的代谢,如史氏甲烷短杆菌需要利用其他细菌产生的 H_2 将 CO_2 还原为 CH_4($4H_2+CO_2 \rightarrow CH_4+2H_2O$)。这一反应每消耗 5 mol 的气体,就生成 1 mol 的甲烷,因而减少肠道内气体的量。尽管成年人粪便中几乎都有产 CH_4 细菌,但是只有 40% 的人拥有足够多的细菌量($10^6/g$),使得在呼气中能够检测到 CH_4。

CH_4 的产生具有一些临床意义。产生大量 CH_4 的患者粪便常为稀水样便,因而稀水样便并不是脂肪泻的可靠指征。便秘患者更趋向于产生大量 CH_4,说明结肠慢通过更有利于产 CH_4 细菌生长。溃疡性结肠炎患者很少产生大量 CH_4,原因不明。

三是肠腔与血液之间的气体。气体在肠腔和黏膜血流之间的扩散是一个被动过程,净流向由分压差决定。由于肠腔内 H_2 和 CH_4 分压常常高于二者在血液中的分压,因而这两种气体常是从肠腔向血液扩散的。而扩散对 CO_2、N_2 和 O_2 的肠腔内含量的影响是不定的。比如,吞咽的空气中含有很少量 CO_2,因而这种气体就由血液扩散至胃泡。在十二指肠二氧化碳分压(PCO_2)迅速升高,CO_2 又由肠腔扩散到血液。在十二指肠,N_2 则由于 CO_2 的增多而被稀释,肠腔内的氮分压(PN_2)低于血液中的 PN_2,N_2 由血液扩散入肠腔。同样原理,结肠内 CO_2、H_2 和 CH_4 的产生增加会引起 PN_2 的降低,使 N_2 由血液向肠腔扩散。因而肠道内 N_2 的主要来源是扩散的气体而不是吞咽的空气。吞咽至胃内的气体氧分压(PO_2)高于血中的 PO_2,O_2 在胃内可被吸收。肠道中 PO_2 降低,血中的 O_2 就会扩散入肠腔。当呼吸功能衰竭时,血中 PCO_2 可大于肠道内 PCO_2,血中 CO_2 反而向肠腔内弥散,可发生腹胀。

(3)气体在肠道内的通过:肠道将气体向肛门方向推进的速度是决定某一时刻肠道内气体量的重要因素。有人向小肠内以 12 mL/min 的速度连续注入气体,然后通过计算注入气体量与经肛门排出的气体量之差来代表肠内存留的气体,同时记录症状和腹围,分析其与存留气体的相关性。在健康志愿者体内,向肠内灌注气体的速度在某一很大范围内变化时,经肛门排出的气体量近似等于灌入的气体量,说明肠道存在有效的蠕动以减少肠内气体积聚。与正常对照相比,IBS 患者的气体灌入速度与肠内气体潴留和症状发生的关系更密切。当肠内气体潴留超过 400 mL 时就会出现很多腹部症状。对肠腔内气体量增加的感觉依赖于气体灌入的部位和肠壁的张力。当肛门排气被主动抑制后,空肠灌入的气体引起的症状比经直肠灌气更显著。用胰高血糖素抑制空肠气体运动后,气体潴留就与症状发生无关,说明肠道活动的抑制能够降低患者对肠内气体增加的感觉。这些研究显示随食物吞咽的空气比肠内发酵产生的同等量气体可能诱发更多的症状,特别是摄入高脂饮食时,而且 IBS 患者的这些症状比正常对照者更显著。

2. 胃肠运动功能障碍与腹胀胃肠道运动功能改变

胃轻瘫患者常主诉腹胀,是由固体、液体和气体在胃内潴留引起的;慢性假性梗阻患者由于肠通过延迟和小肠细菌过度生长而出现小肠扩张和腹胀;慢性便秘患者也可出现腹胀;急性肠梗阻常伴随明显腹胀。

消化不良患者的餐后腹胀可能起源于胃部。正常情况下,进餐后主要在近端胃进行调节,部分是因为胃窦充盈诱发胃底松弛反射。感觉及运动功能联合障碍导致高度敏感的胃窦过度膨胀,可能是消化不良性腹胀的发生机制,不依赖肠道气体通过。

(三)腹壁活动度与腹壁肌肉张力障碍

即使腹内容积没有增加,腹壁相对位置改变也可产生可见的、客观的腹部膨胀。此外,来自腹壁的信号可能诱发腹胀的主观感觉,包括那些腹胀患者显示腹壁对腹内容积增加的反应异常(张力障碍)。

二、临床表现

(一)一般临床特征

像大多数功能性胃肠症状一样,腹胀多见于女性。腹胀的严重程度不同,从很轻微到严重。腹胀可能局限于上腹部(有时伴随消化不良症状)或下腹部,作为 IBS 或相关综合征的一部分。很多患者叙述全腹腹胀。

腹胀可能与摄入的食物有关。高达 82% 的腹胀患者在餐后早期出现腹胀或腹胀加重。高纤维食物或纤维补充剂可加重腹胀,乳制品常可引起腹胀,富含脂肪的食物和含二氧化碳的饮料也常可引起腹胀。

昼夜节律的变更是腹胀的共同特征。大多数患者的腹胀在日常活动期间进行性地发展,在夜间休息后倾向于减轻或消失。

腹胀是常见的月经期症状之一,高达 40% 的妇女腹胀在月经期前或月经期间加重。

(二)伴随腹胀的临床情况

(1)便秘:相当大比例主诉腹胀的患者认为他们的症状与大便习惯有关,一整天未排便时腹胀发生,排便后缓解。便秘患者腹胀的发病率很高,在某些研究中其高达 80%。

(2)腹泻:一些患者的腹胀伴随稀便,排便次数增加或便急。对既有腹胀又有腹泻的患者应当进行评估,以发现有无乳糖或乳果糖耐受不良。更需注意的是,腹胀是器质性腹泻——像吸收不良性腹泻、感染性腹泻及其他类型腹泻的一个常见的临床特征。

(3)IBS:约 60% 的 IBS 患者认为腹胀是他们最苦恼的腹部不适。腹胀对生活质量也有较大的影响。

(4)消化不良:腹胀是构成功能性消化不良整体症状所必需的症状之一,相当比例的消化不良患者(54%～57%)叙述他们经常有"被充气"的感觉。消化不良性腹胀常位于上腹部,也可能是弥漫的。腹胀倾向于被进餐所促发,一些患者可能需控制进食以预防腹胀发生。

(5)进食障碍疾病和肥胖症:腹胀是进食障碍疾病(如贪食和食欲缺乏)常见的临床特征,也与 BMI 和肥胖有关。虽然健康人可能在进食过量或进食可发酵的食物后出现腹胀,但这样的腹胀持续时间短暂。

(6)肠胃气胀:一些患者主诉过量的和/或有气味的气体排泄,可能与吞咽气体有关,理论上也与气体吸收损伤甚至自血液的扩散有关。但是,过量的和有气味的气体排泄都依赖未消化的食物经结肠微生物群的发酵作用。过量气体可能由结肠细菌产生增加或消耗损伤引起。

正常饮食中的一些成分在小肠不能完全被吸收和进入结肠,在结肠中这些食物残渣经结肠细菌发酵后释放气体。不完全吸收的产气食物成分包括可发酵的膳食纤维、淀粉、低聚糖和糖。正常膳食中的一些成分可妨碍某些营养素的吸收。例如,纤维使淀粉吸收减少,豆类中的胰淀粉酶抑制剂对抗糖类的消化和吸收。内源性黏蛋白也可被发酵,这可解释某些患者空腹期间过量的气体排泄。

(7)器质性疾病:由沙门菌和其他致肠病的感染引起的急性腹泻性疾病可能伴有严重腹胀。小肠吸收不良综合征,主要是乳糜泻和其他小肠黏膜性肠病产生显著的腹胀。由心力衰竭或肠系膜功能不全引起的急性或亚急性肠道缺血是临床上出现腹胀的一个重要原因。腹胀可能为腹水患者的主诉。罕见情况下,发作性腹胀、腹痛和腹部膨胀可能是累及肠道的血管性水肿的特征。

三、患者的评估

(一)病史和体格检查

有过多气体的患者可能诉说与功能性疾病一致的症状,但这些症状也可由结构异常引起。排便或排气后症状缓解符合 IBS,IBS 无使患者夜间唤醒的症状。呕吐、发热、体重减轻、夜间腹泻、直肠出血或脂肪泻均提示可能为器质性疾病。判定种族和询问家族史能确定糖类吸收不良综合征的风险。焦虑或其他精神病史增加吞气症或功能性胃肠疾病的可能性。

(二)实验室和影像学检查

实验室筛查帮助临床医师排除器质性疾病。全血细胞计数、电解质、葡萄糖、白蛋白和总蛋白水平以及红细胞沉降率(ESR)正常排除了大多数炎症性或肿瘤性疾病。对于某些个体,测定钙、磷浓度,肾和甲状腺功能,肝功能和空腹早晨皮质醇水平可能是必须的。消化道局部缺血的患者淀粉酶浓度可能升高。应采集腹泻患者的粪便,检查虫卵和寄生虫以排除贾第鞭毛虫病。肌内膜或组织转谷氨酰胺酶抗体水平可用于筛查乳糜泻。如果这些结果为阳性,可通过肠黏膜活检证实诊断。对选择的患者可进行有价值的其他血清学检查,包括抗核抗体和硬皮病抗体的检查(评估可能的风湿性疾病)和抗神经元细胞核抗体的检查(筛查副肿瘤性内脏神经病)。

为查出那些产生机械性梗阻或功能性气体潴留性疾病,可能需要进行影像学检查。直立位+平卧位腹部 X 线平片可发现提示肠梗阻或假性梗阻的弥漫性肠管扩张及气液平面、腹水的弥漫模糊影等表现。仅通过腹部 X 线平片可能不能将不全肠梗阻和完全性肠梗阻区别开来。对比灌肠造影检查能发现结肠或远端小肠梗阻。小肠气钡双重造影能评估部分胃出口梗阻或小肠梗阻。上或下消化道内镜检查有助于病变的识别和对产生部分阻塞的病变进行活组织检查。小肠钡剂检查也能粗略确定肠道通过情况,对可能存在慢性假性肠梗阻患者评估运动类型。如果高度怀疑部分梗阻，小肠造影可提供小肠腔内病变的详细评估。对于气胀的原因超声或 CT 检查能提供有用的信息和排除像腹水这样的疾病。

(三)功能试验

当实验室和影像学检查结果未能给予提示时，消化道功能实验有助于确定腹胀原因。

1. 消化道运动功能检测

怀疑胃肠动力障碍时，可考虑胃排空扫描或胃肠压力测定。液体(^{111}In-DTPA 放入液体中)或固体(^{99m}锝-胶态硫，放入鸡蛋中)排空核素闪烁扫描是常用的检测胃排空的方法。闪烁法也被用于评估小肠或结肠通过时间。不透 X 线标记物技术可用于诊断慢通过型便秘。对于慢性假性肠梗阻，小肠压力测定提供了关于病变是神经性的还是肌病性质的信息。由肠神经功能障碍引起的假性梗阻产生强烈、不协调的运动，伴随正常的移行运动复合波的丧失和进食后推进性蠕动的丧失。平滑肌功能紊乱(如家族性内脏性肌病或晚期硬皮病)，产生低振幅收缩。已经在神经病性假性梗阻和 IBS 患者中观察到一种称作片刻节律类型——即间歇性突然发作，在两次发作间期运动静止。对于某些病例，压力测定法不能提供潜在疾病的精确特征，此时，通过外科手术方法取得肠道全层活检组织标本对于证实神经和肌层变性是必要的。

2. 氢呼气试验

氢呼气试验可用于证实糖类消化不良或吸收不良是否为腹胀的原因。这种技术依赖于肠腔内的细菌在对摄入的底物进行代谢期间产生氢的能力和人体组织不能利用相似的代谢途径。通常在摄入一种不被吸收或消化的糖的水溶液之前和之后各 2 h 取得呼出气体标本。适当憋气，接着立即呼气，氢浓度从 28% 下降到 10%。摄入乳糖 120 min 内呼气中的氢增加超过 20PPM 能将活检证实的乳糖酶缺乏同乳糖酶正常区别开来，敏感性为 90%。

摄入乳糖后氢的排泄与糖类消化不良的症状相关性良好。如果为检测对复合糖的消化不良，氢的测定必须延长到 10 h。即使是对乳糖，一些人已经提出延长 5~7 h 以增加试验的敏感性和特异性。对蔗糖不耐受的儿童通过用氢呼气试验检测蔗糖酶-异麦芽糖酶缺陷。对一些患者可使用氢呼气试验检测果糖或山梨醇的吸收不良，但这些试验的正常值尚未确定。

氢呼气试验也被用于检测小肠细菌过度生长。空腹或在摄入底物 30 min 内早期呼气中氢浓度升高支持过度生长。怀疑细菌过度生长时，氢呼气试验最常使用的糖是葡萄糖，其诊断敏感性和特异性为 60%~90%。当诊断可疑时，其"金标准"仍然是十二指肠或空肠分泌物定量培养，细菌计数≥10^5 CFU/mL，可诊断细菌过度生长。

对于怀疑慢性小肠假性梗阻患者，氢呼气试验已经被用于口-盲通过时间测定。测定从摄入乳果糖到呼气中氢浓度增加的通过时间，代表结肠细菌代谢的开始。这种方法有显著的局限性：首先，它常常难以确定乳果糖到达结肠后氢产生增加发生的时间；其次，乳果糖本身加速通过小肠；再次，在那些有小肠细菌过度生长的患者中可得到错误的结果。

3. 肛门排气分析

在某些研究机构,对肛门排气进行分析以获得与过度肠胃气胀有关的过程的了解。检验项目包括计算 24 h 内肛门排气的次数以确定排气次数是否增加(正常每日少于 20 次)。然后对排出的气体进行分析,富含 N_2,提示吞气症;或富含 CO_2、H_2、CH_4,提示结肠产生增加。这样的细查已被用于指导伴有严重肠胃气胀患者的治疗。

四、治疗

结构异常,可能需要外科手术。胃食管反流导致过度嗳气,使用抑酸药可使嗳气减轻。对其他原因引起的腹胀,可使用包括饮食调节、非药物和药物疗法。

(一)饮食和非药物治疗

对某些患者,饮食治疗可减少气体和腹胀。乳糖酶缺乏患者剔除食物中的乳糖可使症状改善。主诉有气味的和/或过量气体排泄的患者通常从剔除产气食物的饮食疗法获得益处。极端产气的食物包括豆类、抱子甘蓝、洋葱、芹菜、胡萝卜、葡萄干(无核)、香蕉、干梅子果汁、杏等;中度产气的食物包括马铃薯、茄子、柑橘类水果、苹果、面粉做的糕点和面包;低产气的食物包括肉、鸡、鱼、蛋、一些蔬菜(莴苣、西红柿、鳄梨、花茎甘蓝、菜花和芦笋)、一些水果(樱桃、葡萄和哈密瓜)、米、玉米、坚果和巧克力。

剔除产气饮食一周后,患者的症状通常缓解。再有秩序地引入其他食物,有助于患者辨别对自己不适合的膳食成分,并避免进食它们,以预防肠胃气胀。

在某些情况下,加工食物可减少它们产生气体的自然倾向。浸泡豇豆 12 h 和煮 30 min 可清除大部分不能吸收的低聚糖,使棉子糖的含量从 $0.71\% \sim 6.86\%$ 减少为 $0.04\% \sim 0.40\%$,野芝麻四糖含量从 $2.38\% \sim 4.14\%$ 减少为 $0.12\% \sim 0.72\%$。

保加利亚乳杆菌发酵奶产品中乳糖酶含量增加,乳糖不耐受患者饮用后可使腹胀减轻。蔗糖酶-异麦芽糖酶缺陷儿童可从剔除蔗糖的饮食调节中得到益处。

生活方式改变和其他非药物治疗可供个人选择。很多过度嗳气的病例产生于吞气症,可通过终止咀嚼口香糖和吸烟而得到控制。对于那些排过量臭气的人建议使用气体吸收内衣,最具有特征的是不透气的内衬木炭垫子的聚酯薄膜短裤,据报道,这种装置可吸收 90% 以上的令人不愉快的气体。

(二)药物治疗

1. 酶制剂

酶制剂可促进内源性酶消化不完全的食物残渣分解。最具有特征的外源性酶是 β-半乳糖苷酶(乳糖酶)制剂,可用于乳糖耐受不良者。成人摄入乳糖后补充乳糖酶可减少氢排泄和腹胀、绞痛和肠胃气胀。乳糖不耐儿童服用乳糖后,再用乳糖酶片剂,可使氢气产生从 60PPM 减少到 7PPM。

对蔗糖酶-异麦芽糖酶缺陷儿童可给予沙克罗酶(该酶来自酿酒酵母,每毫克蛋白含有 6 000 IU 蔗糖酶),服用后氢气产生减少,腹胀和绞痛减轻。健康人进食高热量、高脂肪的食物后服用有包膜的胰酶,可使腹胀减轻,气体产生减少。

2. 降低表面张力的吸附剂和药物

一些有去泡沫作用或直接吸附过量气体的药物可减轻膨胀。如二甲硅油促进厚泡沫层破裂和液体流动。活性炭可吸附气体和气体产生的异味。有研究表明食用产气膳食后使用活性炭,可减轻肠胃气胀,减少氢的产生。另一个对照研究中,在美国和印度,研究对象服用乳果糖后再服用活性炭,均能使腹胀、绞痛减轻,氢气产生减少。

铋化合物有助于减少肠胃气量和气味。三钾二枸橼酸铋、碱式水杨酸铋和次硝酸铋在试管内抑制含浓缩乳糖粪便的发酵。长期服用碱式水杨酸铋治疗肠胃气胀患者的研究观察到棉子糖发酵减少。自那些用碱式水杨酸铋治疗3~7 d的人取得的粪便匀浆显示硫化氢释放减少,提示这种药可减轻肛门排气的臭味。

3. 抗生素

小肠细菌过度生长,可使用抗生素治疗。四环素和甲硝唑可减少细菌过度生长症状。对于系统性硬化病患者,环丙沙星控制症状优于甲氧苄氨嘧啶。有人报道,阿莫西林-克拉维酸和头孢西丁对90%以上的与小肠细菌过度生长有关的菌株有效。在不同的研究中,rifamaxin使氢排泄减少和症状减轻。利福昔明亦可减轻产气症状。

有人提出将抗生素治疗作为IBS的基本治疗方法。内源性菌丛在IBS的重要性越来越受到人们的重视。有人报道,在服用乳果糖后伴有阳性氢呼气试验结果的IBS患者的对照研究中,在给予10 d新霉素治疗后50%的患者观察到疗效,而安慰剂仅17%的患者有疗效。

4. 胃肠促动药治疗

理论上胃肠促动药应当使继发于胃肠动力障碍的腹胀症状减轻或缓解。除了减少恶心和呕吐外,甲氧氯普胺可使伴有糖尿病性胃轻瘫患者的腹胀减轻。外周多巴胺受体拮抗剂多潘立酮可使伴有胃排空延迟的帕金森病患者的腹胀以及恶心和胃灼热缓解。

其他胃肠促动药可能选择性地作用于小肠和结肠。对硬皮病伴小肠假性梗阻和细菌过度生长患者,生长抑素类似物奥曲肽可使口服葡萄糖后呼气中的氢减少。对慢性假性肠梗阻患者联合使用胃动素受体激动剂红霉素和奥曲肽20~33周,可使症状减轻。

（三）益生菌和替代治疗

益生菌治疗的目的是通过摄入无害菌株来替代致病的结肠细菌。干酪乳酸杆菌GG株可减轻腹胀、腹泻和与抗生素治疗Hp感染有关的味觉障碍。有人使用植物乳杆菌治疗4周,腹胀没有明显改善,但肠胃气胀显著减轻。

其他替代治疗亦可用于腹胀。催眠疗法可减轻腹胀和肠胃气胀,改善IBS患者的生活质量,已经用于顽固性嗳气的治疗。在一个开放性试验中,一小组IBS患者接受针灸治疗减轻腹胀和改善全身健康状况。耳部膏药治疗加足三里穴位针灸治疗使手术后肠梗阻患者恢复正常蠕动快于对照组。

（四）外科治疗

仅对那些非常顽固的器质性疾病病例出现的腹胀考虑手术治疗。经皮内镜下胃造口术对于胃底折叠术后气胀综合征的部分病例是有效的。对那些伴有小肠细菌过度生长的患者,切除小肠憩室可减轻症状和改善维生素 B_2 吸收不良。经过选择的局部小肠假性梗阻患者可通过切除功能紊乱的肠段而使症状改善。在空肠造口术后较为广泛假性梗阻患者的症状可能缓解。一些伴有急性结肠假性梗阻的患者可能需要外科手术或X线下行减压性盲肠造口术以预防结肠破裂。一些伴有晚期假性梗阻的患者需要外科手术或X线下留置中心静脉导管以进行家庭静脉全营养治疗。

(李慧敏　匡少金　刘炳利)

第七节　便　秘

便秘是指大便次数减少,一般每周少于 3 次,伴排便困难、粪便干结或排不尽感,是临床上常见的症状,多长期持续存在,症状扰人,影响生活质量。

一、流行病学

由于饮食结构的改变、精神心理和社会因素的影响,便秘的发病率逐渐上升,严重影响人们的生活质量。西方国家人口的 2%~28% 患便秘。我国北京、天津和西安地区对 60 岁以上老年人的调查显示,慢性便秘的患病率为 15%~20%。北京地区对 18~70 岁成年人进行的一项随机、分层、分级调查表明,慢性便秘的发病率为 6.07%,女性患者更多,且精神因素是高危因子之一。

二、病因病理

(一)病因

1. 功能性便秘

(1)进食量少或食物缺乏纤维素或水分不足,对结肠运动的刺激减少。

(2)工作紧张、生活节奏过快、工作性质和时间变化、精神因素等打乱了正常的排便习惯。

(3)结肠运动功能紊乱所致,常见于肠易激综合征,系由结肠及乙状结肠痉挛引起,部分患者可表现为便秘与腹泻交替。

(4)腹肌及盆腔肌张力不足,排便推动力不足,难于将粪便排到体外。

(5)滥用泻药,形成药物依赖,造成便秘。

(6)老年体弱、活动过少、肠痉挛导致排便困难,或结肠冗长导致便秘。

2. 继发性便秘

(1)直肠与肛门病变:可引起肛门括约肌痉挛,排便疼痛造成惧怕排便。这类病变包括痔疮、肛裂、肛周脓肿和溃疡、直肠炎等。

(2)结肠机械性梗阻:如结肠良、恶性肿瘤,克罗恩病,先天性巨结肠症,各种原因引起的肠粘连、肠扭转、肠套叠。

（3）代谢及内分泌疾病：如糖尿病、甲状腺功能低下、甲状腺功能亢进、低钾血症、高钙血症、嗜铬细胞瘤、垂体功能减退、卟啉症、重金属中毒。

（4）神经系统疾病及肌病：如系统性硬化症、肌营养不良、脑卒中、帕金森病、多发性硬化、皮肌炎、假性肠梗阻、脊髓损伤、自主神经病变。

（5）应用药物：如吗啡类药、抗胆碱能药、钙通道阻滞剂、神经阻滞剂、镇静药、抗抑郁药以及含钙和铝的制酸药。

（二）病理生理

健康人排便习惯多为每天 1～2 次或 1～2 d 排便 1 次，粪便多为成形或软便，少数健康人的排便可每天 3 次或 3 d 1 次。粪便半成形或呈腊肠样硬便。正常排便需要肠内容物以正常速度通过各段，及时抵达直肠，并能刺激直肠、肛门，引起排便反射，排便时盆底肌群协调活动，完成排便。以上任何一个环节出现障碍，均可引起便秘。

1. 慢传输型便秘

慢传输型便秘最常见于年轻女性，在青春期前后发生，其特征为排便次数减少（每周排便少于 1 次），便意少，粪质坚硬，因而排便困难；直肠指检时无粪便或触及坚硬粪便，而肛门外括约肌的缩肛和用力排便功能正常；全胃肠或结肠传输时间延长；缺乏出口梗阻型的证据，气囊排出试验和肛门直肠测压正常。非手术治疗方法（如增加膳食纤维的摄入与使用渗透性通便药）无效。慢传输型便秘是结肠运动功能障碍所致。

糖尿病、硬皮病合并的便秘及药物引起的便秘，多是慢传输型。

2. 出口梗阻型便秘

出口梗阻型便秘是由于腹部、肛门、直肠及骨盆底部的肌肉不协调导致粪便排出障碍。很多出口梗阻型便秘患者合并存在慢传输型便秘。出口梗阻型便秘可能是获得性的，在儿童期为了避免大而硬的粪便排出时产生的不适，或者肛裂或痔疮发作时产生的疼痛，逐渐学会在排便时不适当收缩肛门括约肌。一些出口梗阻型便秘患者的直肠内压力不够，不能排出粪便，临床上主要表现为用力排便时盆底不能下降。

出口梗阻型便秘很少与结构异常（如直肠套叠、巨直肠或会阴过度下降）有关。在老年患者中尤其常见，其中许多患者经常规内科治疗无效。

出口梗阻型便秘可有以下表现：排便费力，有不尽感或下坠感，排便量少，有便意或缺乏便意；直肠指检时直肠内存有不少泥样粪便，用力排便时肛门外括约肌可能呈矛盾性收缩；全胃肠或结肠传输时间正常，多数标记物可潴留在直肠内；肛门直肠测压显示，用力排便时肛门外括约肌呈矛盾性收缩或直肠壁的感觉阈值异常等。

IBS 便秘型的特点是排便次数少，排便常艰难，排便、排气后腹痛或腹胀减轻，可能有出口功能障碍合并慢传输型，如能结合有关功能检查，则能进一步证实其临床类型。

3. 传输时间正常型便秘

传输时间正常型便秘为粪便在结肠以正常速度推进。大部分患者胃肠传输试验正常。这些患者对自己的排便频率有错觉并且常常出现社会-心理因素。一些患者存在肛门直肠感觉和运动功能障碍,很难与慢传输型便秘患者区别。

三、临床表现

(一)便意少,便次也少

此类便秘可见于慢传输型和出口梗阻型。前者是由于粪便传输缓慢,使便次和便意均少,但间隔一定时间仍能出现便意,粪便常干硬,用力排便有助于排出粪便。而后者感觉阈值升高,不易引起便意,因而便次少,而粪便不一定干硬。

(二)排便艰难、费力

突出表现为粪便排出异常艰难,也见于两种情况,以出口梗阻型更为多见。第一种情况是患者用力排便时,肛门外括约肌呈现矛盾性收缩,以致排便困难。这种类型的便次不一定少,但费时费力。如伴有腹肌收缩无力,则更加大排便难度。第二种情况是由于粪便传输缓慢,粪便内水分过多地被吸收,粪便干结,排出干硬的粪便异常困难,可发生粪便嵌塞。

(三)排便不畅

常有肛门直肠内阻塞感,排便不畅。虽频有便意,便次不少,即使排便用力也无济于事,难以畅通地排便。可伴有肛门直肠刺激症状,如下坠、不适。此类患者常有感觉阈值降低,直肠感觉高敏感,或伴有直肠内解剖异常,如直肠内套叠及内痔等。个别病例的直肠感觉阈值升高,也出现类似症状,可能与合并肛门直肠局部解剖改变有关。

(四)便秘伴有腹痛或腹部不适

其常见于 IBS 便秘型,排便后症状缓解。

以上便秘类型不仅见于功能性便秘,也见于 IBS 便秘型。器质性疾病(如糖尿病)引起的慢性便秘及药物引起的便秘,均可有以上类型的表现,应注意分析。此外,以上各种情况常混合存在。

应注意报警征象(如便血、腹块),有无肿瘤家族史及社会-心理因素。

对怀疑有肛门直肠疾病的便秘患者,应进行直肠指检,可帮助了解有无直肠肿块、存粪,了解括约肌的功能。

四、辅助检查

肠道疾病的患病率很高,对大部分人而言,肠道疾病只是影响生活质量但并不是严重的疾病。因此,对有 1 种或 1 种以上上述症状的大部分人不一定要进行检查。

但是需明确便秘是否为系统性疾病或者消化道器质性疾病所致;当治疗无效,需明确便秘的病理生理过程时。

(一)一般检查

粪检和隐血试验应为常规检查。如果临床表现提示症状是炎症、肿瘤或其他系统性疾病所致,那么需要化验血红蛋白、血沉,做有关生化检查(如甲状腺功能、血钙、血糖的检测以及其他相关检查)。

(二)明确肠道器质性病变

钡灌肠可显示结肠的宽度及长度,并且发现可导致便秘的严重梗阻性病变。只有在怀疑假性肠梗阻或小肠梗阻时才需要行小肠造影检查。

当近期出现大便习惯改变、便中带血或者其他报警症状(如体重下降、发热)时,建议全结肠检查以明确是否存在器质性病变(如结肠癌、炎症性肠病、结肠狭窄)。

(三)特殊检查

大部分患者不必进行胃肠功能检查,但对于难治性便秘患者(非继发性便秘、摄入高膳食纤维及泻药治疗无效)应考虑酌情进行下列检查。

(1)胃肠传输试验:胃肠传输试验是确定便秘类型的简易方法,建议服用20个不透X线标记物后48 h拍摄腹部X线平片1张(正常时多数标记物已经抵达直肠或已经排出),必要时72 h再拍摄1张。X线平片上标记物的分布,有助于评估便秘是慢传输型还是出口梗阻型。此项检查简易,目前仍为常用的方法。

标记物只有在排便时才能排出,因此要结合测量结果与近期排便情况,慎重考虑。如果标记物全部存留在乙状结肠和直肠,患者可能有出口梗阻。

(2)肛门直肠测压:肛门直肠测压常用灌注式测压(同食管测压法),分别检测肛门括约肌静息压、肛门外括约肌收缩压和用力排便时松弛压,还可测定直肠感知功能和直肠壁顺应性等,有助于评估肛门括约肌和直肠有无动力和感觉功能障碍。直肠感觉减退提示神经系统疾病。

肛门测压结合超声内镜检查能显示肛门括约肌有无功能缺陷和解剖异常,为手术定位提供线索。

(3)气囊排出试验:气囊排出试验是在直肠内放置气囊,充气或充水,并令受试者将其排出,可作为有无排出障碍的筛选试验。对阳性患者,需做进一步检查。

(4)24 h结肠压力监测:对一些难治性便秘,如24 h结肠压力监测缺乏特异的推进性收缩波,结肠对睡醒和进餐缺乏反应,则有助于结肠无力的诊断。

(5)排粪造影:排粪造影能动态观察肛门、直肠的解剖和功能变化。排粪造影可评估直肠排空速度及会阴下降程度。此外,排粪造影可发现器质性病变(如巨大的直肠突出、直肠黏膜脱垂或套叠)。

(6)会阴神经潜伏期或肌电图检查:利用会阴神经潜伏期或肌电图检查,能分辨便秘是肌源性还是神经源性。

(7)其他:对伴有明显焦虑和抑郁的患者,应作有关的调查,并判断和便秘的因果关系。

五、诊断及鉴别诊断

根据"罗马Ⅲ标准",便秘的诊断标准如下。

必须满足以下2条或多条。

(1)排便费力(≥25%)。

(2)排便为块状或硬便(≥25%)。

(3)有排便不尽感(≥25%)。

(4)有肛门、直肠梗阻和/或阻塞感(≥25%)。

(5)需要用手法(如手指辅助排便、盆底支撑排便)以促进排便(≥25%)。

(6)排便少于每周 3 次。

不用缓泻药几乎没有松散大便。

对便秘的诊断应包括便秘的病因(和诱因)、程度及类型。如能了解和便秘有关的累及范围(结肠、肛门直肠或伴上胃肠道)、受累组织(肌病或神经病变)、有无局部结构异常及其和便秘的因果关系,则对制订治疗方案和预测疗效非常有用。

便秘的严重程度可分为轻、中、重度。轻度指症状较轻,不影响生活,经一般处理能好转,无须用药或较少用药;重度是指便秘症状持续,使患者异常痛苦,严重影响生活,不能停药或治疗无效;中度则鉴于两者之间。所谓的难治性便秘常是重度便秘,可见于出口梗阻型便秘、结肠无力以及重度便秘型 IBS 等。

六、治疗

便秘患者需接受综合治疗,恢复排便生理。重视一般治疗,加强对患者的教育,采取合理的饮食习惯,如增加膳食纤维含量,增加饮水量以加强对结肠的刺激,并养成良好的排便习惯,避免用力排便,同时应增加活动。治疗时应注意清除远端直肠、结肠内过多的积粪,需积极调整心态,这些对获得有效治疗均极为重要。

在选用通便药方面,应注意药效、安全性及药物的依赖作用。主张选用膨松药(如麦麸、欧车前)和渗透性通便药(如聚乙二醇 4000、乳果糖)。对慢传输型便秘,必要时可加用胃肠促动药。应避免长期应用或滥用刺激性泻药。多种中成药具有通便作用,需注意成药成分、长期用药可能带来的不良反应。对粪便嵌塞的患者,清洁灌肠或结合短期使用刺激性泻药解除嵌塞,再选用膨松药或渗透性药物,保持排便通畅。

开塞露和甘油栓有软化粪便和刺激排便的作用。如内痔合并便秘,可用复方角菜酸酯栓。

对用力排便时出现括约肌矛盾性收缩者,可采取生物反馈治疗,使排便时腹肌、盆底肌群活动协调;而对便意阈值异常的患者,应重视对排便反射的重建和调整对便意感知的训练。

对重度便秘患者尚需重视心理治疗的积极作用。外科手术应严格掌握适应证,需预测手术疗效。

对慢性便秘患者,需分析引起便秘的病因、诱因、便秘类型及严重程度,建议做分层、分级的 3 级诊治分流(图 34-2)。

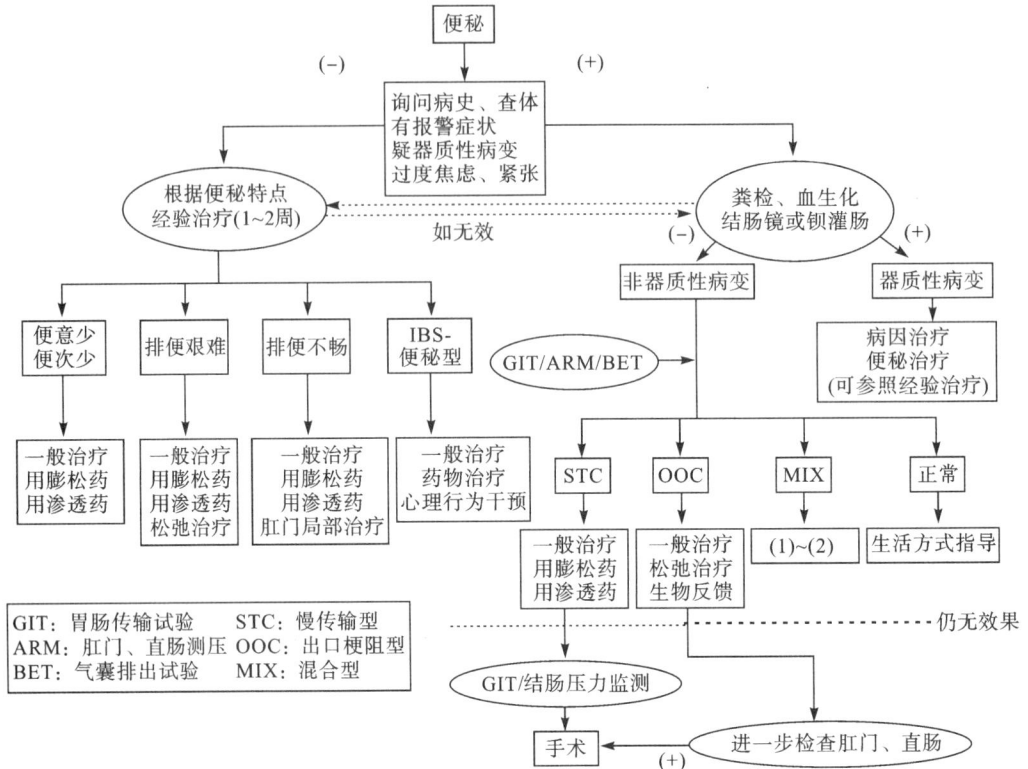

图 34-2　慢性便秘的诊治流程

第一级诊治分流：适用于多数轻、中度慢性便秘患者。首先应详细了解有关病史、体检，必要时做直肠指检，应做粪便常规检查（包括隐血试验），以决定采取经验性治疗或进一步检查。如患者有报警征象，同时对过度紧张、焦虑以及 40 岁以上者，进一步检查以明确病因，并做相应处理。否则可选用经验治疗，并根据便秘特点，进行为时 1～2 周的经验治疗，强调一般治疗和病因治疗，并选用膨松药或渗透性通便药。如治疗无效，必要时加大剂量或联合用药；如有粪便嵌塞，宜注意清除直肠内存积的粪便。

第二级诊治分流：主要的对象是经过进一步检查未发现器质性疾病以及经过经验治疗无效的患者，可进行胃肠传输试验和/或肛门、直肠测压，确定便秘类型后进一步治疗。对有出口梗阻型便秘的患者，选用生物反馈治疗以及加强心理认知治疗。

第三级诊治分级：主要的对象是那些对第二级诊治分流无效的患者。应对慢性便秘重新评估诊治，注意有无特殊原因引起的便秘，尤其是和便秘密切相关的结肠或肛门直肠结构异常，有无精神心理问题，有无不合理的治疗，是否已经改变不合理的生活方式等，对便秘进行定性和定位诊断。这些患者多半是经过多种治疗后疗效不满意的顽固性便秘患者。需要进一步安排特殊检查，甚至需要多学科（包括心理科）的会诊，以便决定合理的治疗方案。

临床上，可以根据患者的病情、诊治经过，选择进入以上诊治分流程序。例如，重症便秘患者无须接受经验性治疗，可在一开始就进入第二级或第三级程序。而在第一级诊治分流中,对经验治疗后无效或疗效欠佳的患者,可进一步检查;对进一步检查后显示有器质性疾病者,除针对病因治疗外,可根据便秘的特点,给予经验治疗,或进入第二级诊治分流程序,确定便秘的类型。

(韩翠燕　李　超　宋立梅)

第八节　消化道出血

一、概念

消化道是指从食管到肛门的管道,包括胃、十二指肠、空肠、回肠、盲肠、结肠及直肠。

上消化道出血是指十二指肠悬韧带以上的消化道出血,包括食管、胃、十二指肠、胰管和胆管、胃空肠吻合术后吻合口附近疾病引起的出血。

下消化道出血是指十二指肠悬韧带以下的肠段出血,包括空肠、回肠、结肠以及直肠病变引起的出血,习惯上不包括痔、肛裂引起的出血。

也有人利用新的内镜检查技术,不再以十二指肠悬韧带为标志区分上、下消化道,而改为上、中、下消化道:十二指肠乳头以上、胃镜可探及的范围称为上消化道;自十二指肠乳头至回肠末端、胶囊内镜以及双气囊小肠镜可探及的范围为中消化道;结肠至直肠,结肠镜可探及的范围为下消化道。

不明原因的消化道出血(obscure gastrointestinal bleeding,OGIB)指通过常用的消化道内镜(包括胃镜、结肠镜)和小肠造影等检查仍未找到出血来源的、持续或反复发作的消化道出血。依据是否出现明显的临床出血症状,OGIB 分为隐匿性和显性消化道出血。OGIB 的病变包括常规胃镜、结肠镜可能忽略的病变,以及小肠造影检查不能发现的病变。上消化道内镜检查容易漏诊的病变有 Cameron 糜烂、胃底静脉曲张、血管扩张畸形、胃恒径动脉病等。结肠镜检查容易漏诊的病变包括血管扩张畸形和异常新生物。

二、与其他部位出血的区别

(1)呼吸道出血:在医学上被称为咯血,肺结核、支气管扩张、肺癌、风心病二尖瓣狭窄都可以咯血,血为咳出,非呕出,此时血液呈鲜红色,或痰中带有血丝或有气泡和痰液,常呈碱性,患者有呼吸道病史和呼吸道症状。而呕血多数呈咖啡色(食管出血多为鲜红色),混有食物,呈酸性,患者有消化道病史和症状。

(2)鼻腔和口腔疾病:手术出血时,血液也可从口腔流出,血液被吞下后也可以出现黑便,但可根据有无口腔和鼻咽部疾病和手术病史加以识别。

(3)口服铋剂、炭、铁剂等也可以引起黑便,此类黑便颜色较消化道出血颜色浅,大便隐血试验为阴性。食用动物肝脏、血制品和瘦肉以及菠菜等也可引起黑便。大便隐血试验(愈创木脂法)可以呈阳性,但单克隆法结果呈阴性。

(4)若消化道出血引起的急性周围循环衰竭征象先于呕血和黑便出现,就必须与中毒性休克、过敏性休克、心源性休克、急性出血坏死性胰腺炎、子宫异位妊娠破裂、自发性或创伤性脾破裂、动脉瘤破裂等引起的疾病区别。有时尚须进行上消化道内镜检查和直肠指检,以发现尚未呕出或便出的血液,而使诊断得到及早确立。

三、消化道出血部位的鉴别

(1)呕血:是血液经上消化道从口腔呕出时出血的部位应该在空肠十二指肠悬韧带以上。食管少量急性出血即可呕血。短时间内胃内积血超过 250 mL,就会出现呕鲜血。如果出血后血液在胃内潴留时间较久,在胃酸的作用下,血红蛋白变成酸性血红蛋白,所呕吐物可以表现为咖啡色。一般来说,上消化道出血必有黑便,多为柏油便。大量出血时,也可排出暗红色大便,甚至呈鲜红色大便。

(2)下消化道出血:主要表现为便血。一般来说,病变位置越低,出血量越大,出血速度越快,便血颜色越鲜红;病变部位高,出血量较少,速度慢,在肠道停留时间长,大便可呈黑色。血量多,粪质少,血与粪便均匀混合,说明消化道出血位置较高。空肠十二指肠悬韧带以下的小肠出血多为暗红色血水。肛门直肠的病变多为鲜红色便血,多不与粪便相混而附着于大便表面,或便后滴血。

四、诊断评估

有长期规律性上腹痛、胃灼热史或者有消化性溃疡史,在饮食不当、精神紧张疲劳、服用 NSAID 等诱因下并发出血,出血后疼痛减轻,多为消化性溃疡出血;有服用 NSAID、肾上腺皮质激素类药物史或有严重创伤、烧伤、感染、手术病史时,应首先考虑应激性溃疡或/和急性胃黏膜病变出血;中老年患者慢性持续性消化道出血,大便隐血试验阳性,伴有缺铁性贫血、纳差、体重下降,应考虑胃癌;有慢性肝炎、血吸虫病等病史,伴有肝掌、蜘蛛痣、腹壁静脉曲张、脾大、腹水等体征时,出现呕血、黑便,多为食管胃底静脉曲张出血;便血伴有急性中下腹痛、里急后重,多为大肠出血;中老年患者有原因不明的肠梗阻、腹部包块、便血,多为大肠癌;老年患者有冠心病、心房颤动等病史,或者住重症监护病房的患者出现腹胀痛及便血,不要忽略缺血性肠病;老年人突然腹痛、休克、便血,还要考虑到主动脉瘤破裂;儿童突发腹痛、发热、血便,要考虑出血坏死性小肠炎;黄疸、发热、上腹痛,伴消化道出血时应考虑胆道出血;伴有全身其他部位出血,应考虑传染性疾病、血液病等;突然腹痛、腹部包块、便血,要考虑肠套叠、肠扭转;慢性右下腹部包块、血便,要考虑克罗恩病、肠结核和淋巴瘤;发热、腹痛、黏液脓血便、里急后重,应该考虑痢疾、炎症性肠病、结肠血吸虫病和大肠癌。鲜血在排便后滴下,且与粪便不相混杂者多见于内痔、肛裂或直肠息肉。

五、出血量的估计

根据出血时间和出血量,一般可分为仅用化验方法证实(大便隐血阳性)而无明显临床症状的隐性出血、呕血或/和黑便而无循环障碍症状的显性出血、伴有循环障碍症状的急性大量出血。慢性隐性出血患者因无明显呕血或/和黑便而不易被识别,可能有头晕、乏力、心悸和面色苍白等症状,而长期被误诊为心、脑血管疾病或血液系统疾病。急性大量消化道出血患者有典型的呕血、黑便、便血症状,一般容易识别。未出现呕血、黑便、便血的患者突然出现头晕、乏力、口渴、出虚汗、心慌、恶心等症状时,应注意有急性消化道大出血的可能性,因为极少数患者的消化道出血可能因粪块阻塞而未能够即时从肛门排出。

上消化道出血量达到约 20 mL 时,大便隐血试验(愈创木脂法)可呈现阳性反应。100 mL 血灌入上消化道就可以出现黑便,1 000 mL 以上的血灌入上消化道才会出现便血。大出血指 24 h 内出血量超过 1 000 mL 或血容量减少 20% 以上,患者多会出现明显的急性循环衰竭,往往需输血才能纠正。持续性出血指 24 h 之内两次内镜均见活动性出血,或者出血持续 60 h 以上,需输血 3 000 mL 才能稳定循环。再发性出血指两次出血的时间间隔为 1~7 d。如果短时间内出血量超过 500 mL,患者就可有周围循环衰竭的临床表现,如头晕、乏力、心动过速和血压偏低,随着出血量的增加,症状也更加显著,甚至引起出血性休克。

根据血容量减少所致周围循环衰竭的临床表现以及患者的血红细胞计数、血红蛋白浓度及血细胞比容测定,可估计患者失血的程度。

轻度:失血量小于 500 mL,占循环血量的 10%~15%。血红蛋白、血压脉搏基本无变化,多数患者有些头晕。

中度:失血量 500~1 000 mL,约占循环血量的 20%。血红蛋白浓度为 70~100 g/L,血压稍有下降,脉搏在每分钟 100 左右,患者有口渴、心慌、烦躁、尿少症状,甚至有一过性晕厥。

重度:失血量大于 1 000 mL,占循环血量的 30% 以上。血红蛋白浓度小于 70 g/L,收缩压小于 9.3 kPa(70 mmHg),脉搏在每分钟 120 以上,患者四肢湿冷,脉搏细速,神志改变,无尿或者少尿。

出血 3~4 h,血管外的组织液尚未进入血管,患者的血红蛋白浓度和血细胞比容不一定明显变化;此后到出血 72 h,血管外的组织液进入血管,患者的血红蛋白浓度和血细胞比容会有明显变化,此时也不一定说明正在出血或者再出血。

出血后 2~3 d,患者的血白细胞和血尿素氮浓度可轻度升高。消化道出血后 2~3 d 出现的氮质血症可分为肠源性、肾性和肾前性。肠源性氮质血症指在大量消化道出血后,血液蛋白的分解产物在肠道被吸收,以致血中尿素氮浓度升高。肾前性氮质血症是失血性周围循环衰竭,血容量不足,肾血流暂时性减少,肾小球滤过率和肾排泄功能下降,导致氮质潴留,在纠正低血容量后血中尿素氮浓度可迅速降至正常。肾性氮质血症是严重而持久的休克造成肾小管坏死(急性肾衰竭),或失血加重了原有肾病的肾损害,临床上出现少尿或无尿,在出血停止的情况下,氮质血症往往持续 4 d 以上,经过补足血容量、纠正休克而血尿素氮浓度不能降到正常值。

大量出血后,多数患者在 24 h 内会出现低热。发热的原因可能是血容量减少、贫血、周围循环衰竭、血液分解蛋白的吸收等因素导致体温调节中枢的功能障碍。但也要注意寻找其他因素,如有无并发肺炎。

消化道出血量超过血容量的 1/4 时,心排血量和舒张压明显下降。此时体内相应地释放了大量儿茶酚胺,增加周围循环阻力和心率,以维持重要器官血液灌注量。除了心血管反应外(可出现冠脉供血不足和心肌梗死),激素分泌、造血系统也相应地代偿,导致醛固酮和垂体后叶激素分泌增加,血细胞增殖活跃,白细胞和网织红细胞增多。

六、增加消化道出血患者死亡风险的因素

(一)年龄

年龄超过 70 岁。

(二)合并其他疾病

合并急性呼吸衰竭、肺炎、慢性阻塞性肺疾病、恶性肿瘤、肝病(酒精性或病毒性肝病)、神经精神疾病(精神病、脑血管疾病发作期)、脓毒败血症、心脏疾病(充血性心衰竭、缺血性心脏病、心律失常)、肾疾病(急性肾功能不全、血肌酐水平大于 353.6 $\mu mol/L$)等。

(三)正在或再次大量出血的证据

呕新鲜血、胃管引流出新鲜血、休克而需要输入 6 个单位以上的血红细胞才能维持血循环的稳定;血化验检查提示血小板减少、血白细胞增多、凝血机制异常。胃镜下见食管胃底静脉曲张出血、胃癌出血、动脉喷血。上消化道出血,应 24 h 内完成内镜检查,因为 94% 的再出血发生在 72 h 内,98% 发生在 96 h 内。心率大于每分钟 100,周围血管循环不良,收缩压小于 13.3 kPa(100 mmHg),需要输入 4 个单位以上的血红细胞才能维持血循环稳定,常提示可能消化道出血没有停止或者再出血;正在使用糖皮质激素或抗凝药物可增加消化道再出血的危险,出血期间应该停用;胃镜下见动脉喷血者再出血的发生率为 70%~90%,病灶见血管残根或见有紫红色隆起,再出血的发生率为 40%~50%,病灶有不易被水冲掉的血凝块,再出血的发生率为 10%~35%,有平坦红点,再出血的发生率为 5%~10%,清洁溃疡面再出血的发生率小于 5%。溃疡大于 2 cm 和球后溃疡也容易再出血。

七、病因

上消化道出血占全部急性消化道出血的 75%~80%,病死率为 5%~10%。在上消化道出血的病因中,消化性溃疡病、胃黏膜糜烂性病变、食管胃底静脉曲张是占前 3 位的原因。5% 的左右病例的出血病灶未能确定,即使剖腹探查也未必能找到出血原因。美国研究报道,上消化道出血中,消化性溃疡约占 40%,胃黏膜糜烂性病变占 5%~15%,食管胃底静脉曲张占 5%~30%,食管黏膜撕裂症占 5%~15%;中国北京友谊医院报道,上消化道出血的原因中,消化性溃疡占 49%,食管胃底静脉曲张占 11.2%,急性胃黏膜病变占 20%,胃癌占 4.5%,上述原因共占 84.7%。

结肠癌、直肠癌占下消化道出血病例的 30%~50%,其次是肠道息肉、炎症性病变和憩室。由于内镜检查治疗的广泛开展,医源性下消化道出血的发生率也有所增长,占 1%~

5%,出血多发生在息肉部位,可因烧灼不完全由息肉蒂内的中央动脉出血引起,出血量可极大,常在手术时及手术后数小时内出现,也有在息肉摘除 1 周后出血的报道。近年来开展了选择性血管造影、核素显像和内镜检查等,肠道血管发育不良病例的检出数已经增多。尽管如此,也有不少患者进行了手术探查,但仍有 5% 左右的下消化道出血病例未能找到其确切病因。

(一)消化性溃疡出血

没有足够证据支持 H_2 受体拮抗剂和制酸药对消化性溃疡急性出血治疗有效。质子泵抑制剂对消化性溃疡急性出血有明确疗效,体外实验证明胃内 pH 超过 6 才能促进血小板凝聚和纤维蛋白形成,胃内 pH 低于 5 血块就溶解。在急性消化性溃疡大出血时,奥曲肽可通过减少内脏血流而起到临时性止血作用。消化性溃疡出血合并 Hp 感染者应该在出血停止后根除 Hp。

应该尽量停止使用 NSAID。已经根除 Hp 和停止使用 NSAID 的患者消化性溃疡再出血的概率是非常小的,但没有找到明确原因的消化性溃疡患者应该用全量 H_2 受体拮抗剂或者质子泵抑制剂维持治疗,3～5 年消化性溃疡的再出血率可由近 1/3 降到 10%以下。对于有 Hp 感染并有严重合并症的消化性溃疡患者,尤其是需要持续或永久性应用 NSAID 者应该维持治疗。内镜治疗仅对消化性溃疡有活动性出血和有血管残根的患者治疗有效。尽管医学有了很大进步,但近 10 年来消化性溃疡出血的死亡率并没有下降,仍然维持在 5%～10%。

(二)上消化道黏膜糜烂性疾病

内镜下可见红斑、糜烂和出血而诊断为食管炎、胃炎、十二指肠球炎,这些病变一般不会出现大出血。严重的食管裂孔疝患者的膈肌裂孔附近会出现沿胃皱襞的线样糜烂,可以引起慢性出血。胃黏膜糜烂通常与使用阿司匹林和 NSAID 等药物、饮酒、应急状态有关,如果没有溃疡形成,出血量一般不大,但机械通气超过 48 h、有凝血障碍疾病、有脑外伤和大面积烧伤的患者容易出现应激性溃疡而大出血。

(三)NSAID

不少急性消化道出血病例与 NSAID 有关,即使服用儿童剂量的阿司匹林也会增加消化道出血的概率。流行病学调查显示,服用传统 NSAID 的患者中,2%～4%的患者可有明显的胃肠道并发症,1%～8%的患者在开始用药后 1 年内因 NSAID 相关溃疡和溃疡穿孔住院,约 20%的长期用药者可出现消化性溃疡。NSAID 可使消化性溃疡并发症的发病率增加为原来的 4～6 倍。

2004 年,上海的一项回顾性流行病学调查研究表明,服用传统 NSAID 超过 6 个月的患者所发生的不良反应中,有 66%集中在胃肠道,仅 1.8%为高血压,1.2%～1.7%为水肿。以往将传统 NSAID 造成胃肠道损伤的注意力集中在上消化道,近年来随着新的诊断技术的出现,传统 NSAID 造成的小肠黏膜损伤也逐渐被重视。尸检显示 8%的小肠溃疡患者在 6 个月内使用过 NSAID,病理生理学研究明确显示 NSAID 可导致肠道黏膜炎症。NSAID 也可以导致炎症性肠病活动。

英国消化病学专家 Bjarnason 在 2004 年 6 月召开的欧洲抗风湿病联盟（EULAR）会议上报道，传统 NSAID 可造成不可逆的小肠损伤——小肠多发狭窄。手术摘取的小肠标本显示小肠有隔膜形成，这种隔膜只有 2～3 mm 厚，放射线检查不能发现，停药后不能吸收溶解，只能经手术和肠镜才能治疗。Bjarnason 称"这种隔膜从未在其他疾病中发现，仅见于传统 NSAID 相关疾病"。Bjarnason 教授的研究还发现，使用传统 NSAID 一周后，50%～70% 的患者会发生相关性小肠炎症，另外小肠出血程度与传统 NSAID 引起的肠道炎症程度具有明显的相关性，每天出血 4～9 mL 很常见。因此研究者认为，传统 NSAID 相关性肠病会可导致贫血、低白蛋白血症，甚至会引起穿孔、肠道狭窄而不得不进行手术治疗。

NSAID 造成的胃肠黏摸损伤发生得早，有研究表明服用双氯芬酸仅 2 周，胶囊内镜检查就发现有 68%～75% 的健康人小肠出现黏膜损伤；发病率高，胃肠道不耐受的发生率高达 50%，镜下溃疡的发病率为 15%～25%；患者对危害不了解，症状隐匿，后果严重。服用传统 NSAID 1 周以上的患者中，约 75% 不知道或不关心会发生与传统 NSAID 有关的消化道并发症；消化道并发症的症状隐匿，但后果严重，81% 的传统 NSAID 引起的严重消化道并发症没有预兆，如抢救不及时可能导致死亡。1997 年，美国的一项统计数据显示，传统 NSAID 引起消化道并发症的死亡人数与 HIV 死亡人数相似。

（四）食管胃底静脉曲张出血

其为门脉高压症最为致命的并发症。约 50% 的肝硬化患者存在食管胃底静脉曲张。食管静脉曲张（esophageal varices，EV）的存在与肝病的严重程度相关：Child A 级患者伴有食管静脉曲张者达 40%，在无静脉曲张的门脉高压症患者中，食管静脉曲张的患病率以每年 8% 的速度递增。轻度食管静脉曲张的门脉高压症患者以每年 8% 的递增速度进展为重度食管静脉曲张。门脉高压症患者食管静脉曲张出血的发生以每年 5%～15% 的速度递增。预测出血的最重要的指标是曲张静脉的大小（粗细），重度静脉曲张的患者出血危险最大。出血的其他预测指标包括肝硬化失代偿期的肝功能（Child B 级或 C 级）和内镜下可见红色鞭痕征。

虽然在 40% 的门脉高压症患者中食管静脉曲张出血可自行停止，而且近年来内镜等治疗有了显著的进展，但食管静脉曲张出血患者的 6 周死亡率仍超过 20%。在未经治疗的患者中，有近 60% 的人会发生再出血，多发生于首次出血后的 1～2 年。

胃静脉曲张（gastricvarices，GV）比食管静脉曲张少见，见于 5%～33% 的门脉高压症患者。胰腺炎症和肿瘤容易导致门静脉血栓形成，形成区域性门脉高压症，出现孤立性胃底静脉曲张。胃静脉曲张较食管静脉曲张的出血发生率高，2 年内的出血发生率达 25%。胃静脉曲张出血的危险因素包括静脉的粗细、Child 分级和内镜下胃曲张静脉的红点征（指局限的发红黏膜区或曲张静脉表面黏膜的红点）。

诊断食管胃底静脉曲张的"金标准"是上消化道内镜，即食管胃十二指肠镜（esophago gastro duodenoscopy，EGD）检查结果。在欧美的多数中心，将食管静脉曲张的内镜下形态分为 3 级：轻度（1 级），静脉略隆起于食管黏膜表面；中度（2 级），迂曲的静脉占据食管管腔的 1/3 以下;重度(3 级),曲张的静脉占据管腔的 1/3 以上。De Franchis 等建议采纳更简单的分类,按曲张静脉的大小(粗细)分为两级:轻度曲张静脉的直径小于 5 mm;重度曲张静脉的直径大于 5 mm。日本门脉高压研究会于 1980 年提出一项详尽的食管胃底静脉曲张记录标准方案后,1991 年又对其进行了改进(表 34-11)。

表 34-11　日本门脉高压研究会的食管胃底静脉曲张内镜所见记录标准(1991 年)

观察项目	记录用符号	细则
占据部位 (location)	L	Ls:静脉曲张延伸至食管上段 Lm:静脉曲张延伸至食管中段 Li:静脉曲张限于食管下段 Lg:胃静脉曲张,进一步分为 Lg-c(邻近贲门的胃静脉曲张)和 Lg-f(远离贲门的孤立性胃静脉曲张)
形态 (form)	F	F0:未发现静脉曲张 F1:直线形的细小静脉曲张 F2:串珠状的中度静脉曲张 F3:结节状或瘤样的粗大静脉曲张
基本色调 (color)	C	Cw:白色静脉曲张 Cb:蓝色静脉曲张 附记事项:血栓化的静脉曲张记为 Cw-Th 或 Cb-Th
红色征 (red color sign)	RC	红色征指红色鞭痕征、樱红色斑点和血管痣样斑点。即使是 F0 形,也要记录红色征 RC(－):无红色征 RC(＋):局限性的少数红色征 RC(＋＋):介于(＋)和(＋＋＋)之间 RC(＋＋＋):全周性的多发红色征 附记事项:如有毛细血管扩张(telangiectasia,Te),应进行记录
出血情况 (bleeding sign)	出血中所见 止血后所见	喷射性出血 渗血 红色血栓 白色血栓
黏膜情况 (mucosal findings)	E UI S	糜烂(erosion:E) 溃疡(ulcer:Ul) 瘢痕(scar:S) 分别以(＋)和(－)描述上述 3 种情况

Sarin 等将胃静脉曲张分为食管胃底静脉曲张(GOV)和孤立胃静脉曲张(isolated gastric varices,IGV)。食管胃底静脉曲张是食管静脉曲张的延伸,分为两型:1 型

(GOV1)最常见，沿小弯侧延伸；2型(GOV2)沿胃底大弯侧延伸，通常更长、更迂曲。孤立胃静脉曲张则不伴食管静脉曲张，也分为两型：1型(IGV1)位于胃底，一般迂曲而交织；2型(IGV2)位于胃体、胃窦或幽门周围。

上消化道内镜仍然是诊断食管胃底静脉曲张出血的主要方法。当内镜下发现下列表现之一时，静脉曲张出血的诊断即可成立：曲张静脉的急性出血（喷射性出血或渗血）；曲张静脉表面有"血栓头"；曲张静脉表面覆有血凝块；出血的食管胃底静脉曲张患者未发现其他潜在的出血部位。在急性出血期，不可应用β受体阻滞药，因为它们会降低血压，并阻碍出血后心率的生理性增快。近年的荟萃分析发现，当疑有静脉曲张出血时，立即开始生长抑素、生长抑素类似物、特利加压素等药物治疗，并在确诊后持续给药3～5 d，对于急性出血的疗效与内镜治疗相当。

然而，内镜检查能够明确消化道出血的原因，可以在内镜下直观地观察到内镜治疗对急性出血进行止血的效果，并有助于预防再出血。因此，上消化道出血时，应争取在12 h内进行上消化道内镜检查，并进行内镜治疗。对于食管静脉曲张出血，一般采用内镜下套扎治疗(endoscopic band ligation，EBL；或称endoscopic variceal ligation，EVL)或者内镜下硬化治疗（endoscopic sclero-therapy，EST；或称endoscopic variceal sclerotherapy，EVS）；对于胃静脉曲张出血，一般采用内镜下曲张静脉填塞治疗(endoscopic variceal obturation，EVO)，填塞药是组织胶(如N-氰基丙烯酸丁酯、2-氰基丙烯酸异丁酯)。急诊内镜下套扎和硬化治疗时，如见到有明确的出血灶，应立即在出血灶或者其稍下的位置首先开始进行套扎和硬化，如果出血灶不明确，可先选小弯侧齿状线上1～3 cm的静脉(12点位)进行套扎和硬化，然后在向上逐步进行。

(五)门脉高压性胃病

门脉高压性胃病多位于近端胃，呈马赛克样或蛇皮样改变，严重者有弥漫性红斑，可慢性出血，也可急性出血，大出血不多，治疗主要是用生长抑素或β受体拮抗剂来降低门静脉压。

(六)食管黏膜撕裂症

患者多有干呕史，尤其多见于酒后。胃食管连接部黏膜撕裂，多在胃侧，10%～20%可涉及食管。80%～90%出血可自然停止，2%～5%可有再次出血。有活动性出血可内镜下治疗(热凝、局部注射止血、使用止血钳等)，可以血管造影，动脉内注射血管加压素或栓塞剂，也可以手术缝合。

(七)胃恒径动脉病

本病是罕见的消化道严重出血的原因之一。本病的特点是出血部位隐匿，且是动脉性出血，出血急促，出血量大且易反复，常导致休克，危及患者的生命。本病的发病机制尚不完全清楚。多数人认为是胃肠道周围动脉分支进入浆膜和肌层后缺乏逐渐变细的过程，而以异常粗大的血管直抵黏膜下，血管口径恒定这一变异的结果就是本病的病理基础。病理特点一般为2～5 mm伴轻度炎症的黏膜缺损，缺损不侵犯肌层，缺损黏膜下有异常粗大、弯曲厚壁的小动脉，血管口径可为0.6～4.0 mm，为正常口径的5～20倍，异常小动脉多无血管炎或者动脉粥样硬化的动脉瘤改变,缺损周围黏膜正常。该动脉从黏膜下折返,形成垂直襻,故在黏膜下形成压力很高的锐角状血管突起。该血管搏动的结果一方面使黏膜受压萎缩,形成压迫性急性溃疡,血管裸露;另一方面使折返的顶部血管继发性扩张,最终破裂出血。出血后因血压下降、血栓形成,出血可暂时停止,原来裸露的血管可再潜入黏膜下,导致内镜检查甚至手术也未能发现出血灶。消化液腐蚀、摩擦是出血的诱因。

　　胃恒径动脉病好发于中老年人(尤其是 40～60 岁),但各年龄均有发病,男、女患者比例约为 3∶2。患者多无消化性溃疡、肝硬化、消化道肿瘤等病史,发病前多无前驱消化道症状。部分患者有诱因,如服用了 NSAID、华法林等药物,同时患有心血管疾病、糖尿病、恶性肿瘤、慢性肝病等,饮酒也可能是本病的诱因之一。典型表现为突发的、无先兆的消化道大出血,并很快出现出血性休克,此时内镜检查可能没有发现病灶,经输血恢复血压后易再出血,大出血呈周期性。对于这种大出血如果处理不当可导致死亡。胃恒径动脉病出血占消化道出血的比例为 0.3％～6.8％,多数报道为 2％ 左右。Norten 等分析了 90 例胃恒径动脉病在消化道的分布,2％ 位于食管,53％ 位于胃底,9％ 位于胃体,2％位于胃窦,18％ 位于十二指肠,2％ 位于空回肠,10％ 位于大肠。

　　内镜检查是首选的诊断方法,特别是对活动性或近期出血病变的诊断率高。内镜下诊断标准:喷射状出血或渗血或有新鲜血凝块,出血来自小于 3 mm 的小的表浅黏膜缺损处,而周围黏膜正常;小的表浅黏膜缺损,无一般溃疡的凹陷,表面可见突出的血管,而周围黏膜正常,无论有无活动性出血。文献报道首次内镜检查对本病的诊断率为 37％～84％。胃肠血管造影对本病亦有一定的诊断价值,但必须是在活动性出血时,且出血速度大于 0.5 mL/min。该检查除了发现出血部位外,还可发现血管畸形的征象。其阳性率为 20％～30％。通过血管造影发现出血部位后,还可以在选择性血管造影下用钢丝圈、明胶海绵栓塞出血的血管。剖腹探查应谨慎,不出血时不一定发现病灶。

　　内镜治疗已成为胃恒径动脉病的首选治疗方法。该方法包括局部注射肾上腺素、无水乙醇、硬化剂、组织胶,电凝,微波固化,套扎,使用血管夹。其中,以使用血管夹、套扎效果较理想。也可先局部注射肾上腺素后出血停止再进行套扎或使用血管夹。手术为本病的最后治疗方法,术式包括血管缝扎术、胃局部楔形切除、胃大部切除术。

(八)胃肠道间质肿瘤(GIST)

　　GIST 是发生于胃肠道的非定向分化的一类间质肿瘤,是一种少见的非上皮性肿瘤,可能起源于卡哈尔间质细胞,其发病与 KIT(酪氨酸激酶跨膜受体蛋白)信号通路的激活有关。病理学形态上 GIST 有梭形细胞和上皮样细胞两种基本成分。免疫组化特征上 CD34 和 CD117 对于 GIST 有诊断意义。

　　GIST 多发生于胃和小肠,其中发生于胃的占 60％～70％,发生于小肠的占 30％,发生于直肠的占 4％,另有 2％～3％ 发生于结肠、食管、十二指肠甚至腹腔内的网膜、肠系膜。根据 Emory 等提出的标准将 GIST 分为良性、交界性(潜在恶性)和恶性。恶性指标有肿瘤具有浸润性,出现局部黏膜及肌层浸润和邻近器官的侵犯;肿瘤出现脏器的转移。

潜在恶性指标有肿瘤体积,即胃间质瘤直径>5.5 cm,肠间质瘤直径>4 cm;核分裂相,以高倍镜视野观察,即胃间质瘤>5/50HPF,肠间质瘤≥1/50HPF;肿瘤出现坏死;肿瘤细胞有明显异型性;肿瘤细胞生长活跃,排列密集。肿瘤具备上述一项以及以上恶性指标,或两项潜在恶性指标,则为恶性 GIST;仅有一项潜在恶性指标,则为潜在恶性 GIST(或称交界性 GIST);而没有上述指标者,则为良性 GIST。

GIST 与消化道出血关系密切,部分 GIST 以消化道出血甚至贫血为首发症状或主要临床表现。GIST 伴消化道出血,是因为间质瘤的黏膜面有丰富的血管,可因糜烂溃疡而发生出血,较大的肿瘤可出现中心缺血坏死并引起胃肠壁溃疡、出血或穿孔。其症状的出现与肿瘤的大小、发生部位、肿瘤的良性与恶性及肿瘤与肠壁的关系有关。一般肿瘤直径较小者无临床症状,直径较大时便可表现出溃疡、坏死、出血等症状。GIST 肿瘤生长于黏膜下,有向腔内外生长及从腔内向腔外扩展的特点。手术切除是首选并有可能治愈的唯一方法。格列卫(800 mg/d,口服)是一种酪氨酸激酶抑制药,可以迅速而显著地抑制 GIST 的酪氨酸激酶活性,抑制细胞增殖,诱发凋亡。格列卫的发现与研究为 GIST 的治疗增加了一种有效的手段。但部分患者会出现耐药性或者患者不能耐受其不良反应(如腹泻、肌肉骨骼酸痛),因此,格列卫并不是对所有 GIST 患者都有效。

(九)主动脉肠瘘

瘘出现在大血管与胃肠道间。75%的主动脉肠瘘与十二指肠相通,通常是十二指肠水平部。它们可以由主动脉瘤引起,但更多地与腹主动脉重建(移植)有关,移植物感染是其主要原因,并形成假性动脉瘤,半数患者在大出血前数小时、数月有自发停止的先兆出血。怀疑本病者应先用较长的内镜找远端十二指肠出血灶(阳性率不到40%)并排除其他出血灶。腹主动脉重建(移植)患者大出血,而内镜检查未发现出血灶者可进行外科剖腹探查。血管造影对其诊断帮助不大并有可能耽误治疗。CT 或 MRI 对诊断有帮助,可发现临近十二指肠部位有气体围绕着移植物或者十二指肠与移植物平面缺乏组织,但正确诊断者不到1/3。

主动脉食管瘘比较常见,通常由胸主动脉瘤、食管异物和肿瘤引起的。

(十)胆道出血和胰管出血

胆道出血有典型的胆绞痛和黄疸,内镜检查可见十二指肠乳头冒血,常见原因是肝、胆创伤,包括肝穿刺检查。创伤性肝内外动脉瘤可与胆道相通而出现胆道出血,胆道结石、肿瘤、胆囊炎也可以引起胆道出血。胰管出血多是真性动脉瘤或者胰腺炎、胰腺假性囊肿引起的假性动脉瘤导致胰腺周围的血管与胰管相通而出血。血管造影可以确定出血部位并能够进行栓塞治疗,栓塞治疗失败,可进行外科手术。

(十一)肿瘤

肿瘤出血可以来自腺癌、间质瘤、淋巴瘤、神经内分泌肿瘤等原发消化道肿瘤,偶尔也可以来自黑色素瘤、乳腺癌等转移到消化道的肿瘤。

(十二)血管畸形

带有皮肤损害的消化道血管畸形有遗传性毛细血管扩张症、有假性黄色瘤的弹性组织病、埃勒斯-当洛综合征、CREST 综合征(皮肤钙化、雷诺现象、食管功能失调、指端硬化和毛细血管扩张)、蓝橡皮泡神经综合征等,另外一种是不带有皮肤损害的血管畸形,这些血管畸形扩张也可以出现在消化道的任何部位,但以胃、十二指肠更多见。

伴有慢性肾功能不全或进行过放射治疗的老年人容易引起血管畸形扩张出血。这些病灶可以是局限的,也可以是弥漫的。胃窦部血管畸形扩张也称为西瓜胃,是一特殊类型的局部血管畸形扩张,常见于老年妇女,临床表现为轻度消化道出血、慢性失血性贫血。内镜下见胃窦表面的多条条形血管向幽门集中,组织学上可见大血管内有纤维素和血栓形成,有纤维肌肉增生,诊断通常是通过典型的内镜表现而取得。

血管畸形扩张也可见于下消化道。内镜检查时血管畸形扩张占下消化道出血的3%~6%,典型的病灶直径小于 5 mm,多发生在右半结肠,但也可以出现于其他下消化道。最常见的是血管发育不良,病灶往往多发,发病随着年龄的增长而增加,不到10%的血管发育不良的患者会发生出血,抗凝或血小板功能障碍可能是其诱发因素,其出血量可大可小。

内镜下止血对于血管畸形是一种不错的选择,如内镜下氩离子电凝结(APC)。高剂量的雌激素-黄体酮治疗价值有争议,但有报道称其对于内镜治疗困难的遗传性毛细血管扩张症能够减少出血。血管造影栓塞治疗也可以用于活动性出血的血管畸形病灶的治疗。消化道血管畸形导致严重而反复的消化道出血者可做胃肠道部分切除。

(十三)小肠出血

与上消化道出血和结肠出血相比,急性小肠出血是一组单独的临床疾病,预后更差,治疗费用更高。小肠出血的病因较复杂,诊断比较困难。小肠钡灌是目前诊断小肠疾病应用最广、最为有用的检查方法,特别是对肿瘤、憩室、狭窄性病变的诊断价值较大,但对黏膜、血管性病灶的检出不理想,且操作者的个人经验和方法对检查结果有明显影响,其整体阳性率仅为 10%~20%。放射性核素显像为一种非损伤技术,近年来使用静脉注射^{99m}Tc 标记化合物实施显像,主要用于小肠出血性疾病的定位诊断,尤其对小肠梅克尔憩室出血的诊断有一定的意义。通过核素扫描可以大致定位出血点,但有一定的假阳性率及假阴性率,需要鉴别血池区积血是否为原发出血灶,各家报道的出血速率、阳性率、定位准确率有较大出入。对出血病因的判断仍存在困难。

选择性血管造影(DSA)是一种损伤性的 X 线检查,约 90% 的动脉出血量>0.5 mL/min的患者可能显示造影剂自血管外溢现象。肿瘤、血管畸形各有其血管造影征象,与核素扫描相比,血管造影定位相对准确,且能直接进行血管栓塞治疗,止血率高,尤其适用于出血量大的患者,但也有相当的假阳性和假阴性,出血复发率也高。血管造影的并发症有肾衰竭和缺血性胃肠炎等。

小肠造影、螺旋 CT、磁共振检查、放射性核素扫描、选择性血管造影等检查手段对OGIB 的诊断阳性率明显低于胶囊内镜,胶囊内镜(CE)目前主要应用于消化道出血而胃镜及结肠镜检查未发现出血灶的患者。由于胶囊内镜属于无创性侵入性诊断方法,因而尤其适用于合并严重的心、脑、肾等疾病患者及难以承受肠系膜动脉血管造影、小肠镜等有创性检查的老年患者。对复发性及隐性小肠出血有较好的诊断价值,阳性率50%～70%,但定位不如小肠镜准确,阳性率也不如小肠镜。胶囊内镜检查的并发症主要是胶囊嵌顿,可嵌顿于狭窄处,有时停留于憩室内,或进入术后胃的输入襻不能排出,其发生率约为1%。一旦发生,常需外科手术治疗。胶囊内镜检查的禁忌证为有明显消化道动力异常(主要是排空迟缓和无蠕动),不完全性及完全性梗阻,存在消化道穿孔、肠瘘、消化道大憩室、急性大出血等。

推进式双气囊电子小肠镜(DBE)既可经口进镜,也可经肛门进镜,根据患者的病情和具体情况选择。双气囊电子小肠镜术前应用麻醉或其他镇静药,可在X线监视下进行有助于操作,寻腔进镜,部分患者能进行全小肠的直视检查,同时还可以进行活检、黏膜染色、标记病变部位、黏膜下注射、息肉切除等处理。阳性率高于胶囊内镜,为70%～80%。不足点是检查时间长、患者需要麻醉、穿孔率较结肠镜检查高、有时不能够检查到全部小肠、大出血时视野不清、有一定的假阴性率。

术中内镜检查对于经上述各种检查仍不能明确出血灶,而出血又威胁患者的生命,应该剖腹探查,剖腹探查时还不能明确时,可做术中内镜检查,这对确诊小肠出血最有效,阳性率最高。必须强调的是小肠出血的检查定位比定性重要,定位后绝大多数就可手术治疗了,术中和术后再定性也不迟。

急性小肠出血常见原因有小肠肿瘤(间质瘤、淋巴瘤、腺癌等,多数为恶性)、梅克尔憩室、小肠血管畸形扩张、遗传性息肉综合征或克罗恩病等;而老年患者的急性小肠出血则多见于血管病变、非甾体抗炎药相关性溃疡、肿瘤、Cameron糜烂和其他少见病因。

(十四)梅克尔憩室出血

梅克尔憩室又称先天性回肠末端憩室,由卵黄管的肠端未闭所致。尸检显示发生率为0.3%～3%。男性发病率是女性发病率的2倍。大多数人无任何症状,仅有8%～22%的患者可发生各种并发症,可在任何年龄出现临床症状,但在儿童和青少年中多见。主要表现为反复的大出血,有暗红色或鲜红色血便,小的出血和隐血不是梅克尔憩室出血的临床特征。梅克尔憩室发生出血的概率为3%～5%,一般梅克尔憩室出血是无腹痛的,除非肠积血痉挛。75%的梅克尔憩室出血可以暂时自发性停止,第一次出血后再出血率为25%,第二次出血后再出血率为50%。

憩室位于距离回盲瓣100 cm以内的回肠上,在肠系膜的对侧缘,有自身的血供,多数呈圆锥形,少数为圆柱形,口径1～2 cm。憩室腔较回肠腔窄,长度为1～10 cm,盲端游离于腹腔内,顶部偶尔有残余索带,与脐部、胸壁或肠系膜相连。组织结构与回肠相同,肌层较薄。约50%的憩室内有迷生组织,如胃黏膜、胰腺组织、空肠黏膜、十二指肠黏膜、结肠黏膜。憩室可因迷生组织分泌消化液,损伤肠黏膜而引起溃疡、出血及穿孔;可因粪块、异物、寄生虫而发生急性炎症、坏死及穿孔;可因扭转、套叠、疝入、压迫、粘连而引起各种急性肠梗阻。梅克尔憩室炎和梅克尔憩室出血是两种疾病,偶尔也重叠。

(十五)肠系膜血管缺血

其可以分为继发性肠系膜血管缺血和原发性肠系膜血管缺血。继发性肠系膜血管缺血有疝、扭转、套叠、中央弓形韧带综合征、肠系膜纤维化、腹膜后纤维化、类癌综合征、淀粉样变性、恶性肿瘤、神经纤维肉瘤、创伤等。原发性肠系膜血管缺血有动脉粥样硬化、胆固醇粥样栓塞、高凝状态、血管炎症(如血栓性脉管炎、巨细胞性动脉炎、克罗恩病、系统性红斑狼疮、多发性大动脉炎、风湿性关节炎、梅毒)等。

　　肠系膜血管栓塞主要引起栓塞血管所供应的肠段缺血或坏死。分为3型：一过性缺血(病变累及黏膜和黏膜下层)、狭窄型、坏死性。根据发病机制和阻塞的血管可分为急性肠缺血(或肠系膜缺血)和慢性肠缺血(或肠系膜缺血)。肠系膜动脉栓塞常发生于50岁以上患者,其中约90%的栓子来源于心脏,由附壁血栓或心房血栓脱落所致,主要见于风湿性心脏病、心房纤颤、心肌梗死、腹腔手术、肿瘤、人工瓣膜或心脏搭桥术后。另外,动脉粥样硬化、高血压、糖尿病、脉管炎、夹层动脉瘤、门脉高压等使肠系膜血管硬化、狭窄或变形、血流缓慢,导致脱落的栓子易被嵌塞或血栓形成,发生急性肠系膜血管供血障碍,出现急性缺血性肠病。

　　肠系膜血管栓塞主要发生于肠系膜上动脉,因为肠系膜上动脉以锐角从腹主动脉发出,口径较大,栓子容易流入而嵌塞。据报道60%～90%的栓塞发生在肠系膜上动脉。肠系膜血管栓塞引起急性肠缺血,临床表现主要有两大组。一组为急性肠缺血表现,另一组为"原发疾病"表现。

　　急性肠缺血的临床表现为突然发作的腹痛、腹泻、血便。腹痛多位于脐周、上腹或左下腹,以绞痛为主,可呈进行性加重,可出现呕吐、腹胀。若病情严重,可伴有低血压、心动过速、发热,或呕血、便血,甚至休克。便血和腹泻10～14 d的患者发生肠穿孔的危险性增加。部分病例可出现肠梗阻的表现。查体发现腹部膨隆,有压痛,开始时压痛部位不固定,后可发展为固定压痛。严重病例可出现腹膜刺激征,提示肠壁全层缺血或坏死。部分患者肠管高度肿胀,可触及肠型样包块。肠鸣音初期活跃,晚期减弱。老年患者可出现神志改变。

　　实验室检查：约80%的急性肠系膜血管栓塞患者血白细胞浓度升高,中性粒细胞浓度升高。血淀粉酶、脂肪酶浓度可升高,但血淀粉酶一般少于500 U。血乳酸脱氢酶、天冬氨酸转移酶、肌酸激酶浓度可升高。C反应蛋白、CA125浓度也可能升高。最近研究发现急性肠缺血患者的血中纤维蛋白降解标记物 D-二聚体明显升高,对于诊断急性缺血性肠病具有意义。在发生肠管坏死时可出现代谢性酸中毒。大便化验见大量红、白细胞,隐血呈阳性。

　　腹部X线平片早期诊断价值不大,严重者、肠麻痹或肠管坏死时可见肠管积气或液气平。增强CT对诊断很有价值,可见肠管扩张、积气,肠壁增厚或肠壁出血。个别病例的门静脉可见气体。可见血管充盈缺损。血管重建有时会发现栓子的大小、长短或空间构象等。血管造影对诊断具有很强的敏感性和特异性。超声检查可见肠壁增厚,肠管扩张,肠坏死或继发肠穿孔时可见腹腔游离液体。腹部血管多普勒超声有时会发现肠系膜血流阻断或栓子,对诊断很有帮助。

　　结肠镜检查是很有意义的诊断方法,但需严格掌握适应证。对于病情严重、出血量大的患者,不宜进行该检查,以免发生穿孔等严重并发症。结肠镜检查见病变肠管呈节段性分布,与正常肠管界限清晰,直肠多正常。肠镜下本病可分为急性期、亚急性期和慢性期。

治疗:病情较重病例应禁食,密切监护血压、脉搏、体温,对严重病例应检测中心静脉压、做血气分析。一般治疗包括补液、纠正酸中毒。补液要包括营养支持成分、晶体和胶体。酸中毒一般为代谢性酸中毒,根据血气分析补充适量的碳酸氢钠。急性肠系膜动脉栓塞引起急性肠缺血,均有不同程度的肠系膜血管痉挛,应用血管活性药物对改善急性肠缺血、减轻疼痛、防止继发的血栓形成具有重要意义。

临床中应用罂粟碱治疗急性肠缺血较多,可经静脉滴注或经动脉造影的血管滴注,30~60 mg/h,多次或连续应用。另外,硝酸甘油、低分子右旋糖酐也是常用药物,但效果多不理想。对于急性血栓形成的病例,抗凝治疗或溶栓治疗是很重要的治疗方法。近年有报道称动脉插管滴注尿激酶进行溶栓治疗取得较好的治疗效果,对半数以上新近发生的血栓有效。也有应用胰高糖素、前列腺素等进行治疗的报道。

急性肠系膜动脉栓塞患者肠壁水肿、出血或坏死,甚至穿孔,因此肠道或腹腔易发生细菌感染。抗感染治疗或预防应用抗生素具有重要意义。应尽早选择广谱抗生素进行治疗,治疗时间一般较长,直至病变恢复为止。

凡经过上述治疗,患者腹痛或腹部压痛加重,白细胞增多或体温升高者,应积极手术治疗;腹泻或血便超过 14 d 的患者,结肠穿孔的危险性增加,应手术治疗;对于疑有肠坏死、肠穿孔或腹膜炎的患者应早期手术。据报道约 90% 的病例需接受外科手术治疗。

肠系膜上静脉血栓形成在急性肠系膜血管缺血性疾病中占 5%~10%,病死率为 20%~50%,可继发于门脉系统血流淤滞、腹腔炎症、术后、外伤、血液高凝状态等,也可以原因不明(称为原发性肠系膜上静脉血栓形成)。患者小肠淤血,肠壁充血水肿,肠蠕动和消化吸收功能减退或消失。临床上表现腹痛、腹胀、恶心、呕吐、食欲缺乏等症状。诊断一旦明确,应在补充血容量的基础上给予扩血管药物以拮抗肠系膜血管反射性痉挛,罂粟碱、前列腺素 E_1 可以有效地扩张肠系膜血管;其他治疗包括抗凝、溶栓治疗等。可外周静脉滴注尿激酶 25 万单位,每天 1 次,5~7 d。肝素 6 250 U/12 h,皮下注射,每天检查凝血酶原时间,调整肝素用量,使凝血酶原时间维持在治疗前水平的 1.5~2.0 倍,待恢复饮食后改服华法林钠,2.5 mg/d,维持 3 个月以上。手术探查、切除坏死肠段、术后结合抗凝治疗是目前常采用的有效方法。

(十六)粪块所导致的肠溃疡

患者多有便秘,多位于直肠和乙状结肠,长期稳定的情况下可突然出血。直肠孤立性溃疡综合征常与大便时过度用力有关,可伴有直肠脱垂,病灶为孤立的直肠溃疡或红斑,多位于肛门上 6~10 cm 的直肠前壁,患者常有大便不尽感,也可以引起下消化道出血。

(十七)放射性肠炎

放射性肠炎出现于前列腺、卵巢、宫颈癌等盆腔肿瘤放疗后数月到数年,可导致严重的出血,内镜下主要表现为于直肠和乙状结肠黏膜血管扩张。内镜下氩离子电凝结(APC)是选择的治疗之一。

八、急性非静脉曲张性上消化道出血的治疗

(一)一般治疗与监测

1. 卧床休息

保持患者呼吸道通畅,头偏向一侧,避免呕血时引起窒息,大量出血者宜禁食,少量出血者可适当进流质食物。

2. 记录

记录呕血、黑便和便血的频度、颜色、性质、次数和总量,定期复查红细胞计数、血红蛋白、血细胞比容与血尿素氮等,需要注意血细胞比容在 $24\sim72$ h 才能真实反映出血程度。推荐对活动性出血或重度急性非静脉曲张性上消化道出血(ANVUGIB)患者插入胃管,以观察出血停止与否。

3. 监测

监测意识状态、脉搏和血压(注意排除服用 β 受体阻滞剂或抗胆碱能药物对脉搏和血压的影响)、肢体温度、皮肤和甲床色泽、周围静脉(特别是颈静脉)充盈情况、尿量等,对意识障碍和排尿困难者需留置导尿管,必要时对危重大出血者进行中心静脉压测定,老年患者常需心电监护、血氧饱和度监测、呼吸监护。

4. 活动性出血的判断

判断出血有无停止,对决定治疗措施极有帮助。如果患者的症状好转,脉搏及血压稳定,尿量足(多于 30 mL/h),提示出血停止。

临床上,下述证候与化验提示有活动性出血:①呕血或黑便次数增多,呕吐物呈鲜红色或排出暗红血便,或伴有肠鸣音活跃;②经快速输液、输血,周围循环衰竭的表现未见明显改善,或虽暂时好转而又恶化,中心静脉压仍有波动,稍稳定后又下降;③红细胞计数、血红蛋白测定与血细胞比容继续下降,网织红细胞计数持续升高;④补液与尿量足够的情况下,血尿素氮浓度持续或再次升高;⑤胃管抽出物有较多新鲜血。

内镜检查:根据溃疡基底特征,可用来判断病变是否稳定,凡基底有血凝块、血管显露等,易于再出血。

(二)液体复苏

1. 立即建立快速静脉通道

应立即建立快速静脉通道,选择较粗静脉以备输血,最好能留置导管。根据失血的多少在短时间内输入足量液体,以纠正血循环量的不足。对高龄,伴心、肺、肾疾病的患者,应防止输液量过多,以免引起急性肺水肿。对于急性大量出血者,应尽可能施行中心静脉压监测,以指导液体的输入量。下述征象提示血容量已补足:患者意识恢复;四肢末端由湿冷、发绀转为温暖、红润,肛温与皮温差减小(1℃);脉搏由弱转强。

2. 液体的种类和输液量

常用液体包括等渗葡萄糖液、生理盐水、平衡液、血浆、全血或其他血浆代用品。急性失血后血液浓缩,血较黏稠,应静脉输入 5%~10% 的葡萄糖溶液或平衡液等晶体液。

失血量较大(如减少20％血容量以上)时,可输入血浆等胶体扩容剂。必要时可输血,紧急时输液、输血同时进行。输血指征:①收缩压<12 kPa(90 mmHg),或较基础收缩压降低幅度>4 kPa(30 mmHg);②血红蛋白浓度小于50～70 g/L,血细胞比容<25％;③心率增快(高于每分钟120次)。

3.血管活性药物的使用

在补足液体的前提下,如血压仍不稳定,可以适当地选用血管活性药物(如多巴胺)以改善重要脏器的血液灌注。

(三)止血措施

1.内镜检查和镜下止血

内镜检查为明确上消化道出血病灶和原因的关键检查,能发现上消化道黏膜的病变,应尽早在出血后24～48 h进行,并备好止血药物和器械。有内镜检查禁忌证者不宜做此检查,如心率高于每分钟120次,收缩压<12 kPa(90 mmHg)或较基础收缩压降低>4 kPa(30 mmHg),血红蛋白浓度<50 g/L等,应先迅速纠正循环衰竭,血红蛋白浓度上升至70 g/L后再行检查。对危重患者内镜检查时应进行血氧饱和度和心电、血压监护。

当检查至十二指肠球部未能发现出血病灶,应深插内镜至乳头部检查。发现有2个以上的病变,要判断哪个是最可能的出血性病灶。

溃疡病变出血情况可以分为Ⅰa喷射样出血,Ⅰb活动性渗血,Ⅱa血管显露,Ⅱb附着血凝块,Ⅱc黑色基底,Ⅲ基底洁净,其再出血概率分别为55％、55％、43％、22％、10％和5％。

内镜下止血治疗起效快,疗效确切,应作为首选。可根据医院的设备和病变的性质选用局部喷洒和注射药物、热凝固止血法、使用止血夹、套扎等。内镜下黏膜下注射止血因其简单易行、有效、设备要求不高而被广泛应用。目前报道用于注射的药物有肾上腺素、乙氧硬化醇、无水乙醇、高渗盐水或糖水等,也有复发出血、溃疡扩大、并发穿孔及心血管方面的不良反应等。

内镜下注射稀释过的肾上腺素是目前应用广泛的方法之一。一般用1∶1万或1∶10万的经生理盐水或高渗盐水稀释的肾上腺素,于出血血管周围进行多点注射,每次1～2 mL,平均用量6～10 mL,多能取得即时止血的效果。1次注射有效率为10％～80％,但1周内再发出血率可高达25％左右。

热凝固止血法是应用一定的体外能源产生的热量,使组织血管发生凝固、血栓形成等达到止血目的。目前有高频电、激光、微波、射频、氩离子束凝固术等。

内镜下放置血管钳止血是内镜确定出血点后,用止血钳放置器将血管金属钳经内镜孔道钳夹住出血点或者出血的组织而止血,主要适合血管断端出血和局部组织出血,对弥漫出血不适用。

2.药物止血

(1)抑酸药:抑酸药能提高胃内pH,既可促进血小板聚集和纤维蛋白凝块的形成,避免血凝块过早溶解,有利于止血和预防再出血,又可治疗消化性溃疡。临床常用的制酸药主要包括质子泵抑制药(PPI),组胺 H_2 受体拮抗剂对于急性出血无确切疗效。诊断明确后推荐使用大剂量 PPI 治疗:静脉推注 80 mg 奥美拉唑(如洛赛克)后,以 8 mg/h 输注持续 72 h,其他 PPI 尚有泮托拉唑、埃索美拉唑等针剂。

(2)止血药:止血药对 ANVUGIB 的确切效果未能证实,不作为一线药物,对有凝血功能障碍者,可静脉注射维生素 K_1;为防止继发性纤溶,可使用氨甲苯酸(止血芳酸)等抗纤溶药;云南白药等中药也有一定疗效。

(3)对插入胃管者可用去甲肾上腺素盐水(去甲肾上腺素 8 mg,加入生理盐水 100~200 mL)洗胃,然后灌注凝血酶、硫糖铝混悬液等。

(4)对幽门螺杆菌阳性的消化性溃疡出血患者,应在出血停止后给予抗幽门螺杆菌治疗。服用非甾体抗炎药者一般长期同时服用 PPI 或黏膜保护药。

3. 选择性血管造影及栓塞治疗

选择性动脉血管造影时,针对造影剂外溢或发现有病变,可经血管导管滴注血管加压素或去甲肾上腺素,导致小动脉和毛细血管收缩,使出血停止。对无效者可用明胶海绵栓塞,但容易引起胃肠坏死。

4. 手术治疗

对诊断明确、药物和介入治疗无效者及诊断不明确、但无禁忌证者,可考虑手术治疗。术中可以结合内镜检查。

(高　娜　王　珏　赵钧生　李　洋)

第九节　黄　疸

黄疸是胆红素升高所导致的皮肤黏膜黄染。一般当血清胆红素浓度大于 43 μmol/L(2.5 mg/dL)时可出现黄疸。首先需区分是以结合胆红素水平升高为主还是非结合胆红素水平升高为主。非结合胆红素水平升高的常见病因包括红细胞异常所致的溶血和吉尔伯特综合征。溶血性黄疸表现为血红蛋白水平下降和/或网织红细胞水平升高、红细胞形态异常。吉尔伯特综合征是常染色体隐性遗传的先天性高非结合胆红素血症,其特点是以孤立性非结合胆红素水平升高为主,肝酶学检查正常、血红蛋白和网织红细胞计数正常;一般其总胆红素水平小于 51 μmol/L(3.0 mg/dL),而结合胆红素水平小于 5 μmol/L(0.3 mg/dL),禁食或罹患其他疾病时,胆红素水平可进一步升高。

结合胆红素水平升高为主更为多见,其病因也较复杂。应首先区分是胆管阻塞性还是非胆管阻塞性疾病所致。杜宾-约翰逊综合征和罗托综合征为常染色体隐性遗传的先天性高结合胆红素血症,其特点是孤立性结合胆红素水平升高,肝酶学检查正常,肝活检可确定诊断。有病毒性肝炎病史,胆红素水平大于 256 μmol/L(15 mg/dL),转氨酶水平持续升高,提示黄疸系由肝细胞损伤所致。应注意,急性肝细胞损伤患者,胆红素水平下降常迟于转氨酶水平下降。如果出现腹痛、发热及胆囊触痛则提示为梗阻性黄疸。肝超声检查敏感、特异、无创、价廉,可以用来排除梗阻性黄疸。大胆管阻塞的梗阻性黄疸患者通常可见肝内胆管扩张,特别见于胆红素水平大于 171 μmol/L(10 mg/dL)且黄疸持续超过两周者。但若是胆石引起的急性大胆管阻塞或一过性通过胆总管,胆管不一定扩张。如果临床上高度怀疑为阻塞性黄疸而超声检查并无异常,则应进一步行 MRCP、ERCP 等检查以明确诊断。

黄疸是症状也是体征,指由于血清胆红素水平过高(高于 34.1 μmol/L 或高于 2 mg/dL)而沉积于组织中,引起巩膜、黏膜、皮肤呈黄色。若血中胆红素水平升高,而临床上尚未出现肉眼可见的黄疸,称为隐性黄疸。

一、胆红素代谢

机体胆红素的 70%~80% 源自衰老的红细胞,在脾、骨髓、肝的单核吞噬系统中被破坏而释出血红蛋白。另外 10%~20% 主要来源于无效红细胞生成以及其他血红蛋白。

上述形成的胆红素称为非结合胆红素(uncon-jugated bilirubin,UCB),UCB 与血清白蛋白结合而输送,不溶于水,不能从肾小球滤出,故尿液中不出现非结合胆红素。非结合胆红素通过血循环运输至肝后,经葡萄糖醛酸转移酶的催化作用和葡萄糖醛酸结合,形成结合胆红素(conjugated bilirubin,CB),变为水溶性,可通过肾小球滤过从尿中排出。

结合胆红素从肝细胞通过主动转运的耗能过程,经高尔基复合体运输至毛细胆管、细胆管、胆管而排入肠道。结合胆红素进入肠道后,由肠道细菌的脱氢作用还原为尿胆原,尿胆原的大部分氧化为尿胆素,从粪便中排出,称为粪胆素。小部分在肠内回吸收,经肝门静脉回到肝内,其中的大部分再转变为结合胆红素,又随胆汁排入肠内,形成胆红素的肠肝循环。被吸收回肝的小部分尿胆原经体循环由肾排到体外。

在正常情况下,胆红素进入与离开血循环保持动态的平衡,故血中胆红素水平保持相对恒定,总胆红素(total bilirubin,TB)水平为 1.7~17.1 μmol/L(0.1~1.0 mg/dL),其中 CB 水平为 0~3.42 μmol/L(0~0.2 mg/dL),UCB 水平为 1.7~13.68 μmol/L(0.1~0.8 mg/dL)。

二、分类

过去多采用病因学分类,即分为溶血性黄疸、肝细胞性黄疸、胆汁淤积性黄疸(过去称阻塞性黄疸)、先天性非溶血性黄疸。

现在倾向于采用按血清中增多的胆红素种类分型:以非结合型胆红素增多为主、结合型增多为主和混合型高胆红素血症。

三、病因、发病机制和临床表现

(一)溶血性黄疸

1. 病因和发病机制

大量红细胞被破坏,形成大量的非结合胆红素,超过肝细胞的摄取、结合及排泄能力。另外,溶血性造成的贫血、缺氧和红细胞破坏产物的毒性作用,削弱了肝细胞对胆红素的代谢能力,使非结合胆红素在血中潴留,超过正常的水平而出现黄疸。

2. 临床表现

一般黄疸为轻度,呈浅柠檬色,急性溶血时可有发热、寒战、头痛、呕吐、腰痛,并有不同程度的贫血和血红蛋白尿(尿呈酱油色或茶色),严重者可有急性肾衰竭。慢性溶血多为先天性。除贫血外尚有脾大。

3. 实验室检查

血清 TB 增多,以 UCB 为主,CB 基本正常。由于血中 UCB 增加,CB 形成也代偿性增加,从胆道排至肠道量也增加,致尿胆原增加,粪胆素随之增加,粪色加深;尿中尿胆原亦增加,但无胆红素。急性溶血时尿中有血红蛋白排出,隐血试验阳性。血液检查除贫血外尚有网织红细胞增加、骨髓红细胞系列增生旺盛等。

(二)肝细胞性黄疸

1. 病因和发病机制

各种使肝细胞广泛损害的疾病均可发生黄疸,如病毒性肝炎、肝硬化、中毒性肝炎、钩端螺旋体病、败血症。

肝细胞的损伤致肝细胞对胆红素的摄取、结合及排泄功能降低,因而血中的 UCB 增加。而未受损的肝细胞仍能将 UCB 转变为 CB。一部分 CB 经已损害或坏死的肝细胞反流入血中,致血中 CB 增加而出现黄疸。

2. 临床表现

皮肤、黏膜呈浅黄至深黄色,疲乏,食欲减退,严重者可有出血倾向。

3. 实验室检查

血中 CB 与 UCB 均增加,有黄疸型肝炎时 CB 的增加多高于 UCB 的增加。尿中 CB 定性试验呈阳性,尿胆原可因肝功能障碍而增加。此外,血液检查显示有不同程度的肝功能损害。

(三)胆汁淤积性黄疸

1. 病因和发病机制

胆汁淤积可分为肝内性或肝外性。

肝内性胆汁淤积主要见于毛细胆管型病毒性肝炎、药物性胆汁淤积、原发性胆汁性肝硬化、妊娠期复发性黄疸等。

肝外性胆汁淤积(即原来所称梗阻性黄疸)可由胆总管结石、狭窄、炎症水肿、肿瘤及蛔虫等阻塞所引起。

2. 临床表现

皮肤呈暗绿色,完全阻塞者的皮肤颜色更深,甚至呈黄绿色,并有皮肤瘙痒及心动过速,尿色深,粪便颜色变浅或呈白陶土色。

3. 实验室检查

血清 CB 增加,尿胆红素试验呈阳性,尿胆原及粪胆素减少或缺如,血清碱性磷酸酶及谷氨酰转肽酶水平升高。

(四)先天性非溶血性黄疸

其为肝细胞对胆红素的摄取、结合和排泄有缺陷所致的黄疸,本组疾病临床上并非罕见。

1. 吉尔伯特综合征

该综合征是常染色体隐性遗传疾病。患者占总人口的 3%~8%。该综合征是非结合性胆红素升高患者中最常见的病因。肝细胞摄取 UCB 功能障碍及微粒体内葡萄糖醛酸转移酶不足,导致血中 UCB 增多而出现黄疸。除黄疸外这类患者的症状不多,其他肝功能也正常。饥饿、感染、发热、手术等可诱发或加重黄疸。该综合征不影响药物的代谢过程,通常不需要调整药物的剂量。该综合征属于良性疾病,不需要特殊的治疗。

2. 克里格勒-纳贾尔综合征

该综合征属于常染色体隐性遗传。患者尿苷二磷酸葡萄糖醛酸转移酶(UDPGT)的活性约只有正常人的 10%,而Ⅰ型则完全没有 UDPGT 活性。由于肝细胞缺乏葡萄糖醛酸转移酶,致 UCB 不能形成 CB,导致血中 UCB 增多而出现黄疸。本病患者血中 UCB 水平甚高,故可产生核黄疸,见于新生儿,预后极差。

3. 罗托综合征

该综合征常为家族性发病,属于常染色体显性遗传。肝细胞对摄取 UCB 和排泄 CB 存在先天性障碍致血中胆红素增多而出现黄疸。

4. 杜宾-约翰逊综合征

该综合征是常染色体隐性遗传疾病。肝对胆红素的结合和摄取功能正常,但对结合性胆红素和其他阴离子的运输和向毛细胆管排泌功能的障碍,使结合胆红素反流入血,导致高结合胆红素血症。肝穿刺所得肝组织呈暗绿或深褐色,有提示本病诊断的意义。

综上所述,对黄疸可根据血生化及小便检查做出初步分类,再根据临床表现及辅助检查确定病因和性质。3 种黄疸的实验室检查的区别见表 34-12。

表 34-12　3 种黄疸的实验室检查的区别

项目	溶血性黄疸	肝细胞性黄疸	胆汁淤积性黄疸
TB	增加	增加	增加
CB	正常	增加	明显增加
CB/TB	<15%	>40%	>60%
尿胆红素		+	++
尿胆原	增加	轻度增加	减少或消失
ALT、AST	正常	明显增加	可增加
ALP	正常	增加	明显增加
GGT	正常	增加	明显增加
PT	正常	延长	延长

（续表）

项目	溶血性黄疸	肝细胞性黄疸	胆汁淤积性黄疸
对维生素 K 的反应	正常	差	好
胆固醇	正常	轻度增加或减少	明显增加
血浆蛋白	正常	白蛋白减少，球蛋白增多	正常

四、辅助检查

以下各项检查，对黄疸的病因诊断有较大的帮助。

1. B 型超声检查

B 超检查肝的大小、形态，肝内有无占位性病变，胆囊大小及胆道系统有无结石与扩张，脾有无肿大，胰腺有无病变，对诊断有较大的帮助。

2. CT

在上腹部扫描，对显示肝、胆、胰等病变及鉴别引起黄疸的疾病较有帮助。

3. 磁共振成像（MRI/MRCP）

MRI 对肝的良、恶性肿瘤的鉴别能力比 CT 强，亦可用以检测代谢性、炎症性肝病。MRCP 可无创观察肝内外胆管，判断梗阻部位。

4. ERCP

ERCP 可通过内镜观察壶腹区与乳头部有无病变，可经造影区别肝外或肝内胆管阻塞的部位，可取组织活检，有利于明确梗阻的病因诊断，也可了解胰腺有无病变。

5. 肝活检组织学

其对疑难黄疸病例的诊断有重要的帮助，但用于胆汁淤积性黄疸的诊断时可发生胆汁外溢，造成腹膜炎，伴肝功能不良者可因凝血机制障碍导致内出血，故应慎重考虑指征。

五、诊断及鉴别诊断

首先要确立是否有黄疸，注意排除假性黄疸。患者服用米帕林，进食过多胡萝卜、南瓜、西红柿及柑橘等食物，使胡萝卜素在血中的含量增加（超过 2.5 g/L），可使皮肤黄染，为假性黄疸，但发黄的部位多为手掌、足底、前额及鼻部皮肤，一般不发生于巩膜和口腔黏膜。有假性黄疸时，血清胆红素正常。

确定黄疸后，应进一步明确黄疸的类型并探讨黄疸的病因，这对于指导治疗及判断预后有重要意义。目前临床上应用较多的分类仍是溶血性黄疸、肝细胞性黄疸及胆汁淤积性黄疸。溶血性黄疸较少见，诊断比较容易；肝细胞性及胆汁淤积性黄疸比较多见，两者的鉴别有时比较困难，应细致收集必要的资料，认真加以鉴别。

（聂　淼　綦淑杰　高　娜）

第十节　腹　水

腹水是多种病因使体液进入腹腔,速度超过腹膜的吸收能力而引起的腹腔内游离液体聚积,为临床常见病症。在临床上有腹水的患者中,75%为肝硬化所致,其他原因包括肿瘤(10%)、心力衰竭(3%)、结核(2%)、胰腺炎(1%)以及其他少见疾病。正常人腹腔内仅有少量体液起润滑作用,通常不超过200 mL,并保持动态平衡。体格检查不易发现小量的腹水,中量的腹水达1 500 mL以上可出现移动性浊音。

一、分类和病因

目前多依据腹水中血清-腹水白蛋白梯度(SAAG)将腹水分为门脉高压性腹水和非门脉高压性腹水。SAAG就是将血清白蛋白浓度减去腹水中的白蛋白浓度,以g/L为单位。这种分类的优点是便于识别门脉高压性腹水,而且不受其他因素的影响,例如,肝硬化腹水即使合并感染,利用SAAG仍然可将其判断为门脉高压性腹水。

(一)门脉高压性腹水(SAAG≥11 g/L)

最常见的病因为肝硬化引起的门脉高压。其他可能的原因包括酒精性肝炎、心源性腹水、大块肝转移瘤、急性肝衰竭、布-加综合征、门静脉血栓、静脉闭塞性疾病、妊娠脂肪肝等。

(二)非门脉高压性腹水(SAAG<11 g/L)

其多见于腹腔恶性肿瘤、结核性腹膜炎、胰源性腹水、胆源性腹水和肾病综合征等。

二、发病机制

(一)门脉高压

腹腔脏器的静脉血汇集后主要由门静脉进入肝,经肝血窦后再由肝静脉流入下腔静脉,最后流至右心房。如果发生肝静脉或肝静脉小分支阻塞或肝静脉流出道受阻,则导致门静脉高压,使门静脉系统毛细血管压及肝窦内静脉压升高,从而引起腹水。但是,仅有肝(窦)前性门脉高压而没有肝硬化的患者很少出现腹水。

(二)血浆胶体渗透压降低

血浆胶体渗透压与腹水静水压是使体液留存于毛细血管内的力量,门脉压和腹水胶体渗透压是形成腹水的力量;正常情况下,两种力量处于平衡状态。肝细胞受损,白蛋白合成障碍,血浆胶体渗透压下降,同时门静脉压力增加,因此血管内外静水压和渗透压之间的平衡被打破,从而促使血浆从血管内进入腹腔,致使体液聚积于腹腔,形成腹水。

(三)肝淋巴液循环障碍

胸导管内50%的淋巴液来自肝,另外50%的淋巴液则来自门脉系统。肝硬化时血浆自肝窦渗透到周围的组织间隙,使肝淋巴液生成过多,结果是肝淋巴流量的增加超过了胸导管引流能力,形成淋巴超过回流,导致肝淋巴漏,通过肝表面外溢,形成腹水。

(四)肾与水钠潴留

产生肝硬化门脉高压时,由于一氧化氮等扩血管物质的活性增加,全身小动脉扩张导致相对血管内容量不足,通过复杂的机制激活肾素-血管紧张素-醛固酮系统,以图对抗内脏小动脉的扩张并恢复有效血管内容量。结果是醛固酮活性增强,血管升压素分泌增加,最终导致水钠潴留,从而促进和加重腹水的形成。内皮素等缩血管物质活性增加和肾局部的一氧化氮活性相对不足,导致肾动脉收缩,有效肾血量和肾小球滤过率下降,肾功能受损,加重水钠潴留。

三、诊断

(一)病史和体格检查

1. 仔细询问病史

了解详细的病史有助于初步判断腹水的病因,如是否有慢性肝炎的病史,是否长期大量饮酒等。同时,还应注意询问有无引起的腹水的其他疾病,如心力衰竭(心瓣膜病或心肌病)、限制性心包炎、肾病综合征、肿瘤、结核。

2. 全面的体格检查

腹水的常见体征包括视诊可见患者腹部膨隆,叩诊移动性浊音为阳性。如果移动性浊音为阳性,说明腹腔内至少有 1 000 mL 的腹水。如果移动性浊音为阴性,则只有不到 10% 的患者存在腹水。但对体型肥胖的患者来说,体格检查确诊腹水有一定困难,需要依靠腹部超声检查来确认。腹水伴有颈静脉怒张或肝静脉回流征高度提示存在心脏疾病。

(二)腹腔穿刺

腹腔穿刺抽取腹水进行相应的检查是鉴别腹水性质最有效、最经济的方法,它可以很快地鉴别门脉高压性腹水和其他病因所致的腹水,同时也可以发现是否存在腹水感染。腹腔穿刺术相对安全,尽管肝硬化腹水患者多数存在凝血机制障碍,但只有不到 1% 的患者出现腹壁血管出血,严重的并发症则更少出现。所以,对每个有腹水明显体征的患者,都应该进行腹腔穿刺和腹水的化验检查。

(三)实验室检查

1. 腹水细胞计数

对所有腹水的患者都应进行腹水细胞计数和腹水培养,以判断是否存在自发性腹膜炎。腹水中性粒细胞计数大于或等于 $250/mm^3$ 可以诊断自发性腹膜炎。肝硬化腹水中的红细胞计数一般小于 $1 000/mm^3$,而血性腹水(红细胞大于 $50 000/mm^2$)多见于腹膜肿瘤和结核性腹膜炎所致的腹水,或肝癌破裂出血。只有 2% 左右的肝硬化患者出现血性腹水,而这些血性腹水的患者中,约 30% 有可能存在肝细胞癌。

2. 腹水培养

如果考虑患者存在腹水感染,如有发热、腹痛或不能解释的肝性脑病等症状,则需要行腹水细胞培养检查。多项前瞻性研究表明，在腹水多形核白细胞(PMN)计数大于或等于 $250/mm^3$ 的患者中，应用旧的细菌培养方法的阳性率仅为 50%，而在抽出腹水后立即在床旁将腹水(10 mL)注入培养瓶，其阳性率可提高到 80%。

3. 腹水蛋白

过去通常将腹水分为漏出液和渗出液，其蛋白浓度分别是小于 25 g/L 和大于 25 g/L。医师一般认为肿瘤和感染所致的腹水是渗出液，而肝硬化腹水多为漏出液。但是在临床中经常会遇到与此分类不符的情况。医师现在认为，应用 SAAG 对腹水进行分类更为准确。在穿刺抽腹水的同一天抽血，进行白蛋白的检测，血清白蛋白浓度减去腹水白蛋白浓度的差值即为 SAAG。如果 SAAG≥11 g/L，则患者的腹水为门静脉高压所致。应用这一指标判断是否为门脉高压性腹水的准确率高达 97%。如果患者在门脉高压的基础上还合并有其他引起腹水的病因(如合并细菌感染)，SAAG≥11 g/L。

4. 腹水细胞学检查

如果怀疑患者存在腹膜肿瘤，可以行腹水细胞学检查。腹水细胞学检查的阳性率很低(7%)，对诊断癌性腹水的准确性为 $60\%\sim90\%$。但是一般不用来诊断原发性肝细胞癌。

5. 腹水淀粉酶和脂肪酶

腹水中淀粉酶和脂肪酶水平升高是诊断胰性腹水的重要依据，常见于各种胰腺炎、胰腺假性囊肿、结石或胰头癌。

需根据患者的具体情况看是否需要进行其他腹水化验。腹水腺苷脱氨酶(ADA)对结核性腹水的诊断具有较高的特异性，检测甲胎蛋白和癌胚抗原对诊断癌性腹水有一定帮助。

(四)其他辅助检查

在病史、体格检查及腹水的生化检查基础上，可行腹部超声显像检查，必要时还可进行腹部 CT 及 MRI 等检查。这些影像学检查可以帮助估计腹水的量，测量门脉的宽度及血流流速，判断是否存在门脉高压，脾是否增大，同时还可以诊断是否存在肝细胞癌、门脉栓子以及肝静脉栓塞。心脏超声检查有助于判断有无心肌、心包或心瓣膜疾病。

（聂 淼 綦淑杰 王 珏）

第十一节 肝功能试验异常及其检查程序

一、常用肝功能试验指标

(一)氨基转移酶(简称为转氨酶)

血清转氨酶包括丙氨酸氨基转移酶(ALT)和天冬氨酸氨基转移酶(AST)，其水平升高是反映肝细胞损伤(炎症坏死)的标志。正常情况下，它们存在于肝细胞内，肝细胞膜发生损伤后,转氨酶"漏"出肝细胞,在随后的几个小时内,血清转氨酶水平升高。ALT 是反映肝细胞损伤相对特异的指标,而 AST 不仅存在于肝细胞内,也存在于骨骼肌和心肌中。肌肉损伤后,AST 可显著增加,而只有部分情况下才出现 ALT 水平升高。

(二)碱性磷酸酶(ALP)和 γ-谷氨酰转移酶(GGT)

肝中的 ALP 存在于靠近毛细胆管的肝细胞膜上,其水平升高常提示有肝损伤。由于 ALP 也存在于骨骼和胎盘中,所以血清 ALP 水平升高,尚需排除正常骨骼生长(少年)、骨病或妊娠期;亦可检测 ALP 同工酶的浓度,以明确其水平升高是来源于肝损伤还是其他组织。

GGT 是一种存在于肝内毛细胆管的酶,其水平升高提示胆管损伤。其"肝特异性"较好,但由于很多药物可诱导 GGT 水平升高,故"肝疾病特异性"相对较低。

这两种酶水平均明显升高主要见于胆管损伤和肝内外胆汁淤积,亦可见于占位性病变。单纯 ALP 水平明显升高可见于正常骨骼生长(少年)、骨病或妊娠期;而单纯 GGT 水平升高,可见于长期大量饮酒者、非酒精性脂肪性肝病及服用某些药物者。

(三)胆红素

胆红素是血红蛋白的代谢产物,不溶于水,能被肝细胞摄取。在肝细胞中,胆红素与葡萄糖醛酸结合生成单葡糖醛酸化合物和二葡糖醛酸化合物。胆红素与葡萄糖醛酸结合后胆红素能够溶于水,且被肝细胞分泌至胆管中。

血清胆红素分为结合(直接)胆红素和非结合(间接)胆红素。溶血、血肿再吸收等情况下,胆红素水平升高,且以非结合胆红素水平升高为主,结合胆红素占 20% 以下;而肝细胞损伤或胆管损伤时,血清胆红素水平升高以结合胆红素水平升高为主,结合胆红素占 50% 以上。由于结合胆红素溶于水,可通过尿排泌,所以高结合胆红素血症发生时可出现尿色加深;而肝外胆系梗阻时由于粪便缺少胆红素而颜色变浅。

(四)血清白蛋白和凝血酶原时间

白蛋白和凝血酶原时间是反映肝合成功能的重要指标,它们的明显异常提示可能存在严重肝病,应及时进行其他相关检查。

血清白蛋白的半衰期为 21 d,因而在肝功能不良时,其血清水平不会立即下降,故白蛋白水平降低主要见于慢性肝功能障碍。而严重全身性疾病(如菌血症)患者的血清白蛋白水平相对快速下降,这是炎性细胞因子的释放和白蛋白代谢加快所致。如果没有明显肝损伤而出现低白蛋白血症,应考虑有泌尿系和胃肠道丢失白蛋白的可能。

凝血酶原时间(PT)反映肝合成的凝血因子Ⅱ、Ⅴ、Ⅶ、Ⅹ的活动度。这些凝血因子的合成需要维生素 K,应用抗生素、长时间禁食、小肠黏膜病变或严重胆汁淤积导致脂溶性维生素吸收障碍,都可导致维生素 K 缺乏,因而 PT 延长。肝细胞损伤时,即使有充足的维生素 K,肝细胞合成的凝血因子减少,故其 PT 延长反映的是肝合成功能障碍。如果补充维生素 K 后 2 d 内 PT 延长得以纠正,则可以判断 PT 延长是维生素 K 缺乏所致;PT 延长是肝细胞损伤引起肝合成功能障碍所致。凝血酶原活动度(PTA)和国际标准化比(INR)是表示凝血酶原活力的另外两种方式。

二、以肝细胞损伤性为主的肝病

主要影响肝细胞的疾病可称为肝细胞损伤性疾病,它们主要表现为转氨酶水平升高。肝细胞损伤分为急性和慢性。急性肝炎可伴有不适、食欲减退、腹痛、黄疸。引起急性肝炎的常见病因见表34-13。

表34-13 急性肝炎的常见病因

疾病	提示诊断	诊断检查
甲型肝炎	有输血史或静脉注射毒品史	检测抗 HAV-IgM
乙型肝炎	有危险因素	检测 HBsAg,抗 HBc-IgM
药物性肝炎	有药物应用史	停药后症状改善
酒精性肝炎	有饮酒史,AST 与 ALT 水平之比>2,AST 水平<400 U/L	肝活检,戒酒后症状改善
缺血性肝炎	有严重低血压或低氧血症史	转氨酶水平迅速改善

转氨酶水平升高的变化模式有助于病因诊断。病毒和药物引起的急性肝炎,转氨酶水平显著升高,常超过 1 000 U/L,而且 ALT 水平的升高幅度大于 AST 水平的升高幅度。对乙酰氨基酚所致肝细胞损伤、缺血性肝炎或其他一些不常见病毒引起的肝炎患者的转氨酶水平升高,常超过 3 000 U/L。转氨酶水平暂时性升高可见于结石引起的暂时性胆管阻塞,转氨酶水平可升高达 1 000 U/L,但是在 24～48 h 可显著下降。胰腺炎伴 AST 或 ALT 水平暂时性升高,提示可能是胆结石造成的胆源性胰腺炎。酒精性肝炎患者转氨酶水平呈中度升高,一般不超过 400 U/L,且 AST 与 ALT 水平之比>2∶1;其胆红素水平升高更明显,与转氨酶升高水平并不成比例。值得注意的是,非酒精性脂肪性肝炎(NASH)所导致肝功能异常在临床上越来越常见,其特点是 ALT 和 AST 水平轻度到中度升高,可伴有 GGT 水平轻度升高,而碱性磷酸酶(AKP)基本正常,患者多有超重、肥胖,血脂、血糖、糖耐量异常和/或胰岛素敏感性下降。

一般转氨酶水平持续升高超过 6 个月,称为慢性肝炎。与急性肝炎相比,慢性肝炎患者转氨酶多呈中度增加(2～5 倍正常上限)。慢性肝炎患者可能没有明显症状,也可能有时出现乏力和右上腹痛。导致慢性肝炎的病因相对较多,最重要和最常见者列于表34-14。

表34-14 慢性肝炎的常见病因

疾病	提示诊断	诊断检查
乙型肝炎	有家族史、性接触史等危险因素	检测 HBsAg
丙型肝炎	有输血史或静脉注射毒品	检测抗 HCV、HCV、RNA
非酒精性脂肪性肝病	肥胖、2 型糖尿病、高脂血症	超声检查,肝活检
酒精性肝病	有饮酒史,AST 与 ALT 水平之比>2	肝活检,戒酒后改善
自身免疫性肝炎	ALT 水平为 200～1 500 U/L,女性,有其他自身免性疾病	抗核抗体或抗平滑肌抗体的检测、肝活检

乙型肝炎危险因素包括乙肝家族史(特别是母亲 HBsAg 为阳性)、静脉注射毒品史、有多个性伙伴、不安全注射或其他有创医疗或美容操作史。丙型肝炎的危险因素主要包括输血或血制品史、静脉注射毒品史。非酒精性脂肪性肝病的危险因素包括肥胖、2 型糖尿病或高脂血症。详细询问病史有助于诊断药物性或酒精性肝病。自身免疫性肝炎可表现为急性或慢性肝炎,与其他病因所致慢性肝炎相比,自身免疫性肝炎患者的转氨酶水平相对较高,常同时出现自身抗体、高球蛋白症血症,伴有其他自身免疫性疾病。

三、胆汁淤积性疾病

主要影响胆管系统的疾病称为胆汁淤积性疾病。胆汁淤积性疾病可影响中小胆管(如原发性胆汁性肝硬化)、大胆管(如胰腺癌所致的胆管阻塞),或对中小胆管和大胆管的影响兼而有之(如原发性硬化性胆管炎),一般均有 ALP 和 GGT 水平升高。虽然某些疾病引起胆红素水平升高可被称作胆汁淤积,但有些胆红素水平升高是由严重的肝细胞损伤(如急性肝炎)所引起的,不是经典意义上的胆汁淤积。胆汁淤积症的常见病因见表34-15。

表 34-15 胆汁淤积症的常见病因

疾病	提示诊断	诊断检查
原发性胆汁性肝硬化	中年女性	抗线粒体抗体(M2 亚型)
原发性硬化性胆管炎	与溃疡性结肠炎有关	ERCP、MRCP、ANCA
大胆管性阻塞	常有黄疸和疼痛	超声检查、MRCP、ERCP
药物性肝病	有用药史	停药后改善
浸润性疾病	有恶性肿瘤史、淀粉样变、结节病	超声检查、CT、肝活检
炎症	有炎症性疾病的症状	血培养、相关抗体检查

原发性胆汁性肝硬化常见于中年女性,患者多以疲乏或瘙痒为主诉。原发性硬化性胆管炎常合并溃疡性结肠炎,患者常无症状,但也可能会出现黄疸、乏力或瘙痒。结石引起的大胆管阻塞,常伴有转氨酶水平显著升高;如果患者出现肝功异常且有恶性肿瘤病史,则应考虑肝内占位性病变,同时也要考虑淀粉样变、结节病、淋巴瘤等浸润性疾病,其特点是 AKP 水平显著升高而胆红素水平正常。其他系统炎症或免疫性疾病都会导致非特异性肝功异常,而这种异常可兼有胆汁淤积和肝细胞损伤。

四、肝功能异常的检查程序

对肝功能异常的患者,首先应尽可能明确肝功能异常的病因。同一患者有可能存在多种造成肝功能异常的疾病,在诊断时需全面考虑。急性肝炎、慢性肝炎、胆汁淤积症和黄疸患者的诊断处理如前文所述。第一次出现肝酶学检查异常的患者大多无明显症状,而且其肝功能异常也是偶然被发现的。如果患者无肝病的危险因素,转氨酶水平小于正常值,肝合成功能较好,无不适主诉,可先观察几周至几个月,再复查肝功能。如果复查结果仍异常,则应考虑慢性肝炎或胆汁淤积的可能,并进行相应的检查。

患者也可能出现肝硬化或门脉高压。门脉高压大多数由肝硬化引起,但也有部分患者的门脉高压不是肝硬化所致,而是肝前性病变(如先天性肝纤维化和特发性门脉高压、门静脉血栓形成)或肝后性病变(如布-加综合征、肝静脉血栓形成)所导致的。肝硬化患者的评估与慢性肝炎和胆汁淤积患者的评估相似。慢性乙型肝炎、慢性丙型肝炎、酒精性肝病、遗传性血色病等常导致肝硬化,可伴或不伴门脉高压。如果临床表现支持肝硬化诊断,则不一定要进行肝活检(除非希望通过组织病理学做出病因诊断)。

在评估肝功能检测结果时,一定要综合考虑患者的临床症状。一般来说,对于肝功异常小于正常值上限 2 倍的患者,如果患者无症状,白蛋白水平、凝血酶原时间和胆红素水平正常,可暂时随访观察。如肝功能持续异常,则应进一步评估。

(聂　淼　居建华　綦淑杰　李雪华)

第三十五章　多器官累及疾病

第一节　嗜酸细胞增多症

一、概述

(一)嗜酸细胞的作用

嗜酸细胞来源于髓系造血干细胞。成熟的嗜酸细胞呈双叶状细胞核,细胞浆中充满富含主要碱性蛋白(major basic protein,MBP),嗜酸细胞阳离子蛋白(eosinophil cationic protein,ECP),嗜酸细胞源神经毒素(eosinophil-derived neurotoxin,EDN)和嗜酸细胞过氧化物酶(eosinophil peroxidase,EPO)等炎症介质的颗粒。白介素5被认为是嗜酸细胞生长和存活最主要的促进因子。主要碱性蛋白、嗜酸细胞阳离子蛋白和嗜酸细胞源神经毒素既是嗜酸细胞防御入侵微生物(主要是寄生虫,也可能是某些细菌和病毒)的主要介质,也是嗜酸细胞造成人体组织损害(如心肌炎、肺炎、皮炎、神经病变和血管炎)的主要毒性物质。肺部和胃肠道是嗜酸细胞在外周存在的主要部位。嗜酸细胞主要作用于Ⅰ型变态反应的晚期(开始于变态反应发生后4～6 h,持续1～2 d),约占局部聚集的炎症细胞的30%。嗜酸细胞表达IgG和IgE Fc段的受体并直接与抗体包被的过敏原结合,造成嗜酸细胞脱颗粒和释放炎症介质。这些介质的释放对于寄生虫的感染有保护作用,同时亦引起组织的广泛损伤。

(二)嗜酸细胞增多症的分类

正常人外周血嗜酸细胞计数<$0.4×10^9$/L,如高于$0.6×10^9$/L可诊断为嗜酸细胞增多症。根据外周血嗜酸细胞计数可分为轻度[$(0.6～1.5)×10^9$/L]、中度[$(1.5～5.0)×10^9$/L]、重度(>$5.0×10^9$/L)。靶器官损害在轻度嗜酸细胞增多症少见。根据病因和发病机制,可将嗜酸细胞增多症做以下分类。

1. 家族性嗜酸细胞增多症

呈常染色体显性遗传,大多数病例的染色体5q31～33区带发生变异。患者的嗜酸细胞计数稳定,临床表现较轻,嗜酸细胞活化程度低。

2. 获得性嗜酸细胞增多症

(1)继发性嗜酸细胞增多症如下。

继发性嗜酸细胞增多症最常见的病因是组织中的寄生虫感染,如血吸虫、蛔虫和丝虫感染。蠕虫局限于肠腔中或完整的包囊里时并不会引起嗜酸细胞增多,但当其侵犯组织或包囊破裂时嗜酸细胞明显增多。另外,某些原虫(如弓形虫)、细菌(如伯氏疏螺旋体)和病毒(如 HIV)可引起继发性嗜酸细胞增多。

非感染性的继发性嗜酸细胞增多症的病因包括药物(磺胺、金制剂、卡马西平、粒系生长因子等),过敏性疾病(哮喘、过敏性皮炎等),自身免疫性炎症(炎性肠病、变态反应性肉芽肿、结节性动脉炎等),某些恶性肿瘤(淋巴瘤)以及内分泌疾病(艾迪生病)等。

诊断是应详细询问病史,特别是旅行接触史和用药史。如无明确药物过敏史,应行粪检找虫卵和幼虫。根据病史,可行痰检、胸部影像学检查、腹部超声和 CT 检查、小肠活检或肌肉活检等明确诊断。另外,应行相关检查明确组织损害程度。明确诊断后可解除病因,并予以对症治疗。

(2)原发性嗜酸细胞增多症如下。

克隆性嗜酸细胞增多症:主要见于男性患者,根据白血病或慢性髓系病变的细胞基因学或骨髓形态学证据诊断。常伴有急性或慢性粒系白血病、骨髓增生异常综合征等。最近在一组克隆性嗜酸细胞增多症患者中发现了 3 种受体酪氨酸激酶的活性变异:PDGFRA、PDGFRB 和纤维母细胞生长因子受体 1(FGFR1)。伴发的血液系统恶性疾病决定本病的治疗方案。酪氨酸激酶抑制剂伊马替尼能够竞争性抑制激酶催化区的腺苷三磷酸结合位点,因而可有效阻断克隆性嗜酸细胞增多症的进展和组织、器官的损害,有利于临床、病理和分子水平的缓解。

特发性嗜酸细胞增多症:无继发性因素和克隆性证据的嗜酸细胞增多可考虑特发性嗜酸细胞增多症的诊断。最常见的是高嗜酸细胞综合征。多见于男性,周围血嗜酸细胞绝对计数多于 $1.5 \times 10^9/L$,并且持续 6 个月以上。文献表明部分病例进展为急性白血病或骨髓增生异常综合征,提示其可能为一种克隆性血液系统疾病。对大多数高嗜酸细胞综合征患者用激素或激素联合羟基脲治疗效果良好。激素治疗效果不佳者,可考虑干扰素或长春新碱、鬼臼毒素等化疗药物。目前伊马替尼是激素疗效不佳者的二线药物,需要注意的是此类患者需要较大剂量(400 mg/d)。有干细胞移植治疗高嗜酸细胞综合征成功的报道。

二、嗜酸细胞性胃肠炎

(一)流行病学

嗜酸细胞性胃肠炎(eosinophilic gastroenteritis,EG)是一种较少见的,可累及消化道多层组织的胃肠道嗜酸细胞增多性疾病。本病最早于 1937 年由 Kaijser 首次报道,目前世界各国的患病率为每 100 000 人口中 1~20 例。但是,由于本病为良性自限性疾病,部分患者可自愈或经对症治疗缓解,真实发病率可能被低估。本病可发生于任何年龄,发病年龄从 25 天至 77 岁均有文献报道,多见于 20~50 岁,男性患者稍多于女性患者。

(二)病因病理

嗜酸细胞性胃肠炎的病因尚不清楚。由于病变组织中大量嗜酸细胞浸润,60%~

80％的病例周围血嗜酸性粒细胞增多，血清 IgE 水平升高，50％的病例有个人或家族哮喘、过敏性鼻炎及对食物过敏等变态反应史，激素治疗有效，故本病多被认为系对外源性或内源性过敏源的全身或局部变态反应。食物过敏只是嗜酸细胞性胃肠炎的病因之一。本病可能存在多种病因，最终均通过嗜酸细胞浸润及释放炎症介质这一共同途径造成相同的组织病理学损害。许多免疫介导机制参与嗜酸细胞性胃肠炎的病理过程，包括免疫复合物介导的变态反应，T 细胞介导的迟发型变态反应以及继后的晚期反应等。嗜酸细胞浸润于组织、器官后，可引起炎症反应，包括黏膜充血水肿、炎性细胞活化、纤维组织增生及肉芽肿形成。嗜酸细胞的致病作用主要是通过其由组胺、IgE 和细胞介质诱导后的活化和脱颗粒实现的。其他与嗜酸细胞相关的炎症介质包括白三烯和前列腺素族以及血小板活性因子等。另外，嗜酸细胞的活化亦与介导耐受的白介素 10 和生长转换因子 β 的下调有关。嗜酸细胞释放的多种炎症因子（如 ECP、EDN、EPO、MBP）以及溶酶、溶血性磷脂酶等对脏器的损害相当严重。其中 MBP 在嗜酸细胞性胃肠炎的致病过程中起主要作用。MBP 对哺乳动物细胞有直接的毒性作用，并可引起肥大细胞脱颗粒释放组胺，加剧炎性反应；组胺能刺激胃酸分泌，进一步引起胃肠道黏膜损伤。免疫组化研究表明，用抗 ECP 的单克隆抗体检测组织中储存于嗜酸细胞颗粒中的 ECP 和被激活的嗜酸细胞释放的 ECP，二者之间的比例与嗜酸细胞性胃肠炎的炎症和组织损伤程度密切相关，说明嗜酸细胞释放的 ECP 是嗜酸细胞性胃肠炎的重要炎症介质之一，嗜酸细胞的活性与组织损伤的程度密切相关。嗜酸细胞可自分泌 IL-3、IL-5 和 GM-CSF，IL-5 对嗜酸细胞增殖和分化具有选择性和特异性促进作用，IL-3 和 GM-CSF 可以进一步促进嗜酸细胞和中性粒细胞的增殖。

本病可累及从食管到直肠各段，但以小肠和胃受累最为常见。组织学特点为水肿和嗜酸细胞的炎性细胞浸润，可以聚集成堆。其他病理改变包括小肠绒毛萎缩、黏膜及腺上皮细胞坏死和再生。嗜酸细胞浸润可以累及胃肠壁全层，也可以某一层受累为主。常根据病变主要累及的部位将嗜酸细胞性胃肠炎分为 3 型：①黏膜病变型，最为常见，病变主要累及黏膜层和黏膜下层，胃肠黏膜充血、水肿、糜烂，嗜酸细胞浸润；②肌层病变型，较少见，胃肠壁增厚、僵硬、呈结节状，常为局部病变，但有时也可弥漫，累及胃和小肠；③浆膜层病变型，最少见，常常累及全层，浆膜增厚并累及肠系膜淋巴结，引起腹膜炎和腹水，腹水中有大量嗜酸细胞。

(三)临床表现

嗜酸细胞性胃肠炎一般长期存在，间断发作。食物过敏（尤其是乳制品过敏）多见于儿童，20％左右的成年患者有食物过敏因素，部分患者有个人或家族变态反应性疾病病史。

本病的临床表现：首先是随炎症累及肠壁层次的不同而异，其次与病变发生部位及广泛程度有关。最常见的临床表现为腹痛（70％～100％）和腹泻（45％～70％），其次为恶心和呕吐（30％～50％）以及腹水（10％～20％）等。

黏膜层病变型患者的典型症状为脐周腹痛或肠痉挛、恶心、呕吐、腹泻和体重减轻。此型多见于儿童，多有过敏因素，因此又称为过敏性胃肠病。病变广泛时可出现小肠吸收不良、蛋白丢失性肠病和缺铁性贫血等全身表现。青少年患者可表现为生长发育迟缓,青春期延迟和闭经,体检可发现营养不良。过敏性皮炎或荨麻疹并不多见。

肌层病变型的典型临床表现为肠梗阻或幽门梗阻,胃肠蠕动减弱或消失,出现相应的症状和体征,较为常见的是腹部绞痛伴恶心、呕吐。黏膜层或浆膜层受累亦不少见。病变常局限,但有时也可弥漫,累及胃和小肠。嗜酸性粒细胞浸润食管肌层,引起贲门失弛缓症。此型患者食物过敏和变态反应病史较少见。

浆膜层病变型最少见(少于50例),典型表现为腹水,腹水中有大量嗜酸细胞。此型患者的消化道全层往往均已累及。此型患者常伴有过敏,有变态反应性疾病史。

嗜酸细胞性胃肠炎的临床表现与嗜酸细胞浸润的部位密切相关。食管累及通常表现为胃食管反流和食管狭窄;胃部病变常表现为溃疡或幽门梗阻;小肠累及则可引起腹水或肠绞痛;结肠受累表现为结肠炎、阑尾炎、肠梗阻或穿孔。左半结肠受累引起的肠套叠的梗阻表现不易与结肠肿瘤区别。肝、脾、胰和胆囊可因嗜酸细胞浸润而引起相应的临床表现。文献中亦有胆管或胰胆管梗阻,以及引起急性胰腺炎的报道。

(四)辅助检查

1. 实验室检查

80%的患者有外周血嗜酸细胞增多,同时白细胞计数以及嗜酸细胞百分比均明显升高。外周血嗜酸细胞增多的程度与症状的严重程度相关。轻度外周血嗜酸细胞增多时靶器官的损伤较轻。在病变的不同时期嗜酸细胞绝对计数波动范围较大。患者骨髓涂片检查结果为成熟的分叶核为主的嗜酸细胞增多的骨髓象。黏膜层病变型常因失血引起缺铁性贫血,其他异常有血浆白蛋白和球蛋白水平降低,血IgE水平升高(多见于儿童患者),血沉中度增快。考虑嗜酸细胞性胃肠炎的患者均应行粪便检查,其主要意义在于排除肠道寄生虫感染。粪便检查还可见到夏科-莱登结晶,它是一种嗜酸细胞释放的质膜溶血磷脂酶的结晶,常见于严重黏膜层病变。部分患者大便隐血和苏丹Ⅲ染色阳性,但对诊断和鉴别诊断没有价值。

2. 影像学检查

嗜酸性胃肠炎的X线表现缺乏特异性,60%的患者的X线表现可完全正常。胃黏膜受累时可表现为黏膜皱襞增宽和结节样充盈缺损,类似的X线表现还可见于肉芽肿性胃炎、高分泌状态、淋巴瘤和胃癌。小肠黏膜受累时,胃肠造影可显示黏膜皱襞增宽,伴或不伴结节样充盈缺损,可见小肠扩张。类似的表现也可见于惠普尔病、淀粉样变性、蓝氏贾第鞭毛虫病和小肠淋巴管扩张。病变累及肌层时,可出现胃窦及幽门狭窄,有时可见胃潴留。食管受累有时可见食管狭窄或类似于贲门失弛缓症的X线表现。CT检查可能发现肠壁和浆膜层增厚,局部肠系膜淋巴结肿大或腹水。

超声检查是提示肌层病变型和浆膜层病变型的诊断的有效手段,具有检查迅速、经济和无创的优点。肌层病变型的超声表现为胃肠壁增厚并呈多层回声;超声可发现浆膜层病变型的浆膜层增厚和腹腔积液。激素治疗后异常的超声表现消失,与外周血嗜酸细胞水平恢复正常同步,可进一步证实嗜酸细胞胃肠炎的诊断。

3. 内镜及活检

内镜下多点活检对嗜酸细胞性胃肠炎的诊断具有重要意义。尤其是对于黏膜层病变型患者,几乎均通过内镜检查确诊。内镜可选用胃镜、小肠镜或结肠镜。近年来推广使用的胶囊内镜有助于小肠病变部位的发现,但其缺点是不能适时进行活检,因而不能确诊。内镜下可能见到黏膜皱襞粗大、充血、溃疡或形成结节;同时在病变部位行黏膜活检证实有无嗜酸性粒细胞浸润,可明确诊断。目前医师认为考虑嗜酸细胞胃肠炎的诊断时,嗜酸细胞浸润的程度必须达到每高倍视野 10～50 个细胞以上。由于病变可能为斑块分布且累及不同层,内镜活检的漏诊率为 10% 左右。为提高诊断的准确性,对于拟诊病例应在胃和小肠的可疑部位的正常和非正常黏膜行多点活检,至少应取 6 块标本,多数患者因此明确诊断。如果一次内镜下活检未能证实嗜酸性胃肠炎的存在,而患者有慢性消化系统症状,同时伴有外周血嗜酸性粒细胞增多,应再次行内镜下活检。对于肌层病变型和浆膜层病变型患者,由于局部可能存在黏膜和累及黏膜下层,内镜下多点活检有一定的诊断价值。肌层病变型患者有时需通过手术,做全层活检证实。及时、正确地诊断嗜酸细胞胃肠炎能够避免无谓的手术。由于本病的好发部位为胃和小肠,结肠镜的活检阳性率较低。对本病要掌握手术适应证,怀疑嗜酸性胃肠炎一般不行剖腹探查术来证实,只有为解除肠梗阻或幽门梗阻,或怀疑肿瘤存在时才进行手术。

4. 腹腔穿刺和腹腔镜

腹水患者必须行诊断性腹腔穿刺,腹水多为非感染性和渗出性,含大量嗜酸性粒细胞(95% 左右),须做腹水涂片染色,以区别嗜酸细胞和中性粒细胞。除浆膜层病变型外,腹腔积液中嗜酸细胞增多也可见于肝硬化伴自发性腹膜炎、血管炎、恶性肿瘤特别是腹腔淋巴瘤、包虫囊破裂以及长期腹膜透析的患者,应注意鉴别。腹膜透析患者的腹腔积液中嗜酸细胞增多常发生于透析的开始,可持续 7 周。患者可有腹痛或无症状。其可能为透析管中的聚酯纤维和硅橡胶复合物及术后血液缓慢渗出引起,或插管过程中对游离空气的反应所致。

本病在腹腔镜下缺乏特异性表现,轻者仅有腹膜充血,重者可类似于腹膜转移癌。行腹腔镜的意义在于可进行腹膜活组织检查,以期得到病理诊断。

(五)诊断和鉴别诊断

1. 诊断

由于对本病的认识不足,内镜活检和腹腔镜检查不普遍,需要同时鉴别诊断的胃肠道疾病较多以及临床表现和检查多为非特异性等,本病的诊断较为困难。

典型的嗜酸细胞性胃肠炎应符合以下标准:①有消化系统症状;②病理证实胃肠道一处或多处组织中嗜酸细胞浸润;③无胃肠道以外多器官嗜酸细胞浸润;④排除其他引起嗜酸细胞浸润的疾病,如肠道寄生虫感染、肿瘤、嗜酸性肉芽肿以及血管炎。其中,第③和④条标准在诊断中并非必要条件。需要指出的是,嗜酸细胞浸润是几乎所有炎症过程的重要表现,因此如同时有其他炎性细胞明显增加,则不支持嗜酸性胃肠炎的诊断。外周血嗜酸性粒细胞增多支持嗜酸性胃肠炎的诊断,但不作为本病的诊断标准,因为

20%～40％的患者外周血嗜酸性粒细胞可不增多。同理,食物不耐受或食物过敏,以及IgE水平的升高均不作为本病的诊断标准。

2. 鉴别诊断

(1)肠道寄生虫感染:肠道蠕虫病可以引起各种非特异性消化系统症状,同时由于蠕虫在组织中移行,引起外周血嗜酸性粒细胞增多,其程度与虫体(特别是幼虫)侵入组织的数量和范围相平行。有些蠕虫还可引起肠道组织嗜酸细胞增多症,易与嗜酸性胃肠炎混淆。常见的寄生虫包括钩虫、蛔虫、血吸虫、粪类圆线虫、旋毛虫等,通过反复检查粪便,一般不难鉴别虫卵。当蠕虫移行停止后,外周血嗜酸细胞增多症多消失,可有助于鉴别。单细胞原虫感染一般不引起嗜酸细胞增多,蓝氏贾第鞭毛虫可寄生在胆管系统,外周血嗜酸性粒细胞常不增多,十二指肠引流是诊断本病的最好方法。

(2)高嗜酸细胞综合征:高嗜酸细胞综合征是以周围血及骨髓中嗜酸细胞增多,多系统嗜酸细胞浸润为特征的血液系统疾病。诊断标准:①周围血嗜酸细胞计数>$1.5×10^9$/L,且持续6个月以上;②无寄生虫感染、过敏、血管炎及肿瘤等引起嗜酸细胞增多的证据;③具有多系统受累的表现。高嗜酸细胞综合征可累及全身各个系统,心脏和中枢神经系统损害是高嗜酸细胞综合征区别于其他嗜酸细胞增多症的重要临床特征,而且对于判断病情和预后尤为重要。

高嗜酸细胞综合征侵及胃肠道时与嗜酸细胞胃肠炎的胃肠道损害机制基本相同,二者均以一处或多处的胃肠道组织中嗜酸细胞浸润为基础,激素治疗有效。北京协和医院观察到2例初诊为嗜酸细胞胃肠炎的无明显食物诱因的患者后来因为出现皮肤、肺、肝等多系统损害和持续性高嗜酸细胞血症确诊为高嗜酸细胞综合征。嗜酸细胞性胃肠炎和以胃肠道损害为首发或主要表现的高嗜酸细胞综合征的鉴别诊断比较困难。诊断嗜酸细胞性胃肠炎前要先排除高嗜酸细胞综合征,对于无明显食物诱因的嗜酸细胞性胃肠炎的诊断更应慎重,且应全面检查和定期随访以排除其他器官的损害,以避免漏诊高嗜酸细胞综合征。与嗜酸细胞性胃肠炎相比,高嗜酸细胞综合征的预后较差,因此对不能排除高嗜酸细胞综合征诊断的患者,应适当放宽激素应用指征,必要时可加用免疫抑制剂(如硫唑嘌呤),以免延误其治疗。

(3)嗜酸性肉芽肿:嗜酸性肉芽肿为良性的局灶病变,应注意不要与嗜酸细胞性胃肠炎相混淆。嗜酸性肉芽肿多见于50～60岁的患者,最常累及胃窦(70％)和小肠(20％),以幽门梗阻或肠套叠为主要临床表现。外周血嗜酸性粒细胞不增多,患者多无过敏史。病理上表现为来自黏膜下层的结节或息肉;沿毛细血管有大量成纤维细胞向心性增生,伴有不同程度嗜酸细胞浸润。通过手术治疗可以治愈嗜酸性肉芽肿,未有复发病例报道。本病的治疗不用皮质激素。

(4)炎性肠病:克罗恩病和溃疡性结肠炎患者的黏膜中可有大量嗜酸细胞浸润,并且嗜酸细胞有一定程度的活化,而且炎性肠病对激素治疗亦有反应,与嗜酸细胞鉴别有一定困难。但是细胞免疫组化方面的证据表明,炎性肠病虽然有一定程度的嗜酸细胞活化,但是嗜酸细胞的聚集程度明显低于嗜酸细胞性胃肠炎,因此表现为多种炎性细胞的浸润,而嗜酸细胞性胃肠炎患者的胃肠道几乎全部为嗜酸细胞浸润。

（5）结缔组织病：各种血管炎均可累及胃肠道而出现腹痛、消化不良等症状，可能出现不同程度的外周血嗜酸性粒细胞增多。结缔组织病多有全身多系统表现；而嗜酸细胞性胃肠炎病变多局限于胃肠道，小肠黏膜活检有助于鉴别。

（6）药物过敏：多种药物过敏可引起不同程度的外周血嗜酸性粒细胞增多，可能伴有胃肠道反应。根据用药史、其他过敏表现（如皮疹）以及停药后血嗜酸性粒细胞恢复正常，常不难鉴别。

（7）慢性胰腺炎：慢性胰腺炎患者多有腹痛，同时伴有外周血嗜酸细胞增多（17.2%），而且血清淀粉酶与嗜酸细胞的变化相平行，有时与嗜酸细胞性胃肠炎较难鉴别。这些患者多伴有胰腺假性囊肿、腹水及肺渗出，血淀粉酶水平升高，有助于鉴别。

（8）恶性肿瘤：各种胃肠道恶性肿瘤和发生在胃肠道的恶性淋巴瘤常伴有外周血嗜酸细胞增多。在实体肿瘤间质中可有嗜酸细胞浸润，它与肿瘤的细胞类型、分化级别等有关。胃癌的分化度越低，癌组织中嗜酸细胞浸润的机会越多。组织活检时仔细观察，在嗜酸细胞中发现癌细胞等有助于鉴别诊断。

（六）治疗

由于病因和发病机制不确定，目前对本病尚无特效治疗。对于有食物过敏因素的患者，可考虑从饮食中剔除过敏食物。对儿童饮食治疗效果较好，尤其是黏膜层病变型患者，而对成年患者的效果常不理想。对用激素治疗效果不好或有应用激素禁忌证的患者可应用要素饮食，要素饮食尤其适用于本病引起的生长发育迟缓。必要时可用胃肠外营养。

目前，激素是嗜酸细胞性胃肠炎的标准药物治疗。标准治疗方案为泼尼松每日20～40 mg（可分次服用），连续服用7～10 d，之后的2～3个月内逐渐减量，90%的病例症状明显缓解，同时外周血嗜酸细胞水平在2周内恢复正常。小剂量（每日5～10 mg）维持是必要的，因为停药后复发率为50%。局部作用激素布地奈德具有同泼尼松相同的疗效，其优点是首过代谢降低了药物的不良反应。激素治疗效果不佳时，可考虑加用其他免疫抑制剂，如硫唑嘌呤每日50～150 mg，但需注意药物的不良反应。

有报道称口服肥大细胞膜稳定剂色甘酸二钠能够取得一定的疗效，推荐剂量为200 mg，每日4次。抗组胺及肥大细胞稳定剂酮替酚以及白三烯受体拮抗剂孟鲁司特亦能取得临床缓解，外周血嗜酸细胞水平恢复正常，胃肠道嗜酸细胞浸润消失的效果。但是对上述药物的疗效均未行大规模临床试验验证。

嗜酸性胃肠炎一旦确诊，一般不采取手术治疗，即使出现胃幽门梗阻或肠梗阻，也应先采取保守治疗，内科治疗无效时才考虑手术治疗。术后易复发，仍需用激素治疗。

（七）预后

本病预后良好，临床病程具有缓解和复发交替的特点，需要重新应用初始剂量的激素。因此饮食调节和监测激素的副作用很重要。严重患者可能出现急性肠梗阻或慢性营养不良。小规模随诊研究表明本病无恶变的倾向。

（周瑞琼　王　珏　匡少金）

第二节　蛋白丢失性胃肠病

一、定义

　　蛋白丢失性胃肠病本身不是一个独立的原发疾病,而是多种其他疾病的临床表现。因此,在蛋白丢失性胃肠病诊断的背后必有原发病的诊断。本病可以是某些疾病的最突出临床表现,如小肠淋巴管扩张症,此时应当同时做出蛋白丢失性胃肠病的诊断。但是,临床上蛋白质经胃肠道丢失的情况非常常见,按照惯例,在原发病诊断明确且蛋白丢失不严重,或同时存在消化道出血的情况下,并不要求必须同时做出蛋白丢失性胃肠病的诊断。此外,尚有狭义的蛋白丢失性肠病的概念,二者在临床表现和诊治方面并无本质差别。

二、病理生理

　　发生蛋白丢失性胃肠病时各种血浆蛋白均可从胃肠道丢失,包括白蛋白、球蛋白(IgG、IgM、IgA)、补体、凝血因子、转铁蛋白、铜蓝蛋白等,与蛋白质的分子大小无关。虽然血浆蛋白从胃肠道的丢失没有选择性,但各种蛋白的血浆浓度并不是平行降低,而是以血浆白蛋白降低最明显。这一方面是由于白蛋白是血浆中浓度最高的蛋白质,另一方面也与各种蛋白质的代谢速率不同有关,通常代谢速率快的蛋白质血浆浓度降低不明显。白蛋白主要在肝合成,正常人血清白蛋白浓度为 $(35\sim52)$ g/L。血浆蛋白质动力学研究显示正常人体内白蛋白含量约为 4.3 g/L(男性:4.7 g/L,女性:3.9 g/L)。白蛋白的半衰期为 20 d,而肝合成白蛋白的速率为 0.15 g/(kg·d),二者平衡,保持血清白蛋白浓度的稳定。

　　除蛋白质外,发生蛋白丢失性胃肠病时其他血浆成分也可以从胃肠道丢失,如脂类、铁以及其他微量元素。另外,发生淋巴管阻塞引起的蛋白丢失性胃肠病时,淋巴细胞可以从胃肠道大量丢失,血淋巴细胞计数明显减少。

三、病因和发病机制

　　蛋白丢失性胃肠病继发于其他基础疾病,这些基础疾病本身的病因各不相同。据文献报道,可以引起蛋白丢失性胃肠病的基础疾病包括多种消化道本身的疾病以及其他系统疾病。其中有些疾病以胃肠道蛋白丢失为突出表现,有些疾病仅有少数合并蛋白丢失性胃肠病的报道,而有些疾病本身就是少见病。

　　造成蛋白从胃肠道丢失的机制:①胃肠道黏膜破损,如糜烂、溃疡,血浆蛋白直接漏入胃肠道;②胃肠道黏膜完整,但对蛋白质的通透性增加;③胃肠道淋巴管阻塞,或静脉回流障碍,间接造成胃肠道淋巴管内的压力升高。亦可根据发病机制对蛋白丢失性胃肠病进行分类(表35-1)。从表35-1可以看出,有些疾病可以通过上述一种以上的机制导致胃肠道蛋白丢失,例如克罗恩病、小肠淋巴瘤、腹部结核等既可以破坏胃肠道黏膜的完整性,也可以造成胃肠道淋巴管的阻塞。另外,某些疾病引起蛋白丢失性胃肠病的机制尚不完全清楚。

表 35-1　蛋白丢失性胃肠病的发病机制及相关疾病

黏膜破损	黏膜通透性增加	淋巴管阻塞
克罗恩病	Ménétrier 病	小肠淋巴管扩张症
小肠淋巴瘤	系统性红斑狼疮	肠系膜淋巴结结核
肠结核	过敏性疾病	腹膜后纤维化
消化道恶性肿瘤	病毒性胃肠炎	腹膜后肿瘤
溃疡性结肠炎	嗜酸性胃肠炎	小肠淋巴瘤
假膜性肠炎	小肠细菌过度生长	克罗恩病
消化道息肉病	肠道寄生虫感染	肠结核
嗜酸性胃肠炎	艾滋病	缩窄性心包炎
小肠细菌过度生长	肥厚性分泌性胃病	充血性心力衰竭
肠道寄生虫感染	显微镜下结肠炎	淋巴-肠瘘
糜烂性胃炎	胶原性结肠炎	心脏 Fontan 手术后
类癌综合征	乳糜泻	子宫内膜异位
NSAID 肠病	惠普尔病	硬化性肠系膜炎
α 重链病		惠普尔病
淀粉样变		
移植物抗宿主反应		
瓦尔登斯特伦巨球蛋白血症		

四、临床表现

蛋白丢失性胃肠病继发于各种其他疾病,这些基础疾病各有其临床特点。而蛋白丢失性胃肠病本身的共同临床表现主要来自低蛋白血症,这些临床表现不具备特异性,因为低蛋白血症亦可由其他疾病引起。

(一)症状

1. 腹泻

腹泻程度不等,可能主要与原发的胃肠道基础疾病有关,如伴随脂肪和/或糖类的吸收不良则更易出现。腹泻并不是蛋白丢失性胃肠病必然出现的症状。

2. 腹胀

腹胀为消化吸收不良、腹水或基础疾病造成。

3. 腹痛

腹痛与基础疾病有关,不是蛋白丢失性胃肠病的主要症状。

4. 脂溶性维生素缺乏

其在伴随脂肪吸收不良时出现。

5. 乏力

乏力由营养不良引起。

6. 易发感染

免疫球蛋白减少、补体减少、淋巴细胞减少、白蛋白减少以及营养不良均为易感因素,但反复严重感染在蛋白丢失性胃肠病的患者中并不常见。

7. 有出血倾向

虽然存在多种凝血因子的丢失,但出血倾向不常见。

(二)体征

1. 水肿

水肿是蛋白丢失性胃肠病的最突出共同临床表现,主要为双下肢可凹性水肿,也可以有上肢、面部、腹壁甚至全身水肿,但有少数患者可能不出现水肿。肢体不对称水肿可见于淋巴管疾病。

2. 体重减轻及其他营养不良

水肿可部分抵消体重减轻,应注意识别。各种脂溶性维生素缺乏可出现相应体征。

3. 浆膜腔积液

浆膜腔积液通常为漏出性,由白蛋白减少引起。由淋巴管阻塞引起者可为乳糜性。有心包积液时应注意其可能为胃肠道蛋白丢失的病因而非后果。

五、辅助检查

(一)一般检查

1. 血常规

由淋巴管阻塞引起的蛋白丢失性胃肠病,会出现淋巴细胞比例和绝对计数的明显降低。

2. 粪常规

其结果随基础疾病而不同,存在胃肠道黏膜损伤的患者可出现红细胞、白细胞或粪隐血阳性,而其他机制引起本病时该检查结果正常。

3. 血清白蛋白

通常血清白蛋白水平明显降低,其程度较肝疾病和一般肾病显著。

4. 血清免疫球蛋白

可有 IgG、IgM、IgA 水平降低,程度不等。IgE 水平通常不降低。

5. 其他血液成分

补体、凝血因子、转铁蛋白、铜蓝蛋白水平等均可能出现不同程度的降低。

(二)影像学检查

超声、X线、内镜检查等对蛋白丢失性胃肠病没有特异性,但有助于基础疾病的诊断。

(三)证实蛋白质从胃肠道丢失的检查

目前临床应用的用于证实蛋白质从胃肠道丢失的检查分为 3 类:①静脉注入放射性同位素标记蛋白质或其他物质,检测粪便中的同位素活性;②静脉注入放射性同位素标记蛋白质或其他物质,行腹部核素显像,证实存在胃肠道蛋白丢失的同时可对丢失部位进行定位;③直接测定粪便中的内源性蛋白质。选择其中一种检查证实蛋白质从胃肠道丢失即可确诊。以下介绍部分常用检查方法的特点,详细方法可参阅相关文献。

(1)粪便^{51}Cr 白蛋白测定:是诊断胃肠道蛋白丢失的经典方法,自 1961 年开始使用,是第一个公认可以准确诊断蛋白从胃肠道丢失的方法。之后由其衍生出粪便铜蓝蛋白测定等。这种方法的缺点是需要连续收集 48~72 h 无尿液粪便,在临床工作中非常不便。所用同位素的某些特性(如半衰期、污染、价格)也限制了其在临床上的普遍应用。由于新方法不断出现,这种方法目前已极少使用。

(2)粪便 α_1-抗胰蛋白酶测定:α_1-抗胰蛋白酶是一种内源性血清蛋白质,分子量(50 000)与白蛋白(67 000)近似,不主动向胃肠道分泌和重吸收。它具有抗蛋白水解酶的特性,在肠道中不被水解而以原型从粪便排出,但在 pH<3 的环境中被分解。因此,分别测定血清和粪便 α_1-抗胰蛋白酶含量并计算其清除率,可以反映是否存在肠道蛋白丢失并对其定量。检测其清除率时仍需收集多日粪便,但基本不受尿液污染影响。也可以仅测定单次粪便的 α_1-抗胰蛋白酶含量,能够提示是否存在肠道蛋白丢失,但不具备定量价值。本方法的最大优点是不涉及体内应用同位素。本方法自 1977 年首次提出使用,目前仍是临床上常用的诊断蛋白丢失性肠病的方法之一。

(3)^{99m}Tc 标记人血清白蛋白核素显像:静脉注射新鲜标记的^{99m}Tc 人血清白蛋白,按一定时间间隔行腹盆腔 γ 照相,如果出现早期核素胃肠道显影,可以确定有胃肠道蛋白丢失,本方法的敏感性和特异性均较高。也可以用^{99m}Tc 标记右旋糖酐代替人血白蛋白进行核素显像。本方法的优点是不需要收集粪便,相对方便,并可对蛋白丢失部位粗略定位。缺点是不能定量,且涉及同位素的应用。根据文献检索,本方法也是目前临床上比较常用的诊断蛋白丢失性胃肠病的方法。

六、诊断及鉴别诊断

对水肿的低白蛋白血症患者,诊断应当从白蛋白生成不足和丢失过多方面考虑。前者包括摄食和吸收障碍引起的营养不良以及肝硬化时的白蛋白合成能力降低,后者包括白蛋白从肾、胃肠道以及少数情况下经皮肤或向组织间隙的丢失。在排除上述除胃肠道以外的其他因素,尤其是存在消化系统临床表现时,应考虑存在蛋白丢失性胃肠病。

对蛋白丢失性胃肠病的诊断包括两个方面,即证实蛋白从胃肠道丢失和基础疾病的诊断。上述的 3 种证实蛋白质从胃肠道丢失的检查中,有一种结果为阳性,即可确诊蛋白丢失性胃肠病,但存在明显消化道出血时则不能依此做出诊断。关于基础疾病的诊断,由于涉及疾病众多,可参阅相关专著,需要特别注意的是不要忽略其他系统的疾病也可以引起蛋白丢失性胃肠病。

从鉴别诊断的角度,亦应考虑两个方面。第一,应当与其他能够引起水肿和低白蛋白血症的疾病区别,主要包括肝病和肾病,通过疾病的典型临床表现以及证实蛋白质从胃肠道丢失的检查,可以进行鉴别。第二,应当在引起蛋白丢失性胃肠病的基础疾病之间进行鉴别,因为基础疾病的诊断与治疗方法的选择密切相关。以下简介两种典型的蛋白丢失性胃肠病的基础疾病。

(一)小肠淋巴管扩张症

这是蛋白丢失性胃肠病的代表性疾病,早期关于蛋白丢失性胃肠病的研究就是通过本病进行的。本病分为原发性和继发性,原发性小肠淋巴管扩张症属于先天性淋巴管发育异常性疾病,而继发性小肠淋巴管扩张症是腹腔结核、充血性心力衰竭、缩窄性心包炎、腹膜后肿瘤、系统性硬化、腹膜后纤维化、腹腔炎症等直接或间接阻塞淋巴管所致。小肠黏膜乳糜管扩张、破裂导致大量淋巴液从肠道丢失,使本病具备独特的临床特征,即同时存在明显的低蛋白血症和外周血淋巴细胞减少。本病除可有蛋白丢失性胃肠病的一般临床表现外,根据淋巴管阻塞的部位不同,可以出现乳糜性腹水或乳糜性胸腔积液。对小肠淋巴管扩张症,除上述辅助检查外,还应行有关淋巴管疾病方面的检查,包括淋巴管造影和核素淋巴管显像,淋巴管造影结合 CT 检查可使诊断准确率明显提高。内镜检查是诊断小肠淋巴管扩张症的重要手段,尤其是胶囊内镜和小肠镜的广泛应用使本病的诊断率大大提高。黏膜活检发现小肠绒毛内有扩张的淋巴管,可以确诊本病。

(二)系统性红斑狼疮

这是一种常见的自身免疫病,可以累及全身各个系统和器官,尤其是肾、肺和中枢神经系统,消化道也是常见累及部位。系统性红斑狼疮是一种典型的可以引起蛋白丢失性胃肠病的非消化系统疾病,临床上并不少见,但容易被忽视。一个可能的原因是本病更常累及肾,而蛋白尿的出现可以解释低蛋白血症,从而忽略了同时存在的蛋白丢失性胃肠病。但是,经胃肠道的蛋白丢失与分子大小无关,而经肾脏漏出的主要是小分子蛋白。因此,在系统性红斑狼疮患者出现胃肠道症状并有明显低蛋白血症时,需做有关胃肠道蛋白丢失方面的检查,以做出全面的诊断。

七、治疗

(一)基础疾病的治疗

针对基础疾病的治疗是对蛋白丢失性胃肠病的最根本治疗,包括肿瘤的切除、炎症的控制、心力衰竭的纠正等。

(二)对症治疗

1. 静脉输注人血白蛋白

其主要用于有明显水肿和浆膜腔积液的患者,根据具体情况掌握剂量。在未消除基础疾病的情况下,其疗效有限且不持久,尤其是对病史较长的患者。因此,对一般患者不要求积极静脉补充白蛋白来纠正低蛋白血症。

2.营养支持

提高饮食营养质量,特别应当注意各种脂溶性维生素的补充。

3.中链甘油三酯饮食

其主要用于肠道淋巴管阻塞引起的蛋白丢失性肠病,其作用机制是长链甘油三酯主要经淋巴管吸收,而中链甘油三酯主要经门静脉系统吸收。故应用中链甘油三酯饮食可以降低肠道淋巴管内压力,减轻其扩张程度,减少蛋白经肠道的丢失。有效者需要长期应用。

4.手术治疗

淋巴-静脉分流术主要用于小肠淋巴管扩张症,有时可完全缓解病情。对病变局限者(包括肿瘤和其他良性疾病)可以行局部肠道切除,部分患者可以得到根治效果。对缩窄性心包炎可以进行手术治疗。

(聂　淼　韩翠燕　李雪华)

第三节　妊娠期胃肠道疾病

美国食品药品监督管理局(FDA)关于孕妇药物安全等级的划分如下。

A级:在有对照组的研究中,未见到对胎儿危害的迹象,可能对胎儿的影响甚微。

B级:在动物研究中,未见到对胎儿的影响。在动物研究中有不良反应,这些不良反应并未在妊娠3个月的妇女中得到证实。

C级:动物试验显示药物能造成胎仔畸形或死亡,但无妇女对照研究,使用时必须谨慎权衡药物对胎儿的潜在危险。

D级:药物对人类胎儿危险的证据确凿,孕妇使用时必须权衡利害,仅在妇女的生命受到威胁或有严重疾病非用不可时方可使用。

X级:在动物或人类中的研究已表明,药物可导致胎儿异常,已妊娠或可能妊娠的妇女禁用。

一、消化性溃疡

消化性溃疡是一种常见的胃肠道疾病,通常指发生在胃、十二指肠球部的溃疡。消化性溃疡的发生与胃酸、蛋白酶和幽门螺杆菌感染有非常密切的关系。

(一)流行病学

怀孕期间,胃酸分泌减少,胃、十二指肠运动功能下降,而黏液分泌增加,这些特点导致妊娠期患消化性溃疡的概率降低。

(二)病因及发病机制

一般来说,消化性溃疡是对胃和十二指肠黏膜有损害作用的侵袭因素与黏膜自身防御因素之间失去平衡的结果。

(1)胃、十二指肠黏膜的侵袭因素:胃酸和胃蛋白酶。

(2)黏膜屏障受损。

(3)幽门螺杆菌感染:幽门螺杆菌感染与溃疡病的发病关系密切,十二指肠球溃疡患者的幽门螺杆菌检出率为 70%～100%,胃溃疡患者的幽门螺杆菌检出率为 60%～75%,妊娠期妇女患十二指肠球溃疡多是由于感染幽门螺杆菌,引起慢性炎症浸润、表面上皮变形和胃黏膜萎缩等病理改变。

(4)胃、十二指肠运动功能异常。

(三)临床表现

1. 上腹痛

90% 的消化性溃疡患者有上腹部疼痛症状,部位为上腹中部、偏左或右侧,表现为隐痛、钝痛、烧灼样痛或胀痛;疼痛特点为节律性、周期性发作。十二指肠球溃疡疼痛常在两餐之间和夜间出现,进食后可减轻。胃溃疡疼痛多出现在餐后 1 h 左右。溃疡病一年四季均可复发,但常见于秋末至春初气温较低的时候。

2. 其他症状

有上腹饱胀、嗳气、反酸、胃灼热、恶心、呕吐等消化不良的症状。

3. 体征

溃疡活动时上腹部有局限性轻压痛,缓解期无明显体征。

4. 妊娠期消化性溃疡的临床特点

妊娠期妇女患十二指肠球溃疡的概率高于患胃溃疡的概率。妊娠期不易出现活动性消化性溃疡,罕见穿孔、出血等并发症。妊娠后具有消化性溃疡症状的妇女的大多数症状明显好转甚至消失,但半数在产后 3 个月重新出现溃疡症状。

(四)辅助检查

1. 胃镜检查及胃黏膜组织活检

这是确诊消化性溃疡首选的检查方法。消化内镜已用于许多消化系统疾病的诊断和治疗。胃镜可帮助诊断食管、胃、十二指肠疾病,较其他诊断手段对胎儿影响较小。1993 年 Cappell 等入组 20 例妊娠期妇女,行上消化道内镜检查,结果显示 7 例患有食管炎,2 例患十二指肠球溃疡,3 例胃炎,2 例患食管黏膜撕裂症,无 1 例出现并发症。

2. X 线钡剂检查

该检查为帮助诊断消化性溃疡的较好检查手段,但由于使孕妇处于放射性暴露,要慎用。

幽门螺杆菌检测:包括快速尿素酶试验、组织学检查、幽门螺杆菌培养、^{13}C 或 ^{14}C 尿素呼气试验、粪便幽门螺杆菌抗原检测和血清学检查。

(五)诊断及鉴别诊断

1. 诊断

标准典型的节律性和周期性上腹部疼痛是诊断溃疡病的重要依据,但如果既往确诊过溃疡病或曾有上消化道出血史,更应高度怀疑溃疡病的可能。确诊要依靠胃镜检查。对于妊娠期妇女而言,X线钡剂胃肠道造影有放射线暴露,要谨慎应用。

2. 鉴别诊断

需要鉴别消化性溃疡与胃癌、胃泌素瘤。

胃癌所引起的恶性溃疡的内镜表现:①溃疡形状不规则,较大;②底凹凸不平,苔污秽;③边缘呈结节状隆起;④周围皱襞中断;⑤胃壁僵硬。活检可以确诊。

胃泌素瘤引起的溃疡多发生在不典型部位(十二指肠降段、横段或空肠近端),同时常伴有腹泻等其他症状。

需要鉴别妊娠期消化性溃疡与食管黏膜撕裂症。剧烈干呕、呕吐和致腹内压骤然增加的其他情况,造成胃的贲门、食管远端的黏膜和黏膜下层撕裂,并发大量出血,称为食管黏膜撕裂症。妊娠期间尤其在早孕阶段,出现恶心、呕吐及上消化道出血,会误诊为消化性溃疡。明确诊断要依靠胃镜检查。

(六)治疗

抗溃疡病的治疗药物包括三大类,一类为抗胃酸药物,包括碱性抗酸药、抗胆碱能药、H_2受体拮抗剂和质子泵抑制剂;二类为增强黏膜防御能力的药物,包括胶体铋剂、硫糖铝和前列腺素;三类为抗 Hp 治疗药,在妊娠期不用,故主要介绍前两类。

妊娠期溃疡病的治疗原则:①抗酸药为一线药物;②抗酸药无效时考虑给予 H_2 受体拮抗剂;③不常规推荐使用质子泵抑制剂;④硫糖铝可以在溃疡面形成保护层,仅10%的口服铝盐能被吸收,这类药物被认为对妊娠期妇女是安全的。

1. 抗酸药

抗酸药有氢氧化铝、铝碳酸镁等,注意避免便秘。

2. 抑酸药

(1)H_2受体拮抗剂:西咪替丁、雷尼替丁都能通过胎盘屏障,并能进入乳汁,故孕妇及哺乳妇女慎服。FDA 关于法莫替丁(高舒达)对妊娠的安全性分级为 B 级。

(2)质子泵抑制剂:无妊娠期使用奥美拉唑和埃索美拉唑的循证医学临床资料,动物实验未显示对胚胎或胎儿发育有直接或间接的损害作用,但给妊娠期妇女使用应慎重。有零星报道孕妇应用奥美拉唑是安全的。FDA 将奥美拉唑划分为 C 级药物。

3. 胃黏膜保护药

FDA 将硫糖铝划分为 B 级。基本作用是与胃蛋白酶结合,抑制该酶分解蛋白质,在胃酸的作用下分解出氢氧化铝和硫酸蔗糖复合物,可聚合成不溶性带负电的胶体,在胃黏膜上形成保护膜,有利于黏膜的再生和溃疡的愈合。

二、急性脂肪肝

妊娠期急性脂肪肝(acute fatty liver of pregnancy,AFLP)是一种少见的、原因未明

的急性肝脂肪变性,妊娠期特发,多出现于妊娠晚期,常伴有肾等多脏器损害。

(一)流行病学

国外报道妊娠期脂肪肝的发病率较低,为 1/(7 000～15 000)。

(二)病因及发病机制

目前证据提示线粒体或脂肪酸中间代谢获得性异常可能是本病的发病原因。而肝内脂肪代谢障碍引起多脏器损害,则肾、胰腺、心脏等均有微血管脂肪变形。

(三)临床表现

(1)多发生在妊娠晚期(平均孕周 37.5 周)。

(2)常发生于初产妇。

(3)多见于怀男胎的孕妇。

(4)患者常表现为全身乏力、厌食、恶心、呕吐、上腹痛和进展性黄疸,其中呕吐多见。

(5)半数孕妇出现高血压、蛋白尿和水肿——先兆子痫的症状。

(6)显著出血倾向,出现皮肤瘀点、瘀斑、消化道出血、齿龈出血等症状时已属于病程晚期。

体征:查体常表现肝大。

(四)辅助检查及实验室检查

1. 实验室检查

(1)血常规检查:白细胞明显增多,以中性粒细胞为主,出现幼红细胞、血小板减少。

(2)血生化检查:①血清胆红素增多,以结合胆红素为主,总胆红素浓度很少超过 200 μmol/L,尿胆红素阴性。②血清谷丙转氨酶轻、中度增多,一般在 300 U 以下。③出现持续性重度低血糖是本病的显著特征。④血清碱性磷酸酶浓度升高,可高达正常孕妇的 10 倍。⑤凝血因子异常:凝血酶原时间和部分凝血活酶时间延长,抗凝血酶Ⅲ浓度下降,纤维蛋白原显著减少。⑥3P 试验可为阳性。

2. 辅助检查

肝 B 型超声显示为脂肪肝回声特点。CT 的敏感性不如超声,表现为不同程度的肝密度降低。

(五)诊断及鉴别诊断

1. 诊断

妊娠晚期孕妇突发无原因的恶心、呕吐,继而出现黄疸,常无瘙痒,B 超显示脂肪肝的回声特点,排除其他疾病,考虑急性脂肪肝。

2. 鉴别诊断

需要鉴别本病与急性重型肝炎和妊娠肝内胆汁淤积症。

(1)急性重型肝炎:临床表现与急性脂肪肝酷似,但病毒性肝炎指标阳性,血清转氨酶浓度显著升高(浓度≥1 000 U/L),肾衰竭出现得较晚,结合腹部 B 型超声基本可排除本病,确诊需依赖肝穿刺、组织活检,乙肝患者肝活检可发现肝细胞广泛坏死。有报道称在急性脂肪肝发病 53 d,肝细胞内仍可见到脂肪浸润。

（2）妊娠期肝内胆汁淤积症：是妊娠期黄疸的最常见原因。皮肤瘙痒是本病的首发症状及主要症状，一般健康状况良好，无明显呕吐及其他疾病症状。血清胆红素和转氨酶仅轻度增多，分娩后瘙痒及黄疸消退，肝功能迅速恢复正常。

(六)治疗

尚无特效药物，一般按急性肝衰竭处理。

（1）一般治疗：卧床休息，选择低脂肪、低蛋白、高糖类饮食。

（2）营养支持治疗：给予积极支持疗法，补充高渗葡萄糖液，纠正低血糖、水和电解质紊乱。

（3）补充凝血因子：给予大量含凝血因子的新鲜冷冻血浆，纠正凝血因子消耗。

（4）纠正低蛋白血症：给予人体白蛋白，静脉滴注，20～40 g/d,有助于减轻黄疸，降低脑水肿的发生率。

（5）给予保肝药物：将维生素 C、维生素 K 加入 5% 的葡萄糖溶液中，静脉滴注，改善肝功能及促进凝血酶原、纤维蛋白原和某些凝血因子的合成。静脉滴注葡醛内酯(肝泰乐),0.1～0.2 g/d,有护肝、解毒作用。对非妊娠期脂肪肝患者给予甘利欣和易善复，进行降酶保肝治疗，这两种药的说明书未提及孕妇禁用，甘利欣可以降低转氨酶浓度，易善复具有使受损的肝功能和酶活力恢复正常，调节肝能量平衡，促进肝组织再生等生理功能，但检索文献未找到相应的 FDA 妊娠药物分级，也未检索到相应的孕妇用药的临床研究。因此医师根据情况酌情应用。

（6）及时终止妊娠：一旦临床诊断妊娠期急性脂肪肝，不管胎儿是否成熟，能否存活，均应及早终止妊娠。如能在轻症病例中早期诊断，在肝外并发症发生以前终止妊娠，可以大大改善预后。

三、病毒性肝炎

病毒性肝炎是肝炎病毒引起的全身性传染病，主要累及肝。在我国妊娠合并病毒性肝炎的病死率为 5.4%～6.6%。

(一)流行病学

目前致病的肝炎病毒至少分为甲、乙、丙、丁、戊型，其中甲肝和戊肝主要经粪口传播，有季节性，可引起暴发流行，孕妇患甲肝，病死率不高，但患戊肝病死率很高，病死率为 10%～20%。而乙肝、丙肝和丁肝主要经血液通过输血、注射、皮肤破损、性接触等途径传播，无明显季节性，多为散发，较易演变为慢性。甲肝的平均潜伏期为 30 d(15～49 d),乙肝的平均潜伏期为 70～80 d(28～160 d),丙肝的平均潜伏期为 7.4 周(2～26 周),丁肝的平均潜伏期为 4～20 周,戊肝的平均潜伏期为 36 d(15～75 d)。

(二)临床表现

妊娠中、晚期的发病率明显高于早孕期，且病情多较重，重症肝炎的发病率较非孕期重症肝炎的发病率高，预后不佳。

1. 妊娠期甲型肝炎

其可发生在妊娠各期,起病急,前驱期症状有厌食、腹部不适、腹痛、呕吐、头痛、肌肉痛、腹泻等,可出现黄疸及皮肤瘙痒,一般病情轻,病程短,但可演变为重型肝炎。

2. 妊娠期乙型肝炎

发病率为非孕期的 65.5 倍。发生于妊娠早期者症状较轻,晚期症状较重。妊娠晚期发病者的消化道症状较明显,起病急剧,中毒症状明显,黄疸急骤升高,凝血异常,出现不同程度的肝性脑病,病死率较高。

3. 妊娠期丙型肝炎

其与乙型肝炎相似,发病更为严重,尤其在妊娠最后 3 个月;急性重型肝炎的发病率明显高于非孕妇,病死率为 10%～20%。

4. 妊娠期丁型肝炎

乙型肝炎感染的人群对丁肝易感性强,易发生乙型肝炎病毒(HBV)、丁型肝炎病毒(HDV)重叠感染而加重病情,但这方面报道较少。

5. 妊娠期戊型肝炎

临床型戊肝可表现为急性黄疸型、急性无黄疸型或重症肝炎。6～9 个月孕妇更容易出现重症肝炎,临床表现与甲肝很难区别,孕妇患病后病死率为 10%～20%,明显高于非孕妇。

6. 病毒性肝炎对妊娠的影响

(1)妊娠并发症增多,围生儿死亡率升高。

(2)母婴垂直传播:包括产时传播、宫内传播和母乳传播,产时传播包括甲肝和乙肝传播。宫内传播:甲肝不能通过胎盘屏障,不会发生宫内传播。一部分乙肝可出现宫内感染,这与孕妇血清中 HBsAg 高滴度、HBeAg 阳性及 HBV-DNA 阳性有关。乙肝孕妇存在通过哺乳发生母婴垂直传播的危险性。

丙型肝炎病毒(HCV)是否存在垂直传播尚不明确,垂直传播不是 HDV 的主要传播方式。戊型肝炎病毒(HEV)不存在垂直传播。

(三)实验室及辅助检查

与非妊娠期病毒性肝炎相似,实验室检查主要为检测血清病毒性肝炎标记物。

(四)诊断及鉴别诊断

诊断同非孕期病毒性肝炎相同,根据病史、临床表现和实验室检查中病毒标记物的检测来明确诊断。需要鉴别本病与妊娠期急性脂肪肝、妊娠期肝内胆汁淤积症及妊高征引起的肝损害。

1. 妊娠期急性脂肪肝

起病急,突发上腹部疼痛,恶心,呕吐,迅速出现严重黄疸、神志障碍,很快出现肝性脑病,有严重出血倾向。实验室检查:血清肝炎病毒标记物均为阴性,血谷丙转氨酶、胆红素浓度升高,持续性低血糖。发病后很快发生胎死宫内。

2. 妊娠期肝内胆汁淤积症

全身瘙痒明显,轻度黄疸,一般情况良好,ALT、AST、总胆红素(TBIL)浓度轻度升高,产后黄疸迅速消退,预后良好。

3. 妊高征

妊高征引起的严重并发症会出现溶血、肝转氨酶水平升高和血小板减少,可出现黄疸、右上腹疼痛,但在此前,已出现高血压、水肿、蛋白尿等妊高征特征,易于鉴别。

(五)治疗

1. 一般治疗

注意休息及适当营养,给予低脂肪、低蛋白、高糖类、清淡饮食。

2. 护肝药物

将维生素 C、维生素 K_1 加入 5％ 的葡萄糖溶液中,静滴,改善肝功能及促进凝血酶原、纤维蛋白原和某些凝血因子的合成。静脉滴注葡醛内酯(肝泰乐),0.1～0.2 g/d,有护肝、解毒作用。给予甘利欣 150 mg/d,将其加入 5％ 的葡萄糖溶液中,静脉滴注,降酶保肝治疗,甘利欣的药品说明书中未提及孕妇禁用,但检索文献未找到相应的 FDA 妊娠药物分级,也未检索到相应的孕妇用药的临床研究。因此医师根据情况酌情应用。

3. 抗病毒治疗

对慢性乙型肝炎病毒患者抗病毒治疗,但抗病毒治疗前,必须明确 HBV 在体内呈活跃复制状态,检测患者 HBV-DNA 阳性,说明 HBV 呈复制状态,给予抗病毒治疗。

(1)拉米夫定:一种合成的二脱氧胞嘧啶核苷类药物。口服拉米夫定 100 mg/d,2～4周,血清 HBV-DNA 水平可明显下降,但该药的 FDA 孕妇用药分级属于 C 级。

(2)泛昔洛韦:一种鸟苷类似物。可以抑制 HBV-DNA 复制。剂量为 500 mg,每日 3次。该药的 FDA 孕妇用药分级属于 B 级,可以酌情应用。

(3)阿地福韦:一种腺苷核苷酸类似物,可显著降低血清 HBV-DNA 水平,增加 HBeAg 血清转换率,对野生株及拉米夫定抵抗的变异株均有效,常用剂量为 10 mg/d。FDA 孕妇用药分级属于 C 级。

(4)干扰素:干扰素可抑制 HBV 的复制,也是慢性丙型肝炎的首选药物,但 FDA 孕妇用药分级属于 C 级,医师要酌情。

(5)中药:可以改善症状及肝功能,有较好疗效,对病毒也可能存在一定的作用,但对孕妇及胎儿的营养还需做大规模的临床研究。

四、妊娠期急性胰腺炎

急性胰腺炎指胰腺消化酶被激活,对胰腺组织自身消化所致的急性疾病。妊娠并发胰腺炎的发病率为 1/1 000～1/12 000,可发生在妊娠的任何时期,多发生于妊娠晚期及产褥期。妊娠晚期并发重症急性胰腺炎的概率高。

(一)病因及发病机制

与非妊娠期急性胰腺炎相似,胆道疾病仍然是妊娠期急性胰腺炎发病的第一位诱发因素,不同于非妊娠期急性胰腺炎的是,高脂血症在妊娠期急性胰腺炎发病中所占的比率高于饮食因素,成为发病第二位诱发因素。

其他原因如肿瘤、胰管结石、α_1-抗胰蛋白酶缺乏症、高钙血症。壶腹乳头括约肌功能不良、药物和毒物、ERCP术后、十二指肠乳头旁憩室、外伤、腹部手术后、胰腺分裂、壶腹周围癌、胰腺癌、血管炎、感染、自身免疫（系统性红斑狼疮，干燥综合征）等原因少见。

妊娠对急性胰腺炎的影响有以下几方面。

（1）妊娠期胆囊增大，张力减弱，胆汁浓缩，子宫增大，对胰管有机械性压迫作用。高脂高蛋白饮食后，胆汁及胰液排出受阻，引起急性胰腺炎。

（2）妊娠期体内胎盘催乳素等内分泌因子浓度剧增，促使血清中甘油三酯降解，释放大量游离脂肪酸，引起胰腺坏死。

（3）妊娠期各系统适应性生理变化使病情加重，易发生休克等严重并发症。

（4）受妊娠状态影响，临床表现往往不典型，诊断易被延误。

（二）临床表现

腹痛是急性胰腺炎最常见的症状，腹痛多与体位有关，仰卧时腹痛会加剧，而取屈髋侧卧位或弯腰前倾坐位时腹痛常会缓解。80%的患者会出现恶心和呕吐，呕吐物常为所进食物，呕吐后腹痛不减轻。少数患者出现皮肤、巩膜黄染、腹胀、腹泻等症状。

体征：上腹压痛伴肌紧张和反跳痛，肠鸣音减弱，发热，有皮下瘀斑、皮下结节、腹水。然而与非妊娠期急性胰腺炎比较，妊娠期急性胰腺炎腹部体征与其所致剧烈腹痛相比相对较轻。有症状重、体征轻的特点。

（三）实验室及辅助检查

1. 实验室检查

（1）血淀粉酶、脂肪酶：血淀粉酶水平在起病后 6～12 h 开始升高，持续 3～5 d，一般高于正常值的 3 倍或以上，结合其他检查可诊断急性胰腺炎；血脂肪酶水平常在发病后 24 h 开始上升，特异性较高，对急性胰腺炎诊断的价值高；血清淀粉酶和脂肪酶活性和疾病严重程度没有相关关系。

（2）血常规：急性胰腺炎患者早期会有血常规中白细胞增多。

（3）血钙、血糖：持续性低钙（低于 2 mmol/L）及持续性空腹血糖水平升高（高于 10 mmol/L）常提示重症急性胰腺炎。

（4）血脂：文献报道急性胰腺炎发病时，如甘油三酯水平高于 11 mmol/L(1 000 mg/dL) 可考虑发病诱因为高脂血症。

（5）C 反应蛋白（CRP）：如 48 h 后 C 反应蛋白值超过 150 mg/L，则提示预后差。

2. 影像学检查

（1）腹部 B 型超声：中国急性胰腺炎指南提出在发病初期 24～48 h 行 B 超检查，可以初步判断胰腺组织形态学变化，同时有助于判断有无胆道疾病。

（2）腹部 CT：中国急性胰腺炎指南推荐将 CT 扫描作为诊断急性胰腺炎的标准影像学方法。必要时可以进行增强 CT(CE-CT)或动态增强 CT 检查。但建议在 72 h 后进行 CT 评价急性胰腺炎的严重程度。

（3）磁共振胰胆管造影（MRCP）：对怀疑胆道疾病的患者可做 MRCP 来明确诊断。

(四)诊断及鉴别诊断

1.诊断标准

临床上表现为急性、持续性腹痛(偶无腹痛),血清淀粉酶活性增强,其值不低于正常值上限的3倍,影像学提示胰腺有(无)形态改变,并排除其他疾病。可有(无)其他器官功能障碍。少数病例血清淀粉酶活性正常或轻度增强。

2.鉴别诊断

妊娠合并急性胰腺炎的临床表现不典型,误诊率较高。

(1)严重的早孕反应可与急性胰腺炎的早期表现混淆。

(2)妊娠中、晚期由于子宫增大,大网膜不能对炎症形成包裹局限,使炎性渗出物流至下腹部,引起疼痛或腹泻,可被误诊为阑尾炎或急性胃肠炎。

妊娠中、晚期急性胰腺炎发生的腹痛症状还可与流产、早产及正常分娩时的宫缩痛相混淆。重症胰腺炎的腹膜炎体征可被误认为胎盘早剥。

(3)合并妊高征者易和胎盘早剥、HELLP综合征相混淆。产后子宫回缩至盆腔内,腹壁更加松弛,炎性渗出物易积聚在盆腔,使腹痛症状不典型,并被产后宫缩痛所掩盖。出现胰腺炎腹部不适时患者自认为是与妊娠有关,这类患者大多就诊于产科。

(五)治疗

轻症急性胰腺炎一般有自限性,大多数人可以在密切监测下顺利度过。重症急性胰腺炎的治疗如下。

1.监测病情变化

监测血压、脉搏、尿量、体温等,监测生化指标变化(如血常规、血淀粉酶和脂肪酶、血钙、血糖、血电解质、肌酐、尿素氮),密切监测心、肺、肾功能,以及产科胎心、胎动和宫缩等。

2.维持生命体征、水和电解质平衡及营养支持

目的是纠正水、电解质紊乱,发生急性胰腺炎时机体处于高分解代谢状态,应给予足够的能量供应,防止局部及全身并发症。治疗过程中要充分考虑到胎儿生长对营养的要求,尽早给予静脉营养支持。

3.抑制胰液分泌生长抑素及其类似物(奥曲肽)

可以通过直接抑制胰腺外分泌而发挥作用,中国急性胰腺炎指南主张在重症急性胰腺炎治疗中应用。奥曲肽的用法:首次剂量0.1 mg,继以$25\sim50~\mu g/h$维持治疗。对于妊娠期妇女应用生长抑素是否安全,美国FDA关于生长抑素动物试验中,生长抑素对妊娠的安全性分级为B级,对于人类妊娠的安全性,国内外少量个案报道显示应用生长抑素未发现新生儿畸形及发育障碍。

4.针对病因治疗

应尽可能明确急性胰腺炎病因,并努力去除病因,以防复发。如胆管结石患者,医师要考虑是否需要做逆行胰胆管造影(ERCP)及内镜下奥迪括约肌切除术。胆源性急性胰腺炎合并胆道梗阻而短期内未缓解者,首选经十二指肠镜下行奥迪括约肌切开取石及鼻胆管引流,已被证实对母亲和胎儿相对安全。

5.应用抗生素

对轻症非胆源性急性胰腺炎不推荐常规使用抗生素。中国急性胰腺炎指南对抗生素的应用原则:对于胆源性轻症急性胰腺炎,或重症急性胰腺炎应常规使用抗生素。由于存在血胰屏障,选用的药物应在胰腺组织中有较高的浓度并对坏死胰腺组织中的常见病原菌有良好的抗菌活性。

抗生素应用方案:非妊娠期推荐甲硝唑联合喹诺酮类药物为一线用药,但喹诺酮类药物属于孕妇慎用的 C 类药物,因此最好选用亚胺培南(泰能,妊娠 B 级药物)或根据药敏结果调整药物,疗程为 7~14 d,特殊情况下可延长应用期。

6.血液滤过治疗

高血脂是妊娠期急性胰腺炎的主要诱因,国外推荐发病时血脂水平升高达2 000 mg/dL 时给予血液滤过治疗。近年研究显示炎性细胞因子释放紊乱是重症急性胰腺炎发病的重要因素,采用血液滤过治疗调控细胞因子释放,可终止过度的炎症反应。中华医学会消化病分会最新修订的重症急性胰腺炎指南中推荐对于伴有器官衰竭的患者给予血液滤过治疗。

7.及时终止妊娠

急性胰腺炎虽非终止妊娠的适应证,早期、准确的诊断,正确、适当有效的治疗措施,以及产科严密的监测可很好地保护胎儿。但若有以下情况:①明显的流产或早产征象;②胎儿宫内窘迫;③严重感染或多器官功能障碍综合征(MODS);④已到临产期,应以最快、对母体影响最小的方式终止妊娠,以保证母亲的安全。在终止妊娠的决策过程中应以保全孕妇的生命为首要目标,不应为了胎儿而过分延误,也不能因为治疗胰腺炎的需要而盲目伤害胎儿,导致最佳治疗时机的丧失。

(綦淑杰　王　珏　贾玉华)

第四节　放射性胃肠道损伤

一、概念

放射性胃肠道损伤是指放射线照射引起的胃肠道损伤,是放射治疗常见的并发症。损伤早期胃肠上皮细胞更新受抑制,随后黏膜下小动脉受损,引起胃肠壁缺血,晚期肠壁组织受累,出现狭窄、穿孔、腹腔脓肿、瘘管形成和肠粘连等。临床主要表现为恶心、呕吐、胸痛、腹痛、腹泻、便次增多、黏液脓血便甚至鲜血便等,治疗非常困难。

根据放射性胃肠道损伤累及的部位不同,又分别称为放射性食管炎、放射性胃炎、放射性肠炎(包括放射性小肠炎、放射性结肠炎和放射性直肠炎)。

发生在放疗期间或其后的一段时间内的胃肠道损伤称为急性放射性胃肠道损伤,症状持续 3 个月或以上则为慢性放射性胃肠道损伤。

二、流行病学

放射性胃肠道损伤最早在 1897 年由 Walsh 首次报道。20 世纪 70 年代,放射性胃肠道损伤的发病率为 2.5%～25%。临床以放射性肠炎居多,国内报道放射性肠炎的发病率为 2.7%～20.1%。近年来,放射治疗作为肿瘤综合治疗的一部分得到广泛应用,取得了较好疗效。伴随着恶性肿瘤远期存活率不断提高,放射性胃肠道损伤的发病率也有增多的趋势。但由于许多患者因原发的恶性肿瘤死亡或失访,慢性放射性胃肠损伤的发病率较难确定。

三、病因病理

(一)胃肠道放射性损伤发生的相关因素

(1)放疗剂量与照射时间:不论用何种放射源,在 5 周内照射量超过 50 Gy,患者严重的放射性胃肠道损伤的发生率都会明显升高。肿瘤治疗所需放射剂量与产生放射性胃肠损伤的放射剂量非常接近,因此放射治疗的安全范围很小,很易发生胃肠道并发症。放射剂量低于 40 Gy,有时也可以导致放射性胃肠损伤。

(2)不同部位对放射的耐受不一。

食管可耐受 60～75 Gy,胃可耐受 45～50 Gy,小肠可耐受 45～65 Gy,结肠可耐受 45～60 Gy,直肠可耐受 55～80 Gy。胃肠道的不同部位对辐射耐受性从强到弱依次为直肠、乙状结肠、横结肠、回肠、空肠、十二指肠和胃。淋巴组织对放射极度敏感,因末端回肠含有丰富的淋巴结,所以其放射性肠炎的发病率最高,为 30%～50%。小肠比结、直肠对放射的耐受性差,但由于肠蠕动使小肠不断改变位置,不至于接受连续照射,故罕有超过耐受剂量而发生小肠损伤的。直、结肠位置相对固定,且在大多数常见妇科恶性肿瘤的治疗中,采用腔内照射较多,腔内照射所接受的剂量比外照射高得多,故更易发生放射性结肠炎和放射性直肠炎。有报道,在妇科肿瘤根治性放疗常规照射中,急性反应发生率可高达 80% 以上。

(3)有腹部手术或盆腔炎史、局部肠粘连固定者易发生放射性肠炎。

(4)年龄与放射性胃肠损伤的发生有关,40 岁以下患者更易发生。

(5)个体差异对胃肠道放射性损伤的发生有一定影响。

消瘦、化疗、体弱、贫血、炎症性肠病、糖尿病、高血压、血管硬化性疾病和憩室病等可增加放射性胃肠道损伤的发生率。

发生严重的急性放射性胃肠损伤的患者,发生慢性放射性胃肠损伤的危险性升高,但放疗期间没有发生急性放射性胃肠损伤的患者仍有可能发生严重性的慢性放射性胃肠损伤。

(二)发病机制

放射性胃肠道损伤的发病机制很复杂,尚未完全明确。研究较多的是放射性肠炎,肠道损伤的发生主要与电离辐射的直接损伤和进行性血管炎所导致的慢性间接损伤有关。放射线对胃肠道的损伤,可以从可逆性黏膜结构改变直至慢性纤维增厚的伴有溃疡的肠炎。

1. 上皮细胞增生受抑制

胃肠黏膜的更新是通过干细胞增殖而完成的。放射线抑制了干细胞的增殖,干扰了黏膜的更新,发生黏膜病变。增殖迅速的细胞对照射最敏感,遭到损伤的危险性最大,而血管、间质结缔组织的病变进展相对较缓慢。如果放射剂量不太大,在照射停止后1~2周间上皮细胞的分裂可迅速恢复,黏膜病变亦可修复。

2. 肠黏膜下小动脉受损

肠黏膜下小动脉内皮细胞对放射线极为敏感,常在黏膜急性损伤后数周出现细胞肿胀、增生、纤维样变,形成闭塞性血管炎,最后导致肠壁缺血、黏膜糜烂、溃疡。如有肠道细菌的入侵,可使肠道损伤进一步加重。

3. 肠壁组织受损

经广泛照射后肠壁呈水肿,各层纤维母细胞增生,结缔组织和平滑肌呈透明样变,最后致纤维化、肠管狭窄。由于胶原再合成受抑制,肠壁易穿孔。

4. 前列腺素和COX

近年研究表明,前列腺素和COX对于胃肠道有积极的保护作用。

(三)病理

病理分3期。

1. 急性期病变

其指在照射中或照射后即发生的病变,包括异常的上皮细胞增殖和成熟;隐窝细胞有丝分裂减少;黏膜变薄,绒毛缩短;毛细血管扩张;黏膜充血、水肿、广泛的炎细胞浸润和隐窝脓肿。如果照射量大而持久,黏膜可发生局部或弥漫性糜烂和溃疡。

2. 亚急性病变期

其指照射后2~12个月发生的病变。黏膜有反复、不同程度的损伤、再生和愈合。血管损伤最为突出。肠黏膜下小动脉的内皮细胞肿胀,与基底膜分离,最后发生变性,使管腔闭塞。黏膜下层纤维增生,出现大量异形的放射性纤维母细胞。血管内膜下出现大的"泡沫"细胞,这对人类放射性血管损害有诊断意义。缺血严重可引起溃疡、穿孔、脓肿、肠瘘。

3. 慢性期病变

其指照射12个月后发生的病变,是隐伏的血管闭塞引起的病损。慢性病变因血管病损发展缓慢,肠壁缺血程度不重而迁延不愈。症状多在放射后1~5年出现,受累的部位有糜烂、深溃疡、肠壁增厚、瘢痕收缩、狭窄和瘘管形成,可进一步发生肠梗阻、腹膜炎、腹腔脓肿等。照射区正常组织被瘢痕组织所替代,肠襻间瘢痕愈合,呈"饼状融合",形成"冰冻骨盆"。小肠病变严重时,黏膜绒毛萎缩及黏膜下微淋巴管阻塞,造成吸收不良。直肠的慢性病变除溃疡与糜烂外,残存腺体增生,杯体细胞大而增多,可引起黏液便及血便。晚期可发生癌变,但不多见,在临床上很难与原有癌肿复发区别。

四、临床表现

临床表现有恶心、呕吐、胸痛、腹痛、腹泻、便次增多、里急后重、血便、瘘管形成、吸收障碍、贫血等。

(一)早期表现

可在放疗后数小时发生,多数出现在放疗后 1～2 周。常表现为恶心、呕吐、食欲缺乏、腹痛、腹泻、便次增多、脓血便和里急后重。由于血液和淋巴液不断从损伤的小血管和淋巴管外流,加之频繁的呕吐及腹泻导致大量液体丢失而造成水、电解质紊乱和循环衰竭。如肠腔内毒素及细菌直接进入血液,引起中毒和感染,可加重症状,这是急性放射性肠炎患者死亡的主要原因。急性肠梗阻、肠穿孔罕见。

(二)晚期表现

晚期表现复杂多样,与受损部位、肠壁血管炎以及持续病变密切相关。症状多在放疗后 6～18 个月出现,晚的可在 10 年后甚至 30 年后才出现。因受损部位不同,表现各异。

(1)放射性食管炎:表现为吞咽痛、胸骨后痛、胸骨后烧灼感、呕吐、呕血等。

(2)放射性胃炎:表现为上腹痛、呕吐、呕血等,可发生穿孔和幽门梗阻。

(3)放射性小肠炎:在晚期以吸收不良为主要表现,伴有间歇性剧烈腹痛、恶心呕吐、腹胀、血样腹泻、脂肪泻、消瘦、乏力、贫血、梗阻等,小肠发生狭窄时肠内容滞留所致大量细菌繁殖、小肠结肠瘘及小肠胆盐吸收不良均加重腹泻。

(4)放射性结肠、直肠炎:主要症状为腹泻、腹痛、便血、黏液便及里急后重。并发狭窄时出现完全或不完全肠梗阻表现。严重病损可并发瘘管形成、腹腔或盆腔脓肿及腹膜炎。粪形变细、排便困难提示直肠受累严重。患者普遍有吸收不良和营养不良。晚期可有癌变。

五、辅助检查

(一)实验室检查

患者可有外周血白细胞计数明显减少。晚期患者可有血红蛋白和白蛋白水平下降,合并感染可有白细胞计数增多。部分患者便隐血和苏丹Ⅲ染色呈阳性。但均对诊断和鉴别诊断没有价值。

(二)影像学检查

放射性胃肠道损伤的 X 线表现缺乏特异性。X 线钡剂和钡灌肠检查有助于病变范围及性质的确定。

钡剂造影时可见胃肠黏膜局限性增厚、皱襞不规则、管壁僵硬、肠管狭窄及扩张、溃疡和瘘管形成等。一些征象酷似癌,鉴别很困难。

(三)内镜检查

急性期可见胃肠道黏膜充血、水肿、颗粒样改变,黏膜脆性增加,接触易出血。重者可见糜烂溃疡。

慢性期可见黏膜增厚、变硬及特征性的毛细血管扩张、溃疡和肠腔狭窄。严重者肠壁坏死穿孔,形成瘘管,如直肠-阴道瘘、直肠-膀胱瘘。

按 Sherman 评分标准,将放射性肠炎内镜下表现按严重程度分为 4 级。

Ⅰ级:黏膜局限或慢性充血、血管扩张、组织变脆,容易出血及触血,可伴糜烂无溃疡。

Ⅱ级:溃疡形成,呈圆形或不规则形,表面附灰白苔样坏死物,边缘平坦,如个别边缘隆起,有周堤形成者应疑有癌变发生。

Ⅲ级:除溃疡外有各种程度直肠炎,同时伴肠腔狭窄。

Ⅳ级:除溃疡、直肠炎外,伴瘘管形成,常见阴道直肠瘘。

对放射性肠炎者行结肠镜检查时应注意并发症,晚期腹腔有广泛粘连形成时影响插入,易穿孔。疑有穿孔和肠瘘形成者,应属于相对禁忌范围。

(1)小肠吸收功能检查:包括粪便脂肪测定、维生素 B_2 及 D-木糖吸收试验,有助于了解小肠的吸收功能和诊断。

(2)血管造影:肠系膜血管造影有助于发现小血管病变,对放射性肠炎的早期诊断与鉴别诊断有一定价值。

(3)一氧化氮测定:近年来试验发现急性放射性肠炎的肠组织匀浆中一氧化氮含量明显高于正常值,提示一氧化氮测定在放射性肠炎的早期诊断中有一定应用价值。

(4)直肠指检:在发生放射性直肠炎时可有直肠前壁水肿、增厚、变硬、指套染血,有时触及溃疡及瘘管。

六、诊断和鉴别诊断

临床诊断多数不难,有明确的射线接触史,并超过剂量阈值,结合临床表现和相关检查,可以确定病变部位及性质,明确诊断。但一些晚期病变同肿瘤复发和转移的鉴别非常困难,特别是在放疗后数年才出现症状,临床医师可能将症状解释为恶性疾病复发,常常需要依靠内镜活检来鉴别诊断。

在鉴别诊断时还要注意鉴别反流性食管炎、霉菌性食管炎、胃溃疡、溃疡性结肠炎、克罗恩病、肠结核、淋巴瘤、细菌和阿米巴痢疾、小肠吸收不良综合征等。

七、治疗

治疗十分困难。主要采取对症治疗和支持疗法。一般不采用手术治疗,只有在狭窄、梗阻、穿孔、肠瘘及腹腔脓肿时,经内科治疗无效才考虑外科手术。

急性放射性肠炎,一般无须终止放疗。

可以通过调整饮食减轻症状,如避免刺激性食物、粗纤维食物、牛奶和乳制品等食物的摄取。

腹泻及肠痉挛,可采用收敛解痉药,但应用时要谨慎,需防止不良反应。

上消化道病变,可试用黏膜保护药和抑酸药。胃肠促动药可缓解患者恶心、呕吐。

温水坐浴可缓解腹泻及直肠疼痛。

有感染者可应用抗生素抗感染治疗。

必要时可局部或全身应用激素治疗。

胃肠出血者可在内镜直视下止血或使用止血药,常用药物有 4% 的甲醛、云南白药。近年来内镜下氩激光电灼止血也用于治疗出血性放射性肠炎,但有可能并发肠穿孔。如出血仍不能控制,可以动脉栓塞治疗或手术治疗。

有食管狭窄时可行扩张及内支架置入。

可给予严重腹泻、吸收不良和营养不良者肠外营养支持治疗,尽管肠外营养支持治疗可以维持患者的营养状况,但长期直接向循环系统注入营养素能引发严重的并发症,如导管脓毒血症、中心静脉血栓形成和肝功能异常,并影响患者的生活质量,故当腹泻和出血得到控制后,营养方式应向肠内过渡。

近年来有人认为高压氧可增加对损伤胃肠道的供氧,促进损伤恢复。

有报道认为服用阿司匹林或吲哚美辛(消炎痛),可减轻放射线对黏膜的损伤。但是对上述药物的疗效均未行大规模临床试验验证。

八、预后

轻症患者可以在 4～18 个月好转或痊愈。病变范围广泛并伴有溃疡、狭窄和瘘管者预后较差。严重的胃肠道损伤的病死率为 22%。

九、预防

减少照射损伤的风险,而又不影响治愈率是放射治疗恶性肿瘤的主要目的。正常细胞和癌细胞对放射剂量反应的生物学知识已应用于临床。应用不同放射剂量,恶性细胞一般不能修复损伤,而正常组织(如小肠上皮)则可迅速增殖,修复损伤。因此,分次小剂量放射治疗的优点在于休息期可使正常细胞群再生以至修复。未来,希望通过改进常规外照射放疗技术减少并发症,如盆腔照射妇科肿瘤,应用 X 线的四野照射法可使直肠照射剂量减少 6%～12%,应用调强放射治疗(IMRT),可提高肿瘤局部控制率和减少正常组织并发症;通过积极有效的随访,早期发现和治疗并发症;通过对慢性放射性胃肠损伤的发病机理、诊断和治疗进行进一步的研究,寻找出更好的诊断治疗办法。

(匡少金　崔瑛蕾)

第五节　肠型贝赫切特综合征

贝赫切特综合征(Behcet disease,BD,又称白塞病)是一组以复发性口腔溃疡、外生殖器溃疡及眼色素膜炎为特点,累及多系统的自身免疫性疾病。本病可以累及全身各个器官,包括皮肤黏膜、关节、眼、血管、神经、消化道、肺、肾等。消化道是贝赫切特综合征常见受累部位,发病率为 10%～50%,现多将有消化道症状的贝赫切特综合征称为肠型贝赫切特综合征。

一、流行病学

BD 的分布具有一定地域性，主要集中在地中海、中东及东亚地区，又称丝绸之路病。将 1994—2004 年进行的 46 项研究中 1996 例 BD 患者临床资料进行荟萃分析，显示其中男、女患者比例为 1.34∶1，发病年龄为（33.8±12.2）岁，平均病程为（8.9±5.2）年。而男性多系统损害较女性更明显，疾病严重程度更大，预后不佳是我国患者的一个特征。肠型贝赫切特综合征好发于青年男性，儿童患者的肠道受累较常见。

二、病因病理

本病的发病机制至今尚未明确，可能是在遗传背景下，感染、免疫及环境等综合因素作用的结果，其分子发病机制有待更深入研究。国内外研究比较一致地认为本病与 *HLA-B51* 基因相关。除此之外，组织相容性Ⅰ类关联基因 A（MICA）与其他一些遗传基因也参与发病。与七大 Th2 相关疾病相比，肠型贝赫切特综合征患者的病变部位可见淋巴细胞聚集并表达高水平 Txk，因此细胞表达 Txk 及 Th1 相关细胞因子可能在患者肠道损害过程中起决定作用。此外肠型贝赫切特综合征患者的外周血及组织样本中 Th1 相关细胞趋化因子（cell chemokine receper，CCR）5、CXCR3 及热休克蛋白（heat shock proteins，HSP）较健康人群及 IBD 患者表达得更多，提示 Th1 主导的免疫反应及 HSP60 表达与本病发生有关。另有研究表明染色单体 8 可能在肠型贝赫切特综合征的发病机制方面起重要作用。

三、临床表现

由于贝赫切特综合征可累及全身各系统，但病程迁延，多种临床表现常需经历数年才相继发生。有研究发现肠型贝赫切特综合征患者的消化道症状一般在首发症状出现后 4（1～7）年左右出现，且并不特异。以腹痛最为常见，可占 92％，其次依次为腹泻、消化道出血、腹部包块、不全肠梗阻等，并有以穿孔或肛周病变首发者。本病患者自食管至直肠的消化道任何部位均可受累，尤其是回盲部。依病变部位不同可有相应表现，如累及食管，多有胸骨后疼痛及吞咽困难，而回盲部病变则表现为右下腹痛，因此需注意鉴别本病与有相似症状的其他消化系统疾病。

此外，还应注意贝赫切特综合征的系统表现，如复发性口腔溃疡、眼炎、生殖器溃疡、特征性皮肤损害以及神经系统、心血管系统等其他脏器受累表现。

四、辅助检查

(一)实验室检查

本病活动期可见 WBC 增多、CRP 阳性及 ESR 加快等非特异性炎症表现，并可有 α_2、γ 球蛋白、IgG、IgA 增多。HLA-B51 的阳性率为 57％～88％，但由于方法尚未普及，临床开展存在一定困难。近来部分对照研究发现在肠型贝赫切特综合征患者抗酿酒酵母菌抗体(ASCA)的阳性率高于正常对照及无胃肠道受累的 BD 患者。但此抗体对 CD 的诊断特异性更高,因此对于 BD(尤其是在胃肠受累)患者的意义尚待进一步研究。也有学者报道内镜检查阴性的 BD 患者上胃肠黏膜渗透性较正常对照明显增加,并与活动与否有关。

(二)影像学检查

常用消化道影像学检查包括消化道造影、腹部 CT、超声及 MRI。以回盲部为中心的回肠末端、盲肠及升结肠的单发或多发溃疡龛影为肠型贝赫切特综合征常见 X 线表现,并可见黏膜皱襞粗大、肠腔狭窄及瘘道形成及肠管运动障碍、气体潴留等,无明显特异性,不能作为诊断依据。

(三)内镜检查

肠型贝赫切特综合征病变主要表现为溃疡,多为圆形或卵圆形,底较深,周围黏膜充血水肿。溃疡大都位于肠系膜对侧,可单发或多发,并以孤立溃疡为主。肠壁可呈纤维性肥厚,并有黏膜粗糙或结节不平、肠腔狭窄变形、息肉样增生、瘘道形成等表现,与炎性肠病相似,不易鉴别。本病的基本病变为小血管渗出性病变,以小血管和静脉为主。镜下表现为血管腔充血、血栓形成、嗜中性白细胞浸润及红细胞外渗,小动静脉内膜增生肥厚,纤维素渗出和坏死,并有炎性肉芽组织形成等非特异性改变。

五、诊断及鉴别诊断

由于肠型贝赫切特综合征常导致严重并发症,故早期诊断尤为重要。但本病尚无明确的实验室诊断标准及病理依据,因此诊断主要依靠典型的临床特征和对各种临床表现的综合分析,误诊率、漏诊率较高。一般肠道受累出现在病程 4 年左右,但也有以消化道症状起病者,因此各科医师均应提高对本病的认识,通过详细询问病史及仔细体格检查,把握其特征性表现,如针刺反应阳性、反复发作性口腔及外生殖器溃疡等,以助于鉴别。临床中若青壮年患者有反复发作性腹痛、腹泻、便血,应警惕本病的可能,特别是发现食管、胃、肠道溃疡同时合并口腔溃疡时要高度警惕肠型贝赫切特综合征。

因贝赫切特综合征胃肠道病变多位于回盲部,故多表现为右下腹痛或右下腹包块,易误诊为肠结核、阑尾炎或结肠癌。炎症性肠病也有腹痛、腹泻、便秘、便血等消化道症状,并同样有口腔溃疡、结节红斑、眼色素膜炎及关节炎等相似的肠外表现,且肠镜检查、病理均与本病相似,因此很难区分。除问诊、查体时留意本病的特征性表现,尚需一些可行性客观检查手段帮助诊断。除 HLA 分型检查外,在土耳其进行的一项研究发现 85 例肠型贝赫切特综合征患者体内均无克隆病易感基因 $CARD15$ 中三个常见片段 R702W、G908R 及 $L_1 007$。若今后在不同种族人群中进行相关研究均得出同样结论,那么鉴别二者可能有明确的客观依据。

六、治疗

对本病目前尚无公认的有效根治办法。多种药物均有效,但停药后大多易复发。治疗的目的在于控制现有症状,防治重要脏器损害,减缓疾病进展。激素仍是首选治疗药物。常规以口服给药为主,对严重者可静脉应用或联合应用免疫抑制药。国外学者研究发现肠型贝赫切特综合征患者的疗效与消化道病变形态有关,火山口样溃疡的疗效比地图样溃疡与阿弗他溃疡的疗效差且易复发。近年来报道静脉内给予激素对严重的、常规治疗无效的肠型贝赫切特综合征疗效较好。还有人应用镇静药治疗本病穿孔术后复发的患者有效,可能的机制为镇静药减少 TNR 及嗜中性粒细胞浸润。有研究发现经过药物治疗好转、无肠穿孔病史的患者,术后应用硫唑嘌呤治疗的临床经过较好。最新临床研究表明 TNFα 单抗治疗所有的本病病例快速有效,特别是英夫利西单抗。这类药最早用于治疗类风湿关节炎和 CD,并且取得了良好的效果。近年国外多篇个案报道,应用 TNF 单抗治疗患有肠型贝赫切特综合征,对常规治疗反应不佳或出现严重消化道出血及其他肠道病变者有效,因此该药的应用可能为肠型贝赫切特综合征安全有效的新的治疗方法,并成为内科非手术治疗与外科手术间的桥梁。

由于本病术后并发症多,复发率较高,一般不提倡常规手术。有报道称 37.5％ 的患者因吻合口溃疡导致肠梗阻,需二次手术,其可能原因是外科手术等侵入性操作常导致操作部位炎症细胞过多渗出,继发吻合口瘘。但 2006 年在日本进行的一项回顾性研究分析发现,如果肠型贝赫切特综合征患者口服激素用量低于 40 mg/d,无法控制症状时需考虑手术治疗。回盲部或右半结肠切除术是常用式式,切除范围应包括病变周围较大范围正常组织。由于病灶可呈跳跃性,术中全面探查是必须的,特别是术中肠镜可全面观察肠道并完整切除病变,故可有效预防复发。

七、并发症

消化道出血、穿孔、腹膜炎、瘘管形成、肠梗阻为肠型贝赫切特综合征常见并发症,可引起严重后果。

八、预后

本病病程迁延,预后相对较好。若发生消化道出血、穿孔、瘘等严重并发症,可能危及生命。有报道称出现穿孔、瘘的患者术后复发率高,但手术方式、病变位置及数量与是否复发无明显相关。特别是累及眼部及回肠,病变广泛的患者,突发外科急症的风险大,而外周血 CD^{8+} 淋巴细胞计数增多,亦可能为疾病复发的危险因素。

（王　珏　周瑞琼　匡少金）

第六节　结缔组织疾病的消化系统表现

结缔组织病是以结缔组织(疏松结缔组织)黏液水肿、纤维蛋白变性及坏死性血管炎为基本病变的一组疾病,常见的疾病有红斑狼疮、皮肌炎、硬皮病、类风湿关节炎、结节性多动脉炎等。因全身的结缔组织均可受累,故本组疾病有消化系统受累的临床表现。

一、硬皮病

(一)流行病学

硬皮病是一种临床上以局限性或弥漫性皮肤增厚或纤维化为特征,并影响心、肺、肾和消化道等多器官的全身性自身免疫性疾病。发病年龄以 20～60 岁多见,女性患者多于男性患者,男、女患者比例为 1∶8。

(二)病因及发病机制

病因及发病机制尚不清楚。

(三)临床表现

硬皮病分局限性和系统性,前者主要表现为局限性皮肤硬化,后者有多系统受累,因闭塞性小血管炎和结缔组织增生造成多器官硬化。

系统性硬化症(systemic sclerosis,SSc)的临床表现包括以下几方面。

1. 雷诺现象

SSc 发病常隐袭,90% 的患者以雷诺现象为首发症状,可伴有双手麻木,对称性手指肿胀或僵硬,指腹变薄或凹陷,甚至引起溃疡。

2. 皮肤病变

一般先从手指及面部出现,然后向躯干蔓延。典型的皮肤病变一般要经过 3 个时期:水肿期、硬化期、萎缩期。面部、颈部皮肤受累时,可形成面具脸,其特征为鼻尖似鹰嘴,口唇变薄并收缩呈放射状,伴有张口困难,晚期皮肤可以逐渐变软,如正常皮肤。

3. 消化系统

(1)口腔:常见口唇变薄,黏膜萎缩。口周皮肤萎缩纤维化,使口变小,并限制下颌运动。舌乳头萎缩,味觉丧失。舌肌和口周肌变短。30% 以上的患者有牙周黏膜增厚、牙龈炎,造成牙龈板的脱落,以至牙齿的脱落。在 CREST 综合征患者中,可见多处唇黏膜、口腔黏膜毛细血管扩张。

(2)食管:在内脏受累中食管受累最常见。90% 的患者有食管功能障碍,表现有吞咽固体食物时需要用水送下。饭量常减小,造成体重下降。常有轻度胸骨后灼痛、饭后饱胀反胃。在有些病例中,食管病变远远出现在皮肤病变之前。食管运动障碍的程度可从食管远端蠕动幅度减小到消失,或由偶尔不协调的收缩到完全麻痹。系统性硬化中可有横纹肌受损造成上部(咽食管)吞咽困难。下端括约肌松弛,引起反流。食管溃疡可引起出血或少见的食管-心房瘘。由于反流,食管下端常扩张、松弛。局限性硬皮病患者中,慢性消化性食管炎导致食管下端缩窄。这些患者易患巴雷特化生,理论上容易发生食管腺癌,但尽管 38% 的患者已有巴雷特化生,食管腺癌的发病率并不比对照组高。食管 X 线和液压测定是检查食管功能敏感的技术,但并不特异。

食管下 2/3 段的组织学改变明显:黏膜变薄,固有层和黏膜下层有胶原沉积;肌肉有不同程度的萎缩,甚至完全被纤维组织代替;小动脉壁变厚,常被沉积的胶原所包围;黏膜下层有细胞浸润;肌层的神经丛可缺乏节细胞。

(3)胃:胃的受累远比其他消化道部位的受累少见。由于反流使胃排空时间延长,可发生胃扩张、弛缓。灭吐灵可增加食管下括约肌张力,促进胃排空。大多数患者胃酸分泌不减少,而胃酸浓度增加,基础的和/或刺激后的胃酸分泌增加。个别病例(尤其是局限性硬皮病)中,毛细血管扩张可造成远端食管、胃或其他消化道部位的严重出血。

(4)小肠:少数患者的肠道症状突出,包括严重腹胀、痛性痉挛和周期性腹泻。可有吸收不良,出现严重消瘦。不少患者小肠运动减弱,早期可为神经源性,晚期可有肌源性损害和纤维化。小肠运动严重减弱,可造成肠道细菌过度生长,D-木糖吸收障碍;由于细菌消耗大量维生素 B_2,并降解胆盐,还可造成脂肪吸收障碍。小肠气钡造影可见第二、第三段十二指肠扩张、松弛。在小肠的其他部分,可见不规则的絮状影、分节及钡剂在局部扩张肠段的聚集。空肠黏膜有明显的横皱褶,肠腔扩大,可能由黏膜下层过度纤维化造成。回肠也有类似改变。严重的肠道弛缓可造成功能性的假梗阻,有类似机械性肠梗阻的表现。积气性肠炎亦有报道,气体从肠腔经破损的黏膜肌层,造影表现为肠壁中很多低密度的囊和线性条纹。如破溃气体进入腹腔,可造成气腹,偶尔伴有类似部分小肠梗阻或内脏穿孔的症状。

肠道的病理改变与食管相似,黏膜正常或有轻度绒毛萎缩,固有层有淋巴细胞、浆细胞浸润,黏膜下层纤维增厚,平滑肌萎缩,代之以胶原,小动脉壁增厚,浆膜纤维化,十二指肠活检表明十二指肠腺被胶原包围,并浸润。食管、小唾液腺、鼻黏膜和甲状腺也有腺周的纤维化。

(5)胰腺:61%的患者胰腺外分泌功能减弱。胰腺炎少见。曾有原发性钙胰腺炎和血管炎造成胰腺坏死的报道。

(6)结肠:表现为便秘或便秘与腹泻交替出现。平滑肌功能障碍引起结肠蠕动功能减弱,直肠、肛门运动障碍。一个很特异的改变为肌层斑片状萎缩形成宽口憩室,常发生在横、结肠的系膜对侧。通常不造成损害,但少数可穿孔或被粪便填塞造成肠梗阻,肛门括约肌松弛,但大便失禁和肛门脱垂少见。

4. 肺

肺部病变是 SSc 常见的表现之一,主要是肺间质纤维化、肺动脉高压导致通气功能和换气功能障碍,它是 SSc 患者死亡的重要原因之一。

5. 心脏

心脏纤维化是引起心脏受累的主要原因,也是 SSc 患者死亡的重要原因之一。

6. 肾

一般表现为轻度或间歇性蛋白尿,较少伴有红细胞或白细胞,70%的蛋白尿患者最终发展成高血压,肾衰竭。部分患者的肾损害发展急剧,突然出现急性高血压,治疗不及时则迅速演变为肾衰竭,此时又称 SSc 肾危象,常见于弥漫性 SSc,也是 SSc 患者重要的死亡原因之一。

7. 神经系统

神经系统病变少见。

8. 肌肉

横纹肌常受侵犯，多见于四肢及肩胛肌肉，表现为肌痛、肌无力及肌萎缩，部分合并多发性肌炎，称为硬化症-多发性肌炎重叠综合征。

9. 骨、关节

SSc 患者的关节症状较多见，早期多为对称性关节痛，无畸形。

10. 其他

可合并干燥综合征、甲状腺炎、胆汁性肝硬化和脑神经病等。

11. CREST 综合征

CREST 综合征是 SSc 的一个亚型，主要表现为钙质沉淀、雷诺现象、食管功能障碍、指(趾)硬化及毛细血管扩张。常伴有抗着丝点抗体阳性。内脏受累少，病情轻，进展慢，病程长，预后好。

(四)辅助检查

1. 抗核抗体(ANA)

采用敏感方法检测，几乎 100% 的患者检查结果呈阳性，而用免疫荧光法，50%～90% 的患者检查结果呈阳性，多为斑点型或核仁型，后者更具有诊断意义。

2. 抗 Scl-70 抗体

该类抗体是与 SSc 相关性较强的抗体，约 30% 的阳性率。

3. 抗着丝点抗体

该类抗体是另一类与 SSc 相关的抗体，80% 的 GREST 综合征患者检查结果呈阳性。该类抗体曾被认为是 GREST 的标记抗体。但近年来研究发现此抗体常与皮肤硬化雷诺现象有关，某些肝病患者、原发性干燥综合征患者检查结果亦可呈阳性。

4. 其他

高球蛋白血症及类风湿因子阳性，合并肌炎时肌酶谱异常，肾损害时有尿素氮(BUN)和内生肌酐清除率(Ccr)异常。

另外，胸部 X 线平片、食管吞钡、心脏超声、肌电图、肾及肌肉活检等可了解各系统损害情况。

(五)诊断

1980 年美国 ARA 分类标准中，凡具备以下 1 个主要标准或 2 个次要标准即可诊断为 SSc。

1. 主要标准

近端皮肤硬化：手指及掌指关节或跖趾关节近端皮肤对称性增厚、变紧和硬化，皮肤改变可累及全部肢体、面部、颈部和躯干(胸部和腹部)。

2. 次要标准

硬指：皮肤改变局限于手指。指尖凹陷性瘢痕或指腹消失(缺血所致指端凹陷区或指垫组织的萎缩)。双侧肺基底纤维化：胸部 X 线片显示双肺呈线性网状纹理或线性结节密度增高影，以肺基底部最为明显，可呈弥漫性斑点样表现，称为蜂窝肺。应排除其他肺部疾病所致胸部改变。

(六)治疗

尚无特效的药物,治疗措施主要为抗纤维化、扩血管、免疫调节和免疫抑制及对症处理。

(1)对症:保暖是针对雷诺现象的重要措施。如果患者出现蛋白尿、高血压、肺动脉高压,则需服血管扩张药,有助于改善血液循环。常用硝苯地平(心痛定)、开博通、依那普利等。还可辅助服用复方丹参片、肠溶阿司匹林。

(2)激素:对于有内脏损害的弥漫型 SSc 患者,可服用泼尼松 30~40 mg,连用 3~4 周逐渐减量,以低于 15 mg 维持,糖皮质激素通常对患者的炎症性病变(如肌炎、间质性肺炎、心肌病变、心包积液)有一定疗效,但不能阻止本病的进展。对弥漫型 SSc 尤其是伴有肾、肺等内脏损害的患者,在给予泼尼松的同时需联合使用免疫抑制药,常用的有环磷酰胺、硫唑嘌呤及雷公藤等。

(3)抗纤维化:常用的药物有青霉胺和秋水仙碱,连用数月到数年,对皮肤硬化、雷诺现象和食管病变尚有一定效果,但对晚期患者不能阻止皮肤、肌肉病变进展及肺功能恶化。

(4)其他:近年来,国外有用干扰素治疗 SSc 的报道,该药可以使皮肤软化,具有免疫调节作用。

二、类风湿关节炎

类风湿关节炎(rheumatoid arthritis,RA)是一种以关节滑膜为主要靶组织的慢性全身性自身免疫性疾病,可有消化系统表现。

(一)流行病学

RA 的患病人数约占全世界人口的 1%。RA 可发生于任何年龄,但更多见于 30 岁以后,女性高发年龄为 45~54 岁,男性随年龄增长而逐渐增加。男、女患者的比例为 1:3。

(二)病因及发病机制

病因及发病机制尚未完全阐明。目前医师认为遗传、性激素、感染等因素与 RA 发病相关。

(三)消化系统临床表现

(1)口腔:在慢性 RA 中,常见颞颌关节炎。表现为疼痛、肿胀、骨擦音和咀嚼障碍。

(2)食管:食管运动障碍表现为中、下段蠕动波幅减小和下食管括约肌压力降低,其程度与病程长短和病期无关。胸骨后灼痛和吞咽困难少见。

(3)1% 的类风湿患者出现严重的并发症——血管炎,其中 10% 有胃肠道受累,当有严重的关节炎,并有类风湿结节和高滴度的类风湿因子时,易发生血管炎。有皮肤血管炎和周围神经炎时,肠道可以受累,临床表现为缺血性胆囊炎或阑尾炎、肠道溃疡、全结肠炎和肠梗阻。RA 的其他胃肠并发症包括淀粉样变性和吸收不良。费尔蒂综合征患者可有严重感染、门脉高压和因静脉曲张引起出血。大剂量的皮质激素对血管炎只有中等程度的作用,细胞毒性药物可能更为有效。

RA 患者最常见的胃肠道症状与治疗有关,而非与疾病本身相关。长期使用大剂量的 NSAID 造成 75% 以上的患者胃糜烂和胃溃疡,10% 以上患者可有十二指肠溃疡。尽管在 RA 患者中有高胃泌素血症的报道(空腹胃泌素平均值比对照高),但其基础胃酸分泌量和最大胃酸分泌量降低,因此 RA 本身不是消化性溃疡的危险因素。RA 中的消化性溃疡并不比骨性关节炎多。

服用 NSAID 的同时服用米索前列醇可减少关节炎患者胃糜烂和溃疡的发生。H_2 受体拮抗剂和米索前列醇可有效预防十二指肠溃疡,尽管所需时间长一些。如溃疡已出现,在不停用 NSAID 的同时用 H_2 受体拮抗剂或奥美拉唑可有效地使溃疡愈合。

金制剂治疗引起的腹泻通常较轻微,很少需停药。胃肠给药或口服金制剂可引起少见但较严重的结肠炎,常在治疗开始后几周出现,表现为恶心、呕吐、腹泻和发热。偶尔进展为毒性巨结肠,而后患者死亡。尽管金制剂引起结肠受累最多,但亦可累及食管、胃和小肠。0.5% 的患者有外周嗜酸细胞增多症。病因尚不明,可能是金的载体对黏膜直接毒性作用或免疫介导的超敏反应。治疗包括停药、使用皮质激素、包甘酸钠盐或金属螯合剂二巯丙醇。

(4)肝脏:反映血浆蛋白合成的试验表明肝有轻到中度的损害。25%～50% 的患者肝功能生化试验不正常。15% 的患者血浆鸟氨酸甲酰胺转移酶水平升高。在 RA 患者中能灵敏地反映肝损害的 γ-谷氨酰转肽酶水平比骨性关节炎患者中高,经青霉胺治疗后,随病情的好转而下降。73%～90% 的患者磺溴肽钠的分泌减少。与骨性关节炎对照,血浆磷酸酶增多,磺溴肽钠的分泌减少,肝、脾大,抗平滑肌抗体多见。1.5% 的患者有抗线粒体抗体。同时有抗线粒体抗体和抗平滑肌抗体的患者,肝和脾增大、肝功能异常的概率高。有类风湿性血管炎造成肝破裂的报道。

肝、脾和肾的细针穿刺活检没有发现特异的病理学改变。25% 以上有轻度的肝活检异常,包括轻到中度的脂肪浸润、轻度纤维化,库普弗细胞的增生和肝门周围区域单核细胞的浸润,汇管区单核细胞浸润少见。

(5)胰腺:不合并干燥综合征的 RA 中,少有胰腺受累的报道。Bywater 报道了 1 例 RA 发生胰腺闭塞性末梢动脉炎合并中型动脉受累。Sash 报道了 1 例服用皮质激素的 71 岁的 RA 患者发生急性胰腺炎和糖尿病性休克。促胰腺素和 BT-PABA 试验发现 35% 以上的 RA 患者有亚临床型胰腺外分泌功能障碍。血浆胰酶水平正常。抗胰腺导管细胞的抗体比对照组多见。

(四)辅助检查

常有贫血、ESR 及 CRP 增多,特征性的关节 X 线改变,类风湿因子(RF)增多等。

RF 是诊断 RA 的标准之一,不是唯一标准,并非 RA 特有。多种结缔组织病、感染疾病、肝硬化、弥漫性肺纤维化及结节病等均可阳性;正常人中 2% 呈阳性,老年人中 5% 呈阳性。RF 在发病后半年才产生,RA 有关节外表现者,RF 滴度高;持续高滴度 RF 预示疾病严重,预后差。

(五)诊断

类风湿关节炎的诊断(表 35-2)主要依靠临床表现、自身抗体及 X 线改变。而符合 RA 诊断标准的患者如果出现关节外症状,应该考虑到 RA 的系统损害。

表 35-2　美国风湿病学学会(ARA)类风湿关节炎分类标准

定义	注释
1.晨僵	关节及其周围僵硬感至少持续 1 h(病程≥6 周)
2.3 个或 3 个区域以上关节部位的关节炎	医师观察到下列区域(左侧或右侧的近端指间关节、掌指关节、腕、肘、膝、踝及跖趾关节)中累及 3 个,且同时软组织肿胀或积液(不是单纯骨隆起,病程≥6 周)
3.手关节炎	腕、掌指或近端指间关节炎中,至少有一个关节肿胀(病程≥6 周)
4.对称性关节炎	两侧关节同时受累(双侧近端指间关节、掌指关节及跖趾关节受累时,不一定绝对对称,病程≥6 周)
5.类风湿结节	医师观察到在骨突部位,伸肌表面或关节周围有皮下结节
6.类风湿因子阳性	任何检测方法证明血清类风湿因子含量异常,而该方法在正常人群中的阳性率<5%
7.放射学改变	在手和腕的后前位相上有典型的类风湿关节炎放射学改变,必须包括骨质侵蚀或受累关节及其邻近部位有明确的骨质脱钙

注:以上 7 条满足 4 条或 4 条以上并排除其他关节炎即可诊断类风湿关节炎。

(六)治疗

当前国内外应用的药物(包括植物药制剂)均不能完全控制关节破坏,而只能缓解疼痛、减轻或延缓炎症的发展。治疗 RA 的常用药物分为四大类,即非甾体抗炎药、改善病情的抗风湿药、糖皮质激素和植物药制剂。

三、系统性红斑狼疮

(一)病因及发病机制

系统性红斑狼疮(SLE)是以免疫功能异常,产生自身抗体造成多系统、器官、组织损伤为特征的自身免疫性疾病。

(二)流行病学

SLE 好发于生育年龄女性,多见于 15~45 岁年龄段,女性患者与男性患者之比为(7~9):1。胃肠道症状常见于 SLE 活动期。北京协和医院对 137 例 SLE 患者中 58 例有消化系症状表现的患者进行了分析:食欲缺乏占 32.0%,恶心、呕吐占 31.4%,腹痛占 10.2%,黑便占 19.0%,肝大占 14.6%,未发现因单纯消化系受累而死亡者。

(三)消化系统受累临床表现

(1)食管:一半以上的患者由于食管运动障碍有胃灼热和吞咽困难。有人认为吞咽困难是食管肌层及纵隔的结缔组织受累所致。

(2)胃肠:50%的患者有恶心、食欲缺乏或呕吐。1/5的患者有腹痛,占主诉的9%。5%~25%的患者有腹泻。D-木糖吸收不良、脂肪泻和蛋白丢失性肠病也有报道。SLE可出现腹腔积液,可能系腹膜炎或肠系膜血管炎、胰腺炎、肾病综合征、浆膜炎或心力衰竭所造成。患者服用皮质激素可发生自发的细菌性腹膜炎,在排除其他可能病因后,活动期SLE患者腹膜炎可诊断为狼疮性腹膜炎。气囊性肠炎可以是一个单独的症状或伴随有狼疮性血管炎或坏死性小肠、结肠炎。

约2%的SLE患者发生胃肠道血管炎。通常表现为溃疡出血、穿孔和梗阻。胰腺炎、胃炎、出血性回、结肠炎(与炎性肠病相似)和肠套叠也有报道。最典型的病理改变在肠壁小血管,而很少累及中等大小的系膜血管,尽管内脏动脉造影偶尔可发现多动脉炎改变,但经常很难做出血管炎的诊断。有胃肠血管炎的SLE患者中,45%的消化道造影不正常。但目前诊断仍主要依赖临床上的判断和非特异性检查的线索,偶尔要靠急腹症时的剖腹探查。单独用皮质激素治疗胃肠道血管炎的效果很不满意,死亡率很高,静注环磷酰胺有显著疗效。

(3)肝:肝病的表现少见,但亚临床的肝受累常见,50%的患者转氨酶水平升高,30%的患者肝大,小儿更多见。

最常见的组织学改变是肝脂肪变,可能同使用皮质激素有关。其他一些非特异性的改变有炎性细胞对门脉管的浸润、肉芽肿性肝炎、慢性活动性肝炎、急性肝炎、胆汁梗阻甚至肝硬化。

(4)脾:20%的患者有轻到中度的脾大,多见于儿童,与溶血性贫血不相关。向心性动脉周围纤维化造成15%的患者脾动脉葱皮样变,这被认为是局灶性动脉炎的晚期阶段。

(5)胰腺:单独合并胰腺炎并不常见,而常在急性期且有多系统受累时出现。5%~10%的患者有胰腺炎,急性胰腺炎少见。急性胰腺炎与狼疮的活动度相关。Reynold的研究表明,发生急性胰腺炎时的平均受累器官为6.2个。

(四)辅助检查

免疫荧光抗核抗体(IFANA)是SLE的筛选检查。对SLE的诊断敏感性为95%,特异性相对较低为65%。除SLE之外,其他结缔组织病的血清中也常存在抗核抗体(ANA),一些慢性感染也可出现低滴度的ANA。

ANA包括一系列针对细胞核中抗原成分的自身抗体。其中,抗双链DNA(ds-DNA)抗体对SLE的特异性为95%,敏感性为70%,它与疾病活动性及预后有关;抗Sm抗体的特异性高达99%,但敏感性仅25%,该抗体的存在与疾病活动性无明显关系;抗核糖体P蛋白抗体与SLE的精神症状有关;抗单链DNA、抗组蛋白、抗SSA和抗SSB等抗体也可出现于SLE患者的血清中,但其诊断特异性低,因为这些抗体也见于其他自身免疫性疾病。抗SSB抗体与继发干燥综合征有关。

其他自身抗体还有与抗磷脂抗体综合征有关的抗磷脂抗体(包括抗心磷脂抗体和狼疮抗凝物);与溶血性贫血有关的抗红细胞抗体;与血小板减少有关的抗血小板抗体;与

神经精神性狼疮有关的抗神经元抗体。另外,SLE 患者还常出现血清类风湿因子阳性,高 γ 球蛋白血症和低补体血症。SLE 的免疫病理学检查包括皮肤狼疮带试验,表现为皮肤的表真皮交界处有免疫球蛋白(IgG、IgM、IgA 等)和补体(C_3c、C_1q 等)沉积,对 SLE 具有一定的特异性。狼疮性肾炎(LN)的肾免疫荧光多呈现多种免疫球蛋白和补体成分沉积,被称为"满堂亮"。

(五)诊断

1. 有多系统受累表现

早期不典型 SLE 可表现为原因不明的反复发热,抗炎退热治疗往往无效;多发和反复发作的关节痛和关节炎,往往持续多年而不产生畸形;持续性或反复发作的胸膜炎、心包炎;抗生素或抗痨治疗不能治愈的肺炎;不能用其他原因解释的皮疹、网状发绀、雷诺现象;肾疾病或持续不明原因的蛋白尿;血小板减少性紫癜或溶血性贫血;不明原因的肝炎;反复自然流产或深静脉血栓形成或脑卒中发作等。对这些可能为早期不典型 SLE 的表现,需要提高警惕,避免诊断和治疗的延误。

2. 诊断标准

目前普遍采用美国风湿病学会(ACR)1997 年推荐的 SLE 分类标准(表 35-3)。对于该分类标准的 11 项中,符合 4 项或 4 项以上者,在排除感染、肿瘤和其他结缔组织病后,可诊断 SLE。其敏感性和特异性分别为 95% 和 85%。需强调的是,患者病情的初始或许不具备分类标准中的 4 条,随着病情的进展方出现其他项目的表现。11 条分类标准中,免疫学异常和高滴度抗核抗体更具有诊断意义。一旦患者免疫学异常,即使临床诊断不够条件,也应密切随访,以便尽早做出诊断和及时治疗。

表 35-3　美国风湿病学会(ACR)1997 年推荐的 SLE 分类标准

标准	具体表现
1. 颊部红斑	固定红斑,扁平或高起,在两颧突出部位
2. 盘状红斑	有高起于皮肤的红斑,黏附角质脱屑和毛囊栓;陈旧病变可产生萎缩性瘢痕
3. 光过敏	对日光有明显的反应,引起皮疹,从病史中得知或医师观察到
4. 口腔溃疡	经医师观察到的口腔或鼻咽部溃疡,一般为无痛性
5. 关节炎	非侵蚀性关节炎,累及 2 个或更多的外周关节,有压痛、肿胀或积液
6. 浆膜炎	胸膜炎或心包炎
7. 肾病变	尿蛋白含量>0.5 g/24 h 或(+++),或管型(红细胞、血红蛋白、颗粒或混合管型)
8. 神经病变	癫痫发作或有精神病,排除药物或已知的代谢紊乱
9. 血液病	溶血性贫血,或白细胞减少,或淋巴细胞减少,或血小板减少
10. 免疫学异常	抗 ds-DNA 抗体阳性,或抗 Sm 抗体阳性,或抗磷脂抗体阳性(包括抗心磷脂抗体或狼疮抗凝物或至少持续 6 个月的梅毒血清试验假阳性,三者中具备 1 项)
11. 抗核抗体	在任何时候和未用药物诱发"药物性狼疮"的情况下,抗核抗体滴度异常

(六)治疗

1. 一般治疗

对患者宣教;对症治疗和消除各种影响疾病预后的因素,如注意控制高血压,防治各种感染。

2. 药物治疗

目前还没有根治的办法,但恰当的治疗可以使大多数患者达到病情的完全缓解。强调早期诊断和早期治疗,以避免或延缓组织脏器的病理损害。

重型 SLE 的治疗主要分两个阶段,即诱导缓解和巩固治疗。诱导缓解的目的在于迅速控制病情,阻止或逆转内脏损害,力求疾病完全缓解,但应注意过分免疫抑制诱发的并发症,尤其是感染、性腺抑制等。目前,多数患者的诱导缓解需要半年至 1 年才能实现,不可急于求成。

四、干燥综合征

干燥综合征(Sjogren syndrome,SS)是一个主要累及外分泌腺体的慢性炎症性自身免疫病。由于其免疫性炎症反应主要表现在外分泌腺体的上皮细胞,故又名自身免疫性外分泌腺体上皮细胞炎或自身免疫性外分泌病。临床除有唾液腺和泪腺受损功能下降而出现口干、眼干外,尚有其他外分泌腺及腺体外其他器官的受累而出现多系统损害的症状。患者血清中则有多种自身抗体,有高免疫球蛋白血症。

本病分为原发性和继发性。

(一)流行病学

原发性干燥综合征属于全球性疾病,在我国人群的患病率为 0.3%～0.7%,在老年人群中患病率为 3%～4%。本病多见于女性,男、女患者之比为 1∶9～20。发病年龄多在 40～50 岁。本病也见于儿童。

(二)消化系统临床表现

(1)口腔:口腔和咽部的过度干燥导致嘴唇和口腔黏膜的开裂和溃疡。由于缺乏唾液出现猖獗性龋齿,唾液缺乏,食管结缔组织异常,3/4 以上的患者有不同程度的吞噬困难。

(2)食管、胃肠:钡剂造影,10% 以上的患者有上部食管环表现,36% 的患者有食管运动异常。慢性黏膜炎性浸润造成的萎缩性胃炎,通常在钡剂造影上显示出胃癌的特征。

(3)肝:8%～23% 的 SS 患者有肝大,肝有淋巴细胞浸润及酶学改变。抗线粒体抗体常作为自身免疫性肝病的标志。在老年 SS 患者中,该抗体阳性率为 10%。在合并 RA 的 SS 患者中,其阳性率为 4.2%。血清中抗线粒体抗体阳性仅表明肝淋巴细胞浸润,且其组织学改变难以与原发性胆汁性肝硬化区别。35% 的 SS 患者可有慢性活动性肝炎的表现。

大多数原发性 SS 患者的胰腺分泌功能下降,部分患者对促胰液素的反应下降。对氨基苯甲酸试验表明,无临床胰腺炎表现的患者的胰腺功能大多下降。肾功能正常时,血浆胰蛋白酶、淀粉酶和脂肪酶水平升高提示胰腺有严重损害。SS 患者具有不正常的高或低胰酶水平的情况要比正常对照多,高胰蛋白酶和淀粉酶水平在原发 SS 中比在继发 SS 和患 SS10 年以上者中多见。

尸检发现病理类型有典型的结节性多动脉炎,小区域的实质组织脂肪化而没有胰岛损害,实质组织的萎缩和结构破坏,腺泡组织被血管化的结缔组织代替。继发于 SLE 的 SS 患者可有重度细胞浸润和腺泡瘤样变,腺泡中有嗜酸的过碘酸-希夫反应阳性物。继发于 RA 的 SS 患者有胰腺钙化。有些患者有慢性胰腺炎和硬化性胆管炎。

总之,SS 患者中有临床表现的胰腺损害不常见,并多与 RA 或 PSC 相关。胰腺功能试验证明一半以上的 SS 患者有亚临床的功能异常。

(三)诊断

2002 年干燥综合征的国际分类(诊断)标准如表 35-4 所示。

表 35-4　干燥综合征的国际分类标准

标准	具体表现
Ⅰ.口腔症状	3 项中有 1 项或 1 项以上:(1)每日感到口干,持续 3 个月以上;(2)成年后腮腺反复或持续肿大;(3)吞咽干性食物时需用水帮助
Ⅱ.眼部症状	3 项中有 1 项或 1 项以上:(1)每日感到不能忍受的眼干持续 3 个月以上;(2)有反复的砂子进眼或砂磨感觉;(3)每日需用人工泪液 3 次或 3 次以上
Ⅲ.眼部体征	下述检查任 1 项或 1 项以上阳性:(1)Schirmer Ⅰ试验(+)($\leqslant$5 mm/5 分);(2)角膜染色(+)($\geqslant$4 Van Bijsterveld 计分法)
Ⅳ.组织学检查	下唇腺病理显示淋巴细胞灶$\geqslant$1(指 4 mm² 组织内至少有 50 个淋巴细胞聚集于唇腺间质者为一灶)
Ⅴ.唾液腺受损	下述检查任 1 项或 1 项以上阳性:(1)唾液流率(+)($\leqslant$1.5 mL/15 分);(2)腮腺造影(+);(3)唾液腺同位素检查(+)
Ⅵ.自身抗体	抗 SSA 或抗 SSB(+)(双扩散法)

上述项目的具体分类如下。

1. 原发性干燥综合征

无任何潜在疾病的情况下,有下述 2 条则可诊断。

(1)符合表 35-4 中的 4 条或 4 条以上,但必须含有条目Ⅳ(组织学检查)和/或条目Ⅵ(自身抗体)。

(2)条目Ⅲ、Ⅳ、Ⅴ、Ⅵ中任意 3 条阳性。

2. 继发性干燥综合征

患者有潜在的疾病(如任意一种结缔组织病),而符合表 35-4 的Ⅰ和Ⅱ中任 1 条,同时符合条目Ⅲ、Ⅳ、Ⅴ中任意 2 条。

3. 必须排除的项目

必须排除颈头面部放疗史,丙肝病毒感染,AIDS,淋巴瘤,结节病,移植物抗宿主病,抗乙酰胆碱药的应用(如阿托品、莨若碱、溴丙胺太林、颠茄)。

(四)治疗

本病目前尚无根治方法。主要是采取措施改善症状,控制和延缓因免疫反应而引起的组织器官损害的进展以及继发性感染。应根据受损器官及严重程度而治疗系统损害。对合并肾小球肾炎、肺间质性病变、肝损害、血细胞低下、肌炎等则要给予肾上腺皮质激素,剂量与治疗其他结缔组织病的剂量相同。对于病情进展迅速者可合用免疫抑制药,如环磷酰胺、硫唑嘌呤。

五、多发性肌炎

多发性肌炎(polymyositis,PM)和皮肌炎(dermatomyositis,DM)是横纹肌非化脓性炎性肌病。其临床特点是肢带肌、颈肌及咽肌等肌组织出现炎症、变性改变,导致对称性肌无力和一定程度的肌萎缩,并可累及多个系统和器官,亦可伴发肿瘤。PM 指无皮肤损害的肌炎,伴皮疹的肌炎称 DM。

(一)流行病学

我国 PM 与 DM 并不少见,但发病率不清楚。美国发病率为 5/100 万人,多见于女性,男、女患者之比为 1:2。本病可发生在任何年龄,呈双峰型,在儿童 5~14 岁和成人 45~60 岁各出现一个高峰。

(二)病因及发病机制

本病属于自身免疫性疾病,发病与病毒感染、免疫异常、遗传及肿瘤等因素有关。

(三)临床表现

多发性肌炎是以肌无力和肌萎缩、血清横纹肌酶(肌酸激酶、醛缩酶)水平升高、肌电图或肌活检发现炎性肌病为特征的自身免疫性疾病。当伴有特征性的手的伸侧和眶周出现紫红色皮疹时,称皮肌炎。

(1)咽、食管:环咽组织的受累可出现鼻分泌液反流,气管分泌物排出困难和吞咽困难。上段食管运动紊乱可伴有胸骨后灼烧感。

(2)胃、肠:由于受累的不仅只有骨骼肌,还包括平滑肌,临床表现有胃排空障碍、小肠运动不协调。常见腹胀、便秘和消化道出血,也可见慢性气腹、肠道积气、结肠扩张和假憩室。食管穿孔和十二指肠憩室少见。本病的一个特殊表现是易合并内脏肿瘤。消化道的任何部分都可有病理改变,包括肠壁水肿、肌肉萎缩、纤维化以及由血管炎引起的黏膜溃疡或穿孔。

(四)诊断

PM 和 DM 的诊断标准。

Bohan 和 Peter(1975)提出的诊断标准:①对称性近端肌无力,伴或不伴吞咽困难和呼吸肌无力;②血清肌酶水平升高,特别是 CK 水平升高;③肌电图异常;④肌活检异常;⑤有特征性的皮肤损害。

具备上述①、②、③、④者可确诊 PM,具备上述①～④项中的 3 项可能为 PM,只具备 2 项为疑诊 PM。符合第⑤条,再加 3 项或 4 项可确诊为 DM;符合第⑤条,加上 2 项可能为 DM;符合第⑤条,加上 1 项为可疑 DM。

(五)治疗

1. 一般治疗

急性期卧床休息,并适当进行肢体被动运动,以防肌肉萎缩,症状控制后适当锻炼。给予高热量、高蛋白饮食,避免感染。

2. 药物治疗

(1)糖皮质激素:是本病的首选药物,通常剂量为泼尼松 $1.5\sim2$ mg/(kg·d),晨起 1 次口服,重症者可分次口服,大多数患者于治疗后 $6\sim12$ 周肌酶水平下降,接近正常。待肌力明显恢复,肌酶水平趋于正常则开始减量,减量应缓慢(一般 1 年左右),减至维持量 $5\sim10$ mg/d 后继续用药 2 年以上。在减量过程中如病情反复应及时加用免疫抑制药。对病情发展迅速或有呼吸肌无力、呼吸困难、吞咽困难者,可用甲基泼尼松龙 $0.5\sim1$ g/d,静脉冲击治疗,连用 3 d,之后改为 60 mg/d,口服,再根据症状及肌酶水平逐渐减量。应该指出,在服用激素过程中应严密观察感染情况,必要时加用抗感染药物。

(2)免疫抑制药:对病情反复及重症患者应及时加用免疫抑制药。联合应用激素与免疫抑制药可提高疗效、减少激素用量,及时避免不良反应。

3. 切除肿瘤

合并恶性肿瘤的患者,在切除肿瘤后,肌炎症状可自然缓解。

六、混合性结缔组织病

混合性结缔组织病(mixed connective tissue disease,MCTD)是一种血清中有极高滴度的斑点型抗核抗体(ANA)和抗 U1RNP(nRNP)抗体,临床上有系统性红斑狼疮(SLE)、系统性硬化(SSc)、多发性肌炎/皮肌炎(PM/DM)及类风湿关节炎(RA)等疾病特征的临床综合征。

(一)流行病学

MCTD 的发病年龄为 $4\sim80$ 岁,大多数患者在 $30\sim40$ 岁出现症状,平均年龄 37 岁。多见于女性,女性患者约占 80%。我国 MCTD 的患病率不明,MCTD 并非少见。

(二)病因及发病机制

本病的病因及发病机制尚不明确。MCTD 是一种免疫功能紊乱的疾病,如抑制性 T 细胞缺陷,自身抗体、高球蛋白血症、循环免疫复合物存在,组织中有淋巴细胞和浆细胞浸润等。

(三)临床表现

混合性结缔组织病可同时有 SS、PM 和 SLE 等疾病的临床表现,血清中有高滴度的抗核糖核蛋白抗体,被认为是一种独立的结缔组织病。也发现在诊断 MCTD 多年后,演变为 SD 或 RA 或 SLE 或其他结缔组织病。

(1)食管:食管受累可出现吞咽困难和胃灼热等症状。80%的患者有食管功能障碍,表现为远端 2/3 蠕动幅度下降,上、下括约肌压力下降,严重程度与病程相关。皮质激素可以改善食管运动紊乱。6%的患者有食管狭窄。

(2)胃、肠:表现为消化不良。胃排空障碍和胃内粪石分别占 6% 和 2%,小肠和结肠受累包括近端肠道的扩张、食物通过减慢、肠道假梗阻、憩室病及少见的肠道血管炎。

(四)诊断及鉴别诊断

有雷诺现象,关节痛或关节炎、肌痛、手肿胀的患者,如果有高滴度斑点型 ANA 和高滴度抗 U1RNP 抗体阳性,而抗 Sm 抗体阴性,要考虑 MCTD 的可能。高滴度抗 U1RNP 抗体是诊断 MCTD 必不可少的条件。如果抗 Sm 阳性,应首先考虑 SLE。

(五)治疗

本病的治疗以 SLE、PM/DM、RA 和 SSc 的治疗原则为基础。食管功能障碍、轻度吞咽困难,应用泼尼松(每日 15~30 mg)和胃肠促动药。胃、食管病变治疗方案参考 SSc 的治疗方案。为减少激素不良反应,应加用免疫抑制药,如甲氨蝶呤和环磷酰胺。在使用上述药物时应定期查血、尿常规,肝、肾功能,避免不良反应。

七、血清阴性脊柱关节病

血清阴性脊柱关节病指一组类风湿因子阴性的脊柱、关节炎性疾病,包括强直性脊柱炎、赖特综合征和溃疡性结肠炎相关的肠病性关节炎。

赖特综合征表现为不对称的关节病伴尿道炎或宫颈炎、痢疾或炎性眼病。因为大多数症状出现在衣原体感染的尿道炎或感染性腹泻之后,所以又称为反应性关节炎。腹泻通常出现在关节症状之前,偶尔有慢性的非血性腹泻。研究发现无肠道表现的反应性关节炎中,2/3 有回结肠炎症,提示亚临床的肠道炎是这个综合征的一部分。强直性脊柱炎也有与之相似的表现。银屑病关节炎中偶尔可并发明显的肠道症状,但因为大多数这样的患者都服用 NSAID,胃肠道并发症也可由药物引起。

八、血管炎在消化系统的表现

血管炎是以血管炎症造成血管管腔的狭窄或闭塞,导致以供血组织缺血和坏死为特征的独立性疾病。原发的血管炎包括韦格纳肉芽肿和结节性多动脉炎等;继发于其他基础病(如 RA、SLE)的血管炎,称为继发性血管炎。

(一)病因及发病机制

血管受损害的机制:①免疫复合物和激活的补体在血管壁和受损害组织的沉积;②细胞介导的免疫反应;③抗管壁细胞的抗体反应;④抗体依赖的细胞毒性反应。

(二)临床表现

50%的胃肠道受累是由于内脏动脉的损害。症状包括恶心、呕吐、腹泻、肠梗阻、腹痛、溃疡引起的出血、腹腔脏器的梗阻或穿孔。血管受累程度不同,临床表现不同。肠系膜上动脉及其分支的部分梗阻可表现为腹痛、脂肪泻,急性肠系膜上动脉梗阻可造成大段肠梗阻、肠穿孔,且病死率高。腹部受累的临床表现常因服用皮质激素部分或全部掩盖,以至直到发生急性肠穿孔,才发现有肠段缺血。具体各类血管炎的消化系统受累情况如下。

1.结节性多动脉炎

结节性多动脉炎是一种中、小动脉受累的坏死性血管炎,常有内脏血管受累。临床表现复杂、多样,可有发热、高血压、蛋白尿、关节痛和关节炎、外周神经的功能障碍等。

(1)胃肠常有胃肠道受累:80%以上的患者肠系膜动脉有改变,其特征的改变是直径>1 cm 的血管瘤样扩张。40%左右的患者有腹部症状,大部分病例有腹痛、厌食和消瘦。腹胀、呕血和黑便相当常见。肠道受累的程度取决于血管损害的部位和时期,较大的肠系膜动脉分支受累可引起大片肠坏死,而较小的末端动脉受累可导致继发性肠壁小片状坏疽。黏膜下动脉炎可产生黏膜溃疡。临床和 X 线表现偶尔酷似伴有肠段狭窄的局限性肠炎。肠道缺血性损害造成消化道出血病例中,5% 有肠穿孔,1.4% 有肠梗阻。对有腹痛者,要考虑动脉血栓或肠系膜栓塞。另外,血管炎可最先表现为一种慢性消耗性综合征。可类似结核性肠炎或新生物,肠系膜动脉造影可确诊,环磷酰胺可能挽救患者的生命。

病理可见肠系膜中、小动脉及黏膜下层和肌层小动脉的动脉周围炎,其次为小静脉炎。损害呈节段性分布,管壁各层均可累及。

(2)肝、胆受累:肝、胆受累在尸检材料中多见,而很少有临床表现。排除病毒性肝炎后,碱性磷酸酶和转氨酶水平升高反映本病的肝受累。肝活检有助于诊断。Mowrey 和 Lundberg 报告 230 例患者中,肝受累 96 例(占 42%),胆囊受累 36 例(占 16%)。在 26 例患者中有原发性肝疾病的临床表现,基本病变为动脉周围炎。直接的胆囊血管受累造成非结石性胆囊炎。胰腺炎、阑尾炎和孤立的胆道狭窄也有报道。

2.韦格纳肉芽肿

韦格纳肉芽肿是一种全身性灶性坏死性血管炎,以肺、鼻窦和肾受累为特征,较少影响胃肠道。

口腔常出现损害,如黏膜溃疡、齿龈发炎和坏死。有炎性回结肠炎伴出血、胆囊炎和肠梗阻的报道。严重的血管炎造成的程度不同的肠缺血,也可有肝、脾大和末端回肠淋巴组织增生。

3.变应性肉芽肿性脉管炎

变应性肉芽肿性脉管炎是一组内脏动脉炎,以哮喘、高嗜酸细胞血症、坏死性动脉炎和血管外肉芽肿为特点。

42%的患者有消化道症状,包括腹痛、血便和腹泻。嗜酸细胞浸润与嗜酸细胞性胃肠炎相似,还可有多发性胃、小肠和结肠溃疡。尽管腹腔血管造影可有阳性发现,但许多病例直到手术活检或死后尸检才能诊断。

4. 过敏性紫癜综合征

过敏性紫癜综合征临床上以非血小板减少性皮肤损害、关节和肾受累、腹部绞痛为主。尽管其常见于儿童，但可发生在任何年龄的成人。

腹部症状通常由血管炎造成，包括腹痛、恶心和呕吐。40％的患者有呕血、黑便或便血。胃镜和结肠镜发现出血的患者中有侵蚀性十二指肠炎、小的口疮溃疡和结肠瘀斑，不常见的但严重的腹部并发症包括黏膜内血肿、肠套叠、肠梗阻、穿孔、阑尾炎和胆囊炎。

5. 埃勒斯-当洛综合征

由于胶原合成障碍，患者可以发生皮肤变脆、巨食管、小肠运动减弱、巨回肠憩室、细菌过度生长和巨结肠。肠系膜动脉破裂和肠道穿孔也有报道。

（高　娜　綦淑杰）

第三十六章　消化系统疾病患者常见的症状与体征的护理

第一节　恶心与呕吐

恶心与呕吐可单独发生,但多数患者先有恶心,继而呕吐。恶心与呕吐的病因很多,其中消化系统的常见病因有胃炎、消化性溃疡并发幽门梗阻、胃癌,肝、胆囊、胆管、胰、腹膜的急性炎症,胃肠功能紊乱引起的心理性呕吐。呕吐出现的时间、频度、呕吐物的量与性状因病种而异。上消化道出血时呕吐物呈咖啡色甚至鲜红色;消化性溃疡并发幽门梗阻时呕常在餐后发生,呕吐量大,呕吐物含酸性发酵宿食;低位肠梗阻时呕吐物带粪臭味;急性胰腺炎可出现频繁、剧烈的呕吐,吐出胃内容物甚至胆汁。呕吐频繁且量大者可引起水电解质紊乱、代谢性碱中毒;长期呕吐伴畏食者可有营养不良;昏迷患者呕吐时易发生误吸,引起肺部感染、窒息等。疾病与呕吐物的性状及特点如表 36-1 所示。

表 36-1　疾病与呕吐物的性状及特点

疾病类型	呕吐物的性状及特点
上消化道出血	呕吐物为咖啡色,出血量大时可为鲜红色
消化性溃疡并发幽门梗阻	常在餐后呕吐,呕吐物为大量含酸性发酵宿食
低危肠梗阻	呕吐物带粪臭味
消化道梗阻	梗阻平面多在十二指肠乳头以上,呕吐物不含胆汁;含多量胆汁则提示在此平面以下
贲门狭窄	呕吐物无酸性
胃泌素瘤或十二指肠溃疡	呕吐物含大量酸性液体

一、常见原因

胃源性呕吐:当胃黏膜受到化学性或机械性刺激(如急性胃炎、胃癌等)或胃过度充盈(幽门梗阻)时即可发生呕吐。

腹部疾病引起的反射性呕吐:各种急腹症(如肠梗阻、腹膜炎、阑尾炎、胆管及胰腺疾病)因刺激迷走神经纤维引起反射性呕吐。

二、临床表现

(1)呕吐物量大,见于幽门梗阻、小肠上部梗阻。

(2)呕吐物为血性,见于上消化道出血,如食管下端黏膜撕裂症、溃疡病、出血性胃炎、胃癌、食管静脉曲张破裂。

(3)混有胆汁提示梗阻部位在十二指肠以下。

(4)混有隔餐食物或隔日食物,提示幽门梗阻。

(5)呕吐物有粪臭味,提示小肠低位梗阻、麻痹性肠梗阻、近段肠腔内有大量细菌繁殖、结肠梗阻或有盲瓣关闭不全、结肠造瘘或上段小肠结肠瘘。

(6)呕吐物中见少量未消化食物,见于贲门失弛缓症等。

三、护理评估

(1)了解恶心与呕吐发生的时间、频率、原因或诱因,与进食的关系;呕吐的特点及呕吐物的性质、量;呕吐伴随的症状,如是否伴有腹痛、腹泻、发热、头痛、眩晕。评估患者的精神状态,有无疲乏无力,有无焦虑、抑郁,呕吐是否与精神因素有关。

(2)身体评估。①全身情况:生命体征、意识、营养状态,有无失水表现;②腹部:腹部外形,有无膨隆或凹陷;有无胃形、肠形及蠕动波;有无腹壁静脉显露及其分布与血流方向。肠鸣音是否正常。了解腹壁紧张度,有无腹肌紧张、压痛、反跳痛,其部位、程度如何;肝、脾是否肿大,其大小、硬度和表面情况如何;有无腹块;有无振水音、移动性浊音。为了避免触诊引起胃肠蠕动增加,使肠鸣音发生变化,腹部检查的顺序为视、听、触、叩,但仍按视、触、叩、听的顺序记录。

(3)做实验室检查及其他检查,必要时做呕吐物毒物分析或细菌培养等检查,呕吐量大者注意有无水、电解质紊乱与酸碱平衡失调。

四、常用护理诊断/问题

(1)有体液不足的危险与大量呕吐导致失水有关。

(2)活动耐力下降与频繁呕吐导致失水、电解质丢失有关。

(3)焦虑与频繁呕吐、不能进食有关。

五、目标

(1)患者生命体征在正常范围内,无失水、电解质紊乱和酸碱失衡。

(2)呕吐减轻或停止,逐步恢复进食。

(3)能保证机体所需热量、水分、电解质的摄入。

(4)活动耐力恢复或有所改善。

(5)焦虑程度减轻。

六、护理措施及依据

(一)有体液不足的危险

(1)失水征象监测:①监测生命体征。定时测量和记录生命体征直至稳定。血容量不足时可出现心率加快、呼吸急促、血压降低。持续性呕吐致大量胃液丢失而发生代谢性碱中毒时,患者呼吸变浅、慢。②准确测量和记录每天的出入量、尿比重、体重。③观察患者有无失水征象,依失水程度不同,患者可出现软弱无力、口渴,皮肤、黏膜干燥和弹性降低,尿量减少,尿比重升高,并可有烦躁、神志不清以至昏迷等表现。④动态观察实验室检查结果,如血清电解质、酸碱平衡状态。

(2)呕吐的观察与处理:观察患者呕吐的特点,记录呕吐的次数,呕吐物的性质和量、颜色、气味。按医嘱应用止吐药及其他治疗,促使患者逐步恢复正常饮食和体力。

(3)补充水分和电解质:给予口服补液时,应少量多次饮用,以免引起恶心、呕吐。如口服补液未能达到所需补液量,需静脉输液以恢复机体的液体平衡状态。剧烈呕吐不能进食或严重水、电解质失衡时,则主要通过静脉输液给予纠正。

(二)活动耐力下降

(1)生活护理:协助患者进行日常生活活动。患者呕吐时应帮助其坐起或侧卧,头偏向一侧,以免误吸。及时做好口腔护理,更换污染的衣物、被褥,开窗通风以去除异味。

(2)安全护理:告知患者突然起身可能出现头晕、心悸等不适。指导患者坐起时动作缓慢,以免发生直立性低血压。

(三)焦虑

(1)心理支持:耐心解答患者及家属提出的问题,消除其紧张情绪。紧张、焦虑还会影响食欲和消化能力,而对治疗的信心及情绪稳定则有利于缓解症状。必要时使用镇静药。

(2)应用放松技术:常用深呼吸法(用鼻吸气,然后张口慢呼气,反复进行),以交谈、听音乐、阅读等方法转移患者的注意力,减少呕吐的发生。

七、评价

(1)患者生命体征稳定在正常范围,无口渴、尿少、皮肤干燥和弹性减退等失水表现,血生化指标正常。

(2)呕吐减轻或消失,逐步增加进食量。

(3)摄入足够的热量、水分、电解质和各种营养素,营养状态改善。

(4)活动耐力增加,活动后无头晕、心悸、气促或直立性低血压。

(5)能认识自己的焦虑状态并运用适当的应对技术。

(高兴艳 韩 瑜)

第二节　腹　痛

　　腹痛是临床常见症状，多由腹部疾病所致，也可由腹部以外疾病或全身性疾病引起。临床上按起病缓急分为急性腹痛和慢性腹痛。可出现腹痛的腹部疾病有腹腔脏器的急性炎症、慢性炎症、扭转或破裂，空腔脏器梗阻或扩张，消化性溃疡，胃肠神经功能紊乱，肿瘤压迫及浸润等。此外，胸腔、心脏、肺部、纵隔、盆腔等部位疾病（如急性心肌梗死、急性心包炎、肺炎、肺梗死），均可引起腹痛。急性溶血、铅中毒、过敏性紫癜、尿毒症、糖尿病酮症酸中毒等亦可有腹痛的症状。腹痛可表现为隐痛、钝痛、灼痛、胀痛、刀割样痛、钻痛或绞痛等，可为持续性或阵发性疼痛，其部位、性质和程度常与疾病有关。如胃、十二指肠疾病引起的腹痛多为中上腹部隐痛、灼痛或不适感。小肠疾病多呈脐周疼痛，并有腹泻、腹胀等表现。大肠病变所致的腹痛为腹部一侧或双侧疼痛。急性胰腺炎常出现上腹部剧烈疼痛，为持续性钝痛、钻痛或绞痛，并向腰背部呈带状放射。弥漫性或部位不定的腹痛多见于急性弥漫性腹膜炎、机械性肠梗阻、急性出血性坏死性肠炎、腹型过敏性紫癜等。急性腹痛和慢性腹痛的病因分别如表 36-2、表 36-3 所示。

表 36-2　急性腹痛的病因

病因	例子
腹腔脏器的急性炎症	急性胃炎、急性胆囊炎、急性胰腺炎等
空腔脏器的梗阻或扩张	肠梗阻、肠套叠、胆道结石等
腹膜炎症	消化道穿孔、自发性腹膜炎等
脏器扭转或破裂	肠扭转、肝脏破裂等
腹腔内血管阻塞	缺血性肠病、夹层腹主动脉瘤等
腹壁疾病	腹壁挫伤、腹部皮肤的带状疱疹等
胸腔疾病引起的腹部牵涉性痛	肺炎、心绞痛、急性心包炎等
全身性疾病	腹部过敏性紫癜、尿毒症、糖尿病酮症酸中毒等

表 36-3　慢性腹痛的病因

病因	例子
腹腔脏器的慢性炎症	慢性胃炎、慢性胆囊炎、慢性胰腺炎等
空腔脏器的张力变化	胃肠痉挛或运动功能障碍
消化性溃疡	
脏器扭转或梗阻	慢性假性肠梗阻等
脏器的包膜受牵拉	肝脓肿、原发性肝癌等
中毒与代谢障碍	尿毒症、铅中毒等
肿瘤压迫与浸润	
胃肠功能性疾病	肠易激综合征、功能性消化不良等

一、临床表现

腹痛可表现为隐痛、钝痛、灼痛、胀痛、刀割样痛、钻痛或绞痛等,可为持续性或阵发性疼痛,其部位、性质和程度常与疾病有关。如胃、十二指肠疾病引起的腹痛多为中上腹隐痛、灼痛或不适感,伴畏食、恶心、呕吐、嗳气、反酸等。小肠疾病多呈脐周疼痛,并有腹泻、腹胀等表现。

大肠疾病所致的腹痛为腹部一侧或双侧疼痛。急性胰腺炎常出现上腹部剧烈疼痛,为持续性钝痛、钻痛或绞痛,并向腰背部呈带状放射。发生急性腹膜炎时疼痛弥漫全腹,腹肌紧张,如压痛、反跳痛。

二、护理评估

(1)病史:了解腹痛发生的原因或诱因,起病急骤或缓慢、持续时间,腹痛的部位、性质和程度;腹痛与进食、活动、体位等因素的关系;腹痛发生时的伴随症状,如有无恶心、呕吐、腹泻、呕血、便血、血尿、发热等;有无缓解疼痛的方法;有无精神紧张、焦虑不安等心理反应。

(2)身体评估。①全身情况:生命体征、意识、面容与表情、体位、营养状态,以及有关疾病的相应体征,如腹痛伴黄疸提示与胰腺、胆系疾病有关,腹痛伴休克可能与腹腔脏器破裂、急性胃肠穿孔、急性出血性坏死性胰腺炎、急性心肌梗死、肺炎等有关;②腹部:观察腹部外形,有无膨隆或凹陷;有无胃形、肠形及蠕动波;有无腹壁静脉显露及其分布与血流方向。肠鸣音是否正常。了解腹壁紧张度,有无腹肌紧张、压痛、反跳痛,其部位、程度如何;肝、脾是否肿大,其大小、硬度和表面情况如何;有无腹块。有无振水音、移动性浊音。为了避免触诊引起胃肠蠕动增加,使肠鸣音发生变化,腹部检查的顺序为视、听、触、叩,但仍按视、触、叩、听的顺序记录。

(3)实验室及其他检查:根据不同病种进行相应的实验室检查,例如血常规、尿常规、大便常规和隐血试验、血生化、肿瘤标志物等,必要时需做 X 线、CT、MRI、消化道内镜等检查。

三、常用护理诊断/问题

(1)疼痛:腹痛与腹腔脏器或腹外脏器的炎症、缺血、梗阻、溃疡、肿瘤或功能性疾病等有关。

(2)焦虑与剧烈腹痛、反复或持续腹痛不易缓解有关。

四、目标

(1)患者的腹痛得到控制或逐渐减轻、消失。

(2)焦虑程度得到控制或减轻。

五、护理措施及依据

腹痛是很常见的临床症状。因发病原因的不同,腹痛的性质、程度、持续时间和转归各异,需要有针对性地治疗、护理,包括病因治疗和止痛措施。

(一)疼痛:腹痛

1. 腹痛的监测

观察并记录患者腹痛的部位、性质及程度,发作的时间、频率,持续时间,以及相关疾病的其他临床表现。对急性疼痛可用视觉模拟量表、面部表情疼痛评估表、数字评定量表、口头评分法,对慢性疼痛患者可选择多维度疼痛测量量表,如简明疼痛量表、麦吉尔疼痛问卷、整体疼痛评估量表进行疼痛评估。如果疼痛突然加重,性质改变,且经一般对症处理疼痛不能减轻,需警惕某些并发症的出现。观察腹痛的伴随症状,伴发热、寒战提示炎症的存在,伴黄疸与肝、胆、胰疾病有关,伴休克提示可能与脏器破裂出血有关,伴反酸、嗳气提示与溃疡、胃炎有关,伴腹泻提示肠道炎症、溃疡或肿瘤,伴血便可能为肠套叠、溃疡性结肠炎、细菌性痢疾或肠道肿瘤,伴血尿可能与泌尿系疾病有关。观察非药物性和/或药物止痛治疗的效果。

2. 应用非药物性缓解疼痛的方法

这是对疼痛,特别是慢性疼痛的主要处理方法,能减轻患者的焦虑、紧张,提高其疼痛阈值和对疼痛的控制感。①行为疗法:指导式想象,利用一个人对某特定事物的想象而达到特定的正向效果,如回忆一些有趣的往事可转移对疼痛的注意,还可采用深呼吸、冥想、音乐疗法、生物反馈等。②局部热疗法:除急腹症外,对疼痛局部可应用热水袋进行热敷,从而解除肌肉痉挛而达到止痛效果。③针灸止痛:根据不同疾病和疼痛部位选择针疗穴位。

3. 用药护理

镇痛药物种类甚多,应根据病情、疼痛性质和程度选择性给药。对癌性疼痛应遵循按需给药的原则,有效控制患者的疼痛。观察药物不良反应,如口干、恶心、呕吐、便秘和用药后的镇静状态。急性剧烈腹痛的诊断未明时,不可随意使用镇痛药物,以免掩盖症状,延误病情。

4. 生活护理

急性剧烈腹痛患者应卧床休息。要加强巡视,随时了解和满足患者所需,做好生活护理。应协助患者取适当的体位,以减轻疼痛感并有利于休息,从而减少疲劳感和体力消耗。应对烦躁不安者采取防护措施,防止坠床等意外发生。

(二)焦虑疼痛是一种主观感觉

对疼痛的感受既与疾病的性质、病情有关,也与患者对疼痛的耐受性和表达有关。对疼痛的耐受性的主要影响因素有患者的年龄、个性、文化背景、情绪和注意力,周围人们的态度,疼痛对患者的生活、工作、休息、睡眠和社交活动的影响,疾病的性质等。急骤发生的剧烈腹痛、持续存在或反复出现的慢性腹痛以及预后不良的癌性疼痛,均可造成患者精神紧张、情绪低落,而消极悲观和紧张的情绪又可使疼痛加剧。因此,护士对患者和家属应进行细致、全面的心理评估,取得家属的配合,有针对性地对患者进行心理疏导,以减轻紧张、恐惧心理,稳定情绪,有利于增强患者对疼痛的耐受性。

六、评价

(1)患者叙述腹痛得到控制、减轻或消失。

(2)患者情绪稳定,能应用适当的技巧减轻焦虑和疼痛。

(高兴艳　秦妍妍)

第三节　腹　泻

　　腹泻指排便频率多于平日习惯的频率,粪质稀薄。正常人的排便习惯多为每天1次,有的人每天2～3次或每2～3天1次,只要粪便的性状正常,以上频率均属于正常范围。腹泻多由肠道疾病引起,其他原因有药物、全身性疾病、过敏和心理因素等。小肠病变引起的腹泻粪便呈糊状或水样,可含有未完全消化的食物成分,大量水泻易导致脱水和电解质丢失,部分慢性腹泻患者可发生营养不良。大肠病变引起的腹泻粪便可含脓、血、黏液,病变累及直肠时可出现里急后重。根据病程可分为急性和慢性腹泻,病程短于4周为急性腹泻,超过4周或长期反复发作为慢性腹泻。根据病理生理机制,腹泻可分为4种,但腹泻的发生可为多种机制共同作用的结果。①渗透性腹泻:是肠腔内存在大量高渗食物或药物,导致肠腔内渗透压升高,体液大量进入肠腔所致。禁食后腹泻减轻或缓解。②分泌性腹泻:是肠黏膜受到刺激而致水、电解质分泌过多或吸收障碍,导致分泌吸收失衡引起腹泻,每天大便量大于1 L,为水样便无脓血,pH多为中性或碱性。禁食48 h后腹泻仍存在,每天大便量仍大于500 mL。③渗出性腹泻:是肠黏膜发生炎症、溃疡等病变时,完整性受到破坏,大量体液渗出到肠腔导致腹泻,大便含渗出液或血液。④动力异常性腹泻:是肠蠕动亢进,肠内容物快速通过肠腔,与肠黏膜接触时间过短,影响消化和吸收,水、电解质吸收减少,粪便不成形或为水样便,不带渗出物或血液,常伴有肠鸣音亢进或腹痛。

一、临床表现

(1)小肠性腹泻多有水样便或粪便稀薄,无里急后重,常有脐周疼痛。

(2)大肠性腹泻可出现黏液血便、脓血便或果酱样粪便,多有里急后重感。

(3)严重腹泻可造成脱水、电解质紊乱及代谢性酸中毒。

(4)长期慢性腹泻可导致营养不良或全身衰竭表现。

二、护理评估

(1)病史:腹泻发生的时间、起病原因或诱因、病程长短;粪便的性状、气味和颜色,排便次数和量;有无腹痛及疼痛的部位,有无里急后重、恶心、呕吐、发热等伴随症状;有无口渴、疲乏无力等提示失水的表现;有无精神紧张、焦虑不安等心理因素。

(2)身体评估：①急性严重腹泻时，注意观察患者的生命体征、意识、尿量、皮肤弹性等。慢性腹泻时应注意患者的营养状态，有无消瘦、贫血的体征。②腹部：观察腹部外形，有无膨隆或凹陷；有无胃形、肠形及蠕动波；有无腹壁静脉显露及其分布与血流方向。肠鸣音是否正常。了解腹壁紧张度，有无腹肌紧张、压痛、反跳痛，其部位、程度如何；肝、脾是否肿大，其大小、硬度和表面情况如何；有无腹块。有无振水音、移动性浊音。为了避免触诊引起胃肠蠕动增加，使肠鸣音发生变化，腹部检查的顺序为视、听、触、叩，但仍按视、触、叩、听的顺序记录。③肛周皮肤：有无因排便频繁及粪便刺激，引起肛周皮肤糜烂。

(3)实验室及其他检查：采集新鲜粪便标本做显微镜检查，必要时做细菌学检查。急性腹泻者注意监测血清电解质、酸碱平衡状况，必要时行超声、X线、内镜检查。

三、常用护理诊断/问题

(1)腹泻与肠道疾病或全身性疾病有关。
(2)有体液不足的危险与大量腹泻引起失水有关。

四、目标

(1)患者的腹泻及其引起的不适减轻或消失。
(2)能保证机体所需水分、电解质、营养素的摄入。
(3)生命体征、尿量、血生化指标在正常范围。

五、护理措施及依据

(一)腹泻

(1)病情观察：包括排便情况、伴随症状等。
(2)饮食护理：饮食以少渣、易消化食物为主，避免生冷、多纤维、味道浓烈的刺激性食物。应根据急性腹泻的病情和医嘱，给予禁食、流质、半流质或软食。
(3)休息与活动：急性起病、全身症状明显的患者应卧床休息，注意腹部保暖。可用热水袋热敷腹部，以减弱肠道运动，减少排便次数，这有利于腹痛等症状的减轻。
(4)用药护理：腹泻的治疗以病因治疗为主。应用止泻药时注意观察患者的排便情况，腹泻得到控制，应及时停药。应用解痉止痛药(如阿托品)时，注意药物的不良反应，如口干、视力模糊、心动过速。
(5)肛周皮肤护理：排便频繁时，粪便的刺激可使肛周皮肤损伤，引起糜烂。排便后应用温水清洗肛周，保持清洁、干燥，涂凡士林或皮肤保护油以保护肛周皮肤，促进损伤处愈合。
(6)心理护理：慢性腹泻的治疗效果不明显时，患者往往对预后感到担忧，结肠镜等检查有一定痛苦，某些腹泻与精神因素有关，故应注意对患者心理状况的评估和护理，鼓励患者配合检查和治疗，稳定患者的情绪。

(二)有体液不足的危险

(1)动态观察液体平衡状态:急性严重腹泻时丢失大量水分和电解质,可引起脱水及电解质紊乱,严重时导致休克。故应严密监测患者的生命体征、意识、尿量的变化,有无口渴、口唇干燥、皮肤弹性下降、尿量减少、神志淡漠等脱水表现,有无肌肉无力、腹胀、肠鸣音减弱、心律失常等低钾血症的表现,监测血生化指标的变化。

(2)补充水分和电解质:及时遵医嘱给予液体、电解质、营养物质,以满足患者的生理需要量,补充额外丢失量,恢复和维持血容量。一般可经口服补液,严重腹泻伴恶心与呕吐、禁食或全身症状显著者经静脉补充水分和电解质。注意输液速度的调节。尤其对老年患者应及时补液并注意输液速度,因老年人易因腹泻,发生脱水,也易因输液速度过快引起循环衰竭。

六、评价

(1)患者的腹泻及其伴随症状减轻或消失。
(2)机体获得足够的热量、水、电解质和各种营养物质,营养状态改善。
(3)生命体征正常,无失水、电解质紊乱的表现。

(高兴艳　李欣芳)

第四节　呕血与黑便

呕血与黑便见于上消化道疾病(如食管、胃、十二指肠、胆和胰腺疾病)或全身性疾病导致的上消化道出血,常见病因为消化性溃疡、急性糜烂出血性胃炎、食管胃底静脉曲张破裂和胃癌。上消化道出血者均有黑便,但不一定有呕血。出血部位在幽门以上者常有呕血和黑便,出血部位在幽门以下者可仅表现为黑便。但出血量少而速度慢的幽门以上病变亦可仅见黑便,而出血量大、速度快的幽门以下病变可因血液反流入胃,引起恶心、呕吐而出现呕血。呕血与黑便的颜色、性质亦与出血量和速度有关。呕血呈鲜红色或血块提示出血量大且速度快,血液在胃内停留时间短,未经胃酸充分混合即呕出;如呕血呈棕褐色咖啡渣样,则表明血液在胃内停留时间长,经胃酸作用形成酸性血红蛋白。柏油样黑便,黏稠而发亮,是因血红蛋白中铁与肠内硫化物作用形成硫化铁;当出血量大且速度快时,血液在肠内推进快,粪便可呈暗红色甚至鲜红色,需与下消化道出血区别;若空肠、回肠的出血量不大,在肠内停留时间较长,也可表现为黑便,需与上消化道出血区别。

一、临床表现

每日出血量超过 60 mL 即可有黑便;有呕血则提示胃内储血量至少达到 300 mL。呕血前常有上腹不适及恶心,大量出血时常发生急性周围循环衰竭,对出血量判断见表36-4。

表 36-4　上消化道出血量的判断

分级	失血量	血压		脉搏	血红蛋白	临床表现
轻度	占全身总血量10%～15%，成人失血量<500 mL	基本正常	正常	无变化		一般不引起全身症状，或仅有头晕、乏力
中度	占全身总血量20%～30%，失血量500～1 000 mL	收缩压下降10.7 kPa	100～120次/分		70～100 g/L	一时性眩晕、口渴、心悸、烦躁、尿少、肤色苍白
重度	多于全身总血量的30%，成人失血量>1 500 mL	收缩压<10.7 kPa	大于120次/分		低于70 g/L	神志恍惚、四肢厥冷、大汗、少尿或无尿

二、辅助检查

(一)一般检查

呕血与黑便的一般检查：注意面容与贫血程度，有无周围循环衰竭表现，如四肢厥冷，血压下降、烦躁不安等，有无蜘蛛痣、黄疸、肝掌及皮肤色素沉着，有无黏膜或皮肤或出血，有无锁骨上淋巴结或全身淋巴结增大。

(二)腹部检查

呕血与黑便的腹部检查：有无腹壁静脉曲张，有无腹压痛和包块，有无肝、脾大和腹腔积液。

(三)肛门直肠指检的作用

肛门直肠指检在呕血与黑便的检查中早期发现黑便，注意有无痔或肿块。

(四)实验室检查

做呕血与黑便的化验检查。

(1)检查血常规、尿常规。

(2)测定血型并做好交叉配血试验。

(3)检查肝功能，测定尿素氮。

(4)必要时做红细胞沉降率测定和出血性疾病的常规检查。

(五)特殊检查

做呕血与黑便的特殊检查。

(1)急诊内镜检查，应在出血后24～48 h进行，对出血部位和性质的诊断有重要价值。

(2)以超声波探查肝、脾、胆囊。

(3)一般在出血停止后1周做胃肠钡餐检查。

(4)必要时做腹部血管造影，协助诊断出血病灶与部位。

三、治疗原则

呕血与黑便的一般处理措施：让患者绝对静卧，监测脉搏、血压、呼吸、神志变化，给予烦躁不安者镇静剂。对呕血者禁饮食，呕血停止后可给予少量多次流质饮食。

(一)止血措施

呕血与黑便的止血措施如下。

(1)食管静脉曲张破裂出血,可放置三腔双囊管压迫止血和/或静脉注射血管加压素、生长抑素。

(2)消化性溃疡或急性胃黏膜病变出血可用 H_2 受体阻断剂或质子泵抑制剂。

(3)口服或胃内灌注 8 mg/dL 去甲肾上腺素溶液。

(4)内镜注射硬化剂、组织胶,套扎治疗或电凝止血。

(二)介入治疗

对严重消化道大出血,在少数特殊情况下既无法进行内镜治疗又不能耐受手术治疗,可考虑在选择性肠系膜动脉造影找到出血灶的同时进行血管栓塞。

(三)手术治疗

呕血与黑便患者经内科积极抢救 24~48 h 仍不能控制止血时,应考虑外科手术治疗。

四、护理评估

(一)评估

评估可能引起出血的原因及部位,如溃疡出血、肠系膜血管畸形出血、术后吻合口出血、门脉高压出血。

(二)遵医嘱给予辅助检查

(1)实验室和特殊检查结果:血常规、血尿素氮、红细胞计数、网织红细胞、便常规、肝功能、肾功能、电解质水平。

(2)血红蛋白情况:血红蛋白浓度 92~110 g/L,为轻度贫血,血红蛋白浓度 60~90 g/L,为中度贫血,血红蛋白浓度 50~60 g/L,为重度贫血。血红蛋白浓度<60 g/L,有输血指征。

(3)评估面色、有无休克征象:如烦躁不安或神志不清、面色苍白、四肢湿冷、口唇发绀、呼吸急促、血压下降、脉压变小、心率加快、尿量减少。

五、护理诊断

(1)组织灌注无效(外周)与上消化道出血致血容量不足有关。

(2)活动无耐力与呕血、黑便致贫血有关。

(3)焦虑/恐惧与大量呕血和黑便有关。

(4)潜在并发症为休克。

(5)有误吸的危险与呕吐物被误吸入肺内有关。

六、护理措施

(一)一般护理措施

(1)绝对卧床休息:保持安静,避免不必要的交谈。将休克患者置于平卧位,将床挡拉起。出血停止后患者以卧床休息为主,适当活动,避免头晕跌倒。床边悬挂防跌倒牌。及时清除血污物品,保持床单位整洁。

(2)体位:急性出血期选择侧卧或平卧位,头偏向一侧,以防窒息。

(3)饮食:出血期禁食,关注补液量是否恰当,以防血容量不足。对禁食患者应做好口腔护理,恢复期根据医嘱给予适当饮食,从流质→无渣(低纤维)半流质→低纤维普食,渐进恢复饮食。

(4)心理指导:耐心做心理疏导,使患者放松身心,配合治疗,

(二)基础生命体征观察

(1)体温:大量出血后,多数患者在 24 h 内出现低热,体温一般不超过 38.5℃,持续 3~5 d。

(2)脉搏及心率:出血时脉搏加快,然后血压下降。注意测量坐位、卧位血压和脉搏,如果患者卧位改坐位,血压下降>2.67 kPa,心率上升>10 次/分,提示血容量明显不足,是紧急输血的指征。

(3)病情观察:观察呕血的颜色、量、持续时间及频率。注意患者的呼吸、血压、血氧、脉搏、心率、尿量、皮肤及甲床色泽。

(4)注意观察有无窒息征兆症状:咯血停止、发绀、自感胸闷、心悸、大汗淋漓、喉痒、有血腥味及精神高度紧张等。

(三)症状及体征观察

(1)再出血的观察:呕血的颜色(鲜红或有血块、咖啡色)、量,排便次数、颜色(血便、黑便、泊油样、黏液血便)和性状(成形、糊状、稀便、水样)。

(2)出血严重程度的估计:成人每日消化道出血 5~10 mL,粪便潜血试验出现阳性;出血 50~100 mL 可出现黑便;胃内积血量在 250~300 mL 可引起呕血;一次出血量<400 mL 一般不引起全身症状;出血量为 400~500 mL,可出现全身症状,如头晕、心悸、乏力;短时间内出血量>1 000 mL,可出现周围循环衰竭表现,如口干、意识变化、休克。

(3)体征观察:肠鸣音和伴随的腹部体征、尿量(有无急性肾衰竭及血容量补充是否足够)。

(四)用药观察

(1)止血药:对呕血量较大者常将 18 U 垂体后叶激素加入 100 mL 生理盐水中,静脉泵入,10 mL/h(高血压、冠心病患者及孕妇禁用),可将 10 mg 立其丁(酚妥拉明)加入 100 mL 生理盐水中,静脉泵入,10 mL/h,注意观察有无腹痛等不良反应。

(2)镇静药:对烦躁不安者常用镇静药,如地西泮 5~10 mg,肌内注射。禁用吗啡、哌替啶,以免抑制呼吸。

(3)应备齐急救药及器械,药物包括止血药、强心药、呼吸中枢兴奋药等。此外,应备开口器、压舌板、舌钳、氧气筒或氧气枕、电动吸引器等急救器械。

(高兴艳　徐　倩　朱香玲)

第五节　便　秘

便秘指排便频率减少,1周内排便次数少于3次,排便困难,大便干结、量少,便后仍有便意,可伴有肛门疼痛、肛裂、痔疮,常可在左下腹乙状结肠部位触及条索状物。部分正常人习惯于隔几天排便1次,但无排便困难和大便干结,故不能以每天排便1次作为正常排便的标准。便秘持续超过12周为慢性便秘。引起便秘的常见因素:①有结肠肛门疾病,如先天性巨结肠、手术、肿瘤等引起肠腔狭窄,盆底失弛缓综合征、直肠内折叠等引起出口梗阻,有肛裂、痔疮等;②有神经精神疾病,如脑梗死、截瘫、抑郁,有内分泌与代谢疾病、腹部疾病;③长期服用刺激性泻药或其他可引起肠道应激下降的药物;④有不良生活习惯,进食量过少或食物缺乏纤维素、水分、久坐、卧床,排便习惯不良;⑤有社会-心理因素,如人际关系紧张、生活规律改变、突发事件影响。

(高兴艳　蒋佳佳)

第六节　吞咽困难

吞咽困难指将固体或液体食物从口腔运送至胃的过程中受阻而产生咽部、胸骨后的梗阻感或停滞感。按吞咽困难的部位可分为口咽性吞咽困难和食管性吞咽困难。吞咽困难多见于咽、食管及食管周围疾病(如咽部脓肿、食管癌、胃食管反流病、贲门失弛缓症),风湿性疾病(如系统性硬化症)累及食管,神经系统疾病,以及纵隔肿瘤、主动脉瘤等压迫食管。该症状的评估重点:①评估患者吞咽困难与饮食种类的关系。②评估患者其他伴随症状及全身情况。

(高兴艳　徐　倩)

第七节　嗳　气

嗳气指消化道内气体(主要来自食管和胃)从口腔溢出,气体经咽喉时发出特殊声响,有时伴有特殊气味,俗称打饱嗝,多提示胃内气体较多。频繁嗳气可与精神因素、进食过急过快、饮用含碳酸类饮料或酒类有关,也可见于胃食管反流病、食管裂孔疝、慢性胃炎、消化性溃疡、功能性消化不良、胆道疾病等。

(高兴艳　蒋佳佳)

第八节　反　酸

反酸指酸性胃内容物反流至口咽部,口腔感觉到酸性物质。常伴有烧灼感、胸骨后疼痛、吞咽痛、吞咽困难以及间歇性声嘶、慢性咳嗽等呼吸道症状,不伴有恶心、干呕。反酸多由食管括约肌功能不全或食管蠕动功能异常、胃酸分泌过多引起,多见于胃食管反流病和消化性溃疡。

(高兴艳　蒋佳佳)

第九节　灼热感或烧心感

灼热感或烧心感是一种胸骨后或剑突下的烧灼感,由胸骨下段向上延伸,常伴有反酸,主要由炎症或化学刺激作用于食管黏膜而引起。灼热感或烧心感常见于胃食管反流病和消化性溃疡,也可发生于急性心肌梗死和心绞痛。

(高兴艳　李欣芳)

第十节　畏食或食欲缺乏

畏食或食欲缺乏指惧怕进食或缺乏进食的欲望,多见于消化系统疾病(如消化系统肿瘤、慢性胃炎、肝炎),也见于全身性或其他系统疾病(如严重感染、肺结核、尿毒症、垂体功能减退)。严重食欲缺乏称为厌食,可导致营养不良。

(高兴艳　李晓燕)

第十一节　腹　胀

腹胀是一种腹部胀满、膨隆的不适感觉,可由胃肠道积气、积食或积粪、腹水、气腹、腹腔内肿物、胃肠功能紊乱、胃肠道梗阻等引起,亦可由低钾血症所致。当胃肠道积气量超过气体被吸收和排出的量时,可出现腹胀感。腹水超过 1 000 mL 时,亦出现腹胀不适。

(高兴艳　李晓燕)

第三十七章　食管疾病的护理

第一节　胃食管反流病

胃食管反流病(GERD)指胃、十二指肠内容物反流入食管引起烧心等症状,以及引起咽喉、气管等食管邻近组织损害的疾病。根据是否导致食管黏膜的糜烂、溃疡,分为反流性食管炎(RE)和非糜烂性反流病(NERD)。在欧美国家,GERD 的患病率为 10% ~ 20%,亚洲地区 GERD 的患病率约 5%。男、女发病无差异,随年龄增长患病率增加。

一、病因与发病机制

胃食管反流病是由多种因素引起的以食管下括约肌(LES)功能障碍为主的胃食管动力障碍性疾病,其主要发病机制是抗反流防御机制减弱和反流物对食管黏膜攻击。

(一)抗反流屏障功能减弱

LES 是食管和胃连接处抗反流的高压带,能防止胃内容物反流入食管。当 LES 功能异常时,可引起 LES 压下降,从而导致胃食管反流。导致 LES 压降低的因素:①贲门失弛缓症术后;②某些激素,如缩胆囊素、胰高血糖素、血管活性肠肽;③某些食物,如巧克力;④某些药物,如钙通道阻滞剂、地西泮。导致 LES 压相对降低的因素:①腹内压升高,如妊娠、腹水、呕吐、负重劳动;②胃内压升高,如胃扩张、胃排空延迟。另外,一过性 LES 松弛是近年来研究发现引起胃食管反流的一个重要因素。

(二)食管对胃反流物的廓清能力障碍

正常情况下,一旦发生胃食管反流,大部分反流物通过 1~2 次食管自发性和继发性蠕动性收缩将食管内容物排入胃内,即容量清除,是食管廓清的主要方式。剩余的则由唾液缓慢中和。食管蠕动和唾液产生的异常也参与胃食管反流病的致病作用,常见疾病如干燥综合征。

(三)食管黏膜屏障作用下降

反流物进入食管后,食管借助上皮表面黏液、不移动水层和表面 HCO_3^-、复层鳞状上皮等构成的上皮屏障,以及黏膜下丰富的血液供应构成的后上皮屏障,发挥其抗反流物对食管黏膜损伤的作用。因此,任何导致食管黏膜屏障作用下降的因素(如长期吸烟、刺激性食物或药物)将削弱食管黏膜屏障功能。

(四)反流物对食管黏膜的攻击作用

当食管抗反流防御机制减弱时,反流物刺激和损害食管黏膜,其中胃酸与胃蛋白酶是反流物中损害食管黏膜的主要成分。非结合胆盐、胰酶是胆汁反流物的主要攻击因子。

二、临床表现

胃食管反流病的临床表现多样,轻重不一。

(一)典型症状

烧心和反流是本病最常见、最典型症状。常在餐后 1 h 出现,卧位、弯腰或腹压增高时可加重,部分患者烧心和反流症状可在夜间入睡时发生。

(二)非典型症状

胸痛、上腹痛、吞咽困难、嗳气等为胃食管反流病的不典型症状。胸痛由反流物刺激食管引起,发生在胸骨后,可放射至心前区、后背、肩部、颈部、耳后等,酷似心绞痛,可伴有或不伴有烧心和反流。吞咽困难呈间歇性,进食固体或液体食物均可发生,少数患者吞咽困难由食管狭窄引起,呈持续性或进行性加重。

(三)食管外症状

由反流物刺激或损伤食管以外的组织或器官引起,如咽喉炎、慢性咳嗽、哮喘、严重者可发生吸入性肺炎,甚至出现肺间质纤维化。部分患者诉咽部不适,有异物感、棉团感或堵塞感,但无真正吞咽困难,称为癔球症。

(四)并发症

主要并发症有上消化道出血、食管狭窄、巴雷特食管。

三、实验室及其他检查

(一)胃镜检查

是诊断反流性食管炎最准确的方法,并能判断其严重程度和有无并发症,结合活检可与其他原因引起的食管炎或食管癌等其他食管病变区别。根据内镜下所见食管黏膜的损害程度进行反流性食管炎分级,有利于病情判断及指导治疗。目前多采用洛杉矶分级法。

正常:食管黏膜没有破损。

A 级:1 个或 1 个以上食管黏膜破损,长径<5 mm。

B 级:1 个或 1 个以上食管黏膜破损,长径>5 mm,但没有融合性病变。

C 级:黏膜破损有融合,但小于 75% 的食管周径。

D 级:黏膜破损融合,至少达到 75% 的食管周径。

(二)24 h 食管 pH 监测

它是诊断胃食管反流病的重要检查方法。常用的观察指标有 24 h 内 pH 小于 4 的总百分时间、pH 小于 4 的次数、持续 5 min 以上的反流次数以及最长反流时间等。注意检查前 3 日应停用抑酸药与胃肠促动药。

(三)X 线食管钡餐造影

其对诊断反流性食管炎的敏感性不高。对不愿接受或不能耐受胃镜检查者可行该检查,可排除食管癌等其他食管疾病,可发现严重反流性食管炎阳性 X 线征。

(四)食管滴酸试验

该检查协助食管炎的诊断。在滴酸过程中,出现胸骨后疼痛或烧心为阳性,且多在滴酸的最初 15 min 内出现。试验阳性者,高度提示食管炎。

(五)食管测压

可测定 LES 的长度和部位、LES 压、LES 松弛压、食管体部压力及食管上括约肌压力等。LES 静息压为 1.33~4 kPa(10~30 mmHg),如果低于 0.8 kPa(6 mmHg)易导致反流。

四、诊断要点

患者出现典型的烧心和反流症状,胃镜检查如发现有反流性食管炎并能排除其他原因引起的食管病变,本病的诊断成立。对有典型症状而胃镜检查阴性者,行 24 h 食管 pH 监测,证实有食管过度酸反流,则诊断成立;或采用 PPI 试验:服用奥美拉唑 20 mg,每天 2 次,疗程 2~4 周,治疗最后 1 周如症状消失或仅有 1 次轻度反流症状,则 PPI 试验阳性。

五、治疗要点

治疗的目的是控制症状、治愈食管炎、减少复发和防治并发症。

(一)一般治疗

改变生活方式是治疗胃食管反流病的基础,应贯穿于整个治疗过程,包括戒烟,限酒,减轻体重,睡前不进食,避免使用降低 LES 压的食物、药物及使胃排空延迟的药物。

(二)药物治疗

(1)抑酸药:①PPI,抑酸起效快,作用持久,是治疗胃食管反流病的首选药物,适用于症状重、有严重食管炎的患者,如奥美拉唑、兰索拉唑、泮托拉唑;②H₂ 受体拮抗剂,抑酸持续时间短,患者容易快速耐受,适用于轻症和中症患者,如西咪替丁、雷尼替丁。

(2)胃肠促动药:如多潘立酮、莫沙必利、依托必利,这类药物适用于轻症或作为与抑酸药联用的辅助药物。

(3)抗酸药:如铝碳酸镁、碳酸氢钠、氢氧化铝,仅用于症状轻、间歇发作患者临时缓解症状。

(4)抗抑郁或焦虑药物:食管对酸的高敏感性是难治性胃食管反流病的重要发病机制之一,对久治不愈或反复发作的患者,应考虑精神-心理因素的可能性,在专业医师的指导下应用相关药物,包括三环类抗抑郁药和选择性 5-羟色胺再摄取抑制剂等。

(5)内镜及手术治疗:目前用于胃食管反流病的内镜下治疗手段主要分为射频治疗、内镜下胃腔内缝合/折叠治疗、内镜下注射或植入技术等。抗反流手术能减少反流次数及控制反流症状,当患者存在病理性酸反流,药物抑酸不足或药物治疗有效但不愿意长期服用药物,可考虑手术。胃底折叠术是目前常用抗反流手术方式。

(6)并发症治疗:并发食管狭窄者可行胃镜下食管扩张治疗,术后长程 PPI 维持治疗。巴雷特食管患者使用 PPI 长程维持治疗,定期随访,以便早期发现癌变。

六、常用护理诊断/问题、措施及依据

疼痛:胸痛与胃、十二指肠内容物反流刺激食管黏膜有关。

(1)病情观察:注意观察患者的疼痛部位、性质、程度、持续时间及伴随症状,及时发现和处理异常情况。

(2)减少或避免诱因:①避免应用降低 LES 压的药物及引起胃排空延迟的药物,如激素、抗胆碱能药物、茶碱、地西泮、钙通道阻滞剂;②LES 结构或功能异常的患者进食后不宜立即卧床,睡前 2 h 内避免进食,睡眠时将床头抬高 15～20 cm;③避免进食使 LES 压降低的食物,如巧克力、咖啡、浓茶;④注意减少引起腹内压升高的因素,如肥胖、便秘、紧束腰带;⑤戒烟,禁酒。

(3)指导并协助患者减轻疼痛:①保持环境安静,取舒适体位,避免不良刺激;②指导患者放松和转移注意力的技巧,如深呼吸、听音乐、渐进性放松肌肉;③安慰患者,促进其情绪稳定,必要时进行心理疏导。

(4)用药护理:遵医嘱使用抑酸药、胃肠促动药、抗酸药等。

七、其他护理诊断/问题

(1)舒适度减弱与反流物刺激食管或食管邻近组织、器官有关。
(2)焦虑与病情慢性迁延反复、生活质量受影响有关。

八、健康指导

(1)疾病知识指导:向患者及家属介绍胃食管反流病的危险因素并指导患者改变有关的生活习惯,如避免摄入过多高脂肪食物;鼓励患者咀嚼口香糖,增加唾液分泌,以中和反流物;控制体重,减少由腹部脂肪过多引起的腹压升高;避免重体力劳动和高强度体育运动等。

(2)用药指导:与病情监测指导患者严格按医嘱足量、足疗程用药,避免随意减药或停药。平时自备铝碳酸镁、硫糖铝等碱性药物,出现不适症状时可服用。定期复诊,病情变化或加重随时就诊。伴有巴雷特食管者定期接受内镜检查。

(3)心理健康指导:本病特点是病情慢性迁延反复,患者常出现不良情绪,应帮助患者消除顾虑,树立战胜疾病的信心。

九、预后

本病预后个体差异大,内科治疗可以缓解多数患者症状,但往往症状反复,病程迁延。

(高兴艳　李　娟　赵文文)

第二节　贲门失弛缓症

贲门失弛缓症又称贲门痉挛、巨食管，是食管贲门部的神经肌肉功能障碍所致的食管功能性疾病。其主要特征是食管缺乏蠕动，食管下端括约肌（LES）高压对吞咽动作的松弛反应减弱。食物滞留于食管腔内，逐渐导致伸长和屈曲，可继发食管炎及在此基础上可发生癌变，癌变率为 2%～7%。

失弛缓症的病因迄今不明。医师一般认为其是神经肌肉功能障碍所致。其发病与食管肌层内奥尔巴赫神经节细胞变性、减少或缺乏以及副交感神经分布缺陷有关，或许病因与免疫因素有关。

一、临床表现

(一)吞咽困难

无痛性吞咽困难是最常见、最早出现的症状，占 80%～95%。起病症状表现多较缓慢，但亦可较急，多呈间歇性发作，常由情绪波动、发怒、忧虑、惊骇或进食生冷和辛辣等刺激性食物而诱发。

(二)食物反流和呕吐

发生率可达 90%。呕吐多在进食后 20～30 min 发生，可将前一餐或隔夜食物呕出。呕吐物可混有大量黏液和唾液。当并发食管炎、食管溃疡时，反流物可含有血液。患者可因食物反流、误吸而引起反复发作的肺炎、气管炎，甚至支气管扩张或肺脓肿。

(三)疼痛

40%～90% 的贲门失弛缓症患者有疼痛的症状，性质不一，可为闷痛、灼痛、针刺痛、割痛或锥痛。疼痛部位多在胸骨后及中、上腹；也可在胸背部、右侧胸部、右胸骨缘以及左季肋部。疼痛发作有时酷似心绞痛，甚至舌下含硝酸甘油片后可获缓解。

(四)体重减轻

体重减轻与吞咽困难影响食物的摄取有关。病程长久者可有体重减轻、营养不良和维生素缺乏等表现，而呈恶病质者罕见。

(五)其他

贲门失弛缓症患者偶有食管炎所致的出血。在后期病例，极度扩张的食管可压迫胸腔内器官而产生干咳、气短、发绀和声嘶等。

二、辅助检查

(一)食管钡餐 X 线造影

吞钡检查见食管扩张、食管蠕动减弱、食管末端狭窄呈鸟嘴状、狭窄部黏膜光滑，是贲门失弛缓症患者的典型表现。

Henderson 等将食管扩张分为 3 级：Ⅰ级（轻度），食管直径＜4 cm；Ⅱ级（中度），直径 4～6 cm；Ⅲ级（重度），直径＞6 cm，甚至弯曲呈 S 形。

(二)食管动力学检测

食管下端括约肌高压区的压力常为正常人的 2 倍以上，吞咽时下段食管和括约肌压力不下降。中、上段食管腔压力亦高于正常。

(三)胃镜检查

检查可排除器质性狭窄或肿瘤。在内镜下贲门失弛缓症表现特点如下。

(1)大部分患者的食管内残留中到大量的积食，多呈半流质状态覆盖管壁，且黏膜水肿增厚致使失去正常的食管黏膜色泽。

(2)食管体部扩张，并有不同程度的扭曲变形。

(3)管壁可呈节段性收缩环，似憩室膨出。

(4)贲门狭窄程度不等，直至完全闭锁不能通过。应注意的是，有时检查镜身通过贲门，感知阻力不甚明显时易忽视本病。

三、治疗原则

治疗贲门失弛缓症的目的在于降低食管下端括约肌压力，使食管下段松弛，从而解除功能性梗阻，使食物顺利进入胃内。

(一)保守治疗

对轻度患者应解释病情，嘱其安定情绪，少食多餐，细嚼慢咽，并服用镇静解痉药物，如钙离子通道阻滞剂（如硝苯地平），部分患者的症状可缓解。为防止失眠时食物溢流入呼吸道，可用高枕或垫高床头。

(二)内镜治疗

随着微创观念的深入，新的医疗技术及设备不断涌现，内镜下治疗贲门失弛缓症得到广泛应用，并取得很多新进展。传统内镜治疗手段主要包括内镜下球囊扩张和支架置入、镜下注射 A 型肉毒杆菌毒素、内镜下微波切开和注射硬化剂治疗等。

(三)手术治疗

对中、重度及传统内镜下治疗效果不佳的患者应行手术治疗。贲门肌层切开术（Heller 手术）仍是目前最常用的术式。可经胸或经腹手术，也可在胸腔镜或者腹腔镜下完成。远期并发症主要是反流性食管炎，故有人主张附加抗反流手术，如胃底包绕食管末端 360°（Nissen 手术）、270°（Belsey 手术）、180°（Hill 手术），或将胃底缝合在食管腹段和前壁（Dor 手术）。

经口内镜下肌切开术（POEM）治疗贲门失弛缓症取得了良好的效果。POEM 手术无皮肤切口，通过内镜下贲门环形肌层切开，最大限度地恢复食管的生理功能并减少手术的并发症，术后早期即可进食，95％的患者术后吞咽困难得到缓解，且反流性食管炎的发生率低。由于 POEM 手术时间短,创伤小,恢复特别快,疗效可靠,可能是目前治疗贲门失弛缓症的最佳选择。

四、护理诊断

(一)疼痛

与胃酸、大量食物和分泌物长期滞留食管,刺激食管黏膜发生食管炎、食管溃疡以及基底内暴露的神经末梢有关。食管炎症可降低神经末梢的痛阈以及食管黏膜的抗反流防御机制。

(二)营养失调

营养失调与吞咽困难、因胸骨后不适惧怕进食有关。

(三)焦虑

焦虑与病程长、症状反复、生活质量降低有关。

(四)窒息

窒息与食物难以通过狭窄的贲门、食物积聚发生呕吐、食物反流误入气管有关。

五、护理措施

(一)一般护理

(1)指导患者少食多餐,每 2~3 h 1 餐,每餐 200 mL,避免食物温度过冷或过热,注意细嚼慢咽,减少食物对食管的刺激。

(2)禁食酸、辣、煎炸、生冷食物,忌烟、酒。

(3)指导服药及用药方法,常用药物有硝苯地平(心痛定)、异山梨酯(消心痛)、多潘立酮(吗丁啉)、西沙必利等。一定将颗粒药片碾成粉末,加凉开水冲服。

(4)介绍食管-贲门失弛缓症的基本知识,让患者了解疾病的发展过程和预后。

(二)疼痛护理

遵医嘱给予硝酸甘油类药物,其有弛缓平滑肌作用,改善食管的排空。

(三)术前护理

术前使用内镜下球囊扩张治疗贲门失弛缓症。

(1)告知患者球囊扩张治疗不需开刀,痛苦少,改善症状快,费用低。

(2)详细介绍球囊扩张术的操作过程及注意事项。尽可能让患者与治愈的患者进行咨询、交流,以消除其顾虑、紧张的情绪,使患者能够主动配合医师操作,提高扩张治疗的成功率。

(3)术前 1 d 进食流质,术前禁食 12 h,禁水 4 h。对部分病史较长、食管扩张较严重者需禁食 24~48 h。

(四)术后护理

术后使用内镜下球囊扩张治疗贲门失弛缓症。

（1）术后患者应绝对卧床休息，取半卧位或坐位，平卧及睡眠时也要抬高头部 15°～30°，防止胃食物反流。

（2）术后 12 h 内禁食。12 h 后患者若无不适可进温凉流质，术后 3 d 进固体食物。

（3）餐后 1～2 h 内不宜平卧，进食时尽量取坐位。

（五）并发症观察

扩张术的并发症主要有出血、感染、穿孔等。术后应严密监测生命体征，密切观察患者胸痛的程度、性质、持续时间。注意观察有无呕吐及呕吐物、粪便的颜色及性质。轻微胸痛及少量黑便一般不需特殊处理，1～3 d 会自行消失。

六、健康教育

（一）简单介绍疾病知识

贲门失弛缓症是一种原发的病因不明的食管运动功能障碍性疾病而且不易治愈。其特性是食管体部及食管下端括约肌（LES）解剖区域分布的神经损害所致。贲门失弛缓症是临床上较少见的疾病，很难估计其发病率及流行病情况，因为有的患者临床症状很轻微而没有就诊。许多学者的流行病学研究都是回顾性的，一般认为其发生率为每年（0.03～1.5）/10 万人，且无种族、性别差异，发病年龄有两个峰值，即 20～40 岁及 70 岁。如果不治疗贲门失弛缓症，其症状会逐渐加重。因此，早期进行充分的治疗能减轻疾病的进展，并防止发生并发症。另外，如果不改善食管 LES 排空障碍，减轻梗阻，可能会使病情恶化，导致巨食管症。

（二）饮食指导

（1）扩张术后患者在恢复胃肠道蠕动后，可先喝少许清水，进行观察，然后进食半量流质，少食多餐，无特殊不适，逐步进全量流质，再过渡到半流质饮食，直至普食。

（2）饮食以易消化、少纤维的软食为宜，细嚼慢咽，并增加水分摄入量，忌进食过多、过饱，避免进食过冷或刺激性食物。

（3）患者进食时注意观察咽下困难等进食梗阻症状是否复发，必要时给予胃肠促动药或做进一步处理。出院后可进软食 1 个月，再逐步恢复正常饮食。

（三）出院指导

嘱患者生活起居有规律，避免感染，避免暴饮暴食，少进油腻食物。不穿紧身衣服，保持心情愉快，睡眠时抬高头部。有反酸、胃灼热、吞咽困难等症状随时就诊，定期复查。

（高兴艳　刘旭阳）

第三节　食管癌

食管癌是指从下咽到食管与胃结合部之间食管上皮来源的癌，发病部位以食管中段居多,下段次之,上段最少。食管癌属于恶性肿瘤,以鳞状上皮癌多见。最典型的临床症状是进行性吞咽困难。

食管癌的发病年龄多在 40 岁以上,男性患者多于女性患者,其发生与亚硝胺真菌、营养不良、微量元素缺乏、食管损伤和慢性炎症、遗传因素等相关,发病机制较为复杂。

一、临床表现

(一)早期症状

(1)吞咽食物哽噎感:偶尔出现,且不影响进食。

(2)胸骨后或上腹部疼痛不适:多伴有咽下痛。

(3)食管内异物感:多为吐不出、咽不下的不适感。

(4)有咽喉部干燥与紧缩感。

(5)食物通过缓慢并有滞留感。

(二)中、晚期食管癌的症状

(1)进行性吞咽困难:是最常见、最典型的症状,代表着食管腔的狭窄梗阻程度。

(2)呕吐黏液。

(3)胸背或咽下疼痛。

(4)转移性症状和体征:①颈部肿块;②声嘶;③压迫症状:压迫颈交感神经,压迫气管、支气管;侵犯膈神经、迷走神经,压迫上腔脉;侵犯胸膜、脊柱,累及臂丛神经等;④转移至肝、肺、脑等引起相应症状。

(5)食管出血。

(6)食管穿孔:食管-气管或支气管瘘;食管-主动脉、食管-肺、食管-纵隔瘘等。

二、TNM 分类及分期

(一)TNM 分类系统

肿瘤浸润(T)——原发肿瘤浸润的深度。

T:没有原发肿瘤的证据。

T_{is}:原位癌,上皮内肿瘤。

T:肿瘤只侵犯黏膜或黏膜下。

T:肿瘤侵犯固有肌层。

T:肿瘤侵犯外膜。

T:肿瘤侵犯邻近脏器。

(二)区域性淋巴结受累(N)——恶性播散到局部或区域的淋巴结

N_0:没有局部或区域淋巴结的转移。

N:发现一个或更多恶性淋巴结受累。

N_x:不能评价淋巴结浸润。

(三)远处转移(M)

M_0:没有远处转移。

M:有远处转移。

M_x:不能评价转移。

基于 TNM 标准的食管癌分期见表 37-1。

表 37-1 基于 TNM 标准的食管癌分期

分期	肿瘤浸润深度	淋巴结侵犯	转移性疾病
0 期	T_{is}	N_0	M_0
Ⅰ 期	T_1	N_0	M_0
ⅡA 期	T_2/T_3	N_0	M_0
ⅡB 期	T_1/T_3	N_1	M_0
	T_3	N_1	M_0
Ⅲ 期	T_4	任何 N 期	M_0
Ⅳ 期	任何 T 期	任何 N 期	M_1

三、辅助检查

(一)细胞学检查

拉网细胞学检查采取脱落细胞标本直接涂片,是诊断早期食管癌的可靠方法。诊断阳性率可达 80% 以上,目前主要用来对食管癌高危人群进行筛选和普查。

(二)食管内镜检查

1. 早期食管癌的内镜表现和分型

病变局限于食管黏膜内及黏膜下层,主要特征为局限性充血、浅表性糜烂、粗糙不平等黏膜浅表病变,分为充血型、糜烂型、斑块型、乳头型。内镜下活检病理证实可确诊。

2. 中、晚期食管癌的内镜表现和分型

具有肿块突出或有深溃疡、管腔狭窄的特点,分为肿块型、溃疡型、肿块浸润型、溃疡浸润型和周围狭窄型。食管癌的内镜活检率>90%。

3. 食管癌的特殊内镜检查

染色内镜检查法:鲁氏碘液染色法、甲苯胺蓝染色法和甲苯胺蓝-鲁氏碘液双重染色法,可极大提高早期病变的检出率。超声内镜检查(EUS):能清楚地显示出癌组织侵犯食管壁的深度和范围、周围器官和淋巴结有无转移。EUS 和 CT 在研究食管癌分期中可以互补。

(三)X 线检查

1. 中、晚期瘤主要表现

食管黏膜皱襞增粗、中断、紊乱以至消失。龛影形成。管腔充盈缺损及狭窄改变。

管腔僵硬,食管舒张度及蠕动度降低以至消失。有软组织肿块致密阴影。钡剂通过减慢或排空障碍。

2.早期癌主要表现

表现为黏膜皱襞增粗、中断及迂曲,小的龛影,小的充盈缺损。

(四)CT 检查

(1)食管癌 CT 检查:主要适用于中、晚期食管癌患者,CT 显示管壁环行增厚,或偏心的不规则增厚,或呈现整个肿瘤团块。可显示食管腔外部肿瘤与周围组织、邻近器官的关系。肿瘤可以压迫、推移气管或主支气管,甚而突入气管腔内;也可以侵及包绕主动脉。当肿瘤与周围脏器分界不清时应高度考虑浸润发生。CT 还可显示有无淋巴结转移,以利于对食管癌进行分期。

(2)食管癌 CT 分期:

Ⅰ期:肿瘤限于食管腔内,管壁不增厚,无纵隔内蔓延或转移。

Ⅱ期:食管壁增厚超过 5 mm,未向外浸润。

Ⅲ期:肿瘤直接浸润周围组织,并有局部纵隔淋巴结转移,无远处转移。

Ⅳ期:肿瘤有远处转移,

四、治疗原则

根治本病的关键是对食管癌的早期诊断和治疗。治疗方法包括手术、放疗、化疗、内镜下治疗和综合治疗。

(一)手术治疗

我国食管癌外科手术切除率已达 80%～90%,术后 5 年存活率已达 30% 以上,且早期切除常可达到根治效果。

(二)放射治疗

放射治疗(放疗)主要适用于手术难度大的上段食管癌和不能切除的中、下段食管癌。上段食管癌放疗效果与手术相似,故放疗作为首选。手术前放疗可使癌块缩小,提高切除率和存活率。

(三)化学治疗

化学治疗(化疗)一般用于食管癌切除术后,联合用药。

(四)综合治疗

通常是放疗加化疗,二者可同时进行,也可序贯应用,能提高食管癌的局部控制率,减少远处转移,延长生存期。化疗可加强放疗的作用,但严重不良反应的发生率较高。

(五)内镜介入治疗

(1)对于高龄或因其他疾病不能行外科手术的早期食管癌患者,内镜治疗是一项有效的治疗手段。①内镜下黏膜切除术:适用于病灶<2 cm,无淋巴转移的黏膜内癌;②内镜下消融术:Nd-YAG 激光、微波等亦有一定疗效,缺点是治疗后不能得到用于病理检查

的标本。

(2)进展期食管癌:①单纯扩张,方法简单,但作用时间短且需反复扩张,对病变范围广泛者常无法应用;②食管内支架置放术是在内镜直视下放置合金或塑胶的支架,是治疗食管癌性狭窄的一种姑息疗法,可达到较长时间缓解梗阻,提高生活质量的目的,但对上端食管癌与食管胃连接部肿瘤者不易放置;③内镜下实施肿瘤消融术等。

五、护理评估

(一)一般情况

了解患者的年龄性别、职业、婚姻状况、健康史、心理、自理能力等。

(二)身体状况

(1)进食情况:吞咽困难、可进食物性状、咽下疼痛、呕吐等情况。

(2)全身情况:生命体征,神志、精神状态,有无衰弱、消瘦、恶病质、水与电解质平衡紊乱等表现。

(3)评估疾病的临床类型、严重程度及病变范围。

六、护理诊断

(1)营养失调:低于机体需要量与进行性咽下困难,摄入量不足有关。

(2)咽喉疼痛:与肿瘤糜烂、溃疡有关。

(3)活动无耐力:与化疗及放疗所致食欲下降有关。

(4)预感性悲哀:与疾病晚期,对治疗失去信心有关。

七、护理措施

(一)饮食护理

因不同程度吞咽困难而出现摄入不足、营养不良及水和电解质失衡,导致机体对手术的耐受力下降,故应保证患者摄入足够的营养素。

(1)口服:能口服者,进食高热量、高蛋白质、丰富维生素的流质或半流质饮食,当患者进食时感到食管黏膜有刺痛,可给予清淡、无刺激的食物;不易进食较大、较硬的食物,可进食半流质或水分多的软食。

(2)静脉营养:对暂时不能经口进食者,可根据情况给予静脉营养支持治疗。

(3)胃肠造瘘术后的护理:观察造瘘管周围有无渗出液或渗液漏出,由于胃液对皮肤刺激性较大,应及时更换渗湿的敷料并在瘘口周围涂化锌或置凡士林纱布以保护皮肤,防止发生皮炎。妥善固定用于管饲的暂时性或永久性胃造瘘管,防止脱出或阻塞。

(二)食管支架置入术前护理

(1)护理人员应多关心、安慰、体贴、鼓励患者,首先使患者认识到此种方法对于治疗其自身疾病的重要性和提高其生存质量的意义。帮助患者以科学的态度重新认识疾病和接受治疗,消除恐惧、悲观和紧张心理,以积极主动、战胜疾病的心态接受治疗。使患者术前处于最佳心理状态。

(2)同时做好口腔护理及饮食指导,给予静脉营养,增强机体抵抗力和对手术的耐受性。

(3)术前禁食 12 h,术前 30 min 常规肌注地西泮,口服润滑镇痛胶囊。

(4)协助患者做好术前检查,向患者讲明术前各项检查(血、尿、便常规,出血时间、凝血时间,肝功能检查,彩超等检查)的意义及注意事项,了解患者有无麻醉药物过敏史。

(三)食管支架置入术中配合

(1)配合医师在胃镜直视下将引导钢丝通过狭窄口达胃腔,医师在退出胃镜时要略用力顶住钢丝,防止滑出。

(2)当扩张器直径由小逐渐加大时,患者出现胸痛,注意观察疼痛情况,如果出现较为剧烈的疼痛,应停止操作,严密观察病情的变化。

(3)支架置入的关键是位置必须正确,这就要求助手必须在术前充分了解患者的病情,仔细阅读患者的食管 X 线片。狭窄部扩张后,必须从胃镜的刻度牢记狭窄的部位、长度,以配合医师准确定位。

(4)支架扩张需 8~10 min,退出内部稳定器,必须待支架扩张完全、拔管无阻力时进行,否则可能导致支架移位,手术失败。

(四)食管支架置入术后护理

(1)术后鼓励患者多饮水,使支架扩张到最佳状态。

(2)尽管狭窄处被支架撑开,但内径有限,一般在 14 mm 大小。因此,嘱患者 1 周内以流食为主,以后可酌情进半流食或软食,并将食物仔细咀嚼,将少许食物慢慢咽下,切勿"狼吞虎咽"式进食,以免引起阻塞。

(3)要注意饮食的合理搭配,要富有营养,易消化。

(4)忌干、粗糙、黏性、硬性食物,防止食物卡在支架上。

(5)应禁食冰冷食物,以防支架变形脱落。因为放置支架后很容易造成胃内容物的反流,引起严重的反流性食管炎,继之发生食管溃疡,并发出血及吸入性肺炎,所以嘱患者在进食前要保持相当时间的直立体位(30 min 左右),睡眠时抬高床头 15°~30°,以防反流。

(6)术后卧床休息 3 d,利于黏膜修复和支架与食管相融,避免并发症。

(五)注意观察并发症

主要并发症有食管出血、穿孔及感染。在术后常规给予静脉输液、抑酸、止血,并应用抗生素治疗 2~3 d。在术后 3 d 重点巡视,密切观察血压全身情况及有无胸痛、发热、咳嗽、呕血及便血等并发症表现。

(六)用药观察

(1)严密观察化疗药物不良反应:①紫杉醇类药物有过敏等毒性反应,需进行预处理,予以心电监护,并注意有无胸闷、气短、呼吸困难、低血压、荨麻疹等反应,一经出现及时处理;②铂类药物有肾毒性,应充分水化并监测肾功能变化;③用生理盐水溶解奈达铂,滴注时间>1 h;④氟尿嘧啶化疗,静脉慢滴4～6 h,指导患者常漱口,经常更换注射部位,防止发生静脉炎。

(2)注意用药顺序:先用紫杉醇,后用铂类药,最后用氟尿嘧啶。若有甲酰四氢叶酸钙,则应在氟尿嘧啶前使用。

(七)内镜介入治疗护理

(1)评估一般情况,向患者及家属讲解内镜治疗的目的、方法、注意事项,消除恐惧、紧张心理。

(2)常规检查血常规、血清四项、凝血四项、肝功能、肾功能、心电图、胸部X线片、血型等,必要时备血。

(3)如服用阿司匹林、NSAID类和抗血小板凝集药物,视病情决定术前停药7～10 d。

(4)术前禁食、水12 h。送患者至内镜中心进行治疗。术后监测生命体征,卧床休息,保持呼吸道通畅,必要时持续低流量吸氧。视病情禁食、水,给予消炎、抑酸、静脉营养支持等治疗。注意观察患者有无呕血、黑便、疼痛等症状,预防出血、穿孔等并发症。

(八)放、化疗期间护理

观察放、化疗的不良反应,给予对症处理。合理饮食,鼓励患者摄入高蛋白质、低脂肪、易消化的清淡饮食,多饮水,多吃水果,少食多餐。

观察血常规变化,监测体温,预防和控制感染,严格执行无菌操作,注意保暖,做好保护性隔离,预防交叉感染。注意有无皮肤瘀斑、牙龈出血、血尿、血便等全身出血倾向。选择合适的给药途径和方法,有计划地合理选择静脉并加以保护,防止发生药物外渗、静脉炎、静脉血栓,必要时行大静脉置管以保护外周血管。

(九)治疗过程中可能出现的情况及应急措施

(1)支架移位或脱落:向上移位表现为喉部异物感、窒息感,向下移位或脱落多表现为吞咽困难重新出现。一旦发现,应立即通知医师取出,重新放置。

(2)食物嵌顿:进食大块食物或高纤维食物后突发吞咽不畅或不能咽下。一旦发现,应立即通知医师进行处理。

(3)再狭窄:原因为肿瘤不断生长、支架刺激或纤维细胞增殖分化。处理方法为再扩张。

(4)术后出血:数日后出血可自行停止,若出血量多,应向医师报告,给予相应处理。

(5)疼痛:术后轻度疼痛不需处理,若疼痛显著,不缓解,应注意观察疼痛的性质、持续时间和部位,警惕球囊过度充盈膨胀造成食管破裂或穿孔,此时嘱患者立即禁食,并通知医师处理。

(6)胸痛及膨胀感:最常见,多数患者在1周内可自行缓解。向患者及家属解释,减轻其精神负担,对不能忍受者适当使用镇静药。

(7)发热:①嘱患者卧床休息,观察体温变化,每4 h测1次体温、脉搏、呼吸并记录;

②必要时应给予物理降温,用酒精或温水擦浴;③指导患者多饮水,成人每日至少3 000 mL;④给予口腔护理,大量出汗者要及时更换衣物,避免受寒。

(8)反流性食管炎:患者进餐后勿立即卧床,最好采用坐位和半坐位进食,进食后坐或站立1 h。给予反流性食管炎患者抑酸、黏膜保护剂及胃肠促动药,将药片碾成粉末后吞服,以免发生嵌顿。

八、健康教育

(一)饮食指导

(1)术后1周内以流质食物为主,逐渐改进半流质、软食等,1个月后可进普食。

(2)进食时细嚼慢咽,少食多餐。饭前、饭后要饮温水100~200 mL以冲洗食管。

(3)避免过冷或过热食物,防止支架变形、移位。禁食硬、粗纤维的食物。禁服用片剂及胶囊药物。

(4)病情许可尽量采用坐位或半卧位,进食后勿立即平卧,以免呛人气管及食物反流。

(二)心理指导

食管癌患者往往对进行性加重的吞咽困难、日渐减轻的体重焦虑不安,求生欲望十分强烈,迫切希望能早日手术切除病灶,恢复进食。但对手术的过程、预后及今后的生活质量有所担心,渐出现恐惧、焦虑心理。护士应加强与家属及患者的沟通,减轻患者的焦虑,争取亲属在心理和经济方面的积极支持和配合,解除患者的后顾之忧。

(三)预防

(1)不吃发霉变质食物,不吃过热、过烫食物,喝茶、喝粥以50℃以下为好;不吸烟、不饮烈性酒;防止水源污染、改善水质。

(2)咸菜、咸肉等食物中含有致癌物质亚硝酸盐,应少吃。发霉的米、面、花生等食物中含有致癌的黄曲菌素,应忌食。做米饭、煮粥之前要把米淘洗干净,以减少霉变对身体的损害。

(3)吃肉不官过多,可以多吃鱼、虾以满足机体对蛋白质的需求

(4)储存水应隔2~3 d更换1次,存留沉积物中的细菌可使水中。硝酸盐还原成致癌的亚硝酸盐。

(5)补充人体所需的微量元素,多食蔬菜、水果,如芹菜、韭鲜枣、红薯等。

(6)监视易感人群,普及防癌知识,提高防癌意识。

(四)出院指导

(1)保持心情舒畅,以良好的心态积极配合治疗。

(2)根据病情适当锻炼,以自身不感到疲劳为度。

(3)帮助患者建立良好的饮食习惯和规律的作息时间,特别注意进食和休息时的体位。

(4)支架置人术只是姑息疗法,患者还需进行严格正规的放、化疗,放、化疗后继续遵守饮食原则。

（5）注意保暖,预防感冒。

（6）不食硝酸盐含量过高的食物,戒烟,少饮烈性酒,不吃过冷、过热的食物,不进食热流质饮食,进食速度不宜过快,不能暴饮暴食。

（7）术后化疗、放疗期间定期门诊随访。术后初期每3个月复查1次,1年后每半年复查1次,至少复查5年。出现不适,及时返院治疗。

（高兴艳　刘旭阳　赵文文）

第三十八章　胃疾病的护理

第一节　胃　炎

胃炎是指胃内各种刺激因素引起胃黏膜的炎症反应,显微镜下表现为组织学炎症。根据病理生理和临床表现,胃炎可分为急性胃炎、慢性胃炎和特殊类型胃炎。特殊类型胃炎种类很多,由不同病因所致,临床上较少见,如感染性胃炎、化学性胃炎。急性胃炎与慢性胃炎在临床上常见,本节予以重点阐述。

一、急性胃炎

急性胃炎指各种病因引起的胃黏膜急性炎症。内镜检查可见胃黏膜充血、水肿、糜烂和出血等一过性病变,组织学上通常可见中性粒细胞浸润。急性糜烂出血性胃炎是临床最常见的急性胃炎,是以胃黏膜多发性糜烂为特征的急性胃黏膜病变,常伴有胃黏膜出血,可伴有一过性浅表溃疡形成。

(一)病因与发病机制

(1)应激:如严重创伤、手术、多器官衰竭、败血症、精神紧张,可致胃黏膜微循环障碍、缺氧,黏液分泌减少,局部前列腺素合成不足,屏障功能损坏;也可增加胃酸分泌,大量 H^+ 反渗,损伤血管和黏膜,引起糜烂和出血。

(2)药物:常引起胃黏膜炎症的药物是非甾体抗炎药(non-steroidal anti-inflammatory drug,NSAID),如阿司匹林、吲哚美辛、某些抗肿瘤化疗药、铁剂或氯化钾口服液。这些药物可直接损伤胃黏膜上皮层,其中 NSAID 可通过抑制胃黏膜生理性前列腺素的合成,削弱胃黏膜的屏障作用。

(3)酒精:乙醇具有的亲脂和溶脂性能,可导致胃黏膜糜烂、出血,但炎症细胞浸润多不明显。

(4)创伤和物理因素:大剂量放射线照射等可导致胃黏膜糜烂、出血甚至溃疡。

(二)临床表现

常有上腹痛、腹胀、恶心、呕吐和食欲缺乏等;重者可有呕血、黑便、脱水、酸中毒或休克;NSAID 所致者多数无症状或仅在胃镜检查时发现,少数有症状者主要表现为上腹不适或隐痛。

(三)实验室及其他检查

(1)粪便检查:大便隐血试验阳性。

(2)胃镜检查:由于胃黏膜修复得很快,当临床提示本病时,应尽早行胃镜检查。镜下可见胃黏膜糜烂、出血灶和浅表溃疡,表面附有黏液和炎性渗出物。一般应激所致的胃黏膜病损以发生于胃体、胃底为主,而 NSAID 或酒精所致者则以发生于胃窦为主。

(四)诊断要点

近期服用 NSAID 等药物、严重疾病状态或大量饮酒者,如出现呕血和/或黑便,应考虑本病,确诊有赖于胃镜检查。

(五)治疗要点

针对病因和原发疾病采取防治措施。处于急性应激状态者在积极治疗原发病的同时,应使用抑制胃酸分泌或具有胃黏膜保护作用的药物,以预防急性胃黏膜损害的发生;药物引起者应立即停用药物。常用 H_2 受体拮抗剂或质子泵抑制剂抑制胃酸分泌,或用硫糖铝和米索前列醇等保护胃黏膜。

(六)护理评估

1. 健康史

询问患者的饮食习惯、用药史以及有无应激因素等,了解与本疾病有关的诱因。

2. 身体状况

(1)观察上腹部不适的部位,疼痛的性质、程度不同,有无上消化道出血等。

(2)评估患者有无嗳气、反酸、食欲减退、上腹饱胀、隐痛、恶心、呕吐等胃肠道症状。

(3)评估患者有无黑便或呕血,并评估呕吐物和排泄物的量及性状。密切观察各种药物作用和不良反应。

3. 心理-社会状况

评估患者对疾病的认知程度及心理状态,有无焦虑、抑郁等情绪。

(七)常用护理诊断/问题,措施及依据

(1)知识缺乏:缺乏有关本病的病因及防治知识。

评估:评估患者对疾病的认识程度。鼓励患者对本病及其治疗、护理计划提问。了解患者对疾病病因、治疗及护理的认识,帮助患者寻找并及时消除发病因素,控制病情的进展。

休息与活动:患者应注意休息,减少活动,对应激造成急性胃炎者应卧床休息。同时要做好患者的心理疏导,保证身、心两方面得到充分的休息。

饮食护理:进食应定时、有规律,不可暴饮暴食,避免辛辣刺激食物。一般进少渣、温凉半流质饮食。如有少量出血,可给牛奶、米汤等流质食物以中和胃酸,有利于黏膜的修复。急性大出血或呕吐频繁时应禁食。

用药护理:指导正确使用阿司匹林、吲哚美辛等对胃黏膜有刺激的药物,必要时应用抑制胃酸分泌药物、胃黏膜保护药。

(2)潜在并发症:上消化道出血。

患者有呕血、便血等出血病史,出现面色苍白,表情淡漠,出冷汗,脉搏细数,肠鸣音亢进,应首先考虑有出血情况,严密观察血压。

患者出现呕血,立即帮其去枕平卧,头偏向一侧,绝对卧床,禁食,及时备好吸引器。

立即通知值班医师或主管医师。

迅速建立静脉通路(用大号针头),同时验血型、交叉配血,加快患者的输液速度,如已有备血,立即取血。

测血压、脉搏、体温,每隔 15~30 min 监测 1 次,并做好记录。

给予吸氧,保持呼吸道通畅,同时注意保暖。

密切观察病情变化,注意呕吐物及粪便的颜色、性质、量,做好记录。

食管静脉曲张破裂出血,备好三腔双囊管,配合医师置三腔双囊管进行止血。

按医嘱给予止血药及扩容药。

正确记录 24 h 出入量,必要时留置导尿管,做好重症护理记录。做好心理指导,消除紧张、焦虑情绪。如经内科治疗出血不止,应考虑手术治疗,做好术前准备。

(八)其他护理诊断/问题

(1)营养失调:低于机体需要量与消化不良、少量持续出血有关。

(2)焦虑与消化道出血及病情反复有关。

(九)健康指导

1. 饮食指导

(1)急性期病情较重,排便次数多,常伴呕吐,严重者会出现脱水和电解质紊乱。此时应禁食,使胃肠道彻底休息,依靠静脉输液补充水和电解质。

(2)病情较轻的患者,可饮糖盐水,补充水和盐,纠正水盐代谢紊乱。

(3)病情缓解后的恢复期,首先试食流质饮食。

(4)一般患者呕吐停止后可选用清流质软食,注意少量多餐,以每日 6~7 餐为宜。开始可给少量米汤、藕粉等,待症状缓解,排便次数减少,可改为全流质食物。

(5)尽量少用产气及其他含脂肪多的食物,如牛奶及其他奶制品、过甜食物以及肉类。

2. 心理指导

(1)解释症状出现的原因:患者因出现呕血、黑便或症状反复发作而产生紧张、焦虑、恐惧心理。护理人员应向其耐心说明出血原因,并给予解释和安慰。应告知患者,通过有效治疗,出血会很快停止,并通过自我护理和保健,可减少疾病的复发。

(2)心理疏导:耐心解答患者及家属提出的问题,向患者解释精神紧张不利于呕吐的缓解,特别是有的呕吐与精神因素有关,紧张、焦虑还会影响食欲和消化能力,而树立信心及情绪稳定则有利于症状的缓解。

(3)应用放松技术:利用深呼吸、转移注意力等放松技术,减少呕吐的发生。

3. 出院指导

向患者及家属进行卫生宣传教育,本病是胃的一种急性损害,只要消除病因和诱因就能治愈,也可以防止其发展为慢性胃炎。应向患者及家属讲明如是药物引起,应告诫今后禁用此药;如疾病需要必须使用,应遵医嘱配合服用制酸药以及胃黏膜保护药。指导患者饮食要有规律性,少食多餐,避免刺激性食物和对胃有损害的药物,或遵医嘱从小量开始、饭后服药;禁烟、酒。遵医嘱坚持服药,如有不适,及时来医院就诊,并定期门诊复查。嘱患者进食要有规律,避免食生、冷、硬及刺激性食物和饮料。

(十)预后

多数胃黏膜糜烂和出血可自行愈合及止血;少数患者黏膜糜烂可发展为溃疡,并发症增加,但通常对药物治疗反应良好。

二、慢性胃炎

慢性胃炎指多种病因引起的慢性胃黏膜炎症病变。幽门螺杆菌(Hp)感染是最常见的病因。其患病率一般随年龄增长而增加,中年以上患者常见。

(一)病因与发病机制

(1)Hp 感染是慢性胃炎最主要的病因。其机制如下:①Hp 具有鞭毛结构,可在胃内黏液层中自由活动,并依靠其黏附素与胃黏膜上皮细胞紧密接触,直接侵袭胃黏膜;②Hp所分泌的尿素酶能分解尿素,产生 NH_3,中和胃酸,既能形成有利于 Hp 定居和繁殖的中性环境,又损伤上皮细胞膜;③Hp 能产生细胞毒素,使上皮细胞空泡变性,造成黏膜损害和炎症;④Hp 的菌体胞壁还可作为抗原诱导自身免疫反应,后者损伤胃上皮细胞。

(2)十二指肠胃反流与各种原因引起的胃肠道动力异常、肝和胆道疾病及远端消化道梗阻有关。长期反流,可导致胃黏膜慢性炎症。

(3)服用 NSAID 可破坏黏膜屏障。许多毒素也可能损伤胃,其中酒精最为常见。酒精和 NSAID 联合作用对胃黏膜会产生更强的损伤。

(4)自身免疫性胃炎以富含壁细胞的胃体黏膜萎缩为主。壁细胞损伤后能作为自身抗原刺激机体的免疫系统而产生相应的壁细胞抗体和内因子抗体,破坏壁细胞,使胃酸分泌减少乃至缺失,还可影响维生素 B_{12} 的吸收,导致恶性贫血。在北欧本病的发病率较高。

(5)老年人胃黏膜可出现退行性改变,加之 Hp 感染率较高,使胃黏膜修复再生功能减弱。

(二)病理

慢性胃炎病理变化是胃黏膜损伤和修复这对矛盾作用的结果,组织学上表现为炎症、化生、萎缩及异型增生。①炎症:以淋巴细胞、浆细胞为主的慢性炎症细胞浸润,初在黏膜浅层,即黏膜层的上 1/3,称浅表性胃炎。病变继续发展,可波及黏膜全层。②化生:长期慢性炎症使胃黏膜表层上皮和腺上皮被杯状细胞和幽门腺细胞所取代。其分布范围越广,发生胃癌的危险性越高。③萎缩:病变扩展至腺体深部,腺体破坏、数量减少,固有层纤维化,黏膜变薄。根据是否伴有化生而分为非化生性萎缩与化生性萎缩,以胃角为中心,波及胃窦及胃体的多灶萎缩发展为胃癌的风险增加。④异型增生:又称不典型增生,是细胞在再生过程中过度增生和分化缺失,增生的上皮细胞拥挤,有分层现象,核增大失去极性,有丝分裂象增多,腺体结构紊乱。异型增生是胃癌的癌前病变,根据异型程度分为轻、中、重三度,轻度者常可逆转为正常表现。在慢性炎症向胃癌发展的进程中,化生与萎缩被视为胃癌前状态。

(三)临床表现

慢性胃炎病程迁延,进展缓慢,缺乏特异性症状。70%~80%的患者无明显症状,部分患者有上腹痛或不适、食欲缺乏、饱胀、嗳气、反酸、恶心和呕吐等非特异性的消化不良的表现,症状常与进食或食物种类有关。少数患者可有少量上消化道出血。自身免疫性胃炎患者可出现明显畏食、贫血和体重减轻。体征多不明显,有时可有上腹轻压痛。

(四)实验室及其他检查

(1)胃镜及胃黏膜活组织检查是最可靠的诊断方法。通过胃镜在直视下观察黏膜病损。慢性非萎缩性胃炎可见红斑(点、片状或条状),黏膜粗糙不平,出血点/斑;慢性萎缩性胃炎可见黏膜呈颗粒状,黏膜血管显露,色泽灰暗,皱襞细小。两种胃炎皆可伴有糜烂、胆汁反流。在充分活组织检查基础上以病理组织学诊断明确病变类型,并可检测Hp。

(2)Hp检测:可通过侵入性(如快速尿素酶测定、组织学检查)和非侵入性(如^{13}C或^{14}C尿素呼气试验)方法检测Hp。

(3)血清学检查:自身免疫性胃炎时,抗壁细胞抗体和抗内因子抗体可呈阳性,血清胃泌素水平明显升高。发生多灶萎缩性胃炎时,血清胃泌素水平正常或偏低。

(4)胃液分析:发生自身免疫性胃炎时,胃酸缺乏;发生多灶萎缩性胃炎时,胃酸分泌正常或偏低。

(五)诊断要点

病程迁延,确诊有赖于胃镜及胃黏膜组织病理学检查。Hp检测有助于病因诊断。

(六)治疗要点

1. Hp相关胃炎

单独应用表38-1中所列药物,均不能有效根除Hp。这些抗生素在酸性环境下不能正常发挥其抗菌作用,需要联合质子泵抑制剂(PPI)抑制胃酸后,才能使其发挥作用。常用的联合方案有:1种PPI+2种抗生素,或1种铋剂+2种抗生素,疗程7~14天。由于各地抗生素耐药情况不同,应视当地耐药情况而确定抗生素及疗程的选择。

表38-1　具有杀灭和抑制Hp作用的药物

种类	药品
抗生素	克拉霉素、阿莫西林、甲硝唑、替硝唑、喹诺酮类抗生素、呋喃唑酮、四环素
PPI	埃索美拉唑、奥美拉唑、兰索拉唑、泮托拉唑、雷贝拉唑
铋剂	枸橼酸铋钾、果胶铋、次碳酸铋

2.对症处理

根据病因给予对症处理。如因非甾体抗炎药引起,应停药并给予抗酸药;如因胆汁反流,可用氢氧化铝凝胶来吸附,或予以硫糖铝及胃肠促动药以中和胆盐,防止反流;有胃动力学改变,可服用多潘立酮、西沙必利等。

3.自身免疫性胃炎

对自身免疫性胃炎目前尚无特异治疗方法,有恶性贫血者需终身注射维生素 B_{12}。

4.癌前情况处理

在根除 Hp 的前提下,适量补充复合维生素和含硒药物等。对药物不能逆转的局灶中、重度不典型增生,在确定没有淋巴结转移时,可在胃镜下行黏膜下剥离术,并应视病情定期随访。

(七)护理评估

1.健康史

(1)评估既往疾病史、既往手术史、用药史、饮食习惯、烟酒嗜好、营养状况、最近劳累程度等。

(2)评估发病的原因、心理状况、家庭支持情况及家族史。

(3)评估常见消化性溃疡的病因:幽门螺杆菌感染、使用非甾体抗炎药、胃酸、胃蛋白酶自身消化、遗传因素、胃及十二指肠运动异常、应激紧张、烟酒嗜好等。

2.身体状况

(1)评估面色、有无休克征象:急性大量出血一般表现为头晕、心悸、乏力,突然起立发生晕厥、口渴、肢体湿冷、心率加快、血压偏低等。休克时表现为烦躁不安或意识不清、面色苍白、四肢湿冷、口唇发绀、呼吸急促、血压下降、脉压变小、心率加快、尿量减少等。

(2)鉴别胃炎疼痛与溃疡疼痛,询问疼痛的性质、程度及部位。

(八)常用护理诊断/问题、措施及依据

(1)疼痛:腹痛与胃黏膜炎性病变有关。

休息与活动:指导患者急性发作时应卧床休息,并可用转移注意力,做深呼吸等方法来减轻焦虑,缓解疼痛。病情缓解时,进行适当的锻炼,以增强机体抗病力。

热敷:用热水袋热敷胃部,以解除胃痉挛,减轻腹痛。

用药护理:遵医嘱给患者清除 Hp 感染治疗时,注意观察药物的疗效及不良反应。①胶体铋剂:胶体次枸橼酸铋(colloidal bismuth subcitrate,CBS)为常用制剂,因其在酸性环境中方起作用,故宜在餐前半小时服用。服 CBS 过程中可使齿、舌变黑,可用吸管直接吸入。部分患者服药后出现便秘和粪便变黑,停药后可自行消失。少数患者有恶心、一过性血清转氨酶水平升高等,极少出现急性肾损伤。②抗菌药物:服用阿莫西林前应询问患者有无青霉素过敏史,应用过程中注意有无迟发性过敏反应,如皮疹。甲硝唑可引起恶心、呕吐等胃肠道反应,应在餐后半小时服用,并可遵医嘱用甲氧氯普胺、维生素 B_{12} 等拮抗。

(2)营养失调:低于机体需要量与畏食、消化吸收不良等有关。

饮食治疗原则:向患者说明摄取足够营养素的重要性,鼓励患者以少食多餐方式进食,以高热量、高蛋白、高维生素、易消化的饮食为原则。避免摄入过咸、过甜、过辣的刺激性食物。

制订饮食计划:与患者共同制订饮食计划,指导患者及家属改进烹饪技巧,增加食物的色、香、味,刺激患者食欲。胃酸低者应将食物完全煮熟后食用,以利于消化吸收,并可给刺激胃酸分泌的食物,如肉汤、鸡汤;高胃酸者应避免进酸性、多脂肪食物。

营养状态评估:观察并记录患者每天进餐次数、量、品种,以了解其摄入的营养素能否满足机体需要。定期测量体重,监测有关营养指标的变化,如血红蛋白浓度、血清白蛋白等。

(九)其他护理诊断/问题

(1)焦虑与病情反复、病程迁延有关。

(2)知识缺乏:缺乏有关慢性胃炎病因和预防的知识。

(十)健康指导

1. 疾病知识指导

向患者及家属介绍本病的有关病因,指导患者避免诱发因素。教育患者保持良好的心理状态,平时生活要有规律,合理安排工作和休息时间,注意劳逸结合,积极配合治疗。

2. 饮食指导

食物应多样化,避免偏食,注意补充多种营养物质;不吃霉变食物;少吃熏制、腌制、富含硝酸盐和亚硝酸盐的食物,多吃新鲜食物;避免过于粗糙、浓烈、辛辣食物及大量长期饮酒、吸烟。Hp 主要在家庭内传播,避免导致母婴传播的不良喂食习惯,并提倡分餐制,减少感染 Hp 的机会。

3. 用药指导

根据患者的病因、具体情况进行指导,如避免使用对胃黏膜有刺激的药物,必须使用时应同时服用抑制胃酸分泌药物或胃黏膜保护药;介绍药物的不良反应,如有异常,及时复诊,定期门诊复查。

4. 心理指导

减轻焦虑,提供安全舒适的环境,减少患者的不良刺激。树立信心,向患者讲解疾病的病因及防治知识,指导患者如何保持合理的生活方式和消除对疾病的不利因素。可以请有过类似疾病的患者讲解采取正确应对机制所取得的良好效果。

5. 出院指导

(1)向患者及家属讲解引起慢性胃炎的有关病因,指导患者如何防止诱发因素,从而减少或避免复发。

(2)保持良好的心理状态,生活要有规律,合理安排工作和休息时间,注意劳逸结合,积极配合治疗。

(3)保持乐观情绪,避免精神过度紧张、焦虑、愤怒、抑郁。

(4)加强饮食卫生和饮食营养,养成有规律的饮食习惯,

(5)嗜酒者应戒酒,防止酒精损伤胃黏膜。

(6)选择营养丰富、易于消化的食物,定时定量,少食多餐,不暴饮暴食。

(7)应以富含营养、新鲜、易消化的细软食物为主,多食植物蛋白、维生素多的食物,避免过硬、过辣、过咸、过热、过分粗糙、刺激性强的食物及浓茶、咖啡等饮料。

(8)胃酸缺乏者,宜选酸性食物及水果;萎缩性胃炎患者不宜多食脂肪。

(9)用餐时及用餐后2～3 h应尽量少饮水,勿食过冷、过热、产气的食物和饮料等。

(10)胃酸过多者应避免进食能刺激胃酸分泌的食物。

(11)养成细嚼慢咽的习惯,使食物和唾液充分混合,以帮助消化。

(12)避免使用对胃黏膜有刺激的药物,如阿司匹林、对乙酰氨基酚、保泰松、吲哚美辛、四环素、红霉素、泼尼松,尤其在慢性胃炎活动期。必须使用时应同时服用制酸药或胃黏膜保护药。

(13)介绍药物的不良反应,本病易复发,Hp 感染严重时可出现急性胃炎表现,部分病例可有癌变倾向,应嘱患者定期复查。对萎缩性胃炎要追踪观察。

(14)定期做纤维胃镜检查,轻度萎缩性胃炎 1～1.5 年复查 1 次,重度者 3～6 个月复查 1 次。

(十一)预后

慢性胃炎长期持续存在,但多数患者无症状。少数慢性非萎缩性胃炎可演变为慢性多灶萎缩性胃炎,极少数慢性多灶萎缩性胃炎经长期演变可发展为胃癌。15%～20% Hp 感染引起的慢性胃炎会发生消化性溃疡。

(高兴艳　孙玉萍)

第二节　胃　癌

胃癌指源于胃黏膜上皮细胞的恶性肿瘤,主要是胃腺癌。胃癌是最常见的恶性肿瘤之一,我国男性和女性胃癌发病率居全部恶性肿瘤的第 2 位和第 5 位,病死率分别居第 3 位和第 2 位。在不同年龄和各国家地区间胃癌发病率有较大差异,发病年龄以中老年居多,55～70 岁为高发年龄段;60% 的胃癌病例分布在发展中国家,日本、中国等东亚国家为高发区,我国以西北地区发病率较高。

一、病因与发病机制

胃癌的发生是一个多因素参与、多步骤进行性发展的过程。医师一般认为其发生是下列因素共同参与所致。

(一)感染因素

1994 年 WHO 宣布 Hp 是人类胃癌的 I 类致癌原。其诱发胃癌的可能机制:Hp 导致的慢性炎症有可能成为一种内源性致突变原;Hp 是一种硝酸盐还原剂,具有催化亚硝化作用而起致癌作用;Hp的某些代谢产物促进上皮细胞变异。此外,EB病毒和其他感染因素也可能参与胃癌的发生。

(二)环境与饮食因素

流行病学调查资料显示,从胃癌高发区国家向低发区国家的移民,第一代仍保持胃癌高发病率,但第二代显著下降,而第三代发生胃癌的危险性已接近当地居民,由此提示本病与环境因素相关。长期食用霉变食品、咸菜、烟熏和腌制鱼肉以及高盐食品,可增加胃癌发生的危险性。烟熏和腌制食品中含高浓度的硝酸盐,后者可在胃内受细菌硝酸盐还原酶的作用形成亚硝酸盐,再与胺结合成致癌的亚硝胺。高盐饮食致胃癌危险性增加的机制尚不清楚,可能与高浓度盐造成胃黏膜损伤,使黏膜易感性增加而协同致癌作用有关。流行病学研究提示,多吃新鲜水果和蔬菜,使用冰箱及正确贮藏食物,可降低胃癌的发生。

(三)遗传因素

胃癌有明显的家族聚集倾向,尤其浸润型胃癌有更高的家族发病倾向,提示该型与遗传因素有关。

(四)癌前变化

分为癌前疾病(即癌前状态)和癌前病变。前者指与胃癌相关的胃良性疾病,有发生胃癌的危险性,如慢性萎缩性胃炎、胃息肉、残胃炎、胃溃疡;后者是指较易转变为癌组织的病理学变化,主要指异型增生。

二、病理

胃癌的好发部位依次为胃窦(58%)、贲门(20%)、胃体(15%)、全胃或大部分胃(7%)。根据肿瘤侵犯胃壁的程度,可分为早期和进展期胃癌。早期胃癌是指癌组织浸润深度不超过黏膜下层,不论其有无局部淋巴结转移。进展期胃癌深度超过黏膜下层,已侵入肌层者为中期,侵及浆膜或浆膜者称晚期胃癌。组织学上,胃癌以腺癌为主,可分为乳头状腺癌、管状腺癌、低分化腺癌、黏液腺癌和印戒细胞癌。按胃癌的生长方式分为膨胀型和浸润型,膨胀型癌细胞以团块形式生长,预后较好;浸润型癌细胞以分散形式向纵深扩散,预后较差。根据癌细胞分化程度可分为高分化、中度分化和低分化三大类。

胃癌有4种扩散方式:①直接蔓延侵袭至相邻器官;②淋巴结转移,如菲尔绍淋巴结;③血行转移,最常转移到肝,其次是肺、腹膜及肾上腺,60%以上的晚期患者可发生血行转移;④腹腔内种植,指癌细胞侵及浆膜层脱落入腹腔,种植于肠壁和盆腔,也可在直肠周围形成明显的结节状板样肿块。

三、临床表现

(一)症状

1.早期胃癌

多无症状,或仅有一些非特异性消化道症状。

2. 进展期胃癌

最常见的症状是体重减轻(约 60%)和上腹痛。上腹痛为最早出现的症状,可急可缓,开始仅有上腹饱胀不适,餐后加重。继之有隐痛不适,偶尔呈节律性溃疡样疼痛,但这种疼痛不能被进食或服用抗酸药缓解。常伴有食欲缺乏甚至厌食,体重下降。胃壁受累时可有早饱感,即虽感饥饿,但稍进食即感饱胀不适;贲门癌累及食管下端时可出现吞咽困难;胃窦癌引起幽门梗阻时出现严重恶心、呕吐;黑便或呕血常见于溃疡型胃癌。胃癌转移至身体其他脏器可出现相应的症状,如转移至骨骼时,可有全身骨骼剧痛;转移至肝可引起右上腹痛、黄疸和发热;转移至肺可引起咳嗽、咯血、呃逆等;胰腺转移则会出现持续性上腹痛并放射至背部等。

(二)体征

早期胃癌无明显体征,进展期在上腹部可扪及肿块,有压痛。肿块多位于上腹部偏右,呈坚实可移动结节状。肝脏转移可出现肝大,并扪及坚硬结节,常伴黄疸。腹膜转移时可发生腹水,移动性浊音呈阳性。远处淋巴结转移时可扪及菲尔绍淋巴结(位于左锁骨上窝的淋巴结,接受来自腹腔的淋巴管),质硬不活动。直肠指诊时在直肠膀胱陷凹可触及一个板样肿块。此外,某些胃癌患者可出现伴癌综合征,包括反复发作的浅表性血栓静脉炎、黑棘皮病和皮肌炎等,可有相应的体征,有时可在胃癌被察觉前出现。

四、实验室及其他检查

(一)血常规检查

多数患者有缺铁性贫血,系长期失血所致。

(二)大便隐血

试验呈持续阳性,有辅助诊断意义。

(三)胃镜检查

胃镜直视下可观察病变部位、性质,结合黏膜活检,是目前最可靠的诊断手段。早期胃癌可表现为小的息肉样隆起或凹陷,一片变色的黏膜,或粗糙不平,呈颗粒状,有时不易辨认;进展期胃癌可表现为凹凸不平、表面污秽的肿块,或不规则较大溃疡,常见渗血及溃烂。目前亦用超声内镜检查,它是一种将超声探头引入内镜的检查,可判断胃内或胃外的肿块,观察肿瘤侵犯胃壁的深度,对肿瘤侵犯深度的判断准确率可达 90%,有助于区分早期和进展期胃癌。

(四)X线(包括 CT)检查

胃癌主要表现为充盈缺损(息肉样或隆起性病变)、边缘欠规则或腔内龛影(溃疡)和胃壁僵直失去蠕动(癌浸润)等,其与良性息肉及良性溃疡的鉴别尚需依赖组织病理学检查。CT 检查有助于胃癌的临床分期诊断,其与 PET-CT 检查均有助于肿瘤转移的判断。

五、诊断要点

确诊主要依赖胃镜和活组织检查及 X 线(包括 CT)检查。早期诊断是根治胃癌的前提,对下列胃癌的高危患者应定期胃镜随访:①慢性萎缩性胃炎伴肠化或异型增生者;②良性溃疡经正规治疗 2 个月无效者;③胃切除术后 10 年以上者。

六、治疗要点

(一)手术治疗

手术治疗是目前唯一有可能根治胃癌的方法,治疗效果取决于胃癌的病期、肿瘤侵袭深度和扩散范围。对早期胃癌,一般首选胃部分切除术,如已有局部淋巴结转移,则应同时予以清扫。对进展期患者,如无远处转移,应尽可能手术切除。切除肿瘤后应尽可能清除残胃的 Hp 感染。

(二)化学治疗

应用抗肿瘤药物辅助手术治疗,在术前、术中及术后使用,以抑制癌细胞的扩散和杀伤残存的癌细胞,从而提高手术效果。联合化疗亦可用于晚期胃癌不能施行手术者,常用药物有氟尿嘧啶(5-FU)、丝裂霉素(MMC)、替加氟(FT-207)、阿霉素(DM)等。

(三)内镜下治疗

对早期胃癌特别是黏膜内癌,可行内镜下黏膜切除术(EMR)或内镜黏膜下剥离术(ESD)。EMR、ESD 适用于高或中分化、无溃疡、直径小于 2 cm 且无淋巴结转移者。应对切除的癌变组织进行病理检查,如切缘发现癌变或表浅型肿瘤侵袭到黏膜下层,需追加手术治疗。

(四)靶向治疗

将癌细胞特有的分子结构作为药物作用靶点进行治疗,称靶向治疗,可减轻正常细胞损害,针对性损伤癌细胞。目前胃癌靶向治疗的药物种类及作用均有限,具有这些药物作用靶点的患者仅 20%～30%。将靶向治疗与化疗药联合应用可提高 5 年生存率5%～10%。

(五)中药治疗

对无法切除或复发的胃癌,若放、化疗无效,可行中药治疗。虽不能缩小癌灶,但可以改善某些患者的生活质量,少量报道显示,中药治疗的患者生存期不比化疗差。但目前国际上并不认可中药的疗效,有人认为晚期患者化疗或中药的疗效都很差,其生存期基本是自然生存期。故中药治疗的生存期是否比无治疗的患者自然生存期长或不差于化疗所延长的生存期或可加强化疗药疗效,尚需更多高级别的临床研究。

(六)支持治疗

旨在预防、减轻患者痛苦,提高生活质量,延长生存期。支持治疗包括镇痛、纠正贫血、改善食欲、改善营养状态、缓解梗阻、控制腹腔积液、心理治疗等。对晚期无法切除的胃癌梗阻患者行内镜下放置自扩性金属支架,风险和痛苦均小。专科医师通过经皮经肝胆管引流(PTCD)或在胆总管被增大淋巴结压迫而狭窄梗阻处放置支架,可缓解黄疸,避免缩短生存期。大出血时,可请专科医师进行血管栓塞止血。

七、护理评估

(一)一般情况

评估患者的年龄、性别、职业、婚姻状况、健康史、既往史、心理、自理能力等。

(二)身体状况

(1)疼痛情况：疼痛位置、性质、时间等情况。

(2)全身情况：生命体征、神志、精神状态,有无衰弱、消瘦、焦虑、恐惧等表现。

(三)评估疾病状况

评估疾病的临床类型、严重程度及病变范围。

八、常用护理诊断/问题、措施及依据

(一)疼痛

腹痛与癌细胞浸润有关。

1. 观察疼痛特点

注意评估疼痛的性质、部位,是否伴有严重的恶心和呕吐、吞咽困难、呕血及黑便等症状。如出现剧烈腹痛和腹膜刺激征,应考虑发生穿孔的可能性,及时协助医师进行有关检查或手术治疗。

2. 止痛治疗的护理

(1)药物止痛:遵医嘱给予相应的止痛药。目前治疗癌性疼痛的主要药物如下:①非麻醉镇痛药(阿司匹林、吲哚美辛、对乙酰氨基酚等);②弱麻醉性镇痛药(可待因、布桂嗪等);③强麻醉性镇痛药(吗啡、哌替啶等);④辅助性镇痛药(地西泮、异丙嗪、氯丙嗪等)。给药时应遵循 WHO 推荐的三阶梯疗法,即选用镇痛药必须从弱到强,先以非麻醉药为主,当其不能控制疼痛时依次加用弱麻醉性及强麻醉性镇痛药,并配以辅助用药,采取复合用药的方式达到镇痛效果。

(2)患者自控镇痛(patient-controlled analgesia,PCA):该方法是用计算机化的注射泵,经由静脉、皮下或椎管内连续性输注止痛药,患者可自行间歇性给药。该方式用药灵活,可根据患者的需要提供合适的止痛药物剂量、增减范围、间隔时间,从而做到个体化给药。可在连续性输注中间歇性地增加药,从而控制患者突发的疼痛,克服了用药的不及时性,减少了患者对止痛药的总需要量和对专业人员的依赖性,增加了患者自我照顾和对疼痛自主控制的能力。

3. 心理护理

患者在知晓自己的诊断后,预感疾病的预后不佳,加之身体的痛苦,会出现愤怒、抑郁、焦虑,甚至绝望等负性心理反应,而患者的负性情绪又会加重其躯体不适。因此,护理人员应与患者建立良好的护患关系,运用倾听、解释、安慰等技巧与患者沟通,表示关心与体贴,并及时取得家属的配合,以避免自杀等意外的发生。耐心听取患者对自身感

受的叙述,并给予支持和鼓励。同时介绍有关胃癌治疗进展信息,增强患者治疗的信心;指导患者保持乐观的生活态度,用积极的心态面对疾病,树立战胜疾病、延长生存期的信心。此外,协助患者取得家庭和社会的支持,对稳定患者的情绪也有不可忽视的作用。

4. 使用化疗药的护理

遵医嘱进行化学治疗,以抑制杀伤癌细胞,使疼痛减轻,病情缓解。

5. 其他护理措施

(1)腹痛的监测:①观察并记录患者腹痛的部位、性质及程度,发作的时间、频率,持续时间,以及相关疾病的其他临床表现。急性疼痛可用视觉模拟量表、面部表情疼痛评估表、数字评定量表、口头评分法,慢性疼痛患者可选择多维度疼痛测量量表,如简明疼痛量表、麦吉尔疼痛问卷、整体疼痛评估量表进行疼痛评估。如果疼痛突然加重,性质改变,且经一般对症处理疼痛不能减轻,需警惕某些并发症的出现。②观察腹痛的伴随症状,伴发热、寒战,提示炎症的存在,伴黄疸与肝、胆、胰疾病有关,伴休克提示可能与脏器破裂出血有关,伴反酸、嗳气提示与溃疡、胃炎有关,伴腹泻提示肠道炎症、溃疡或肿瘤,伴血便可能为肠套叠、溃疡性结肠炎、细菌性痢疾或肠道肿瘤,伴血尿可能与泌尿系疾病有关。③观察非药物性和/或药物止痛治疗的效果。

(2)应用非药物性缓解疼痛的方法:是对疼痛,特别是慢性疼痛的主要处理方法,能减轻患者的焦虑、紧张,提高其疼痛阈值和对疼痛的控制感。①行为疗法:指导式想象,利用一个人对某特定事物的想象而达到特定的正向效果,如回忆一些有趣的往事可转移对疼痛的注意;还包括深呼吸、冥想、音乐疗法、生物反馈等。②局部热疗法:除急腹症外,对疼痛局部可应用热水袋进行热敷,从而解除肌肉痉挛而达到止痛效果。③针灸止痛:根据不同疾病和疼痛部位选择针疗穴位。

(3)用药护理:镇痛药物种类甚多,应根据病情、疼痛性质和程度选择性给药。对癌性疼痛应遵循按需给药的原则,有效控制患者的疼痛。观察药物不良反应,如口干、恶心、呕吐、便秘和用药后的镇静状态。急性剧烈腹痛的诊断未明时,不可随意使用镇痛药物,以免掩盖症状,延误病情。

(4)生活护理:急性剧烈腹痛患者应卧床休息,要加强巡视,随时了解和满足患者所需,做好生活护理。应协助患者取适当的体位,以减轻疼痛感并有利于休息,从而减少疲劳感和体力消耗。对烦躁不安者应采取防护措施,防止坠床等意外发生。

(二)营养失调

低于机体需要量与胃癌造成吞咽困难、消化吸收障碍等有关。

(1)饮食护理:让患者了解充足的营养支持对机体恢复有重要作用,对能进食者鼓励其尽可能进食易消化、营养丰富的流质或半流质饮食。提供清洁的进食环境,并注意增加食物的色、香、味,增进患者的食欲。

(2)静脉营养支持:对贲门癌有吞咽困难者,应按医嘱静脉输注高营养物质,以维持机体代谢需要。幽门梗阻时,可行胃肠减压,同时遵医嘱静脉补充液体。

(3)营养监测:定期测量体重,监测血清白蛋白和血红蛋白等营养指标。

九、其他护理诊断/问题

(1)活动耐力下降与疼痛及患者机体消耗有关。

(2)有体液不足的危险与幽门梗阻致严重呕吐有关。

(3)悲伤与患者知晓疾病的预后有关。

十、健康指导

(一)疾病预防指导

对健康人群开展卫生宣教,提倡多食富含维生素 C 的新鲜水果、蔬菜,多食肉类、鱼类、豆制品和乳制品;避免高盐饮食,少进咸菜、烟熏和腌制食品;食品贮存要科学,不食霉变食物。对胃癌高危人群(如中度或重度胃黏膜萎缩、中度或重度肠化、不典型增生或有胃癌家族史者),应遵医嘱给予根除 Hp 的治疗。对癌前状态者,应定期检查,以便早期诊断及治疗。

(二)生活指导

指导患者生活规律,保证充足的睡眠,根据病情和体力,适量活动,增强机体抵抗力。注意个人卫生,特别是体质衰弱者,应做好口腔、皮肤、黏膜的护理,防止继发性感染。指导患者运用适当的心理防御机制,保持乐观的态度和良好的心理状态,以积极的心态面对疾病。

(三)用药指导

指导患者合理使用止痛药,并应发挥自身积极的应对能力,以提高控制疼痛的效果。嘱患者定期复诊,以监测病情变化和及时调整治疗方案。教会患者及家属如何早期识别并发症,及时就诊。

十一、预后

胃癌的预后直接与诊断时的分期有关。迄今为止,手术仍然是胃癌的最主要治疗手段,但由于胃癌早期诊断率低(约 10％),大部分胃癌在确诊时已处于中晚期,5 年生存率为 7％～34％。

(高兴艳　战　俊)

第三节　消化性溃疡

消化性溃疡指胃肠道黏膜发生的炎性缺损,通常与胃液的胃酸和消化作用有关,病变穿透黏膜肌层或达更深层次,可发生于食管、胃、十二指肠、胃空肠吻合口附近以及含有胃黏膜的梅克尔憩室。胃溃疡(gastric ulcer,GU)和十二指肠溃疡(duodenal ulcer,

DU)最为常见。

本病是全球性常见病,可发生于任何年龄。全世界约有 10% 的人一生中患过此病。临床上 DU 较 GU 多见,两者病例数之比约为 3∶1。DU 好发于青壮年,GU 多见于中老年。男性患者较女性患者多。秋冬和冬春之交是本病的好发季节。

一、病因与发病机制

胃、十二指肠黏膜具有一系列防御和修复机制,包括黏膜屏障、丰富的血流、上皮细胞更新、前列腺素和表皮生长因子的作用等。所以在正常情况下,胃、十二指肠黏膜在接触有强侵蚀力的高浓度胃酸和能水解蛋白质的胃蛋白酶并受到微生物、胆盐、酒精、药物与其他有害物质侵袭后依然能够维持黏膜的完整性。消化性溃疡的发生是由于对胃、十二指肠黏膜有损害作用的侵袭因素与黏膜自身防御/修复因素之间失去平衡,胃酸和胃蛋白酶对黏膜产生自我消化。如果将黏膜屏障比喻为"屋顶",胃酸、胃蛋白酶比喻为"酸雨",漏的"屋顶"遇上不大的"酸雨"或过强的"酸雨"腐蚀了正常的"屋顶"都可能导致消化性溃疡发生。部分消化性溃疡的病因既可以损坏"屋顶",又可增加"酸雨"。GU 主要是防御/修复因素减弱,DU 则主要是侵袭因素增强。现将这些病因及导致溃疡发生的机制分述如下。

(一)胃酸和胃蛋白酶

正常人胃黏膜约有 10 亿壁细胞,每小时泌酸约 22 mmol。DU 患者壁细胞平均总数为 19 亿,每小时泌酸约 42 mmol,是正常人的 2 倍左右。胃蛋白酶是 DU 发病的另一个重要因素,其活性取决于胃液 pH,当胃液 pH>4 时,胃蛋白酶便失去活性,因此胃酸在其中起决定性作用,是溃疡形成的直接原因。

(二)Hp 感染

确认 Hp 感染是消化性溃疡的重要病因。主要证据:①消化性溃疡患者的 Hp 检出率显著高于对照组的普通人群;②对消化性溃疡患者应用根除 Hp 治疗后,其溃疡复发率明显下降,证明 Hp 感染与溃疡形成密切相关。但为何在感染 Hp 的人群中仅 15% 左右的人发生消化性溃疡,一般是 Hp(不同毒力菌株)、宿主(遗传及机体状态)和环境因素相互作用结果不同所致。

(三)药物

长期服用非甾体抗炎药(NSAID)、糖皮质激素、氯吡格雷、化疗药物、双膦酸盐、西罗莫司等药物的患者可以发生溃疡。NSAID 是导致胃黏膜损伤最常见的药物,可直接作用于胃、十二指肠黏膜,透过细胞膜弥散入黏膜上皮细胞内,细胞内高浓度 NSAID 产生细胞毒作用而损害胃黏膜屏障。此外,NSAID 还可通过抑制胃黏膜生理性前列腺素 E 合成,削弱后者对黏膜的保护作用。

(四)黏膜防御与修复异常

胃黏膜的防御和修复功能对维持黏膜的完整性、促进溃疡愈合非常重要。防御功能受损、修复能力下降,都对溃疡的发生和转归产生影响。

(五)遗传

易感性部分消化性溃疡的患者有明显的家族史,存在遗传易感性。

(六)其他

因素大量饮酒、长期吸烟、应激等是消化性溃疡的常见诱因。胃石症患者因胃石的长期机械摩擦刺激而产生 GU;放疗可引起胃或十二指肠溃疡。

二、病理

消化性溃疡大多为单发,也可多个,呈圆形或椭圆形。DU 多发生于球部,前壁较常见;GU 多在胃角和胃窦、胃体的小弯侧。DU 直径多小于 15 mm,GU 直径一般小于 20 mm。溃疡浅者累及黏膜肌层,深者则可贯穿肌层,甚至浆膜层,穿破浆膜层时可致穿孔,血管破溃引起出血。溃疡边缘常有增厚,基底光滑、清洁,表面覆有灰白色或灰黄色纤维渗出物。

三、临床表现

临床表现不一,部分患者可无症状,或以出血、穿孔等并发症为首发症状。典型的消化性溃疡有以下临床特征:①慢性过程,病史可达数年至数十年;②周期性发作,发作与自发缓解相交替,发作期可为数周或数月,缓解期长短不一,发作常呈季节性,多在秋冬或冬春之交发病,可因精神情绪不良或过劳而诱发;③发作时上腹痛呈节律性,与进食有关;④腹痛可被抗酸药或抑制胃酸分泌的药物缓解。

(一)症状

1. 腹痛

上腹部疼痛是本病的主要症状,可为钝痛、灼痛、胀痛甚至剧痛,或呈饥饿样不适感。疼痛部位多位于上腹中部、偏右或偏左。多数患者疼痛有典型的节律,DU 表现为空腹痛,即餐后 2~4 h 和/或午夜痛,进食或服用抗酸药后可缓解;GU 的疼痛多在餐后 1 h 内出现,经 1~2 h 逐渐缓解,至下餐进食后再次出现疼痛,午夜痛也可发生,但较 DU 少见。部分患者无上述典型疼痛,而仅表现为无规律性的上腹隐痛不适。也可因并发症而发生疼痛性质及节律的改变。

2. 其他

消化性溃疡除上腹疼痛外,可有反酸、嗳气、恶心、呕吐、食欲缺乏等消化不良症状,也可有失眠、多汗、脉缓等自主神经功能失调表现。

(二)体征

发作时剑突下、上腹部局限性压痛,DU 压痛点常偏右。缓解后可无明显体征。

(三)特殊类型的消化性溃疡

①无症状性溃疡:15%～35%的消化性溃疡患者无任何症状,多因其他疾病做胃镜

或 X 线胃肠钡餐造影时偶然发现,或当发生出血或穿孔等并发症时被发现。②老年人消化性溃疡:溃疡常较大,临床表现多不典型,常无任何症状或症状不明显,疼痛多无规律,食欲缺乏、恶心、呕吐、消瘦、贫血等症状较突出,需与胃癌区别。③复合性溃疡:指胃与十二指肠同时存在溃疡,多数 DU 发生先于 GU。其临床症状并无特异性,但幽门梗阻的发生率较单独 GU 或 DU 高。④幽门管溃疡:较为少见,常伴胃酸分泌过高。其主要表现为餐后立即出现较为剧烈而无节律性的中上腹疼痛,对抗酸药反应差,易出现幽门梗阻、穿孔、出血等并发症。⑤球后溃疡:指发生于十二指肠球部以下的溃疡,多位于十二指肠乳头的近端。其夜间痛和背部放射性疼痛较为多见,并发大量出血者亦多见,药物治疗效果差。

GU 与 DU 的特点及鉴别见下表。

表 38-2　胃溃疡与十二指肠溃疡的特点及鉴别

	胃溃疡(GU)	十二指肠溃疡(DU)
常见部位	胃角或胃窦、胃小弯	十二指肠球部
胃酸分泌	正常或减少	增多
发病机制	主要是防御/修复因素减弱	主要是侵袭因素增强
发病年龄	中老年	青壮年
疼痛特点	餐后 1 h 疼痛,餐前缓解,进餐后 1 h 再痛,午夜痛少见	餐前痛,进餐后缓解,餐后 2～4 h 再痛,进食后缓解,午夜痛多见

(四)并发症

1. 出血

出血是消化性溃疡最常见的并发症,在我国 50%～70% 的非静脉曲张破裂出血是消化性溃疡所致。出血引起的临床表现取决于出血的速度和量。轻者仅表现为黑便、呕血,重者可出现周围循环衰竭,甚至低血容量性休克,应积极抢救。

2. 穿孔

溃疡病灶向深部发展,穿透浆膜层则并发穿孔。1/3～1/2 的穿孔与服用 NSAID 有关,多数患者是老年人,穿孔前可以没有症状。穿透、穿孔临床常有 3 种后果:①溃破入腹腔,引起弥漫性腹膜炎;②穿透于周围实质性脏器,如肝、胰、脾;③穿破入空腔器官,形成瘘管。

3. 幽门梗阻

幽门梗阻主要由 DU 或幽门管溃疡引起。急性梗阻多因炎症水肿和幽门部痉挛所致,梗阻为暂时性,随炎症好转而缓解;慢性梗阻主要由于溃疡愈合后瘢痕收缩而呈持久性。幽门梗阻使胃排空延迟,患者可感上腹饱胀不适,疼痛于餐后加重,且有反复大量呕吐,呕吐物为酸腐味的宿食,大量呕吐后疼痛可暂缓解。严重频繁呕吐可致失水和低氯低钾性碱中毒,常继发营养不良。上腹部空腹振水音、胃蠕动波以及空腹抽出胃液量>200 mL 是幽门梗阻的特征性表现。

4. 癌变

少数 GU 可发生癌变,DU 则极少见。对有长期 GU 病史,年龄在 45 岁以上,经严格内科治疗 4～6 周症状无好转,大便隐血试验持续阳性者,应怀疑癌变,需进一步检查和定期随访。

四、实验室及其他检查

(一)胃镜和胃黏膜活组织检查

其是确诊消化性溃疡的首选检查方法和"金标准",其目的在于:①确定有无病变、部位及分期;②鉴别良、恶性;③评价治疗效果;④对合并出血者给予止血治疗;⑤对合并狭窄梗阻患者给予扩张或支架治疗;⑥超声内镜检查,评估胃或十二指肠壁、溃疡深度、病变与周围器官的关系、淋巴结数目和大小等。内镜下,消化性溃疡多呈圆形、椭圆形或线形,边缘光滑,底部有灰黄色或灰白色渗出物,溃疡周围黏膜可充血、水肿,可见皱襞向溃疡集中。

(二)X 线检查

胃肠钡餐造影适用于对胃镜检查有禁忌或不愿接受胃镜检查者。溃疡的 X 线直接征象是龛影,对溃疡诊断有确诊价值。

(三)CT 检查

对于穿透性溃疡或穿孔,CT 很有价值,另外对幽门梗阻也有鉴别诊断的意义。

(四)Hp 检测

Hp 检测是消化性溃疡的常规检测项目。可通过侵入性(如快速尿素酶测定、组织学检查和 Hp 培养等)和非侵入性(如^{13}C 或^{14}C 尿素呼气试验、粪便 Hp 抗原检测等)方法检测出 Hp。其中^{13}C 或^{14}C 尿素呼气试验检测 Hp 感染的敏感性及特异性均较高且无须胃镜检查,常作为根除 Hp 治疗后复查的首选方法。

(五)大便隐血试验

试验阳性提示溃疡有活动,如 GU 患者持续阳性,应怀疑有癌变的可能。

五、诊断要点

慢性病程、周期性发作的节律性上腹疼痛,且上腹痛因进食或服用抗酸药而缓解,可初步诊断,但确诊有赖胃镜检查。X 线胃肠钡餐造影发现龛影可以诊断溃疡,但难以区分其良性与恶性。

六、治疗要点

治疗的目的在于消除病因、缓解症状、促进溃疡愈合、预防复发和避免并发症。

(一)抑制胃酸分泌

目前临床上常用的抑制胃酸分泌的药物有 H_2 受体拮抗剂(H_2RA)和质子泵抑制剂

(PPI)。H_2RA 主要通过选择性竞争结合 H_2 受体,使壁细胞分泌的胃酸减少。常用药物有法莫替丁 40 mg/d,尼扎替丁 300 mg/d,雷尼替丁 300 mg/d,三者的 1 天量可分 2 次口服或睡前顿服,服药后基础胃酸分泌(特别是夜间胃酸分泌)明显减少。PPI 可使壁细胞分泌胃酸的关键酶(即 H^+-K^+-ATP 酶)失去活性,从而阻滞壁细胞内的 H^+ 转移至胃腔而抑制胃酸分泌,其抑制胃酸分泌作用较 H_2RA 更强,作用更持久。常用药物有奥美拉唑 20 mg/d,兰索拉唑 30 mg/d,泮托拉唑 40 mg/d,每天口服 1 次。PPI 与抗生素的协同作用较 H_2RA 好,因此可作为根除 Hp 治疗方案中的基础药物。

(二)根除 Hp

消化性溃疡不论活动与否,都是根除 Hp 的主要指征之一。目前推荐以 PPI 或胶体铋剂为基础加上两种抗生素的三联治疗方案。如奥美拉唑(40 mg/d)或枸橼酸铋钾(480 mg/d),加上克拉霉素(500～1 000 mg/d)和阿莫西林(2 000 mg/d)或甲硝唑(800 mg/d)。将上述剂量每天分 2 次服,疗程 7～14 d。对有并发症和经常复发的消化性溃疡患者,应追踪抗 Hp 的疗效,一般应在治疗后至少 4 周复检 Hp。根除 Hp 可显著降低溃疡的复发率。由于耐药菌株出现、有抗菌药物不良反应、患者依从性差等因素,部分患者胃内的 Hp 难以根除,此时应因人而异制订多种根除 Hp 方案。治疗有 Hp 感染的消化性溃疡,无论初发还是复发、活动还是静止、有无合并症,均应予以根除 Hp 治疗。

(三)保护胃黏膜

药物硫糖铝和枸橼酸铋钾目前已少用作治疗消化性溃疡的一线药物。但枸橼酸铋钾因兼有较强的抑制 Hp 作用,可在根除 Hp 联合治疗时使用,此外,前列腺素类药物米索前列醇具有增加胃、十二指肠黏膜的黏液/碳酸氢盐分泌,增加黏膜血流和一定的抑制胃酸分泌作用,主要用于 NSAID 相关性溃疡的预防,但其可引起子宫收缩,孕妇忌服。

(四)内镜治疗

根据溃疡出血病灶的内镜下特点选择 PPI 结合内镜治疗,提高溃疡活动性出血的止血成功率。消化性溃疡合并幽门变形或狭窄引起梗阻,可首先选择内镜下治疗。

(五)手术治疗

对于大量出血经内科治疗无效、急性穿孔、瘢痕性幽门梗阻、胃溃疡疑有癌变及正规治疗无效的顽固性溃疡,可选择手术治疗。

七、护理评估

(一)病史

1. 患病及治疗经过

询问发病的有关诱因和病因,如发病是否与天气变化、饮食不当或情绪激动等有关,有无暴饮暴食、喜食酸辣等刺激性食物的习惯,是否嗜烟、酒,有无经常服用 NSAID 史,家族中有无溃疡病者等。询问患者的病程经过,例如首次疼痛发作的时间,疼痛与进食的关系,疼痛是餐后出现还是空腹出现,有无规律,部位及性质如何,应用何种方法能缓解疼痛。曾做过何种检查和治疗,结果如何。

2. 目前病情与一般情况

询问此次发病与既往有无不同,是否伴有恶心、呕吐、嗳气、反酸等其他消化道症状,有无呕血、黑便、频繁呕吐等症状,日常休息与活动如何等。

3. 心理-社会状况

本病病程长,有周期性发作和节律性疼痛的特点,如不重视预防和正规治疗,可反复发作并产生并发症,从而影响患者的工作和生活,使患者产生焦虑、急躁情绪。应注意评估患者及家属对疾病的认识程度,评估患者有无焦虑或恐惧等心理,了解患者家庭经济状况和社会支持情况如何,患者所能得到的社区保健资源和服务如何。

(二)身体评估

(1)全身状态:有无痛苦表情,有无消瘦、贫血貌,生命体征是否正常。

(2)腹部:上腹部有无固定压痛点,有无胃蠕动波,全腹有无压痛、反跳痛,有无腹肌紧张,有无肠鸣音减弱或消失等。

(三)实验室及其他检查

(1)血常规检查:有无红细胞计数、血红蛋白减少。

(2)大便隐血试验:是否为阳性。

(3)Hp 检测:是否为阳性。

(4)胃液分析:BAO 和 MAO 是增多、减少还是正常。

(5)X 线胃肠钡餐造影:有无典型的溃疡龛影及其部位。

(6)胃镜和胃黏膜活组织检查:溃疡的部位、大小及性质如何,有无活动性出血。

八、常用护理诊断问题

(1)疼痛:腹痛与胃酸刺激溃疡面,引起化学性炎症反应有关。

(2)营养失调:低于机体需要量与疼痛致摄入量减少及消化吸收障碍有关。

九、目标

(1)患者能描述引起疼痛的因素。

(2)能应用缓解疼痛的方法和技巧,疼痛减轻或消失。

(3)能建立合理的饮食习惯和结构。

十、护理措施及依据

(一)腹痛

1. 帮助患者认识和消除病因

向患者解释疼痛的原因和机制,指导其减少或消除加重和诱发疼痛的因素:①对服用 NSAID 者,若病情允许应停药;若必须用药,可遵医嘱换用对胃黏膜损伤少的 NSAID,如塞来昔布或罗非昔布。②避免暴饮暴食和进食刺激性饮食,以免加重对胃黏膜的损伤。③对嗜烟、酒者，劝其戒除，但应注意突然戒断烟、酒可引起焦虑、烦躁，反而也会刺激胃酸分泌，故应与患者共同制订切实可行的戒烟、酒计划，并督促其执行。

2. 指导并协助患者减轻疼痛

注意观察及详细了解患者疼痛的规律和特点，并按其疼痛特点指导缓解疼痛的方法。如 DU 表现为空腹痛或夜间痛，指导患者在疼痛前或疼痛时进食碱性食物（如苏打饼干），或服用抗酸药。也可采用局部热敷或针灸止痛。

3. 休息与活动

嘱处于溃疡活动期且症状较重者卧床休息几天至 2 周，可使疼痛等症状缓解。应鼓励病情较轻者适当活动，以分散注意力。

4. 用药护理

根据医嘱给予药物治疗，并注意观察药效及不良反应。

（1）PPI：奥美拉唑可引起头晕，特别是用药初期，应嘱患者用药期间避免开车或做其他必须高度集中注意力的工作。此外，奥美拉唑有延缓地西泮及苯妥英钠代谢和排泄的作用，联合应用时需慎重。兰索拉唑的主要不良反应包括皮疹、瘙痒、头痛、口苦、肝功能异常等，轻度不良反应不影响继续用药，较为严重时应及时停药。泮托拉唑的不良反应较少，偶尔可引起头痛和腹泻。

（2）H_2 受体拮抗剂：应在餐中或餐后即刻服用药物，也可把 1 天的剂量在睡前服用。若需同时服用抗酸药，则应间隔 1 h 以上。若静脉给药应注意控制速度，速度过快可引起低血压和心律失常。西咪替丁对雄激素受体有亲和力，可导致男性乳腺发育、阳痿以及性功能紊乱，且其主要通过肾脏排泄，用药期间应监测肾功能。此外，少数患者还可出现一过性肝损害和粒细胞缺乏，亦可出现头痛、头晕、疲倦、腹泻及皮疹等反应，如出现上述反应，需及时协助医师进行处理。因药物可随母乳排出，哺乳期应停止用药。

（3）弱碱性抗酸药：如氢氧化铝凝胶，应在饭后 1 h 和睡前服用。服用片剂时应嚼服，给乳剂前应充分摇匀。应避免将抗酸药与奶制品同时服用，因两者相互作用可形成络合物。不宜将酸性的食物及饮料与抗酸药同服。氢氧化铝凝胶能阻碍磷的吸收，引起磷缺乏症，表现为食欲缺乏、软弱无力等症状，甚至可导致骨质疏松。长期大量服用还可引起严重便秘、代谢性碱中毒与钠潴留，甚至造成肾损害。若服用镁制剂则易引起腹泻。

（二）营养失调

1. 进餐方式

指导患者有规律地定时进食，以维持正常消化活动的节律。在溃疡活动期，以少食多餐为宜，每天进餐 4～5 次，避免餐间吃零食和睡前进食，使胃酸分泌有规律。一旦症状得到控制，应尽快恢复正常的饮食规律。饮食不宜过饱，以免胃窦部过度扩张而增加胃泌素的分泌。进餐时注意细嚼慢咽，避免急食，咀嚼可增加唾液分泌，后者具有稀释和中和胃酸的作用。

2. 食物选择

选择营养丰富、易消化的食物。除并发出血或症状较重外，一般无须规定特殊食谱。

症状较重的患者以面食为主,因面食柔软、易消化,且其含碱,能有效中和胃酸,不习惯于面食则以软米饭或米粥替代。由于蛋白质类食物具有中和胃酸作用,可适量摄取脱脂牛奶,宜安排在两餐之间饮用,但牛奶中的钙质吸收有刺激胃酸分泌的作用,故不宜多饮。脂肪到达十二指肠时虽能刺激小肠分泌抑胃泌素,抑制胃酸分泌,但同时又可引起胃排空减慢,胃窦扩张,致胃酸分泌增多,故摄取脂肪应适量。应避免食用机械性和化学性刺激性强的食物。机械性刺激强的食物指生、冷、硬、粗纤维多的蔬菜、水果,如洋葱、韭菜、芹菜。化学性刺激强的食物有浓肉汤、咖啡、浓茶和辣椒等。

3. 营养监测

监督患者采取合理的饮食方式和结构,定期测量体重,监测血清白蛋白和血红蛋白等营养指标。

十一、评价

(1)患者能说出疼痛的原因,情绪稳定,戒除烟、酒,饮食规律,能选择适宜的食物,未见饮食不当诱发疼痛。

(2)能正确服药,上腹部疼痛减轻并逐渐消失。

(3)能建立合理的饮食方式和结构,营养指标在正常范围内。

十二、其他护理诊断/问题

(1)焦虑:与疾病反复发作、病程迁延有关。

(2)知识缺乏:缺乏有关消化性溃疡病因及预防的知识。

(3)潜在并发症:上消化道大量出血、穿孔、幽门梗阻、癌变。

十三、健康指导

(1)疾病知识指导:向患者及家属讲解引起和加重消化性溃疡的相关因素。指导患者保持乐观情绪,规律生活,避免过度紧张与劳累,选择合适的锻炼方式,提高机体抵抗力。指导患者建立合理的饮食习惯和结构,戒除烟、酒,避免摄入刺激性食物。

(2)用药指导:教育患者遵医嘱正确服药,学会观察药效及不良反应,不随便停药或减量,防止溃疡复发。指导患者慎用或勿用致溃疡药物,如阿司匹林、泼尼松。定期复诊。若上腹疼痛节律发生变化或疼痛加剧,或者出现呕血、黑便,应立即就医。

十四、预后

有效的药物治疗可使溃疡愈合率达到95%,青壮年患者消化性溃疡的死亡率接近于零,老年患者主要死于严重的并发症,尤其是大出血和急性穿孔,病死率<1%。

(高兴艳　栾照敏　朱香玲)

第三十九章　肠道疾病的护理

第一节　肠结核

一、病因与发病机制

肠结核主要由人型结核分枝杆菌引起,少数患者可感染牛型结核分枝杆菌而致病。结核分枝杆菌侵犯肠道的主要途径是经口感染。患者多有开放性肺结核或喉结核,因经常吞咽含结核分枝杆菌的痰液而致病;或经常与开放性肺结核患者共餐,餐具未经消毒隔离;或饮用未经消毒的带菌牛奶和乳制品等。肠结核易发生在回盲部,可能与下列因素有关:结核分枝杆菌进入肠道后,含有结核分枝杆菌的肠内容物在回盲部停留时间较长,且回盲部淋巴组织丰富,结核分枝杆菌又容易侵犯淋巴组织。但其他肠段亦可受累。肠结核也可由血行播散型肺结核血行播散引起或由腹腔内结核病灶(如女性生殖器结核)直接蔓延引起。

肠结核的发病是人体和结核分枝杆菌相互作用的结果,只有当入侵的结核分枝杆菌数量多、毒力大,并且人体免疫功能低下、肠功能紊乱引起局部抵抗力削弱时,才会发病。

肠结核主要位于回盲部,还见于升结肠、空肠、横结肠、降结肠、阑尾、十二指肠和乙状结肠,少数见于直肠。本病的病理变化随人体对结核分枝杆菌的免疫力与过敏反应的情况而定。若人体过敏反应强,病变以炎症渗出性为主;感染菌量多、毒力大,可有干酪样坏死,形成溃疡,称为溃疡型肠结核;如果人体免疫状况好,感染较轻,则表现为肉芽组织增生、纤维化,称为增生型肠结核;兼有两种病变者称为混合型或溃疡增生型肠结核。

二、临床表现

肠结核大多起病缓慢,病程较长。

(一)症状

1. 腹痛

腹痛多位于右下腹或脐周,间歇性发作,常为痉挛性阵痛伴肠鸣,进餐后加重,排便或肛门排气后缓解。腹痛可能与进餐引起胃肠反射或肠内容物通过有炎症的狭窄肠段,引起局部肠痉挛有关。

2. 腹泻和便秘

腹泻是溃疡型肠结核的主要表现之一。每天排便 2～4 次,粪便呈糊状或稀水状,不含黏液或脓血,如直肠未受累,无里急后重感。若病变严重而广泛,腹泻次数可达每天10余次,粪便可有少量黏液、脓液。此外,可间断便秘,粪便呈羊粪状,隔数天再有腹泻。这种腹泻与便秘交替是肠结核引起胃肠功能紊乱所致。增生型肠结核多以便秘为主要表现。

3. 全身症状和肠外结核表现

溃疡型肠结核常有结核毒血症及肠外结核(特别是肺结核)的临床表现,严重时可出现维生素缺乏、脂肪肝、营养不良性水肿等表现;增生型肠结核患者的全身情况一般较好。

(二)体征

患者可呈慢性病容、消瘦、苍白。腹部肿块为增生型肠结核的主要体征,常位于右下腹,较固定,质地中等,伴有轻、中度压痛。若溃疡型肠结核并发局限性腹膜炎、局部病变肠管与周围组织粘连,或同时有肠系膜淋巴结结核时,也可出现腹部肿块。

(三)并发症

以肠梗阻及合并结核性腹膜炎多见,瘘管、腹腔脓肿、肠出血少见。

三、实验室及其他检查

(一)实验室检查

溃疡型肠结核可有不同程度贫血,无并发症者的白细胞计数一般正常。血沉多明显增快,可作为评估结核病活动程度的指标之一。溃疡型肠结核的粪便多为糊状,一般无肉眼黏液和脓血,但显微镜下可见少量脓细胞和红细胞。结核菌素试验呈强阳性或结核感染T细胞斑点试验(T-SPOT)呈阳性均有助于本病的诊断。

(二)CT肠道造影(CT enterography,CTE)

肠结核病变部位通常在回盲部附近,很少累及空肠,节段性改变不如克罗恩病明显,可见腹腔淋巴结中央坏死或钙化等改变。

(三)X线胃肠钡餐造影

该检查对肠结核的诊断具有重要意义。但并发肠梗阻时,钡餐检查要慎重,以免加重肠梗阻。X线表现主要为肠黏膜皱襞粗乱、增厚、溃疡形成。钡剂在溃疡型肠结核患者的病变肠段排空很快,显示充盈不佳,呈激惹状态,而在病变的上、下肠段钡剂充盈良好,称为X线钡影跳跃征象。此外,尚可见肠腔狭窄、肠段缩短变形、回肠盲肠正常角度丧失。

(四)结肠镜检查

该检查可直接观察全结肠和回肠末段,内镜下病变肠黏膜充血、水肿、溃疡形成,可伴有大小及形态各异的炎性息肉、肠腔狭窄等。病灶处活检,发现肉芽肿、干酪坏死或抗酸杆菌时,可以确诊。

四、诊断要点

如有下列各点应考虑本病:①中青年患者有肠外结核,特别是肺结核;②临床表现有腹痛、腹泻、便秘、右下腹压痛、腹部肿块、原因不明的肠梗阻,伴有发热、盗汗等结核毒血症状;③X线胃肠钡餐造影有肠结核征象;④结肠镜检查发现主要位于回盲部的肠黏膜炎症、溃疡、炎症息肉或肠腔狭窄,如活检组织中找到干酪性肉芽肿,具有确诊意义,找到抗酸染色阳性杆菌有助于诊断;⑤结核菌素试验呈强阳性。如果肠黏膜病理活检发现干酪性肉芽肿,具有确诊意义;活检组织中找到抗酸杆菌有助于诊断,对疑似病例,试行抗结核治疗 2～6 周,症状改善者临床可以诊断。

五、治疗要点

肠结核的治疗目的是消除症状、改善全身情况、促使病灶愈合及防治并发症,强调早期治疗。

(一)抗结核化学药物治疗

这是本病治疗的关键。整个化疗分为强化期和巩固期。强化期旨在有效杀灭繁殖菌,迅速控制病情;巩固期的目的是杀灭生长缓慢的结核分枝杆菌,以提高治愈率,减少复发。总疗程 6～8 个月,其中初治为强化期 2 个月/巩固期 4 个月,复治为强化期 2 个月/巩固期 6～10 个月。①初治涂阳肺结核的常用治疗方案:$2HRZE/4HR$、$2H_3R_3Z_3E_3/4H_3R_3$ 等;②复治涂阳肺结核的常用治疗方案有 $2HRZES/6～10HRE$、$2H_3R_3Z_3E_3S_3/6～10H_3R_3E_3$ 或 $3HRZE/6～10HRE$ 等;③初治涂阴肺结核的常用治疗方案有 $2HRZ/4HR$、$2H_3R_3Z_3/4H_3R_3$。其中药物前面的数字分别代表强化期和巩固期的月数,而药物后面的下标代表每周服药的次数,无下标者表示每天服用。

(二)对症治疗

腹痛可用阿托品或其他抗胆碱能药物;严重腹泻或摄入不足者,应注意纠正水、电解质与酸碱平衡紊乱;对不完全性肠梗阻患者,需进行胃肠减压,以缓解梗阻近端肠曲的膨胀与潴留。

(三)手术治疗

当肠结核并发完全性肠梗阻、急性穿孔、慢性穿孔致肠瘘形成,肠道大量出血经积极抢救不能止血,需要手术治疗。

六、预后

本病如能早期诊断、及时治疗,一般预后良好。

（高兴艳　赵　云）

第二节　结核性腹膜炎

一、病因与发病机制

本病是由结核分枝杆菌感染腹膜引起的,多继发于肺结核或体内其他部位结核病。大多数结核性腹膜炎是腹腔脏器结核病灶直接蔓延侵及腹膜引起。少数病例可由血行播散引起,常见的原发病灶有血行播散型肺结核,关节、骨、睾丸结核,可伴有结核性多浆膜炎等。

因侵入腹腔的结核分枝杆菌数量与毒力及机体免疫力不同,结核性腹膜炎的病理改变可表现为 3 种基本的病理类型,即渗出型、粘连型、干酪型,前两型多见。在本病的发展过程中,可有 2 种或 3 种类型的病变并存,称为混合型。

二、临床表现

由于本病病理类型不同,病变活动性及机体反应性不一,临床表现各异。多数起病缓慢,少数起病急骤,以急性腹痛、高热为主要表现。极少数患者起病隐匿,无明显症状,仅因其他原因在腹部手术时偶然发现。

(一)症状

1. 全身症状

结核毒血症状常见,主要是发热和盗汗。以低热和中等热为最多,约 1/3 患者有弛张热,少数可呈稽留热。高热伴有明显毒血症,主要见于渗出型、干酪型,或伴有血行播散型肺结核、干酪型肺炎等严重结核病的患者。后期有营养不良,表现为消瘦、贫血、水肿、舌炎、口角炎等。

2. 腹部症状

(1)腹痛:多位于脐周、下腹或全腹,为持续或阵发性隐痛。偶尔可表现为急腹症,系肠系膜淋巴结结核、腹腔内其他结核的干酪样坏死病灶破溃,或肠结核急性穿孔所致。

(2)腹胀:多数患者可出现不同程度的腹胀,多为结核毒血症或腹膜炎伴有肠功能紊乱引起,也可由腹水或肠梗阻所致。

(3)腹泻、便秘:腹泻常见,排便次数因病变严重程度和范围不同而异,一般每天 2～4 次,重者每天达 10 余次。粪便呈糊状,一般不含脓血,不伴有里急后重。腹泻主要与腹膜炎引起的胃肠功能紊乱有关,偶尔可由伴有的溃疡性肠结核或干酪样坏死病变引起的肠管内瘘等引起。有时腹泻与便秘交替出现。

(二)体征

1. 全身状态

患者呈慢性病容,后期有明显的营养不良,表现为消瘦、水肿、苍白、舌炎、口角炎等。

2. 腹部体征

(1)腹部压痛与反跳痛：多数患者有腹部压痛，一般轻微，少数压痛明显，且有反跳痛，常见于干酪型结核性腹膜炎。

(2)腹壁柔韧感：是结核性腹膜炎的临床特征，由腹膜慢性炎症、增厚、粘连所致。

(3)腹部包块：见于粘连型或干酪型，常由增厚的大网膜、肿大的肠系膜淋巴结、粘连成团的肠曲或干酪样坏死脓性物积聚而成。腹部包块多位于脐周，大小不一，边缘不整，表面粗糙，呈结节感，不易推动。

(4)腹水：多为少量至中量腹水，腹水超过 1 000 mL 时出现移动性浊音。

(三)并发症

肠梗阻常见，多发生于粘连型。肠瘘一般多见于干酪型，往往同时有腹腔脓肿形成。结核性腹膜炎与肠结核的临床特点及鉴别见表 39-1。

表 39-1　结核性腹膜炎与肠结核的临床特点及鉴别

鉴别点		结核性腹膜炎	肠结核
感染途径		多为直接蔓延	多为经口传染
原发病		肠结核(最常见)，肠系膜淋巴结结核，输卵管结核，血行播散感染者多为血行播散型肺结核	开放性肺结核(最常见)，血行播散感染者多为血行播散型肺结核，直接蔓延者多为女性生殖器结核
临床表现	发热	低或中度热	低热、弛张热、稽留热
	腹痛	脐周、下腹的持续性隐痛或钝痛	多位于右下腹的持续性隐痛或钝痛
	触诊	腹壁柔韧感	无特征
	腹水	草黄色、淡血性、乳糜性	无
	腹块	见于粘连型或干酪型	见于增生型肠结核
	腹泻	常见，每日 3~4 次，有糊状粪便	因病变范围及严重程度不同而异
	梗阻	多见于粘连型	晚期可有

三、实验室及其他检查

(一)血液检查

部分患者有轻度至中度贫血，多为正细胞正色素性贫血。白细胞计数大多正常，干酪型患者或腹腔结核病灶急性扩散时，白细胞计数升高。多数患者血沉增快，可作为活动性病变的指标。

(二)结核菌素试验与 γ-干扰素释放试验

结核菌素试验呈强阳性及 γ-干扰素释放试验阳性有助于结核感染的诊断。

(三)腹水检查

多为草黄色渗出液，少数为淡血色，偶见乳糜性，比重一般超过 1.018，蛋白质含量在

30 g/L 以上,以淋巴细胞为主。但有时因低白蛋白血症或合并肝硬化,腹水性质可接近漏出液。如果腹水葡萄糖浓度<3.4 mmol/L,pH<7.35,提示细菌感染;若腹水腺苷脱氨酶活性升高,可能是结核性腹膜炎。浓缩腹水,找结核分枝杆菌或结核分枝杆菌培养阳性率均低,腹水的动物接种阳性率则可达 50% 以上,但费时较长。

(四)腹部影像学检查超声、CT、MRI 检查

可见增厚的腹膜、腹水、腹腔内包块及瘘管。腹部 X 线平片可见到散在钙化影,为肠系膜淋巴结钙化。X 线胃肠钡餐造影可发现肠粘连、肠结核、肠瘘、肠腔外肿块等征象,对本病有辅助诊断的价值。

(五)腹腔镜检查

可窥见腹膜、网膜、内脏表面有散在或聚集的灰白色结节,浆膜浑浊、粗糙,活组织检查有确诊价值。此项检查一般适用于有游离腹水的患者,禁用于腹膜有广泛粘连者。

四、诊断要点

本病的主要诊断依据:①中青年患者,有结核病史,伴有其他器官结核病证据;②长期发热原因不明,伴有腹痛、腹胀、腹水、腹壁柔韧感或腹部包块;③腹水为渗出性,以淋巴细胞为主,普通菌培养结果为阴性;④结核菌素试验或 γ-干扰素释放试验呈强阳性;⑤X 线胃肠钡餐造影发现肠粘连等征象及腹部平片有肠梗阻或散在钙化点。对典型病例可做出临床诊断,抗结核治疗 2 周以上有效,可确诊;对不典型病例在排除禁忌证时,可行腹腔镜检查并做活检。

五、治疗要点

本病的治疗关键是及早给予规则、全程抗结核化学药物治疗,以达到早日康复、避免复发和防止并发症的目的。

(一)抗结核化学药物治疗

1. 肺结核化学治疗的生物学机制

(1)细菌生长速度与药物作用:根据结核分枝杆菌的代谢状态分为 A、B、C、D 菌群。①A 菌群生长繁殖旺盛,致病力强,占细菌的绝大部分。大量的 A 菌群多位于巨噬细胞外和肺空洞干酪液化部分,已被抗结核药所杀灭,也易产生耐药变异菌。②B 菌群处于半静止状态,多位于巨噬细胞内酸性环境中和空洞壁坏死组织中。③C 菌群处于半静止状态,可有突然间歇性短暂的生长繁殖,存在于干酪坏死灶中。④D 菌群为休眠菌,不繁殖,数量很少,无致病力和传染性。抗结核药物对不同菌群的作用各异,通常多数抗结核药物可以作用于 A 菌群,如异烟肼和利福平具有早期杀菌作用,在治疗的 48 h 内迅速杀菌,使菌群数量明显减少,传染性降低或消失,痰菌阴转。B 菌群和 C 菌群由于处于半静止状态,抗结核药物对它们的作用相对较差,因此它们有"顽固菌"之称。杀灭 B 和 C 菌群可以防止复发。抗结核药物对 D 菌群无作用。

(2)耐药性:耐药性分为先天耐药和继发耐药。①先天耐药为结核分枝杆菌在自然

繁殖中,由于染色体基因突变而出现的极少量天然耐药菌。单用一种药物可杀灭大量敏感菌,但对天然耐药菌无效,最终菌群中以天然耐药菌为主,使该抗结核药物治疗失败。②继发耐药是药物与结核分枝杆菌接触后,部分细菌发生诱导变异,逐渐能适应在含药环境中继续生存。

(3)间歇化学治疗:结核分枝杆菌与不同药物接触后产生不同的延缓生长期。在结核分枝杆菌重新生长繁殖前再次投以高剂量药物,可使细菌持续受抑制直至最终被消灭。如结核分枝杆菌接触异烟肼和利福平 24 h 后分别可有 6～9 d 和 2～3 d 的延缓生长期。间歇化学治疗减少了投药次数,节省了费用,也减轻了督导治疗的工作量和药物的不良反应。

(4)顿服:抗结核药物血中高峰浓度的杀菌作用优于经常性维持较低药物浓度水平的杀菌作用。相同剂量药物,1 次顿服的血药浓度峰值较每天分 2 次或 3 次服用血药浓度峰值高。

2. 化学治疗的原则

早期、规律、全程、适量和联合治疗是化学治疗的原则。整个化疗方案分强化和巩固两个阶段。

(1)早期:是指一旦发现和确诊结核后均应立即给予化学治疗。早期病灶内结核分枝杆菌以 A 菌群为主,局部血流丰富,药物浓度高,可发挥其最大的抗菌作用,以迅速控制病情及减少传染性。

(2)规律:严格按化疗方案的规定用药,不可随意更改方案、遗漏或随意中断用药,以避免细菌产生耐药。

(3)全程:指患者必须按治疗方案,坚持完成规定疗程,是提高治愈率和减少复发率的重要措施。

(4)适量:指严格遵照适当的药物剂量用药。用药剂量过低,不能达到有效血药浓度,影响疗效,易产生耐药性;剂量过大,易发生药物不良反应。

(5)联合:是指根据病情及抗结核药的作用特点,联合使用两种以上药物。联合用药可杀死病灶中不同生长速度的菌群,提高疗效,还可减少和预防耐药菌的产生,增加药物的协同作用。

3. 常用抗结核药物

依据抗结核药物的抗菌能力分为杀菌药与抑菌药。常规剂量下药物在血液中(包括巨噬细胞内)的浓度能达到试管内最低抑菌浓度 10 倍以上时才能起杀菌作用,否则仅有抑菌作用。异烟肼(INH,H)和利福平(RFP,R)在巨噬细胞内、外均能达到杀菌浓度,称全杀菌药。异烟肼是单一抗结核药中杀菌力(特别是早期杀菌力)最强者,其对不断繁殖的结核分枝杆菌(A 菌群)作用最强。利福平对 A、B、C 菌群均有作用。吡嗪酰胺(PZA,Z)和链霉素(SM,S)为半杀菌药。吡嗪酰胺能杀灭巨噬细胞内酸性环境中的结核分枝杆菌,是目前 B 菌群最佳的半杀菌药。链霉素主要杀灭巨噬细胞外碱性环境中的结核分枝杆菌。乙胺丁醇(EMB,E)为抑菌药,与其他抗结核药联用可延缓其他药物耐药性的发生。其他抗结核药物有乙硫异烟胺、丙硫异烟胺、阿米卡星、氧氟沙星、对氨基水杨酸等。

在用药中应注意,一般渗出型患者因腹水及症状消失得较快,常自行停药,而导致复发,故应强调全程规则治疗;由于大量纤维增生,药物不易进入粘连型或干酪型患者的病灶而达到治疗目的,需加强药物的联合应用,并适当延长抗结核的疗程。

(二)腹腔穿刺放液治疗

对大量腹水者,可适当放腹水以减轻症状。

(三)手术治疗

对经内科治疗未见好转的肠梗阻、肠穿孔及肠瘘均可行手术治疗。

六、预后

本病呈慢性过程,经正规抗结核治疗,预后一般较好。如出现并发症,则预后较差。

(朱香玲　李欣芳　李　洋)

第三节　肠结核和结核性腹膜炎患者的护理

一、常用护理诊断/问题、措施及依据

(一)疼痛:腹痛与肠结核、腹膜炎症及伴有盆腔结核或肠梗阻有关

1. 观察腹痛特点

严密观察腹痛的性质、部位及伴随症状,正确评估病程进展状况。如果患者的腹痛突然加重,压痛明显,或出现便血、肠鸣音亢进等,应考虑是否并发肠梗阻、肠穿孔或肠内出血等,及时协助医师采取抢救措施。

2. 疼痛护理

(1)腹痛的监测:①观察并记录患者腹痛的部位、性质及程度,发作的时间、频率,持续时间,以及相关疾病的其他临床表现。对急性疼痛可用视觉模拟量表、面部表情疼痛评估表、数字评定量表、口头评分法,对慢性疼痛患者可选择多维度疼痛测量量表(如简明疼痛量表、麦吉尔疼痛问卷、整体疼痛评估量表)进行疼痛评估。如果疼痛突然加重,性质改变,且经一般对症处理疼痛不能减轻,需警惕某些并发症的出现。②观察腹痛的伴随症状,伴发热、寒战提示炎症的存在,伴黄疸与肝、胆、胰疾病有关,伴休克提示可能与脏器破裂出血有关,伴反酸、嗳气提示与溃疡、胃炎有关,伴腹泻提示肠道炎症、溃疡或肿瘤,伴血便可能为肠套叠、溃疡性结肠炎、细菌性痢疾或肠道肿瘤,伴血尿可能与泌尿系疾病有关。③观察非药物性和/或药物止痛治疗的效果。

(2)应用非药物性缓解疼痛的方法:是对疼痛,特别是慢性疼痛的主要处理方法,能减轻患者的焦虑、紧张,提高其疼痛阈值和对疼痛的控制感。①行为疗法:指导式想象,利用一个人对某特定事物的想象而达到特定的正向效果,如回忆一些有趣的往事可转移

对疼痛的注意;可采用深呼吸、冥想、音乐疗法、生物反馈等。②局部热疗法:除急腹症外,对疼痛局部可应用热水袋进行热敷,从而解除肌肉痉挛而达到止痛效果。③针灸止痛:根据不同疾病和疼痛部位选择针疗穴位。

(3)用药护理:镇痛药物种类甚多,应根据病情、疼痛性质和程度选择性给药。对癌性疼痛应遵循按需给药的原则,有效控制患者的疼痛。观察药物不良反应,如口干、恶心、呕吐、便秘和用药后的镇静状态。有急性剧烈腹痛,诊断未明时,不可随意使用镇痛药物,以免掩盖症状,延误病情。

(4)生活护理:急性剧烈腹痛患者应卧床休息。对患者要加强巡视,随时了解和满足患者所需,做好生活护理。应协助患者取适当的体位,以减轻疼痛感并有利于休息,从而减少疲劳感和体力消耗。应对烦躁不安者采取防护措施,防止坠床等意外发生。

3.抗结核治疗的护理

抗结核化疗对控制结核病起决定性作用,护士应向患者及其家属反复强调化疗的重要性及意义,督促患者按医嘱服药,坚持完成规则、全程化疗,以提高治愈率、减少复发。向患者说明化疗药的用法、疗程、可能出现的不良反应及表现,督促患者定期检查肝功能及听力情况,如出现巩膜黄染、肝区疼痛、胃肠不适、眩晕、耳鸣等不良反应要及时与医师联系,不要自行停药,大部分不良反应经相应处理可以消除。

(二)腹泻与溃疡型肠结核、腹膜炎所致肠功能紊乱有关

1.病情观察
观察排便情况、伴随症状等。

2.饮食护理
饮食以少渣、易消化食物为主,避免生冷、多纤维、味道浓烈的刺激性食物。应根据急性腹泻的病情和医嘱,给予禁食、流质、半流质或软食。

3.休息与活动
急性起病、全身症状明显的患者应卧床休息,注意腹部保暖。可用热水袋热敷腹部,以减弱肠道运动,减少排便次数,并有利于腹痛等症状的减轻。

4.用药护理
腹泻的治疗以病因治疗为主。应用止泻药时注意观察患者的排便情况,腹泻得到控制应及时停药。应用解痉止痛药(如阿托品)时,注意药物不良反应,如口干、视力模糊、心动过速。

5.肛周皮肤护理
排便频繁时,粪便的刺激可使肛周皮肤损伤,引起糜烂。排便后应用温水清洗肛周,保持清洁、干燥,涂凡士林或皮肤保护油以保护肛周皮肤,促进损伤处愈合。

6.心理护理
慢性腹泻治疗效果不明显时,患者往往对预后感到担忧。结肠镜等检查有一定痛苦,某些腹泻与精神因素有关,故应注意对患者心理状况的评估和护理,鼓励患者配合检查和治疗,稳定患者的情绪。

（三）营养失调

低于机体需要量与结核分枝杆菌毒性作用、消化吸收功能障碍有关。

1. 饮食护理

由于结核病是一种慢性消耗性疾病，只有保证充足的营养供给，提高机体抵抗力，才能促进疾病的痊愈。因此，应向患者及家属解释营养对治疗结核病的重要性，并与其共同制订饮食计划。应给予高热量、高蛋白、高维生素且易于消化的食物。腹泻明显的患者应少食乳制品以及富含脂肪和粗纤维的食物，以免加快肠蠕动。

2. 静脉营养支持

对于严重营养不良的患者，应协助医师进行静脉营养治疗，以满足机体代谢的需要。

3. 营养监测

每周测量患者的体重，并监测有关营养指标，以评价其营养状态。

二、其他护理诊断/问题

（1）体温过高与结核毒血症有关。
（2）便秘与肠道狭窄、梗阻或胃肠功能紊乱有关。
（3）潜在并发症：肠梗阻、肠穿孔、肠瘘、腹腔脓肿。

三、健康指导

（一）疾病预防指导

加强有关结核病的卫生宣教，肺结核患者不可吞咽痰液，提倡用公筷进餐及分餐制，对牛奶及乳制品应灭菌后饮用，对肠结核患者的粪便要消毒处理，防止病原体传播。

（二）疾病治疗指导

患者应保证充足的休息与营养，生活规律，劳逸结合，保持良好的心态，以增强机体抵抗力。指导患者坚持抗结核治疗，保证足够的剂量和疗程，定期复查。自我监测抗结核药物的作用和不良反应，如有异常，及时复诊。

（赵文文　韩　瑜　赵　云）

第四节　溃疡性结肠炎

溃疡性结肠炎病变主要限于大肠的黏膜与黏膜下层。临床表现为腹泻、黏液脓血便和腹痛。病情轻重不一，呈反复发作的慢性病程。本病可发生在任何年龄，多见于20～40岁，亦可见于儿童或老年人。男、女发病率无明显差别。我国近年溃疡性结肠炎的患病率明显增加，虽然跟欧美国家比较，我国患者病情多较轻，但重症也不少见。

一、病理

病变位于大肠,呈连续性、弥漫性分布。范围多自肛端直肠开始,逆行发展,甚至累及全结肠及末段回肠。病变一般仅限于黏膜和黏膜下层,少数重症者可累及肌层。活动期黏膜呈弥漫性炎症反应,可见水肿、充血与灶性出血,黏膜脆弱,触之易出血。由于黏膜与黏膜下层有炎性细胞浸润,大量中性粒细胞在肠腺隐窝底部聚集,形成小的隐窝脓肿。当隐窝脓肿融合破溃,黏膜即出现广泛的浅小溃疡,并可逐渐融合成不规则的大片溃疡。结肠炎症在反复发作的慢性过程中,大量新生肉芽组织增生,常出现炎性息肉。黏膜因不断破坏和修复,丧失其正常结构,并且由于溃疡愈合,形成瘢痕,黏膜肌层与肌层增厚,使结肠变形缩短,结肠袋消失,甚至出现肠腔狭窄。病程>20 年的患者发生结肠癌的风险是正常人的 10~15 倍。

二、临床表现

起病多为亚急性,少数急性起病,偶见急性暴发起病。病程长,呈慢性经过,常有发作期与缓解期交替,少数症状持续并逐渐加重。病情轻重与病变范围、临床分型及病期等有关。

(一)症状

1. 消化系统表现

主要表现为反复发作的腹泻、黏液脓血便与腹痛。

(1)腹泻和黏液脓血便:见于绝大多数患者。腹泻主要与炎症导致大肠黏膜对水钠吸收障碍以及结肠运动功能失常有关。粪便中的黏液脓血为炎症渗出和黏膜糜烂及溃疡所致。黏液脓血便是本病活动期的重要表现。排便次数和便血程度可反映病情程度,轻者每天排便 2~4 次,粪便呈糊状,可混有黏液、脓血,便血轻或无;重者腹泻每天可达 10 次以上,粪便有大量脓血,甚至呈血水样。病变限于直肠和乙状结肠的患者,偶有腹泻与便秘交替的现象,此与病变直肠排空功能障碍有关。

(2)腹痛:轻者或缓解期患者多无腹痛或仅有腹部不适,活动期有轻或中度腹痛,为左下腹或下腹的阵痛,亦可涉及全腹。有疼痛—便意—便后缓解的规律,多伴有里急后重,为直肠炎症刺激所致。若并发中毒性巨结肠或腹膜炎,则腹痛持续且剧烈。

(3)其他症状:可有腹胀、食欲缺乏、恶心、呕吐等。

2. 全身表现

中、重型患者活动期有低热或中等度发热,高热多提示有并发症或急性暴发型。重症患者可出现衰弱、消瘦、贫血、低白蛋白血症、水和电解质平衡紊乱等表现。

3. 肠外表现

本病可伴有一系列肠外表现,包括口腔黏膜溃疡、结节性红斑、外周关节炎、坏疽性脓皮病、虹膜睫状体炎等。

(二)体征

患者呈慢性病容,精神状态差,重者呈消瘦贫血貌。轻者仅有左下腹轻压痛,有时可触及痉挛的降结肠和乙状结肠。重症者常有明显腹部压痛和鼓肠。若有反跳痛、腹肌紧张、肠鸣音减弱等，应注意中毒性巨结肠和肠穿孔等并发症。

(三)并发症

可并发中毒性巨结肠、直肠结肠癌变、大出血、急性肠穿孔等。

(四)临床分型

临床上根据本病的病程、病期和程度、范围进行综合分型。

1. 临床类型

初发型，无既往史的首次发作。慢性复发型最多见，指缓解后再次出现症状，常表现为发作期与缓解期交替。

2. 病情分期

分为活动期和缓解期，很多患者在缓解期可因饮食失调、劳累、精神刺激、感染等加重症状，使疾病转为活动期。活动期按临床严重程度分为轻度、重度、中度。①轻度，腹泻少于每日 4 次，便血轻或无，无发热，贫血无或轻，血沉正常；②重度，腹泻多于每日 6 次，有明显黏液脓血便，体温＞37.5℃、脉搏多于每分钟 90 次，血红蛋白＜75％的正常值，血沉＞30 mm/h；③中度，介于轻度与重度之间。

3. 病变范围

分为直肠炎、直肠乙状结肠炎、左半结肠炎、全结肠炎以及区域性结肠炎。

三、实验室及其他检查

(一)血液检查

可有红细胞和血红蛋白减少。活动期白细胞计数增多。血沉增快和 C 反应蛋白增多表示处于活动期。

(二)粪便检查

粪便肉眼观常有黏液脓血，显微镜检见红细胞和脓细胞，急性发作期可见巨噬细胞。粪便病原学检查有助于排除感染性结肠炎，是本病诊断的一个重要步骤。

(三)结肠镜检查

结肠镜检查是诊断本病的重要手段之一。检查时，应尽可能观察全结肠及末段回肠，确定病变范围，必要时取活检。病变呈连续性、弥漫性分布，从直肠开始逆行，向近端扩展。内镜下所见黏膜改变：①黏膜血管纹理模糊、紊乱或消失，黏膜充血、水肿、易脆、出血及脓性分泌物附着；②病变明显处见弥漫性糜烂和多发性浅溃疡；③慢性病变常见黏膜粗糙、呈细颗粒状，有炎性息肉及桥状黏膜，在反复溃疡愈合、瘢痕形成过程中，结肠变形缩短，结肠袋变浅、变钝或消失。

(四)X 线钡剂灌肠造影

不将其作为首选检查手段。X 线可见黏膜粗乱或有细颗粒改变，也可呈多发性小龛影或小的充盈缺损，有时病变肠管缩短，结肠袋消失，肠壁变硬，可呈铅管状。重型或暴发型一般不宜做此检查,以免加重病情或诱发中毒性巨结肠。

四、诊断要点

临床上有持续或反复发作的腹泻和黏液脓血便、腹痛、里急后重、不同程度的全身症状,在排除细菌性痢疾、阿米巴痢疾、克罗恩病、肠结核等基础上,具有上述结肠镜检查重要改变中至少1项,结合黏膜活检组织学所见,可以诊断本病。一个完整的诊断应包括其临床类型、临床严重程度、病变范围、病情分期及并发症。

五、治疗要点

治疗目的在于控制急性发作,缓解病情,减少复发,防治并发症。

(一)控制炎症反应

1.氨基水杨酸制剂

5-氨基水杨酸(5-ASA)和柳氮磺吡啶(简称 SASP)用于轻、中度溃疡性结肠炎的诱导缓解及维持治疗。用药方法:诱导期治疗,5-ASA 3~4 g/d,分次口服或顿服,症状缓解后用相同剂量或减量维持治疗。可联合 5-ASA 栓剂局部用药或灌肠剂灌肠。SASP的疗效与 5-ASA 相似,但不良反应较多。

2.糖皮质激素

用于对 5-ASA 疗效不佳的中度及重度患者的首选治疗。一般给予泼尼松,口服,40~60 mg/d,对重症患者常先给予氢化可的松 200~300 mg/d 或地塞米松 10 mg/d,静滴 7~14 d,改为泼尼松 60 mg/d,口服,病情好转后逐渐减量至停药。

3.免疫抑制剂

硫唑嘌呤或巯嘌呤可用于对糖皮质激素治疗效果不佳或对糖皮质激素依赖的慢性持续型病例。

(二)对症治疗及时纠正水、电解质平衡紊乱

对严重贫血者可输血,对低蛋白血症者应补充白蛋白。病情严重应禁食,并给予完全胃肠外营养治疗。

(三)对腹痛、腹泻的对症治疗

要权衡利弊,使用抗胆碱能药物或止泻药宜慎重;对重症患者有诱发中毒性巨结肠的危险,故应禁用。

(四)抗生素治疗对一般病例并无指征

但对重症有继发感染者,应积极抗菌治疗,给予广谱抗生素,静脉给药,合用甲硝唑对厌氧菌感染有效。

六、常用护理诊断/问题、措施及依据

(一)腹泻与炎症导致肠黏膜对水钠吸收障碍以及结肠运动功能失常有关

(1)病情观察:观察患者腹泻的次数、性质,腹泻伴随症状(如发热、腹痛),监测粪便

检查结果。

（2）用药护理：遵医嘱给予氨基水杨酸制剂、糖皮质激素、免疫抑制剂等治疗，以控制病情，使腹痛缓解。注意药物的疗效及不良反应，如应用 SASP 时，患者可出现恶心、呕吐、皮疹、粒细胞减少及再生障碍性贫血等。应嘱患者餐后服药，服药期间定期复查血象；应用糖皮质激素者，要注意激素不良反应，不可随意停药，防止反跳现象；应用硫唑嘌呤或巯嘌呤时患者可出现骨髓抑制的表现，应注意监测白细胞计数。

（3）饮食护理：饮食以少渣、易消化食物为主，避免生冷、多纤维、味道浓烈的刺激性食物。急性腹泻应根据病情和医嘱，给予禁食、流质、半流质或软食。

（4）休息与活动：急性起病、全身症状明显的患者应卧床休息，注意腹部保暖。可用热水袋热敷腹部，以减弱肠道运动，减少排便次数，并有利于腹痛等症状的减轻。

（5）肛周皮肤护理：排便频繁时，粪便的刺激可使肛周皮肤损伤，引起糜烂。排便后应用温水清洗肛周，保持清洁、干燥，涂凡士林或皮肤保护油以保护肛周皮肤，促进损伤处愈合。

（6）心理护理：慢性腹泻治疗效果不明显时，患者往往对预后感到担忧。结肠镜等检查有一定痛苦，某些腹泻与精神因素有关，故应注意对患者心理状况的评估和护理，鼓励患者配合检查和治疗，稳定患者的情绪。

（二）疼痛：腹痛与肠道炎症、溃疡有关

1. 病情监测

严密观察腹痛的性质、部位以及生命体征的变化，以了解病情的进展情况。如腹痛性质突然改变，应注意是否发生大出血、肠梗阻、中毒性巨结肠、肠穿孔等并发症。

2. 腹痛护理措施

（1）腹痛的监测如下。

观察并记录患者腹痛的部位、性质及程度，发作的时间、频率，持续时间，以及相关疾病的其他临床表现。对急性疼痛可用视觉模拟量表、面部表情疼痛评估表、数字评定量表、口头评分法，慢性疼痛患者可选择多维度疼痛测量量表（如简明疼痛量表、麦吉尔疼痛问卷、整体疼痛评估量表）进行疼痛评估。如果疼痛突然加重，性质改变，且经一般对症处理疼痛不能减轻，需警惕某些并发症的出现。

观察腹痛的伴随症状，伴发热、寒战提示炎症的存在，伴黄疸与肝、胆、胰疾病有关，伴休克提示可能与脏器破裂出血有关，伴反酸、嗳气提示与溃疡、胃炎有关，伴腹泻提示肠道炎症、溃疡或肿瘤，伴血便可能为肠套叠、溃疡性结肠炎、细菌性痢疾或肠道肿瘤，伴血尿可能与泌尿系疾病有关。

观察非药物性和/或药物止痛治疗的效果。

（2）应用非药物性缓解疼痛的方法：是对疼痛（特别是慢性疼痛）的主要处理方法，能减轻患者的焦虑、紧张，提高其疼痛阈值和对疼痛的控制感。①行为疗法：指导式想象，利用一个人对某特定事物的想象而达到特定的正向效果，如回忆一些有趣的往事可转移对疼痛的注意；可采用深呼吸、冥想、音乐疗法、生物反馈等。②局部热疗法：除急腹症

外,对疼痛局部可应用热水袋进行热敷,从而解除肌肉痉挛而达到止痛效果。③针灸止痛:根据不同疾病和疼痛部位选择针疗穴位。

(3)用药护理:镇痛药物种类甚多,应根据病情、疼痛性质和程度选择性给药。对癌性疼痛应遵循按需给药的原则,有效控制患者的疼痛。观察药物不良反应,如口干、恶心、呕吐、便秘和用药后的镇静状态。有急性剧烈腹痛,诊断未明时,不可随意使用镇痛药物,以免掩盖症状,延误病情。

(4)生活护理:急性剧烈腹痛患者应卧床休息。对患者要加强巡视,随时了解和满足患者所需,做好生活护理。应协助患者取适当的体位,以减轻疼痛感并有利于休息,从而减少疲劳感和体力消耗。应对烦躁不安者采取防护措施,防止坠床等意外发生。

(三)营养失调:低于机体需要量与长期腹泻及吸收障碍有关

(1)饮食护理:指导患者食用质软、易消化、少纤维素又富含营养、有足够热量的食物,以利于吸收,减轻对肠黏膜的刺激并供给足够的热量,以维持机体代谢的需要。避免食用冷饮、水果、多纤维的蔬菜及其他刺激性食物,忌食牛乳和乳制品。急性发作期患者应进流质或半流质饮食,病情严重者应禁食,按医嘱给予静脉高营养,以改善全身状况。应注意给患者提供良好的进餐环境,避免不良刺激,以增进患者的食欲。

(2)营养监测:观察患者的进食情况,定期测量患者的体重,监测血红蛋白、血清电解质和白蛋白的变化,了解营养状态的变化。

七、其他护理诊断/问题

(1)有体液不足的危险与肠道炎症致长期频繁腹泻有关。
(2)潜在并发症:中毒性巨结肠、直肠结肠癌变、大出血、肠梗阻。
(3)焦虑与病情反复、迁延不愈有关。

八、健康指导

(1)疾病知识指导:由于病因不明,病情反复发作,迁延不愈,常给患者带来痛苦,尤其是排便次数增加,给患者的精神和日常生活带来很多困扰,患者易产生自卑、忧虑甚至恐惧心理。应鼓励患者树立信心,以平和的心态应对疾病,自觉地配合治疗。指导患者合理休息与活动。在急性发作期或病情严重时均应卧床休息,缓解期适当休息,注意劳逸结合。急性活动期可给予流质或半流饮食,病情好转后改为富营养、易消化的少渣饮食,调味不宜过于辛辣。注重饮食卫生,避免肠道感染性疾病。不宜长期饮酒。

(2)用药指导:嘱患者坚持治疗,不要随意更换药物或停药。教会患者识别药物的不良反应,出现异常情况(如疲乏、头痛、发热、手脚发麻、排尿不畅)要及时就诊,以免耽误病情。反复病情活动者应有终身服药的心理准备。

九、预后

本病一般呈慢性过程,有多次缓解和复发,不易治愈,但大部分患者的预后良好,尤其轻型病例的病情经治疗后可长期缓解。少数暴发型或有并发症及年龄超过 60 岁者预后较差。病程漫长的患者癌变的风险增加,应定期行结肠镜检查。

（高兴艳　秦妍妍）

第五节　克罗恩病

克罗恩病是一种病因未明的胃肠道慢性炎性肉芽肿性疾病。病变多见于末段回肠和邻近结肠,但从口腔至肛门各段消化道均可受累,呈节段性分布。以腹痛、腹泻、体重下降为主要临床表现,常伴有发热、营养障碍等全身表现,肛周脓肿或瘘管等局部表现,以及关节、皮肤、眼、口腔黏膜、肝等肠外损害。重症患者迁延不愈,预后不良。发病年龄多在 15~30 岁,但首次发作可出现在任何年龄,男、女性患者的患病率近似。

一、病理

病变同时累及回肠末段与邻近右侧结肠者多见,其次为只涉及小肠,病变主要在回肠,少数见于空肠。病变呈节段性分布,早期黏膜呈鹅口疮样溃疡,随后溃疡增大,形成纵行溃疡和裂隙溃疡,呈鹅卵石外观。当病变累及肠壁全层,肠壁增厚、变硬,肠腔狭窄,可发生肠梗阻。溃疡穿孔可致局部脓肿,或穿透至其他肠段、器官、腹壁,形成内瘘或外瘘,慢性穿孔可引起粘连。

二、临床表现

多数起病隐匿、缓慢。病程呈慢性、长短不等的活动期与缓解期交替,有终身复发倾向。少数急性起病,可表现为急腹症。腹痛、腹泻和体重下降三大症状是本病的主要临床表现。

(一)症状

1. 消化系统表现

(1)腹痛:为最常见的症状,多位于右下腹或脐周,间歇性发作,与肠内容物经过炎症狭窄的肠段而引起局部肠痉挛有关。多为痉挛性阵痛伴肠鸣音增强,常于进餐后加重,排便或肛门排气后缓解。若腹痛持续,则提示腹膜炎症或腹腔内脓肿形成。

(2)腹泻:亦常见,主要由病变肠段炎症渗出、蠕动增加及继发性吸收不良引起。早期腹泻为间歇性,后期可转为持续性。粪便多为糊状,一般无脓血和黏液。病变累及下段结肠或直肠者,可有黏液血便和里急后重。

2. 全身表现

(1)发热与肠道炎症活动及继发感染有关,呈间歇性低热或中度热,少数呈弛张高热,多提示有毒血症,少数患者以发热为首发和主要症状。

（2）营养障碍与慢性腹泻、食欲减退及慢性消耗有关，表现为消瘦、贫血、低蛋白血症和维生素缺乏等。

3. 肠外表现

其与溃疡性结肠炎的肠外表现相似，但发生率较高。据我国统计报道，肠外表现以口腔黏膜溃疡、皮肤结节性红斑、关节炎及眼病常见。

（二）体征

患者可呈慢性病容，精神状态差，重者呈消瘦贫血貌。轻者仅有右下腹或脐周轻压痛，重症者常有全腹明显压痛。部分病例可触及包块，多见于右下腹和脐周，系肠粘连、肠壁和肠系膜增厚以及肠系膜淋巴结肿大引起。瘘管形成是克罗恩病的特征性体征，因透壁性炎性病变穿透肠壁全层至肠外组织或器官而成。部分患者可见于肛门直肠周围瘘管、脓肿形成及肛裂等肛门周围病变，有时这些病变可为本病的首发或突出的体征。

（三）并发症

肠梗阻最常见，其次是腹腔内脓肿，可有吸收不良综合征，偶尔并发急性穿孔或大量便血、累及直肠结肠者可发生癌变。克罗恩病与溃疡性结肠炎的临床特点及鉴别见表39-2。

表 39-2　克罗恩病与溃疡性结肠炎的临床特点及鉴别

鉴别点	克罗恩病	溃疡性结肠炎
症状	有腹泻，但脓血便较少见	脓血便多见
病变分布	呈节段性	连续
范围	全层	黏膜层及黏膜下层
部位	回盲部	直肠、乙状结肠
内镜	纵行溃疡，周围黏膜正常，即呈鹅卵石改变，病变间黏膜外观正常（非弥漫性）	溃疡浅，黏膜弥漫性充血、水肿，有颗粒状炎性息肉
病理	裂隙状溃疡	隐窝脓肿、浅溃疡、杯状细胞减少
穿孔	少	少
瘘管	多	无
脓血便	少	多
肠腔狭窄	多	少见

三、实验室及其他检查

（一）血液检查

贫血常见且常与疾病严重程度平行。活动期白细胞计数增多，血沉增快，血清白蛋白水平下降。

（二）粪便检查

大便隐血试验常为阳性，有吸收不良综合征者的粪脂排出量增加，并可有相应吸收功能改变。

（三）影像学检查

比起传统 X 线胃肠钡剂造影，CT 或 MRI 肠道检查可更清晰地显示小肠病变，主要可见内、外窦道形成，肠腔狭窄，肠壁增厚、强化，形成"木梳征"和肠周脂肪液化等征象。胃肠钡餐造影及钡剂灌肠可见肠黏膜皱襞粗乱、纵行溃疡或裂沟、鹅卵石征、假息肉、多发性狭窄或肠壁僵硬、瘘管形成等征象。由于肠壁增厚，可见填充钡剂的肠襻分离，提示病变呈节段性分布特性。腹部超声检查可显示肠壁增厚、腹腔或盆腔脓肿、包块等。

（四）结肠镜检查

病变呈节段性分布，见纵行溃疡、鹅卵石样改变、肠腔狭窄、炎性息肉等。病变处活检有时可在黏膜固有层发现非干酪坏死性肉芽肿或大量淋巴细胞。

四、诊断要点

慢性起病，有反复发作性右下腹或脐周痛，腹泻，体重下降，特别是伴有肠梗阻、腹部压痛、腹块、肠瘘、肛周病变、发热等表现者，结合 X 线、结肠镜检查及活组织检查的特征性改变，即可诊断本病，但需排除各种肠道感染性或非感染性炎症疾病及肠道肿瘤。当病变单纯累及结肠时，注意鉴别克罗恩病与溃疡性结肠炎。

五、治疗要点

治疗目的在于控制病情，缓解症状，减少复发，防治并发症。

（1）氨基水杨酸制剂对控制轻、中型患者的活动性有一定疗效，但仅适用于病变局限在结肠者。美沙拉秦对病变在回肠和结肠者均有效，且可作为缓解期的维持治疗用药。

（2）糖皮质激素适用于活动期患者，是目前控制病情活动最有效的药物，初量要足、疗程充分。一般给予泼尼松，口服，30～40 mg/d，重者剂量可达 60 mg/d，病情好转后逐渐减量至停药，并以氨基水杨酸制剂维持治疗。

（3）免疫抑制剂硫唑嘌呤或巯嘌呤适用于对糖皮质激素治疗效果不佳或对激素依赖的慢性活动性病例。

（4）近年来，针对炎症性肠病炎症通路的各种生物制剂治疗炎症性肠病取得良好疗效，如英夫利西单抗、阿达木单抗。

（5）对症治疗，纠正水、电解质平衡紊乱。对严重贫血者可输血，对低蛋白血症者输注人血清白蛋白。重症患者酌用要素饮食或全胃肠外营养，除营养支持外还有助于诱导缓解。腹痛、腹泻，必要时可酌情使用抗胆碱能药物或止泻药，对合并感染者静脉给予广谱抗生素。

（6）手术主要针对并发症，如完全性肠梗阻、瘘管与脓肿形成、急性穿孔或不能控制的大量出血。

六、常用护理诊断/问题、措施及依据

(一)疼痛:腹痛与肠内容物通过炎症狭窄肠段而引起局部肠痉挛有关

1. 病情观察

严密观察患者腹痛的性质、部位以及伴随症状。如出现腹绞痛、腹部压痛及肠鸣音亢进或消失,应考虑是否并发肠梗阻,及时通知医师进行处理。

2. 用药护理

相当部分患者表现为激素依赖,多因减量或停药而复发,所以需要较长时间用药,应注意观察药物不良反应。对加用免疫抑制剂(如硫唑嘌呤或巯嘌呤)做维持用药的患者,用药期间应监测白细胞计数,注意观察白细胞减少等不良反应。某些抗菌药物(如甲硝唑、喹诺酮类药物),长期应用不良反应大,故临床上一般与其他药物联合短期应用。注意药物的疗效及不良反应,如应用 SASP 时,患者可出现恶心、呕吐、皮疹、粒细胞减少及再生障碍性贫血等。应嘱患者餐后服药,服药期间定期复查血象;应用糖皮质激素者,要注意激素不良反应,不可随意停药,防止反跳现象。

3. 其他护理措施

(1)腹痛的监测:①观察并记录患者腹痛的部位、性质及程度,发作的时间、频率,持续时间,以及相关疾病的其他临床表现。对急性疼痛可用视觉模拟量表、面部表情疼痛评估表、数字评定量表、口头评分法,慢性疼痛患者可选择多维度疼痛测量量表(如简明疼痛量表、麦吉尔疼痛问卷、整体疼痛评估量表)进行疼痛评估。如果疼痛突然加重,性质改变,且经一般对症处理疼痛不能减轻,需警惕某些并发症的出现。②观察腹痛的伴随症状,伴发热、寒战提示炎症的存在,伴黄疸与肝、胆、胰疾病有关,伴休克提示可能与脏器破裂出血有关,伴反酸、嗳气提示与溃疡、胃炎有关,伴腹泻提示肠道炎症、溃疡或肿瘤,伴血便可能为肠套叠、溃疡性结肠炎、细菌性痢疾或肠道肿瘤,伴血尿可能与泌尿系疾病有关。③观察非药物性和/或药物止痛治疗的效果。

(2)应用非药物性缓解疼痛的方法:是对疼痛(特别是慢性疼痛)的主要处理方法,能减轻患者的焦虑、紧张,提高其疼痛阈值和对疼痛的控制感。①行为疗法:指导式想象,利用一个人对某特定事物的想象而达到特定的正向效果,如回忆一些有趣的往事可转移对疼痛的注意;可采用深呼吸、冥想、音乐疗法、生物反馈等。②局部热疗法:除急腹症外,对疼痛局部可应用热水袋进行热敷,从而解除肌肉痉挛而达到止痛效果。③针灸止痛:根据不同疾病和疼痛部位选择针疗穴位。

(3)用药护理:镇痛药物种类甚多,应根据病情、疼痛性质和程度选择性给药。对癌性疼痛应遵循按需给药的原则,有效控制患者的疼痛。观察药物不良反应,如口干、恶心、呕吐、便秘和用药后的镇静状态。有急性剧烈腹痛,诊断未明时,不可随意使用镇痛药物,以免掩盖症状,延误病情。

(4)生活护理:急性剧烈腹痛患者应卧床休息。对患者要加强巡视,随时了解和满足患者所需,做好生活护理。应协助患者取适当的体位,以减轻疼痛感并有利于休息,从而

减少疲劳感和体力消耗。应对烦躁不安者采取防护措施,防止坠床等意外发生。

(二)腹泻与病变肠段炎症渗出、蠕动增加及继发性吸收不良有关

(1)病情观察:严密观察患者腹泻的次数、性状,有无肉眼脓血和黏液,是否伴里急后重等,协助医师积极给予药物治疗。

(2)饮食护理:饮食以少渣、易消化食物为主,避免生冷、多纤维、味道浓烈的刺激性食物。应根据急性腹泻的病情和医嘱,给予禁食、流质、半流质或软食。

(3)休息与活动:急性起病、全身症状明显的患者应卧床休息,注意腹部保暖。可用热水袋热敷腹部,以减弱肠道运动,减少排便次数,并有利于腹痛等症状的减轻。

(4)用药护理:腹泻的治疗以病因治疗为主。应用止泻药时注意观察患者的排便情况,腹泻得到控制,应及时停药。应用解痉止痛药(如阿托品)时,注意药物不良反应,如口干、视力模糊、心动过速。

(5)肛周皮肤护理:排便频繁时,粪便的刺激可使肛周皮肤损伤,引起糜烂。排便后应用温水清洗肛周,保持清洁、干燥,涂凡士林或皮肤保护油以保护肛周皮肤,促进损伤处愈合。

(6)心理护理:慢性腹泻治疗效果不明显时,患者往往对预后感到担忧。结肠镜等检查有一定痛苦,某些腹泻与精神因素有关,故应注意患者的心理状况的评估和护理,鼓励患者配合检查和治疗,稳定患者的情绪。

(三)营养失调:低于机体需要量与长期腹泻、吸收障碍有关

方法与对腹泻的护理方法相同。

七、其他护理诊断/问题

(1)有体液不足的危险与肠道炎症致长期频繁腹泻有关。

(2)潜在并发症:肠梗阻、腹腔内脓肿、吸收不良综合征。

(3)焦虑与病情反复、迁延不愈有关。

八、健康指导

(一)疾病知识指导

病因不明,病情反复发作,迁延不愈,常给患者带来痛苦,尤其是排便次数的增加,给患者的精神和日常生活带来很多困扰,患者易产生自卑、忧虑甚至恐惧心理。应鼓励患者树立信心,以平和的心态应对疾病,自觉地配合治疗。指导患者合理休息与活动。在急性发作期或病情严重时均应卧床休息,缓解期适当休息,注意劳逸结合。急性活动期可给予流质或半流质饮食,病情好转后改为富营养、易消化的少渣饮食,调味不宜过于辛辣。注重饮食卫生,避免肠道感染性疾病。不宜长期饮酒。

(二)用药指导

嘱患者坚持治疗,不要随意更换药物或停药。教会患者识别药物的不良反应,出现异常情况(如疲乏、头痛、发热、手脚发麻、排尿不畅)时要及时就诊,以免耽误病情。反复病情活动者,应有终身服药的心理准备。

九、预后

本病一般反复发作,迁延不愈,经治疗好转,但其中部分病例因出现并发症而手术治疗,预后较差。

(高兴艳　秦妍妍)

第四十章　肝脏疾病的护理

第一节　脂肪性肝病

脂肪性肝病(fatty liver disease,FLD)是以肝细胞脂肪过度贮积和脂肪变性为特征的临床病理综合征。肥胖、饮酒、糖尿病、营养不良、部分药物、妊娠以及感染等是FLD发生的危险因素。临床上,根据有无长期过量饮酒将FLD分为非酒精性脂肪性肝病(non-alcoholic fatty liver disease,NAFLD)和酒精性脂肪性肝病(alcoholic fatty liver disease,AFLD)。

一、NAFLD

NAFLD是指排除酒精和其他明确的肝损害因素所致,以弥漫性肝细胞大泡性脂肪变为主要特征的临床病理综合征,包括单纯性脂肪性肝病以及由其演变的脂肪性肝炎、脂肪性肝硬化、肝硬化甚至肝癌。在西方国家本病成人发病率为 $10\%\sim24\%$,肥胖人群的发病率可高达 $57\%\sim74\%$ 。我国近年发病率呈上升趋势,明显超过病毒性肝炎及酒精性肝病的发病率,成为常见的慢性肝病之一。男、女患病率基本相同,最多见于40~50岁。

(一)病因与发病机制

NAFLD的病因较多,高能量饮食、含糖饮料、久坐少动等生活方式,以及肥胖、2型糖尿病、高脂血症、代谢综合征等单独或共同成为NAFLD的易感因素。"多重打击"学说可以解释部分NAFLD的发病机制。"初次打击"是肥胖、2型糖尿病、高脂血症等伴随的胰岛素抵抗,引起良性的肝细胞内脂质沉积,肝细胞内脂质(尤其是甘油三酯)沉积是形成NAFLD的先决条件。"第二次打击"是脂质过量沉积的肝细胞发生氧化应激和脂质过氧化,使脂肪变性的肝细胞发生炎症、坏死;内质网应激、肝纤维化也加重疾病的进展;肠道菌群紊乱也与NAFLD的发生有关。此外,遗传背景、慢性心理应激、免疫功能紊乱在NAFLD的发生和发展中也有一定作用。

(二)病理

病理改变以大泡性或以大泡性为主的肝细胞脂肪变性为特征,分为3个阶段。①单纯性脂肪肝:肝小叶内 30% 以上的肝细胞发生脂肪变,以大泡性脂肪变性为主;②脂肪性肝炎:为肝细胞大泡性或以大泡性为主的混合性脂肪变性的基础上,肝细胞气球样变,甚至伴肝细胞不同程度的坏死,小叶内混合性炎性细胞浸润;③脂肪性肝硬化:肝小叶结构完全毁损,代之以假小叶形成和广泛纤维化,大体为小结节性肝硬化。

(三)临床表现

起病隐匿,发病缓慢。

1. 症状

NAFLD 常无症状。少数患者可有乏力、右上腹轻度不适、肝区隐痛或上腹胀痛等非特异症状。严重脂肪性肝病可有食欲减退、恶心、呕吐等。发展至肝硬化失代偿期则其临床表现与其他原因所致的肝硬化相似。

2. 体征

严重脂肪性肝病可出现黄疸,部分患者可有肝大。

(四)实验室及其他检查

1. 血清学检查

血清转氨酶和谷氨酰转移酶(GGT)水平正常或轻、中度升高,通常以丙氨酸氨基转移酶(ALT)水平升高为主。

2. 影像学检查

B 超、CT 和 MRI 检查在脂肪性肝病的诊断上有重要的实用价值,其中,B 超的敏感性高,CT 的特异性强,MRI 在局灶性脂肪肝与肝内占位性病变鉴别时价值较大。

(五)诊断要点

凡具备下列第 1~5 项和第 6 或第 7 项中任何一项者即可诊断为 NAFLD。①有易患因素:肥胖、2 型糖尿病、高脂血症等;②无饮酒史,或男性饮酒量折合乙醇量每周少于140 g,女性的该项数据为每周少于 70 g;③排除病毒性肝炎、药物性肝病、全胃肠外营养、肝豆状核变性和自身免疫性肝病等可导致脂肪肝的特定疾病;④除原发疾病的临床表现外,可有乏力、肝区隐痛、肝脾大等症状及体征;⑤血清转氨酶或 GGT、转铁蛋白水平升高;⑥符合脂肪性肝病的影像学诊断标准;⑦肝组织学改变符合脂肪性肝病的病理学诊断标准。

(六)治疗要点

治疗主要针对不同的病因和危险因素,包括病因治疗、饮食控制、运动疗法和药物治疗。提倡中等量的有氧运动,饮食控制,将体重控制在正常范围,合并高脂血症的患者可采用降血脂治疗,选择一些对肝细胞损害比较小的降血脂药,如贝特类、他汀类或普罗布考类药。目前临床用于治疗本病的药物疗效不肯定。维生素 E 具有抗氧化作用,可减轻氧化应激反应,可常规用于脂肪性肝炎的治疗。

(七)常用护理诊断/问题、措施及依据

1. 超重/肥胖与饮食失当、缺少运动有关

(1)饮食护理:调整饮食结构,以低热量、低脂为饮食原则。在满足基础营养需求的基础上,减少热量的摄入,维持营养平衡,维持正常血脂、血糖水平,将体重降低至标准水平。

(2)加强运动:适当增加运动可以有效地促进体内脂肪消耗。合理安排工作,做到劳逸结合,选择合适的锻炼方式,避免过度劳累。应按减体重目标计算每天体力活动的量

和时间,对于需要亏空的能量,一般多考虑采用增加体力活动量和控制饮食相结合的方法,其中 50% 应该由增加体力活动的能量消耗来实现,另外 50% 可由减少饮食总能量和减少脂肪的摄入量实现。运动不宜在饭后立即进行,也应避开凌晨和深夜运动,以免扰乱身体节奏;对合并糖尿病患者应于饭后 1 h 进行。

(3)控制体重:合理设置减肥目标,将体重指数(BMI)和腹围等作为监测指标,以每年减轻原体重的 5%～10% 或肥胖度控制在 0～10%[肥胖度＝(实际体重－标准体重)/标准体重×100%]为度。

(4)改变不良的生活习惯:吸烟、饮酒均可致血清胆固醇水平升高,应督促患者戒烟、戒酒;改变长时间看电视、用电脑、上网等久坐的不良生活方式,增加有氧运动时间。

2. 病情监测

每半年测量体重、腰围、血压、肝功能、血脂和血糖。

(八)其他护理诊断/问题

(1)焦虑与病情进展、饮食受限有关。

(2)活动耐力下降与肥胖有关。

(九)健康指导

1. 疾病预防指导

让健康人群了解 NAFLD 的病因,建立健康的生活方式,改变各种不良的生活习惯、行为习惯。

2. 疾病知识指导

教育患者保持良好的心理状态,注意情绪的调节和稳定,鼓励患者随时就相关问题咨询医护人员。让患者了解本病治疗的长期性和艰巨性,增强治疗信心,持之以恒,提高治疗的依从性。

3. 饮食指导指导

患者建立合理的饮食结构及习惯,去掉不良的饮食习惯,戒除烟、酒。实行有规律的一日三餐。无规律的饮食方式(如不吃早餐或三餐饥饱不均)会扰乱机体的营养代谢。避免过量摄食、吃零食、夜食,以免引发体内脂肪过度蓄积。此外,进食过快不易产生饱腹感,常使能量摄入过度。适宜的饮食可改善胰岛素抵抗,促进脂质代谢和转运,对脂肪肝的防治尤为重要。

4. 运动指导

运动应以自身耐力为基础,循序渐进,保持安全心率(中等强度体力活动时心率为每分钟 100～120 次,低强度活动时心率为每分钟 80～100 次)及持之以恒的个体化运动方案,采用中、低强度的有氧运动,如慢跑、游泳、快速步行。睡前进行床上伸展、抬腿运动,可改善睡眠质量。每天运动 1～2 h 优于每周 2～3 次剧烈运动。

(十)预后

如积极治疗,单纯性脂肪性肝病可完全恢复。脂肪性肝炎如能被及早发现、积极治疗,多数能逆转。部分脂肪性肝炎可发展为肝硬化,其预后与病毒性肝炎后肝硬化、酒精性肝硬化相似。

二、酒精性脂肪性肝病

酒精性脂肪性肝病是长期大量饮酒导致的中毒性肝损伤,初期表现为肝细胞脂肪变性,进而可发展为酒精性肝炎、肝纤维化,最终导致酒精性肝硬化。短期严重酗酒也可诱发广泛肝细胞损害甚至肝衰竭。本病在欧美国家多见,近年来我国的发病率也在上升。据一些地区流行病学调查发现,我国成人的酒精性脂肪性肝病的患病率为 $4\%\sim6\%$。

(一)病因与发病机制

饮酒后乙醇主要在小肠上段吸收,其中 90% 以上在肝内代谢。乙醇对肝细胞损害的机制尚未完全阐明,可能涉及多种机制。酒精性脂肪性肝病发生的危险因素:①饮酒量及时间,短期内大量饮酒可发生酒精性肝炎,而平均每天摄入乙醇 40 g 达 5 年以上可发展为酒精性肝硬化;②遗传易感因素,被认为与酒精性脂肪性肝病的发生密切相关,但具体的遗传标记尚未确定;③性别,乙醇摄入量相同,女性比男性易患酒精性脂肪性肝病,与女性体内乙醇脱氢酶(ADH)含量较低有关;④其他肝病,如乙型或丙型肝炎病毒感染可增加酒精性脂肪性肝病发生的危险性,并可加重酒精性肝损害;⑤肥胖,是酒精性脂肪性肝病的独立危险因素;⑥营养不良。

(二)病理

基本病理变化为大泡性或大泡性为主伴小泡性的混合性肝细胞脂肪变性。依据病变肝组织是否伴有炎症反应和纤维化,可分为以下几类:①酒精性脂肪肝,轻者散在单个肝细胞或小片状肝细胞受累,主要分布在小叶中央区,进一步发展,呈弥漫分布。肝细胞无炎症、坏死,小叶结构完整。②酒精性肝炎、肝纤维化、肝细胞坏死、中性粒细胞浸润、小叶中央区肝细胞内出现酒精性透明小体为酒精性肝炎的特征,严重时可出现融合性坏死和/或桥接坏死。窦周/细胞周纤维化和中央静脉周围纤维化,可扩展到门管区,中央静脉周围硬化性玻璃样坏死,局灶性或广泛性的门管区星芒状纤维化,严重的出现局灶性或广泛性桥接纤维化。③酒精性肝硬化,肝小叶结构完全毁损,代之以假小叶形成和广泛纤维化,大体为小结节性肝硬化。

(三)临床表现

临床表现一般与饮酒的量和酗酒的时间长短有关。

1. 症状

一般情况良好,患者常无症状或症状轻微,可有乏力、食欲减退、右上腹胀痛或不适。酒精性肝炎患者常在大量饮酒后,出现全身不适、食欲减退、恶心、呕吐、乏力、腹泻、肝区疼痛等症状,严重者可并发急性肝衰竭表现。酒精性肝硬化临床表现与其他原因引起的肝硬化相似,以门静脉高压症为主,可伴有其他慢性酒精中毒的表现,如神经精神症状、慢性胰腺炎。

2. 体征

肝脏有不同程度的肿大。酒精性肝炎患者可有低热、黄疸、肝大并有触痛。

(四)实验室及其他检查

1. 血清学检查

血清天门冬氨酸氨基转移酶(AST)、丙氨酸氨基转移酶(ALT)水平轻度升高,AST 升高比 ALT 升高明显是酒精性肝炎特征性的酶学改变,但 AST 和 ALT 值很少大于 500 U/L。

2. 影像学检查

B 超检查可见肝实质脂肪浸润的改变,多伴有肝脏体积增大。CT 平扫检查可准确显示肝脏形态改变及分辨密度变化。重度脂肪肝密度明显降低。影像学检查有助于酒精性脂肪性肝病的早期诊断。

3. 病理学检查

肝活组织检查是确定酒精性脂肪性肝病的可靠方法,是判断其严重程度和预后的重要依据。但很难鉴别本病与其他病因引起的肝损害。

(五)诊断要点

饮酒史是诊断酒精性脂肪性肝病的必备依据,应详细询问患者饮酒的种类、每天摄入量、持续时间和饮酒方式等。根据饮酒史、临床表现及有关实验室及其他检查的结果,分析患者是否患有本病及其临床病理阶段,以及是否合并其他肝病等。必要时肝穿刺活组织检查可确定诊断。

(六)治疗要点

1. 戒酒

戒酒是治疗本病的关键。

2. 营养支持

对长期嗜酒者而言,酒精取代了食物所提供的热量,故蛋白质和维生素摄入不足引起营养不良。所以酒精性脂肪性肝病患者需要良好的营养支持,在戒酒的基础上应给予高热量、高蛋白、低脂饮食,并补充多种维生素。

3. 药物治疗

多烯磷脂酰胆碱可稳定肝窦内皮细胞膜和肝细胞膜,降低脂质过氧化水平,减轻肝细胞脂肪变性及其伴随的炎症和纤维化。美他多辛可加快乙醇代谢。

4. 肝移植

如同其他晚期肝硬化的治疗,严重酒精性肝硬化患者可考虑肝移植,但要求术前戒酒 3~6 个月,且无其他脏器的严重酒精性损害。

(七)常用护理诊断/问题、措施及依据

1. 健康自我管理

(1)严格戒酒:积极引导患者戒酒,要坚持逐渐减量的原则,每天饮酒量以减少前一天的 1/3 为妥,在 1~2 周完全戒断,以免发生酒精戒断综合征。出现严重的酒精戒断综合征时,光凭意志力或家人强行戒酒很容易发生危险,应及时治疗。有重度酒瘾的人戒酒,应寻求患者家属的支持和帮助。

（2）心理护理：戒酒过程中，由于血液中乙醇浓度迅速下降，可能出现情绪不安、暴躁、易怒、出汗、恶心等反应，要适时对患者进行心理护理，鼓励患者在戒酒中保持积极、乐观的心态，配合医护人员，接受各项治疗。戒酒的同时要配合进行心理行为治疗。鼓励家属对患者多加关心和照顾，帮助患者克服忧郁、疑虑、悲伤等不良情绪，让患者体会到社会的温暖、人生的价值和健康的重要性。

2. 营养失调

低于机体需要量与长期大量饮酒、蛋白质和维生素摄入不足有关。

（1）饮食护理：酒依赖者，多以酒代饭，进食较少，导致营养不良，维生素缺乏。应以低脂肪、清淡、富有营养、易消化为饮食原则，少食多餐，禁忌生冷、辛辣刺激性食物。注意营养均衡，多吃些瘦肉、鱼肉及富含维生素的蔬菜和水果等。

（2）营养监测：观察患者进食情况，定期测量患者的体重，了解营养状态的变化。

（八）其他护理诊断/问题

焦虑与病情进展、戒酒有关。

（九）健康指导

选取宣传酒精危害性的教育片或书刊，供患者观看或阅读，宣传科学饮酒的知识，使患者认识大量饮酒对身体健康的危害性，协助患者建立戒酒的信心，培养健康的生活习惯，积极戒酒和配合治疗。

（十）预后

酒精性脂肪肝一般预后良好，戒酒后可完全恢复。酒精性肝炎患者如能及时戒酒和治疗，大多可恢复，主要死亡原因为肝衰竭。若不戒酒，酒精性脂肪肝可直接或经酒精性肝炎阶段发展为酒精性肝硬化。

（赵文文　徐　倩　高　俊）

第二节　肝硬化

肝硬化是一种由不同病因引起的慢性进行性弥漫性肝病。病理特点为广泛的肝细胞变性坏死，再生结节形成，纤维组织增生，正常肝小叶结构破坏和假小叶形成。临床代偿期症状不明显，失代偿期主要表现为肝功能损害和门静脉高压，可有多系统受累，晚期常出现消化道出血、感染、肝性脑病等严重并发症。

一、病因与发病机制

（一）病因

1. 病毒性肝炎

其在我国最常见，占 60%～80%，主要为乙型肝炎病毒感染，经过慢性肝炎阶段发展为肝硬化,或是急性或亚急性肝炎有大量肝细胞坏死和肝纤维化时直接演变为肝硬化,故从病毒性肝炎发展到肝硬化短至数月,长达数十年。乙型和丙型或丁型肝炎病毒的重叠感染可加速病情进展。甲型和戊型病毒性肝炎不发展为肝硬化。

2.酒精

慢性酒精中毒引起的肝硬化在我国约占15%,女性较男性更易发生酒精性肝病。长期大量饮酒,乙醇及其中间代谢产物(乙醛)直接引起中毒性肝损伤,初期肝细胞脂肪变性,进而可发展为酒精性肝炎、肝纤维化,最终导致酒精性肝硬化。酗酒所致的长期营养失调也对肝脏有一定损害作用。

3.营养障碍

长期营养摄入不足或营养不均衡、慢性疾病导致消化吸收不良、肥胖或糖尿病等致非酒精性脂肪性肝炎,都可发展为肝硬化。

4.药物或化学毒物

长期服用双醋酚丁、甲基多巴、异烟肼等药物,或长期接触四氯化碳、磷、砷等化学毒物,可引起中毒性肝炎,最终演变为肝硬化。

5.胆汁淤积

持续存在肝外胆管阻塞或肝内胆汁淤积,高浓度的胆酸和胆红素的毒性作用可损伤肝细胞,导致胆汁性肝硬化。

6.遗传和代谢性疾病

由于有遗传性或代谢性疾病,某些物质或其代谢产物沉积于肝,造成肝损害,并逐渐发展为肝硬化,如肝豆状核变性、血色病、半乳糖血症和α_1-抗胰蛋白酶缺乏症。

7.循环障碍

慢性充血性心力衰竭、缩窄性心包炎、肝静脉阻塞综合征或肝小静脉闭塞病等致肝脏长期淤血,肝细胞缺氧、坏死和纤维组织增生,最后发展为肝硬化。

8.免疫疾病

自身免疫性慢性肝炎及累及肝脏的免疫性疾病可进展为肝硬化。

9.寄生虫感染

反复或长期感染血吸虫病,虫卵及其毒性产物在肝脏汇管区沉积,刺激纤维组织增生,导致肝纤维化和门静脉高压,称为血吸虫病性肝纤维化。华支睾吸虫寄生于肝内、外胆管内,引起胆道梗阻及炎症(肝吸虫病),可进展为肝硬化。

10.隐源性肝硬化

发病原因暂时不能确定的肝硬化,占5%～10%。

(二)发病机制

各种病因引起的肝硬化的病理变化和发展演变过程是基本一致的。肝细胞消亡的方式为变性坏死、变性凋亡或上皮—间质转化,正常的肝小叶结构破坏,残存肝细胞形成再生结节,纤维组织弥漫性增生,汇管区之间以及汇管区和肝小叶中央静脉之间由纤维间隔相互连接,形成假小叶。假小叶因无正常的血流供应系统,可再发生肝细胞缺氧、坏死和纤维组织增生。上述病理变化逐步进展,造成肝内血管扭曲、受压、闭塞而致血管床缩小,肝内门静脉、肝静脉和肝动脉小分支之间发生异常吻合而形成短路,导致肝血液循环紊乱。这些肝内血管网结构异常而致严重的血液循环障碍,门静脉回流受阻,是形成门静脉高压的病理基础,且使肝细胞缺氧和营养障碍加重,促使肝硬化病变进一步发展。

二、临床表现

肝硬化的病程发展通常比较缓慢,可隐伏 3～5 年或更长时间。临床上根据是否出现腹水、上消化道出血或肝性脑病等并发症,分为代偿期和失代偿期肝硬化,现分述如下:

(一)代偿期肝硬化

早期无症状或症状轻,以乏力、食欲缺乏、低热为主要表现,可伴有腹胀、恶心、厌油腻、上腹隐痛及腹泻等。症状多呈间歇性,常因劳累或伴发其他病而出现,经休息或治疗可缓解。患者的营养状态一般或消瘦,肝轻度大,质地偏硬,可有轻度压痛,脾轻至中度大。肝功能多在正常范围或轻度异常。

(二)失代偿期肝硬化

主要为肝功能减退和门静脉高压所致的全身多系统症状和体征。

1. 肝功能减退的临床表现

(1)全身症状和体征:一般状况较差,疲倦,乏力,精神不振;营养状态较差,消瘦,面色灰暗黝黑(肝病面容),皮肤巩膜黄染,皮肤干枯粗糙,水肿,有舌炎、口角炎等。部分患者有不规则发热,常与肝脏对致热因子等灭活降低或继发感染有关。

(2)消化系统症状:食欲减退为最常见症状,进食后上腹饱胀,有时伴恶心、呕吐,稍进油腻食物易引起腹泻。上述症状的出现与胃肠道淤血水肿、消化吸收功能紊乱和肠道菌群失调等因素有关。常见腹胀不适,可能与低钾血症、胃肠积气、肝脾肿大和腹水有关。可有腹痛,肝区隐痛常与肝大累及包膜有关,脾大、脾周围炎可引起左上腹疼痛。肝细胞有进行性或广泛性坏死时可出现黄疸,是肝功能严重减退的表现。

(3)出血和贫血:肝合成凝血因子减少、脾功能亢进和毛细血管脆性增加,导致凝血功能障碍,常出现鼻出血、牙龈出血、皮肤紫癜和胃肠出血等,女性常有月经过多。由于营养不良(缺乏铁、叶酸和维生素 B_2 等)、肠道吸收障碍、脂肪代谢紊乱、胃肠道失血和脾功能亢进等,患者可有不同程度的贫血。

(4)内分泌失调:①雌激素增多,雄激素和糖皮质激素减少,雄激素转化为雌激素增加,肝对雌激素的灭活功能减退,致体内雌激素增多。雌激素增多时,通过负反馈抑制腺垂体分泌促性腺激素及促肾上腺皮质激素的功能,致雄激素和肾上腺糖皮质激素分泌减少。雌激素增多及雄激素减少,男性患者常有性功能减退、不育、乳房发育、毛发脱落等,女性患者可有月经失调、闭经、不孕等。部分患者出现蜘蛛痣,主要分布在面颈部、上胸、肩背和上肢等上腔静脉引流区域;手掌大小鱼际和指腹部位皮肤发红称为肝掌。肾上腺皮质功能减退,表现为面部和其他暴露部位皮肤色素沉着。②抗利尿激素分泌增多,促进患者腹水和下肢水肿。

2. 门静脉高压的临床表现

肝硬化时,门静脉血流量增多且门静脉阻力升高,导致门静脉压力升高。门静脉正常压力为 1.27~2.35 kPa,出现门静脉高压症时,压力一般增至 2.94~4.9 kPa。门静脉高压症的三大临床表现是脾大、侧支循环的建立和开放、腹水。

(1)脾大:门静脉高压致脾静脉压力升高,脾淤血而肿胀,一般为轻、中度大,有时可为巨脾。出现脾功能亢进时,脾对血细胞的破坏增加,使外周血中白细胞、红细胞和血小板减少。上消化道大出血时,脾可暂时缩小,待出血停止并补足血容量后,脾再度增大。

(2)侧支循环的建立和开放:正常情况下,门静脉系与腔静脉系之间的交通支很细小,血流量很少。门静脉压力升高时,来自消化器官和脾脏的回心血液流经肝脏受阻,使门腔静脉交通支开放并扩张,血流量增加,建立起侧支循环(图 40-1)。临床上重要的侧支循环如下:①食管下段和胃底静脉。主要是门静脉系的胃冠状静脉和腔静脉系的食管静脉、奇静脉等沟通开放,曲张的静脉破裂出血时出现呕血、黑便及休克等表现。②腹壁静脉曲张。由于脐静脉重新开放,与附脐静脉、腹壁静脉等连接,在脐周和腹壁可见迂曲静脉以脐为中心向上及下腹壁延伸。③痔静脉曲张为门静脉系的直肠上静脉与下腔静脉系的直肠中、下静脉吻合扩张形成,破裂时引起便血。

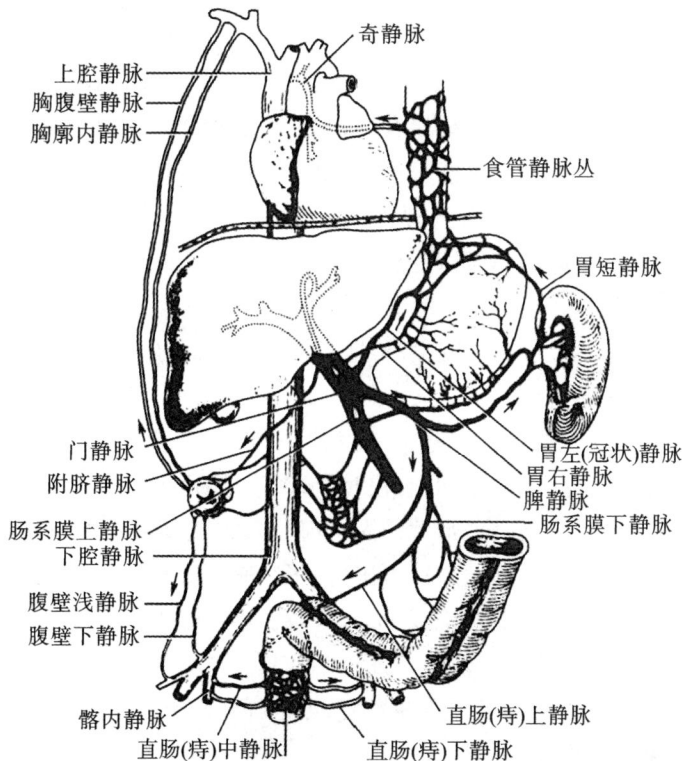

图 40-1　门静脉回流受阻时,侧支循环血流方向示意图

(3)浆膜腔积液:肝硬化浆膜腔积液包括腹水、胸腔积液及心包积液。其中腹水是肝硬化肝功能失代偿期最为显著的临床表现。腹水出现前,常有腹胀,以饭后明显。有大量腹水时腹部隆起,腹壁绷紧发亮,患者行动困难,可发生脐疝,膈抬高,出现呼吸困难、心悸。部分患者伴有胸腔积液,为腹水经膈淋巴管或经瓣性开口进入胸腔所致。腹水形成的主要因素如下:①门静脉压力升高。门静脉压力升高时,腹腔脏器毛细血管床静水压升高,组织间液回吸收减少而漏入腹腔。②血浆胶体渗透压降低。肝功能减退使白蛋白合成减少及蛋白质摄入和吸收出现障碍,发生低白蛋白血症。发生低白蛋白血症时血浆胶体渗透压降低,毛细血管内液体进入组织间隙,在腹腔可形成腹水。③肝淋巴液生成过多。肝静脉回流受阻时,肝内淋巴液生成增多,每天可达 10 L(正常 1～3 L),超过胸导管引流能力,淋巴管内压力升高,使大量淋巴液自肝包膜和肝门淋巴管渗出至腹腔。④有效循环血容量不足。血容量不足时,交感神经系统兴奋、肾素-血管紧张素-醛固酮系统激活及抗利尿激素分泌增多,导致肾小球滤过率降低及水钠重吸收增加,发生水钠潴留。

(三)肝脏情况

早期肝脏增大,表面尚平滑,质中等硬;晚期肝脏缩小,表面可呈结节状,质地坚硬;一般无压痛,但在肝细胞进行性坏死或并发肝炎和肝周围炎时可有压痛与叩击痛。

(四)并发症

1. 上消化道出血

上消化道出血由食管下段或胃底静脉曲张破裂出血所致,为本病最常见的并发症。恶心、呕吐、咳嗽、负重等使腹内压突然升高,或因粗糙食物产生机械损伤、胃酸反流腐蚀损伤处,引起突然大量的呕血和黑便,可导致出血性休克或诱发肝性脑病,急性出血平均死亡率为 32%。应注意的是,部分肝硬化患者上消化道出血的原因系并发急性糜烂出血性胃炎、消化性溃疡或门静脉高压性胃病。

2. 感染

患者抵抗力低下、门腔静脉侧支循环开放等因素,增加了病原体的入侵繁殖机会,易并发感染,如自发性细菌性腹膜炎(spontaneous bacterial peritonitis,SBP),肺炎,胆道感染,尿路感染,革兰氏阴性杆菌败血症。自发性细菌性腹膜炎是腹腔内无脏器穿孔的腹膜急性细菌性感染。其主要原因是肝硬化时单核-吞噬细胞的噬菌作用减弱,肠道内细菌异常繁殖并经由肠壁进入腹膜腔,带菌的淋巴液漏入腹腔以及腹水抗菌能力下降引起感染,致病菌多为革兰氏阴性杆菌。患者可出现发热、腹痛、腹胀、腹膜刺激征、腹水迅速增长或持续不减,少数病例发生低血压或中毒性休克、难治性腹水或进行性肝衰竭。

3. 肝性脑病

肝性脑病是晚期肝硬化的最严重并发症,也是肝硬化患者最常见的死亡原因。

4. 原发性肝癌

肝硬化患者短期内出现病情迅速恶化、肝脏进行性增大、原因不明的持续性肝区疼痛或发热、腹水增多且为血性等,应考虑并发原发性肝癌。

5. 肝肾综合征(hepato renal syndrome,HRS)

患者肾脏无明显器质性损害,又称功能性肾衰竭,是肝硬化终末期常见的严重并发症之一。HRS主要由有效循环血容量减少、肾血管收缩和肾内血液重新分布,肾皮质缺血和肾小球滤过率下降,髓质血流量增加,髓袢重吸收增加引起。HRS常在难治性腹水、进食减少、呕吐、腹泻、利尿药应用不当、自发性细菌性腹膜炎及肝衰竭时诱发,表现为少尿或无尿、氮质血症、稀释性低钠血症和低尿钠。

6.电解质和酸碱平衡紊乱

患者出现腹水和其他并发症后电解质紊乱趋于明显。常见的如下:①低钠血症。长期低钠饮食致原发性低钠,长期利尿和大量放腹水等致钠丢失,抗利尿激素增多使水潴留超过钠潴留而致稀释性低钠。②低钾低氯血症与代谢性碱中毒。进食少、呕吐、腹泻、长期应用利尿药或高渗葡萄糖液、继发性醛固酮增多等可引起低钾低氯,而低钾低氯血症可致代谢性碱中毒,诱发肝性脑病。

7.肝肺综合征(hepato pulmonary syndrome,HPS)

其定义为严重肝病伴肺血管扩张和低氧血症,在晚期肝病患者中发生率为13%~47%。肝硬化时内源性扩血管物质(如一氧化氮、胰高血糖素)增加,使肺内毛细血管扩张,肺间质水肿,肺动静脉分流,以及胸腹水压迫引起通气障碍,造成通气/血流比例失调和气体弥散功能下降。临床表现为顽固性低氧血症和呼吸困难。吸氧只能暂时缓解症状,但不能逆转病程。

8.门静脉血栓形成

其与门静脉梗阻时门静脉内血流缓慢等因素有关,如血栓局限,可无临床症状,如发生门静脉血栓急性完全性梗阻,表现为腹胀、剧烈腹痛、呕血、便血、休克、脾脏迅速增大、腹水加速形成,且常诱发肝性脑病。

三、实验室及其他检查

(一)化验检查

1.血常规检查

代偿期多正常,失代偿期常有不同程度的贫血。脾功能亢进时白细胞和血小板计数亦减少。

2.尿液检查

尿常规检查代偿期正常,失代偿期可有蛋白尿、血尿和管型尿。有黄疸时尿中可出现胆红素,尿胆原增加。

3.肝功能试验

代偿期正常或轻度异常,失代偿期多有异常。重症患者血清结合胆红素、总胆红素水平升高,胆固醇水平低于正常。转氨酶水平轻、中度升高,肝细胞受损时多以ALT(GPT)水平升高较显著,但肝细胞严重坏死时AST(GOT)水平常高于ALT水平。血清总蛋白水平正常、降低或升高,但白蛋白水平降低,球蛋白水平升高,白蛋白与球蛋白数之比降低或倒置;在血清蛋白电泳中,白蛋白减少,γ-球蛋白水平显著升高。凝血酶原时间有不同程度延长。因纤维组织增生,血清Ⅲ型前胶原肽(PⅢP)、Ⅳ型胶原、透明质酸等常显著增多。

4. 免疫功能检查

血清 IgG 水平显著升高,IgA、IgM 水平也可升高;T 淋巴细胞数常低于正常;可出现抗核抗体、抗平滑肌抗体等非特异性自身抗体;病毒性肝炎肝硬化者,乙型、丙型和丁型肝炎病毒标记可呈阳性反应。

5. 腹水检查

其包括腹水颜色、比重、蛋白定量、血清-腹水白蛋白梯度(serum ascites albumin gradient,SAAG)、细胞分类、腺苷脱氨酶(ADA)、血清和腹水 LDH、细菌培养及内毒素测定等。腹水一般为漏出液,SAAG>11 g/L 提示门静脉高压,并发自发性细菌性腹膜炎、结核性腹膜炎或癌变时腹水性质发生相应变化。

(二)影像学检查

X 线胃肠钡餐造影显示食管静脉曲张者,钡剂在黏膜上分布不均,显示虫蚀样或蚯蚓状充盈缺损,纵行黏膜皱襞增宽。超声检查可显示肝脾大小、门静脉高压、腹水。肝早期增大,晚期萎缩,肝实质回声增强、不规则、反射不均。有门静脉高压症时可见脾大、门静脉直径增宽、侧支血管存在,有腹水时可见液性暗区。CT 和 MRI 检查可显示肝、脾、肝内门静脉、肝静脉、侧支血管形态改变、腹水。

(三)内镜检查

1. 上消化道内镜检查

该检查可观察食管、胃底静脉有无曲张及其曲张的程度和范围。对并发上消化道出血者,通过急诊内镜检查不仅能明确出血的原因和部位,还能同时进行止血治疗。

2. 腹腔镜检查

该检查可直接观察肝、脾情况。

(四)肝活组织检查

B 超引导下肝穿刺活组织检查可作为代偿期肝硬化诊断的"金标准",有助于明确肝硬化的病因,确定肝硬化的病理类型、炎症和纤维化程度,鉴别肝硬化、慢性肝炎与原发性肝癌,指导治疗和判断预后。肝活组织检查为有创操作,存在一定风险,临床应用应严格掌握适应证。

四、诊断要点

肝硬化失代偿期的诊断主要根据有病毒性肝炎、长期酗酒、寄生虫感染或家族遗传性疾病等病史,肝功能减退与门静脉高压症的临床表现,以及肝功能试验异常等。代偿期的诊断常不容易,故对原因不明的肝脾大、慢性病毒性肝炎、长期大量饮酒者应定期随访,必要时肝穿刺活组织检查以确诊。

五、治疗要点

目前尚无特效治疗方法,应重视早期诊断,加强病因治疗,如乙型肝炎肝硬化者抗病毒治疗,酒精性肝硬化者须戒酒,注意一般治疗,以缓解病情,延长代偿期和保持劳动力。使用保护肝细胞药物(如还原型谷胱甘肽、S-腺苷蛋氨酸、维生素),不宜滥用护肝药物,避免应用对肝有损害的药物。失代偿期主要是对症治疗、改善肝功能和处理并发症,有手术适应证者慎重选择时机进行手术治疗。

(一)腹水治疗

1. 限制钠和水的摄入

限钠可加速腹水消退,部分患者通过限钠可发生自发性利尿。水的摄入一般不需过于严格,如血钠水平<125 mmol/L,需限制水的摄入。

2. 利尿药

应用利尿药是目前临床应用最广泛的治疗腹水的方法。常用保钾利尿药有螺内酯,排钾利尿药有呋塞米。单独应用排钾利尿药需注意补钾。联合应用螺内酯和呋塞米有协同作用,并可减少电解质紊乱。一般开始用螺内酯 60 mg/d 加呋塞米 20 mg/d,逐渐增加至螺内酯 100 mg/d 加呋塞米 40 mg/d。效果不明显时可按比例逐渐加大药量,但螺内酯不超过 400 mg/d,呋塞米不超过 160 mg/d,腹水消退时逐渐减量。

3. 提高血浆胶体渗透压

定期输注血浆、新鲜血或白蛋白,不仅有助于促进腹水消退,也利于改善机体一般状况和肝功能。

4. 难治性腹水的治疗

难治性腹水是经限钠、利尿药治疗达最大剂量,排除其他因素对利尿药疗效的影响或已纠正,仍难以消退或很快复发的腹水。可选择以下治疗方法:

(1)大量放腹水加输注白蛋白:患者如无感染、上消化道出血、肝性脑病等并发症,肝代偿功能尚可,凝血功能正常,可选用此法。一般每放腹水 1 000 mL,输注白蛋白 8~10 g,该方法缓解症状时间短,但易诱发肝肾综合征、肝性脑病。

(2)经颈静脉肝内门体静脉分流术(transju-gular intrahepatic portosystemic shunt,TIPS):是通过介入手段经颈静脉放置导管,建立肝静脉与肝内门静脉分支间的分流通道,以降低门静脉系统压力,减少腹水生成。

(二)手术治疗

治疗门静脉高压症的方法有各种分流、断流术和脾切除术等,目的是降低门脉系统压力和消除脾功能亢进,主要用于食管胃底静脉曲张破裂大出血治疗无效时,或者用于曲张静脉破裂出血后预防再次出血。脾切除术是治疗脾功能亢进的有效方式,但只能短期降低门静脉压力。肝移植是各种原因引起的晚期肝硬化的最佳治疗方法。

(三)并发症的治疗

1. 自发性细菌性腹膜炎

后果严重,易诱发肝肾综合征、肝性脑病等严重并发症,故需早期诊断、积极治疗。选用肝毒性小,主要针对革兰氏阴性杆菌并兼顾革兰氏阳性球菌的抗生素,如头孢哌酮或喹诺酮类药物。对发生肝肾综合征的高危患者,可静脉输注白蛋白 1.5 g/(kg·d),连用 2 d,再以 1 g/(kg·d)至病情改善。

2. 积极预防或消除肝肾综合征的诱发因素

诱发因素如感染、上消化道出血、电解质紊乱、过度利尿、使用肾毒性药物,治疗措施包括输注白蛋白以扩充有效血容量,应用血管活性药物(特利加压素),外科治疗包括TIPS 及肝移植。

3. 其他并发症

对肝肺综合征目前无有效的内科治疗方法,可考虑肝移植。

六、护理评估

(一)病史

1. 患病及治疗经过

询问本病的有关病因,例如,有无肝炎、输血史、心力衰竭、胆道疾病、寄生虫感染及家族遗传性疾病史;有无长期接触化学毒物、使用损肝药物、嗜酒,了解其用量和持续时间。有无慢性肠道感染、消化不良、消瘦、黄疸、出血史。了解有关的检查、用药和其他治疗情况。

2. 目前病情与一般状况

了解饮食及消化情况,如食欲、进食量及食物种类、饮食习惯及爱好。有无食欲减退、恶心、呕吐、腹胀、腹痛,呕吐物和粪便的性质及颜色。了解日常休息及活动量、活动耐力。

3. 心理-社会状况

肝硬化为慢性经过,随着病情发展加重,患者逐渐丧失工作能力,长期治病影响家庭生活、经济负担沉重,均可使患者及其照顾者出现各种心理问题和应对行为的不足。评估时应注意患者的心理状态,有无个性、行为的改变,有无焦虑、抑郁、易怒、悲观等情绪。并发肝性脑病时,患者可出现嗜睡、兴奋、昼夜颠倒等神经精神症状,应注意鉴别。评估患者及家属对疾病的认识程度及态度、家庭经济情况。

(二)身体评估

(1)意识状态:注意观察患者的精神状态,对人物、时间、地点的定向力。表情淡漠、性格改变或行为异常多为肝性脑病的前驱表现。

(2)营养状态:是否消瘦、皮下脂肪消失、肌肉萎缩。有无水肿。有腹水或水肿时,不能以体重判断患者的营养状态。

(3)皮肤、黏膜:有无肝病面容、皮肤干枯、脱发,有无黄染、出血点、蜘蛛痣、肝掌、腹壁静脉显露或怒张。

(4)呼吸情况:观察呼吸的频率和节律,有无呼吸浅速、呼吸困难和发绀,有无因呼吸困难、心悸而不能平卧,有无胸腔积液形成。

(5)腹部:检查有无腹水征,如腹部膨隆、腹壁紧张度增加、脐疝、腹式呼吸减弱、移动性浊音;有无腹膜刺激征。检查肝脾大小、质地、表面情况及有无压痛。

(6)尿量及颜色:有无尿量减少,尿色有无异常。

(三)实验室及其他检查

(1)血常规检查:有无红细胞减少或全血细胞减少。

(2)血生化检查:肝功能有无异常,如有无血清胆红素水平升高,ALT、AST 异常,血浆白蛋白水平降低,球蛋白水平升高及白蛋白与球蛋白数量比例(白球比)异常;有无电解质和酸碱平衡紊乱,血氨水平是否升高,有无氮质血症。

(3)腹水检查:腹水的性质是漏出液抑或渗出液,是否找到病原菌或恶性肿瘤细胞。

(4)其他检查:胃镜检查、X 线胃肠钡餐造影检查有无食管胃底静脉曲张,B 超、CT、MRI 检查有无门静脉高压征象、腹水,肝活组织检查的诊断结果等。

七、常用护理诊断/问题

(1)营养失调:低于机体需要量与肝功能减退、门静脉高压引起食欲减退、消化和吸收障碍有关。

(2)体液过多与肝功能减退、门静脉高压引起水钠潴留有关。

八、目标

(1)患者能描述营养不良的原因,遵循饮食计划,保证各种营养物质的摄入。

(2)能叙述腹水和水肿的主要原因,腹水和水肿有所减轻或基本控制,身体舒适感增加。

九、护理措施及依据

(一)营养失调:低于机体需要量

1. 饮食护理

既保证饮食营养又遵守必要的饮食限制是改善肝功能、延缓病情进展的基本措施。应向患者及家属说明导致营养状态下降的有关因素、饮食治疗的意义及原则,与患者共同制订既符合治疗需要而又为其接受的饮食计划。根据营养评估结果制订个体化饮食治疗原则:营养不良的肝硬化患者每天能量摄入 126~147 kJ/kg(30~35 kcal/kg),以碳水化合物为主的易消化饮食,严禁饮酒,适当摄入脂肪,不宜过多摄入动物脂肪,并根据病情变化及时调整。蛋白质是肝细胞修复和维持血浆白蛋白正常水平的重要物质基础,应保证其摄入量,每天摄入量为 1.2~1.5 g/kg。蛋白质来源以豆制品、鸡蛋、牛奶、鱼、鸡肉、瘦猪肉为主。血氨水平升高时应限制或禁食蛋白质,待病情好转后再逐渐增加摄入量,并应选择植物蛋白,如豆制品,因其含蛋氨酸、芳香氨基酸和产氨氨基酸较少。新鲜蔬菜和水果含有丰富的维生素,例如,西红柿、柑橘等富含维生素 C,日常食用以保证维生素的摄取。

2. 限制钠和水的摄入

有腹水者应限制摄入钠 80~120 mmol/d(盐 4~6 g/d);进水量 1 000 mL/d 以内,

如有低钠血症,应限制在 500 mL/d 左右。应向患者介绍各种食物的成分,例如,高钠食物有咸肉、酱菜、酱油、罐头食品、含钠味精等,应尽量少食用;含钠较少的食物有粮谷类、瓜茄类、水果等。评估患者有无不恰当的饮食习惯而加重水钠潴留,切实控制钠和水的摄入量。限钠饮食常使患者感到食物淡而无味,可适量添加柠檬汁、食醋等,改善食品的味道,以增进食欲。

3. 避免损伤曲张静脉

食管胃底曲张静脉管壁薄弱,缺乏弹性,一旦损伤,难以止血,死亡率高。有静脉曲张者应食菜泥、肉末、软食,进餐时细嚼慢咽,咽下的食团宜小且外表光滑,切勿混入糠皮、硬屑、鱼刺、甲壳等坚硬、粗糙的食物,以防损伤曲张的静脉,导致出血。

4. 营养支持

必要时遵医嘱给予静脉补充营养,如高渗葡萄糖溶液、复方氨基酸、白蛋白或新鲜血。

5. 营养监测

经常评估患者的饮食和营养状态,包括每天的食品和进食量,体重和实验室检查中有关指标的变化。

(二)体液过多

(1)体位:平卧位有利于增加肝、肾血流量,改善肝细胞的营养,提高肾小球滤过率,故应多卧床休息。可抬高下肢,以减轻水肿。对阴囊水肿者可用托带托起阴囊,以利于水肿消退。大量腹水者卧床时可取半卧位,使横膈下降,有利于呼吸运动,减轻呼吸困难和心悸。

(2)避免腹内压骤增:大量腹水时,应避免使腹内压突然剧增的因素,如剧烈咳嗽、打喷嚏,保持大便通畅,避免用力排便。

(3)限制钠和水的摄入。

(4)用药护理:使用利尿药时应特别注意维持水、电解质和酸碱平衡。

(5)腹腔穿刺放腹水的护理:术前说明注意事项,测量体重、腹围、生命体征,排空膀胱,以免误伤;术中及术后监测生命体征,观察有无不适反应;术毕用无菌敷料覆盖穿刺部位,如有溢液,可用明胶海绵处置;术毕缚紧腹带,以免腹内压骤然下降;记录抽出腹水的量、性质和颜色,腹水培养接种应在床旁进行,每个培养瓶至少接种 10 mL 腹水,将标本及时送检。

(6)病情观察:观察腹水和下肢水肿的消长,准确记录出入量,测量腹围、体重,并教会患者正确的测量和记录方法。对进食量不足、呕吐、腹泻者,或遵医嘱应用利尿药、放腹水后应密切观察。监测血清电解质和酸碱度的变化,以及时发现并纠正水、电解质、酸碱平衡紊乱,防止肝性脑病、肝肾综合征的发生。

十、评价

(1)患者能自己选择符合饮食治疗计划的食物,保证每天所需热量、蛋白质、维生素等营养成分的摄入。

(2)能陈述减轻水钠潴留的有关措施,正确测量和记录出入量、腹围和体重,腹水和皮下水肿及其引起的身体不适有所减轻。

十一、其他护理诊断/问题

(1)潜在并发症:上消化道出血、肝性脑病。
(2)有皮肤完整性受损的危险　与营养不良、水肿、皮肤干燥、瘙痒、长期卧床有关。
(3)有感染的危险　与机体抵抗力低下、门腔静脉侧支循环开放等因素有关。

十二、健康指导

1. 疾病知识指导

肝硬化为慢性过程,护士应帮助患者和家属掌握本病的有关知识和自我护理方法,并发症的预防及早期发现,分析和消除不利于个人和家庭应对的各种因素,把治疗计划落实到日常生活中。①心理调适:患者应注意情绪的调节和稳定,在安排好治疗、身体调理的同时,勿过多忧虑病情,遇事豁达开朗,树立治病信心,保持愉快心情。②饮食调理:切实遵循饮食治疗原则和计划,禁酒。③预防感染:注意保暖和个人卫生。

2. 活动与休息指导

肝硬化代偿期患者如无明显的精神、体力减退,可适当参加工作,避免过度疲劳;失代偿期患者以卧床休息为主,但过多的躺卧易引起消化不良、情绪不佳,故应视病情适量活动,活动量以不加重疲劳感和其他症状为度。患者的精神、体力状况随病情进展而减退,疲倦乏力、精神不振逐渐加重,严重时衰弱而卧床不起。指导患者睡眠应充足,生活起居有规律。

3. 皮肤护理指导

患者因皮肤干燥、水肿、有黄疸等出现皮肤瘙痒,加之长期卧床等,易发生皮肤破损和继发感染。沐浴时应注意避免水温过高,或使用有刺激性的皂类和沐浴液,沐浴后可使用性质柔和的润肤品;对皮肤瘙痒者给予止痒处理,嘱患者勿用手抓搔,以免皮肤破损。

4. 用药指导与病情监测

按医师处方用药,加用药物需征得医师同意,以免服药不当而加重肝脏负担和肝功能损害。护士应向患者详细介绍所用药物的名称、剂量、给药时间和方法,教会其观察药物疗效和不良反应。例如,服用利尿药者,应记录尿量,如出现软弱无力、心悸等症状时,提示低钠、低钾血症,应及时就医。定期门诊随访。

5. 照顾者指导

指导家属理解和关心患者,给予精神支持和生活照顾。细心观察、及早识别病情变化,例如,当患者出现性格、行为改变等可能为肝性脑病的前驱症状时,或消化道出血等其他并发症时,应及时就诊。

十三、预后

本病预后因病因、病理类型、营养状态、肝功能代偿程度、有无并发症而有所不同,患者配合治疗和护理亦很重要。总的来说,病毒性肝炎肝硬化预后较差;持续黄疸,有难治性腹水、低白蛋白血症,凝血酶原时间持续或显著延长,出现并发症,预后均较差;高龄患者预后较差。Child-Pugh 分级(Child-Pugh classification)与预后密切相关,总分越高(C级),预后越差。死因常为肝性脑病、上消化道出血、严重感染与肝肾综合征等。

(朱香玲　李　娟　徐　倩)

第三节　原发性肝癌

原发性肝癌简称肝癌,指肝细胞或肝内胆管上皮细胞发生的恶性肿瘤,为我国常见的恶性肿瘤之一。目前肝癌是我国第 4 位常见恶性肿瘤及第 2 位肿瘤致死病因。本病可发生于任何年龄,以 40～49 岁年龄组发病率最高。本病多见于男性,男、女性患者之比约为 5：1。

一、病因与发病机制

病因尚未完全明确,可能与多种因素的综合作用有关。

(一)病毒性肝炎

乙型肝炎病毒感染是我国肝癌患者的主要病因,西方国家以丙型肝炎感染常见。致癌机制尚未明确,可能与病毒引起肝细胞反复损害和增生,激活癌基因等有关。

(二)食物和饮水中黄曲霉的代谢产物

黄曲霉毒素 B_1(AFB$_1$)有强烈的致癌作用,能通过影响 ras、$P53$ 等基因的表达而引起肝癌的发生。粮油、食品受 AFB 污染严重的地区,肝癌发病率较高;此外,长期进食含亚硝胺的食物,食物中缺乏微量元素,长期大量饮酒及饮用藻类毒素污染的水等,均与肝癌的发生密切相关。

(三)肝硬化

原发性肝癌合并肝硬化者占 50%～90%,多数为乙型或丙型病毒性肝炎发展成肝硬化。在欧美国家,肝癌常发生在酒精性肝硬化的基础上。

(四)其他因素

长期接触有机氯农药、亚硝胺类、偶氮芥类、苯酚等化学物质,寄生虫(如血吸虫及华支睾吸虫)感染,遗传因素等可能与肝癌发生有关。

二、病理

(一)分型按大体病理分型

可分为以下三型:①块状型,最多见,占肝癌的 70% 以上,可分为单个、多个或融合块状3个亚型,直径一般为5~10 cm,直径>10 cm者称巨块型。此型肿瘤中心易坏死、液化及出血。②结节型,癌结节直径一般不超过5 cm,可分为单结节、多结节和融合结节3个亚型。孤立的直径小于3 cm的癌结节或相邻两个癌结节直径之和小于3 cm者称为小肝癌。③弥漫型,最少见,呈米粒至黄豆大小的癌结节分布于整个肝,与肝硬化不易区别。

(二)按组织学分型

可分为以下三型:①肝细胞肝癌(hepatocellular carcinoma,HCC),最为多见,占肝癌的85%~90%,癌细胞由肝细胞发展而来,大多伴有肝硬化;②肝内胆管癌(intrahepatic cholangiocarcinoma,ICC),较少见,癌细胞由胆管上皮细胞发展而来;③混合型,最少见,为上述两型同时存在。

三、转移途径

肝癌可经血行转移、淋巴转移、种植转移造成癌细胞扩散。肝内血行转移发生最早、最常见,其侵犯门静脉及分支并形成癌栓,脱落后在肝内形成转移灶。肝外血行转移以肺最常见,也可转移至脑、肾上腺、肾及骨骼等;淋巴转移常为肝门淋巴结转移;种植转移可见于腹膜、横膈、盆腔等处。

四、临床表现

起病隐匿,早期缺乏典型症状。经甲胎蛋白(alpha fetoprotein,AFP)筛查检出的早期病例无任何症状和体征,一旦出现症状而就诊者大多已进入中晚期。本病主要临床表现如下:

(一)症状

1. 肝区疼痛

最常见,患者多表现为右上腹持续性钝痛或胀痛,若肿瘤侵犯膈肌,疼痛可放射至右肩或右背部,如肿瘤生长缓慢,患者可能无或仅有轻微钝痛。当肝表面癌结节包膜下出血或向腹腔破溃,可表现为突然性剧烈腹痛,甚至发生急腹症表现及失血性休克。

2. 消化道症状

常有食欲减退、消化不良、恶心、呕吐。腹水或门静脉癌栓可导致腹胀、腹泻等症状。

3. 全身症状

有乏力、进行性消瘦、发热、营养不良,晚期患者可呈恶病质等。少数患者的肿瘤本身代谢异常,进而导致机体内分泌代谢异常,可有自发性低血糖、红细胞增多症、高血钙、高血脂等伴癌综合征的表现。

4. 转移灶症状

肝癌转移可引起相应的症状,如转移至肺可引起咳嗽和咯血,胸膜转移可引起胸痛和血性胸腔积液。癌栓栓塞肺动脉及其分支可引起肺栓塞,产生严重的呼吸困难、低氧血症和胸痛。如转移至骨骼和脊柱,可引起局部压痛或神经受压症状。颅内转移可有相应的神经定位症状和体征。

(二)体征

1. 肝大

进行性肝大为常见的特征性体征之一。肝质地坚硬,表面及边缘不规则,常呈结节状,有不同程度的压痛。如肿瘤突出于右肋弓下或剑突下,上腹可呈现局部隆起或饱满;如肿瘤位于膈面,则主要表现为膈抬高而肝下缘不下移。

2. 黄疸

黄疸一般在晚期出现,多为阻塞性黄疸,少数为肝细胞性黄疸。前者由肿瘤侵犯或压迫胆管或肝门转移性淋巴结肿大压迫胆管引起,后者由癌组织肝内广泛浸润或合并肝硬化、慢性肝炎引起。

3. 肝硬化征象

肝癌伴肝硬化门脉高压者可有脾大、静脉侧支循环形成及腹水等表现。腹水一般为漏出液,也可出现血性腹水。

(三)并发症

1. 肝性脑病

肝性脑病常为肝癌终末期最严重的并发症。

2. 上消化道出血

上消化道出血约占肝癌死亡原因的15%。原因与食管胃底静脉曲张破裂引起出血、门静脉高压性胃病合并凝血功能障碍而导致出血有关。

3. 肝癌结节破裂出血

约10%的肝癌患者发生癌结节破裂出血。当癌结节破裂局限于肝包膜下时,表现为局部疼痛或形成压痛性血肿;如癌结节破裂出血入腹腔,可引起急性腹痛、腹膜刺激征和血性腹水,严重时可致出血性休克、死亡。

4. 继发感染

患者易并发肺炎、肠道感染、自发性腹膜炎、败血症、真菌感染等。与患者长期消耗、放射治疗、化学治疗及自身抵抗力减弱等有关。

五、实验室及其他检查

(一)癌肿标志物检测

1. AFP

肝细胞癌患者中,AFP升高者占70%～90%。AFP浓度通常与肝癌大小成正相关。在排除妊娠、肝炎和生殖腺胚胎瘤的基础上,AFP浓度大于400 $\mu g/L$是诊断肝癌的条件之一。对AFP由低浓度逐渐升高不降或AFP在200 $\mu g/L$以上的中等水平持续8周以上者,应结合影像学和肝功能变化进行动态观察和综合分析。

2. 其他标志物

血清甲胎蛋白异质体、异常凝血酶原和血浆游离微小核糖核酸可作为肝癌早期诊断标志物,特别是对血清 AFP 阴性人群。

(二)影像学检查

1. 超声检查

B 超检查是目前肝癌筛查的首选检查方法。AFP 结合 B 超检查是早期诊断肝癌的主要方法。彩色多普勒超声检查有助于了解占位性病变的血供情况,以判断其性质。

2. CT 检查

CT 检查是诊断肝癌的重要手段,为临床疑诊肝癌者和确诊为肝癌拟行手术治疗者的常规检查。螺旋 CT 增强扫描使 CT 检查肝癌的敏感性进一步提高,甚至可以发现直径 1 cm 以下的肿瘤。

3. MRI 检查

MRI 检查能清楚显示肝细胞癌内部结构特征,应用于临床怀疑肝癌而 CT 未能发现病灶,或病灶性质不能确定时。

4. 肝血管造影

选择性肝动脉造影是诊断肝癌的重要补充手段,通常用于临床怀疑肝癌存在,而普通的影像学检查不能发现肝癌病灶的情况下。

(三)肝活组织检查

在 B 超或 CT 引导下细针穿刺癌结节行组织学检查,是确诊肝癌的最可靠方法。因其属于创伤性检查且有出血或肿瘤针道转移的风险,上述非侵入性检查未能确诊者可视情况考虑应用。

六、诊断要点

肝癌的临床诊断应结合肝癌发生的高危因素、影像学特征以及肝癌标志物结果。满足下列三项中的任一项,即可诊断肝癌:①具有两种典型的肝癌影像学(B 超、增强 CT、MRI 或选择性肝动脉造影)表现,病灶大于 2 cm;②具有一项典型影像学表现,肿瘤病灶大于 2 cm,AFP 浓度大于 400 μg/L;③肝脏活检阳性。

七、治疗要点

早期发现和早期治疗是改善肝癌预后的最主要措施,早期肝癌应尽量采取手术切除。对不能切除者可采取多种综合治疗措施。

(一)手术治疗

肝癌的治疗方案以手术切除为首选,对诊断明确并有手术指征者应及早手术。由于手术切除仍有很高的复发率,术后宜加强综合治疗与随访。医师通常认为 Child-Pugh A 级、吲哚氰绿 15 min 滞留率小于 30% 是实施手术切除的必要条件。

(二)肝动脉化疗栓塞治疗(transcatheter arterial chemoembolization,TACE)

TACE 是目前公认的肝癌非手术治疗的常用方法之一。目前主张综合 TACE 治疗,即 TACE 联合其他治疗方法。TACE 是经皮穿刺股动脉,在 X 线透视下将导管插至固有动脉或其分支注射抗肿瘤药物和栓塞剂,常用栓塞剂有碘化油和明胶海绵碎片。现临床多采用抗肿瘤药物和碘化油混合后注入肝动脉,发挥持久的抗肿瘤作用。首次治疗后,后续 TACE 治疗的频次应依随访结果而定。

(三)局部消融治疗

局部消融治疗是借助医学影像技术的引导,对肿瘤靶向定位局部采用物理或化学的方法直接杀灭肿瘤组织的一类治疗手段,主要包括射频消融、微波消融、无水乙醇注射治疗、冷冻治疗、高强度超声聚焦消融、激光消融、不可逆电穿孔等。

(四)放射治疗

放射治疗(简称放疗)分为外放疗和内放疗,对于符合适应证的患者可以根据病程不同阶段选择相应的方案进行放疗。同时可联合其他治疗方法,改善局部控制率、延长生存时间。也可用于肝癌转移引起的淋巴结、肺、骨、脑或肾上腺转移所致疼痛、梗阻或出血等症状。

(五)全身化疗

全身化疗主要用于综合治疗和姑息治疗。

(六)生物和免疫治疗

近年来在肝癌的生物学特性和免疫治疗方面的研究有所进展。分子靶向药物索拉非尼已应用于临床。对于单克隆抗体和酪氨酸激酶抑制剂(TKI)类的各种靶向治疗药物等已开展临床研究或应用,基因治疗和肿瘤疫苗技术也在研究之中。

(七)中医治疗

中医治疗通过调整机体的抗肿瘤能力而发挥作用,如配合手术、化疗和放疗使用,可促进患者恢复,减轻治疗的不良反应,提高机体的抵抗力与生活质量。

(八)并发症的治疗

肝癌结节破裂时,往往因患者凝血功能障碍,非手术治疗难以止血。在患者能耐受手术的情况下,应积极争取手术探查,行局部填塞缝合术、肝动脉栓塞术、肝动脉结扎术等,进行止血治疗。并发肝性脑病、上消化道出血、感染等,治疗详见有关章节。

(九)肝移植

对于肝癌合并肝硬化的患者,若未发生血管侵犯和远处转移,肝移植是一种有效的治疗手段。

八、常用护理诊断/问题、措施及依据

(一)疼痛

肝区痛与肿瘤生长迅速、肝包膜被牵拉或肝动脉化疗栓塞术后发生栓塞后综合征有关。

(1)病情观察:注意观察患者疼痛的部位、性质、程度、持续时间及伴随症状,及时发

现和处理异常情况。

(2)指导并协助患者减轻疼痛:对轻度疼痛者,保持环境安静、舒适,减少对患者的不良刺激和心理压力;认真倾听患者诉说疼痛的感受,及时做出适当的回应,可以减轻患者的孤独无助感和焦虑,有助于减轻疼痛;教会患者一些放松和转移注意力的技巧,如做深呼吸、听音乐、与病友交谈等,有利于缓解疼痛。

(3)采取镇痛措施:对上述措施效果不佳或中重度疼痛者,可根据 WHO 疼痛三阶梯止痛法,遵医嘱使用镇静、止痛药物,并配以辅助用药,注意观察药物的疗效和不良反应。亦可采用患者自控镇痛法(PCA)进行止痛。

(二)肝动脉化疗栓塞术患者的护理

TACE 是一种创伤性的非手术治疗,应做好术前和术后护理,以减轻患者疼痛及减少并发症的发生。

1. 术前护理

(1)做好各项术前检查,如测量生命体征,检查心电图、出凝血时间、血常规、肝功能、肾功能等。

(2)行术前准备,如碘过敏试验、备皮。

(3)术前 1 d 给予易消化饮食,术前 4～6 h 禁食、禁水。

2. 术后护理

术后由于肝动脉血供突然减少,可产生栓塞后综合征,即出现腹痛、发热、恶心、呕吐、血清白蛋白浓度降低、肝功能异常等,应做好相应护理。

(1)观察生命体征,多数患者于术后 4～8 h 体温升高,持续 1 周左右,是机体对坏死组织吸收的反应。高热者应采取降温措施,避免机体大量消耗。

(2)术后初期摄入清淡、易消化饮食并少量多餐,以减轻恶心、呕吐。

(3)穿刺部位压迫止血 15 min 再加压包扎,沙袋压迫 6～8 h,保持穿刺侧肢体伸直 24 h,并观察穿刺部位有无血肿及渗血。注意观察肢体远端脉搏、皮肤颜色、温度和功能,防止包扎过紧。

(4)栓塞术 1 周后,肝缺血常影响肝糖原储存和蛋白质合成,应根据医嘱静脉输注白蛋白,适量补充葡萄糖溶液。准确记录出入量,如出汗量、尿量、呕吐物量,作为补液的依据。

(5)注意观察患者有无肝性脑病前驱症状,一旦发现异常,及时配合医师进行处理。

(三)悲伤与患者知道疾病预后不佳有关

1. 评估患者的心理反应

与其他癌症患者一样,肝癌患者往往出现否认、愤怒、忧伤、接受的心理反应阶段。在疾病诊断初期,患者多存在侥幸心理,希望对自己的诊断是错误的,故患者表现为经常提问,十分关心自己的各项检查,焦虑和恐惧的心理反应并存。一旦患者确定自己的诊断,会表现愤怒或逃避现实,部分患者会出现过激的心理反应,出现绝望甚至自杀的行为。护士应动态评估患者的心理反应,给予正确的心理疏导,使患者逐渐接受疾病诊断的事实,并配合治疗与护理。对于有自杀倾向的患者,注意保持周围环境安全,密切观察患者的各种行为,防止意外的发生。

2. 建立良好的护患关系

注意与患者建立良好的护患关系,对患者进行心理疏导,指导患者保持乐观的态度。介绍有关肝癌治疗进展信息,提高患者治疗的信心。对心理障碍严重者请心理医师配合治疗,深入了解其内心活动,鼓励患者说出感受,经常给予患者关心与抚慰。

3. 社会支持

应给患者家属以心理支持和具体指导,取得家属的配合,提高家庭的应对能力。对心理障碍严重者,建议家庭成员多陪伴患者,尽量满足患者提出的各种要求,稳定患者的情绪。

九、其他护理诊断/问题

(1)营养失调:低于机体需要量与恶性肿瘤对机体的慢性消耗、化疗所致胃肠道反应及患者悲伤等心理状态有关。

(2)潜在并发症:上消化道出血、肝性脑病、癌结节破裂出血。

(3)有感染的危险与恶性肿瘤的慢性消耗及化疗、放疗所致白细胞减少、抵抗力减弱有关。

十、健康指导

1. 疾病预防指导

积极宣传和普及肝癌的预防知识。注意饮食和饮水卫生,做好粮食保管,防霉去毒,改进饮用水质,减少与各种有害物质的接触,是预防肝癌的关键。应用肝炎疫苗,预防病毒性肝炎。对肝癌高发区定期进行普查,以预防肝癌发生和早期诊治。

2. 疾病知识指导

指导患者生活规律,注意劳逸结合,避免情绪剧烈波动和劳累。指导患者保持乐观情绪,建立健康的生活方式,有条件者可参加社会性抗癌组织活动,增加精神支持,以提高机体抗癌能力。指导患者合理进食,饮食以高蛋白、适当热量、多种维生素为宜。避免摄入高脂、高热量和刺激性食物,戒烟、酒,避免加重肝脏负担,减轻对肝脏的损害。如有肝性脑病倾向,应减少蛋白质的摄入。

3. 用药指导

指导患者按医嘱服药,了解药物的主要不良反应,忌服损伤肝功能的药物。定期随访。

十一、预后

肝癌小于 5 cm,能早期手术,肿瘤包膜完整,尚无癌栓形成,机体免疫状态良好者预后较好。如合并肝硬化或有肝外转移、发生肝癌破裂、消化道出血、ALT 水平显著升高者预后较差。

(朱香玲　栾照敏　李晓燕)

第四节　肝性脑病

肝性脑病(hepatic encephalopathy,HE)指严重肝病或门静脉—体循环分流引起的、以代谢紊乱为基础的中枢神经系统功能失调的综合征。其中无明显临床症状,只有通过神经心理测试才能发现的称为轻微型肝性脑病(minimal hepatic encephalopathy, MHE)。

一、病因与发病机制

(一)病因

各型肝硬化(特别是肝炎肝硬化)是引起肝性脑病最常见的原因,重症肝炎、暴发性肝衰竭、原发性肝癌及妊娠期急性脂肪肝等肝病也可导致肝性脑病。

(二)诱因

肝性脑病最常见的诱发因素是感染,包括腹腔、尿路和呼吸道等感染,尤其以腹腔感染最为重要。其次是上消化道出血、电解质和酸碱平衡紊乱、大量放腹水、高蛋白饮食、低血容量、利尿、腹泻、呕吐、便秘、TIPS后,以及使用催眠镇静药和麻醉药等。

(三)发病机制

肝性脑病的发病机制迄今尚未完全明确,目前仍以氨中毒学说为核心。

1. 氨中毒

氨是触发肝性脑病的最主要神经毒素,氨代谢紊乱是肝性脑病特别是门体分流性肝性脑病的重要发病机制。消化道是氨产生的主要部位,以非离子型氨(NH_3)和离子型氨(NH_4^+)两种形式存在,游离的 NH_3 有毒性并能透过血脑屏障;NH_4^+ 则相对无毒、不能透过血脑屏障。当结肠内 pH 大于 6 时,NH_4^+ 转为 NH_3,极易经肠黏膜弥散入血;pH 小于 6 时,NH_3 从血液转至肠腔,随粪便排除。肝衰竭时,肝脏对门静脉输入的 NH_3 代谢能力明显减退,体循环血 NH_3 水平升高,当有门体分流存在时,肠道的 NH_3 不经肝脏代谢而直接进入体循环,导致血 NH_3 水平升高。机体清除氨的主要途径:①合成尿素,绝大部分来自肠道的氨在肝中经鸟氨酸代谢环转变为尿素经肾脏排除;②在肝、脑、肾等组织消耗氨合成谷氨酸和谷氨酰胺;③血氨水平过高时,可从肺部呼出少量。氨对中枢神经系统的毒性作用,主要表现:①干扰脑细胞三羧酸循环,使大脑的能量供应不足。②增加了脑对中性氨基酸(如酪氨酸、苯丙氨酸、色氨酸)的摄取,这些物质对脑功能具有抑制作用。③脑内氨浓度升高,星形胶质细胞合成谷氨酰胺增加。谷氨酰胺是一种很强的细胞内渗透剂,其增加可导致星形胶质细胞与神经元细胞肿胀,这是肝性脑病脑水肿发生的重要原因。④氨还可直接干扰神经的电活动。

2. 神经递质的变化

(1)γ-氨基丁酸/苯二氮䓬(GABA/BZ)神经递质:GABA 是哺乳动物大脑的主要抑

制性神经递质,在门体分流和肝衰竭时,在氨的作用下,脑星形胶质细胞BZ受体表达上调。大脑神经元表面GABA受体与BZ受体及巴比妥受体紧密相连,组成GABA/BZ复合体,共同调节氯离子通道,复合体中任何一个受体被激活均可促使氯离子内流而使神经传导被抑制。

(2)假性神经递质:神经冲动的传导是通过神经递质来完成的。神经递质分为兴奋性和抑制性两大类,正常时两类神经递质保持生理平衡。肝衰竭时,食物中的芳香族氨基酸(如酪氨酸、苯丙氨酸)在肝内清除发生障碍而进入脑组织,形成β-多巴胺和苯乙醇胺,后两者的化学结构与兴奋性神经递质去甲肾上腺素相似,但不能传递神经冲动或作用很弱,故称为假性神经递质。当假性神经递质被脑细胞摄取而取代正常神经递质时,神经传导发生障碍,兴奋冲动不能正常地传至大脑皮质而产生异常抑制,出现意识障碍或昏迷。

(3)色氨酸:正常情况下色氨酸与白蛋白结合不易进入血脑屏障,有肝病时白蛋白合成减少,加之血浆中其他物质对白蛋白的竞争性结合,造成游离的色氨酸增多。游离的色氨酸可以通过血脑屏障,在大脑中代谢生成5-羟色胺(5-HT)及5-羟吲哚乙酸(5-HITT),两者都是抑制性神经递质,参与肝性脑病的发生,与早期睡眠方式及日夜节律改变有关。

(4)锰离子:具有神经毒性,正常时由肝脏分泌入胆道,然后至肠道排出。肝病时锰离子不能经胆道排出,经血液循环进入脑部。锰离子进入神经细胞后,低价锰离子被氧化成高价锰离子,蓄积在线粒体内,同时,锰离子在价态转变过程中产生大量的自由基,进一步导致脑黑质和纹状体中脑细胞线粒体呼吸链关键酶的活性降低,导致肝性脑病。

(5)其他:炎症介质学说、脑干网状系统功能紊乱学说等。

二、临床表现

肝性脑病的临床表现因原有肝病的性质、肝细胞损害严重程度及诱因不同而很不一致。急性肝衰竭所致的肝性脑病可无明显诱因,患者在起病数日内即进入昏迷直至死亡。慢性肝性脑病多是门体分流性脑病,常见于肝硬化患者和门腔分流手术后的患者,以慢性反复发作性木僵与昏迷为突出表现,常有诱因,如大量进食蛋白食物、上消化道出血、感染。肝硬化终末期,肝性脑病起病缓慢,反复发作,患者逐渐转入昏迷至死亡。一般根据意识障碍程度、神经系统体征和脑电图改变,可将肝性脑病的临床过程分为5期。

0期(潜伏期):又称轻微肝性脑病,患者仅在进行心理或智力测试时表现出轻微异常,无性格、行为异常,无神经系统病理征,脑电图正常。

1期(前驱期):焦虑、欣快激动、淡漠、睡眠倒错、健忘等轻度精神异常,可有扑翼样震颤,即嘱患者两臂平伸,肘关节固定,手掌向背侧伸展,手指分开时,可见到手向外侧偏斜,掌指关节、腕关节,甚至肘与肩关节急促而不规则地扑击样抖动。此期临床表现不明显,脑电图多数正常,易被忽视。

2期(昏迷前期):嗜睡,行为异常,言语不清,书写障碍及定向力障碍。有腱反射亢进、肌张力增大、踝阵挛及巴宾斯基征阳性等神经体征。此期扑翼样震颤存在,脑电图有特异性异常。

3 期(昏睡期):患者昏睡,但可以唤醒,醒时尚可应答,但常有神志不清和幻觉。各种神经体征持续存在或加重,肌张力增大,四肢被动运动常有抵抗力,锥体束征阳性。扑翼样震颤仍可引出,脑电图明显异常。

4 期(昏迷期):患者昏迷,不能唤醒。浅昏迷时,患者对疼痛等强刺激尚有反应,腱反射和肌张力亢进;深昏迷时,各种腱反射消失,肌张力降低。由于患者不能合作,扑翼样震颤无法引出,脑电图明显异常。

轻微肝性脑病患者的反应常降低,不宜驾车及高空工作。肝功能损害严重的肝性脑病患者有明显黄疸、出血倾向和肝臭,且易并发各种感染、肝肾综合征和脑水肿等。

三、实验室及其他检查

(一)血氨测定

正常人空腹静脉血氨含量为 $6\sim35\ \mu mol/L$,动脉血氨含量为静脉血的 $0.5\sim2$ 倍。慢性肝性脑病特别是门体分流性脑病患者多有血氨含量升高,急性肝性脑病患者的血氨可以正常。应在室温下采患者空腹静脉血后立即置于低温环境中送检,30 min 内完成测定,或离心后 4℃冷藏,2 h 内完成检测。止血带压迫时间过长、采血后较长时间才送检、高温下运送,均可能引起血氨含量假性升高。

(二)心理智能测验

其主要用于轻微肝性脑病的筛查。一般将木块图试验、数字连接试验及数字符号试验联合应用。缺点是易受年龄、教育程度的影响。

(三)电生理检查

(1)脑电图:正常脑电图呈 α 波,每秒 $8\sim13$ 次。肝性脑病患者的脑电图表现为节律变慢,$2\sim3$ 期患者出现普遍性每秒 $4\sim7$ 次 δ 波或三相波,昏迷时表现为高波幅的 δ 波,每秒少于 4 次。脑电图异常提示较为明显的脑功能改变,对肝性脑病预后判断有一定价值。

(2)诱发电位:与脑电图记录的大脑自发性电活动不同,是大脑皮质或皮质下层接收到由各种感觉器官受刺激的信息后产生的电位,用于诊断轻微型肝性脑病。

(3)临界视觉闪烁频率:视网膜胶质细胞病变可以作为肝性脑病时大脑星形胶质细胞病变的标志。测定临界视觉闪烁频率可以用于诊断轻微型肝性脑病。

(四)影像学检查

行头部 CT 或 MRI 检查。急性肝性脑病患者可发现脑水肿,慢性肝性脑病患者则可发现不同程度的脑萎缩。可排除脑血管意外和颅内肿瘤等疾病。

四、诊断要点

肝性脑病的主要诊断依据:①有严重肝病和/或广泛门体静脉侧支循环形成的基础

和肝性脑病的诱因;②出现精神紊乱、昏睡或昏迷,可引出扑翼样震颤;③反映肝功能的血生化指标明显异常和/或血氨含量升高;④脑电图异常;⑤诱发电位、临界视觉闪烁频率和心理智能测验异常;⑥头部 CT 或 MRI 检查排除脑血管意外和颅内肿瘤等疾病。

五、治疗要点

目前尚无特效疗法,应采取综合治疗措施。治疗要点包括消除肝性脑病发作的诱因,保护肝功能免受进一步损伤,治疗氨中毒及调节神经递质。

(一)及早识别及消除肝性脑病发作的诱因

预防和控制感染,止血后清除肠道积血,避免快速和大量的排钾利尿和放腹水,注意纠正水、电解质和酸碱平衡失调,缓解便秘,慎用麻醉、止痛、安眠、镇静等药物等。

(二)减少肠内氮源性毒物的生成与吸收

(1)灌肠或导泻:可用生理盐水、弱酸性溶液(如稀醋酸液)或等比例稀释的乳果糖溶液灌肠,亦可口服或鼻饲 30～60 mL 25％的硫酸镁导泻。

(2)口服乳果糖或拉克替醇:均为肠道不吸收的双糖,可以应用于糖尿病患者,在结肠中被消化道菌群转化成低分子量有机酸,可以降低肠道 pH,抑制肠道有害细菌生长,减少氨的产生与吸收,促进血液中的氨从肠道排出。乳果糖的剂量为每次口服 15～30 mL,每天 2～3 次,以每天排 2～3 次软便为宜。拉克替醇的疗效与乳果糖相当,初始剂量为 0.6 g/kg,分 3 次于餐时服用,以每天排 2 次软便为标准来增减服用剂量。

(3)口服抗菌药物:可抑制肠道产尿素酶的细菌,减少氨的生成。常用的有利福昔明、新霉素、甲硝唑等。利福昔明具有广谱、强效的抑制肠道细菌生长的作用,口服不吸收,只在胃肠道局部起作用,剂量为 0.8～1.2 g/d,分 2～3 次口服。

(4)益生菌制剂:起到维护肠道正常菌群、抑制有害菌群、减少毒素吸收的作用。

(三)促进体内氨的代谢

目前有效的最常用的降氨药物为 L-鸟氨酸-L-门冬氨酸,其能促进体内的尿素循环(鸟氨酸循环)及谷氨酰胺合成而降低血氨含量,剂量为 10～40 g/d,静脉滴注。

(四)调节神经递质

GABA/BZ 复合受体拮抗剂氟马西尼是 BZ 受体拮抗剂,通过抑制 GABA/BZ 受体发挥作用,对部分 3 期、4 期患者具有催醒作用。剂量为 0.5～1 mg 静注或 1 mg/h,持续静滴,可在数分钟内起效,但维持时间短。

(五)营养支持治疗

(1)维持正氮平衡,在经口和肠内营养摄入蛋白质不足时,需静脉补充白蛋白和氨基酸。患者肝功能损害严重时,优选支链氨基酸,它是一种以亮氨酸、异亮氨酸为主的复合氨基酸。

(2)维生素及微量营养素:肝性脑病所致的精神症状可能与缺乏微量元素、维生素(特别是维生素 B_1)有关,低锌可导致血氨水平升高,应补充各种维生素和锌剂。

(六)人工肝

临床上有多种人工肝支持治疗方式,常用于改善肝性脑病的人工肝模式有血液灌流,血液滤过,血浆滤过透析,分子吸附再循环系统(molecular absorbent recycling system,MARS),双重血浆分子吸附系统或血浆置换联合血液灌流等,能在一定程度上清除部分炎症因子、内毒素、血氨、胆红素等。

(七)肝移植

由肝功能衰竭所导致的严重和顽固性的肝性脑病是肝移植的指征,肝移植是治疗各种终末期肝病的一种有效手段。

六、常用护理诊断/问题、措施及依据

(一)意识障碍

意识障碍与血氨水平升高、干扰脑细胞能量代谢和神经传导有关。

1. 病情观察

密切注意肝性脑病的早期征象,如患者有无冷漠或欣快,理解力和近期记忆力减退,行为异常,以及扑翼样震颤。观察患者思维及认知的改变,可通过刺激或定期唤醒等方法评估患者意识障碍的程度。监测并记录患者生命体征、定期复查血氨、肝功能、肾功能、电解质,若有异常,应及时协助医师处理。

2. 减少或避免诱因

应协助医师迅速消除本次发病的诱发因素,并注意减少或避免其他诱发因素:①预防及控制感染,发生感染时,应遵医嘱及时、准确地应用抗菌药物,以有效控制感染。即使没有明显感染灶,也应遵医嘱尽早开始经验性抗菌药物治疗,以减轻肠道细菌移位、内毒素水平升高的炎症状态。②清除胃肠道内积血,减少氨的吸收,可用生理盐水或弱酸性溶液灌肠,忌用肥皂水。③避免快速利尿和大量放腹水,以防止有效循环血量减少、大量蛋白质丢失及低钾血症,从而加重病情。可在放腹水的同时补充血浆白蛋白。④慎用催眠镇静药、麻醉药等。当患者狂躁不安或抽搐时,禁用阿片类、巴比妥类药物,可遵医嘱试用丙泊酚、纳洛酮、氟马西尼、异丙嗪、氯苯那敏等药物。⑤监测患者排便情况,保持排便通畅,防止便秘。便秘使含氨、胺类和其他有毒物质的粪便与结肠黏膜接触时间延长,促进毒物的吸收。

3. 生活护理

加强巡视,及早发现异常情况,尽量安排专人护理,患者以卧床休息为主,减轻肝脏负担以利于肝细胞再生。根据患者的情况,落实保护措施,防止患者走失、伤人或自残。必要时加床挡、使用约束带,防止发生坠床或撞伤等意外。

4. 心理护理

患者因病情重、病程长、久治不愈、医疗费较高等,常出现烦躁、焦虑、悲观等情绪,甚至不配合治疗。因此要给予耐心的解释和劝导,尊重患者的人格,解除其顾虑及不安情绪,鼓励其增强战胜疾病的信心。向照顾者讲解病情发展经过,使其共同参与患者的护理。

5. 用药护理

少数长期服用新霉素的患者可出现听力或肾损害,故服用新霉素不宜超过1个月,用药期间应监测听力和肾功能。乳果糖和拉克替醇因在肠内产气较多,可引起腹胀、腹绞痛、恶心、呕吐及电解质紊乱等,使用时应从小剂量开始。益生菌是活的微生物,需注意储存要求,以免影响其活性。不宜同时使用抗菌药物与含有双歧杆菌的益生菌制剂,以免影响益生菌的药效,最好间隔2～3 h。输注氨基酸制剂时速度不宜过快,根据患者的耐受情况调节滴速,以免引起恶心、呕吐等消化道症状。

6. 昏迷患者的护理

帮助患者取仰卧位,头略偏向一侧以防舌后坠阻塞呼吸道。保持呼吸道通畅,对深昏迷患者应做气管切开以排痰,保证氧气的供给。做好基础护理,保持床褥干燥、平整,定时协助患者翻身,防止压力性损伤发生。对眼睑闭合不全、角膜外露的患者可用生理盐水纱布覆盖眼部。对尿潴留患者留置导尿管,并记录尿量、颜色、气味。给患者做肢体的被动运动,防止静脉血栓形成及肌肉萎缩。

(二)营养失调

低于机体需要量与肝功能减退、消化吸收障碍、限制蛋白摄入有关。

1. 给予高热量饮食

保证每天热量供应,当维持正氮平衡的热量不够时,蛋白质分解代谢增强,导致氨基酸生成及产氨过多,从而增加肝性脑病发生的危险性。每天理想的能量摄入量为147～167 kJ/kg(35～40 kcal/kg)。鼓励患者少食多餐,每天均匀分配小餐,睡前加餐(至少包含复合碳水化合物50 g)。进食早餐可提高轻微型肝性脑病患者的注意力及操作能力。脂肪可延缓胃的排空,应尽量少用。

2. 蛋白质的摄入

大多数肝硬化患者存在营养不良,长时间限制蛋白饮食会加重营养不良的程度,更容易出现肝性脑病。所以,肝性脑病对营养的要求,重点不在于限制蛋白质的摄入,而在于保持正氮平衡。欧洲肠外营养学会指南推荐每天的蛋白质摄入量为1.2～1.5 g/kg,肥胖或者超重的肝硬化患者日常膳食中蛋白摄入量维持在2 g/kg,这对于肝性脑病患者是安全的。肝性脑病患者补充蛋白质遵循以下原则:①1～2期肝性脑病患者开始数日应限制蛋白质,控制在20 g/d,随着症状的改善,每2～3 d可增加10～20 g蛋白,逐渐增加至指南推荐量;②3～4期肝性脑病患者禁止从肠道补充蛋白质;③口服或静脉使用支链氨基酸,特别是在蛋白质补充不足的情况下,可调整芳香族氨基酸与支链氨基酸(AAA/BCAA)含量的比值;④植物蛋白优于动物蛋白,植物蛋白含甲硫氨酸、芳香族氨基酸较少,含支链氨基酸较多,还可提供纤维素,有利于维护结肠的正常菌群及酸化肠道;⑤鼓励慢性肝性脑病患者,少食多餐,摄入蛋白宜个体化,可以每天摄入30～40 g植物蛋白,逐步增加蛋白总量。

七、其他护理诊断/问题

(1)有感染的危险与长期卧床、营养失调、抵抗力低下有关。

(2)活动耐力下降与肝功能减退、营养摄入不足有关。

八、健康指导

1. 疾病知识指导

向患者和家属介绍肝脏疾病和肝性脑病的有关知识,指导其认识肝性脑病的各种诱发因素,要求患者自觉避免诱发因素,如戒烟、戒酒、避免各种感染、保持排便通畅、合理调整饮食结构。

2. 用药指导

指导患者严格按医嘱规定的剂量、用法服药,了解药物的主要不良反应,避免有损肝脏的药物。失眠时应在医师指导下慎重使用镇静、催眠药。定期随访。

3. 照顾者指导

指导家属给予患者精神支持和生活上的照顾,帮助患者树立战胜疾病的信心。使家属了解肝性脑病的早期征象,指导家属学会观察患者的思维、性格、行为及睡眠等方面的改变,以便及时发现病情变化,及早治疗。

九、预后

肝性脑病的预后主要取决于肝衰竭的程度。轻微型肝性脑病患者经积极治疗多能好转。肝功能较好、分流术后及诱因明确且易消除者预后较好。有腹水、黄疸、出血倾向的患者多数肝功能差,预后亦差。急性肝衰竭所导致的肝性脑病诱因常不明显,发病后患者很快昏迷甚至死亡。暴发性肝衰竭所致的肝性脑病预后最差。

(高兴艳　李　娟)

第四十一章 胰腺疾病的护理

第一节 急性胰腺炎

急性胰腺炎(acute pancreatitis,AP)指多种病因使胰酶在胰腺内被激活引起胰腺组织自身消化,从而导致水肿、出血甚至坏死的炎症性损伤。临床主要表现为急性上腹部疼痛,呈持续性,可向腰背部放射,恶心,呕吐,发热,血和尿淀粉酶或脂肪酶水平升高,严重者可并发胰腺局部并发症、多器官功能衰竭等多种并发症。

一、病因与发病机制

(一)病因

引起急性胰腺炎的病因较多,我国急性胰腺炎的常见病因为胆源性,西方国家则以大量饮酒引起者多见。

1. 胆石症与胆道疾病

国内胆石症、胆道感染、胆道蛔虫是急性胰腺炎发病的主要原因,占 50% 以上,又称胆源性胰腺炎。引起胆源性胰腺炎的可能机制:①胆石、感染、蛔虫等因素致奥迪括约肌水肿、痉挛,使十二指肠壶腹部出口梗阻,胆道内压力高于胰管内压力,胆汁逆流入胰管,引起急性胰腺炎;②胆石在移行过程中损伤胆总管、壶腹部或胆道感染引起奥迪括约肌松弛,使富含肠激酶的十二指肠液反流入胰管,引起急性胰腺炎;③胆道感染时,细菌毒素、游离胆酸、非结合胆红素等可通过胆胰间淋巴管交通支扩散到胰腺,激活胰酶,引起急性胰腺炎。

2. 酗酒和暴饮暴食

大量饮酒和暴饮暴食均可致胰液分泌增加,并刺激奥迪括约肌痉挛,十二指肠乳头水肿,胰液排出受阻,使胰管内压增加,引起急性胰腺炎。慢性嗜酒者常有胰液蛋白沉淀,形成蛋白栓堵塞胰管,致胰液排泄障碍。

3. 胰管阻塞

常见病因是胰管结石。其他如胰管狭窄、肿瘤或蛔虫钻入胰管等均可引起胰管阻塞,当胰液分泌旺盛时胰管内压升高,使胰管小分支和胰腺泡破裂,胰液与消化酶渗入间质,引起急性胰腺炎。

4. 手术与创伤

腹腔手术(特别是胰胆或胃手术)、腹部钝挫伤等可直接或间接损伤胰腺组织与胰腺的血液供应,引起胰腺炎。采用 ERCP,插管时导致十二指肠乳头水肿或重复注射造影剂、注射压力过高等引起胰腺炎。

5. 内分泌与代谢障碍

任何原因引起的高钙血症或高脂血症,可通过胰管钙化或胰液内脂质沉着等引发胰腺炎。高甘油三酯血症可因毒性脂肪酸损伤细胞而引发或加重胰腺炎。

6. 感染

某些急性传染病(如流行性腮腺炎、传染性单核细胞增多症)可增加胰液分泌引起急性胰腺炎,但症状多数较轻,随感染痊愈而自行消退。

7. 药物

某些药物(如噻嗪类利尿药、糖皮质激素、四环素、磺胺类)可直接损伤胰腺组织,使胰液分泌或黏稠度增加,引起急性胰腺炎。

8. 其他

十二指肠球后穿透性溃疡、十二指肠乳头旁肠憩室炎、胃部手术后输入襻综合征、肾或心脏移植术后等亦可导致急性胰腺炎,临床较少见。临床有 5%～25% 的急性胰腺炎病因不明,称为特发性胰腺炎。

(二)发病机制

急性胰腺炎的发病机制尚未完全阐明。虽然上述各种病因的致病途径不同,但有共同的病理生理过程,即胰腺的自身消化。正常胰腺分泌的消化酶有两种形式,一种是有生物活性的酶,另一种是以酶原形式存在的无活性的酶。正常分泌以无活性的酶原占绝大多数,这是胰腺避免自身消化的生理性防御屏障。在上述各种致病因素作用下,胰管内高压、腺泡细胞内钙离子水平升高,导致胰腺腺泡内酶原被激活,大量活化的胰酶引起胰腺组织自身消化、水肿、出血甚至坏死的炎症反应。炎症向全身扩散,可出现多器官炎症反应及功能障碍。

二、病理

急性胰腺炎从病理上可分为急性水肿型和急性出血坏死型。急性水肿型约占急性胰腺炎的 90%。大体上见胰腺肿大、水肿、分叶模糊、质脆,病变累及部分或整个胰腺,胰腺周围有少量脂肪坏死。急性出血坏死型大体上表现为红褐色或灰褐色,并有新鲜出血区,分叶结构消失。有较大范围的脂肪坏死灶,散落在胰腺及胰腺周围组织,称为钙皂斑。坏死灶周围有炎性细胞浸润,病程长者可并发脓肿、假性囊肿或瘘管形成。

三、临床表现

急性胰腺炎因病情程度不同,患者的临床表现多样。

(一)症状

1. 腹痛

腹痛为本病的主要表现和首发症状,常在暴饮暴食或酗酒后突然发生。疼痛剧烈而持续,腹痛常位于中左上腹甚至全腹,可向腰背部放射,呈钝痛、钻痛、绞痛或刀割样痛,可有阵发性加剧。患者取弯腰抱膝位时疼痛可减轻,一般胃肠解痉药无效。水肿型腹痛一般3～5 d缓解。坏死型腹部剧痛持续时间较长,由于渗液扩散可引起全腹痛。少数年老体弱患者可表现为腹痛极轻微或无腹痛。腹痛的机制:①炎症刺激和牵拉胰腺包膜上的神经末梢;②炎性渗出液和胰液外渗刺激腹膜和腹膜后组织;③炎症累及肠道引起肠胀气和肠麻痹;④胰管阻塞或伴胆囊炎、胆石症引起疼痛。

2. 恶心、呕吐及腹胀

起病后多出现恶心、呕吐,呕吐物为胃内容物,重者可混有胆汁甚至血液,呕吐后无舒适感。常同时伴有腹胀,甚至出现麻痹性肠梗阻。

3. 发热

多数患者有中度以上发热,一般持续3～5 d。若持续发热1周以上并伴有白细胞数升高,应考虑有胰腺脓肿或胆道炎症等继发感染。

3. 低血压或休克

重症胰腺炎常发生。患者烦躁不安,皮肤苍白、湿冷等;极少数患者可突然出现休克,甚至发生猝死。

4. 水、电解质及酸碱平衡紊乱

多有轻重不等的脱水,呕吐频繁者可有代谢性碱中毒。重症者可有严重脱水和电解质紊乱,部分患者可有血糖水平升高。

(二)体征

1. 轻症急性胰腺炎

腹部体征较轻,往往与主诉腹痛程度不十分相符,可有腹胀和肠鸣音减弱,多数中上腹有压痛,无腹肌紧张和反跳痛。

2. 重症急性胰腺炎

患者常呈急性重病面容,表情痛苦,脉搏增快,呼吸急促,血压下降。患者腹肌紧张,全腹显著压痛和反跳痛,伴麻痹性肠梗阻时有明显腹胀,肠鸣音减弱或消失。可出现移动性浊音,腹水多呈血性。少数患者由于胰酶或坏死组织液沿腹膜后间隙渗到腹壁下,致两侧腰部皮肤呈暗灰蓝色,称格雷-特纳(Grey-Turner)征,或出现脐周围皮肤青紫,称卡伦(Cullen)征。如有胰腺脓肿或假性囊肿形成,上腹部可扪及肿块。胰头炎性水肿压迫胆总管时,可出现黄疸。低血钙时有手足抽搐,多由大量脂肪组织坏死分解出的脂肪酸与钙结合成脂肪酸钙,钙大量消耗所致,此提示预后不良。

(三)并发症

1. 局部并发症

急性胰腺炎的局部并发症主要是局部感染、假性囊肿和胰腺脓肿。假性囊肿常在起病3～4周,由胰液和液化的坏死组织在胰腺内或其周围包裹所致。胰腺脓肿在重症胰腺炎起病2～3周,因胰腺内、胰腺周围积液或胰腺假性囊肿感染发展而来。其他局部并发症包括胃流出道梗阻、腹腔间隔室综合征、门静脉系统(含脾静脉)血栓形成等。

2. 全身并发症

重症急性胰腺炎常并发不同程度的多器官功能衰竭,常在发病后数天出现,如急性肾损伤、急性呼吸窘迫综合征、心力衰竭、消化道出血、胰性脑病、败血症及真菌感染、高血糖等,病死率极高。

四、实验室及其他检查

1. 白细胞计数

多有白细胞增多及中性粒细胞核左移。

2. 淀粉酶测定

血清淀粉酶水平一般在起病后 2~12 h 开始升高,48 h 后开始下降,持续 3~5 d。血清淀粉酶超过正常值的 3 倍即可诊断本病。但淀粉酶的高低不一定反映病情轻重,出血坏死型胰腺炎血清淀粉酶值可正常或低于正常值。尿淀粉酶水平升高得较晚,在发病后 12~14 h 开始升高,下降缓慢,持续 1~2 周,但尿淀粉酶结果受患者的尿量与尿液浓缩、稀释的影响,结果波动较大。

3. 血清脂肪酶测定

血清脂肪酶水平常在起病后 24~72 h 开始升高,持续 7~10 d,对发病后就诊较晚的急性胰腺炎患者有诊断价值,且特异性也较高。

4. C反应蛋白(CRP)测定

CRP 是组织损伤和炎症的非特异性标志物,有助于评估与监测急性胰腺炎的严重性,在胰腺坏死时 CRP 水平明显升高。

5. 其他生化检查

暂时性血糖水平升高常见,持久的空腹血糖高于 11.2 mmol/L 反映胰腺坏死,提示预后不良。可有暂时性低钙血症,血钙水平若低于 2 mmol/L 则预后不良。此外,可有血清 AST、LDH 增加,血清白蛋白水平降低。

6. 影像学检查

腹部 X 线检查可见"哨兵襻"和"结肠切割征",为胰腺炎的间接征象,并可发现肠麻痹或麻痹性肠梗阻征象;腹部 B 超和 CT、MRI 成像可见胰腺体积增大,其轮廓与周围边界模糊不清,坏死区呈低回声或低密度图像,对并发胰腺脓肿或假性囊肿的诊断有帮助。通过磁共振胆胰管造影(magnetic resonance cholangiopancreatography,MRCP),可以判断有无胆胰管梗阻。

五、诊断要点

(一)急性胰腺炎诊断标准

急性发作、持续性、剧烈的中上腹痛,常放射到背部,符合急性胰腺炎特征;血清淀粉酶或脂肪酶大于正常值上限的 3 倍;超声、CT 或 MRI 等影像学检查显示胰腺肿大、渗出或坏死等胰腺炎改变。符合上述 3 项中的任意 2 项,排除其他急腹症后,可确定急性胰腺炎诊断。

(二)严重度分级

修订后的亚特兰大分类标准将急性胰腺炎严重程度分为3级:轻症、中度重症和重症。

1. 轻症急性胰腺炎(mild acute pancreatitis,MAP)

无器官功能衰竭,也无局部或全身并发症。通常在1~2周恢复。轻症占急性胰腺炎的60%~80%,病死率极低。

2. 中度重症急性胰腺炎(moderate severe acute pancreatitis,MSAP)

存在局部并发症或全身并发症。可伴有短暂性器官功能衰竭(持续时间小于48 h),中度重症占急性胰腺炎的10%~30%,病死率小于5%。

3. 重症急性胰腺炎(severe acute pancreatitis,SAP)

伴有持续性器官功能衰竭(持续时间大于48 h)。重症占急性胰腺炎的5%~10%,病死率达30%~50%。

六、治疗要点

急性胰腺炎的治疗要做好两方面工作,即积极寻找并消除病因和控制炎症。

(一)轻症急性胰腺炎治疗

(1)禁食:有腹痛、呕吐时,短期禁食1~3 d,如果无恶心、呕吐,腹痛已缓解,有饥饿感,可以尝试经口进食。

(2)静脉输液:维持水、电解质和酸碱平衡。

(3)吸氧:给予鼻导管吸氧或面罩吸氧,维持血氧饱和度大于95%。

(4)抑制胃酸和胰液分泌:可用质子泵抑制剂(PPI)或 H_2 受体拮抗剂,通过抑制胃酸分泌而间接抑制胰腺分泌,还可以预防应激性溃疡的发生。

(5)镇痛:疼痛剧烈时在严密观察下可注射镇痛药,如肌内注射50 mg盐酸布桂嗪、肌内注射25~100 mg盐酸哌替啶,注意观察有无呼吸抑制、低血压等不良反应。

(6)抗感染:胆源性胰腺炎常合并胆道感染,可针对革兰氏阴性菌选用第三代头孢菌素(如头孢哌酮)。

(7)胃肠减压与通便:对有明显腹胀者应胃肠减压,可用甘油、大黄水或生理盐水灌肠;或口服生大黄、硫酸镁或乳果糖,促进排便。

(二)中度重症及重症急性胰腺炎治疗

1. 监测

对中度重症急性胰腺炎患者,早期应加强病情监测,防止重症急性胰腺炎的发生,及时有效控制全身炎症反应综合征。

2. 重症急性胰腺炎的治疗措施

(1)有条件应转入重症监护室进行治疗。

(2)液体复苏。积极补充液体和电解质,维持有效循环血容量。如患者有慢性心功能不全或肾衰竭,应限液、限速,防止发生肺水肿。对伴有休克者给予白蛋白、血浆等。

(3)使用生长抑素类药物。生长抑素具有抑制胰液和胰酶分泌,抑制胰酶合成的作用,尤以生长抑素和其拟似物奥曲肽疗效较好,生长抑素 250～500 $\mu g/h$ 或奥曲肽 25～50 $\mu g/h$,持续静脉滴注,疗程 3～7 d。

(4)营养支持。早期一般采用胃肠外营养,如无肠梗阻,尽快过渡到肠内营养。

(5)急诊内镜治疗消除病因。对胆总管结石、急性化脓性胆管炎、胆源性败血症等胆源性急性胰腺炎,应尽早行内镜下奥迪括约肌切开术、取石术、放置引流管等,利于降低胰管内高压,还可快速控制感染。

(6)并发胰腺脓肿、假性囊肿、弥漫性腹膜炎、肠穿孔、肠梗阻及肠麻痹坏死时,需实施外科手术。

七、常用护理诊断/问题、措施及依据

(一)疼痛

腹痛与胰腺及其周围组织炎症、水肿或出血坏死有关。

1. 休息与体位

患者应绝对卧床休息,减轻胰腺的负担,促进组织修复。保证睡眠,促进体力的恢复。腹痛时协助患者取弯腰、前倾坐位或屈膝侧卧位,以缓解疼痛。应防止因剧痛辗转不安者坠床,去除周围一切危险物品,保证安全。

2. 饮食护理

轻症急性胰腺炎经过 3～5 d 禁食和胃肠减压,当疼痛减轻、发热消退,即可先给予少量无脂流质。加强营养支持。及时补充水分及电解质,保证有效血容量。早期一般给予全胃肠外营养(TPN),如无梗阻,宜早期行空肠插管,过渡到肠内营养(EN)。营养支持可增强肠道黏膜屏障,减少肠内细菌移位引发感染的可能。若患者禁食、禁饮在 1 周以上,可以考虑在 X 线引导下经鼻腔置空肠营养管,实施肠内营养。

3. 用药护理

对腹痛剧烈者,可遵医嘱给予哌替啶止痛,反复使用可致成瘾。禁用吗啡,以防引起奥迪括约肌痉挛,加重病情。注意监测用药后患者的疼痛有无减轻,疼痛的性质和特点有无改变。若疼痛持续存在伴高热,则应考虑可能并发胰腺脓肿;如疼痛剧烈,腹肌紧张,压痛和反跳痛明显,提示并发腹膜炎,应向医师报告,及时处理。

4. 其他护理措施

详见腹痛的护理。

(二)潜在并发症:低血容量性休克

1. 病情观察

严密监测生命体征、血氧饱和度等。注意有无脉搏细速、呼吸急促、尿量减少等低血容量的表现。注意观察呕吐物的量及性质,对行胃肠减压者,观察和记录引流量及性质。观察患者皮肤、黏膜的色泽与弹性有无变化,判断失水程度。准确记录 24 h 出入量,作为

补液的依据。定时留取标本,监测血淀粉酶、尿淀粉酶、血糖、电解质的变化,做好动脉血气分析的测定。

2. 维持有效血容量

迅速建立有效静脉通路,输入液体及电解质,禁食患者每天的液体入量常需 3 000 mL以上,以维持有效循环血容量。注意根据患者的脱水程度、年龄和心肺功能调节输液速度,及时补充因呕吐、发热和禁食所丢失的液体和电解质,纠正酸碱平衡失调。

3. 防治低血容量性休克

如患者出现意识状态改变、脉搏细弱、血压下降、尿量减少、皮肤黏膜苍白、冷汗等低血容量性休克的表现,应积极配合医师进行抢救。①迅速准备好抢救用物,如静脉切开包、人工呼吸器、气管切开包。②患者取仰卧中凹位,注意保暖。给予氧气吸入。③尽快建立静脉通路,必要时中心静脉置管,按医嘱输注液体、血浆或全血,补充血容量。根据血压调整给药速度,必要时测定中心静脉压,以决定输液量和速度。④如循环衰竭持续存在,遵医嘱给予升压药。注意患者血压、意识状态及尿量的变化。

八、其他护理诊断/问题

(1)体温过高与胰腺炎症反应、出血、坏死有关。
(2)潜在并发症:多器官功能衰竭。

九、健康指导

1. 疾病知识指导

向患者讲解本病的主要诱发因素、预后及并发症知识。教育患者积极治疗胆道疾病,避免复发。如出现腹痛、腹胀、恶心等表现,及时就诊。谨慎用药,氢氯噻嗪、硫唑嘌呤等可诱发胰腺炎,需要在医师指导下使用。

2. 饮食指导

腹痛缓解后,应从少量低脂饮食开始逐渐恢复正常饮食,应避免刺激性强、产气多、高脂和高蛋白食物。康复期进食仍要注意,如出现腹痛、腹胀或腹泻等消化道症状,说明胃肠对脂肪的消化吸收还不能耐受,还要减少饮食中脂肪、蛋白质的量,甚至暂停摄入。戒除烟、酒(含酒精类饮料),防止复发。

十、预后

轻症者预后良好,常在1周内恢复,不留后遗症。重症者病情重而凶险,如患者年龄大,有低血压、低白蛋白血症、低氧血症、低血钙及各种并发症,则预后较差。经积极抢救存活者易发生局部并发症,遗留不同程度的胰腺功能不全。未消除病因的患者可经常复发急性胰腺炎,反复炎症及纤维化可演变为慢性胰腺炎。

(高兴艳　刘旭阳)

第二节　慢性胰腺炎

　　慢性胰腺炎(CP)是指胰腺实质持续性炎症,导致腺体广泛纤维化、腺泡和胰岛细胞萎缩,使胰腺的内分泌、外分泌功能受损,且常有钙化及假性囊肿形成。典型症状为反复腹痛、消化不良、腹泻、消瘦等,晚期可出现胰腺囊肿、糖尿病或黄疸。因缺乏简便而特异的诊断方法,故诊断困难,常被误诊。

　　慢性胰腺炎与急性胰腺炎相似,国外病因以酒精中毒为主,国内病因以胆管疾病(尤其是胆结石)为主。其他少见病因为营养不良、腹部外伤、高钙血症、代谢异常、自身免疫异常、血管病变、血色病、肝病、遗传性因素。少数患者确无病因可寻,称特发性慢性胰腺炎。

一、临床表现

(一)腹痛

　　腹痛是最突出的症状,初为间歇性,后转为持续性腹痛。性质可为隐痛钝痛、钻痛甚至剧痛。腹痛多位于中上腹,可偏左或偏右,可放射至后背、两肋部。患者取坐位、膝屈位时疼痛可有所缓解;躺下或进食时疼痛加剧。

(二)胰腺功能不全的表现

　　1. 胰腺外分泌功能不足

　　胰消化酶减少,患者出现消化不良、腹泻、脂肪泻和粪氮质增加,表现为消瘦、无力、营养不良。

　　2. 胰腺内分泌功能不足

　　主要表现为糖尿病。其中 10%～20% 的患者有显著的糖尿病症状,约 50% 的患者有隐性糖尿病。

(三)体征

　　多数患者仅有轻度压痛。当并发假性囊肿时,腹部可扪及表面光整的包当胰头肿大压迫胆总管,可出现黄疸。少数患者可出现腹腔积液和块。胸腔积液、消化性溃疡和上消化道出血、多发性脂肪坏死、血栓性静脉炎或静脉血栓形成及精神症状。

二、辅助检查

(一)胰腺外分泌功能试验

　　1. 促胰液素试验

　　促胰液素可刺激胰腺腺泡分泌胰液和碳酸氢盐。静脉滴注或注射促胰液素后,插管收集十二指肠内容物,测定胰液分泌量及碳酸氢钠的浓度以估计胰腺外分泌功能。

2. Lundh 标准餐试验

用标准配方的 Lundh 试餐代替外源性胃肠激素,生理性刺激胰腺分泌。通过测定十二指肠液中的胰蛋白酶浓度,判断胰腺的外分泌功能,低于 6 U/L 为异常。

3. 苯甲酰-酪氨酰对氨基苯甲酸(BT-PABA)试验

如有胰腺功能障碍,分泌糜蛋白酶量减少,BT-PABA 不能被充分裂解,尿中 PABA 排泄量就减少,故测定尿中 PABA 含量可间接反映胰腺外分泌功能状态。口服 BT-PABA 500 mg 后收集 6 h 内的全部尿液,胰腺外分泌功能减退时尿中 PABA 排泄量明显减少。

(二)胰腺内分泌功能试验

1. 血糖和血浆胰岛素测定

可有空腹血糖水平升高,糖耐量试验异常,血浆胰岛素水平降低。

2. 血浆胰多肽测定

患者空腹及餐后血浆胰多肽浓度均明显下降。

3. 血清胆囊收缩素(CCK)测定

正常者空腹 CCK 浓度为 60 pg/mL,慢性胰腺炎患者 CCK 浓度可达 8 000 pg/mL。

(三)影像学检查

1. X 线腹部平片

典型者可见位于第 1~3 腰椎左侧的胰腺区有钙化斑点或结石,是诊断慢性胰腺炎的重要依据。

2. B 超检查

胰纤维化时胰腺回声增强,胰管有不规则扩张及管壁回声增强;有结石及钙化时可见光团及声影;有囊肿时可见液性暗区等。

3. 超声内镜

其诊断价值优于腹部超声,可显示胰实质回声增强、主胰管狭窄或不规则扩张及分支胰管扩张、胰管结石、假性囊肿等。

4. 逆行胰胆管造影(ERCP)

ERCP 对慢性胰腺炎的诊断有重要价值。可显示胰管不规则扩张、狭窄或扭曲变形,主胰管部分或完全阻塞,含有结石、蛋白栓子。

5. 选择性腹腔动脉造影

该检查可见胰腺血管壁不整,并呈串珠状,同时有血管增生、不规则浓染以及脾静脉与门静脉狭窄、闭塞等征象,主要适用于慢性胰腺炎与胰腺癌的鉴别。

6. 磁共振胰胆管造影(MRCP)

MRCP 具有无创、无需造影剂等特点。胰管扩张是慢性胰腺炎的影像学特征之一,MRCP 能显示胰管不同程度的扩张、胰管内结石和胰腺假性囊肿。

三、诊断标准

主要诊断依据:①有典型的临床表现(上腹痛或急性胰腺炎等反复发作);②影像学

检查提示胰腺钙化、胰管结石、胰管狭窄或扩张等；③病理学特征性改变；④有胰腺外分泌功能不全表现。符合②或③可确诊；①＋④可拟诊。

四、治疗原则

(一)一般治疗

一般治疗包括消除病因、饮食及营养支持。需绝对戒酒，避免暴饮暴食，少食多餐，严格限制脂肪的摄入量。慎用某些可能与发病有关的药物，如柳氨磺氨吡啶、雌激素、糖皮质激素、吲哚美辛、氢氯噻嗪等。

(二)胰腺外分泌功能不全的治疗

用胰酶制剂替代治疗。应选择含高活性脂肪酶、不含胆盐的局游走爱制剂。目前常用的有复合消化酶、胰酶。疗效不佳时可加抑酸药物。

(三)胰腺内分泌功能不全的治疗

糖尿病的患者首先应控制饮食，结合胰腺外分泌功能不全的情况制订综合的饮食方案，还应配合胰酶制剂加强脂肪和蛋白质的吸收。

(四)胰性疼痛的治疗

(1)一般治疗：避免不良刺激因素，如饮酒、暴饮暴食、高脂饮食。

(2)镇痛药物：用非甾体抗炎药、抗胆碱能药物解痉等。尽量少用麻醉镇静剂。

(3)胰酶制剂：可通过降低胰腺内压力来缓解疼痛。

(4)抑酸药：如质子泵抑制剂。

(5)顽固性疼痛：可选内镜引导下的腹腔神经阻滞术或 CT 引导下的腹腔神经阻滞术。

(五)内镜下治疗

(1)胰管括约肌切开术：适用于胰管开口良性狭窄或行胰管取石、扩张治疗。

(2)胆管结石取出术：根据结石特点选用网篮取石、气囊取石、子母镜加液电碎石等。

(3)主胰管内镜引流术及支架植入术：适用于近胰腺开口处的狭窄、胰管结石取石前或取石困难、与胰管相通的假性囊肿引流。

(六)手术治疗

手术的目的是缓解疼痛、处理并发症、明确诊断、延缓胰腺炎症进展和保护内、外分泌功能。急诊手术的适应证为 CP 并发症引起的感染、出血、囊肿破裂等。择期手术的适应证：①内科和介入治疗无效；②压迫邻近脏器导致胆管、十二指肠梗阻，内镜治疗无效以及左侧门脉高压伴出血；③假性囊肿、胰瘘或胰源性腹腔积液，内科和介入治疗无效；④不能排除恶变。

五、护理评估

(一)健康史

采集病史，了解是否有胰腺炎病史，评估病因，如暴饮暴食、酗酒、胆管疾病病史。

（二）身体状况

了解生命体征情况。

（三）心理-社会状况

了解患者与家属的心理情况与需求，了解患者的心理压力与应激表以利于对其提供适当心理-社会支持。

六、护理诊断

（一）疼痛

其与胰酶对胰腺的消化有关。

（二）有体液不足的危险

其与大量腹腔胰性渗出液和多处引流胃肠减压有关。

（三）潜在并发症

潜在并发症有休克、感染、多器官功能障碍。

（四）营养失调

低于机体需要量，与长期禁食有关。

（五）排泄形态的改变

其与慢性胰腺炎脂肪泻有关。

七、护理措施

（一）一般护理

保持环境整洁、安静、空气流通及适宜的温度、湿度。协助患者取弯腰屈膝侧卧位。

（二）饮食护理

避免刺激性强、产气多、高脂肪和高蛋白食物，严格禁酒。

（三）病情观察

观察腹痛的部位、性质程度及伴随症状。观察呕吐物的量及性质。监测白细胞计数、血与尿淀粉酶值、电解质与血气的变化。

（四）疼痛护理

合理应用镇痛药；禁食、胃肠减压；遵医嘱给予抗胰酶药、解痉药或镇痛药；协助患者变换体位，使其膝弯曲，靠近胸部以缓解疼痛；按摩患者的背部以增加舒适感。

（五）心理护理

经常巡视，了解患者的需要。解释引起疼痛的原因、治疗方法和预后，以消除疑虑。指导减轻疼痛的方法。说明禁食、禁水的重要性，取得患者的配合。帮助患者及家属正确认识胰腺炎，强调预防复发的重要性。避免过度疲劳和情绪激动，保持良好的精神状态。指导患者遵医嘱服药。

(六)血糖水平升高的护理

因胰腺内分泌功能不足致糖尿病的患者,应遵医嘱服用降糖药物,因胰腺全切,则需终身注射胰岛素。要定时监测血糖和尿糖。要严格控制主食的摄入量,不食或少食含糖量较高的水果,多进食蔬菜;注意锻炼等。

八、健康教育

(一)疾病知识指导

慢性胰腺炎的病因与急性胰腺炎相似。慢性酒精中毒可引起慢性胰腺炎。长期酗酒引起慢性胰腺炎的时间为 $8\sim10$ 年。酒精刺激胃泌素分泌,引起胃酸分泌增多,致使肠道的促胰液素和 CCK-P2 分泌增多,进而引起胰液和胰腺蛋白酶分泌亢进;酒精可引起胰腺蛋白酶分泌多于胰液的分泌,高浓度的胰腺蛋白酶能破坏胰管上皮细胞,引起胰液的蛋白质和钙浓度升高,二者结合形成蛋白质性栓子,引起胰管阻塞,腺泡组织增生和纤维化;酒精对胰腺泡细胞的直接毒性作用。

(二)心理指导

由于病程长,病情反复,患者常会产生焦虑、悲观、消极情绪。护士应为患者提供安全舒适的环境了解患者的感受,耐心解答患者的问题,讲解有关疾病治疗和康复的知识,配合患者家属,帮助患者树立战胜疾病的信心。

(三)饮食指导

急性发作期禁食。病情缓解后可给予高糖、低脂、少渣的半流质饮食。

(1)限制脂肪量,病情好转可递增至 $40\sim50$ g/d。

(2)每天供给蛋白质 $50\sim70$ g。注意选用含脂肪少、高生物价蛋白食物。

(3)因所需能量由糖类补充为主,每天供给可多于 300 g。

(4)慢性胰腺炎多伴有胆管病或胰腺动脉硬化,胆固醇供给量应低于 300 mg/d。

(5)维生素应供给充足,多进食富含 B 族维生素、维生素、维生素 C 的食物。特别是每天维生素 C 的供给应多于 300 mg。

(6)食物选择原则是富于营养、易于消化、少刺激性。患者宜食高蛋白、高糖、低脂饮食。

(7)少食多餐,每天以 $4\sim5$ 餐为宜。烹调加工应使菜清淡、细碎、柔软,不用烹调油,可采取蒸、煮、烩、熬、烧、炖等方法。

(8)选择谷类及豆制品。选择猪瘦肉、牛瘦肉、猪肝、鸡肉、虾、鱼、鸡蛋清、脱脂奶。蔬菜选择土豆、菠菜、胡萝卜、豇豆、茼蒿、苦菜等。选择各种果汁。其他如蔗糖、蜂蜜。

(9)指导患者戒烟、酒,限制饮茶、咖啡,限制食用辛辣食物。患者无不适后再缓慢增加进食量,糖尿病患者应按糖尿病饮食进餐。

(四)出院指导

(1)向患者及家属介绍疾病的主要诱发因素和疾病的过程。

（2）教育患者积极治疗胆管疾病，注意防治胆管蛔虫。

（3）指导患者及家属掌握饮食卫生知识，患者平时应养成富营养、食勿饱的规律进食习惯。

（4）慢性胰腺炎患者易脂肪泻（稍吃油荤即腹泻），且难以根治，故患者易出现营养不良，应食富含营养的食物，如鱼、瘦肉、蛋白、豆腐。

（5）宜适当多食米、面等以及新鲜蔬菜，但不能过饱，七八分饱即可（若合并糖尿病则应适当控制糖类的摄入）。

（6）宜少食煎炒食物，多食蒸炖食物，以利于消化吸收。盐不宜多，以淡食为佳。蔬菜可多食菠菜、青花菜和花椰菜，萝卜须煮熟吃，将纤维煮软，防止增加腹泻。水果可选桃子、香蕉等没有酸味的水果。不宜食易产气使腹胀的食物不宜吃，如炒黄豆、蚕豆、豌豆、红薯等。调味品不宜太酸、太辣，因其能增加胃液分泌，加重胰腺负担。应避免刺激强高脂肪和高蛋白食物。

（7）避免情绪激动，保持良好的精神状态。戒除烟、酒，防止复发，若不适，应及时随诊。

（高兴艳　高　俊）

第三节　胰腺癌

胰腺癌系胰腺外分泌腺的恶性肿瘤，临床主要表现为腹痛、消瘦、黄疸等，大多数患者在确诊后已无法手术切除，在半年左右死亡，5 年存活率＜5％。其病情发展快，预后很差。发病多在中年以后，多见于男性。

胰腺癌的病因至今未明，可能与之相关的因素有长期大量吸烟，长期饮酒，高胆固醇饮食，长期接触 N-亚硝基甲胺、烃化物等化学物质。

胰腺癌多见于胰头部，占 60％～70％，胰体癌占 20％，胰尾癌占 5％，少数患者的癌弥散于整个胰体而难以确定部位。胰腺癌多起源于导管上皮（81.6％），少数生于腺泡（13.4％），余者不能肯定来源（5％）。胰腺被膜薄，淋巴和血运丰富，胰腺癌易发生转移，除局部淋巴结的转移外胰头癌早期转移至肝，胰腺体尾癌易转移至腹膜。

一、临床表现

胰腺癌起病隐匿，早期无特殊表现，可诉上腹不适、轻度腹泻、食欲减退、乏力等，数月后出现明显症状时，病程多已进入晚期。其主要临床表现有腹痛、黄疸、腹泻、体重减轻及转移灶症状。整个病程短，病情发展快，迅速恶化。

（一）症状

1. 体重减轻

90％的患者的体重迅速而明显地减轻，晚期常呈恶病质状态。

2. 腹痛

胰腺癌患者中，2/3～3/4 的胰头癌有腹痛，胰体尾癌约 80% 有腹痛，疼痛常于上腹部，按肿瘤部位的不同可偏左或偏右，开始为隐痛，多伴胀满不适，有时呈持续性且逐渐加重，常牵涉至背部。典型的胰疼痛是平卧时腹痛加重，尤以夜晚更甚，常致患者起身走动，彻夜难眠，采用下蹲、前倾弯腰或侧卧蜷足位可缓解或减轻腹痛。晚期持续剧烈痛，常需麻醉药且致药物依赖。

3. 黄疸

黄疸是胰腺癌（尤其是胰头癌）的重要症状，黄疸属于梗阻性，常伴尿深黄及陶土色粪便，且呈进行性，黄疸虽有时会轻微波动，但不会完全消失，胰体尾癌常在波及胰头时才出现黄疸，而胰腺癌晚期出现黄疸，可能是肝转移所致。胰头瘤若使胆总管下段梗阻而出现无痛性的胆囊肿大，呈库瓦西耶征，对胰头癌具有重要诊断意义。

4. 其他症状

胰腺瘤有不同程度的消化道症状，如恶心、呕吐、腹胀、腹泻、上消化道出血、低热。部分患者有精神抑郁、焦虑、个性改变等精神症状，有时可出现胰源性糖尿病或使原有糖尿病加重、血栓性静脉炎的表现。

（二）体征

早期一般无明显体征，典型胰腺癌可见消瘦、上腹压痛和黄疸。出现黄疸时，常因胆汁淤积而有肝大，可扪及囊状、无压痛、表面光滑并可推移的肿大胆囊，称库瓦西耶征，是诊断胰腺癌的重要体征。部分胰体尾癌压迫脾动脉或主动脉时，可在左上腹或脐周听到血管杂音。晚期患者可有腹腔积液，少数患者可有锁骨上淋巴结增大等。

二、辅助检查

（一）实验室检查

胰腺癌患者的血、尿淀粉酶浓度升高多因胰腺癌早期胰管堵塞，导致继发性胰腺炎或伴慢性胰腺炎。血液检查可能显示阻塞性黄疸及功能受损情况，血清胆红素浓度升高且以结合胆红素为主。碱性磷酸酶（AKP）、血清-谷氨酰转移酶（YGT）、乳酸脱氢酶（LDH）、亮氨酸氨基肽酶（LAP）和 5′核苷酸酶浓度等均可升高。部分患者血清脂肪酶和淀粉酶浓度升高。

（二）胰腺癌相关抗原（PCAA）和胰腺特异性抗原检测

胰腺癌肿前者的阳性率约 53%，但慢性胰腺炎和胆石症也有 1/3～1/2 的阳性率。Ⅰ期胰腺癌时后者阳性率高达 60%，且良性胰腺疾病和胆系疾病者的阳性率较低。可以联合检测 2 种抗原。

（三）胰腺胚胎抗原（POA）检测

在胰腺癌患者中，POA 增多者达 73%，但其特异性不高，胃癌和结肠癌的阳性率分别为 50%、40%。肿瘤切除后 POA 浓度明显下降，术后 1～2 个月降至正常，复发时

POA 浓度上升。

(四)糖抗原 CA19-9 检测

此抗原是一种与消化道癌相关的抗原。抗原决定簇为含唾液酸的神经节苷脂,已获得单抗。在胰腺癌、结肠癌、胃癌和胆管癌的阳性率分别为 86.2%、33.7%、28.5% 和 73.5%。CA19-9 血清值与胰腺癌的部位、主胰管扩张、有无转移及病期无明显关系,但在肿瘤切除后下降。

(五)采用 ELISA 法测定血清癌胚抗原(CEA)、糖抗原 CA50

CEA 在胰腺癌中的敏感性、特异性和难确性分别为 36.4%、94.7% 和 54%;CA50 的上述数据分别为 74.6%、82.2% 和 76.7%。另外,观察 CEA 的动态变化,有助于评估胰腺癌的预后。

(六)钡餐检查

近 50% 的胰腺癌有异常表现,尤其是行低张十二指肠造影较满意。发生胰头癌时可发现十二指肠曲增宽或十二指肠降段内侧呈反"3"形征象;十二指肠壁僵硬、黏膜破坏或肠腔狭窄,或胃、十二指肠横结肠受压而移位等。

(七)B 型超声显像

胰腺癌的 B 型超声显像可显示胰腺肿大,形态不规则,或胰腺内出现肿块,诊断率达 80% 左右,但对 2 cm 以下的肿瘤诊断不理想。

(八)X 线钡餐造影

间接反映肿瘤的位置、大小及胃肠受压情况。

(九)内镜超声检查

超声胃镜可见胰腺癌患者胃后壁外方有局限性低回声的实质性肿块,其边缘粗糙。典型者边缘呈火焰状。若病变浸润周围大血管,可见血管边缘粗糙或被肿瘤压迫等现象,能对手术切除的可能性做出一定的判断。胰腺癌检出率近乎 100%,且可在超声内镜下穿刺,行组织学或细胞学检查。

(十)逆行胰胆管造影(ERCP)

ERCP 对胰腺癌的诊断率较高。优点是能在直视下观察壶腹的情况,有无肿瘤或能观察胰头病变有无浸润,以及十二指肠乳头区、胰管及胆管形态的变化,还可以取活检,行病理检查,或收集胰液做细胞学检查。

(十一)磁共振胰胆管造影(MRCP)

MRCP 具有无创、无需造影剂等特点,显示胰管和胆总管病变的效果与 ERCP 相同。

(十二)细针穿刺胰腺活检

细针穿刺胰腺活检(FNA)是指在 B 超或 CT 引导下吸取组织标本并行细胞学检查,其对胰腺癌的诊断准确率达 80%。

(十三)CT 检查

CT 扫描可以显示胰腺肿块的正确位置、大小及其与周围血管的关系,增强扫描优于平扫。

(十四)MRI 检查

MRI 的诊断价值与 CT 相同,对于小胰癌及有无胰周扩散和血管侵犯的效果优于 CT 扫描。

(十五)PET 检查

利用肿瘤细胞内的 ^{18}F-FDG 聚集高于正常组织帮助诊断。

(十六)选择性动脉造影

经腹腔动脉行肠系膜上动脉、肝动脉、脾动脉选择性动脉造影,对显示胰体尾癌的效果可能比 CT 更好。

(十七)组织病理学和细胞学检查

在 B 超、CT 定位及引导下穿刺或剖腹探查中做细胞学或活体组织检查,可提高确诊率。

三、诊断标准

根据临床表现及明确的胰腺癌影像学证据,诊断晚期胰腺癌不难。因早期诊断困难,故重视胰腺癌高危人群的随访,有针对性地进行筛查和监测,有望提高早期胰腺癌的诊断率。

诊断标准:①年龄>40 岁,近期出现餐后上腹不适,伴轻泻;②有胰腺癌家族史;③有慢性胰腺炎;④患有家族性腺瘤息肉病;⑤有导管内乳头状黏液瘤,属于癌前病变;⑥大量吸烟、饮酒,长期接触有害化学物质;⑦有不能解释的糖尿病或糖尿病突然加重;⑧不明原因消瘦,体重减轻>10%。

四、治疗原则

(一)手术治疗

胰腺癌患者可行胰、十二指肠切除术或扩大根治术,但由于确诊者已多属晚期胰腺癌,其手术切除率仅为 10%~20%。对无法根治者,仅可行姑息性手术以缓解症状。

(二)化疗

目前尚无有效的单个化疗药物或联合的化疗方案可延长胰腺癌患者的生命或提高生活质量。常用的胰腺癌的化疗方法有 2 种:①静脉化疗,常用的药物有吉西他滨、氟尿嘧啶、顺铂、泰素帝、草酸铂、阿瓦斯汀卡培他滨等。其中吉西他滨主要作用于 DNA 合成期的肿瘤细胞,而成为胰腺癌化疗的最常用药物;②区域性动脉灌注化学疗法(介入化疗)的总体疗效优于静脉化疗。

(三)放疗

胰腺癌放疗的疗效不及化疗,对于化疗效果不佳者可作为次要选择或联合应用,有助于改善患者的生活质量,减轻癌性疼痛,延长患者生命放疗的方法主要有伽马刀和 I 粒子短程放疗。

(四)内镜治疗

其作为姑息治疗改变胰腺癌患者的胆总管梗阻状态。可通过 ERCP 或 PTCD 在胆总管内放置支架,内引流解除黄疸;若不能置入支架,可行 PTCD 外引流减轻黄疸。

(五)对症治疗

胰腺癌患者可根据疼痛程度,采用世界卫生组织推荐的镇痛"三阶梯"。

治疗方案:轻度疼痛,使用非甾体抗炎药,如美辛控释片;中度疼痛,可用弱阿片类药物,如曲马多缓释片;重度疼痛,则应使用口服药物,如磷酸吗啡(美施康定),可逐渐增加剂量;注射剂可选用替啶、吗啡等。晚期胰腺癌患者的腹痛十分顽固,可采用 50% 的酒精行腹腔神经丛注射或椎管内注射吗啡等镇痛。

胰酶制剂可改善消化不良、减轻脂肪泻;对阻塞性黄疸患者应补充维生素 K;用胰岛素治疗并发的糖尿病;肠内及静脉营养维持晚期胰腺癌及术后患者的能量需求。

五、护理评估

(一)健康史

评估患者的年龄、职业,有无吸烟、饮酒、饮咖啡史,是否长期进食高脂饮食,是否有糖尿病、胰腺炎病史,心理、自理能力等。

(二)身体状况

(1)消化系统症状:恶心、呕吐、腹痛、腹胀、腹泻、黄疸等情况。

(2)全身情况:生命体征、神志、精神状态,有无发热、乏力、消瘦、腹腔积液等情况以及尿、便颜色。

六、护理诊断

(1)疼痛与疾病过程有关。

(2)营养失调:低于机体需要量与饮食减少或恶心、呕吐、吸收不良及肿瘤消耗有关。

(3)体液过多与肝功能减退、门静脉高压有关。

(4)有感染的危险与机体抵抗力降低有关。

(5)有皮肤完整性受损的危险与长期卧床、皮肤水肿有关。

(6)便秘与长期卧床,活动减少有关。

(7)自理能力受限与身体虚弱及卧床休息,活动减少有关,

(8)活动无耐力与身体虚弱有关。

(9)患者缺乏疾病相关知识。

(10)有受伤的危险与患者神智淡漠、身体虚弱有关。

(11)预感性悲哀与病情重、疾病发展有关。

(12)潜在并发症有多脏器功能障碍、消化道出血、肝性脑病、静脉血栓。

七、护理措施

(一)营养支持

(1)了解胰腺癌患者喜欢的饮食和饮食习惯,制订合理食谱,注意脂肪和蛋白质的比例,要以糖类为主,脂肪和蛋白质的量要适宜,要食用宜消化的蛋白质,如瘦肉、鸡蛋和鱼,要采用合理的烹调方法,如煮、炖、熬、蒸,不用油煎、炸等,防止胰腺过度分泌胰液。必要时给予肠外营养,出现黄疸时静脉补充维生素 K。

(2)按医嘱输注入血白蛋白、氨基酸、新鲜红细胞、血小板等,纠正低蛋白血症、贫血、凝血机制障碍等。

(3)观察进食后消化情况,根据医嘱给予助消化药物,记录出入量,观察腹腔积液变化。

(二)功能监测

监测肝功能、电解质、凝血四项等。

(三)腹痛护理

尊重并接受患者对疼痛的反应,建立良好的护患关系,不能以自己的体验来评判患者的感受。介绍减轻疼痛的措施,有助于减轻患者的焦虑、恐惧等负性情绪。通过看报、听音乐、与家属交谈、深呼吸、放松按摩等方法分散患者对疼痛的注意力,以减轻疼痛。尽可能地满足患者对舒适的需要,如帮助患者变换体位、减少压迫;做好各项清洁卫生护理;保持室内环境舒适等。剧烈疼痛时遵医嘱给予有效的镇静镇痛药物,注意观察药物的不良反应。

(四)心理护理

护理人员理解患者否认、悲哀、畏惧、愤怒的不良情绪,多与其沟通,满足其精神需要;有针对性地讲解与疾病和手术相关的知识;帮助患者和家属进行心理调节,使之树立战胜疾病的信心。

(五)皮肤护理

出现黄疸时皮肤易瘙痒,避免抓搔,指甲不要过长,以免皮肤破损,造成感染;尽量不用肥皂等清洁剂清洁瘙痒部位。应注意体位的调整,预防压疮的发生,每日用温水擦浴1~2次,擦浴后涂止痒药。

(六)血糖的鉴别

定期监测血糖,如有高血糖,及时调节胰岛素的用量,使血糖维持在稳定的水平。使用胰岛素过程中应严密监测血糖变化,防止低血糖。

(七)放化疗的护理

部分化疗药物外漏可致局部组织坏死或静脉炎,输注时要注意观察输液部位,出现肿胀或疼痛应立即停止化疗,局部使用如意金黄散外敷或理疗,必要时行大静脉置管以保护外周血管。化疗后患者可出现食欲下降、恶心、呕吐等消化道症状,可适当使用镇吐药及帮助消化的药物。密切观察患者的外周血象,如果出现骨髓抑制,应及时使用升白细胞药物。注意有无皮肤淤斑、牙龈出血、血尿、血便等全身出血倾向。预防感染,除做好病房、被褥消毒外,还要做好口腔黏膜、皮肤、会阴部的清洁、消毒;指导患者注意休息,减少探访,避免交叉感染。嘱患者不抠鼻,防止鼻腔出血;用软毛牙刷刷牙,防止牙龈出血。嘱患者合理饮食,鼓励患者摄入高蛋白质、低脂肪、易消化的清淡饮食,多饮水,多食水果,少食多餐。监测体温,预防和控制感染,严格执行无菌操作,注意保暖,做好保护性隔离,预防交叉感染。

八、健康教育

(1)应尽可能保持日常生活的规律性,定时起床、进食及活动,避免消极悲观,适当增加户外活动。

(2)安定情绪,遇事应冷静思考,切忌急躁或暴怒。

(3)饮食要满足患者的口味,选择易消化、富营养、少刺激性、低脂肪的饮食。患者应多食新鲜水果和蔬菜,避免暴饮、暴食、饮酒和进食脂肪、辛辣刺激的饮食。

(4)康复期可采用中医中药治疗,将消瘤与补气养血相结合,以起到标本兼治之功,并与其他疗法配合应用,增加疗效。

(5)定期复查B超或CT,了解局部有无复发和转移病灶。同时定期检查血常规、生化和做便潜血试验。

(6)放疗患者注意避免强紫外线照射,注意放疗部位皮肤的清洁护理。

(高兴艳　蒋佳佳　高　俊)

第四十二章 消化道出血的护理

第一节 上消化道出血

消化道以十二指肠悬韧带为界,分为上消化道和下消化道。上消化道出血(upper gastrointestinal hemorrhage)指十二指肠悬韧带以上的消化道(包括食管、胃、十二指肠和胰、胆等)病变引起的出血,以及胃空肠吻合术后的空肠病变出血。出血的病因可为上消化道疾病或全身性疾病。

上消化道大出血一般指在数小时内失血量超过 1 000 mL 或循环血容量的 20%,主要临床表现为呕血和/或黑便,常伴有血容量减少而引起急性周围循环衰竭,严重者导致失血性休克而危及患者的生命。本病是常见的临床急症,及早识别出血征象,严密观察周围循环状况的变化,迅速、准确地抢救治疗和细致地临床护理,均是抢救患者生命的关键环节。

一、病因

上消化道出血的病因很多,其中常见的有消化性溃疡、急性糜烂出血性胃炎、食管—胃底静脉曲张破裂、胃癌和上消化道肿瘤,这些病因占上消化道出血的 80%～90%。消化性溃疡引起的上消化道出血占 50%。食管黏膜撕裂症引起的出血不少见。现将病因分类归纳如下:

(一)食管疾病和损伤

食管疾病,如反流性食管炎、食管憩室炎、食管癌;食管物理性损伤,如食管贲门黏膜撕裂伤,器械检查或异物引起的食管损伤、放射性损伤;食管化学性损伤,如强酸、强碱或其他化学品引起的损伤。

(二)胃、十二指肠疾病和损伤

其包括消化性溃疡,胃泌素瘤(卓-艾综合征),急性糜烂出血性胃炎,慢性胃炎,胃黏膜脱垂,胃癌或其他肿瘤,胃手术后病变(如吻合口溃疡、吻合口或残胃黏膜糜烂、残胃癌),血管瘤,息肉,恒径动脉破裂(胃恒径动脉病)、十二指肠憩室,异物或放射性损伤,还包括其他病变(如急性胃扩张、胃扭转、重度钩虫病),以及内镜诊断或治疗操作引起的损伤。

(三)门静脉高压

门静脉高压引起食管胃底静脉曲张破裂或门静脉高压性胃病。

(四)上胃肠道邻近器官或组织的疾病

(1)胆道出血:胆囊或胆管结石或癌症、胆道蛔虫症、术后胆总管引流管造成胆道受压坏死;肝癌、肝脓肿或肝动脉瘤破裂出血,由胆道流入十二指肠。

(2)胰腺疾病:胰腺癌、急性胰腺炎并发脓肿溃破入十二指肠。

(3)其他:胸或腹主动脉瘤、肝或脾动脉瘤破裂入食管、胃或十二指肠,纵隔肿瘤或脓肿破入食管。

(五)全身性疾病

(1)血液病:白血病、再生障碍性贫血、原发性免疫性血小板减少症、血友病、弥散性血管内凝血及其他凝血机制障碍。

(2)其包括尿毒症。

(3)血管性疾病:动脉粥样硬化、过敏性紫癜等。

(4)风湿性疾病:结节性多动脉炎、系统性红斑狼疮等。

(5)应激相关胃黏膜损伤:严重感染、休克、创伤、手术、精神刺激、脑血管意外或其他颅内病变、肺心病、急性呼吸窘迫综合征、重症心力衰竭等应激状态下,发生急性糜烂出血性胃炎以及应激性溃疡等急性胃黏膜损伤,统称为应激相关胃黏膜损伤。应激性溃疡可引起大出血。

(6)急性感染性疾病:肾综合征出血热、钩端螺旋体病、登革热、急性重型肝炎等。

二、临床表现

上消化道出血的临床表现取决于出血病变的性质、部位、失血量和速度,并与患者的年龄、出血前的全身状况(如有无贫血)及心、肾、肝功能有关。

(一)呕血与黑便是上消化道出血的特征性表现

上消化道大量出血之后均有黑便,但不一定有呕血。出血部位在幽门以上者常有呕血和黑便,出血部位在幽门以下者可仅表现为黑便。但出血量少、速度慢的幽门以上部位病变者亦可仅见黑便,而出血量大、速度快的幽门以下部位病变者可因血液反流入胃腔,引起恶心、呕吐而出现呕血。呕血和黑便的颜色、性质与出血量、速度有关。呕血为鲜红色或血块时提示出血量大且出血速度快,血液在胃腔内停留时间短,未经胃酸充分混合即呕出;如呕血为棕褐色咖啡渣样,则提示血液在胃内停留时间长,经胃酸作用形成正铁血红素。柏油样黑便,黏稠发亮,是血红蛋白中铁与肠内硫化物作用形成硫化铁所致;当出血量大且出血速度快时,血液在肠内推进得快,粪便可为暗红色甚至鲜红色,需与下消化道出血区别。

(二)失血性周围循环衰竭

上消化道大出血时,由于循环血容量急剧减少,静脉回心血量相应不足,心排血量降低,常发生急性周围循环衰竭,其程度轻重因出血量大小和失血速度快慢而异。患者可出现头昏、心悸、乏力、出汗、口渴、晕厥等一系列组织缺血的表现。失血性休克早期体征有脉搏细速、脉压变小，血压可因机体代偿作用而正常甚至一时偏高，此时应特别注意血压波动，并予以及时抢救，否则血压将迅速下降。呈现休克状态时，患者表现为面色苍白，口唇发绀，呼吸急促，皮肤湿冷，呈灰白色或紫灰花斑，施压后褪色，经久不能恢复，体表静脉塌陷，精神萎靡，烦躁不安，重者反应迟钝、意识模糊，收缩压降至 10.7 kPa(80 mmHg)以下，脉压小于 3.3 kPa(25 mmHg)，心率加快至每分钟 120 次以上。休克时尿量减少，若补足血容量后仍少尿或无尿，应考虑并发急性肾损伤。老年人因器官储备功能低下，且常有脑动脉硬化、原发性高血压、脑动脉硬化、冠心病、慢性阻塞性肺疾病(COPD)等老年基础病变，即使出血量不大也可引起多器官衰竭，增加病死率。

(三)贫血及血象变化

上消化道大出血后，均有急性失血性贫血。出血早期血红蛋白浓度、红细胞计数和血细胞比容的变化可能不明显，经 3～4 h，因组织液渗入血管内，使血液稀释，才出现失血性贫血的血象改变，出血后 24～72 h 血液稀释到最大限度。贫血程度取决于失血量、出血前有无贫血、出血后液体平衡状态等因素。出血 24 h 内网织红细胞即见增多，至出血后 4～7 d 可高达 5%～15%，出血停止后逐渐降至正常，如出血不止则可持续增多。白细胞计数在出血后 2～5 h 升高，可达(10～20)×10^9/L，血止后 2～3 d 恢复正常。肝硬化脾功能亢进者白细胞计数可不升高，若同时伴脾功能亢进，则白细胞计数可不增加。

(四)氮质血症

可分为肠源性、肾前性和肾性氮质血症。上消化道大出血后，肠道中血液的蛋白质消化产物被吸收，引起血中尿素氮浓度可暂时升高，称为肠性氮质血症。血中尿素氮浓度多在一次出血后数小时上升，24～48 h 达到高峰，一般不超过 14.3 mmol/L(40 mg/dL)，3～4 d 恢复正常。如患者血容量已基本纠正，血尿素氮浓度持续升高，3～4 d 不降，且出血前肾功能正常，但血尿素氮浓度持续升高，则提示有上消化道继续出血或再次出血。上消化道大量失血导致周围循环衰竭，使肾血流量和肾小球滤过率减少，以致氮质潴留，是血尿素氮浓度升高的肾前性因素。如无活动性出血的证据，且血容量已基本补足而尿量仍少，血尿素氮浓度不能降至正常，则应考虑是否有严重而持久的休克，造成急性肾损伤(肾小管坏死)，或失血加重了原有肾病的肾损害而发生肾衰竭。

(五)发热

上消化道大量出血后，多数患者在 24 h 内出现发热，一般不超过 38.5℃，持续 3～5 d 体温降至正常。发热机制尚不清楚，可能与循环血容量减少，急性周围循环衰竭，导致体温调节中枢功能障碍有关，失血性贫血亦为影响因素之一。临床上分析发热原因时，要注意寻找有无并发肺炎或其他感染等引起发热的因素。

三、实验室及其他检查

(一)实验室检查

测定红细胞、白细胞和血小板计数、血红蛋白浓度、血细胞比容、肝功能、肾功能、大便隐血等,有助于估计失血量及动态观察有无活动性出血,判断治疗效果及协助病因诊断。

(二)内镜检查

内镜检查是上消化道出血定位、定性诊断的首选检查方法。出血后 24~48 h 内行急诊内镜检查,可以直接观察病灶的情况,有无活动性出血或评估再出血的危险性,明确出血的病因,同时对出血灶进行止血治疗。在急诊胃镜检查前应先补充血容量,纠正休克,改善贫血,在患者生命体征平稳后进行,并尽量在出血的间歇期进行。胶囊内镜对排除小肠病变引起的出血有特殊价值。

(三)X 线胃肠钡餐

造影对明确病因有价值,主要适用于不宜或不愿进行内镜检查者,或胃镜检查未能发现出血原因,需排除十二指肠降段以下的小肠段有无出血病灶者。一般主张在出血停止且病情基本稳定数日后进行检查。

(四)其他检查

放射性核素扫描或选择性动脉造影(如腹腔动脉、肠系膜上动脉造影)可帮助确定出血部位,适用于内镜及 X 线胃肠钡餐造影未能确诊而又反复出血者。

四、诊断要点

(一)建立上消化道出血的诊断

根据呕血、黑便和失血性周围循环衰竭的临床表现,呕吐物或黑便隐血试验呈强阳性,结合其他的实验室检查及器械检查,能查明多数患者的出血部位及原因。需注意以下几点:①鉴别口、鼻、咽喉部出血时吞下血液引起的呕血与黑便;②鉴别呕血与咯血(呼吸道出血);③鉴别上消化道出血与中消化道出血、下消化道出血;④排除进食引起的粪便变黑,例如服用骨炭、铁剂、铋剂和某些中药,或进食禽畜血液;⑤及早发现出血,部分患者因出血速度快,可先出现急性周围循环衰竭而未见呕血与黑便,如不能排除上消化道大出血,应做直肠指检,以及早发现尚未排出的黑便。

(二)出血病因的诊断

在上消化道大出血的众多病因中,常见病因及其特点如下:①消化性溃疡,多数患者有慢性、周期性、节律性上腹痛;出血以冬春季节多见;出血前可有饮食失调、劳累或精神紧张、受寒等诱因,且常有上腹痛加剧,出血后疼痛减轻或缓解。②急性胃黏膜损伤,有服用阿司匹林、吲哚美辛、保泰松、糖皮质激素等损伤胃黏膜的药物史或酗酒史,有创伤、颅脑手术、休克、严重感染等应激状态。③食管胃底静脉曲张破裂出血,有病毒性肝炎、慢性酒精中毒、寄生虫感染等肝硬化的病因,且有肝硬化门静脉高压的临床表现;出血以突然呕出大量鲜红血液为特征,不易止血;大量出血引起失血性休克,可加重肝细胞坏死,诱发肝性脑病。④胃癌,多发生在 40 岁以上男性,有渐进性食欲缺乏、腹胀、上腹持续疼痛、进行性贫血、体重减轻、上腹部肿块,出血后上腹痛无明显缓解。另外,确诊为肝硬化的患者的上消化道出血原因不一定是食管胃底静脉曲张破裂,约 1/3 的病例是消化性溃疡、急性糜烂出血性胃炎、门脉高压性胃病或其他病变所致出血。

五、治疗要点

上消化道大出血为临床急症,应采取积极措施进行抢救,迅速补充血容量,纠正水、电解质失衡,预防和治疗失血性休克,给予止血治疗,同时积极进行病因诊断和治疗。

(一)积极补充血容量

立即查血型、配血,等待配血时先输入平衡液或葡萄糖盐水、右旋糖酐或其他血浆代用品,尽早输入浓缩红细胞或全血,以尽快恢复和维持血容量及改善周围循环,防止微循环障碍引起脏器功能衰竭。肝硬化出血患者宜输鲜血,因库存血含氨量高,易诱发肝性脑病。紧急输注浓缩红细胞的指征:①收缩压<12 kPa(90 mmHg),或较基础收缩压降低幅度大于 4 kPa(30 mmHg);②心率增快(高于每分钟 120 次);③血红蛋白浓度<70 g/L,或血细胞比容<25%。输血量以使血红蛋白达到 70 g/L 为宜。可根据估计的失血量来确定输液量。

(二)止血

1. 非曲张静脉上消化道大出血的止血措施

此类出血是除了食管胃底静脉曲张破裂出血(esophageal-gastro varices bleeding,EGVB)之外的其他病因所致的上消化道出血,病因中以消化性溃疡出血最常见。

(1)抑酸药:因血小板聚集及血浆凝血功能所诱导的止血过程需要 pH>6.0 时方能起到有效作用,且新形成的凝血块在 pH<5.0 的环境中会被胃液消化,故对消化性溃疡和急性胃黏膜损伤引起的出血,临床常用 H_2 受体拮抗剂或质子泵抑制剂,以抑制胃酸分泌,提高和保持胃内较高的 pH,有利于血小板聚集及血浆凝血功能所诱导的止血过程。常用药物及用法有西咪替丁 200~400 mg,每 6 h 1 次;雷尼替丁 50 mg,每 6 h 1 次;法莫替丁 20 mg,每 12 h 1 次;奥美拉唑 40 mg,每 12 h 1 次,急性出血期均为静脉给药。

(2)内镜直视下止血:消化性溃疡出血约 80% 不经特殊处理可自行止血。内镜止血适用于有活动性出血或暴露血管的溃疡。治疗方法包括激光光凝、高频电凝、微波、热探头止血,血管夹钳夹,局部喷洒药物和局部注射药物。临床应用注射疗法较多,使用的药物有 1/10 000 肾上腺素或硬化剂等。其他病因引起的出血,也可选择以上方法进行治疗。

(3)介入治疗:对少数不能进行内镜止血或手术治疗的严重大出血患者,可经选择性肠系膜动脉造影寻找出血病灶,给予血管栓塞治疗。

(4)手术治疗:上消化道大量出血经内科积极治疗仍出血不止,危及患者的生命,需行手术治疗。各种病因所致出血的手术指征和方式见外科护理学有关章节。

2. 食管胃底静脉曲张破裂出血的止血措施

本病往往出血量大,出血速度快,再出血率和死亡率高,治疗措施上有其特殊性。

(1)药物止血:血管升压素为常用药物,其作用机制是使内脏血管收缩,从而减少门静脉血流量,降低门静脉及其侧支循环的压力,以控制食管胃底曲张静脉的出血。用法为血管升压素 0.2 U/min,持续静脉滴注,根据治疗反应,可逐渐增加至 0.4 U/min。同时静脉滴注硝酸甘油或舌下含服,以减轻大剂量用血管升压素的不良反应,并且硝酸甘油有协同降低门静脉压力的作用。特利加压素是合成的血管升压素类似物,该药对全身血流动力学影响较小,起始剂量为 2 mg/4 h,出血停止后可改为每次 1 mg,每天 2 次,维持 5 d。②生长抑素及其拟似物:止血效果肯定,为近年治疗食管胃底静脉曲张破裂出血的最常用药物。此类药能明显减少内脏血流量,研究表明奇静脉血流量明显减少,而奇静脉血流量是食管静脉血流量的标志。临床使用的 14 肽天然生长抑素,用法为首剂 250 μg,缓慢静脉注射,继以 250 μg/h 持续静脉滴注。由于此药半衰期短,应确保用药的持续性,如静脉滴注中断超过 5 min,应重新静脉注射,首剂 250 μg。奥曲肽是人工合成的 8 肽生长抑素拟似物,常用首剂 100 μg,缓慢静脉注射,继以 25～50 μg/h 持续静脉滴注。

(2)三(四)腔双囊管压迫止血:该管的两个气囊分别为胃囊和食管囊,三腔管内的三个腔分别通往两个气囊和患者的胃腔,四腔管较三腔管多了一条在食管囊上方开口的管腔,用以抽吸食管内积蓄的分泌物或血液。用气囊压迫食管胃底曲张静脉,其止血效果肯定,但患者痛苦,并发症多,早期再出血率高,故不推荐作为首选止血措施,目前只在药物治疗不能控制出血时暂时使用,以争取时间准备内镜止血等治疗措施。操作及观察注意事项详见本节护理措施。

(3)内镜直视下止血:在用药物治疗和气囊压迫基本控制出血,病情基本稳定后,进行急诊内镜检查和止血治疗。常用方法:①硬化剂注射止血术,局部静脉内外注射硬化剂使曲张的食管静脉形成血栓,可消除曲张静脉并预防新的曲张静脉形成,硬化剂可选用无水乙醇、鱼肝油酸钠、乙氧硬化醇等。②食管曲张静脉套扎术,用橡皮圈结扎出血或曲张的静脉,使血管闭合。③组织黏合剂注射法,局部注射组织黏合剂,使出血的曲张静脉闭塞,主要用于胃底曲张静脉。这些方法多能达到止血目的,可有效防止早期再出血,是目前治疗本病的重要止血手段;亦可作为预防性治疗,预防曲张的食管胃底静脉破裂出血。本治疗方法的并发症主要有局部溃疡、出血、穿孔、瘢痕狭窄、术后感染等。

(4)手术治疗:内科治疗食管胃底静脉曲张破裂大出血无效时,应考虑外科手术或经颈静脉肝内门体分流术(TIPS)。

六、常用护理诊断/问题、措施及依据

对各种病因引起的上消化道出血,在护理上有其共性,也各有特殊性。以下主要列出上消化道出血基本的、共同的护理措施,以及食管胃底静脉曲张破裂出血的特殊护理措施。

(一)上消化道出血的基本护理措施

1. 针对潜在并发症(血容量不足)的护理

(1)体位与保持呼吸道通畅:大出血时帮患者取平卧位并将其下肢略抬高,以保证脑部供血。呕吐时头偏向一侧,防止窒息或误吸;必要时用负压吸引器清除气道内的分泌

物、血液或呕吐物,保持呼吸道通畅。给予吸氧。

(2)治疗护理:立即建立两条以上静脉通道,尽可能选择粗直的血管留置套管针。配合医师迅速、准确地实施输血、输液、各种止血治疗及用药等抢救措施,并观察治疗效果及不良反应。输液开始宜快,必要时测定中心静脉压,将其作为调整输液量和速度的依据。避免因输液、输血过多、过快而引起急性肺水肿,对老年患者和心肺功能不全者尤应注意。肝病患者忌用吗啡、巴比妥类药物;宜输新鲜血,因库存血含氨量高,易诱发肝性脑病。准备好急救用品、药物。

(3)饮食护理:急性大出血伴恶心、呕吐者应禁食。少量出血无呕吐者,可进温凉、清淡流质,这对消化性溃疡患者尤为重要,因进食可减少胃收缩运动并可中和胃酸,促进溃疡愈合。出血停止后改为营养丰富、易消化、无刺激性半流质、软食,少食多餐,逐步过渡到正常饮食。

(4)心理护理:观察患者有无紧张、恐惧或悲观、沮丧等心理反应,特别是慢性病或全身性疾病致反复出血者,有无对治疗失去信心、不合作。解释安静休息有利于止血,关心、安慰患者。抢救工作应迅速而不忙乱,以减轻患者的紧张情绪。经常巡视,大出血时陪伴患者,使其有安全感。呕血或解黑便后及时清除血迹、污物,以减少对患者的不良刺激。解释各项检查、治疗措施,听取并解答患者或家属的问题,以减轻他们的疑虑。

(5)病情监测如下。

监测指标:①生命体征,有无心率加快、心律失常、脉搏细弱、血压降低、脉压变小、呼吸困难、体温不升或发热,必要时进行心电监护;②精神和意识状态,有无精神疲倦、烦躁不安、嗜睡、表情淡漠、意识不清甚至昏迷;③观察皮肤和甲床色泽,肢体温暖还是湿冷,周围静脉特别是颈静脉充盈情况;④准确记录出入量,疑有休克时留置导尿管,测每小时尿量,应保持尿量>30 mL/h;⑤观察呕吐物和粪便的性质、颜色及量;⑥定期复查血红蛋白浓度、红细胞计数、血细胞比容、网织红细胞计数、血尿素氮、大便隐血,以了解贫血程度、出血是否停止;⑦监测血清电解质和动脉血气分析的变化,急性大出血时,经由呕吐物、鼻胃管抽吸和腹泻,可丢失大量水分和电解质,应注意维持水、电解质、酸碱平衡。

周围循环状况的观察:周围循环衰竭的临床表现对估计出血量有重要价值,关键是动态观察患者的心率、血压。可采用改变体位测量心率、血压并观察症状和体征来估计出血量。先测平卧时的心率和血压,然后测由平卧位改为半卧位时的心率和血压,如改为半卧位即出现心率增快,心率超过每分钟 10 次、血压下降幅度>2 kPa(15 mmHg)、头晕、出汗甚至晕厥,则表示出血量大,血容量已明显不足。如患者烦躁不安、面色苍白、四肢湿冷,提示微循环血液灌注不足,而皮肤逐渐转暖、出汗停止则提示血液灌注好转。

出血量的估计:详细询问呕血和/或黑便的发生时间、次数、量及性状,以便估计出血量和速度。①大便隐血试验阳性提示每天出血量>5 mL;②出现黑便表明每天出血量>50 mL,一次出血后黑便持续时间取决于患者排便次数,如每天排便 1 次,粪便色泽约在 3 d 后恢复正常;③胃内积血量>250 mL 时可引起呕血;④一次出血量<400 mL,可因组织液与脾贮血补充血容量而不出现全身症状;⑤出血量>400 mL,可出现头晕、心悸、乏力等症状;⑥短时间内出血量>1 000 mL,临床即出现急性周围循环衰竭的表现,严重者引起失血性休克。呕血与黑便的频度和数量虽有助于估计出血量,但因呕血与黑便分别混有胃内容物及粪便,且出血停止后仍有部分血液贮留在胃肠道内,故不能据此准确判断出血量。

继续或再次出血的判断:观察中出现下列迹象,提示有活动性出血或再次出血。①反复呕血,甚至呕吐物由咖啡色转为鲜红色;②黑便次数增多且粪质稀薄,色泽转为暗红色,伴肠鸣音亢进;③周围循环衰竭的表现经充分补液、输血而改善不明显,或好转后又恶化,血压波动,中心静脉压不稳定;④血红蛋白浓度、红细胞计数、血细胞比容持续下降,网织红细胞计数持续升高;⑤在补液足够、尿量正常的情况下,血尿素氮浓度持续或再次升高;⑥门静脉高压的患者原有脾大,在出血后常暂时缩小,如不见脾恢复,提示出血未止。

患者原发病的病情观察:例如,对肝硬化并发上消化道大出血的患者,应注意观察有无并发感染、黄疸加重、肝性脑病等。

2. 针对活动耐力下降(与失血性周围循环衰竭有关)的护理

(1)休息与活动:精神上的安静和减少身体活动有利于出血停止。少量出血者应卧床休息。大出血者绝对卧床休息,协助患者取舒适体位并定时变换体位,注意保暖,治疗和护理工作应有计划地集中进行,以保证患者的休息和睡眠。病情稳定后,逐渐增加活动量。

(2)安全护理:轻症患者可起身稍事活动,可上厕所大小便。但应注意有活动性出血时,患者常因有便意而至厕所,在排便时或便后起立时晕厥。指导患者坐起、站起时动作缓慢;出现头晕、心慌、出汗立即卧床休息并告知护士;必要时由护士陪同如厕或暂时改为在床上排泄。应多巡视重症患者,用床挡加以保护。

(3)生活护理:限制活动时间,协助患者完成个人日常生活活动,如进食、口腔清洁、皮肤清洁、排泄。对卧床者(特别是老年人和重症患者)注意预防压力性损伤。呕吐后及时漱口。注意对排便次数多者的肛周皮肤清洁和保护。

(二)食管胃底静脉曲张破裂出血的特殊护理

除上述上消化道出血的基本护理措施外,本病患者的特殊护理措施补充如下:

1. 针对潜在并发症(血容量不足)的护理

(1)饮食护理:活动性出血时应禁食。止血后1~2 d渐进高热量、高维生素流质,限制钠和蛋白质的摄入,避免粗糙、坚硬、刺激性食物,且应细嚼慢咽,防止损伤曲张静脉而再次出血。

(2)用药护理:血管升压素可引起腹痛、血压升高、心律失常、心肌缺血,甚至发生心肌梗死,故滴注速度应准确,并严密观察不良反应。患有冠心病的患者忌用血管升压素。

(3)三(四)腔双囊管的应用与护理:熟练的操作和插管后的密切观察及细致护理是达到预期止血效果的关键。插管前仔细检查,确保食管引流管、胃管、食管囊管、胃囊管通畅并分别做好标记,检查两气囊无漏气后抽尽囊内气体,备用。协助医师为患者做鼻腔、咽喉部局部麻醉,经鼻腔或口腔插管至胃内。插管至65 cm时抽取胃液,检查管端确在胃内,并抽出胃内积血。先向胃囊注气 150~200 mL,至囊内压约 6.7 kPa(50 mmHg)并封闭管口,缓缓向外牵引管道,使胃囊压迫胃底部曲张静脉。如单用胃囊压迫已止血,则不必给食管囊充气。如未能止血,继向食管囊注气约 100 mL 至囊内压约 5.3 kPa(40 mmHg)并封闭管口,使气囊压迫食管下段的曲张静脉。管外端以绷带连接 0.5 kg 沙袋,经牵引架做持续牵引。将食管引流管、胃管连接负压吸引器或定时抽吸,观察出血是否停止,并记录引流液的性状、颜色及量;经胃管冲洗胃腔,以清除积血,可减少氨在肠道的吸收,以免血氨浓度升高而诱发肝性脑病。出血停止后,放松牵引,放出囊内气体,保留管道,继续观察 24 h,未再出血,可考虑拔管,对昏迷患者可继续留置管道用于注入流质食物和药液。拔管前口服液体石蜡 20~30 mL,润滑黏膜及管、囊的外壁,抽尽囊内气体,以缓慢、轻巧的动作拔管。气囊压迫一般以 3~4 d 为限,继续出血者可适当延长。留置管道期间,定时做好鼻腔、口腔的清洁,用液体石蜡润滑鼻腔、口唇。床旁置备用三(四)腔双囊管、血管钳及换管所需用品,以便紧急换管时用。留置气囊管给患者以不适感,有过插管经历的患者尤其易出现恐惧或焦虑感,故应多巡视、陪伴患者,解释本治疗方法的目的和过程,加以安慰和鼓励,取得患者的配合。

2. 针对有受伤的危险的护理

创伤、窒息、误吸与气囊压迫使食管胃底黏膜长时间受压、气囊阻塞气道、血液或分泌物反流入气管有关。

(1)防创伤:留置三(四)腔双囊管期间,定时测量气囊内压力,以防压力不足而不能止血,或压力过高而引起组织坏死。气囊充气加压 12~24 h 应放松牵引,放气 15~30 min,如出血未止,再注气加压,以免食管胃底黏膜受压时间过长而发生糜烂、坏死。

(2)防窒息:当胃囊充气不足或破裂时,食管囊和胃囊可向上移动,阻塞于喉部而引起窒息,一旦发生应立即抽出囊内气体,拔出管道。对昏迷患者尤应密切观察有无突然发生的呼吸困难或窒息表现。必要时约束患者的双手,以防烦躁或神志不清的患者试图拔管而发生窒息等意外。

(3)防误吸:应用四腔管时可经食管引流管抽出食管内积聚的液体,以防误吸引起吸入性肺炎;三腔管无食管引流管腔,必要时可另插一管进行抽吸。床旁置备弯盆、纸巾,供患者及时清除鼻腔、口腔分泌物,并嘱患者勿咽下唾液等分泌物。

七、护理评估

(一)评估患者

评估患者的一般身体状况和意识状态。

(二)评估是否为上消化道出血

口、鼻腔、咽喉等部位出血及咯血也可从口腔吐出,或吞咽后再呕出,或经胃肠道后以黑便排出,均不属于上消化道出血。此外,进食大量动物血、肝,服用铁剂、铋剂、碳粉或中药可使粪便发黑,但一般黑而无光泽,潜血试验为阴性。

(三)评估出血部位

一般幽门以上部位出血多兼有呕血与黑便,幽门以下出血常引起黑便。出血量小或出血速度缓慢的幽门以上部位出血可仅有黑便;出血量大、出血速度快的幽门以下部位出血,可因血液反流入胃,同时出现呕血与黑便。

(四)评估出血量

呕血与黑便的持续时间、次数、量、颜色及性质变化,可作为出血量的参考。一般粪便潜血试验阳性者提示每日出血量>5 mL,出现黑便提示出血量在50~70 mL,呕血提示胃内积血量达250~300 mL。

(五)评估出血是否停止提示有活动性出血或再次出血的情况

(1)反复呕血,甚至呕吐物由咖啡色转为鲜红色。

(2)黑便次数增多且粪质稀薄,色泽转为暗红色,伴肠鸣音亢进。

(3)周围循环衰竭的表现经补液、输血不能改善,或好转后又恶化,血压波动,中心静脉压不稳定。

(4)血红蛋白、红细胞计数及血细胞比容不断下降,网织红细胞计数持续升高。

(5)在补液足够、尿量正常的情况下,血尿素氮浓度持续或再次升高。

(6)门静脉高压的患者原有脾大,在出血后暂时缩小,如不见恢复,则提示出血未止。

八、护理诊断

(1)有效循环血容量不足与上消化道出血有关。

(2)活动无耐力与失血性周围循环衰竭有关。

(3)有受伤的危险与创伤、误吸、气囊阻塞气道致窒息、气囊压迫使食管胃底黏膜长时间受压、血液或分泌物反流入气管等有关。

(4)恐惧与患者健康或生命受到威胁有关。

九、护理措施

(一)一般护理措施

(1)更换体位,避免局部长期受压。保持床单位平整、清洁、干燥。出血停止后以卧床休息为主,适当活动,避免头晕跌倒。床边悬挂防跌倒牌。

(2)呕血时,随时做好口腔护理,保持口腔清洁。出血期禁食,出血停止后,按顺序给予温凉流质、半流质及易消化的软食。

(3)安慰、体贴患者,消除紧张、恐惧心理。及时清理一切血迹和胃肠引流物,避免恶性刺激。

(4)密切观察血压、脉搏、心率、血氧饱和度变化。观察呕血与黑便的量、次数、性状。注意皮肤颜色及肢端温度变化。记录24 h出入量,如尿少,常提示血容量不足。观察有无再出血征兆,如头晕、心悸、出汗、恶心、腹胀、肠鸣音活跃。

(5)症状护理:呕血时取侧卧位或半卧位,将意识不清者的头偏向一侧,必要时准备负压吸引器;便血后应及时擦净,保持肛周清洁、干燥。患者便后应缓慢站立;发热时遵医嘱给予输液及抗感染药物,密切观察体温变化。

(6)输血的指征:血红蛋白浓度<70 g/L;收缩压<12 kPa(90 mmHg);如收缩压<6.7 kPa(50 mmHg)则需加压输血,待血压恢复至10.7 kPa(80 mmHg),可调整输液速度90~150 mL/h;脉搏快于每分钟120次;大量呕血或便血。

(二)观察基础生命体征

(1)密切观察病情变化,应用升压药时要注意观察患者的意识、面色、出血量、血压,一般15~30 min测量生命体征1次,根据血压情况调节补液量及升压药的速度。必要时进行心电监护、吸氧。出血时脉搏先加快,血压再下降,注意测量坐、卧位血压和脉搏。

(2)注意观察患者休克状态有无改善,如患者面色逐渐转为红润,皮肤温暖,出汗停止,血压上升,则提示好转。

(3)注意观察尿量,出现少尿或无尿,高度提示周围循环不足或并发急性肾衰竭,故要准确记录24 h出入量,有休克时留置导尿管,测量每小时尿量,应保持尿量>30 mL/h。

(4)定期复查红细胞计数、血细胞比容、血红蛋白、网织红细胞计数、便潜血试验,以了解贫血情况,判断出血是否停止。

(5)应结合患者的原发病进行全面病情观察,如胃黏膜病变引起上消化道出血,应观察是否伴有腹痛、有无胃穿孔等。

(6)注意观察呕吐物、粪便的性质、颜色、量、次数等,做好记录,严格床边、书面交接班。

(三)出血原因和部位判断

(1)80%~90%的消化性溃疡患者有慢性、周期性、节律性上腹疼痛或不适史,并在饮食不当、精神疲劳等诱因下并发出血,出血后疼痛可减轻,急诊或早期胃镜检查可发现溃疡出血灶。

(2)患者有服用非甾体抗炎药、肾上腺皮质激素类药物史或处于应激状态(如严重创伤、烧伤、手术、败血症),其出血可能为急性胃黏膜病变。

(3)呕出大量鲜血而有慢性肝炎、血吸虫等病史,伴有肝掌、蜘蛛痣、腹壁静脉曲张、脾大、腹腔积液等体征时,以门脉高压伴食管胃底静脉曲张破裂出血为最大可能。

(4)注意肝硬化患者有上消化道出血,不一定都是食管胃底静脉曲张破裂出血所致,有一部分患者的出血来自消化性溃疡、急性糜烂出血性胃炎、门脉高压性胃病、异位静脉曲张破裂出血等。

(5)45岁以上慢性持续性粪便潜血试验阳性,伴有缺铁性贫血、持续性上腹痛、厌食、消瘦,应警惕胃癌的可能性。

(6)50岁以上原因不明的肠梗阻及便血,应考虑结肠肿瘤。

(7)60岁以上有冠心病、心房颤动病史的腹痛及便血者,缺血性肠病的可能性大。

(8)突然腹痛、休克、便血者要立即考虑动脉瘤破裂。

(9)黄疸、发热、腹痛伴消化道出血时,不能排除胆源性出血。

(四)出血严重程度和周围循环状态的判断

1. 再出血的观察

观察呕血的颜色(鲜红或有血块、咖啡色)、量,排便次数、颜色(血便、黑便、柏油样、黏液血便)和性状(成形、糊状、稀便、水样)。出血严重程度的估计:成人每日消化道出血5~10 mL,粪便潜血试验阳性;50~100 mL 可出现黑便;胃内积血量在 250~300 mL 可引起呕血;一次出血量<400 mL 时,一般不引起全身症状;出血量>400 mL,可出现全身症状,如头晕、心悸、乏力;短时间内出血量>1 000 mL,可出现周围循环衰竭表现,如口干、意识变化、休克;注意肠鸣音和伴随的腹部体征,尿量(有无急性肾衰竭及血容量补充是否足够)。

2. 急性大出血严重程度的估计

如果患者由平卧位改为坐位时血压下降(下降幅度>2.7 kPa)、心率加快(上升幅度高于每分钟 10 次),已提示血容量明显不足,是紧急输血的指征。如收缩压<12 kPa、心率高于每分钟 120 次,伴有面色苍白、四肢湿冷、烦躁不安或意识不清,则已进入休克状态,属于严重大量出血,需积极抢救。

(五)出血是否停止的判断

上消化道大出血经过恰当治疗,可于短时间内停止出血。因肠道内积血需经数日(一般约 3 d)才能排尽,故不能以黑便作为继续出血的指标。临床应考虑继续出血或再出血的情况。

(1)反复呕血或黑便次数增多,粪质稀薄,伴有肠鸣音亢进。

(2)周围循环衰竭的表现经充分补液输血而未见明显改善,或虽暂时好转而又恶化。

(3)血红蛋白浓度、红细胞计数与血细胞比容继续下降,网织红细胞计数持续升高。

(4)补液与尿量足够的情况下,血尿素氮浓度持续或再次升高。

(六)呕血的护理

(1)协助患者取侧卧位或半卧位,将意识不清者的头偏向一侧,必要时准备负压吸引器。

(2)遵医嘱给予输血、输液、止血,保持静脉通畅。

(3)胃、十二指肠溃疡大出血时采取的止血措施是胃内灌注经稀释的去甲肾上腺素加冷生理盐水,采用灌注和吸出同时进行的方法,不仅能协助止血,还能观察出血是否停止。

(4)内镜治疗包括溃疡内注入肾上腺素、硬化剂、酒精等,或用热探针烧烙术、单电极电烙术或激光。

(5)肝硬化门脉高压致食管静脉破裂引起出血时,除应用止血药治疗外,必要时应用三腔双囊管压迫止血,观察并记录出血情况。

(6)应用质子泵抑制药和生长抑素。

(七)三腔双囊管的护理

(1)定时抽吸胃内容物,观察出血是否停止,记录抽吸液的性状、颜色、量,有鲜红血液提示仍有出血,抽吸不畅提示管腔堵塞,须及时处理。

(2)每日清洁口、鼻。做好口腔护理,向鼻腔滴液状石蜡。嘱患者勿咽唾液。及时吸出食管囊上液体。

(3)每 12～24 h 对气囊应放松牵引,放气 15～30 min,避免食管胃底黏膜受压过久而糜烂、坏死。

(4)避免窒息,若患者突然呼吸困难,可能是食管囊上移,应立即放气,必要时剪断三腔双囊管,放气、拔管。

(5)拔管指征:三腔双囊管压迫 2～3 d,若无继续出血,可放气、观察,24 h 无出血,让患者口服液状石蜡 20～30 mL,10 min 后拔管。

(6)拔管后禁食 24 h,逐渐过渡到流质饮食。

(八)硬化剂注射或套扎后的护理

(1)疼痛的观察:胸骨后轻微的疼痛和不适属于正常现象。

(2)出血的观察:观察有无呕血、黑便等。

(3)感染的观察:观察有无肺部感染、结核、腹腔感染等表现。

(九)用药护理

备齐急救用品、药物。立即建立静脉通道,配合医师迅速、准确地实施输血、输液及各种止血、药物治疗等抢救措施,并观察治疗效果及不良反应。输液开始宜快,可加压输入,必要时监测中心静脉压,将其作为调整输液量及速度的依据。避免输液和输血过多、过快引起急性肺水肿,对老年和心肺功能不全患者尤应注意。肝硬化患者禁用吗啡、巴比妥类药物。血管加压素可引起腹痛、心律失常、心肌缺血、血压升高,甚至发生心肌梗死,故有冠心病、原发性高血压、肺心病、心功能不全的患者及孕妇忌用。在输注时速度应缓慢、准确,并密切观察不良反应。

(十)心理护理

观察患者有无紧张、恐惧或悲观、沮丧等心理反应,特别是慢性病或全身性疾病致反复出血的患者,有无对治疗失去信心、不合作。保持室内环境安静。抢救工作应迅速、准确,以减轻患者的紧张情绪。大出血时陪伴患者,使其有安全感。呕血或排黑便后应及时清除血迹、污物,以减少对患者的不良刺激。解释各项检查、治疗措施的必要性,耐心听取并解答患者或家属的问题,以减轻其疑虑、紧张及恐惧心理。

(十一)安全护理

轻症患者可在床上适当活动。注意有活动性出血的患者常在排便或便后起立时晕厥。指导患者坐起、站立时动作缓慢;出现头晕、心悸、出冷汗时立即卧床休息并告知护理人员;必要时由护理人员陪同如厕或暂时改为在床上排便。用床挡保护,并加强巡视。

(十二)大出血的急救及护理

(1)有呕血、便血史者出现面色苍白、表情淡漠、出冷汗、脉搏细数、肠鸣音亢进等,应首先考虑有出血的可能。

(2)患者呕血,立即去枕平卧,头偏向一侧,绝对卧床,禁食,及时备吸引器。

(3)立即通知值班医师,迅速建立静脉通路(大号针头),同时抽血、验血,备血样,交叉配血,加快已输液患者的输液速度,如已有备血,立即取血。

(4)严密监测患者的生命体征,如心率、血压、呼吸、尿量及意识变化;观察呕血与黑便情况;定期复查血红蛋白浓度、红细胞计数、血细胞比容与血尿素氮。积极补充血容量。注意避免输液、输血过快、过多引起的肺水肿。

(5)给予吸氧,保持呼吸道通畅,同时注意保暖。

(6)注意观察有无头晕、心悸、四肢厥冷、出冷汗、晕厥等失血性周围循环衰竭症状。严密观察患者的意识、皮肤和甲床的色泽,尤其是颈静脉充盈情况。

(7)食管静脉曲张破裂出血,备好三腔双囊管,配合医师插三腔管进行止血;按医嘱给予止血药及扩容药。

(8)如经内科治疗出血不止,应考虑手术治疗,做好术前准备。

(十三)窒息的护理

(1)指导患者呕血时取侧卧位或仰卧位,把头偏向一侧,不要屏气,使呕吐物易于呕出,防止窒息。

(2)患者大量呕血时,应及时通知医师。床边准备抢救器械,如负压吸引器、气管切开包。

(3)有窒息征兆时,迅速抬高患者的床脚,成头低足高位。开放气道是抢救的关键,立即清除口腔、鼻腔内血凝块,用吸引器吸出呼吸道内的血液及分泌物。也可以直接刺激咽喉,咯出血块,或用手指裹上纱布,清除口、咽、喉、鼻部血块。

(4)如患者意识清楚,鼓励其用力咳嗽,并用手轻拍其背部帮助支气管内淤血排出。如患者意识不清,则应迅速将患者上半身垂于床边并用一只手托扶,另一只手轻拍患侧背部。或行气管插管或在气管镜直视下吸取血块。清除患者口、鼻腔内淤血。用压舌板刺激其咽喉部,引起呕吐反射,使其能咯出阻塞咽喉部的血块,必要时立即行气管插管或气管镜直视下吸取血块。

(5)气道通畅后,若患者自主呼吸未恢复,应行人工呼吸,给高流量吸氧或按医嘱应用呼吸中枢兴奋药。

(十四)休克的护理

(1)一般急救措施:根据病情及临床表现(烦躁不安、面色苍白、出冷汗、四肢湿冷、呼吸急促、脉搏快弱、血压下降、反应迟钝、表情淡漠或昏迷,尿量减少等)迅速判断,取平卧位,向医师报告,并记录休克时间;保持呼吸道通畅,避免呕血时吸入血液,引起窒息。

(2)快速建立两条以上静脉通道,尽快恢复有效血容量。

(3)密切观察病情变化:观察患者的休克状态有无改善,如患者面色逐渐转为红润,皮肤温暖,出汗停止,血压上升,则提示好转。

(4)注意观察并记录尿量,尿量<25 mL/h,说明血容量不足;尿量≥30 mL/h,表示肾血流量已有好转;少尿或无尿高度提示周围循环不足或并发急性肾衰竭。有休克时留

置导尿管,测量每小时尿量,应保持尿量>30 mL/h。

(5)定期复查红细胞计数、血细胞比容、血红蛋白、网织红细胞数、便潜血试验,以了解贫血情况,判断出血是否停止。

九、其他护理诊断/问题

(1)恐惧　与生命或健康受到威胁有关。

(2)知识缺乏:缺乏有关引起上消化道出血的疾病及其防治的知识。

十、健康指导

(1)疾病预防指导:①注意饮食卫生和饮食的规律;进营养丰富、易消化的食物;避免过饥或暴饮暴食;避免粗糙、刺激性食物,或过冷、过热、产气多的食物、饮料;应戒烟、戒酒。②生活起居有规律,劳逸结合,保持乐观情绪,保证身心休息。避免长期精神紧张、过度劳累。③在医师指导下用药,以免用药不当。

(2)疾病知识指导:上消化道出血的病因很多,各原发病的健康指导详见有关章节。应帮助患者和家属掌握自我护理的有关知识,减少再度出血的危险。

(3)病情监测指导:①宣教休息的重要性,避免重体力劳动。指导患者劳逸结合,体力允许者可适量活动。②强调正确饮食的重要性:近期避免进食粗糙、多纤维、坚硬、油炸、过酸、过辣、过烫、过冷等刺激性食物,少食多餐,避免过饱。戒烟、戒酒。③养成便后观察粪便的习惯。④宣教正确服用药物的目的、方法、药物的作用及不良反应。避免使用损伤胃黏膜药物。⑤患者及家属应学会早期识别出血征象及应急措施:出现头晕、心悸等不适,或呕血、黑便时,立即卧床休息,保持安静,减少身体活动;呕吐时取侧卧位以免误吸;立即将患者送医院治疗。慢性病者定期门诊随访。⑦给予心理、社会支持,定期门诊随访。

十一、预后

多数上消化道出血的患者经治疗可止血或自然停止出血,15%～20%的患者持续出血或反复出血,出血的并发症使死亡危险性增大。持续或反复出血的主要相关因素:患者年龄为60岁以上;伴有严重疾病,如心、肺、肝、肾功能不全,脑血管意外;出血量大或短期内反复出血;食管胃底静脉曲张破裂导致出血;内镜下见暴露血管或活动性出血的消化性溃疡。

除依据内镜检查外,可通过上消化道出血危险评分系统(Rockall Risk Score System)评估患者的年龄(是否高龄)、有无休克、有无并存疾病(合并症/并发症)等临床危险因素,预测上消化道再出血风险和死亡率。该评分系统的评分为0～7分,总分≤3分为再出血和死亡风险低(死亡率≤12%),4≤总分≤7分为再出血和死亡风险高(死亡率≥20%)。

(高兴艳　孙玉萍)

第二节 下消化道出血

下消化道出血(LGH)是指十二指肠与空肠移行部十二指肠悬韧带以下的小肠和结肠疾病引起的肠道出血,分为慢性隐性出血、慢性少量显性出和急性大出血三种类型。下消化道出血的病因很多,但在临床工作中以肠道恶性肿瘤、息肉及炎症性病变引起的最为常见。

一、临床表现

(一)便血

慢性少量显性出血可见鲜红色、果酱样或咖啡色样便;少数便血速度慢,在肠腔停滞时间过久会呈现黑色。急性大量出血可呈鲜红色血便。

(二)循环衰竭

出现心悸、头晕、出汗、虚脱、休克症状。

(三)原发病的临床症状及体征

原发病的种类繁多,较为常见的是各种特异性肠道感染、炎症性肠病、下消化道憩室、息肉、肿瘤、痔、肛裂等,出血性疾病、结核病、系统性红斑狼疮等各有特殊的临床表现和体征。

二、辅助检查

(一)实验室检查

做常规血、尿、便及生化检查。

(二)指检

其包括肛周、直肠指检。

(三)内镜检查

结肠镜检查是检查大肠及回肠末端病变的首选方法。近年来发明的胶囊内镜对小肠病变的诊断有一定意义。

(四)影像学检查

其包括 X 线钡灌造影、放射性核素扫描、选择性血管造影等。

三、治疗原则

(一)一般治疗

总的原则是按不同的病因确定治疗方案,未明确诊断时应积极给予抗休克等治疗。

嘱患者绝对卧位休息,禁食或选择低渣饮食,必时给予镇静剂。经静脉或肌内注射途径给予止血剂。治疗期间应严密观察血压、脉搏、尿量。注意腹部情况,记录黑便或便血次数、数量,定期复查血红蛋白、血细胞计数、血细胞比容、尿常规、血尿素氮、肌酐、电解质、肝功能等。

(二)手术治疗

在出血原因和出血部位不明确的情况下,不主张盲目行剖腹探查,若有下列情况可考虑剖腹探查术。

(1)仍有活动性大出血,并出现血流动力学不稳定,不允许做 TCR-BCS、动脉造影或其他检查。

(2)各种检查未发现出血部位,但出血仍在持续。

(3)有反复类似的严重出血。术中应全面仔细探查,应全程仔细触摸消化道,并将肠道提出,结合在灯光下透照,有时可发现小肠肿瘤或其他病变。如果仍未发现病变(约占1/3),可采用经肛门和/或经肠造口导入术中内镜检查。由内镜专科医师进行,手术医师协助导引进镜,并可转动肠管,展平黏膜皱襞,使内镜医师获得清晰视野,有利于发现小而隐蔽的出血病灶。同时,手术医师通过内镜透照有时亦可从浆膜面发现病灶。

(三)介入治疗

在选择性血管造影显示出血部位后,可经导管行止血治疗。

1. 动脉内灌注加压素

动脉插管造影发现出血部位后,经局部血管注入加压素 $0.2 \sim 0.4$ U/min,灌注20 min 后造影复查,确定出血是否停止。若出血停止,继续按原剂量维持 $12 \sim 24$ h,逐渐减量至停用。然后在导管内滴注右旋糖酐或复方氯化钠溶液,证实无再出血后拔管。大约 80% 的病例可达到止血目的,虽其中约 50% 的病例在住院期间会再次发生出血,但住院期间改善了患者的全身情况,为择期手术治疗创造了良好条件。相对憩室出血(多为动脉出血)而言,对动脉、静脉畸形等所致的出血用加压素效果较差。值得指出的是,对肠道缺血性疾病所致的消化道出血滴注加压素会加重病情,属于禁忌。

2. 动脉栓塞

对糜烂、溃疡或憩室所致的出血,采用可吸收性栓塞材料(如明胶海绵、自身血凝块)进行止血。对动脉静脉畸形、血管瘤等出血采用永久性栓塞材料,如金属线圈、聚乙烯醇。一般来说,对下消化道出血的病例在动脉置管后不主张采用栓塞止血方法,原因是栓塞近端血管容易引起肠管(尤其是结肠)的缺血坏死。

(四)内镜治疗

纤维结肠镜下止血作用有限,不适用急性大出血病例,尤其对弥漫性肠道病变作用不大。具体方法有激光止血、电凝止血(包括单极和多极电凝)、冷冻止血、热探头止血以及对出血病灶喷洒肾上腺素、凝血酶、血凝酶等。对憩室所致的出血不宜采用激光、电凝等止血方法,以免导致肠穿孔。

(五)手术处理

1.食管-胃底静脉曲张出血

采取非手术治疗(如输血、药物止血、用三腔管、用硬化剂及栓塞)仍不能控制出血者,应做紧急静脉曲张结扎术,此种方法虽有止血效果,但复发出血率较高。如能同时做脾肾静脉分流手术,可减少复发率。其他手术(如门奇静脉断流术、H形肠系膜上静脉下腔静脉分流术、脾腔静脉分流术)也在临床应用中。择期门腔分流术的手术死亡率低,有预防性意义。由严重肝硬化引起者也可考虑肝移植术。

2.溃疡病出血

上消化道持续出血>48 h仍不能停止;24 h内输血1 500 mL仍不能纠正血容量,血压不稳定;保守治疗期间发生再出血;内镜下发现有动脉活动出血等情况,死亡率高达30%,应尽早行外科手术。

3.肠系膜上动脉血栓形成或动脉栓塞

其常发生于有动脉粥样硬化的中老年人。患者突然腹痛与便血,引起广泛肠坏死,死亡率高达90%,必须手术切除坏死的肠组织。

四、护理诊断

(1)排粪异常与下消化道出血有关。

(2)潜在并发症为休克。

(3)活动无耐力与下消化道出血所致贫血有关。

(4)患者缺乏预防下消化道出血的知识。

(5)焦虑与担心疾病对自身健康的威胁有关。

五、护理措施

(一)一般护理

嘱患者卧床休息,保持病室安静、整洁,必要时让患者吸氧。

(二)饮食护理

遵医嘱严格控制饮食,向患者解释控制饮食的目的及饮食对疾病的影响,出血活动期禁食。

(三)病情观察

(1)准确记录24 h出入量。

(2)对有引流管的患者,要观察引流物的量、颜色及性质,并记录。

(3)观察便血量、颜色及性质,并及时通知医师。

(4)保证静脉输液通畅,监测生命体征。

(5)若患者烦躁不安,出冷汗,四肢厥冷,血压下降,脉快而弱,肠鸣音活跃,有活动性出血的指征,应通知医师,并保持患者静脉通路通畅。

(6)若患者的出血量减少,出血颜色由鲜红色转为暗红色,生命体征趋于平稳,则提示病情好转。

(四)皮肤护理

在患者卧床期间注意皮肤护理。

(五)用药护理

遵医嘱使用止血药,并严密观察用药效果。

(六)心理护理

根据患者的文化水平及对疾病的了解程度,采取合适的方法向其介绍有关预防下消化道出血的知识。以极大的热情关心患者,取得其信任,使其树立战胜疾病的信心,进行各种操作前做好解释工作,取得密切配合,使患者保持最佳心态参与疾病的治疗、护理。

(七)其他

治疗过程中可能出现的情况及应急护理措施见本章第一节。

六、健康教育

见本章第一节相关内容。

(高兴艳　战　俊)

参考文献

[1] 龚均,刘欣,许君望. 现代食管内科学[M]. 西安:世界图书出版西安公司,2009.

[2] 于皆平,沈志祥,罗和生. 实用消化病学[M]. 3版. 北京:科学出版社,2017.

[3] 智发朝,山本博德. 双气囊内镜学[M]. 北京:科学出版社,2008.

[4] 智发朝,白杨,徐智民,等. 双气囊内镜检查对小肠溃疡病变的诊断研究[J]. 中华消化内镜杂志,2008,25(9):449-452.

[5] 高向阳,张洪林,綦淑杰. 消化系统疾病诊治[M]. 北京:知识产权出版社,2004.

[6] 黄文柱,张亚历,张振书,等. 现代小肠病学[M]. 北京:军事医学科学出版社,2003.

[7] 葛均波,徐永健. 内科学[M]. 北京:人民卫生出版社,2013.

[8] 陈灏珠. 实用内科学[M]. 北京:人民卫生出版社,2005.

[9] 潘国宗,曹世植. 现代胃肠病学[M]. 北京:科学出版社,2001.

[10] 萧树东. 江绍基胃肠病学[M]. 上海:上海科学技术出版社,2001.

[11] 于皆平,王小众,张介眉. 胃部疾病的诊断和治疗[M]. 北京:人民卫生出版社,2004.

[12] 郑芝田. 胃肠病学[M]. 3版. 北京:人民卫生出版社,2000.

[13] 林果为,王吉耀,葛均波. 实用内科学[M]. 北京:人民卫生出版社,2017.

[14] 陈灏珠,林果为. 实用内科学[M]. 北京:人民卫生出版社,2009.

[15] 杨冬华,陈旻湖. 消化系统疾病治疗学[M]. 北京:人民卫生出版社,2005.

[16] 黄英才,刘庆森,郭中和,等. 激光引爆碎石术治疗胃结石100例[J]. 中华内科杂志,1994,33(3):172-174.

[17] 雷平光,晏洁影,李秋兰,等. 胃镜下透明帽在处理食管细小异物的作用[J]. 中国内镜杂志,2008(11):1156-1157,1161.

[18] 许国铭,李石. 现代消化病学[M]. 北京:人民军医出版社,1999.

[19] 刘振鹏,贾安平,李艳萍. 内镜下热探头治疗胃石五例疗效观察[J]. 海南医学,2012,21(20):57.

[20] 毛永平,黄英才,卢忠生. 经胃镜钬激光碎石术治疗胃石108例[J]. 中华消化内镜杂志,1998,15(6):349-350.

[21] 赵国库,杜继民,包可杰,等. 胃石的诊断与治疗[J]. 中华放射学杂志,1992(11):779-780.

[22] 朱泱蓓,柏愚,邹多武,等. 中国上消化道异物内镜取出失败的系统评价[J]. 中华消化内镜杂志,2012,29(6):332-335.

[23] 陈旻湖. 亚太地区非静脉曲张性上消化道出血专家共识意见解读(一):背景、意义和方法[J]. 中华消化杂志,2012,32(1):11-12.

[24] 侯晓华. 亚太地区非静脉曲张性上消化道出血专家共识意见解读(二):风险评估、复苏与内镜前处理[J]. 中华消化杂志,2012,32(1):12-13.

[25] 李延青. 亚太地区非静脉曲张性上消化道出血专家共识意见解读(六):药物治疗[J]. 中华消化杂志,2012,32(3):149-150.

[26] 吴开春. 亚太地区非静脉曲张性上消化道出血专家共识意见解读(三):内镜止血的补救措施[J]. 中华消化杂志,2012,32(2):82-83.

[27] 周丽雅,张静. 亚太地区非静脉曲张性上消化道出血专家共识意见解读(五):非甾体类消炎药、阿司匹林和氯吡格雷的使用及不良胃肠道事件的预防[J]. 中华消化杂志,2012,32(3):148-149.

[28] 邹多武. 亚太地区非静脉曲张性上消化道出血专家共识意见解读(四):24小时内的内镜干预可以改善高危患者的预后[J]. 中华消化杂志,2012,32(2):83-84.

[29] 陆再英,钟南山. 内科学[M]. 北京:人民卫生出版社,2008.

[30] 王吉耀,葛均波,邹和建. 实用内科学[M]. 北京:人民卫生出版社,2022.

[31] 中华医学会消化内镜学分会结直肠学组. 结肠镜检查肠道准备专家共识意见(2023,广州)[J]. 中华消化内镜杂志,2023,40(6):421-430.

[32] 吴开春,梁洁,冉志华,等. 炎症性肠病诊断与治疗的共识意见(2018年,北京)[J]. 中华消化杂志,2018,38(5):292-311.

[33] 中华医学会消化病学分会炎症性肠病学组,中国炎症性肠病诊疗质量控制评估中心. 中国溃疡性结肠炎诊治指南(2023年·西安)[J]. 中华炎性肠病杂志(中英文),2024,8(1):33-58.

[34] 中华医学会消化病学分会炎症性肠病学组,中国炎症性肠病诊疗质量控制评估中心. 中国克罗恩病诊治指南(2023年·广州)[J]. 中华炎性肠病杂志(中英文),2024,8(1):2-32.

[35] 中华医学会消化病学分会胃肠功能性疾病协作组,中华医学会消化病学分会胃肠道动力学组. 2020年中国肠易激综合征专家共识意见[J]. 中华消化杂志,2020,40(12):803-818.

[36] 王宝恩,张定凤. 现代肝脏病学[M]. 北京:科学出版社,2003.

[37] 沈志祥,朱雄增. 恶性淋巴瘤[M]. 北京:人民卫生出版社,2003.

[38] 萧树东,许国铭. 中华胃肠病学[M]. 北京:人民卫生出版社,2008.

[39] 丁淑贞,丁全峰. 消化内科临床护理[M]. 北京:中国协和医科大学出版社,2016.

[40] 于康. 实用临床营养手册[M]. 北京:科学出版社,2010.

[41] 张军. 消化疾病症状鉴别诊断学[M]. 北京:科学出版社,2009.

[42] 尤黎明,吴瑛. 内科护理学[M]. 北京:人民卫生出版社,2022.

[43] 蔡文智,智发朝. 消化内镜护理及技术[M]. 北京:科学出版社,2009.

[44] 中华医学会肝病学分会. 肝硬化诊治指南[J]. 临床肝胆病杂志,2019,35(11):2408-2425.

[45] 徐小元,丁惠国,李文刚,等. 肝硬化肝性脑病诊疗指南[J]. 中华内科杂志,2018,57

(10):705-718.

[46] 周吕,柯美云. 胃肠动力学基础与临床[M]. 北京:科学出版社,1999.

[47] 杨佩满. 组织学与胚胎学[M]. 北京:人民卫生出版社,2006.

[48] 崔慧先. 系统解剖学[M]. 北京:人民卫生出版社,2008.

[49] 张镜如. 生理学[M]. 北京:人民卫生出版社,2000.

[50] 林三仁. 实用临床消化病学[M]. 北京:科学技术文献出版社,2007.

[51] 潘秀珍,蔡立勉. 放射性肠炎[J]. 中国实用内科杂志,1995,15(7):396-397.

[52] 刘来村,史继学,冯培勤. 急性消化系统疾病诊断治疗学[M]. 北京:中国医药科技出版社,1996.

[53] 吴锡琛. 消化道内镜术[M]. 南京:江苏科学技术出版社,1992.

[54] 李宁. 放射性肠炎[J]. 中国实用外科杂志,2001,21(12):712-714.